Thomas Rakosi · Funktionelle Therapie in der Kieferorthopädie

Thomas Rakosi

Funktionelle Therapie in der Kieferorthopädie

Mit 364 Abbildungen in 680 Einzeldarstellungen

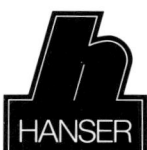

Carl Hanser Verlag München Wien

Der Verfasser

Prof. Dr. Thomas Rakosi, Abteilung für Kieferorthopädie am Zentrum für Zahn-, Mund- und Kieferheilkunde der Universität Freiburg

Die im Text genannten Präparate und Bezeichnungen sind zum Teil patent- und urheberrechtlich geschützt. Aus dem Fehlen eines besonderen Hinweises bzw. des Zeichens ® darf nicht geschlossen werden, daß kein Schutz besteht.

CIP-Kurztitelaufnahme der Deutschen Bibliothek
Rakosi, Thomas:
Funktionelle Therapie in der Kieferorthopädie
/ von Thomas Rakosi. – München ; Wien : Hanser,
1984.
  ISBN 3-446-14129-4

Dieses Werk ist urheberrechtlich geschützt.
Alle Rechte, auch die der Übersetzung, des Nachdrucks und der Vervielfältigung des Buches oder Teilen daraus, vorbehalten.
Kein Teil des Werkes darf ohne schriftliche Genehmigung des Verlages in irgendeiner Form (Fotokopie, Mikrofilm oder ein anderes Verfahren), auch nicht für Zwecke der Unterrichtsgestaltung, reproduziert oder unter Verwendung elektronischer Systeme verarbeitet, vervielfältigt oder verbreitet werden.

© Carl Hanser Verlag München Wien 1985
Gesamtherstellung: Kösel, Kempten
Printed in Germany

Inhalt

1	**Einführung**	11
2	**Die Funktionsanalyse**	15
2.1	Die Untersuchung der Ruhelage und des interokklusalen Raumes	17
2.1.1	Die Bestimmung der Ruhelage	19
2.1.2	Die Registrierung der Ruhelage	21
2.1.3	Die Beurteilung der Beziehungen Ruhelage-Schlußbißstellung	26
2.2	Die Untersuchung der Kiefergelenke	35
2.2.1	Die klinische Untersuchung	38
2.3	Dyskinesien	41
2.3.1	Die Beurteilung des Schluckaktes	43
2.3.2	Die Untersuchung der Zunge	47
2.3.3	Die Untersuchung der Lippen	65
2.3.4	Die Atmung	72
2.4	Die Bedeutung der Funktionsanalyse für die Therapieplanung mit abnehmbaren Geräten	75
2.5	Gnathologische Gesichtspunkte	76
3	**Besondere Aspekte der Fernröntgenanalyse bei Planung der funktionskieferorthopädischen Therapie**	82
3.1	Die gruppenspezifischen Besonderheiten	82
3.1.1	Die intraindividuelle Variabilität der Wachstumsmuster	82
3.1.2	Die Höhe der Zuwachsraten	82
3.1.3	Die Schneidezahnstellung	82
3.1.4	Die Lokalisation der Anomalie	82
3.2	Die Bezugspunkte, Linien, Winkel und Auswertungsmethoden	83
3.2.1	Die Definition der Bezugspunkte	84
3.2.2	Die Bezugslinien	88
3.2.3	Die angulären und linearen Messungen	89
3.3	Die Analyse des Gesichtsschädels	92
3.3.1	Der Sella-Winkel	92
3.3.2	Der Gelenkwinkel	93
3.3.3	Der Kieferwinkel	94
3.3.4	Die Gesichtshöhe	95
3.3.5	Die Schädelbasislänge	98
3.4	Die Analyse der Kieferbasen	99
3.4.1	Der SNA-Winkel	99
3.4.2	Der SNB-Winkel	100
3.4.3	Der Basiswinkel	102
3.4.4	Der Inklinationswinkel	103
3.4.5	Die Rotationen der Kieferbasen	105

3.4.6	Die gegenseitigen Beziehungen zwischen den Rotationen der Kieferbasen	106
3.4.7	Die linearen Messungen der Kieferbasen	107
3.4.8	Die Beurteilung der Länge der Kieferbasen	112
3.5	Die dento-alveoläre Analyse	114
3.5.1	Die Achsenstellung der Schneidezähne	114
3.6	Die fernröntgenologische Beurteilung der Behandlungsergebnisse im Wechselgebißalter	117
4	**Prinzipien der funktionellen Behandlungsmethoden**	**120**
4.1	Einleitung	120
4.2	Die funktionelle Therapie mittels Druckelimination	125
4.2.1	Die Vorhofplatte	126
4.3	Die Indikation der Abschirmtherapie	141
4.3.1	Indikation im Milchgebißalter	141
4.3.2	Die Indikation im Wechselgebißalter	146
4.4	Die Bestimmung der Indikation für die Abschirmtherapie	160
4.4.1	Die Funktionsanalyse	160
4.4.2	Die Fernröntgenanalyse	160
4.4.3	Die Differentialdiagnostik zwischen primärer und sekundärer Zungendyskinesie	160
4.4.4	Differentialdiagnostik der Schneidezahnstufe, verursacht durch funktionelle oder skelettale Störungen	169
5	**Der Aktivator**	**172**
5.1	Einleitung	172
5.2	Die Wirkungsweise des Aktivators	176
5.2.1	Modifikationen des Aktivators	176
5.2.2	Verschiedene Ansichten zur Wirkungsweise des Aktivators	180
5.3	Skelettale und dento-alveoläre Wirkungsweise des Aktivators	185
5.3.1	Die skelettale Wirkungsweise	185
5.3.2	Die dento-alveoläre Wirkungsweise	188
5.4	Die Kräfte in der Aktivator-Therapie	188
5.4.1	Art der Kräfte bei der Aktivator-Therapie	189
5.5	Der Konstruktionsbiß	189
5.5.1	Die diagnostische Vorbereitung	190
5.5.2	Die Planung des Konstruktionsbisses	192
5.5.3	Die Ausführung des Konstruktionsbisses	195
5.5.4	Niedriger Konstruktionsbiß mit Vorverlagerung des Unterkiefers	197
5.5.5	Hoher Konstruktionsbiß mit geringer Vorverlagerung des Unterkiefers	208
5.5.6	Konstruktionsbiß ohne Vorverlagerung des Unterkiefers	214
5.5.7	Konstruktionsbiß mit Öffnung und posteriorer Verlagerung des Unterkiefers	220

5.6	Die Anfertigung des Aktivators	230
5.6.1	Technik	231
5.7	Einschleifen und Handhabung des Aktivators	235
5.7.1	Die Prinzipien des Einschleifens	235
5.7.2	Die Beeinflussung der vertikalen Ebene mittels Einschleifen	237
5.7.3	Die Beeinflussung der sagittalen Ebene durch Einschleifen	242
5.7.4	Bewegungen der Zähne in der transversalen Ebene	269
5.7.5	Einschleifplan	271
5.7.6	Handhabung der Apparatur	273
5.7.7	Zusammenfassung	274
6	**Der Bionator – ein modifizierter Aktivator**	**276**
6.1	Die Prinzipien der Bionatortherapie	276
6.2	Bionator-Konstruktionen	278
6.2.1	Bionator-Grundgerät	278
6.2.2	Das Bionator-Abschirmgerät	280
6.2.3	Das Bionator-Umkehrgerät	281
6.3	Das Einschleifen des Bionators	283
6.4	Die Verankerung des Bionators	284
6.5	Befräsen des Bionators	285
6.6	Die Handhabung des Bionators	287
6.7	Indikation und Kontraindikation der Bionator-Therapie	288
7	**Der Funktionsregler**	**290**
7.1	Besonderheiten des Funktionsreglers	290
7.2	Die Indikation des Funktionsreglers	293
7.3	Die Anfertigung des Funktionsreglers	294
7.3.1	Abdrucknahme	294
7.3.2	Arbeitsmodell	295
7.3.3	Separieren	296
7.3.4	Konstruktionsbiß	296
7.3.5	Wachsfutter	297
7.4	Die Typen des Funktionsreglers	298
7.4.1	Funktionsregler I	299
7.4.2	Der Funktionsregler II	306
7.4.3	Der Funktionsregler III	308
7.4.4	Der Funktionsregler IV	312
7.5	Wirkungsweise des Funktionsreglers „orale Gymnastik"	314
7.6	Klinische Handhabung des Funktionsreglers	314
7.7	Der Zeitplan der Behandlung	315
8	**Klasse II-Anomalien**	**317**
8.1	Einleitung	317
8.2	Behandlungsgrundsätze	318
8.3	Therapieplanung	321

8.3.1	Funktionelle Kriterien	322
8.3.2	Fernröntgenologische Kriterien	323
8.4	Klassifizierung der Klasse II-Anomalien	323
8.4.1	Morphologische Klassifizierung	323
8.4.2	Fernröntgenologische Klassifizierung	323
8.5	Das Wachstumspotential	326
8.6	Behandlungsmöglichkeiten	326
8.6.1	Mittel für die Behandlung der Klasse II-Beziehungen	327
8.6.2	Geräte für die Distalisation der Zähne im Oberkiefer	329
8.7	Indikation verschiedener Behandlungsmethoden	330
8.7.1	Dento-alveoläre Behandlungsmaßnahmen	330
8.7.2	Skelettale Behandlungsmaßnahmen	331
8.7.3	Funktionelle Kriterien für die Indikation	332
8.8	Die Behandlung der verschiedenen Formen von Klasse II-Anomalien	333
8.8.1	Behandlung mit dem konventionellen Aktivator	333
8.8.2	Kompensation der Klasse II-Beziehungen mittels Labialkippung der unteren Schneidezähne	338
8.8.3	Behandlung von Nebenwirkungen des Headgears	345
8.8.4	Kombinierte Behandlung einer Biprotrusion	353
8.8.5	Behandlung mit einem vertikalen Aktivator	362
8.8.6	Therapeutische Beeinflussung der maxillären Anteinklination	371
8.8.7	Klasse II-Anomalie mit divergenter Rotation der Kieferbasen	375
8.8.8	Festsitzende Therapie nach Mißerfolg einer Aktivator-Behandlung	380
8.8.9	Festsitzende Therapie mit Extraktion der zweiten Molaren nach Mißerfolg einer Aktivator-Frühbehandlung	387
9	**Klasse III-Anomalien**	392
9.1	Ätiologische Besonderheiten	392
9.2	Häufigkeit	393
9.3	Morphologische und funktionelle Folgeerscheinungen	394
9.4	Initiale Symptome der Progenie	395
9.5	Befunderhebung	396
9.5.1	Klinische Untersuchung	396
9.6	Fernröntgenologische Untersuchungen	402
9.6.1	Fernröntgenologische Klassifikation der Klasse III-Anomalien	404
9.7	Therapieplanung bei Klasse III-Anomalien	409
9.8	Möglichkeiten und Grenzen der Behandlung in den einzelnen Entwicklungsphasen	411
9.8.1	Behandlung im Milchgebißalter	411
9.8.2	Behandlung im Wechselgebißalter	418
9.8.3	Behandlung im bleibenden Gebiß	429

10	**Der offene Biß**	431
10.1	Ätiologische Kriterien	431
10.2	Ästhetische Beurteilung	431
10.3	Funktionelle Beurteilung	432
10.4	Klinische Beurteilung	433
10.5	Fernröntgenologische Beurteilung	434
10.5.1	Dento-alveolärer offener Biß	434
10.5.2	Skelettal offener Biß	435
10.6	Therapeutische Gesichtspunkte	438
10.6.1	Behandlungsmöglichkeiten des offenen Bisses im Milchgebiß	438
10.6.2	Behandlungsmöglichkeiten des offenen Bisses im Wechselgebiß	439
10.6.3	Die Behandlungsmöglichkeiten des offenen Bisses im bleibenden Gebiß	461
11	**Der Tiefbiß**	462
11.1	Die ätiologische Beurteilung	462
11.2	Die morphologischen Besonderheiten des Tiefbisses	463
11.2.1	Der dento-alveoläre Tiefbiß	463
11.2.2	Der skelettale Tiefbiß	464
11.3	Die Behandlungsmöglichkeiten	465
11.4	Die Behandlung des dento-alveolären Tiefbisses	467
11.4.1	Der echte Tiefbiß	467
11.4.2	Der Pseudotiefbiß	469
11.4.3	Der erworbene Tiefbiß	469
11.4.4	Eine steile Kompensationskurve	470
11.5	Der skelettale Tiefbiß	470
12	**Schlußwort**	480
	Literatur	483
	Register	493

1 Einführung

Vor einigen Jahrzehnten wurde die Funktionskieferorthopädie als Methode der Wahl zur Behandlung von Dysgnathien betrachtet. Die ursprüngliche Euphorie, die dieser Therapieform entgegengebracht worden war, wurde schrittweise von Enttäuschungen über Mißerfolge abgelöst, und die Kritiker wurden immer zahlreicher und lauter. Die Arbeitsweise wurde als empirisch bezeichnet, ohne Indikation, ohne gutes Behandlungskonzept, ohne Erfolgskontrolle und Dokumentation. Einige Kritiker – besonders unter dem Einfluß der damaligen amerikanischen Autoren – sind so weit gegangen, die Anwendbarkeit der Methode in der modernen Kieferorthopädie mit Hinweis auf andere, angeblich effektivere in Frage zu stellen. Viele prophezeiten der Funktionskieferorthopädie keine Zukunft, und diejenigen, die damals „noch" mit dem Aktivator behandelt haben, wurden als rückständig bezeichnet. Hat die Funktionskieferorthopädie enttäuscht und versagt? Bedeutet die Anwendung funktioneller Behandlungsmittel eine minderwertige Kieferorthopädie? Solche Fragen wurden gestellt und von vielen mit Ja beantwortet. War diese scharfe Kritik berechtigt?

Sicherlich wurden die funktionskieferorthopädischen Geräte oft kritiklos und ohne Indikationsstellung eingesetzt in der Annahme, daß es sich um Universalgeräte handle, und in der Hoffnung, daß es irgendwie zum Ausgleich der Anomalie kommen würde. Statt von Indikationsstellung wurde von Test-Behandlung gesprochen, und oft wurde jahrelang ohne Erfolg experimentiert. Auch bei erfolgreichen Fällen war das Ergebnis oft unzulänglich, weil bestimmte Zahnbewegungen mit funktionellen Geräten nicht durchführbar sind. Viele Kieferorthopäden haben damals die alten Pfade verlassen und sich mit großen Erwartungen auf die festsitzenden Behandlungsmethoden umgestellt in der Annahme, daß nun sämtliche therapeutischen Aufgaben problemlos lösbar seien.

Wie immer, wenn ein Pendel von einer Seite auf die entgegengesetzte schlägt, hat die Enttäuschung nicht lange auf sich warten lassen. Die Grenzen und Nebenwirkungen der festsitzenden Behandlungsmethoden wurden bald erkannt. Paradoxerweise haben die amerikanischen Kollegen plötzlich das Spektrum ihrer Behandlungsmethoden mit den funktionellen Methoden mehr und mehr ergänzt; sie wurden von vielen Universitäten in das Unterrichtsprogramm aufgenommen. Der Grund dieses Gesinnungswandels war die Einsicht, daß mit den festsitzenden Methoden weder eine kausale Therapie noch eine Beeinflussung der skelettalen Beziehungen möglich ist.

Heute sind wir von den Fehlvorstellungen über die sogenannten Universalgeräte wie auch vom dogmatischen Denken befreit. Die Mehrzahl der Kieferorthopäden möchte weder auf die festsitzende noch auf die abnehmbare Behandlungsmethode verzichten. Die festsitzende Methode hat zweifellos den Vorteil, daß verschiedene Zahnbewegungen mit vollkommener Präzision durchgeführt werden können. Wenn wir jedoch eine Bilanz ziehen, hat die abnehmbare auch ihre Vorzüge:

1. Die Therapie kann, ätiologisch und morphologisch betrachtet, kausal sein:

a) ätiologisch, weil die Ursache der Anomalie bereits nach Auftreten der Frühsymptome eliminiert werden kann;

b) morphologisch, weil die Möglichkeit besteht, im betroffenen, auch skelettalen Bereich zu therapieren.

2. Die funktionellen Geräte steuern die natürlichen Kräfte wie Wachstum und Zahndurchbruch:

a) eine skelettale Unstimmigkeit kann nur durch Wachstumshemmung, Wachstumsförderung oder Änderung der Wachstumsrichtung ausgeglichen werden;

b) wenn der Zahndurchbruch gesteuert wird und die Zähne in ihre richtige Stellung durchbrechen, ist die Stabilität größer, als wenn an falscher Stelle voll durchgebrochene Zähne mehr oder weniger aufwendig bewegt werden müssen.

3. Die Therapie ist gewebeschonend. Bei jeder Kraftapplikation entstehen Schäden, die mit dem Nutzen erkauft werden müssen. Je höher die angewandte Kraft, desto umfangreicher die Schäden. Bei den funktionellen Methoden ist die Kraftquelle vorwiegend muskulär, welche eine schonende, jedoch nur bis zu einem bestimmten Alter wirksame Kraftapplikation ermöglicht.

4. Je schonender die Therapie und je geringer der Kraftaufwand, um so stabiler sind die Behandlungsergebnisse.

Diese Vorteile – und neben Mißerfolgen auch viele erfolgreich abgeschlossenen Behandlungen – waren Anlaß zur heutigen Renaissance der Funktionskieferorthopädie. Für diese Neugeburt war jedoch ein Umdenken bei der bisherigen Behandlungsweise erforderlich, die man mit den folgenden Grundsätzen charakterisieren kann:

1. Es gibt keine Universalmethode, aber jede Methode ist unter bestimmten Voraussetzungen erfolgreich, d. h. bei richtiger Indikationsstellung, die nur nach genauer diagnostischer Abklärung erfolgen kann.

2. Die Apparaturen können nicht stereotyp nach einem bestimmten Schema konstruiert werden, jedoch individuell unter Berücksichtigung der Besonderheiten der Dysgnathie.

3. Die Behandlung muß nicht bis zum Ende mit dem gleichen Gerätetyp durchgeführt werden; je nach Behandlungsaufgabe können verschiedene Methoden kombiniert werden.

Auf diese Grundgedanken gestützt, wurden die Leitlinien und *Schwerpunkte dieses Buches* bestimmt. Drei Problemkreise werden angesprochen:

1. Der *erste Teil* ist der Diagnostik gewidmet. Jede kieferorthopädische Therapie setzt eine umfangreiche Befunderhebung voraus wie ätiologische Beurteilung, klinische Untersuchung, Modellanalyse, röntgenologische Untersuchung, Photostat-, Funktions- und Fernröntgenanalyse.

Es ist nicht Aufgabe dieses Buches, die Einzelheiten der üblichen Diagnostik zu vermitteln. Neben der allgemeinen Diagnostik gibt es besondere Gesichtspunkte für die *Therapieplanung der funktionellen Methode,* namentlich im Bereich der Funktions- und Fernröntgenanalyse. Sie werden in den beiden ersten Kapiteln besprochen.

2. Der *zweite Teil* des Buches beschäftigt sich mit Konstruktion, Wirkungsweise, Handhabung und Indikation der funktionellen Behandlungsmittel. Es gibt eine ganze Reihe von Apparaten mit verschiedenen Modifikationen; insbesondere werden die Grundtypen beschrieben, um das Prinzip ihrer Wirkungsweise zu erörtern, denn die verschiedenen Modifikationen arbeiten nach demselben Prinzip.

   Im ersten Kapitel dieses Teiles sind die mit Druckelimination arbeitenden Geräte beschrieben, in drei weiteren Kapiteln der Aktivator: dessen skelettale Wirkung und der Konstruktionsbiß, seine dento-alveoläre Wirkung und das Einschleifen, die Herstellung und die dental abgestützte Modifikation des Aktivators, der Bionator.

3. Der *dritte Teil* ist der klinische. Die mit funktionellen Geräten am häufigsten behandelten Anomalien – Distalbiß, Mesialbiß, offener Biß und Tiefbiß – werden beschrieben und die Behandlungsmöglichkeiten, besonders mit funktionellen Methoden, erörtert. Am Rande werden auch die Möglichkeiten der Kombination mit anderen Methoden erwähnt. Um nicht den Eindruck zu erwecken, daß alle Dysgnathien mit abnehmbaren Methoden erfolgreich behandelt werden könnten, werden auch einige Anomalien vorgestellt, welche mit abnehmbaren Methoden erfolglos und anschließend mit festsitzenden erfolgreich behandelt worden sind.

Der Leitgedanke der funktionellen Behandlungsweisen kann, wie folgt, zusammengefaßt werden:

1. Wenn die Ursache der Anomalie eine exogene ist, kann die frühzeitige Eliminierung dieser Anomalie zu einem Ausgleich führen.

2. Bei skelettalen Unstimmigkeiten kann während der aktiven Wachstumsphasen wachstumsfördernd oder -hemmend therapiert werden. Bei diesen Maßnahmen ist man nicht auf die sogenannten pubertären Wachstumsschübe angewiesen, aber je jünger der Patient ist, je mehr Wachstum und Zahndurchbruchspotenz noch bevorstehen, desto besser ist die Prognose. Diesem Prinzip entsprechend ist der optimale Zeitpunkt für die Einleitung einer Therapie vom Wesen der Anomalie abhängig und nicht – wie von einigen Autoren angenommen – vom Ergebnis der Auswertung von Handaufnahmen. Für die therapeutisch induzierte Verlagerung des Unterkiefers ist nicht nur das Ausmaß, sondern auch die Richtung der Wachstumsschübe entscheidend. Die jährliche Zuwachsrate der Unterkieferlänge ist relativ konstant; manchmal gibt es kleinere oder größere Raten, die Korrelation dieser Raten zu den Reifezeichen der Handaufnahme ist jedoch umstritten.

3. Das *Ziel der funktionellen Behandlungsmethoden* ist nicht nur eine unmittelbare Steuerung des Wachstums, sondern auch die frühzeitige

Eliminierung der Störfaktoren durch die Herstellung einer normalen Okklusion, um so eine Harmonisierung der Wachstumsprozesse einzuleiten.

Es gibt keine optimale Behandlungsmethode in der Kieferorthopädie, jede Methode hat ihre Vor- und ihre Nachteile. Die Aufgabe der heutigen Kieferorthopädie ist es, die breite Palette der Methoden sinnvoll auszunutzen und für die einzelnen Therapiemaßnahmen die wirksamsten und einfachsten Behandlungsmittel einzusetzen; oft werden funktionelle ausgewählt, entweder ausschließlich oder in Kombination mit anderen Methoden bzw. Geräten.

Das Buch soll diese Möglichkeiten aufzeigen.

2 Die Funktionsanalyse

Neben klinischer Untersuchung, Modellanalyse, Fernröntgenanalyse usw. ist die Funktionsanalyse ein wichtiger Teil der Befunderhebung. *Besondere Bedeutung* hat diese Analyse für die funktionellen Behandlungsmethoden; es wäre undenkbar, eine funktionelle Behandlung ohne vorherige Untersuchung der Funktion vorzunehmen. Im bleibenden Gebiß werden die Funktionen mit verschiedenen aufwendigen und instrumentellen Methoden untersucht. Ihre Beurteilung im Wechselgebißalter – in welchem auch die funktionelle Therapie durchgeführt wird – erfordert andere Kriterien. Während des Zahnwechsels im wachsenden Gebiß steht die klinische Untersuchung im Vordergrund.

Viele experimentelle und klinische Untersuchungen haben die Bedeutung der Funktion für Wachstum und Entwicklung des stomatognathen Systems bewiesen. Die Rolle der Dyskinesien in der Ätiologie der Anomalien ist wohlbekannt.

Das *Kiefergelenk* bietet während der Wachstumsphase ein gutes Beispiel für die gegenseitigen Beziehungen zwischen Funktion und Form; die Form des Kiefergelenkes ist funktionsabhängig. Kinder mit geschädigtem Kondylus sind noch fähig, den Mund zu öffnen, wie man dies nach Frakturen beobachten kann. Bei einer 5jährigen Patientin (Abb. 2.1a) wurde nach einer Kiefergelenkfraktur die Immobilisation mangelhaft durchgeführt.

Obwohl das distale Fragment ankylosierte, war die Patientin fähig, den Mund zu öffnen, dank einer Pseudarthrosis in der Mitte des aufsteigenden Astes (Abb. 2.1b). Die Funktion blieb erhalten, und in der Mitte des Ramus fand eine *adaptive Remodellierung* statt. Die Anpassungsfähig-

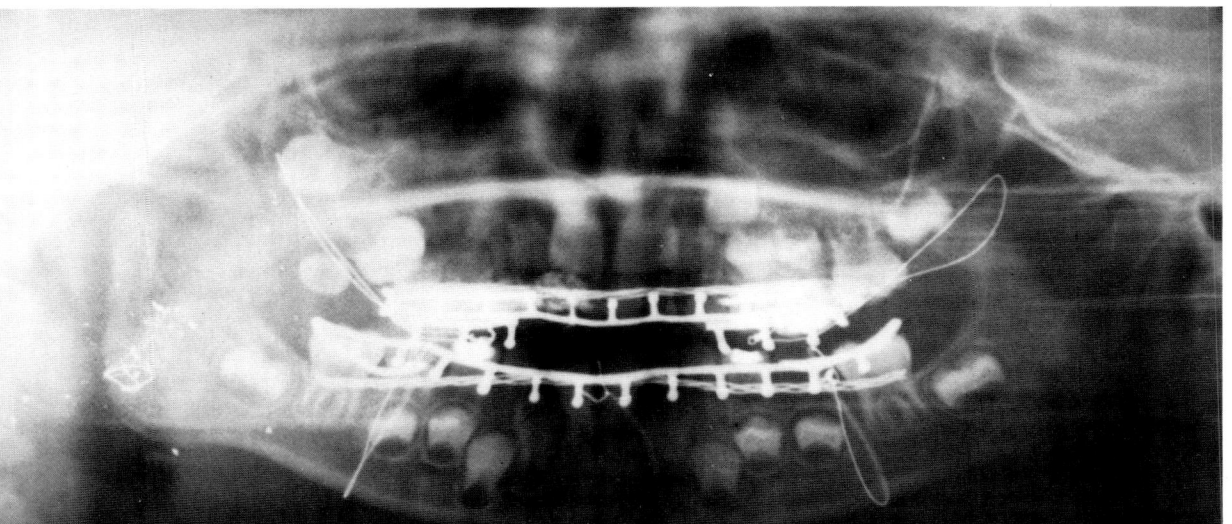

Abb. 2.1a Fraktur im aufsteigenden Ast, unzulänglich immobilisiert; Dislokation des rechten Kondylus

16 Die Funktionsanalyse

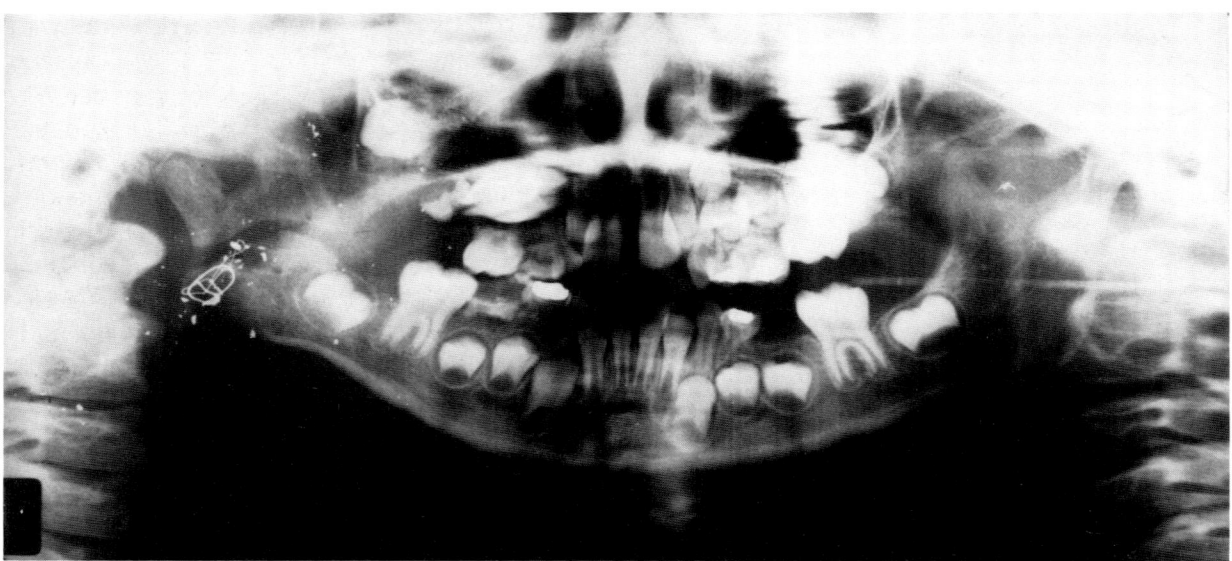

Abb. 2.1 b)   Zwei Jahre später; Pseudarthrose am aufsteigenden Ast

keit des Kondylus zu neuen topographischen Beziehungen während der Wachstumsperiode ist eines der Grundprinzipien der Funktionskieferorthopädie.

Die Funktion verbindet die einzelnen Teile des orofazialen Systems zu einer funktionellen Einheit. Störungen in einem Abschnitt dieses Systems

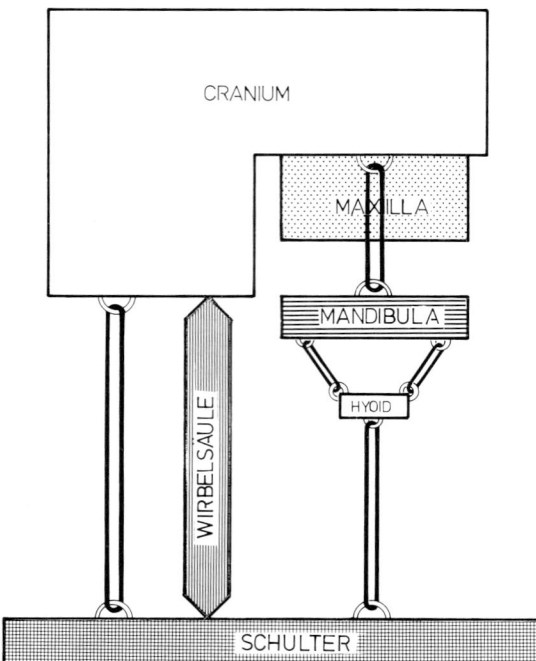

Abb. 2.2 Schematische Darstellung der funktionellen Beziehungen des orofazialen Systems. Die Gummizüge stellen die einzelnen Muskelgruppen dar

bleiben nicht isoliert, das Gleichgewicht des *gesamten Systems* wird gestört (Abb. 2.2). Diese Besonderheit ist nicht nur für die ätiologische Beurteilung von Bedeutung, sondern auch für die Bestimmung der Wirkungsweise, insbesondere der Nebenwirkungen verschiedener Behandlungsmittel. Wir haben z. B. beobachtet, daß Geräte, welche die Lippen- und Wangenmuskulatur unmittelbar beeinflussen (z. B. der Innenbogen des Headgears) einen indirekten Einfluß auf die Zungenlage haben. Auch die neuen lingualen Klebebrackets haben funktionelle Nebenwirkungen; nach Einsetzen der Brackets weicht die Zunge in eine mehr retrahierte, flache Lage aus. Das Gleichgewicht zwischen den perioralen und intraoralen Muskelgruppen wird verändert zugunsten der Lippen- und Wangenmuskulatur mit einer Tendenz zur Kieferkompression.

Im Wechselgebiß nehmen wir *besondere funktionelle Untersuchungen* vor, welche für die Behandlung mit funktionellen Methoden von entscheidender Bedeutung sind. Diese Untersuchungen können wir in drei Gruppen einteilen:

1. Untersuchung der *Ruhelage* und des *interokklusalen Raumes,*
2. Untersuchung der *Kondylen* für die Erfassung initialer funktioneller Störungen,
3. Untersuchung der funktionellen *Unregelmäßigkeiten von Lippen, Wangen* und *Zunge* für die Erfassung der Dyskinesien.

2.1 Die Untersuchung der Ruhelage und des interokklusalen Raumes

Voraussetzung einer funktionellen Untersuchung ist die Bestimmung der Grund- oder *Ausgangsposition des Unterkiefers.* Bei Erwachsenen wird meistens die zentrale Relation nach verschiedenen gnathologischen Prinzipien als Grundposition registriert. Im *Wechselgebiß* sind diese Prinzipien nicht anwendbar, weil die Okklusion sich während des Zahnwechsels verändert und die wachsenden kondylären Strukturen ihre endgültige Form noch nicht erreicht haben. Die funktionellen Muster – die neuromuskuläre Komponente des gesamten Systems – sind von Bedeutung für die Entwicklung von Form und Struktur. Aus diesem Grund muß die Grundposition für unsere Untersuchung eine neuromuskuläre sein: *die Ruhelage.*

In der Ruhelage befinden sich die Synergisten und Antagonisten des orofazialen Systems in einem Grundtonus und einem dynamischen Gleichgewicht. Diese Lage ist das Ergebnis einer myostatischen anti-stretch-Reflexaktivität, eine Reaktion auf die einzige, permanent auf das orofaziale System wirkenden exogenen Kraft: die *Gravitation.* Mit Veränderung der Lage ändert sich auch die Kraftkomponente, und aus diesem Grund ist die Ruhelage von der Lage des Körpers bzw. Kopfes abhängig.

18 Die Funktionsanalyse

Von besonderer Bedeutung für die Funktionsanalyse ist die Art der Bewegung des Unterkiefers aus der Ruhelage in die Schlußbißstellung; sie besteht aus zwei Komponenten: Rotations- und Gleitbewegung. Ziel der Untersuchung ist neben der Bestimmung von Länge und Richtung der Bewegung auch die Frage, wie sich die Gleit- und Rotationskomponenten kombinieren. Während der Schließbewegung aus der Ruhelage kann man *zwei Phasen* der Bewegung unterscheiden (Abb. 2.3):

1. die *freie Phase;* aus der Ruhelage bis in die initiale oder vorzeitige Kontaktposition,
2. die *artikuläre Phase;* aus der initialen Kontaktposition bis in die zentrale oder habituelle okklusale Position.

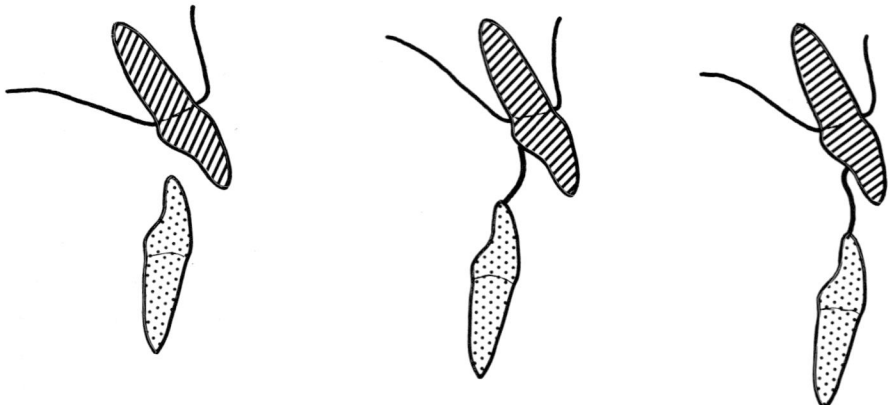

Abb. 2.3 Während der Schließbewegung aus der Ruhelage (links) in die Schlußbißstellung kann man außer der Rotationsbewegung (Mitte) auch eine Gleitkomponente in der artikulären Phase der Schließbewegung beobachten (rechts)

Eine Bewegung ohne artikuläre Phase ist eine echte freie Bewegung (free-way-space), d. h. eine Bewegung ohne Zahnkontakt.

Eine Schließbewegung dieser Art kann man nur bei funktionell völlig ausgeglichenen Fällen beobachten; eine geringe Gleitbewegung, besonders während des Zahnwechsels, ist ein normales Phänomen (bis zu 2 mm). Bewegungen mit Zahnkontakt werden als artikuläre bezeichnet.

Ursache einer Gleitbewegung kann eine neuromuskuläre Störung, eine Störung in der Interkuspidation oder aber eine Kompensation skelettaler Klasse II-Diskrepanzen durch Vorverlagerung des Unterkiefers sein. Die Differentialdiagnostik verschiedener Formen der Gleitbewegung ist für die Therapieplanung von erheblicher Bedeutung.

Die *Reihenfolge der Untersuchung* ist:
1. Bestimmung der Ruhelage,
2. Registrierung der Ruhelage,

3. Beurteilung der Beziehungen Ruhelage–Schlußbißstellung in der
- sagittalen,
- vertikalen,
- transversalen Dimension.

2.1.1 Die Bestimmung der Ruhelage

Die Ruhelage ist wegen des Einflusses der Gravitation von der Körperhaltung abhängig. Aus diesem Grund ist es erforderlich, daß die Ruhelage unter standardisierter *Lage des Kopfes* bestimmt wird. Der Patient sitzt aufrecht, entspannt, und sein Kopf ist nach der habituellen Lage orientiert. Es kann hilfreich sein, wenn er in einen Spiegel schaut. Eine zweite Möglichkeit ist die Orientierung des Kopfes nach der Frankfurter Horizontalen.

Die Voraussetzung für die Bestimmung der Ruhelage ist, daß der Patient die Muskulatur entspannen kann. Wenn der Patient, besonders das Kleinkind, Angst hat, ist eine Entspannung nur nach Überwindung der Angstgefühle möglich.

Die Entspannung der Muskulatur – *vor* der eigentlichen Untersuchung – kann man mit Muskelübungen im Sinne vom »Klappertest« erleichtern. Der Patient wird aufgefordert, sich zu entspannen, und man führt passive Öffnungs- und Schließbewegungen mit einer immer steigenden Frequenz aus, indem sein Kinn zwischen Daumen und Zeigefinger gehalten wird. Bei stark verspannten Patienten kann man mit elektrischen Impulsen des Myomonitors die Muskulatur entspannen.

Anschließend kann die Ruhelage nach verschiedenen Methoden bestimmt werden:
- Phonetische Methoden,
- „Command"-Methode,
- „Non-Command"-Methode,
- Kombinierte Methoden.

2.1.1.1 Phonetische Methoden

Der Patient wird aufgefordert, bestimmte Konsonanten oder Wörter auszusprechen (wie „M" oder „Mississippi"), und nach Ausführung dieser Funktion befindet sich der Unterkiefer in der Ruhelage. Diese Methode wird in der Prothetik bevorzugt, aber für Kinder ist sie ungeeignet. Im Wechselgebißalter ist die Phonation noch nicht so stabilisiert wie bei Erwachsenen und deswegen wird sie für die Bestimmung der Ruhelage nicht angewandt.

2.1.1.2 „Command"-Methode

Dem Patienten wird ein „Befehl" erteilt, bestimmte Funktionen auszuführen, nach welchen der Unterkiefer in die Ruhelage zurückkehrt (die phonetische Methode gehört eigentlich auch in diese Gruppe). Der Patient kann aber auch einen Schluckakt ausführen, nach welchem sich der Unterkiefer in der Ruhelage befindet.

2.1.1.3 „Non Command"-Methode

Im Unterschied zu den bisherigen Methoden wird kein Befehl erteilt, aber der Patient wird abgelenkt, so daß er nicht wahrnehmen kann, welche Untersuchung durchgeführt wird. Während dieser Ablenkung entspannt er, und der Unterkiefer befindet sich in der Ruhelage. Die Ablenkung kann mit Erzählungen oder mittels Projektion verschiedener indifferenter Bilder erfolgen. Erzählungen oder Bilder, welche Emotionen auslösen können, sind für die Untersuchung ungeeignet.

2.1.1.4 Kombinierte Methoden

Für die Bestimmung der Ruhelage im Wechselgebiß benutzen wir meistens eine kombinierte Methode: der Patient führt eine *bestimmte Funktion* aus und entspannt anschließend; oft ist der Klappertest zur Entspannung der Muskulatur hilfreich.

Dann fordern wir den Patienten zum Schluckakt auf, und nach diesem wird er wieder abgelenkt. Nun kontrollieren wir, ob der Unterkiefer sich tatsächlich in der Ruhelage befindet. Die Kontrolle erfolgt mittels Palpation der submentalen Muskulatur: entspannte Muskeln sind ein Symptom der Ruhelage. Bei Öffnungs- oder Schließbewegungen aus dieser Position heraus steigert sich der Muskeltonus.

Der nächste Schritt ist die *intraorale Untersuchung*. Die Lippen auf der einen Seite des Mundes werden vorsichtig mit Daumen und Zeigefinger getrennt und die Beziehungen der Eckzähne zueinander beobachtet. Hierbei sollte man behutsam vorgehen, weil ein gestörter Lippenschluß die Ruhelage verändern kann. Aus diesem Grund wird die Untersuchung nicht instrumentell durchgeführt (also ohne Ruhelagespekulum oder Mundspiegel).

Ausgehend von der Schlußbißstellung befindet sich der untere Eckzahn in der Ruhelage 2–3 mm unter und hinter dem oberen Eckzahn. Ein interokklusaler Raum von 4 mm ist bei Kindern noch als durchschnittlich zu bezeichnen.

2.1.2 Die Registrierung der Ruhelage

Die Registrierung kann mit verschiedenen Methoden erfolgen, und zwar mit der:

- intraoralen direkten Methode,
- extraoralen direkten Methode,
- extraoralen indirekten Methode.

2.1.2.1 Die intraorale direkte Methode

Die Registrierung erfolgt direkt im Mund. Nach Bestimmung der Ruhelage werden die intermaxillären Beziehungen mit einer Abdruckmasse festgehalten und auf die Modelle übertragen. Diese Methode ist nicht zuverlässig, weil der Unterkiefer sich meistens nicht mehr in der Ruhelage befindet, während das Abdruckmaterial zwischen die Zahnreihen gepreßt wird.

2.1.2.2 Die extraorale direkte Methode

Sie besteht aus extraoralen Messungen am Patienten. Man kann z. B. die Entfernung Subnasale (Sn)–Pogonion (Pog) in der Ruhelage und Schlußbißstellung messen. Der Unterschied zwischen den zwei Meßergebnissen ergibt die Länge des interokklusalen Raumes in der vertikalen Dimension (Abb. 2.4). Der Nachteil der Methode ist die Erfassung der intermaxillären Beziehungen nur in einer Dimension.

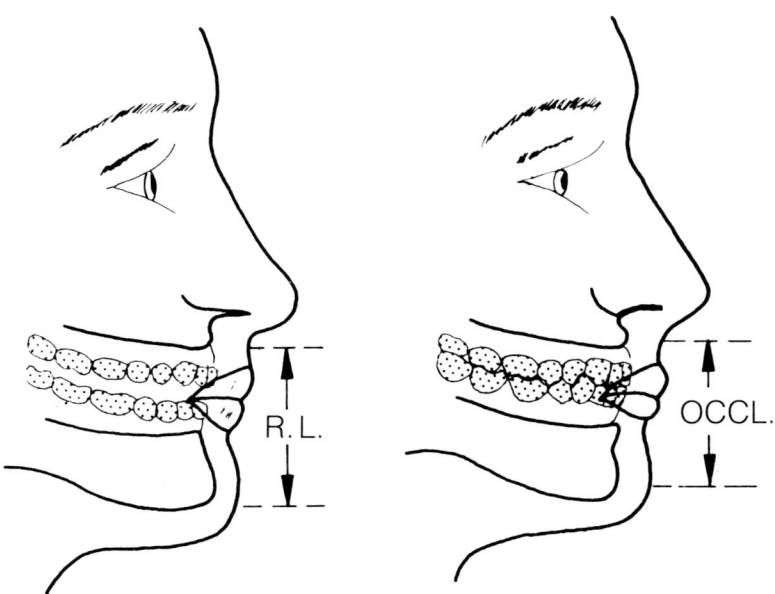

Abb. 2.4 Die extraorale direkte Methode ermöglicht es, den Unterschied zwischen der Ruhelage (R.L.) und der okklusalen Lage (Occl.) durch Messung der unteren Gesichtshöhe zu bestimmen

2.1.2.3 Die extraorale indirekte Methode

Für die indirekte Registrierung gibt es verschiedene Möglichkeiten:
- fernröntgenologisch,
- elektromyographisch,
- kinefluorographisch,
- kinesiographisch (Abb. 2.5).

Die einfachste und für klinische Untersuchungen geeignetste ist die *fernröntgenologische Registrierung*. Unter den gleichen Aufnahmebedingungen werden 3 Fernröntgenbilder angefertigt: das *erste* in der *Ruhelage,* das *zweite* in der *initialen Kontaktposition* und das *dritte* in der *Schlußbißstellung* (Abb. 2.6). Die korrelative Auswertung der einzelnen Aufnahmen ermöglicht es zu beurteilen, ob ein *funktionelles Gleichgewicht* mit Rotationsbewegungen und nur einer geringen Gleitkomponente besteht, oder aber die Gleitkomponente stark ausgeprägt ist: Symptom einer funktionellen Störung (Abb. 2.7). Für das funktionelle Gleichgewicht ist die Kombination der Rotations- und Gleitkomponente der Bewegung aus der Ruhelage in die Schlußbißstellung charakteristisch. Für die funktionellen Beziehungen der Klasse II und Klasse III mit ausgeprägter

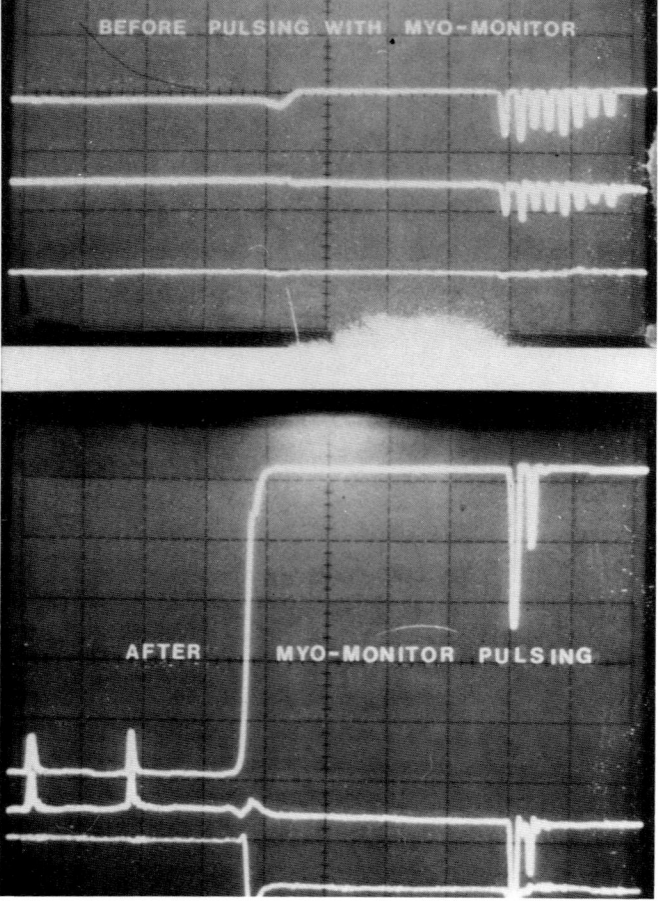

Abb. 2.5 Die kinesiographische Registrierung der Unterkieferbewegungen ermöglicht auch die Registrierung der Ruhelage (nach Jankelson)

Die Untersuchung der Ruhelage und des interokklusalen Raumes

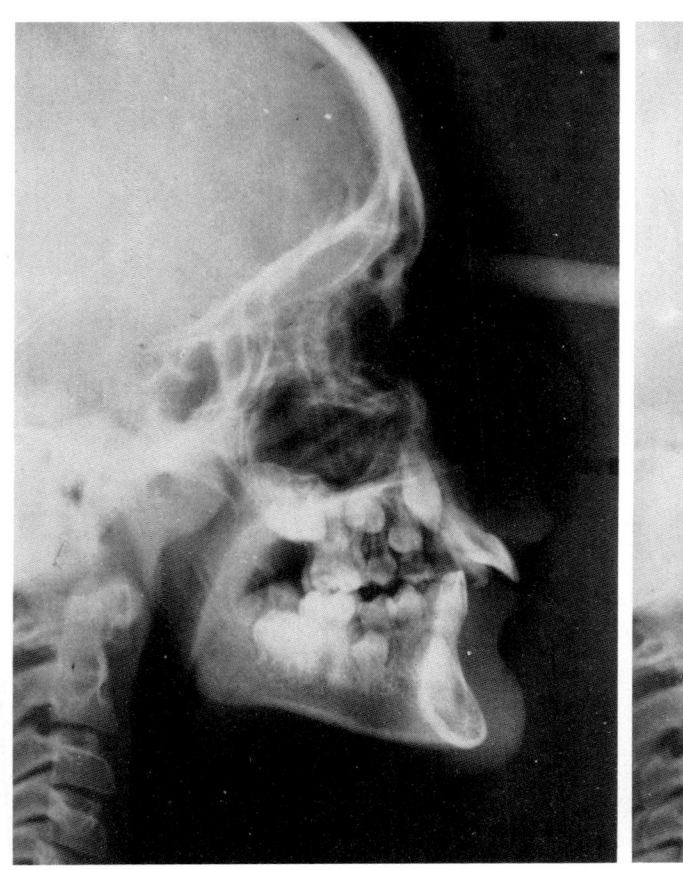
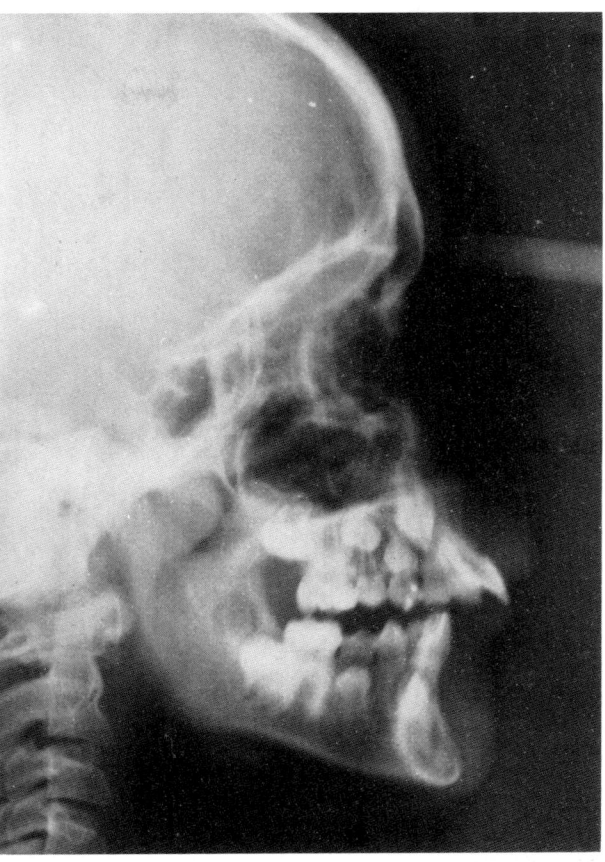

Abb. 2.6 a) Fernröntgenologische Registrierung der Schlußbißstellung und b) Registrierung der Ruhelage

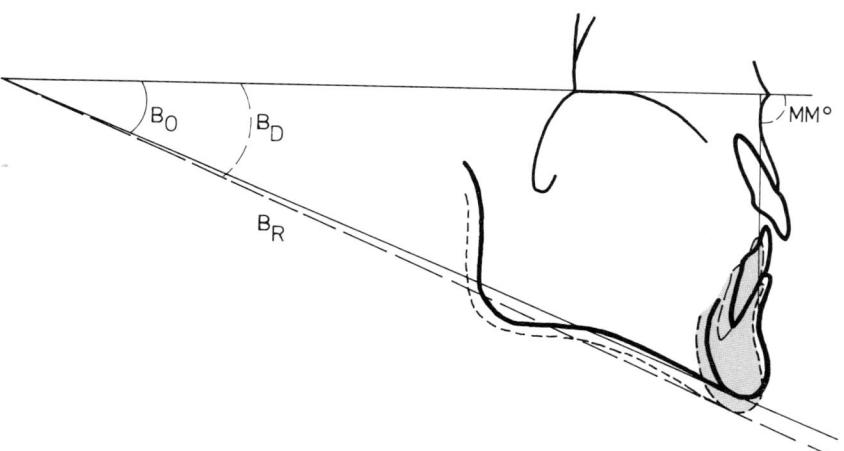

Abb. 2.7 Die gegensätzliche Beurteilung der okklusalen Lage (B_O-Winkel) und der Ruhelage (B_R-Winkel) ermöglicht es, die Rotationskomponente der Bewegung (B_D) zu beurteilen. In ähnlicher Weise drückt der MM-Winkel die Gleitkomponente aus

24 Die Funktionsanalyse

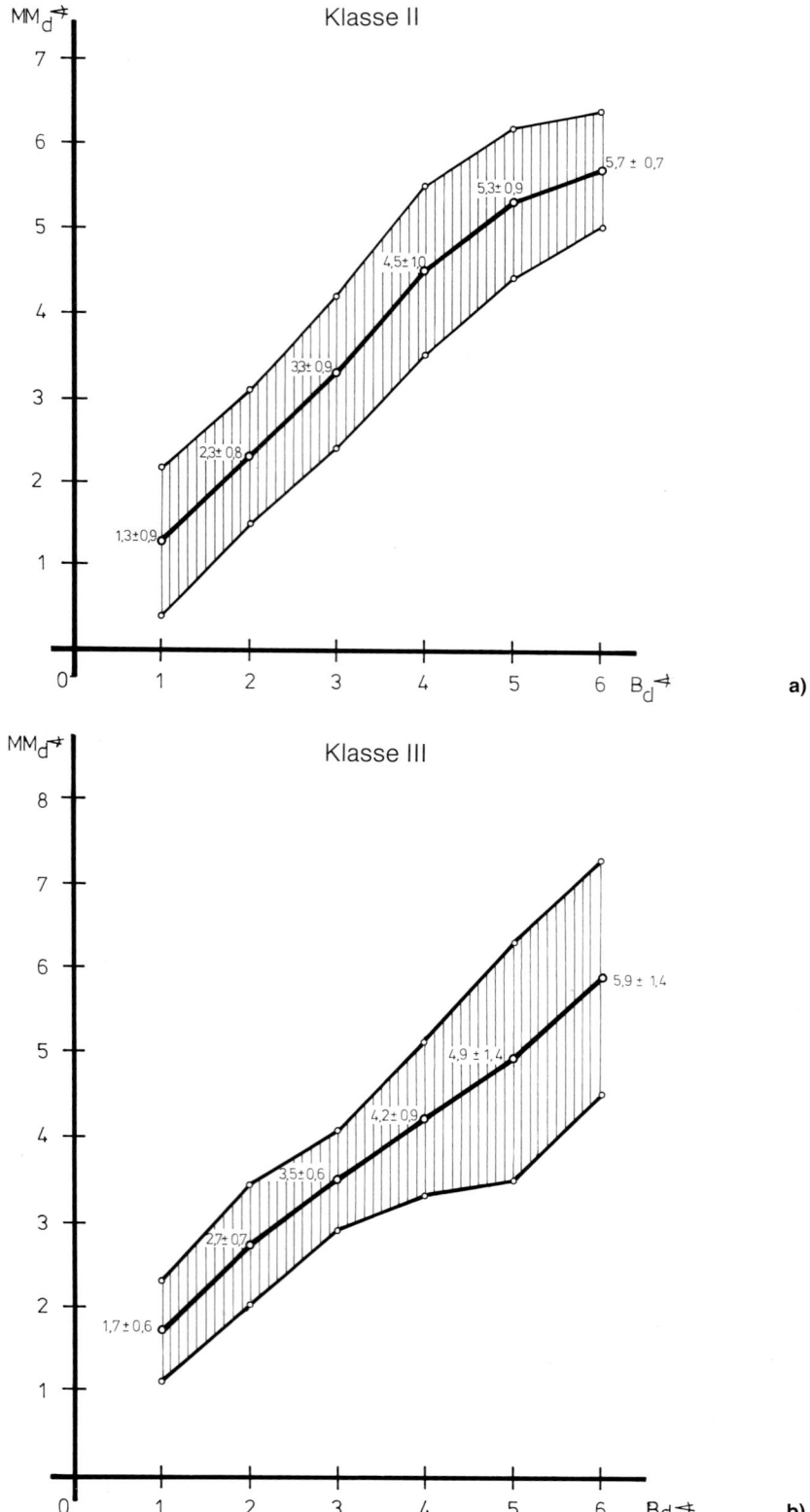

Abb. 2.8 a) Durchschnittswerte der Rotations- (B_d) und Gleitkomponente (MM_d) der Bewegung aus der Ruhelage in die Schlußbißstellung bei funktionell echten Klasse II-Anomalien, b) die gleiche Beziehung bei den Klasse III-Anomalien

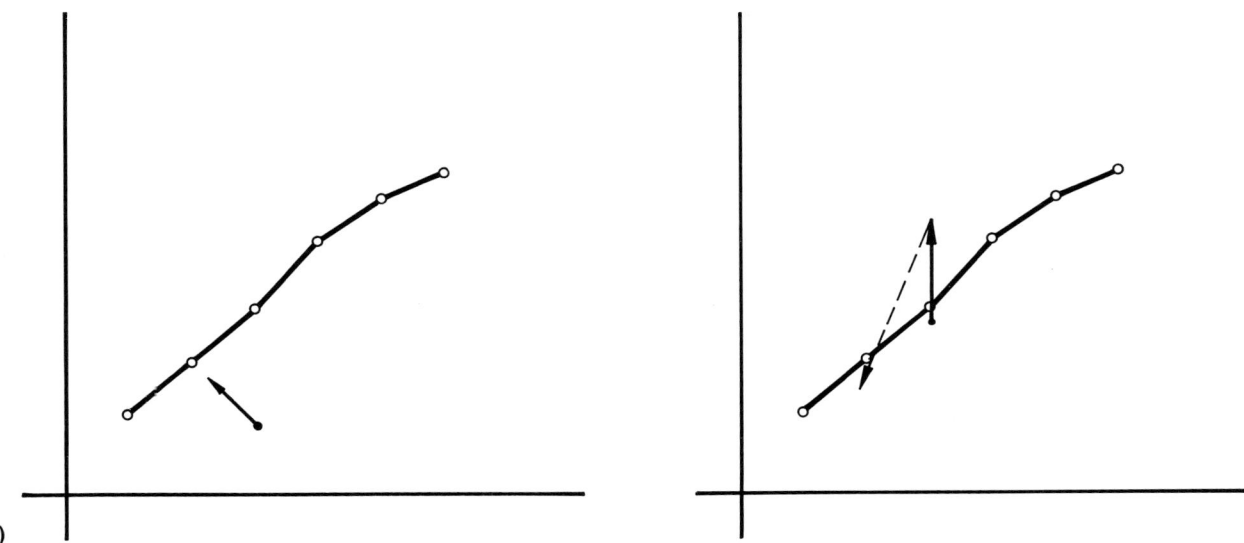

Abb. 2.9 Durchschnittskurve der funktionellen Beziehungen und mögliche Veränderungen während der Therapie. a) Eine funktionell unechte Anomalie: der Pfeil bewegt sich in Richtung Durchschnittskurve nach Ausschaltung der funktionellen Störungen. b) Eine funktionell echte Anomalie: während der Behandlung entsteht eine Funktionsstörung, da nach Besserung der morphologischen Beziehungen die Ruhelage noch nicht verändert ist (der Pfeil entfernt sich von der Durchschnittskurve). In einer zweiten Phase der Behandlung oder während der Retention werden die funktionellen Beziehungen stabilisiert, eine neue Ruhelage wird hergestellt (der Pfeil bewegt sich in Richtung der Durchschnittskurve)

Gleitkomponente haben wir unterschiedliche Durchschnittswerte feststellen können (Abb. 2.8, 2.9).

Die weiteren, oben erwähnten Registriermethoden erfordern eine spezielle Einrichtung, sie sind aufwendig und für die tägliche Praxis ungeeignet. Mit *elektromyographischen Methoden* ist es schwierig, die genaue elektromyographische Ruhelage zu bestimmen. – Die *kinefluorographischen* oder röntgenkinematographischen *Methoden* ermöglichen es, den gesamten Bewegungsablauf zu registrieren und die Beziehungen der Ruhelage zur Schlußbißstellung zu beobachten. Diese Untersuchungen erfordern jedoch eine spezielle Einrichtung und eine aufwendige Auswertung, außerdem bedeuten sie für den Patienten eine große Strahlenbelastung.

Mit dem *Kinesiograph* kann man elektronisch dreidimensional die Beziehungen Ruhelage-Schlußbißstellung registrieren. Diese Untersuchungsmethode ist für Erwachsene, besonders Kiefergelenkpatienten, geeignet. Im Wechselgebißalter dagegen ist die aufwendige Untersuchung (mit Brille und Gestell) schwierig durchzuführen.

26 Die Funktionsanalyse

2.1.3 Die Beurteilung der Beziehungen Ruhelage-Schlußbißstellung

2.1.3.1 Beziehungen Ruhelage-Schlußbißstellung in der sagittalen Ebene

Die Bewegung des Unterkiefers in die Schlußbißstellung kann eine

- Rotationsbewegung,
- Bewegung mit anteriorer Gleitkomponente,
- Bewegung mit posteriorer Gleitkomponente

sein.

2.1.3.1.1 Funktionelle Beziehungen der Klasse II-Anomalien

Eine *Rotationsbewegung* ist bei Anomalien ohne funktionelle Störung charakteristisch; die funktionellen Beziehungen entsprechen den morphologischen. Man kann von einer funktionell echten Anomalie sprechen (*Thompson;* Abb. 2.10).

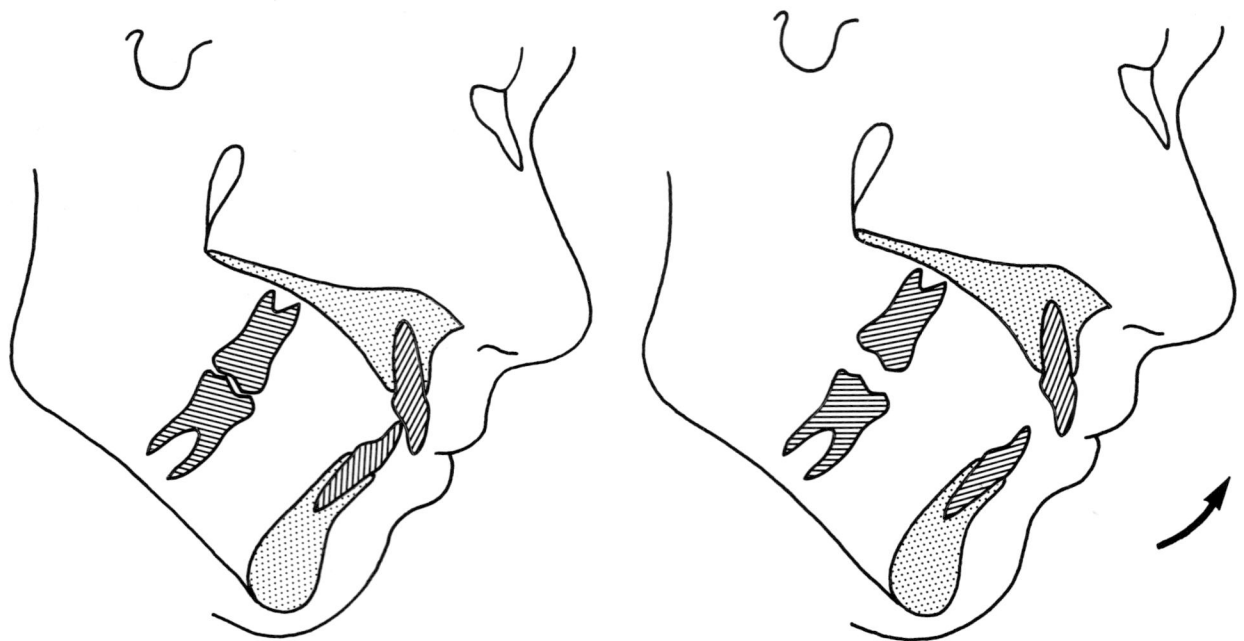

a) b)

Abb. 2.10 Gleitbewegung aus der Ruhelage in die Schlußbißstellung in einer funktionell echten Klasse II-Anomalie. a) Schlußbißstellung, b) Ruhelage

Eine *Gleitbewegung nach hinten* in die Schlußbißstellung ist das Symptom einer funktionellen Störung; nach *Thompson* liegt eine funktionell unechte Anomalie vor (Abb. 2.11). Die funktionellen Beziehungen entsprechen einer Klasse I-Relation, der Unterkiefer gleitet in einer posterioren okklusalen Zwangslage. Oft handelt es sich nur um einen Zwangsbiß und keine echte Klasse II-Beziehung.

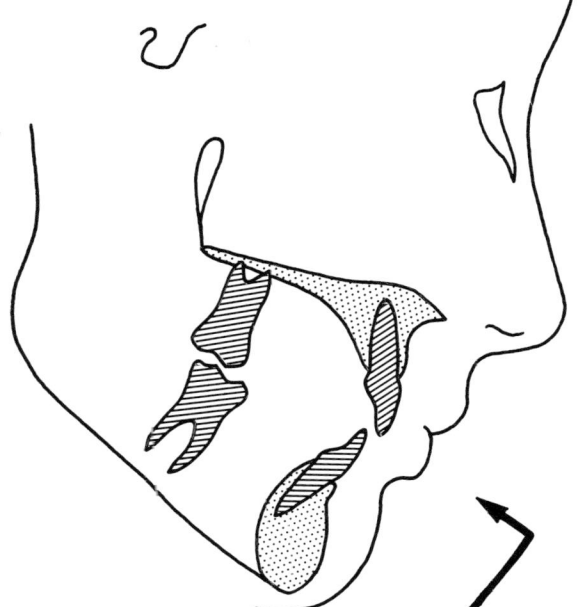 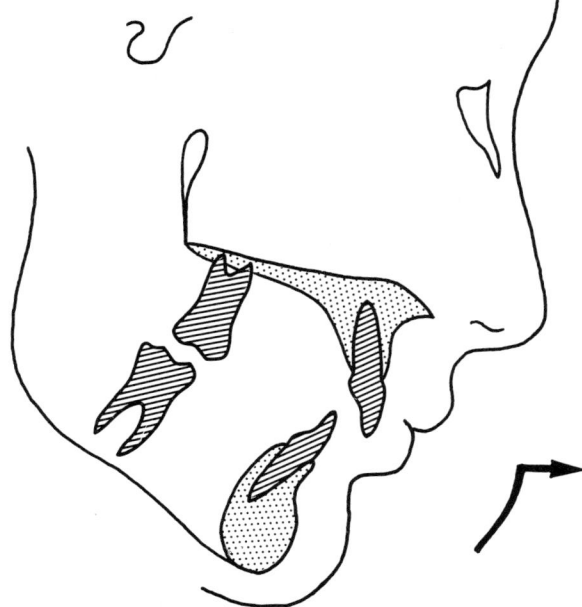

Abb. 2.11 Posteriore Gleitbewegung in die Schlußbißstellung bei einer funktionell unechten Anomalie

Abb. 2.12 Anteriore Gleitbewegung in die Schlußbißstellung bei ausgeprägter Klasse II-Anomalie

Ein *aus der posterioren Ruhelage nach vorn* in die Schlußbißstellung gleitender Unterkiefer ist Ausdruck einer ausgeprägten Klasse II-Beziehung. Die Anomalie ist ausgeprägter als dies die morphologischen Beziehungen zeigen, durch die Gleitbewegung nach vorn ist sie scheinbar abgeschwächt (Abb. 2.12).

Die *prognostische Beurteilung* für die Behandlung mit funktionellen Methoden ist von den funktionellen Beziehungen abhängig. Die Behandlung der *funktionell unechten* Anomalie erfolgt mittels funktioneller Rehabilitation, eine Beeinflussung der Ruhelage ist nicht erforderlich. Die Anomalien dieser Gruppe sind ideale Fälle für funktionelle Behandlungsmethoden.

Die *Therapie* der *funktionell echten Anomalie* erfordert eine Veränderung der intermaxillären Beziehungen und der Ruhelage. Diese Behandlungsmaßnahme kann mit funktionellen Methoden nur während der aktiven Wachstumsperiode, unter Voraussetzung einer günstigen Wachstumsrichtung (siehe Fernröntgenanalyse), erfolgreich durchgeführt werden.

Noch schwieriger ist die Therapie bei einer Gleitbewegung nach vorn in die Schlußbißstellung.

Für die prognostische Beurteilung ist eine Korrelation zwischen Funktionsbefund und Wachstumsrichtung erforderlich, bei der sich die folgenden Kombinationsmöglichkeiten ergeben:

- *Posteriore Gleitbewegung* in die Schlußbißstellung und *horizontale Wachstumsrichtung:* die Prognose für eine Korrektur der Klasse II-Beziehungen ist außerordentlich günstig.

- *Anteriore Gleitbewegung* in die Schlußbißstellung und *vertikale Wachstumsrichtung:* die Prognose für eine Vorverlagerung des Unterkiefers ist außerordentlich ungünstig.
- Weitere *Kombinationen* sind:
  anteriore Gleitbewegung mit *horizontaler* Wachstumsrichtung,
  posteriore Gleitbewegung mit *vertikaler* Wachstumsrichtung.

Die Prognose bei diesen Kombinationen ist unterschiedlich; die Behandlungsmöglichkeiten sind von weiteren Faktoren abhängig, wie Alter der Patienten und Besonderheiten des Gesichtsschädels.

2.1.3.1.2 Funktionelle Beziehungen der Klasse III-Anomalien

Eine *Rotationsbewegung* aus der Ruhelage in die Schlußbißstellung kann man bei der funktionell echten Klasse III-Anomalie beobachten (Abb. 2.13). Die Möglichkeit einer kieferorthopädischen Behandlung (ohne Kieferchirurgie) ist nur bei Behandlungsbeginn im frühen Wechselgebiß möglich.

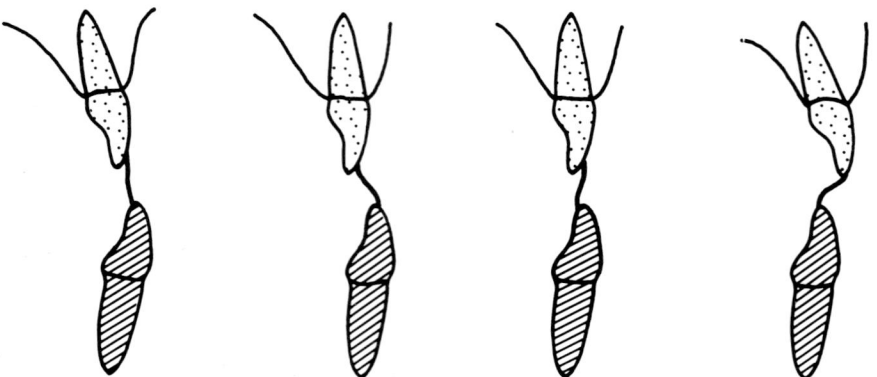

Abb. 2.13 Die verschiedenen funktionellen Beziehungen bei der Klasse III-Anomalie. Links: anteriore Ruhelage bei schwerer Klasse III-Dysgnathie; rechts: posteriore Ruhelage in Klasse III-Zwangsbißfällen

In Fällen, wo die Ruhelage in Beziehung zur Schlußbißstellung mehr anterior ist, ist die Prognose noch schlechter.

Fälle mit einer *anterioren Gleitbewegung* aus der Ruhelage in die Schlußbißstellung sind funktionell unechte Anomalien mit einem anterioren Zwangsbiß. Eine erfolgreiche Therapie ist möglich, oft sogar auch im bleibenden Gebiß. Im Wechselgebiß ist die funktionelle Behandlungsmethode die wirkungsvollste.

Die Funktionsanalyse allein ist unzulänglich für die Indikation, da nicht jede Klasse III-Anomalie mit einer anterioren Gleitbewegung auch ein *Zwangsbiß* mit guter Prognose ist. Manchmal ist eine skelettale Klasse III-Beziehung teilweise kompensiert durch labiale Kippung der oberen und linguale Kippung der unteren Schneidezähne. Infolge der extremen Kippung der Schneidezähne entsteht eine Gleitbewegung. Nach achsenge-

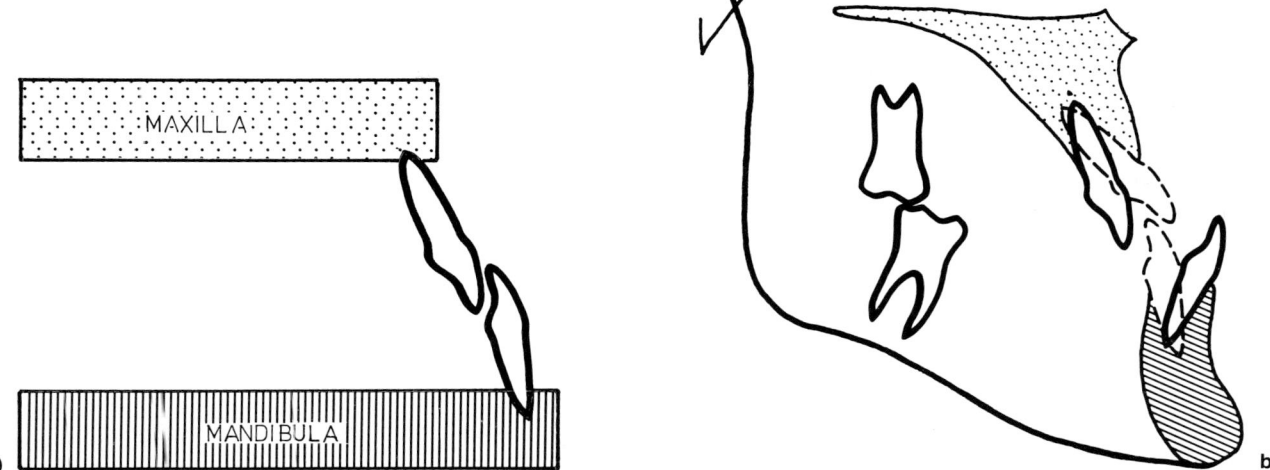

Abb. 2.14 a) Pseudozwangsbiß mit Labialkippung der oberen und Lingualkippung der unteren Schneidezähne. b) Nach achsengerechter Einstellung der Schneidezähne manifestiert sich eine schwere Klasse III-Anomalie

rechter Einstellung der Schneidezähne kann man dann eine ausgeprägte dentale Beziehung Klasse III beobachten. Die Behandlung dieser Anomalien ist sehr schwierig, weil eine dento-alveoläre Kompensation nicht mehr möglich ist; die Schneidezähne sind bereits vor der Behandlung stark gekippt. Diese Form der funktionellen Störung wird als *Pseudozwangsbiß* bezeichnet (Abb. 2.14).

Eine Unterscheidung des Zwangsbisses vom Pseudozwangsbiß ist meistens nur mit Hilfe der Fernröntgenanalyse möglich.

2.1.3.2 Beziehungen Ruhelage–Schlußbißstellung in der vertikalen Ebene

Diese Untersuchung ist von besonderer Bedeutung für die Beurteilung des Tiefbisses. Wir unterscheiden zwischen zwei funktionellen Varianten des tiefen Bisses (Abb. 2.15):

Der *echte Tiefbiß* mit einem großen interokklusalen Raum; er ist durch eine Infraokklusion der Molaren verursacht, die oft eine Folge von lateralem Zungenpressen ist. Die Behandlung im Wechselgebißalter besteht aus der Eliminierung von Umweltfaktoren, welche den Durchbruch der Seitenzähne hemmen. Das Behandlungsziel kann mit funktionellen Methoden erreicht werden.

Der *Pseudotiefbiß* mit einem kleinen interokklusalen Raum: die Molaren sind vollständig durchgebrochen und ihre weitere Extrusion ist nur in bescheidenem Ausmaß möglich. Der Tiefbiß ist mit einer Supraokklusion der Schneidezähne kombiniert. Die Möglichkeit der Schneidezahnintrusion mit funktionellen Methoden ist *umstritten*. Zur Kontrolle der vertikalen Dimension ist meist eine Distalisierung der Molaren erforderlich und eine umfangreiche Intrusion der Schneidezähne nur mit einer festsitzenden Apparatur durchführbar.

30 Die Funktionsanalyse

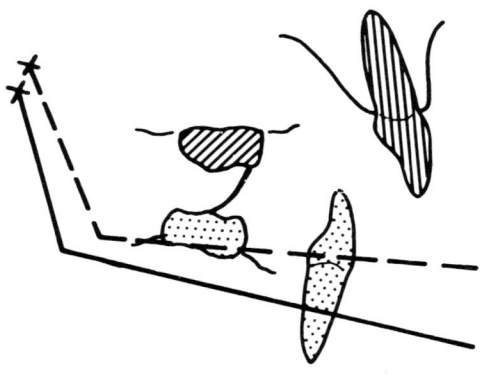
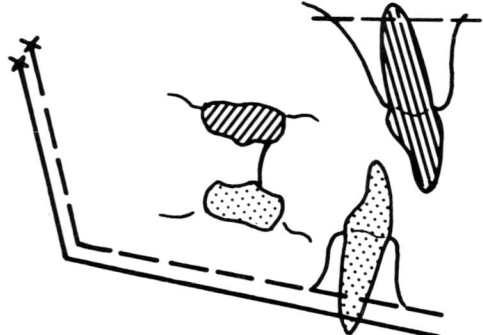

Abb. 2.15 Echter Tiefbiß mit langem (links) und Pseudotiefbiß mit kurzem (rechts) interokklusalen Raum (nach Hotz)

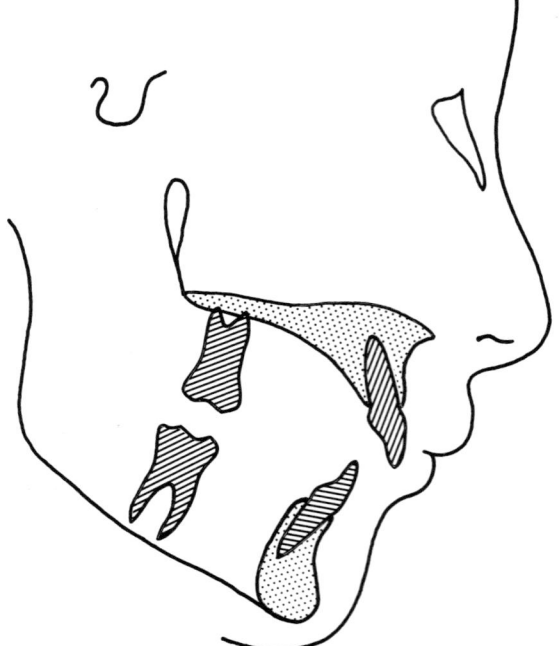

Abb. 2.16 Echter Tiefbiß mit vertikaler Wachstumsrichtung: eine gute Prognose für die Behandlung

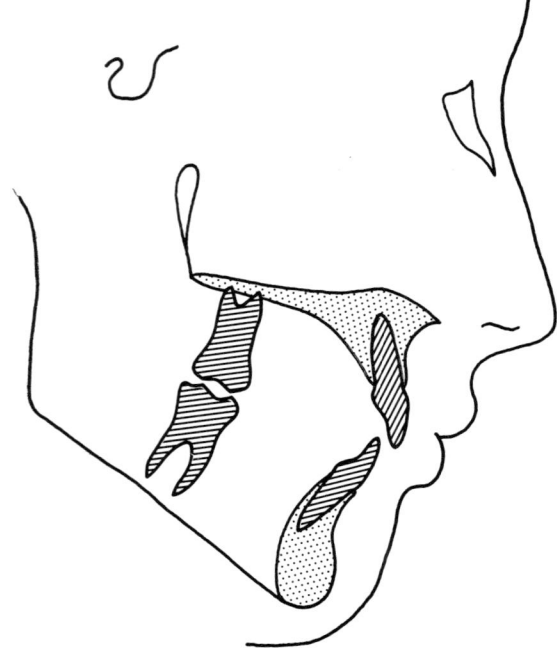

Abb. 2.17 Pseudotiefbiß mit horizontaler Wachstumsrichtung: die Prognose ist ungünstig

Die genaue *Beurteilung der Prognose* in Tiefbißfällen ist nur unter gleichzeitiger Berücksichtigung der Wachstumsrichtung möglich:

Die *Prognose* ist *gut* beim *echten Tiefbiß* mit einer *vertikalen* Wachstumsrichtung (Abb. 2.16).

In Fällen mit *Pseudotiefbiß* bei einer *horizontalen* Wachstumsrichtung sind die Behandlungsmöglichkeiten mit funktionellen Methoden sehr bescheiden (Abb. 2.17).

In *kombinierten Fällen,* d. h. beim echten Tiefbiß mit horizontaler Wachstumsrichtung oder Pseudotiefbiß mit vertikaler Wachstumsrichtung kann man mit einem beschränkten therapeutischen Erfolg rechnen (Abb. 2.18).

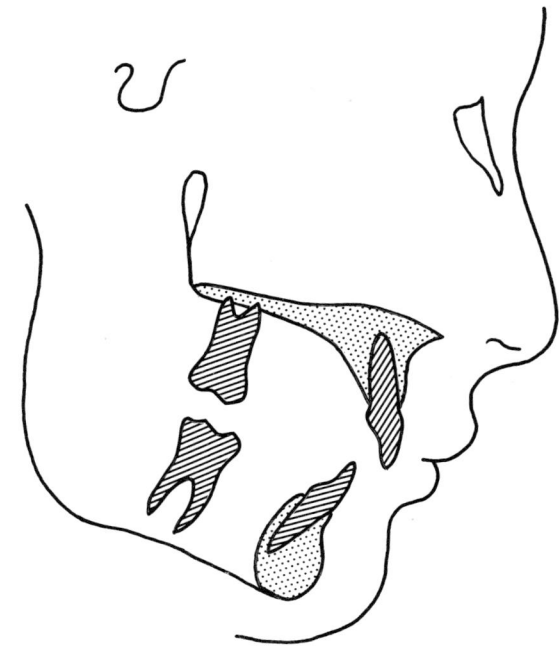

Abb. 2.18 Echter Tiefbiß mit horizontaler Wachstumsrichtung: die Prognose ist mäßig

Bei *Klasse II-Anomalien* ist zur Korrektur der Klasse II-Beziehungen, d. h. zur Vorverlagerung des Unterkiefers, die funktionelle Behandlungsmethode geeignet, mit ihr ist es jedoch schwer möglich, den Tiefbiß zu korrigieren. Andererseits ist es bei diesen Anomalien mit vertikaler Wachstumsrichtung kompliziert, eine Vorverlagerung des Unterkiefers mit funktionellen Behandlungsmöglichkeiten zu erreichen, wogegen mit ihnen die Korrektur des Tiefbisses möglich ist.

Wir können die folgenden *8 funktionellen Kombinationen* in den vertikalen und sagittalen Beziehungen unterscheiden:

Überbiß	Gleit- bewegung	Wachstums- richtung	Besserung Tiefbiß	Klasse II
1. echt	posteriore	horizontale	+	++
2. echt	posteriore	vertikale	++	+
3. echt	anteriore	horizontale	+	+
4. echt	anteriore	vertikale	++	−
5. pseudo	posteriore	horizontale	−	++
6. pseudo	posteriore	vertikale	+	+
7. pseudo	anteriore	horizontale	−	+
8. pseudo	anteriore	vertikale	−	−

Für die Behandlung mit funktionellen Geräten: gut ++; bescheiden +; schlecht −

In funktionell unechten Klasse II- und Klasse III-Anomalien mit echtem Tiefbiß haben funktionelle Methoden im allgemeinen eine *gute Prognose.* Das Grundprinzip der Behandlung ist die Eliminierung der schädlichen Umweltfaktoren und die Förderung des Wachstums. Bei funktionell echten Anomalien (und beim Pseudotiefbiß) ist die *Behandlung schwieriger,* da das ganze System samt seiner Neuromotorik verändert werden muß.

2.1.3.3 Beziehungen Ruhelage–Schlußbißstellung in der transversalen Ebene

Die klinische Untersuchung der transversalen funktionellen Beziehungen ist einfach durchzuführen, sie besteht aus der Beobachtung der Bewegungen der Mittellinie des Unterkiefers. Bei *Kreuzbißfällen* mit lateraler Verlagerung der Unterkiefermittellinie können wir zwei Varianten unterscheiden (Abb. 2.19):

1. Die Verschiebung der Mittellinie des Unterkiefers kann nur in der okklusalen Lage beobachtet werden; in der Ruhelage ist der Unterkiefer in der *Körpermittellinie zentriert.* Gleitet er von der Ruhelage in eine *laterale Kreuzbißposition,* liegt eine *Lateookklusion* vor, verursacht durch Interkuspidationsstörungen. Die Behandlung besteht aus einer funktionellen Rehabilitation, d. h. aus einer Eliminierung der Interkuspidationsstörungen. Sie kann auch im bleibenden Gebiß erfolgreich durchgeführt werden, und oft ist eine Ausformung des oberen Zahnbogens zur Korrektur des Kreuzbisses ausreichend (Abb. 2.20).

2. In Fällen mit *echter Asymmetrie* des Gesichtsschädels ist die Mittellinie nicht nur in der Okklusion, sondern auch in der Ruhelage lateral disloziert: eine *Laterognathie* liegt vor. Die funktionelle Therapie dieser Anomalien ist nicht möglich, in schwierigen Fällen ist sogar eine kieferchirurgische Therapie erforderlich (Abb. 2.21).

Diese erste Phase der funktionellen Untersuchung liefert uns bereits Informationen für die Indikationsstellung funktioneller Behandlungsmethoden.

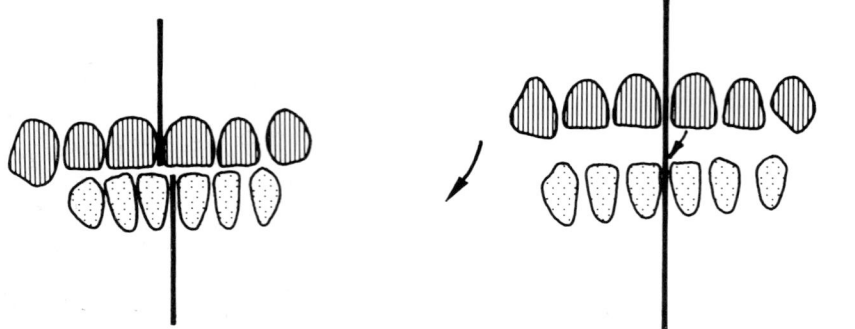

Abb. 2.19 Zwei funktionelle Typen des Kreuzbisses. a) Die Mittellinie ist nur in der Schlußbißstellung verschoben, in der Ruhelage gut zentriert: Lateookklusion. Eine gute Prognose für eine funktionelle Therapie, b) Persistenz der Mittellinienverschiebung in der Ruhelage: Laterognathie. Die Prognose ist ungünstig

Die Untersuchung der Ruhelage und des interokklusalen Raumes 33

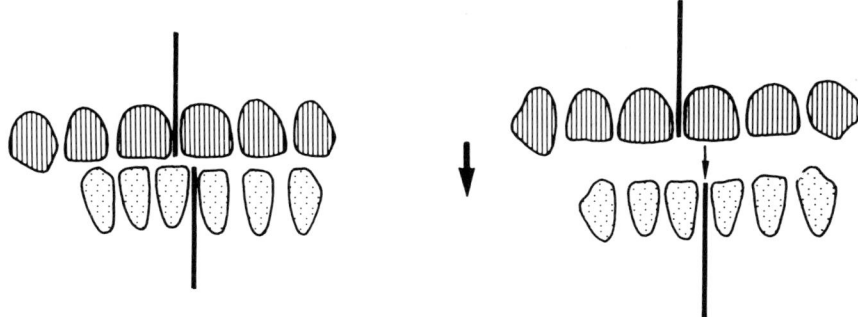

Abb. 2.19 b)

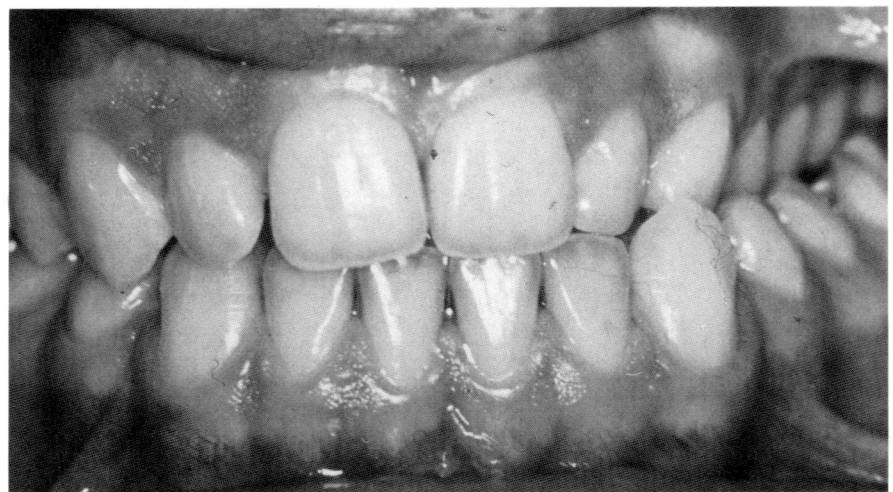

a)

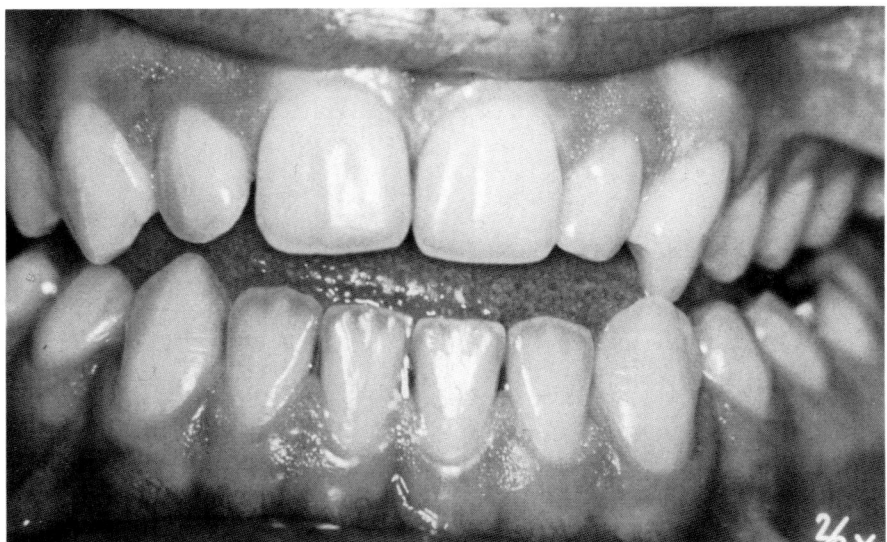

b)

Abb. 2.20 Funktioneller Kreuzbiß (Laterookklusion) im bleibenden Gebiß. a) Okklusale Lage mit Mittellinienverschiebung, b) Ruhelage mit gut zentrierter Mittellinie, c) Gaumennahtsprengung, d) Besserung des Kreuzbisses mit einer geringen Persistenz der Mittellinienverschiebung nach Gaumennahtsprengung

34 Die Funktionsanalyse

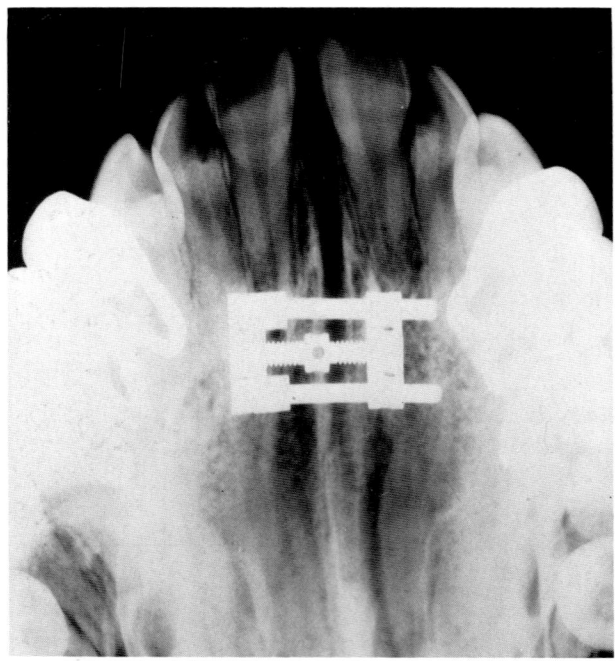

Abb. 2.20 c)

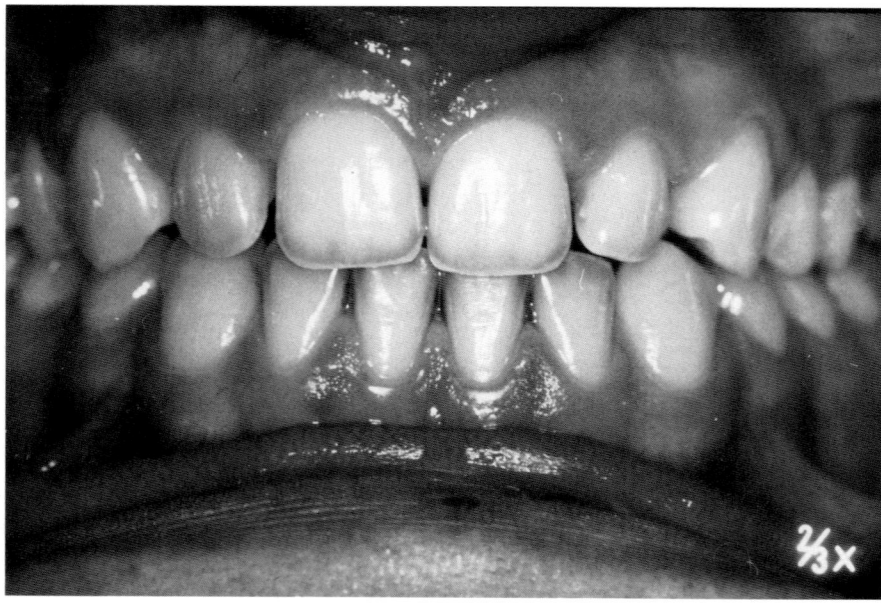

Abb. 2.20 d)

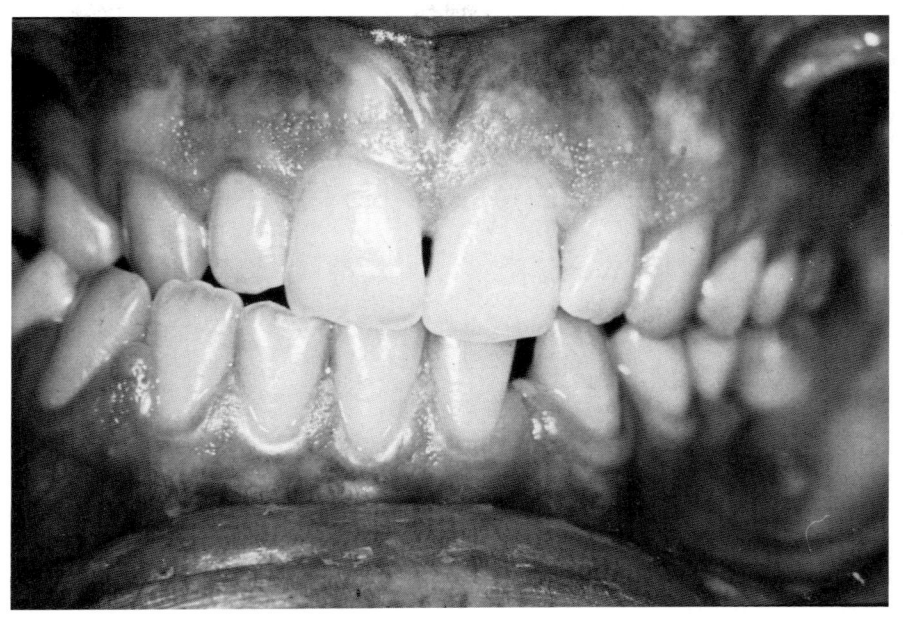

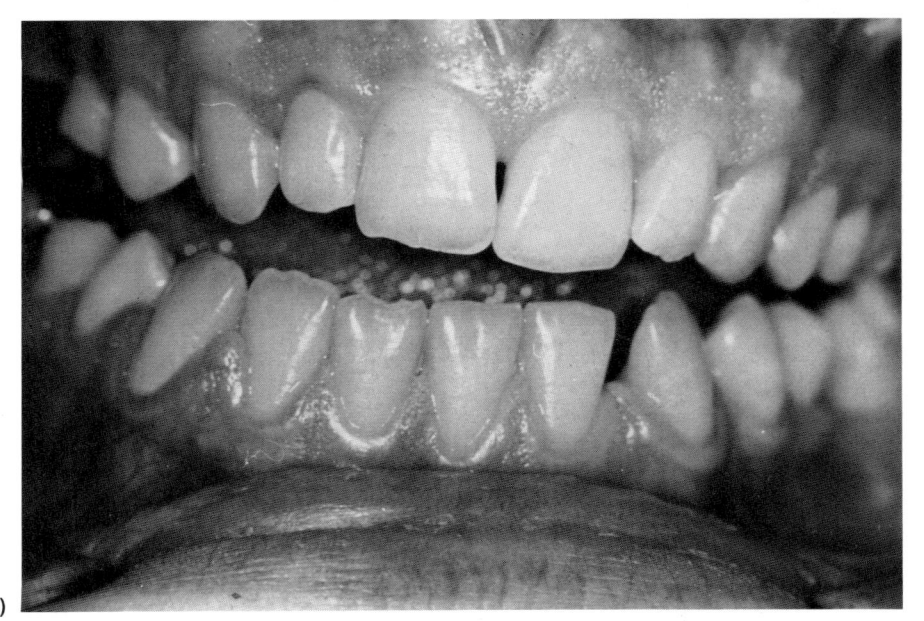

Abb. 2.21 Laterognathie. a) Verschiebung der Mittellinie in der Schlußbißstellung, b) Persistenz der Verschiebung der Mittellinie in der Ruhelage

2.2 Die Untersuchung der Kiefergelenke

Die Zielsetzung dieser Untersuchung ist lediglich die Feststellung, ob initiale Symptome funktioneller Störungen der Kiefergelenke vorhanden sind. Die Untersuchung ist weniger umfangreich als bei Patienten mit Kiefergelenkerkrankungen. Bei vielen Kindern mit den verschiedenartigsten Dysgnathien haben wir bereits zwischen dem 8. und 14. Lebensjahr initiale Kiefergelenksymptome beobachten können.

Diese Symptome sind aus zwei Gründen von Bedeutung:

Vielen Kiefergelenkerkrankungen kann man vorbeugen, wenn man die funktionelle Störung frühzeitig eliminiert; hier besteht die Indikation für eine kieferorthopädische Frühbehandlung.

Um Umbau und Anpassungsvorgänge im Bereich der Kiefergelenke zu erreichen, wird der Kondylus mit dem Aktivator disloziert. Falls die kondylären Strukturen Symptome initialer Störungen aufweisen, darf die Dislokation nur vorsichtig und schrittweise vorgenommen werden.

Die Häufigkeit der Frühsymptome ist relativ hoch. Eine Untersuchung von 232 Kindern im Alter von 8–14 Jahren hat gezeigt, daß in 41% der Fälle verschiedene Symptome vorkamen.

Diese *Frühsymptome* sind folgende:

- Reibegeräusche oder Knacken,
- Druckschmerz der Kondylen oder der Kaumuskulatur,
- Funktionelle Störungen wie Hypermobilität, Limitation oder Deviation,
- Röntgenologische Befunde.

Bei Kindern beobachten wir selten ausgeprägtes *Knacken,* meistens nur *Reibegeräusche,* die man während der Öffnungsbewegung (initiale, intermediäre oder terminale) beobachten kann. Am häufigsten haben wir terminale Reibegeräusche bei einer hypermetrischen habituellen Öffnungsbewegung beobachtet.

Reibegeräusche während der *Kaubewegungen* haben wir besonders bei Kindern mit Tiefbiß wahrgenommen, Reibegeräusche während der *Schließbewegung* bei Kindern mit anteriorem Zwangsbiß. Bei 51,5% der Patienten mit initialen Kiefergelenksymptomen kamen Reibegeräusche oder Knacken vor.

Palpatorisch feststellbare *Druckempfindlichkeit* der Kondylen wurde nur in 5,3% der untersuchten Fälle beobachtet. Eine Druckempfindlichkeit des M. pterygoideus lateralis war das häufigste und typische Symptom initialer funktioneller Störungen der Kiefergelenke; bei unseren Untersuchungen stellten wir die Empfindlichkeit vom rechten M. pterygoideus lateralis in 52% und vom linken in 59% fest.

Die folgenden *funktionellen Störungen* wurden bei Kindern beobachtet:

- *Hypermobilität,* d. h. eine Öffnung von mehr als 45 mm bei 6–8jährigen Kindern und 49 mm bei 10–12jährigen Kindern. Sie ist meistens habituell bedingt, bedeutet aber eine Prädisposition für Kiefergelenkerkrankungen. Bei 50,5% von Kindern mit initialen Symptomen haben wir eine Hypermobilität beobachtet und bei 22% eine Bewegung des Kondylus vor dem Tuberculum articulare.

- Die nächste Stufe ist die *Einschränkung* (Limitation) der Öffnungsbewegung als Folge einer Verkrampfung der Muskulatur; sie wird aber nur in Einzelfällen beobachtet.

Die Untersuchung der Kiefergelenke   37

- Die *Deviation* auf eine Seite des Unterkiefers während der Öffnungsbewegung oder eine S-förmige Öffnungskurve ist meistens mit Reibegeräuschen oder Knacken gekoppelt. Bei Kindern mit Kiefergelenksymptomen betrug die Häufigkeit einer Deviation 24% und eine S-förmige Öffnungskurve kam in 11,5% der Fälle vor.

- Die *Dislokation* der Kondylen während der Öffnungs- oder Schließbewegung ist meistens mit Deviation und Krepitation gekoppelt; eine Deviation der Kondylen wurde in 36% der Fälle beobachtet.

- Die häufigsten *Dyskinesien*, welche bei Patienten mit initialen Kiefergelenksymptomen vorkamen, waren Dysfunktionen der Lippen und der Zunge. *Lippendyskinesien* wurden in 43% (bei Kindern ohne Kiefergelenksymptome in 20,5%) und *Zungendyskinesien* in 21% (bei Kindern ohne Kiefergelenksymptome in 12,4%) beobachtet.

Bei *Kindern* mit *funktionellen Kiefergelenkstörungen* sind Unregelmäßigkeiten der Form oder Struktur seltene röntgenologische Befunde. Meistens kann man eine anteriore oder posteriore Dislokation der Kondylen in der Fossa beobachten, besonders beim Zwangsbiß (Abb. 2.22).

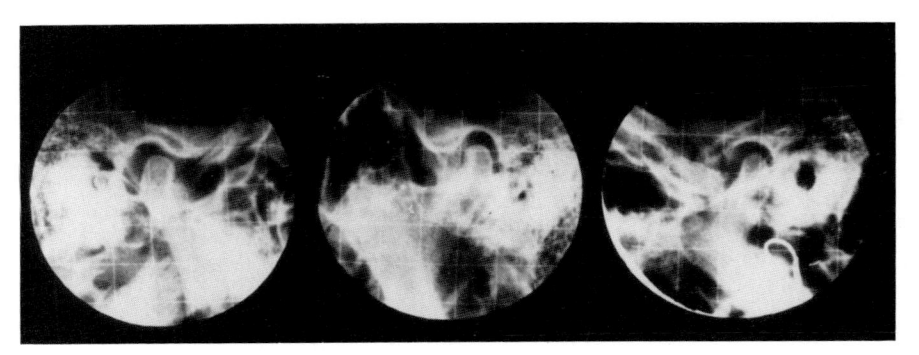

Abb. 2.22 Drei verschiedene Röntgenbefunde der Kiefergelenke. Links: anteriore Dislokation; Mitte: gut zentriert; rechts: posteriore Dislokation

Bei *Klasse II-Anomalien* wurden am häufigsten Kiefergelenksymptome beobachtet (in 53% *aller* Anomalien mit Kiefergelenksymptomen). Bei dieser Gruppe sind auch die Lippendyskinesien häufig (68%), außerdem Tiefbiß und horizontale Wachstumsrichtung. Es ist anzunehmen, daß durch die Lippendyskinesie eine posteriore Dislokation des Unterkiefers entsteht, welche die kondylären Strukturen sehr belastet.

Bei den *Klasse III-Anomalien* sind Kiefergelenksymptome in folgenden Fällen am häufigsten: anteriorer Zwangsbiß, Kreuzbiß und laterales Zungenpressen.

2.2.1 Die klinische Untersuchung

Unsere vereinfachte klinische Untersuchung besteht aus

- Auskultation,
- Palpation,
- Funktionelle Analyse.

1. *Krepitation* oder *Knacken* während der Bewegungen des Unterkiefers werden mit einem Stethoskop untersucht, und zwar während der Öffnungs-, Schließ- und exzentrischen Bewegung.

2. Die *Palpation* der Kondylen und der Muskulatur auf Druckempfindlichkeit schließt sich an.

a) Während der Öffnungs- und Schließbewegungen werden der *Kondylus* und die *Fossa* mit dem Zeigefinger palpiert (Abb. 2.23). Die hintere Kondylenoberfläche kann mit dem kleinen Finger durch den Meatus acusticus externus palpiert werden. Die Palpation der Kondylen während der Öffnungsbewegung ermöglicht es, außer dem Druckschmerz auch die Koordination der Öffnungskurven beider Seiten zu beurteilen.

b) Die Palpation der *Muskulatur* auf Empfindlichkeit ist ein wichtiger Teil unserer Untersuchung. Bei Kiefergelenkpatienten ist die Palpation der Gesichtsmuskulatur, des Kopfes und der Nackenmuskulatur notwendig. Unsere Erfahrungen haben gezeigt, daß bei Kindern mit initialen funktio-

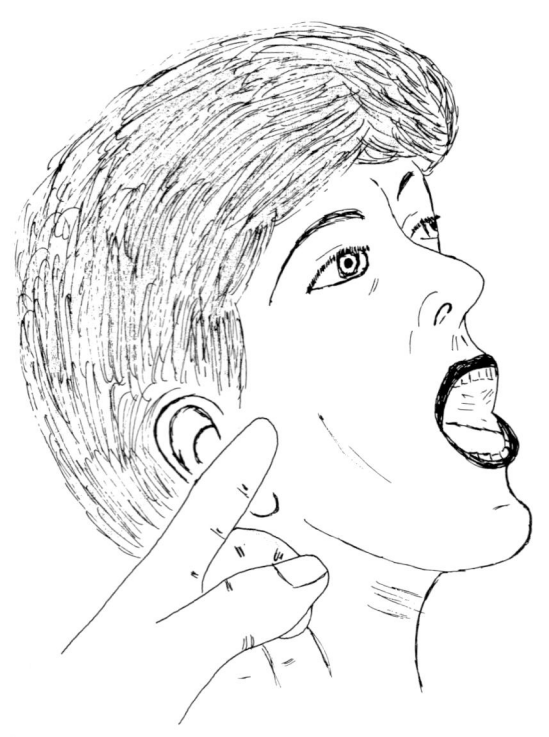

Abb. 2.23 Palpation des Kondylus mit dem Zeigefinger während der Öffnungs- und Schließbewegung

Die Untersuchung der Kiefergelenke 39

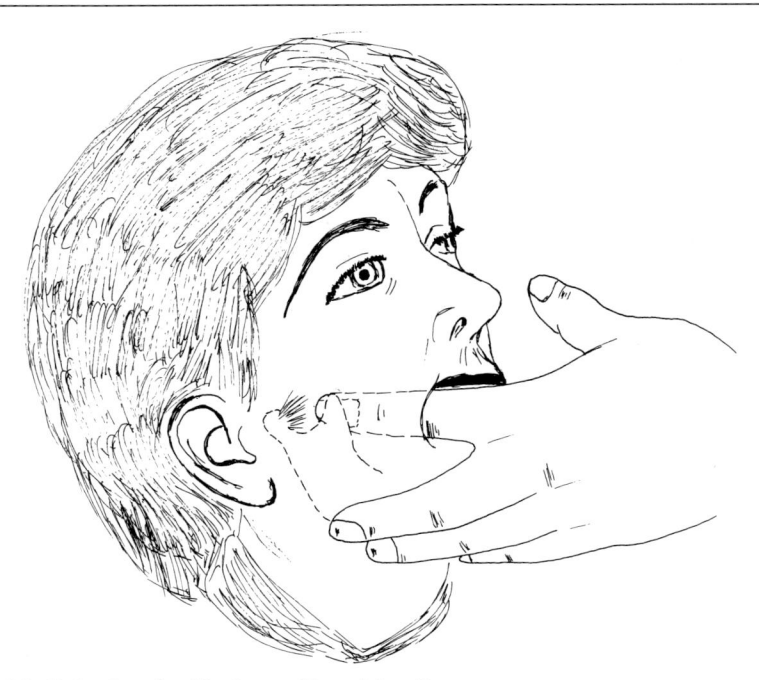

Abb. 2.24 Palpation des M. pterygoideus lateralis

nellen Kiefergelenkstörungen die Empfindlichkeit *eines* Muskels immer feststellbar ist, des Musculus pterygoideus externus.

Diesen Muskel palpieren wir im Rahmen der Befunderhebung bei jedem kieferorthopädischen Patienten. Die Palpation erfolgt in Richtung vom Tuber maxillae oder hinter der okklusalen Fläche der letzten Molaren in Richtung zum Hamulus pterygoideus (Abb. 2.24).

Bei Patienten mit *initialen* Symptomen ist die Schmerzempfindlichkeit nur auf eine Seite beschränkt. Schmerzempfindlichkeit auf beiden Seiten kommt bei fortgeschritteneren Kiefergelenkerkrankungen vor; in solchen Fällen ist die Palpation weiterer Muskelgruppen erforderlich.

Der Druckschmerz des M. pterygoideus externus ist ein wichtiges Symptom und Hinweis auf eine falsche Belastung der Kondylen. Die ätiologischen Ursachen der Dyskinesie sind zu eruieren.

3. Die *Funktionsanalyse* besteht aus einer Untersuchung der Bewegungen der Kondylen und des Unterkiefers.

a) Die *Dislokation der Kondylen* oder die Diskoordination der Bewegungen sind Frühsymptome funktioneller Störungen; sie können palpatorisch und durch Inspektion erfaßt werden. In schwierigen Fällen ist eine gnathologische Registrierung erforderlich.

b) *Bewegungen des Unterkiefers:*

● Die *maximale Schneidezahndistanz* wird durch Messung der Distanz zwischen oberen und unteren Schneidekanten bestimmt. Bei Tiefbiß muß der Überbiß zum Meßergebnis addiert werden, bei offenem Biß die Schneidekantendistanz subtrahiert werden, und zwar bei geschlossenem Mund (Abb. 2.25).

40 Die Funktionsanalyse

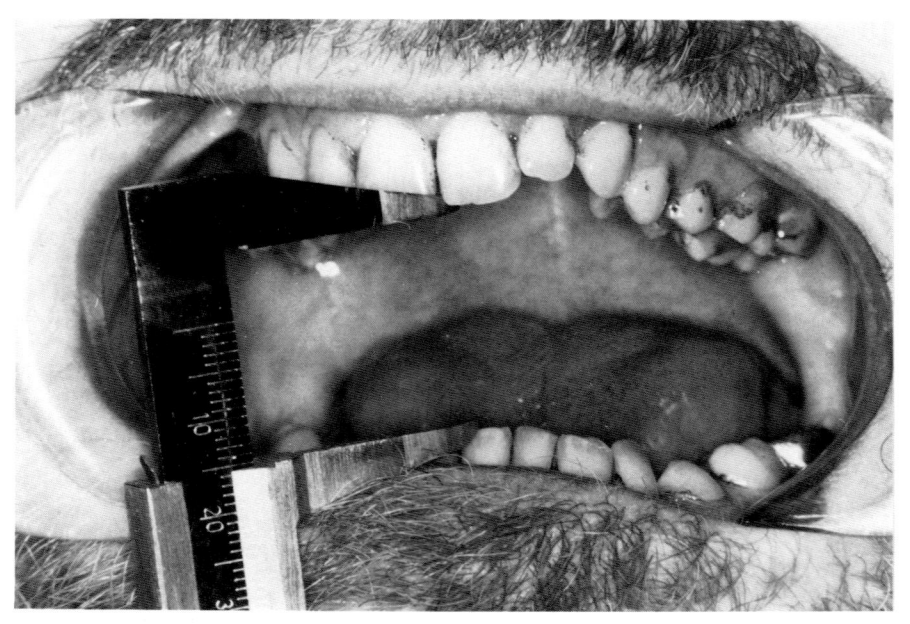

Abb. 2.25 Messung der maximalen Schneidekantendistanz

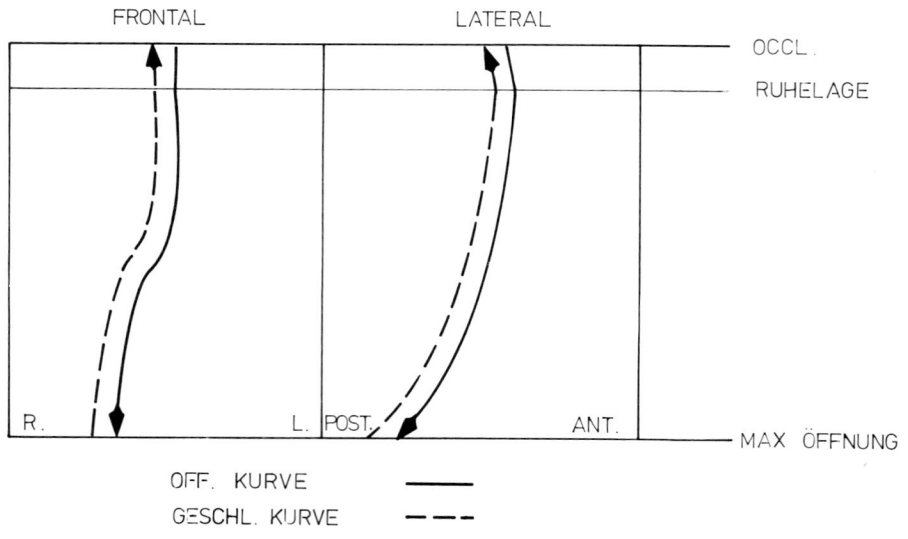

Abb. 2.26 Diagramm der Öffnungs- und Schließkurven von vorn und von der Seite

● Die *Richtung der Öffnungs- und Schließbewegungen* kann man auch graphisch registrieren. Während der Schließbewegung werden vorzeitige Kontakte bei sagittaler oder lateraler Gleitbewegung bestimmt (Abb. 2.26).

c) Die *Untersuchung der Dyskinesien* ist von besonderer Bedeutung im Hinblick auf die signifikante Korrelation zwischen Lippendyskinesien und initialen Kiefergelenksymptomen.

Bei *Kindern* sind die *wichtigsten Symptome initialer Kiefergelenkerkrankungen:*

- Krepitation oder Knacken,
- Druckempfindlichkeit des Musculus pterygoideus externus,
- funktionelle Störungen.

Die Diagnose „initiale Kiefergelenkstörung" kann in Fällen mit mindestens zwei dieser Symptome gestellt werden.

Mit gezielten Maßnahmen kann man den funktionellen Störungen der Kiefergelenke vorbeugen:

- rechtzeitige *Behandlung der Milchzähne,* besonders der Molaren,
- *Ausschaltung von Zwangsbiß* und Gleitbewegungen, verursacht durch Milchzähne,
- frühzeitige *Ausschaltung der Dyskinesien,* insbesondere der Lippendyskinesien und das Abgewöhnen der zu starken habituellen Mundöffnung.

Falls initiale Symptome bereits vorhanden sind, sollte eine *orthopädische Frühbehandlung* eingeleitet werden, besonders in den folgenden Fällen:

- Klasse II-Anomalie mit Tiefbiß, horizontaler Wachstumsrichtung und Unterlippendyskinesie,
- extremer Tiefbiß,
- frontal offener Biß,
- Kreuzbiß.

Bei Patienten mit Kiefergelenkknacken und funktionellen Störungen empfehlen wir Muskelübungen und/oder eine apparative Therapie (Aufbißplatten, Bionator usw.). Hier handelt es sich bereits um Kiefergelenkpatienten, welche eine spezielle Untersuchung und Therapie erfordern.

2.3 Dyskinesien

Vor einer funktionellen Therapie ist eine Untersuchung der Dyskinesien erforderlich.

Eine Dyskinesie kann *kausaler Faktor* einer Anomalie sein, erworben in einem frühen Entwicklungsstadium. Das Neugeborene hat die Fähigkeit, bestimmte lebenswichtige Funktionen auszuführen wie saugen, schlukken, atmen; man nennt sie *unbedingte Reflexe.* Es gibt viele weitere Funktionen, welche in den ersten Lebensmonaten oder Jahren erlernt werden müssen, z. B. die Kaufunktion, die Phonation oder die Mimik; das sind die *bedingten Reflexe.* Neben den physiologischen Reflexen können auch unphysiologische Reflexe entstehen wie Mundatmung, Parafunktionen, Bruxismus. Es gibt Kinder mit einer hereditären *Prädisposition zu Dyskinesien,* oder sie imitieren mit Dyskinesien ihre Geschwister oder Eltern. Kinder mit *psychologischen Problemen* benutzen die Dyskinesie

42   Die Funktionsanalyse

als „Fluchtmechanismus". Dyskinesien entstehen meistens in Folge von Lutschgewohnheiten, und die fortbestehende Fehlfunktion verursacht und fixiert die Anomalie. Das bedeutet, daß die Lutschgewohnheiten die Dyskinesie verursachen und daß bei ihrer Persistenz (auch nach Ausschaltung des Anlasses der Lutschgewohnheit) die Dysgnathie entsteht. Eine Anomalie kann durch eine Lutschgewohnheit verursacht sein, wenn als Folge dieser Gewohnheit eine Dyskinesie persistiert. Eine bestimmte Prädisposition für die Entstehung der Dysgnathie muß ebenfalls vorhanden sein; diese These ist die Erklärung für die Beobachtung, daß *nicht jede Lutschgewohnheit* eine *Dysgnathie* zur Folge hat. Unsere Untersuchungen an über 2000 Kindern im Vorschulalter haben die These bestätigt. Bei 79% der Kinder mit Klasse II-Dysgnathien wurden anamnestisch Lutschgewohnheiten festgestellt. 64% der Kinder mit Klasse III, 43% der Kinder mit Klasse II/2, 91% der Kinder mit offenem Biß und 77% der Kinder mit Kreuzbiß hatten Lutschgewohnheiten. Weitere Untersuchungen haben jedoch gezeigt, daß auch bei Kindern ohne Anomalien in 54% die Lutschanamnese positiv war (Abb. 2.27).

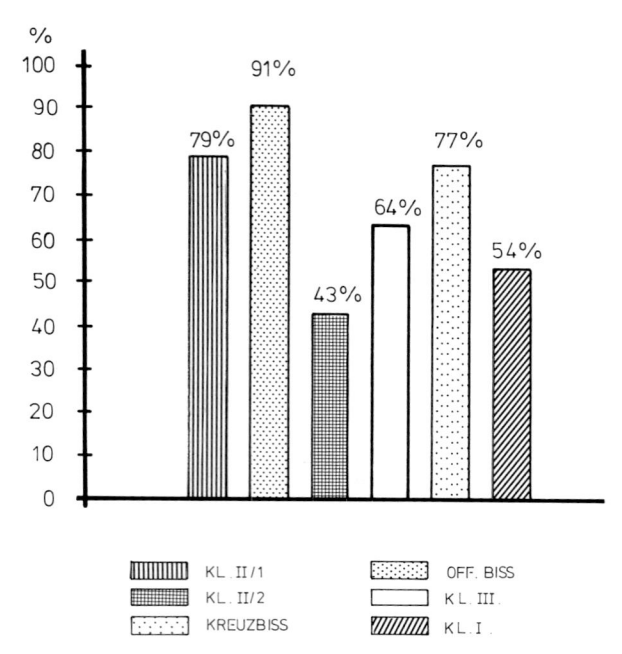

Abb. 2.27   Die Häufigkeit der Lutschgewohnheiten bei Kindern mit verschiedenen Anomalien mit normaler Okklusion (Klasse I)

Anomalien, welche als Folgen von Dyskinesien *erworben* sind, kann man durch Ausschaltung der störenden Umweltfaktoren *kausal behandeln:* die Methode der Wahl ist eine funktionelle Behandlungsmethode. Bei *entwicklungsbedingten Anomalien* dagegen ist eine kausale funktionelle Rehabilitation *nicht* möglich; ein wichtiger Grundsatz für die Therapieplanung mit Hilfe der Funktionsanalyse.

Die *Ausschaltung von Dyskinesien,* sofern sie die Dysgnathien verursachen, erfordert andere Behandlungsmethoden als die Behandlung einer Dysgnathie mit hereditärem Hintergrund.

Die *Untersuchung von Dyskinesien* erfordert die Beobachtung der Zungen-, Lippen- und Wangenfunktion. Der Schluckakt soll analysiert werden, das bedeutet neben der funktionellen Untersuchung von Zunge, Lippen und Wangen auch die der suprahyoidalen Muskulatur. Eine differenzierte Beschreibung der Dyskinesien von Zunge und Lippen ist aus didaktischen Gründen wichtig, die Funktion dieser Strukturen kann jedoch während des Schluckaktes gemeinsam beobachtet werden.

Neben diesen funktionellen Untersuchungsmethoden sind auch klinische und fernröntgenologische möglich, ferner aufwendigere Methoden wie röntgenkinematographische, elektromyographische und kinesiographische Untersuchungen.

2.3.1 Die Beurteilung des Schluckaktes

Der erste Schritt bei der Beurteilung von Dyskinesien ist die Untersuchung des Schluckaktes. Beim *Neugeborenen* ist die Zunge relativ groß, und während des Schluckens ist die Zungenspitze in Kontakt mit den Lippen, um so den vorderen Mundschluß zu gewährleisten. Diese Schluckvariante wird *viszeral* genannt. Während des Durchbruchs der Milchzähne entwickelt sich ein Übergangs- oder *Mischschlucktyp,* und zwischen dem 2. und 4. Lebensjahr der funktionell ausgeglichene *somatische Schluckakt* (Abb. 2.28). Das Fortbestehen des viszeralen Schluckaktes nach dem 4. Lebensjahr kann man als Dyskinesie bezeichnen.

Die *Ursache* einer solchen Persistenz kann verschieden sein, z. B. unsachgemäße Flaschenernährung, Lutschgewohnheiten, Mundatmung oder aber eine entwicklungsbedingte, d. h. retardierte Entwicklung des ZNS.

Die *Symptome* des viszeralen Schluckaktes sind Zungenpressen, Kontraktion der perioralen Muskulatur – der Patient ist nicht fähig, ohne Lippenpressen zu schlucken – und Schlucken ohne Zahnkontakt. Wenn alle drei Symptome vorhanden sind, kann man von einem *Zungenpressen-Syndrom* sprechen, das gemeinsam mit den verschiedensten Dysgnathien vorkommen kann. Die Ausschaltung einer Dyskinesie dieser Art ist schwierig. Nach erfolgreicher Behandlung der Dysgnathie ist eine lange Retentionsphase erforderlich, und zwar so lange, bis eine Normalisierung des Schluckaktes erfolgt ist. Einen Ausgleich von Dysgnathien, bei welchen das Zungenpressen-Syndrom beobachtet wird, kann man ohne Behandlung nicht erwarten.

Eine andere Variante der Zungendyskinesie ist das *einfache Pressen* während des Schluckens, ohne weitere funktionelle Störung (im Gegensatz zu Schlucken ohne Zahnkontakt und Kontraktion der perioralen Muskulatur). Diese Art zu pressen kann man in allen Fällen beobachten, wo Lücken im Frontzahnbereich vorhanden sind. Die Prognose einer

44 Die Funktionsanalyse

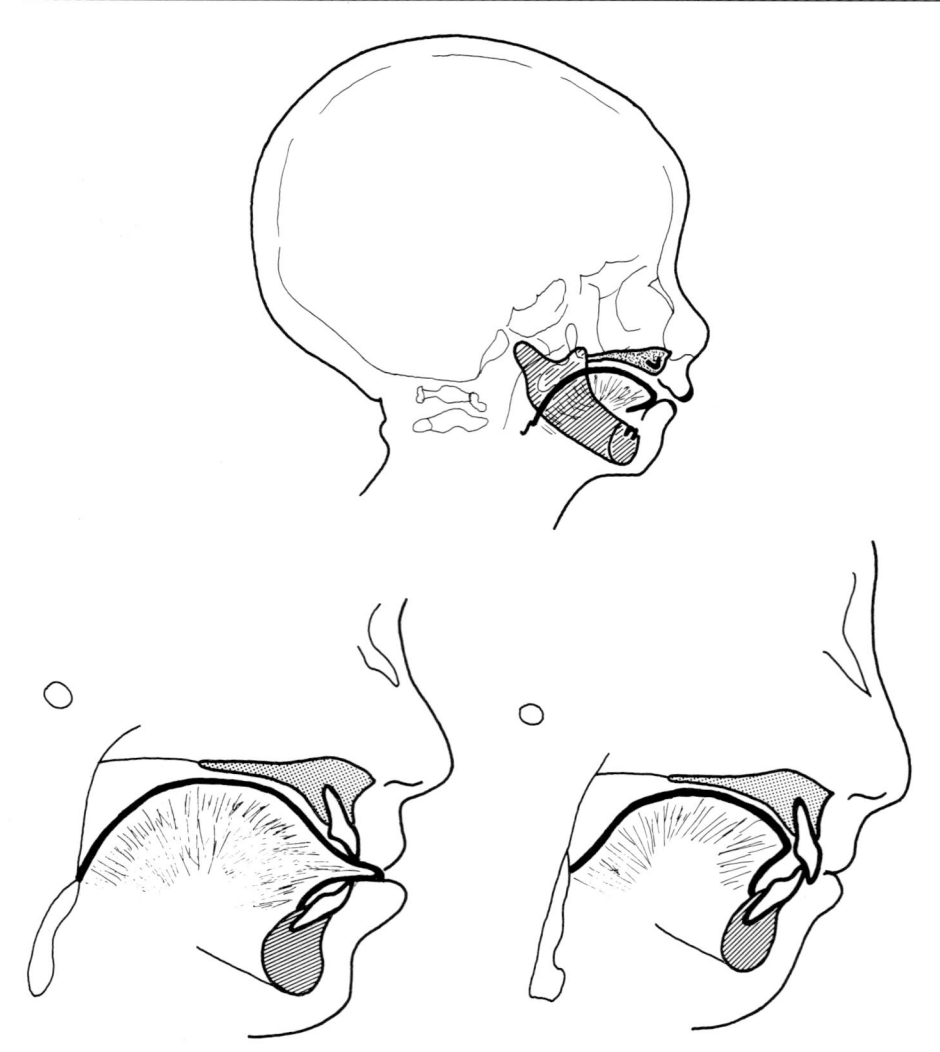

Abb. 2.28 Verschiedene Formen des Schluckaktes. Oben: Schluckakt beim Neugeborenen; links: Persistenz des viszeralen Schluckaktes; rechts: somatischer Schluckakt

funktionellen Therapie von Dysgnathien, welche Folgen von einfachem Zungenpressen sind, ist gut; oft kann man auch einen Ausgleich ohne Behandlung beobachten.

Beim *normalen somatischen Schluckakt* wird Zungenpressen nicht beobachtet; die Zungenspitze ist im dento-alveolären Bereich abgestützt, die Kontraktion der perioralen Muskulatur ist minimal und die Zähne sind in Kontakt.

Die Analyse der *oralen Phase des Schluckaktes* gestattet eine Einteilung in 4 Stufen (Abb. 2.29).

1. Stufe: Das vordere Drittel des Zungenrückens ist flach oder retrahiert; der Brei (bei Untersuchungen mit kontrastreichem Bariumbrei) ist an der vorderen, flachen Zungenoberfläche oder im sublingualen Bereich vor der retrahierten Zunge angesammelt. Der hintere bogenförmige Teil des

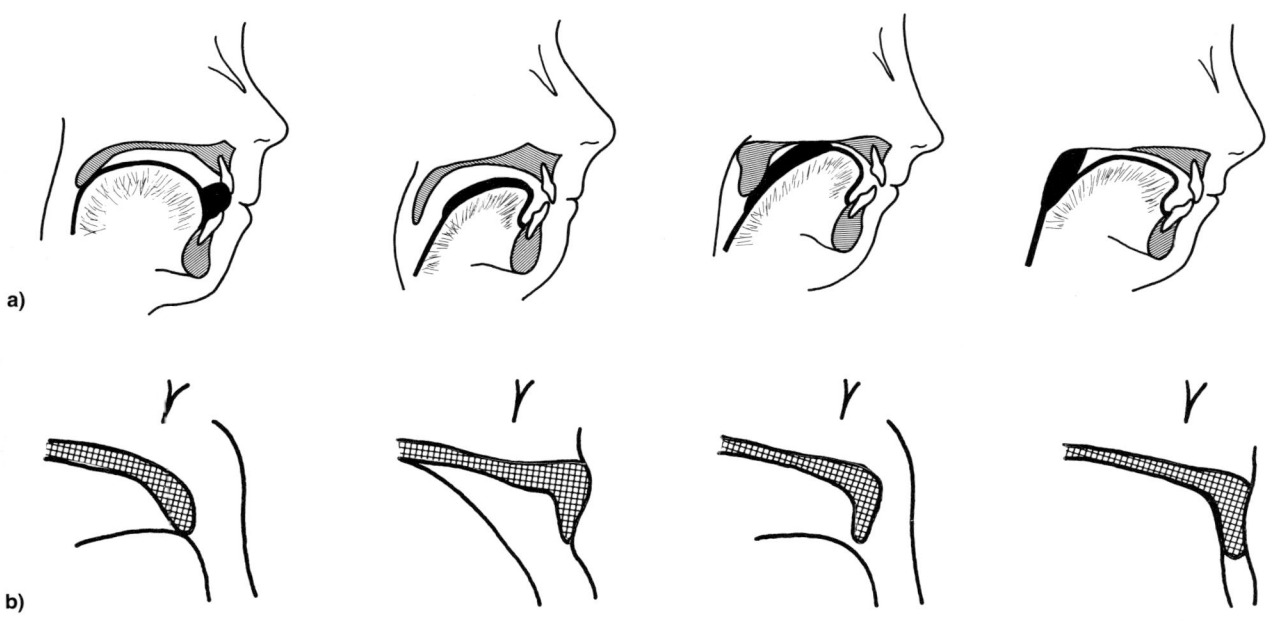

Abb. 2.29 a) Vier Stadien der oralen Schluckphase. b) Funktion des hinteren Gaumensegels während der vier Stadien des Schluckaktes

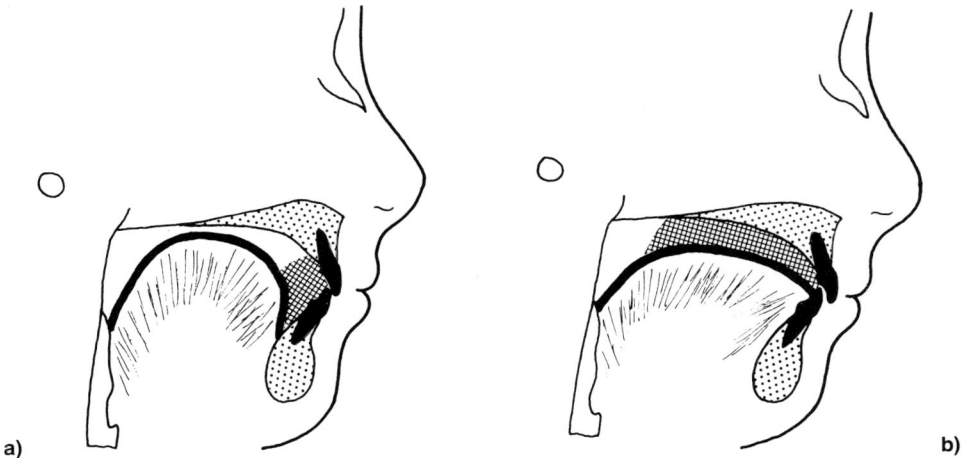

Abb. 2.30 Variationen in der ersten Schluckphase. a) Sammelphase vor der Zungenspitze, b) Sammelphase entlang des Zungenrückens

Zungenrückens ist mit dem weichen Gaumen in Kontakt. Das bedeutet, daß das hintere Mundsegel geschlossen und das Schlucken nicht möglich ist. Die Zähne und Lippen sind noch nicht in Kontakt (Abb. 2.30).

2. Stufe: Der weiche Gaumen bewegt sich in eine kraniale und dorsale Richtung. Das palato-linguale und palato-pharyngeale Segel sind offen. Die Zungenspitze bewegt sich nach oben und der hintere Teil des Zungenrückens wird flach und im mittleren Drittel bildet sich eine Rille, welche den Transport des Breis ermöglicht.

46   Die Funktionsanalyse

Gleichzeitig kommt es zu einer leichten Kontraktion der Lippenmuskulatur, Lippen wie auch Zähne sind in Kontakt; die Symptome des Zungenpressen-Syndroms können in dieser Phase beobachtet werden.

3. Stufe: An der hinteren Pharynxwand bildet sich der Passavant-Wulst, der weiche Gaumen wird dreieckförmig; beide bilden gemeinsam das palatopharyngeale Segel und schließen den Nasopharynx. Der hintere Teil des Zungenrückens flacht sich noch mehr ab, und der Brei wird durch den Isthmus faucium transportiert. Gleichzeitig stützt sich der vordere Teil der Zunge gegen den harten Gaumen und preßt den Brei aus der Mundhöhle in den Pharynx. Die Zähne sind in Okklusion, die Lippen in Kontakt. Beim Zungenpressen ist die Zunge mit den Lippen in Kontakt, um so den Mund abzudichten.

4. Stufe: Der Zungenrücken bewegt sich weiter nach kranial und dorsal, die palatopharyngealen Weichteile nach kaudal und ventral: die Zunge drückt gegen den weichen Gaumen und preßt den Rest des Breis aus dem oropharyngealen Bereich. Dieser Vorgang wird mit dem Auspressen von Zahnpaste aus der Tube verglichen.

Die *Folge von dysfunktionellen Schluckmustern* können mit Abschirmgeräten behandelt werden (siehe S. 125). Die Behandlung des einfachen Zungenpressens ist meist eine kausale und erfolgreich, die Behandlung

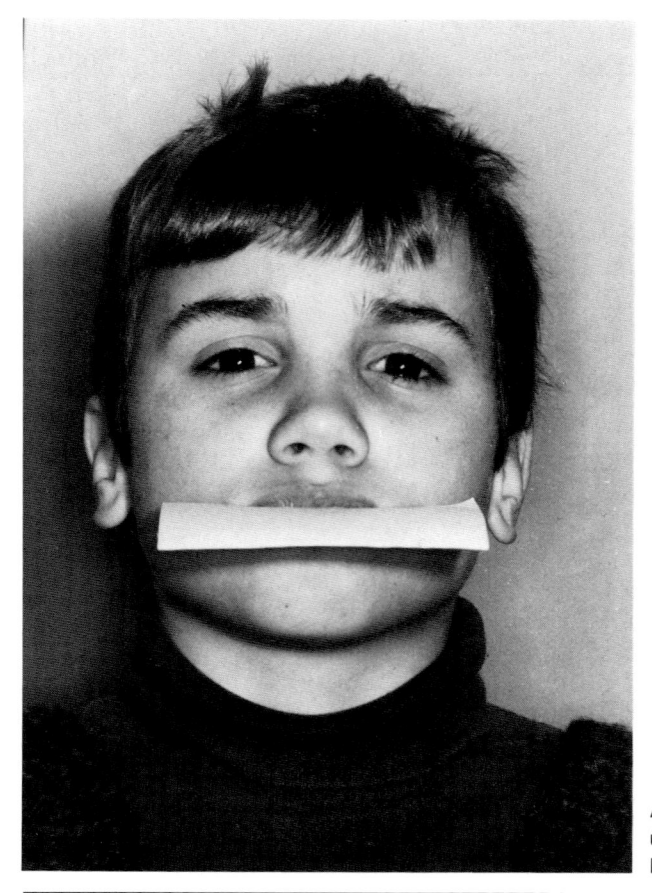

Abb. 2.31 Lippenübungen mit einem Karton-Blatt

von Dysgnathien, welche mit dem Zungenpressen-Syndrom einhergehen, dagegen schwierig, weil nach Korrektur der morphologischen Beziehungen die atypischen funktionellen Muster persistieren können. In solchen Fällen soll die Retentionsphase verlängert werden. Auch *myotherapeutische Übungen* können zur Beeinflussung der funktionellen Muster hilfreich sein.

Vor und während einer kieferorthopädischen Therapie empfehlen wir oft *Lippenübungen,* um den Lippenschluß zu verbessern. Die Patienten halten ein Blatt Karton zwischen den Lippen (Abb. 2.31). Diese Übung ist mehrmals täglich zu wiederholen. Der Patient soll möglichst nicht wissen, daß die Übung zur Wiederherstellung des Lippenschlusses dient, er soll sich auf das Halten des Kartons konzentrieren. Der Grund dieser Ablenkung ist die Schwierigkeit der Beeinflussung unwillkürlicher Funktionen mit willkürlichen Übungen.

Wegen der großen *Variabilität der Zungenfunktion* während des Schluckaktes lassen wir vor einer kieferorthopädischen Therapie keine Zungenübungen ausführen. Im Verlauf der Behandlung wird die Zungenfunktion apparativ kontrolliert. Sind die morphologischen Beziehungen besser, ist auch die Prognose für die Korrektur der Zungenfunktion besser. Solange Lücken vorhanden sind, preßt der Patient die Zunge zwangsläufig in diese. Hält das Zungenpressen nach der Behandlung an, empfehlen wir dem Patienten Zungenübungen.

Die Lage und Funktion der Zunge und Lippen kann mit funktionellen orthodontischen Geräten beeinflußt werden, vor jeder Therapie ist jedoch eine genaue Beurteilung der Funktion dieser Strukturen erforderlich.

2.3.2 Die Untersuchung der Zunge

Nicht nur die Funktion, auch die Lage und Größe der Zunge ist von Bedeutung in der Ätiologie der Dysgnathien und muß bei der funktionellen Therapie berücksichtigt werden. Alle ihre Besonderheiten sind vor Einleitung der Therapie zu erfassen.

Sogar bei hereditär bedingten Dysgnathien sind Wachstum, Lage, Größe und Funktion der Zunge von Bedeutung. Eine flache, nach vorn verlagerte Zunge z. B. fördert die Progredienz der Klasse III-Dysgnathie. Andererseits kommen bestimmte Zungendyskinesien familiär vor, und es ist schwierig, zwischen Erbanlage und Imitation zu differenzieren.

Die Rolle der Zunge in der *Ätiologie der Dysgnathien* ist wohlbekannt. Eine Zungendyskinesie wird bereits durch *Flaschenernährung* gefördert. Konventionelle Flaschensauger zwingen die Zunge zu atypischen Funktionen. Anstatt die Milch aus der Mutterbrust mit der Zunge auszupressen, ist der Säugling oft gezwungen, den Milchfluß aus der Flasche zu bremsen, eine Funktion, die mit dem Zungenpressen identisch ist. Andere schlechte Gewohnheiten können ebenfalls Zungendyskinesien verursachen, die dann zu Dysgnathien führen (Abb. 2.32). *Gestörte Nasenatmung* ändert auch die Zungenlage im Sinne einer Abflachung.

48 Die Funktionsanalyse

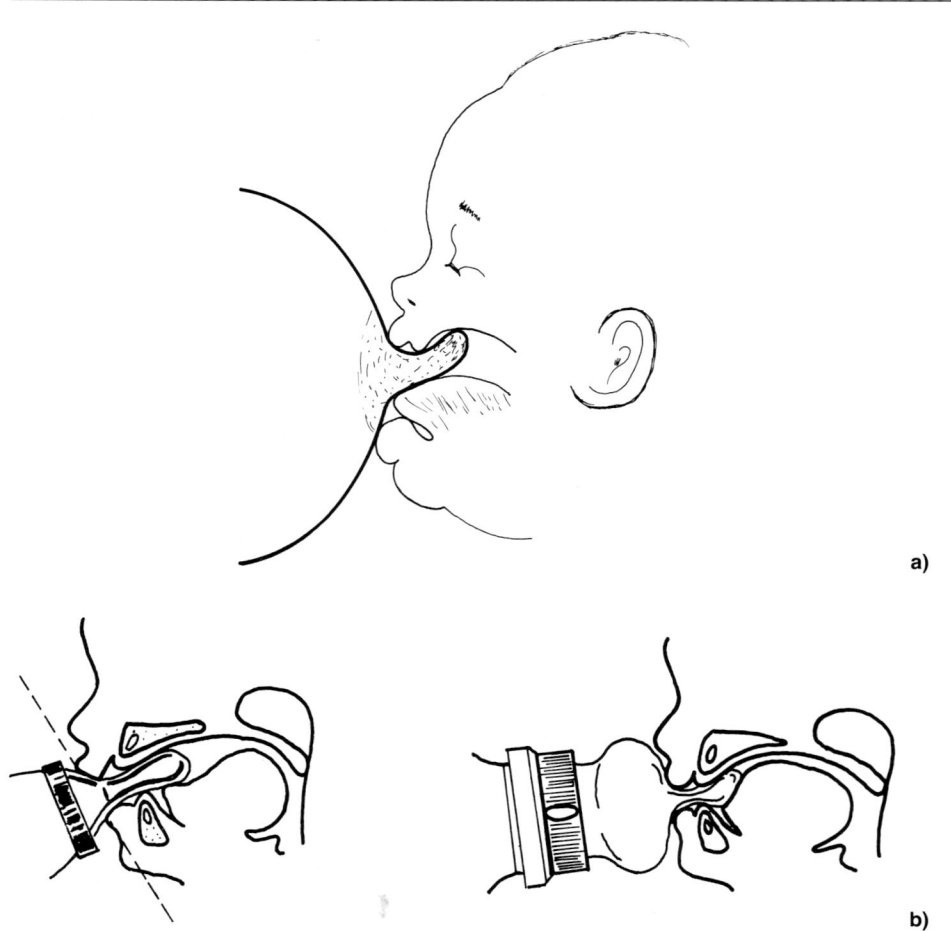

Abb. 2.32 a) Zungenlage bei Brusternährung. **b)** Zungenlage bei Anwendung des konventionellen (links) und des NUC-Flaschensaugers (rechts)

Die Zunge ist von zentraler Bedeutung für die *Sprachlautbildung.* Eine Korrelation zwischen Sprachstörungen und Dysgnathien wurde nicht eindeutig festgestellt, unsere palatographischen Untersuchungen (siehe S. 58) haben gezeigt, daß bei bestimmten schweren Dysgnathien eine Kompensation in der Sprachlautbildung zu beobachten ist, es dagegen bei leichteren Anomalien zu anhaltenden Sprachstörungen gekommen ist. In Fällen mit guter Kompensation ist auch die Prognose der funktionellen Therapie gut.

Die *Bedeutung des Zungenpressens* für die Ätiologie der Anomalien wird von einzelnen Autoren unterschiedlich beurteilt. Für einige ist das Zungenpressen die Folge unrichtiger morphologischer Beziehungen (*Subtelny* und *Sakuda, Ballard* und *Tulley, Milne* und *Clear, Cleall* u. a.), für andere dagegen ist es ein primärer ätiologischer Faktor (*Andrew, Hopkin* und *McEven, Jann, Baker, Pensa, Kortsch*). Unsere Erfahrungen und Untersuchungen haben gezeigt, daß Zungenpressen ein primärer ätiologischer Faktor sein kann, Folge von schlechten Gewohnheiten, endogen bedingt (Persistenz der viszeralen Schluckart), oder ein sekundärer Faktor, nämlich die Anpassung an ungünstige morphologische Beziehungen.

Bei primärer Zungendyskinesie ist die funktionelle Therapie indiziert, ist dagegen die Zungendyskinesie nur eine sekundäre, spielt die funktionelle Therapie eine untergeordnete Rolle. Ziel der funktionellen Untersuchung ist die Bestimmung des Wesens der Dyskinesie.

2.3.2.1 Die Zungenlage

Nach Ansicht einiger Autoren ist die *Zungenlage* in der Ätiologie der Dysgnathien wichtiger als die Zungenfunktion *(Poffit)*.

Die Lage kann flach oder gewölbt, protrudiert oder retrahiert, über die Seiten oder Frontzähne gelagert sein usw.

2.3.2.2 Die Zungengröße

Größe und *Form* der Zunge zeigen viele Variationen. Sie kann kräftig und kurz sein, schmal und lang oder auch breit und lang. Für die Beurteilung der Größe gibt es verschiedene klinische Untersuchungen. Die einfachste ist die Bestimmung, ob der Patient mit der Spitze seiner ausgestreckten Zunge die Kinnspitze berühren kann. Ein „positives" Ergebnis dieser Untersuchung wurde oft als Symptom der Makroglossie bewertet mit Indikation für eine Glossektomie.

Makroglossie oder Mikroglossie der Zunge beeinflussen weitgehend die Gebißentwicklung im dento-alveolären Bereich, wobei für die Beurteilung solcher Mißbildungen auch die Beurteilung der skelettalen Muster erforderlich ist.

Bei einer *Makroglossie* ist die ganze Mundhöhle mit der Zunge ausgefüllt, sie hat nicht genügend Platz im Mund, der Epipharynx ist eingeengt. Am Zungenrand sind Impressionen von den Schneidezähnen zu sehen, welche nach labial gekippt sind. Die Zunge ist protrudiert, der Biß meistens offen. Eine echte Makroglossie ist pathognomonisch für bestimmte Erkrankungen wie Myxödem, Kretinismus, Down-Syndrom oder hypophysales Riesenwachstum. Bei Kindern mit verschiedenen Anomalien kann die Diagnose „Makroglossie" ohne fernröntgenologische Untersuchungen nicht bestimmt werden. Oft wird ein skelettal offener Biß mit Zungenpressen irrtümlicherweise für eine Makroglossie gehalten.

Bei dem 5jährigen Patienten K. F. war eine skelettale Klasse III-Beziehung mit vertikaler Wachstumsrichtung und offenem Biß diagnostiziert worden. Eine Glossektomie wurde im 2. und 4. Lebensjahr durchgeführt, der offene Biß und das Zungenpressen blieben jedoch unverändert (Abb. 2.33).

Das charakteristische Symptom einer *Hypoglossie* ist die sehr kleine Zunge. Die protrudierte Zungenspitze erreicht nur die unteren Schneidezähne und der Mundboden ist an beiden Seiten der Zunge sichtbar. Der untere Zahnbogen ist klein mit extremem Engstand im Bereich der ersten Prämolaren. Eine schwere Klasse II-Beziehung ist vorhanden, die Weisheitszähne sind im Bereich des Kieferwinkels impaktiert.

50 Die Funktionsanalyse

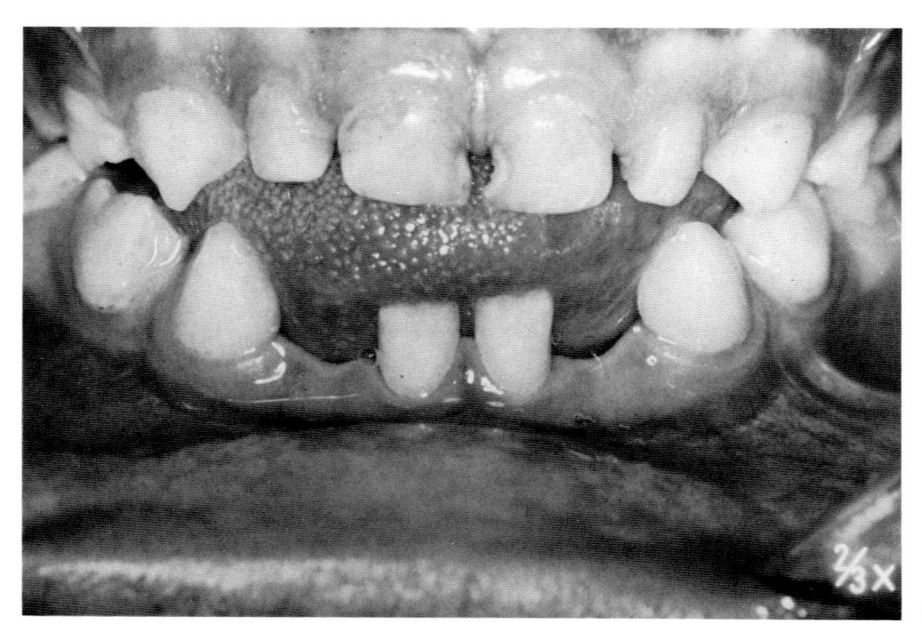

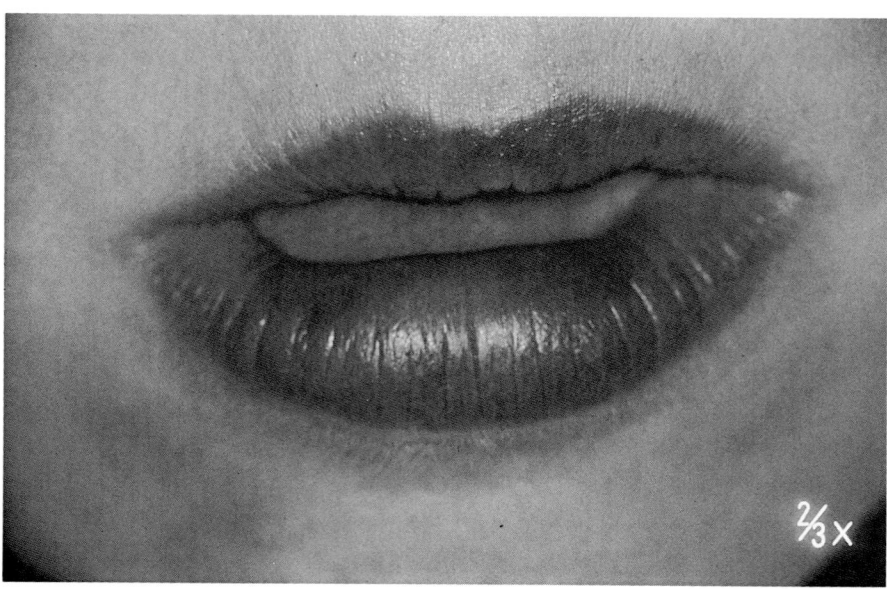

Abb. 2.33 4,6 jähriger Patient mit offenem Biß und Zungendyskinesie. Eine Zungenverkleinerung wurde zweimal unter der Annahme durchgeführt, daß die Zunge zu groß sei. Die fernröntgenologische Untersuchung zeigt eine vertikale Wachstumsrichtung mit viszeralem Schluckakt, aber keine Makroglossie. a) Frontal offener Biß mit Zungendyskinesie, b) die Zungenspitze ist während der Funktion mit der Unterlippe in Kontakt, c) die Durchzeichnung zeigt eine vertikale Wachstumsrichtung und Progenie

In den Fällen mit *Mikroglossie* oder Aglossie liegen erhebliche funktionelle Störungen vor; der zentrifugale Druck der Zunge ist minimal oder nicht vorhanden (Abb. 2.34). Solche Fälle bieten ein gutes Beispiel für die regionäre Wirkung von Dyskinesien. Verschiedene klinische und experimentelle Studien haben nämlich gezeigt, daß bei Patienten mit Hypoglos-

Dyskinesien 51

KF.
12. 8. 69
11. 2. 74

56,6 %
65 mm
127° 91°
45°
139°
85°
40°
57°
138°
81°
63 mm
83°

SNA 80°
SNB 75°

N - Pog

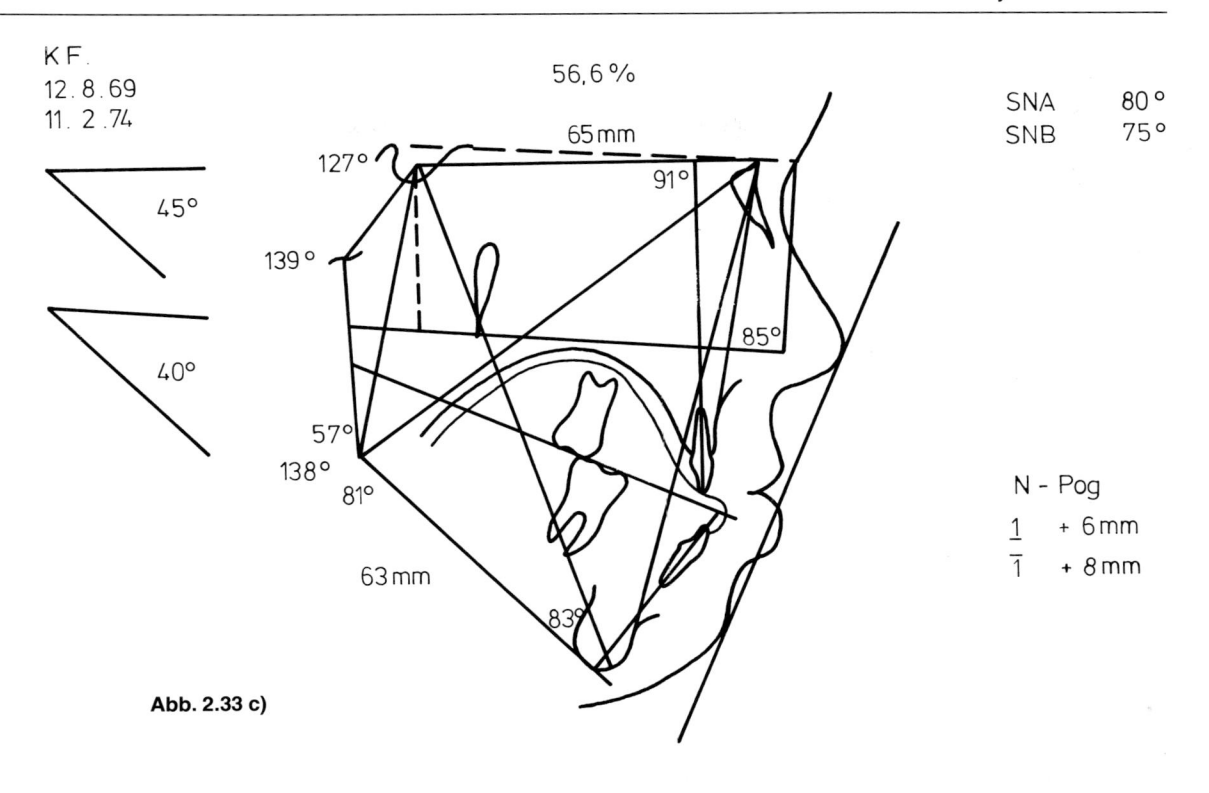

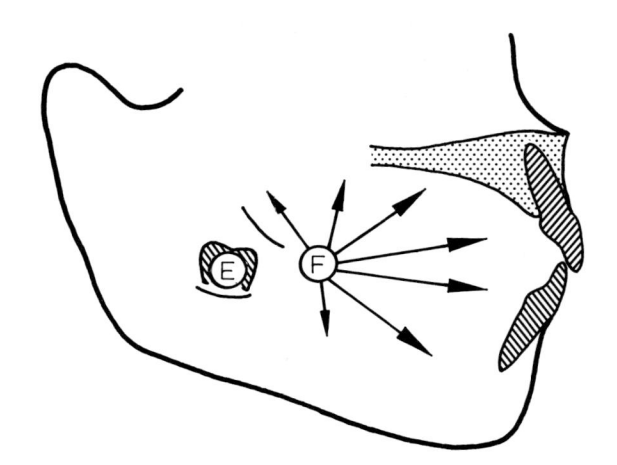

$\frac{1}{}$ + 6 mm

$\frac{}{1}$ + 8 mm

Abb. 2.33 c)

Abb. 2.34 Die zentrifugale Kraft der Zunge (F) und das Durchbruchspotential der Zähne (E) sind wichtige natürliche Kräfte, welche durch funktionelle Geräte beeinflußt und gesteuert werden können

sie die Wirkung der Dyskinesien meistens auf den dento-alveolären Bereich lokalisiert bleibt. Bei dem 35jährigen Patienten in Abb. 2.35 sehen wir eine schwere Anomalie als Folge einer Hypoglossie. Die fernröntgenologische Untersuchung hat eine horizontale Wachstumsrichtung, einen kleinen Kieferwinkel und normal entwickelte Kieferbasen ergeben. Die schwere Anomalie ist im dento-alveolären Bereich lokalisierbar. Die oberen Schneidezähne sind in einer ventralen Lage und nach labial gekippt,

52 Die Funktionsanalyse

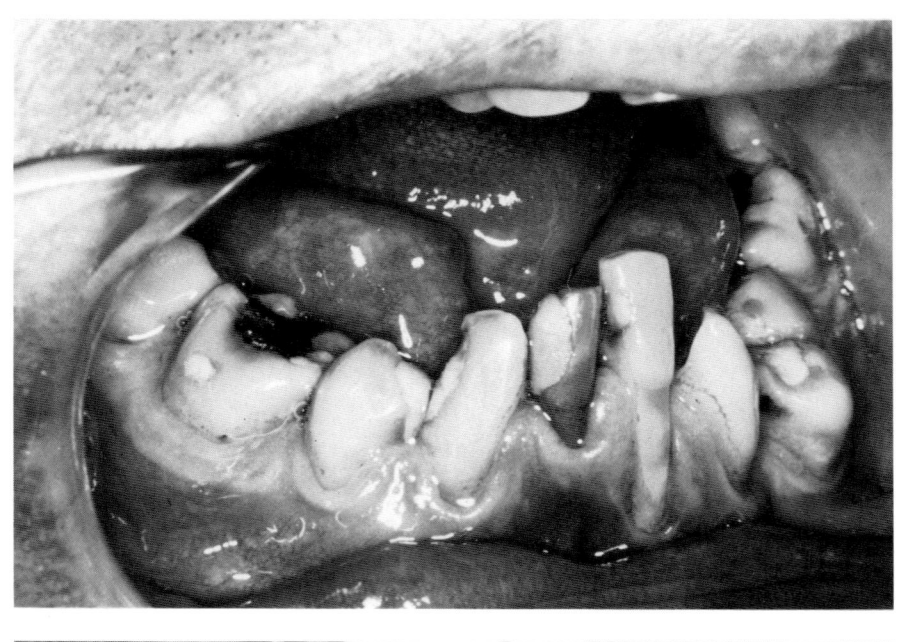

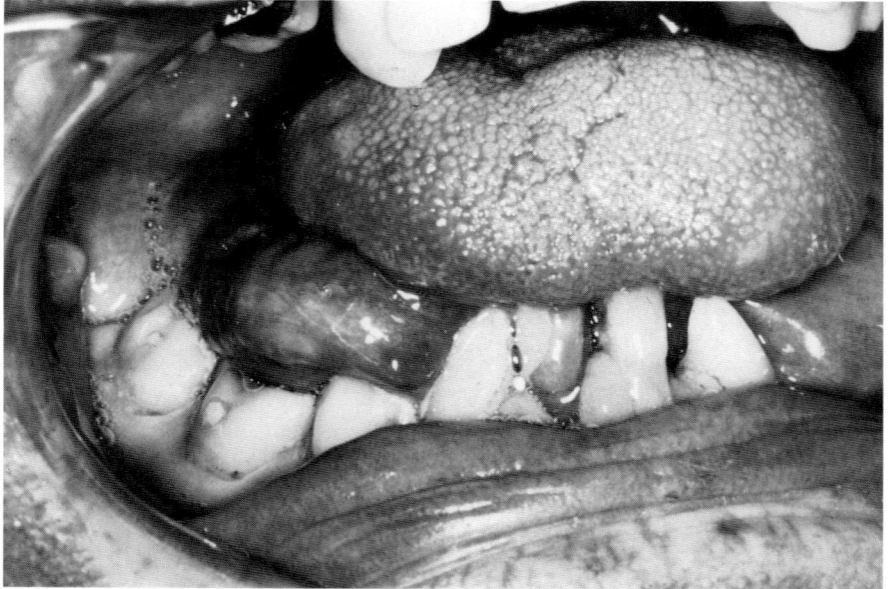

Abb. 2.35 35 Jahre alter Patient mit Hypoglossie. a) Die Zungenlage zwischen Vorwölbungen des Mundbogens, b) die Zunge in maximal ausgestreckter Lage, c) die Durchzeichnung zeigt die dento-alveoläre Lokalisation der Anomalie

die unteren Schneidezähne in einer extrem dorsalen Lage und nach lingual gekippt.

Befunde dieser Art sind nicht nur für die *ätiologische Beurteilung* von Interesse, sondern auch für die Indikation einer funktionellen und besonders einer Hemmungstherapie.

Abb. 2.35 c)

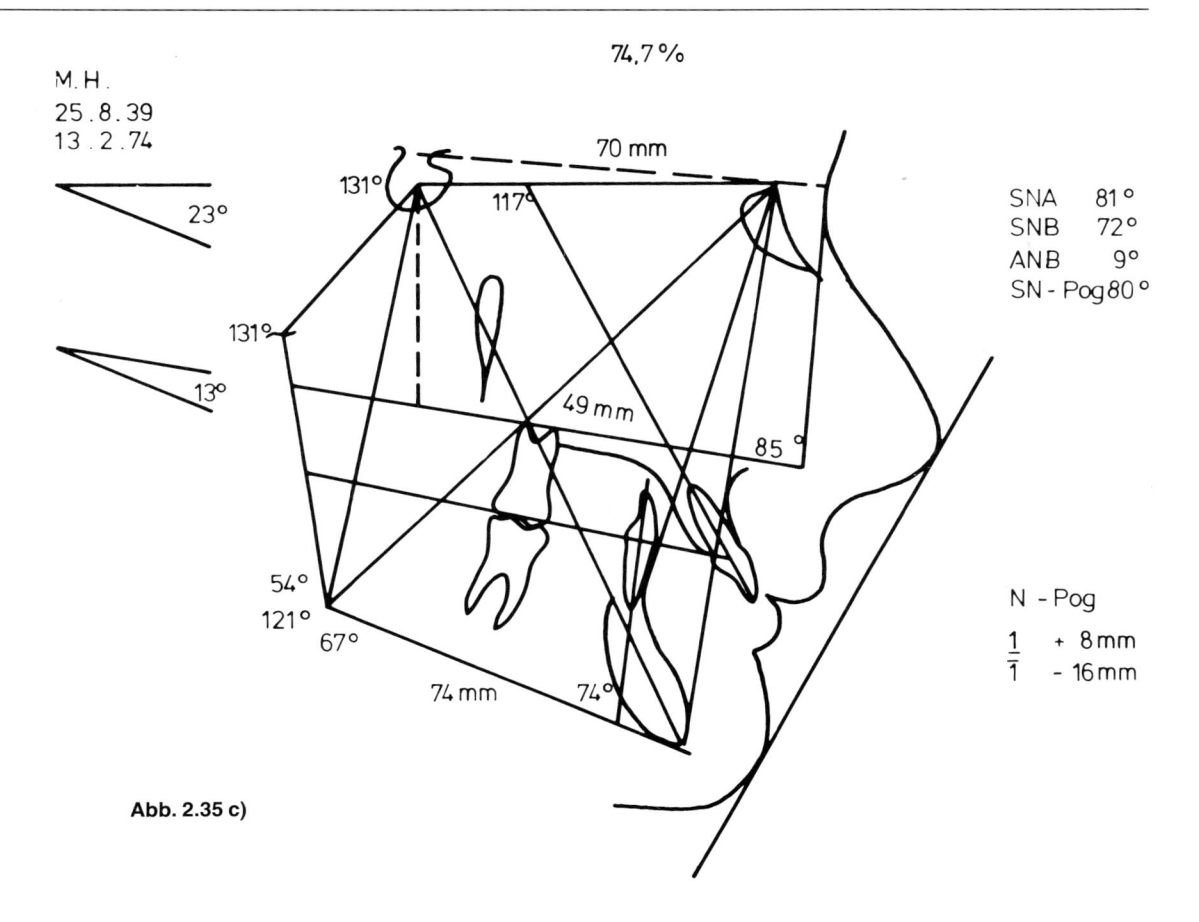

2.3.2.3 Fernröntgenologische Beurteilung der Zungenlage

Die klinische Untersuchung ermöglicht nur eine subjektive Beurteilung der Zunge. Falls wichtige therapeutische Entscheidungen getroffen werden sollen, sind weitere objektive und reproduzierbare Untersuchungen notwendig (z. B. die Indikationsstellung für eine Glossektomie). Die Fernröntgenanalyse bietet eine genaue und einfache Methode, welche in der täglichen Praxis durchführbar ist.

Die *Messungen* werden an Röntgenaufnahmen vorgenommen, auf welchen die Weichteile gut sichtbar sind. Die erste Aufnahme wird in der Ruhelage, die zweite in der Schlußbißstellung angefertigt.

Eine erfolgreiche Analyse ist von der genauen Bestimmung der *Bezugspunkte und Linien* abhängig. Die Anforderungen, die wir an die Bezugslinien für die Auswertung der Zunge stellen, sind folgende:

1. Die größtmögliche Fläche der Zunge soll sich oberhalb der Bezugslinie befinden, da die Röntgenaufnahme ihre anatomischen Grenzen nicht erfassen kann.
2. Die Linie soll unabhängig von den Variationen der skelettalen Strukturen sein.
3. Die Beziehung der Linie zur Zunge soll sich mit den Lageänderungen des Unterkiefers nicht verändern.

54 Die Funktionsanalyse

4. Die Linie soll hinsichtlich der Veränderungen der Zungenlage konstant bleiben.
5. Die Linie soll zu den anatomischen und funktionellen Eigenschaften der Zunge in Beziehung stehen.
6. Die Ausführung der Messungen soll einfach sein.

Bei unserer *Auswertung* benutzten wir *folgende Bezugspunkte und Linien* (Abb. 2.36):

I = inzisale Kante der unteren Schneidezähne;

M = zervikales, distales Drittel des letzten durchgebrochenen Molaren;

V = kaudalster Punkt des Schattens des weichen Gaumens oder seiner Projektion auf die Orientierungslinie.

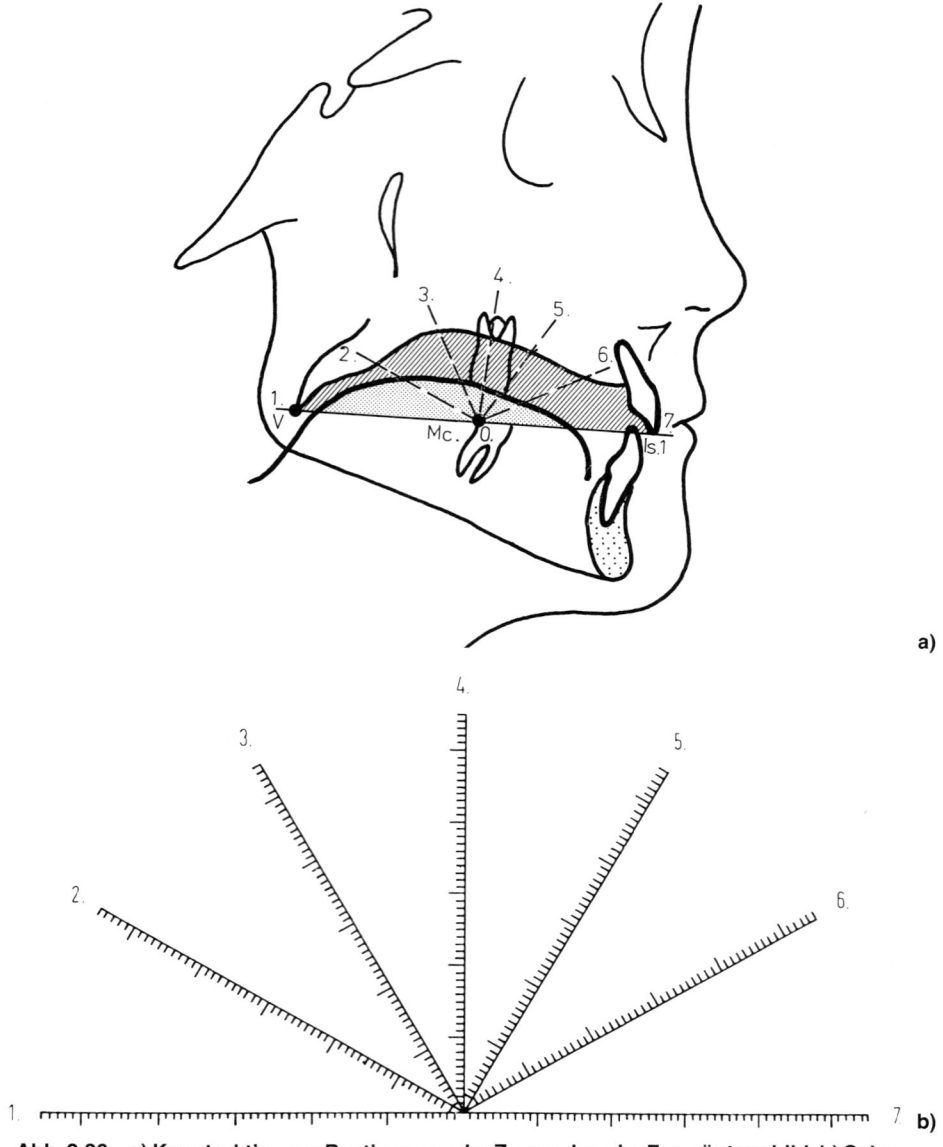

Abb. 2.36 a) Konstruktion zur Bestimmung der Zungenlage im Fernröntgenbild. b) Schablone für Messungen an der Zunge

I und M verbinden wir mit einer Linie, welche bis zu V verlängert wird und als Orientierungslinie dient. Sie hat folgende Vorteile:

a) Kranial von dieser Linie befindet sich ein relativ großer Teil der Zunge, welchen wir bei der Auswertung erfassen können.
b) Die Linie ist unabhängig von den skelettalen Beziehungen.
c) Die Linie ist unabhängig von der Änderung der Zungenlage.

Weiterhin teilt man die Entfernung I–V in zwei gleich große Abschnitte ein, und von dem so erhaltenen Punkt 0 zieht man eine Senkrechte zur Gaumenwölbung. Die Messungen werden mit einer transparenten Schablone durchgeführt, auf welcher eine horizontale Linie eingraviert ist, die die Orientierungslinie auf dem Fernröntgenbild decken, und eine vertikale Linie, welche die senkrechte Orientierungslinie decken soll. Vom 0-Punkt der Schablone, wo nun drei Linien zusammentreffen, ziehen wir vier weitere Linien, welche gegenseitig einen Winkel von 30° bilden. So erhalten wir insgesamt 7 Linien, welche wir mit Millimetereinteilung versehen. Mit Hilfe der auf die Fernröntgenbilder gelegten Schablonen kann man die Messungen der Zungenlage durch direkte Ablesung der betreffenden Werte vornehmen.

Die Bestimmung der *Zungengröße* wird auf der Röntgenaufnahme in der Schlußbißstellung vorgenommen durch Messung der Entfernung zwischen Zungenoberfläche und Gaumenwölbung entlang der Linien 1 bis 7. Durch diese Messung wird die relative Größe der Zunge bestimmt, d. h. die *Zungengröße in Relation zum Raum in der Mundhöhle*. Nur wenn die Mundhöhle mit der Zungenmasse voll ausgefüllt ist, kann von einer Makroglossie die Rede sein.

Das Ergebnis dieser Messung kann man auch graphisch darstellen. Die Gaumenwölbung wird durch die horizontale Linie dargestellt und die einzelnen Messungen durch die Kurven. Die Entfernung zwischen der Linie und den Kurven zeigt die *Beziehungen der Zungenoberfläche zur Gaumenwölbung* (Abb. 2.37).

In ähnlicher Weise kann die *Zungenlage* mittels Messung in der Ruhelage bestimmt werden. Zum besseren Überblick werden Lage und Mobilität der Zunge bestimmt im Unterschied zwischen Ruhelage und Schlußbißstellung. Die Schlußbißstellung wird als Nullwert angenommen; die Lageänderungen in der Ruhelage sind dabei als Plus- und Minuswerte bezeichnet; ein Pluswert bedeutet eine höhere Lage der Zunge in der Ruhelage als in der Schlußbißstellung und vice versa.

Die *Lageänderungen der Zunge* sind hauptsächlich an der Zungenspitze feststellbar. Die Lage der anderen Zungenanteile kann sich zwar ebenfalls ändern, jedoch nicht in ihrer Beziehung zum Unterkiefer, nur gemeinsam mit ihm.

Lageänderungen der Zungenspitze hängen mit den einzelnen Gebißanomalien eng zusammen. Bei Distalbißfällen befindet sich die Zungenspitze in der Ruhelage mehr hinten, bei Mesialbißfällen mehr vorn. Man kann voraussetzen, daß das *Verhalten der Zungenspitze* mit der *Fehlentwicklungstendenz des Unterkiefers* zusammenhängt. Beim Vergleich der

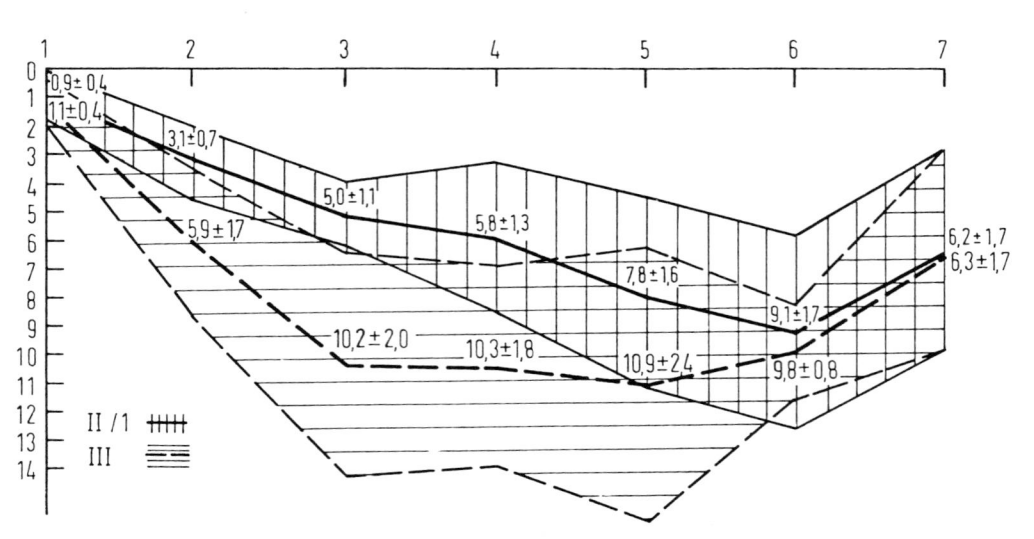

Abb. 2.37 Diagramm der durchschnittlichen Zungenlage mit Standarddeviation bei Klasse II- und III-Anomalien

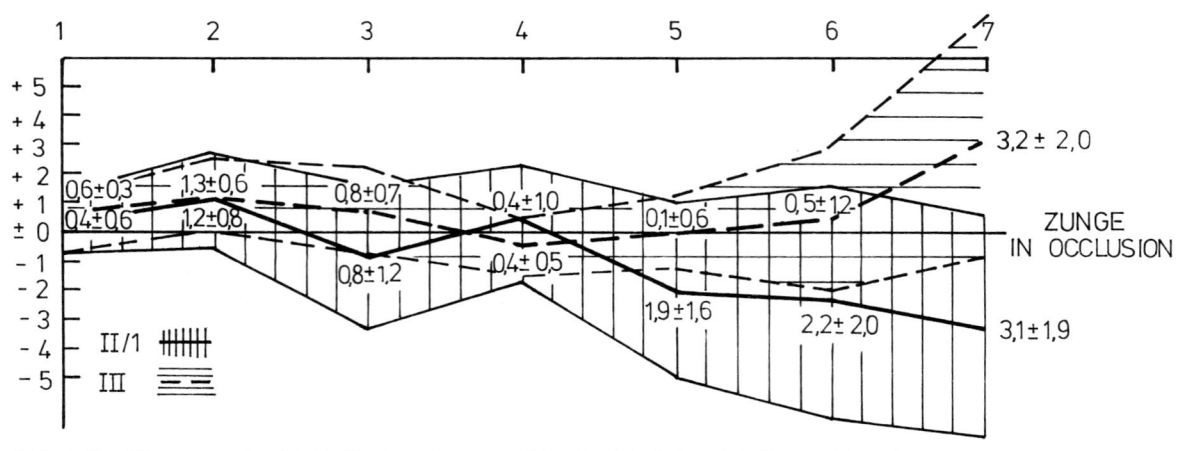

Abb. 2.38 Diagramm der Mobilität der Zunge mit Standarddeviation bei Klasse II- und Klasse III-Anomalien

Klasse II- mit den Klasse III-Dysgnathien z. B. sieht man in der Ruhelage eine retrahierte Zungenspitze bei den Klasse II-Fällen, bei den Klasse III-Fällen dagegen eine nach vorn verlagerte Zungenspitze (Abb. 2.38).

2.3.2.4 Dyskinesien der Zunge

Die häufigsten Zungendyskinesien sind *Zungenpressen* und *Zungenbeißen*. In Abhängigkeit von der Lokalisation findet man Zungenpressen frontal, lateral oder kombiniert, und die *Folgen des Pressens* korrelieren mit ihr:

1. beim frontalen Zungenpressen entsteht ein frontal offener Biß,
2. bei lateralem Zungenpressen ein lateral offener oder Tiefbiß,
3. bei kombiniertem frontalen und lateralen Zungenpressen entsteht eine Kopfbißrelation der Schneidezähne und ein Höckerbiß der Seitenzähne.

Der Bereich des Zungenpressens ist nicht nur aus ätiologischer Sicht von Interesse, sondern auch für die Bestimmung der Indikation und Konstruktion der Schildapparaturen.

Zungenpressen kann einen primären Ursachenfaktor haben, meist eine nach vorn verlagerte flache Zunge, aber auch einen sekundären mit einer adaptiven kompensatorischen Funktion: die Anpassung an die skelettale Dysplasie. In beiden Fällen wird durch die Zungendyskinesie der fehlende Lippenschluß ersetzt und der anteriore Mundschluß kompensatorisch hergestellt.

Der *dento-alveolär offene Biß* ist meistens durch Zungendyskinesien verursacht. Der dento-alveolär frontal und lateral offene Biß – als Folge von Dyskinesien – kann im Wechselgebiß mit funktionellen Methoden erfolgreich behandelt werden.

Auch beim *Tiefbiß,* verursacht durch die *Infraokklusion der Molaren* infolge von lateralem Zungenpressen, sind die funktionellen Methoden erfolgversprechend. In diesen Fällen ist der interokklusale Raum groß und der Tiefbiß ein funktioneller.

Der zweite Typ eines dento-alveolären Tiefbisses, verursacht durch eine *Supraokklusion der Schneidezähne* mit einem kleinen interokklusalen Raum, ist der Pseudotiefbiß. Diese Fälle sind Folgen von Entwicklungsstörungen, und eine Korrektur mit funktionellen Methoden ist nicht angebracht.

Beim *skelettal offenen Biß* liegt eine genetisch determinierte vertikale Wachstumsrichtung vor. Für die Beurteilung des offenen Bisses muß auch die Inklination der Oberkieferbasis (siehe S. 103) erfaßt werden. Eine Anteinklination der Oberkieferbasis verstärkt den offenen Biß, eine Retroinklination kompensiert ihn. Die Inklination der Oberkieferbasis kann auch durch funktionelle Faktoren und Dyskinesien beeinflußt werden.

Die *Folgen des Zungenpressens* im dento-alveolären Bereich sind auch vom Wachstumstyp abhängig. Bei einer *horizontalen* Wachstumsrichtung verursacht das Zungenpressen eine Biprotrusion. Die Zunge preßt gleichzeitig gegen die lingualen Flächen der oberen und unteren Schneidezähne und oft entsteht eine lückige Front (Abb. 2.39). Beim *vertikalen* Wachstumstyp öffnet das Zungenpressen den Biß, und die unteren Schneidezähne sind nach lingual gekippt. Während des Pressens liegt die Zungenspitze zwischen den Zahnbögen in Kontakt mit der Unterlippe, welche eingesaugt wird und die Schneidezähne nach lingual kippt (Abb. 2.40).

58 Die Funktionsanalyse

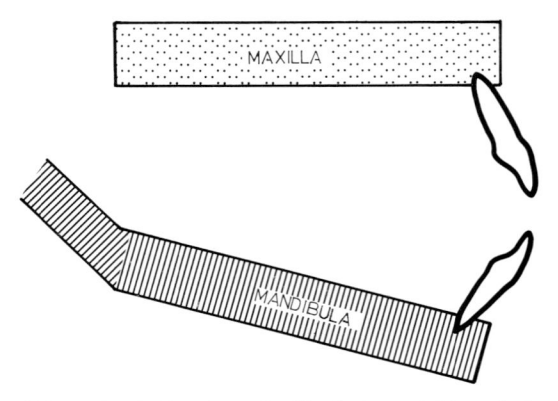

Abb. 2.39 Bei horizontaler Wachstumsrichtung hat das Zungenpressen eine Biprotrusion zur Folge

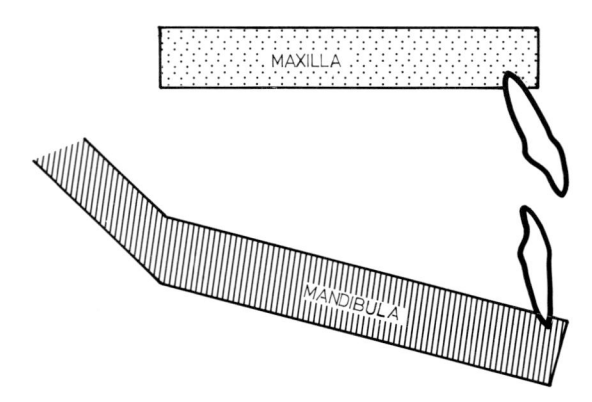

Abb. 2.40 Bei vertikaler Wachstumsrichtung hat das Zungenpressen eine Labialkippung der oberen und eine Lingualkippung der unteren Schneidezähne zur Folge

2.3.2.5 Palatographische Untersuchung der Zunge

Die Beurteilung der *Zungenfunktion* kann durch die palatographische Untersuchung ergänzt werden. Sie ermöglicht es, die Zungenfunktion während des Schluckens und der Sprachlautbildung zu beobachten, auch kann mit ihr die Wirkungsweise funktioneller Geräte auf die Zunge überprüft werden.

Ursprünglich wurde die Palatographie für die Untersuchung bei Unregelmäßigkeiten in der Sprachlautbildung angewandt. Wir kennen eine direkte und eine indirekte Methode. Bei der direkten Methode – erstmals durch *Coles* 1872 beschrieben – wurde auf die Zunge eine Mischung von Gummi Arabicum und Mehl aufgetragen. Nachdem notwendige Funktio-

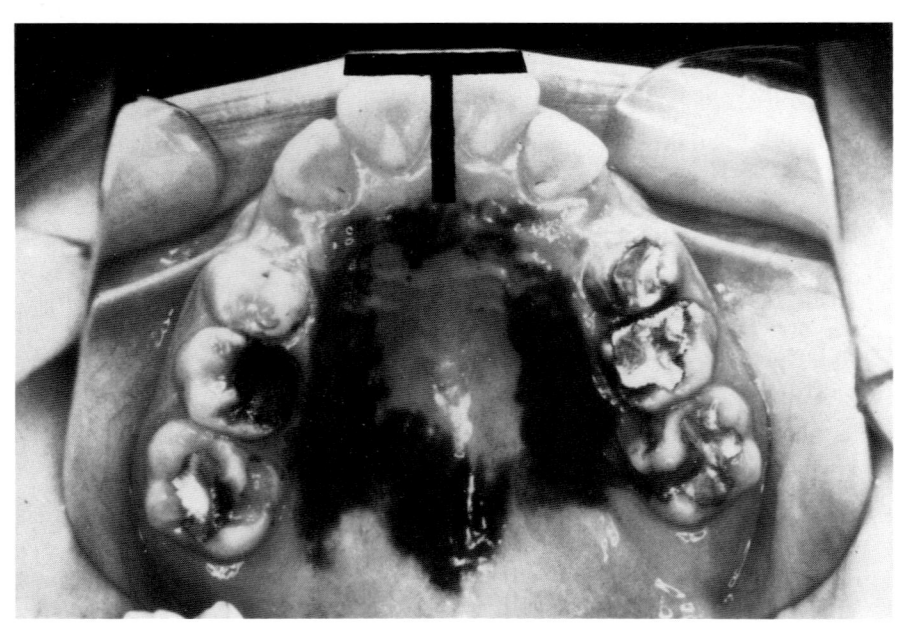

Abb. 2.41 Palatogramm mit Messung der Entfernung zwischen Zungenspitze und Schneidekanten

nen ausgeführt worden waren, wurden die Kontaktmarkierungen am Gaumen und an den Zähnen mit roter Tinte auf das Oberkiefermodell übertragen.

Die *indirekte Methode* wurde zum ersten Mal von *Kingsley* (1880) benutzt. Er hat eine obere Platte aus schwarzem Kautschuk angefertigt und auf die Zunge eine Mischung von Kreide und Alkohol aufgetragen. Die Kontakte hat er dann von der Platte auf die Modelle übertragen.

Bei unserer *direkten Methode* wird auf die Zunge eine Abdruckmasse, z. B. Imprex, in dünner, gleichmäßiger Schicht mit einem Spatel aufgetragen. Nach den notwendigen Funktionen wird vom Gaumen mit Hilfe eines Mundspiegels eine Polaroid-Aufnahme angefertigt. Die Auswertung des Palatogrammes ist an dieser Aufnahme mit direkten Messungen möglich (Abb. 2.41).

Eine Untersuchung der *Sprachlautbildung* ist auch aus kieferorthopädischer Sicht von Interesse. Gemeinsam mit Pharynx, Velum, Gaumen und Zähnen spielt die Zunge eine zentrale Rolle in der Sprachlautbildung. Ihre Bewegungen während der Phonation sind von den lokalen Bedingungen abhängig. Aus Zahnfehlstellungen und Dysgnathien resultiert oft eine Fehllage der Zunge, welche die Sprachlautbildung beeinträchtigen kann; mit ihrer extremen Flexibilität kann sie aber atypische morphologische Beziehungen kompensieren. Diese Fähigkeit der Zunge, verschiedene Fehlstellungen während der Phonation zu kompensieren, kann mit der palatographischen Untersuchung erfaßt werden; in welchem Ausmaß ihr das gelingt, ist auch ein wichtiges Symptom für die prognostische Beurteilung einer funktionellen Therapie (Abb. 2.42).

a)

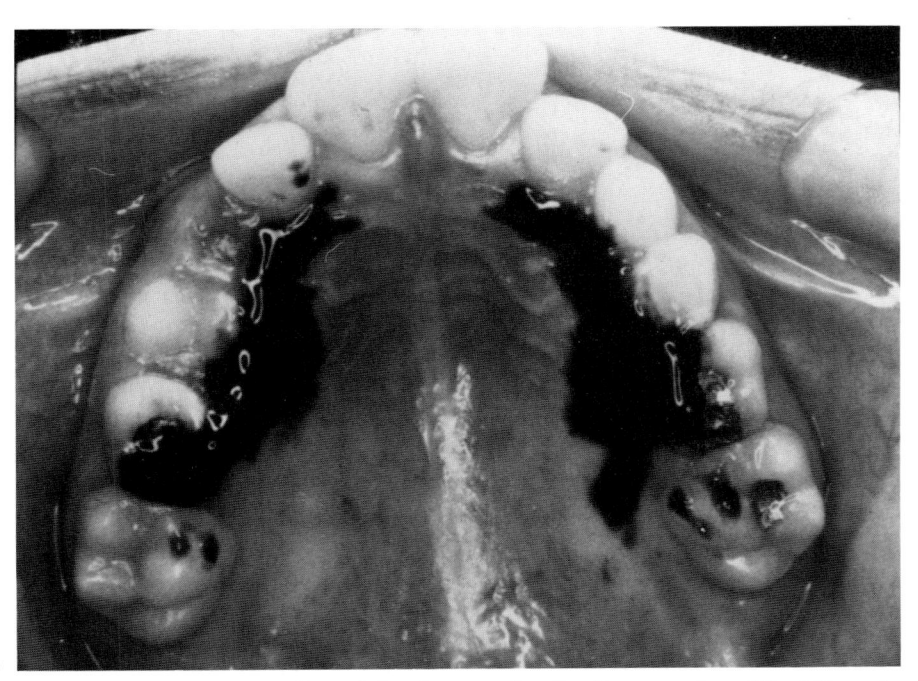

Abb. 2.42 Palatogramm während der Aussprache des Konsonanten „S". a) Normale ▶ Sprache, b) Sigmatismus interdentalis, c) Sigmatismus lateroflexus

60 Die Funktionsanalyse

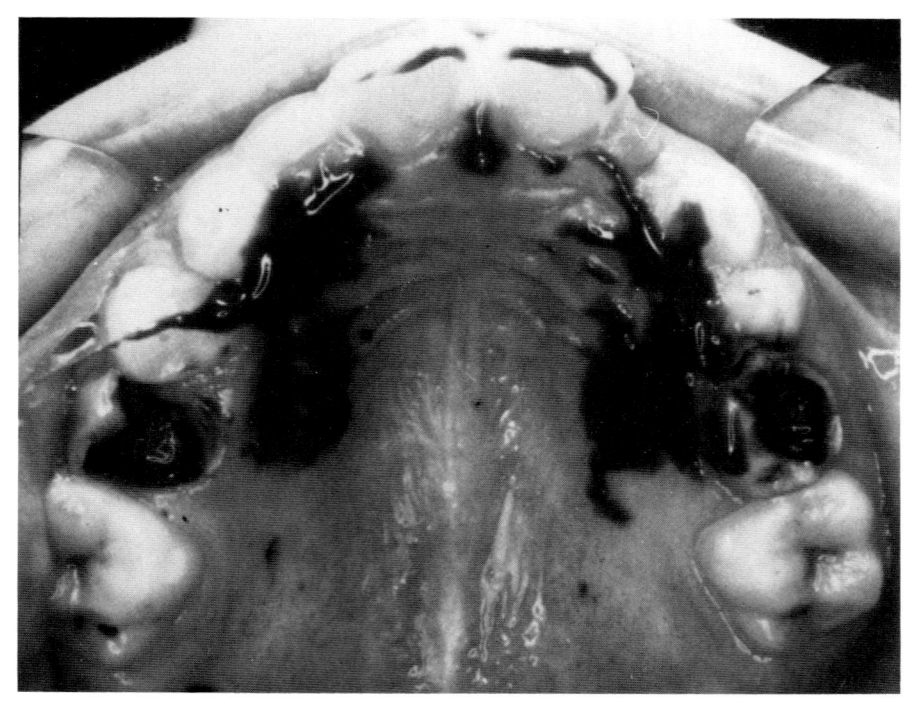

Abb. 2.42 b)

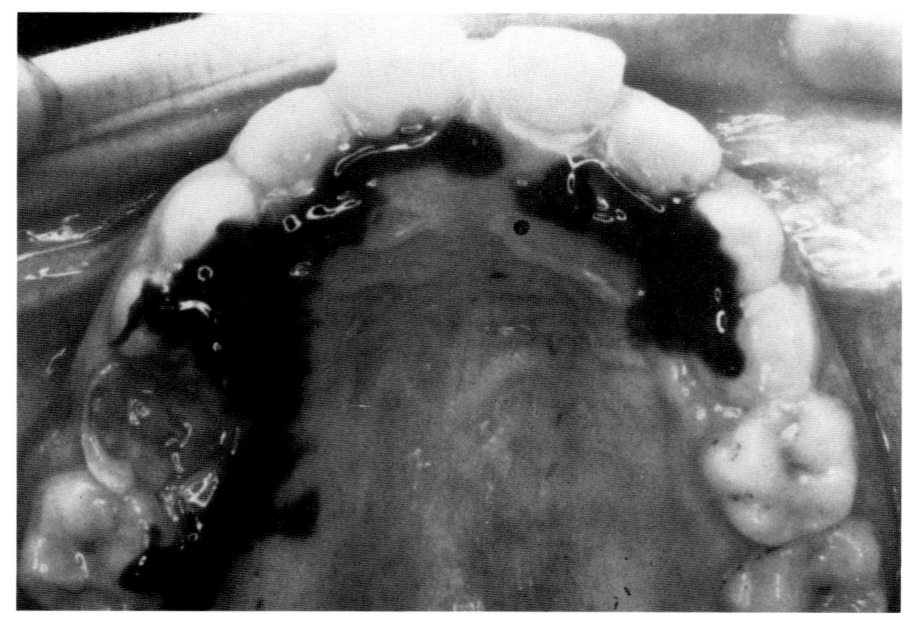

Abb. 2.42 c)

2.3.2.6 Therapeutische Konsequenzen bei den verschiedenen Zungendyskinesien

Die einzelnen Formen der Zungendyskinesien erfordern unter Berücksichtigung der skelettalen Beziehungen verschiedene Behandlungsmethoden. Ist die Zungendyskinesie primärer, kausaler Faktor der Anomalie, kann eine kausale Therapie mit funktionellen Geräten durchgeführt werden. Eine solche Therapie kann bei einem frontal oder lateral offenen Biß

Dyskinesien 61

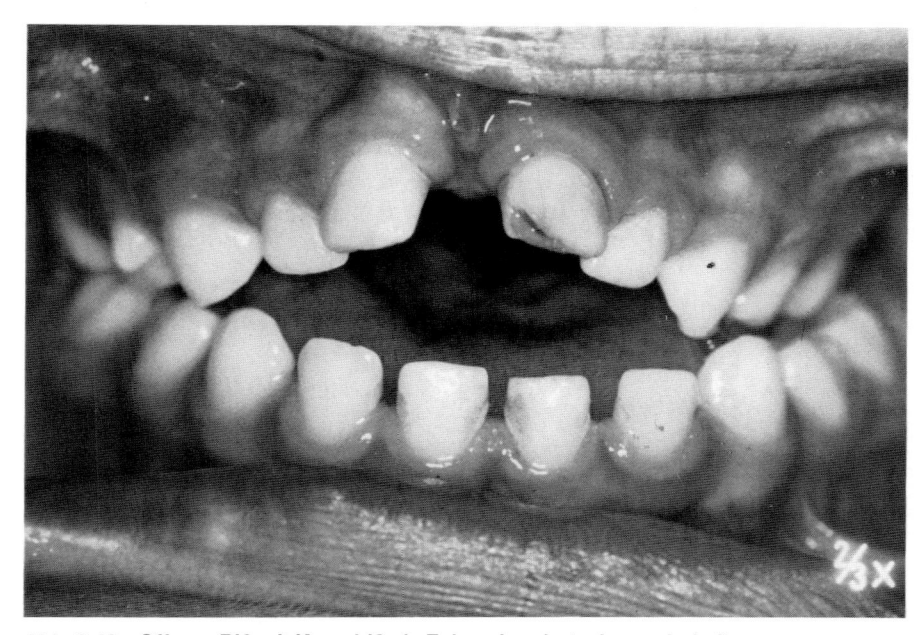

Abb. 2.43 Offener Biß mit Kreuzbiß als Folge einer Lutschgewohnheit

unter der Voraussetzung vorgenommen werden, daß die Wachstumsrichtung keine vertikale ist. Bei anderen Anomalien, verursacht durch Dyskinesien und kombiniert mit einer Schneidezahnstufe, muß die Unterlippendyskinesie für die Therapieplanung berücksichtigt werden.

Eine besondere Art von Anomalie – auch eine Folge von Dyskinesien – erfordert eine *kombinierte Therapie* (eine aktiv-mechanische und funktionelle im Wechselgebiß; Abb. 2.43). Lutschgewohnheiten können einen offenen Biß mit Kompression des oberen Zahnbogens verursachen. Anschließend entsteht eine Zungendyskinesie, welche die Anomalie verschlimmert. Sobald der obere Zahnbogen enger wird, kann der Patient weder mit den Schneide- noch mit den Seitenzähnen kauen. Deswegen bewegt er den Unterkiefer in eine laterale Position, und das bedeutet, daß sich der Biß anpaßt, kompensiert. Um die Kaufunktion ausführen zu können, entsteht ein funktioneller Kreuzbiß. Vor Einleitung der funktionellen Therapie ist deshalb eine Dehnung des oberen Zahnbogens mit aktiven Platten erforderlich. In einigen Fällen mit sehr schweren Dyskinesien und eventuell noch persistierender Lutschgewohnheit sollte die Behandlung mit einer Schildapparatur eingeleitet und mit Platten fortgesetzt werden, insbesondere in der Milchgebißperiode.

Bei einem *skelettal offenen Biß,* welcher wegen der vertikalen Wachstumsrichtung progredient ist, kann eine kausale Therapie nicht durchgeführt werden. Die Zungendyskinesie ist in diesen Fällen eine sekundäre. Eine aktiv-mechanische Therapie, oft verbunden mit Multiband-Apparaturen und Extraktionen der ersten Prämolaren, ist indiziert. Im frühen Wechselgebißalter kann eine Besserung der dento-alveolären Beziehungen nach Eliminierung der Dyskinesie erreicht werden. Der erworbene Teil der Anomalie, verursacht durch Dyskinesien, kann nämlich ohne

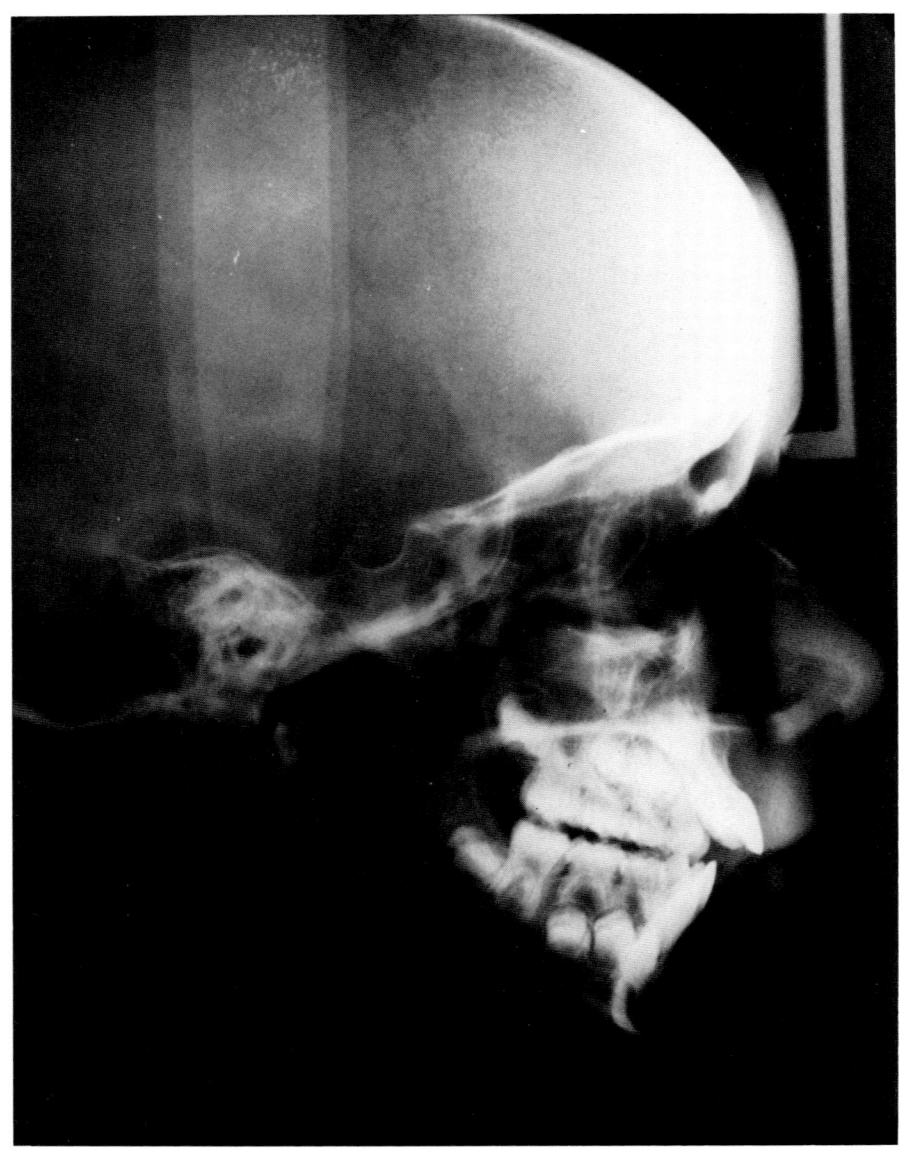

Abb. 2.44 7,6 Jahre alte Patientin R. S. mit offenem Biß und vertikaler Wachstumsrichtung. a) Fernröntgenaufnahme, b) Durchzeichnung

Dyskinesien 63

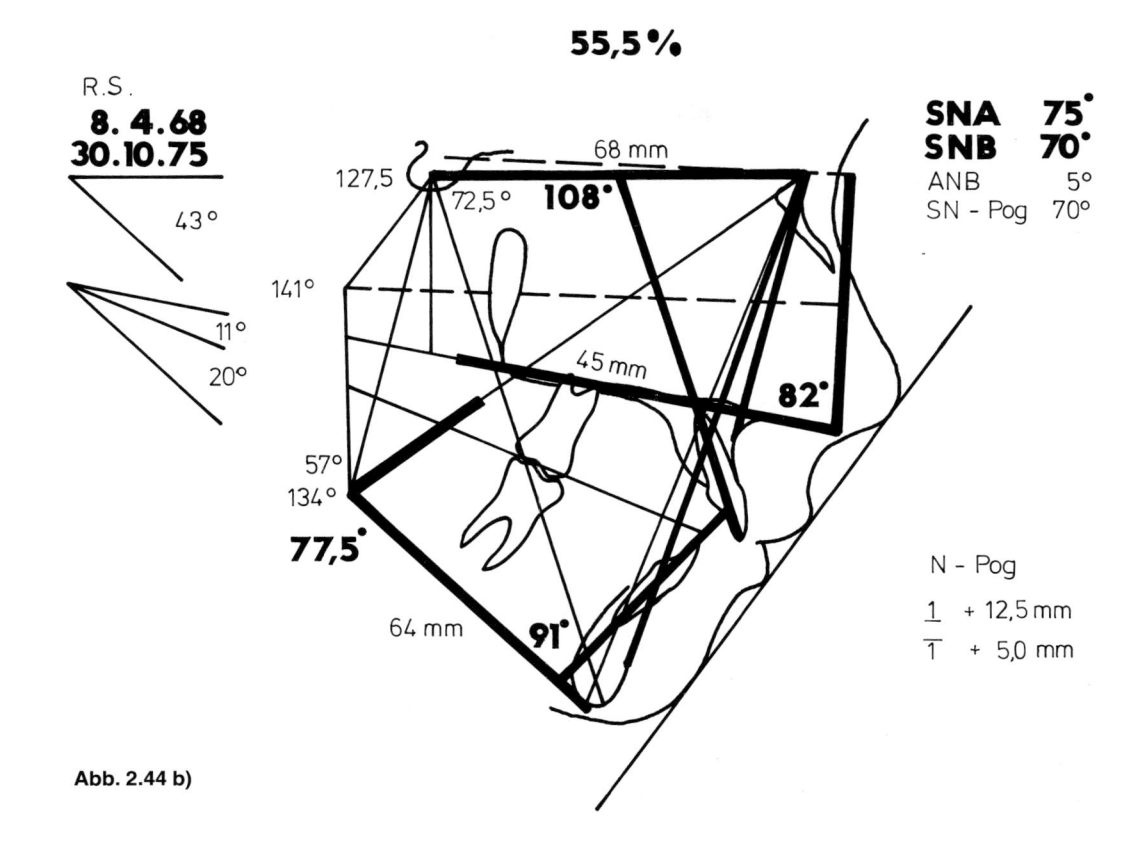

Abb. 2.44 b)

wesentliche Änderung der Wachstumsmuster korrigiert werden (Abb. 2.44, 2.45).

Die *vertikale Wachstumsrichtung* kann durch starke orthodontische Kräfte oder mittels speziell konstruierter Aktivatoren in bescheidenem Ausmaß beeinflußt werden. Starke orthodontische Kräfte mit vertikaler Zugwirkung können die Wachstumsrichtung des Unterkiefers beeinflussen; ein speziell konstruierter Aktivator kann auch die Inklination der Oberkieferbasis verändern.

Meistens ist beim skelettal offenen Biß nur eine dento-alveoläre Kompensation der skelettalen Diskrepanz möglich oder – in schwierigen Spätfällen – eine kieferchirurgische Korrektur erforderlich.

Für die Beurteilung der *Ätiologie der Anomalie* müssen die funktionelle Störung und die skelettalen Muster erfaßt werden, um die Indikation einer funktionellen Therapie bestimmen zu können, ferner muß auch die Form und Funktion der Lippen erfaßt werden.

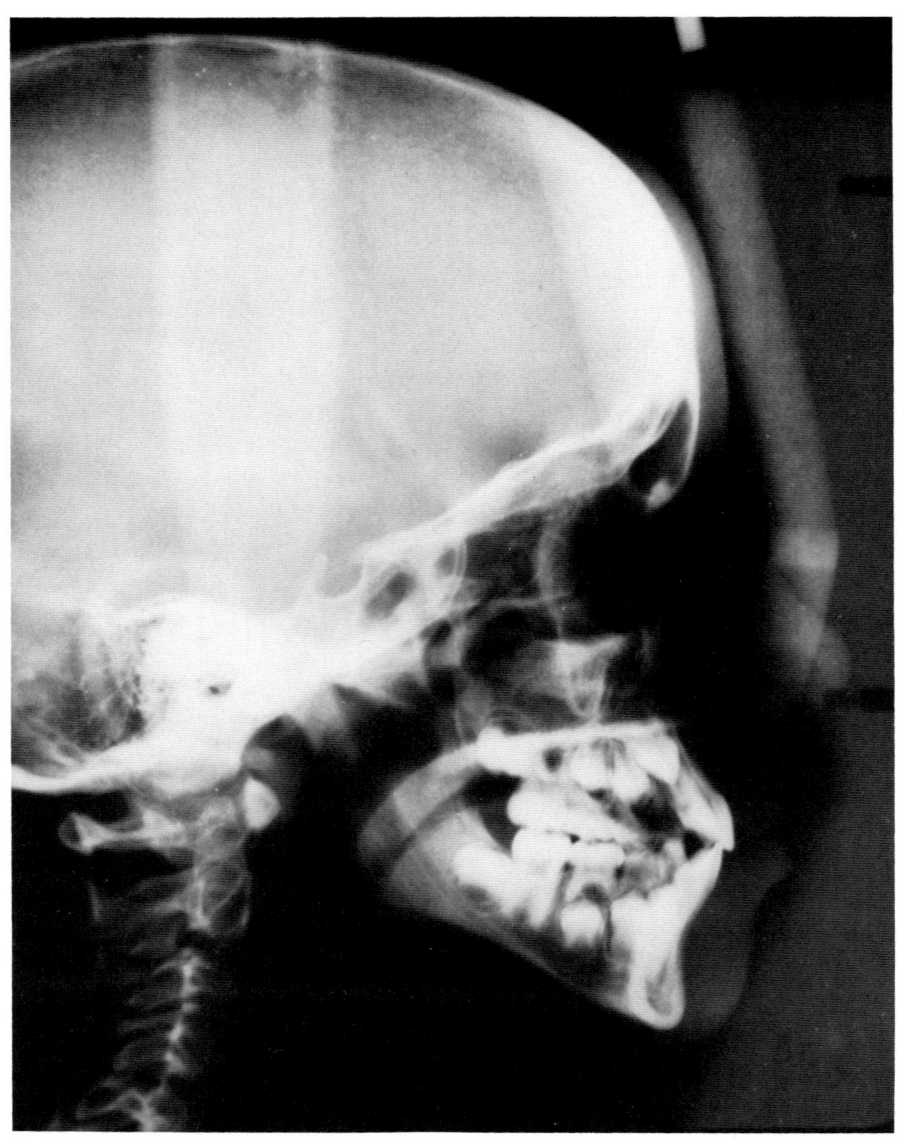

Abb. 2.45 Korrektur des offenen Bisses bei der Patientin R. S. nach Ausschaltung der Dyskinesie trotz persistenter vertikaler Wachstumsrichtung. a) Fernröntgenaufnahme, b) Durchzeichnung

Dyskinesien 65

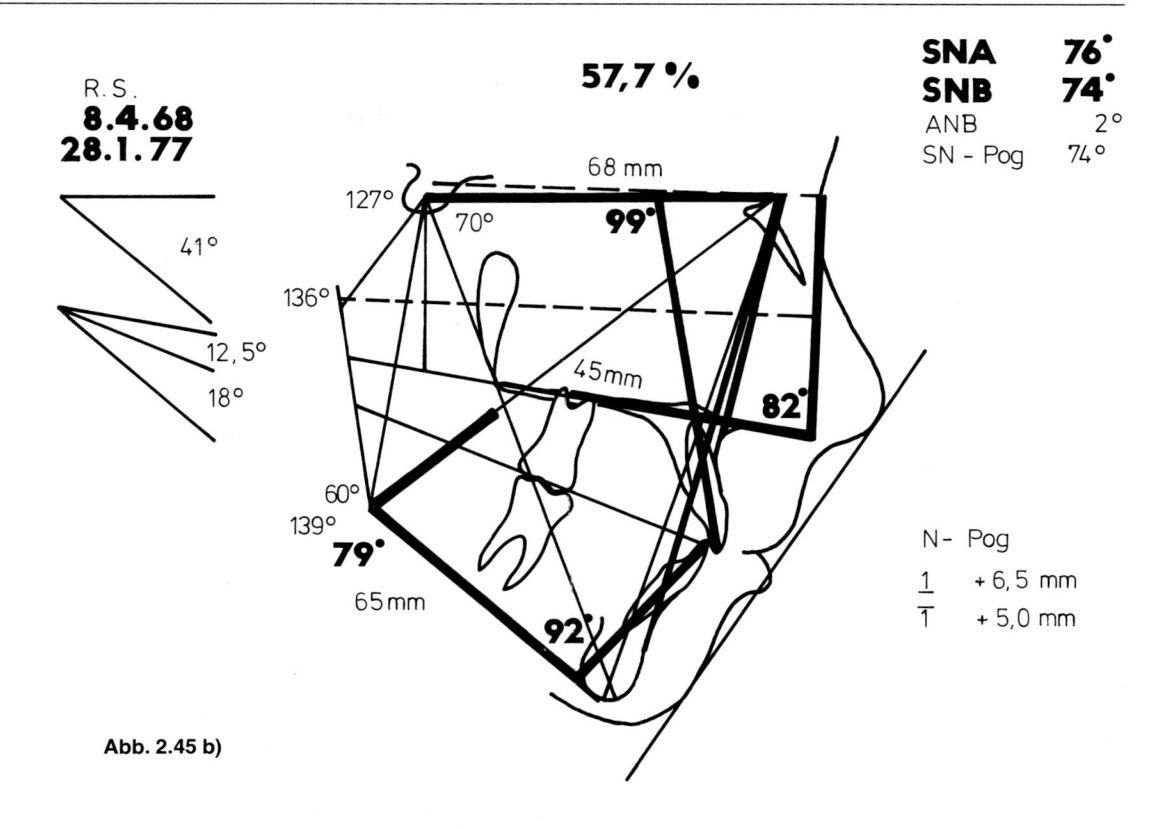

R.S.
8.4.68
28.1.77

57,7 %

SNA 76°
SNB 74°
ANB 2°
SN - Pog 74°

41°
12,5°
18°

68 mm
127°
70° **99°**
136°
45mm
82°
60°
139°
79°
65 mm
92°

N - Pog
$\frac{1}{1}$ + 6,5 mm
$\frac{1}{1}$ + 5,0 mm

Abb. 2.45 b)

2.3.3 Die Untersuchung der Lippen

Die Lippenkonfiguration soll in entspannter Lage des Patienten untersucht werden, da nur so die Lippenmorphologie bestimmt werden kann.

1. Ist ein leichter Kontakt oder nur ein geringer Spalt zwischen den Lippen vorhanden, kann man von „kompetenten" Lippen sprechen.

2. Bei einer *Lippeninkompetenz* ist der Spalt zwischen den Lippen groß und die Lippen sind zu kurz. Eine Besserung mittels kieferorthopädischer Therapie und Lippenübungen ist nur in frühen Entwicklungsstadien möglich (Abb. 2.46).

3. Eine Lippeninkompetenz kann auch durch Labialkippung der oberen Schneidezähne bei normal entwickelten Lippen verursacht sein. Die gekippten Schneidezähne befinden sich zwischen den Lippen und stören den Lippenschluß. Dieser Zustand ist von *Ballard* und *Tulley* als „potentielle Lippeninkompetenz" beschrieben worden. Eine Schneidezahnstufe, gekoppelt mit potentieller Lippeninkompetenz, ist außerordentlich gefährlich, weil diese Dyskinesie zu frühzeitiger Lockerung der Schneidezähne führt. Die Behandlung der Schneidezahnstufe ist damit auch eine wichtige Vorbeugungsmaßnahme (Abb. 2.47).

4. Dicke, *nach vorn gerollte Lippen* deuten auf einen Überschuß an Lippenmaterial (Procheilie) hin. Diese Situation kann durch kieferorthopädische Maßnahmen nicht beeinflußt werden.

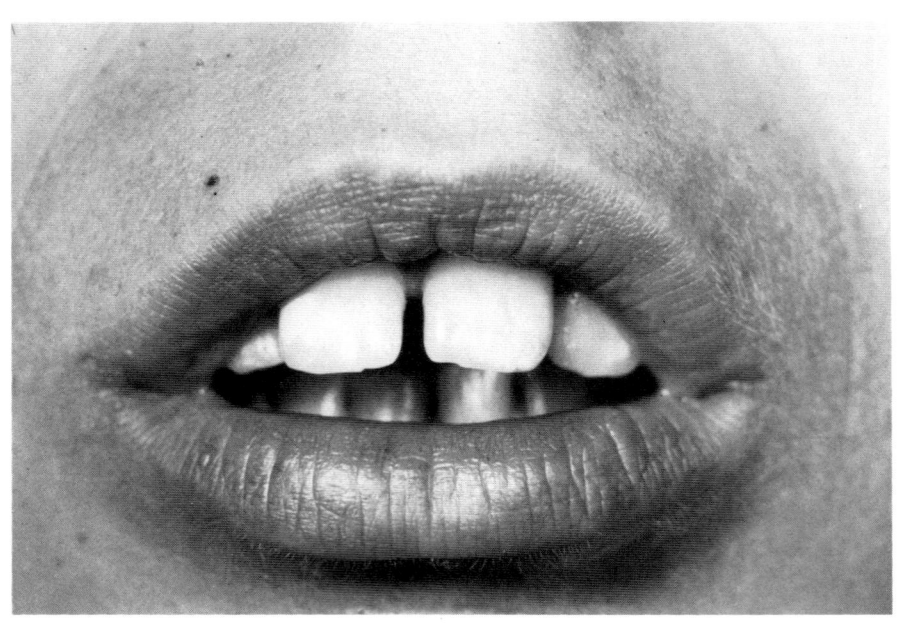

Abb. 2.46 Inkompetente Lippen

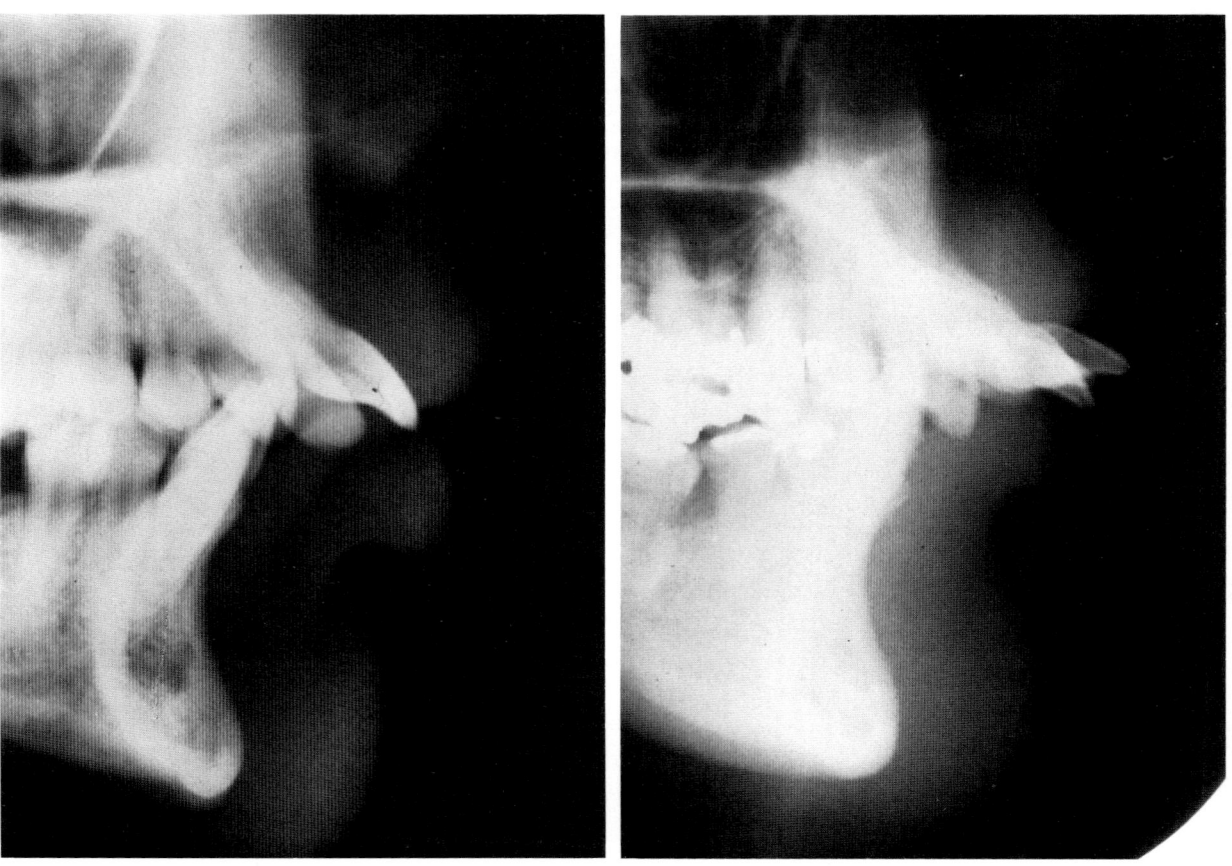

Abb. 2.47 a) Potentiell inkompetente Lippen. b) Potentielle Lippeninkompetenz, welche zur Lockerung der Schneidezähne geführt hat

Zur Beurteilung des Lippenprofils gibt es verschiedene Methoden, z. B. Photostataufnahmen oder Fernröntgenaufnahmen mit guten Weichteilkonturen.

2.3.3.1 Lippenanalyse nach A. M. Schwarz

Drei Bezugslinien werden für diese Analyse konstruiert (Abb. 2.48):

1. die H-Linie, welche der Frankfurter Horizontalen entspricht,
2. die Pn-Linie, eine Senkrechte vom Weichteil-Nasion auf die H-Linie,
3. die PO-Linie, eine Senkrechte vom Orbitale auf die H-Linie.

Zwischen den beiden senkrechten Linien (2. und 3.) befindet sich das *Kieferprofilfeld*. Bei geradem Durchschnittsgesicht berührt die Oberlippe die Pn-Linie, die Unterlippe weicht zurück und steht ungefähr ein Drittel der Kieferprofilbreite hinter der Nasion-Senkrechten. Die Mund-Tangente T, konstruiert durch Verbindung des Subnasale (Sn) mit dem Weichteil-Pogonion (Pog), halbiert das Lippenrot der Oberlippe und berührt die Unterlippenkante.

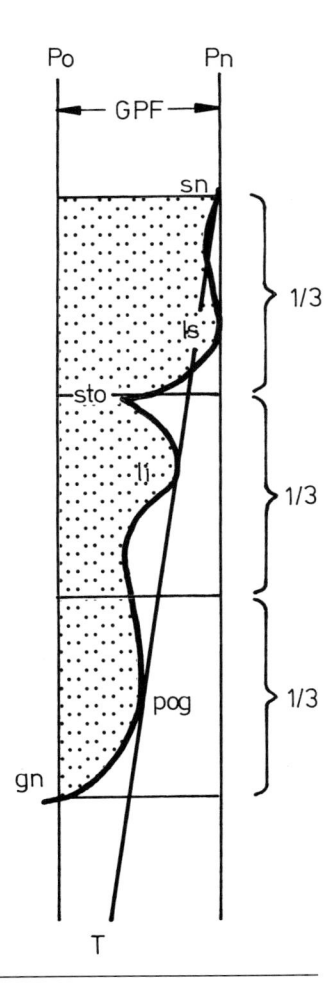

Abb. 2.48 Kieferprofilfeld nach A. M. Schwarz

2.3.3.2 Lippenanalyse nach Ricketts

Die Bezugslinie von *Ricketts* ist eine Linie von der Nasenspitze zum Weichteilpogonion. Die Oberlippe befindet sich bei normaler Beziehung 2–3 mm, die Unterlippe 1–2 mm hinter dieser Linie (Abb. 2.49).

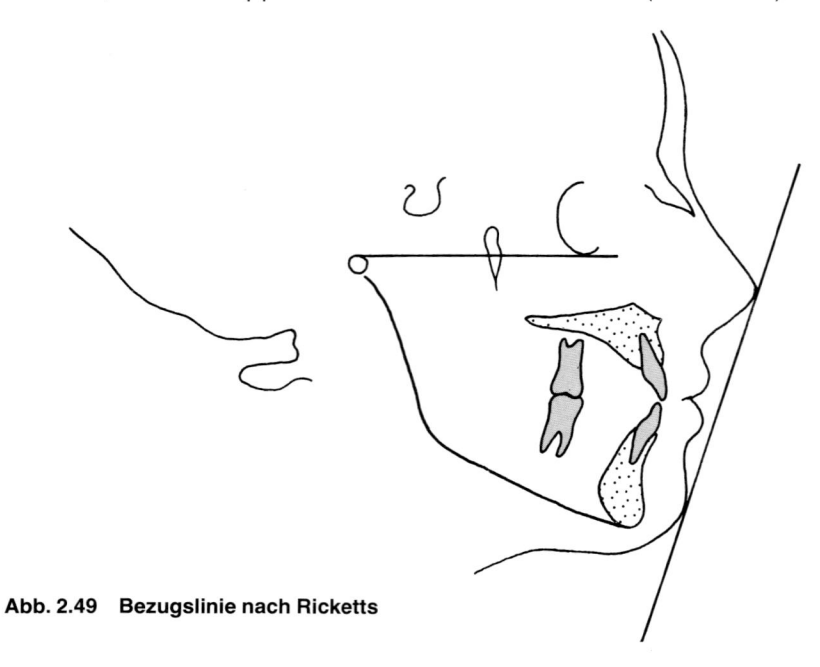

Abb. 2.49 Bezugslinie nach Ricketts

2.3.3.3 Lippenanalyse nach Steiner

Der obere Bezugspunkt der Steiner-Analyse befindet sich in der Mitte der S-förmigen Kurvatur zwischen Nasenspitze und Subnasale. Den unteren Punkt stellt das Weichteilpogonion dar. Wenn die Lippen hinter der Verbindungslinie dieser zwei Punkte liegen, sind sie zu flach, liegen sie vor der Linie, zu stark betont (Abb. 2.50).

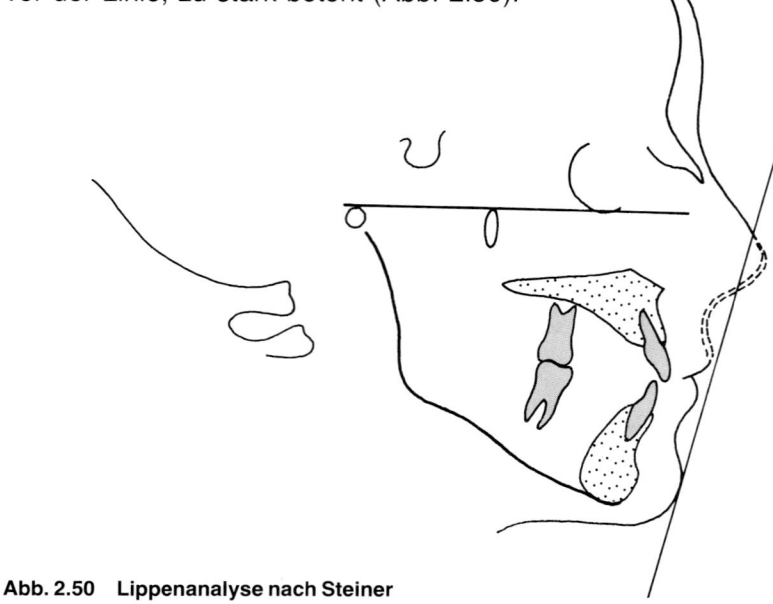

Abb. 2.50 Lippenanalyse nach Steiner

2.3.3.4 Lippenanalyse nach Holdaway

Sie ist eine quantitative Analyse zur Bewertung der Lippenkonfiguration. *Holdaway* mißt den Winkel zwischen der Oberlippen-Tangente und der NB-Linie, er wird als „H-Winkel" bezeichnet (Abb. 2.51), und soll 7–8° betragen, wenn der ANB-Winkel 1–3° beträgt. Mit Veränderung der Größe des ANB-Winkels verändern sich auch die Soll-Werte für den H-Winkel.

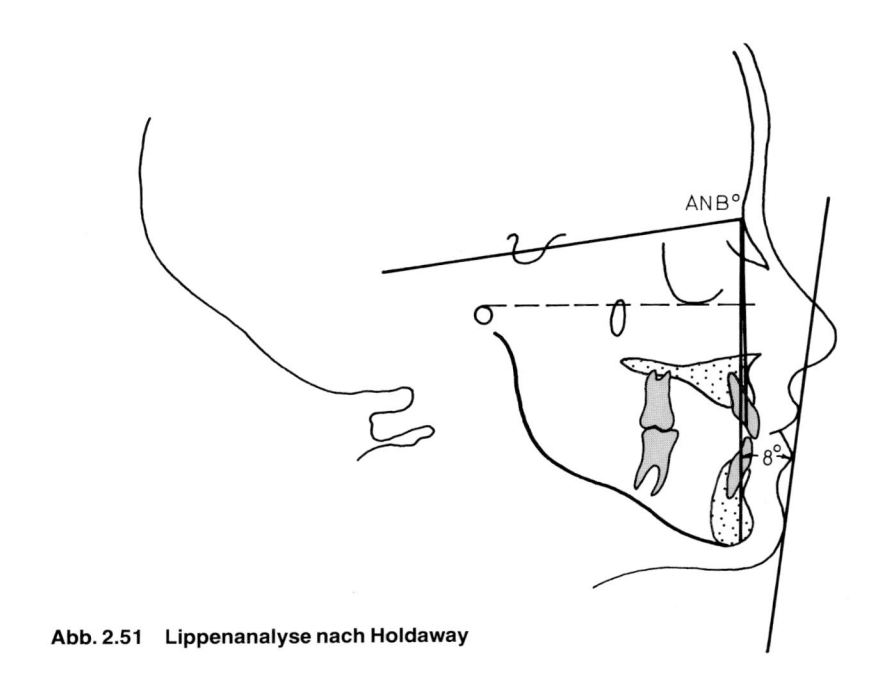

Abb. 2.51 Lippenanalyse nach Holdaway

Das Profil nach *Holdaway* ist ideal, wenn:
a) bei einem ANB-Winkel von 2° der H-Winkel 7–8° beträgt,
b) die Unterlippe an der Weichteillinie liegt (die Weichteillinie ist die Verbindung zwischen Weichteilpogonion und Oberlippe, verlängert bis zur SN-Linie),
c) die Proportionen der Nase zur Oberlippe harmonisch sind (wenn die S-Kurve von der Weichteillinie halbiert wird),
d) die Nasenspitze sich 9 mm vor der Weichteillinie befindet (für 13jährige normal),
e) die Lippen nicht verspannt sind.

Verspannt ist die Oberlippe, wenn der Unterschied zwischen der Weichteildicke: A-Punkt–Subnasale und Oberlippenrot größer ist als ± 1 mm (*Holdaway*).

Nach Ausschaltung der Verspannung kommt es nach je 3 mm Retraktion der Schneidezähne zu 1 mm Retraktion der Oberlippe.

Länge und *Dicke der Lippen* sind nicht nur vom Alter abhängig, sie haben auch eine bestimmte Korrelation zu den Anomalien.

70 Die Funktionsanalyse

Unsere Untersuchungen an 12jährigen Kindern haben folgende Durchschnittswerte gezeigt:

	Anomalie		
	Klasse I	Klasse II	Klasse III
Länge der Oberlippe in mm	23	22	20,9
Länge der Unterlippe in mm	37	36,5	36
Dicke der Oberlippe in mm	11,5	10,8	12,4
Dicke der Unterlippe in mm	12,5	14	11,8

Die Unterschiede zwischen den einzelnen Formen der Anomalien gleichen sich während einer kieferorthopädischen Therapie aus.

2.3.3.5 Lippendyskinesien

Die häufigsten Dyskinesien sind das *Saugen* oder *Beißen* an der Unterlippe. Bei Lippen*saugen* besteht ein Kontakt zwischen Zungenspitze und Unterlippe; dies kann während des Schluckens beobachtet werden. Die Folgen des Saugens sind neben dem offenen Biß auch Lingualkippung der unteren Schneidezähne, Labialkippung der oberen Schneidezähne, Engstände in der unteren Front (Abb. 2.52), oder gingivale Retraktionen im unteren Frontzahnbereich (Abb. 2.53).

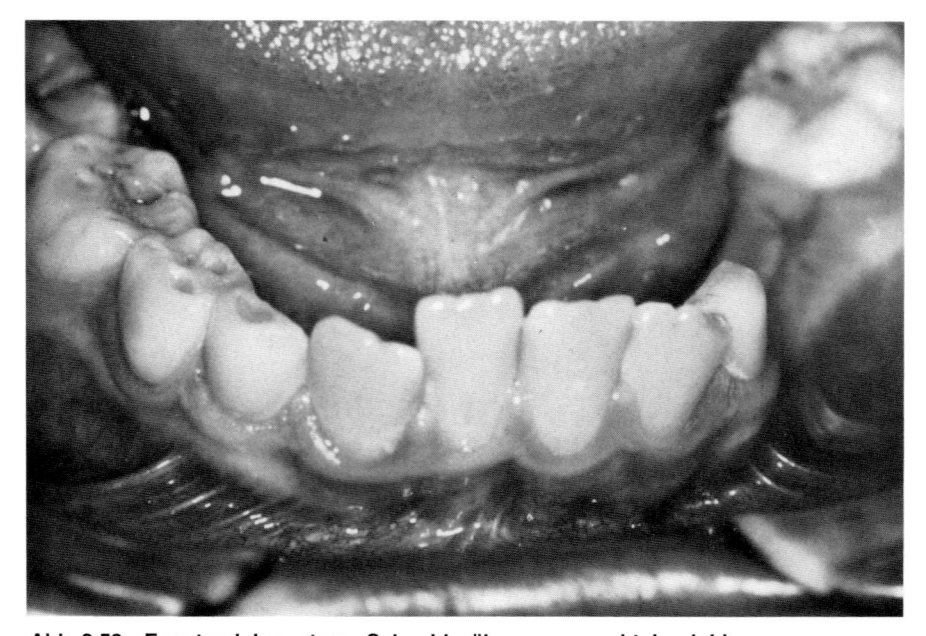

Abb. 2.52 Engstand der unteren Schneidezähne, verursacht durch Lippenpressen

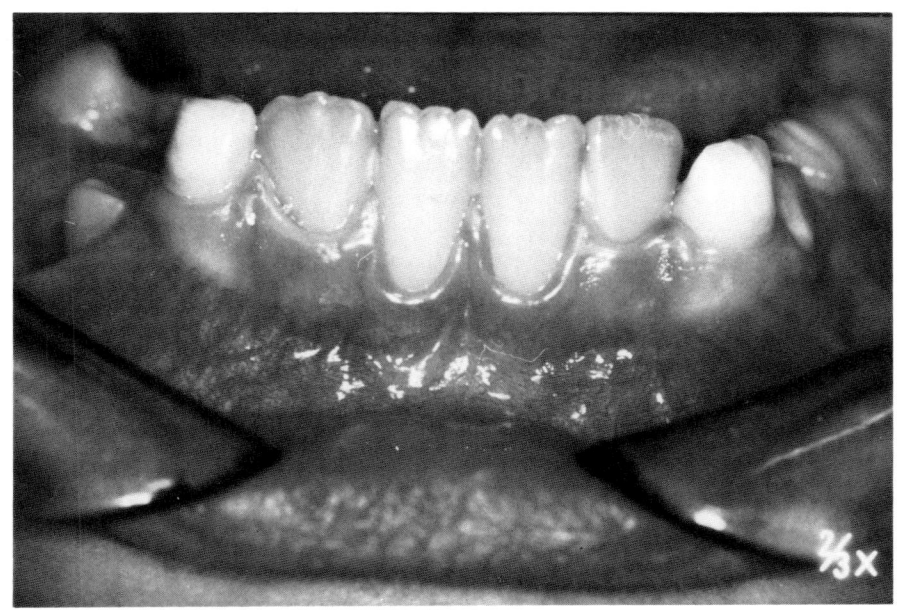

Dyskinesien 71

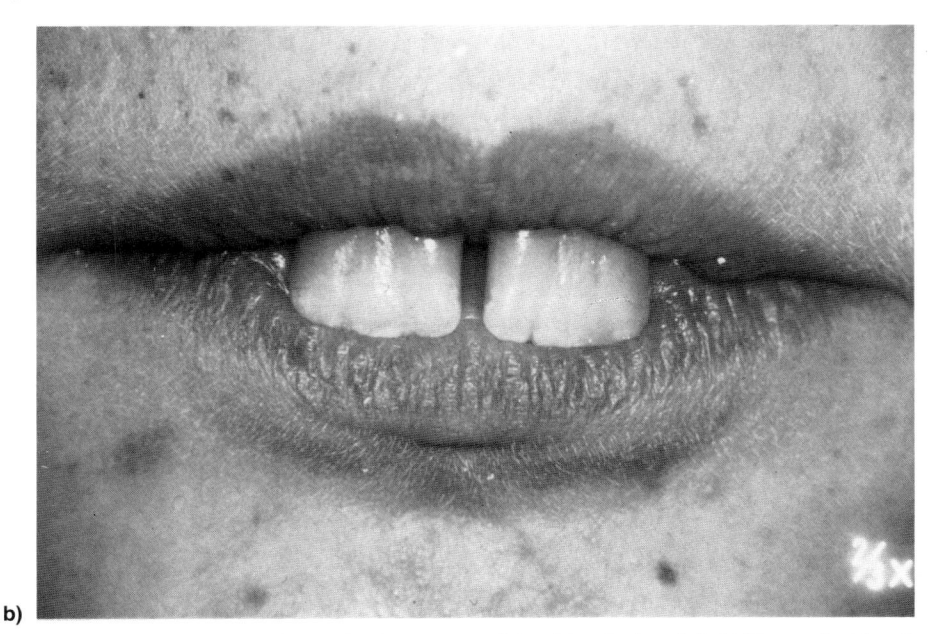

Abb. 2.53 a) Gingivale Retraktion im unteren Schneidezahnbereich. b) Lippendyskinesie

Das Lippen*beißen* ist meistens eine schlechte Gewohnheit von Schulkindern, ähnlich wie das Nägel- oder Bleistiftbeißen; die Zungenfunktion kann dabei normal sein. Ursachen des Lippenbeißens sind oft Fehlstände von Einzelzähnen oder psychische Überforderung (Streß-Situationen).

Ähnlich wie beim Zungenpressen können Lippensaugen und Lippenbeißen eine primäre, kausale oder sekundäre adaptive Dyskinesie sein. Die Symptome der *primären* Lippendyskinesie sind: Schneidezahnstufe mit Labialkippung der oberen und Lingualkippung der unteren Schneidezähne ohne oder mit nur geringer skelettaler Beteiligung. In solchen Fällen ist die große Schneidezahnstufe durch die Lippendyskinesie verursacht.

Bei der *sekundären* Lippendyskinesie ist die Schneidezahnstufe die Folge einer skelettalen Diskrepanz. Die Achsenstellung der Schneidezähne kann normal sein. Infolge der ungünstigen morphologischen Bedingungen gleitet die Unterlippe in den Spalt zwischen den oberen und unteren Schneidezähnen.

Eine funktionelle Therapie ist nur bei Fällen primärer Dyskinesien erfolgreich. Bei Fällen von sekundärer Dyskinesie spielt die funktionelle Therapie eine untergeordnete Rolle.

2.3.4 Die Atmung

Die Art der Atmung ist aus verschiedenen Gesichtspunkten von Interesse:

1. *Mundatmung* und *gestörte Nasenatmung* können ätiologischer oder zumindest *prädisponierender Faktor* für bestimmte Symptome sein. Ricketts hat 1968 das „Respiratory obstruction syndrome" mit folgenden Symptomen beschrieben: Viszerale Schluckart, Prädisposition zu offenem Biß, ein- oder beidseitiger Kreuzbiß. In unseren Untersuchungen haben wir bei gestörter Nasenatmung signifikant öfter die folgenden Symptome beobachtet: Klasse II/1-Anomalie, schmaler Oberkiefer, Engstand der oberen und unteren Zahnbögen, vertikale Wachstumsrichtung (Abb. 2.54).

2. Bei Fällen mit gestörter Nasenatmung ist die Therapie mit bestimmten funktionellen Geräten *nicht* durchführbar. Wenn die Tonsillen vergrößert und die Zunge nach vorn verlagert ist, kann der Patient voluminöse Kunststoffgeräte nicht in der Mundhöhle ertragen. Die *habituelle Mundatmung* dagegen kann mit bestimmten abnehmbaren Geräten behandelt werden (Abb. 2.55).

3. Bei Patienten mit gestörter Nasenatmung ist der *Lippenschluß* unzulänglich. Die Zungenlage ist flach, die Zungenfunktion gestört. Wenn dieser Zustand nach Abschluß einer kieferorthopädischen Behandlung anhält, ist das Ergebnis nicht stabil und ein Rezidiv wird gefördert. Deshalb ist es vorteilhaft – sofern die Möglichkeit besteht – vor Einleitung einer kieferorthopädischen Therapie die normale Nasenatmung wiederherzustellen. Leider kann in bestimmten Fällen – z. B. bei Allergie oder Septumdeviation – eine Nasenatmung während der Wachstumsperiode nicht wieder erreicht werden.

Die Feststellung einer *gestörten Nasenatmung* ist nicht immer einfach. Durch die Anamnese können wir uns über die Häufigkeit von HNO-Erkrankungen und über Schlafgewohnheiten (mit offenem Mund oder Schnarchen) informieren. Im Rahmen der klinischen Untersuchung kann die Lippenkompetenz erfaßt werden: Lippeninkompetenz deutet auf eine gestörte Nasenatmung nicht unbedingt hin, kann jedoch eine Verdachtsdiagnose bestätigen. Es gibt verschiedene klinische Prüfungen, z. B. die

Dyskinesien 73

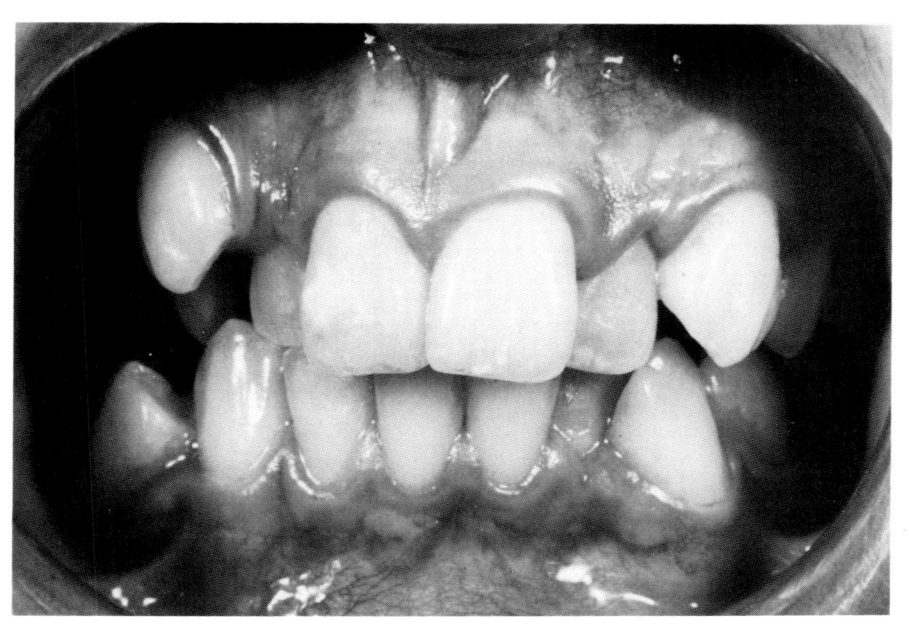

Abb. 2.54 Engstand bei habitueller Mundatmung

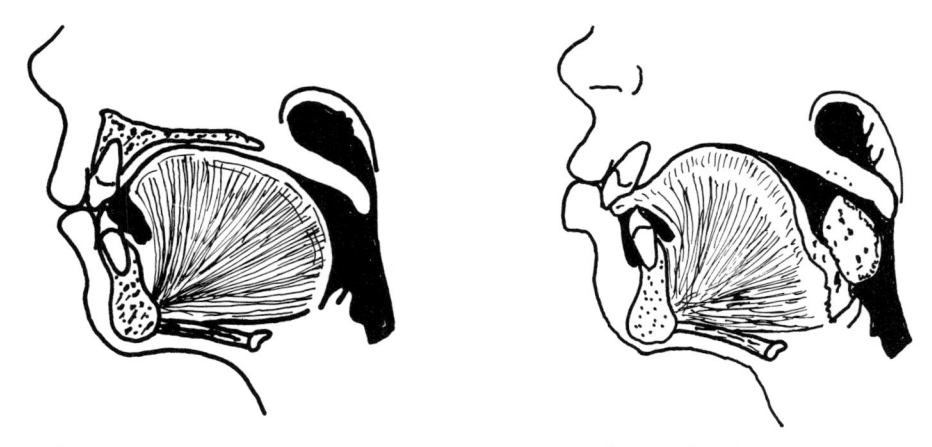

Abb. 2.55 Anteriore Verlagerung der Zunge infolge vergrößerter Tonsillen (rechts; nach Moyers)

Untersuchung mit dem Spiegel oder Wattebäuschchen, sie sind jedoch nicht relevant. Zuverlässiger sind Prüfungen anderer Art, z. B. wenn der Patient aufgefordert wird, einen Karton zwischen den Lippen oder Wasser im Mund zu halten, und er dabei ohne Schwierigkeiten durch die Nase atmen kann. Die Größe von Adenoiden (Abb. 2.56) kann man im Fernröntgenbild abschätzen, um festzustellen, ob der Nasopharynx frei oder obstruiert ist (es gibt verschiedene Meßmethoden für die Beurteilung der Größe der Adenoide).

Wir haben auch den nasalen Atmungswiderstand mit der indirekten plethysmographischen Methode gemessen: bei habitueller Mundatmung war er gering, bei organisch bedingter hoch.

74   Die Funktionsanalyse

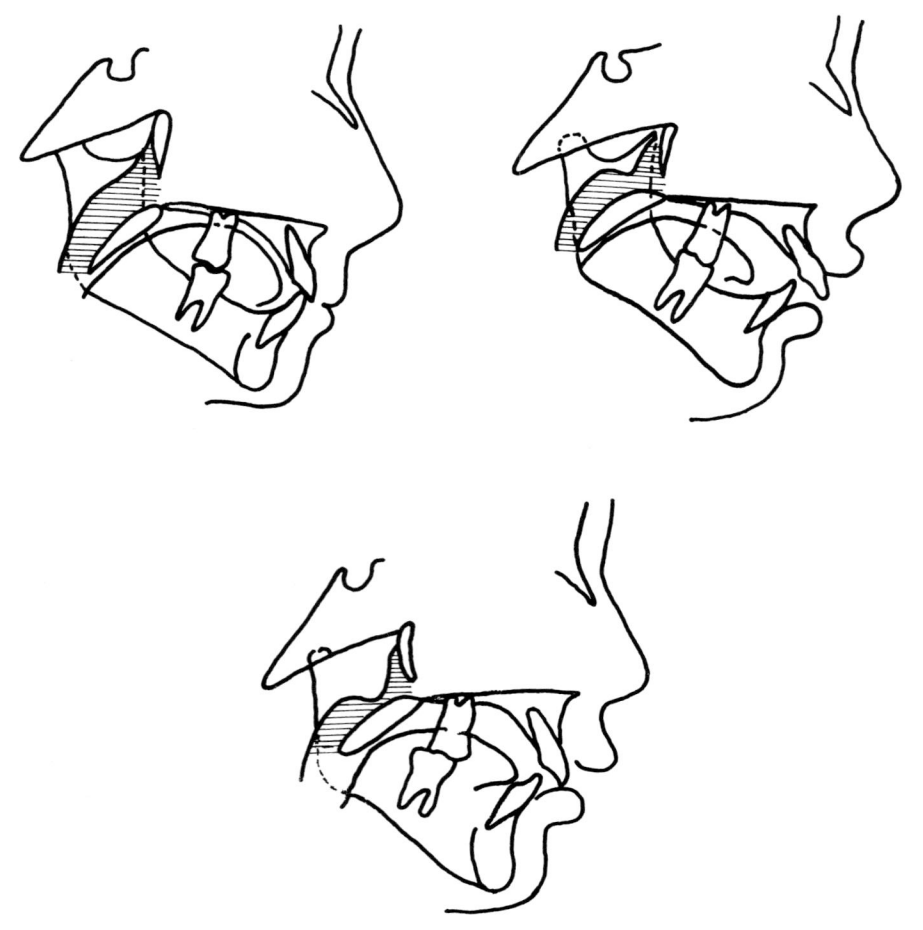

Abb. 2.56 Größenbestimmung der Adenoide im Fernröntgenbild. Links: keine Adenoide; rechts: kleine Adenoide; unten: große Adenoide

Die endgültige Diagnose „Mundatmung" sollte durch spezielle Hals-Nasen-Ohren-ärztliche Untersuchung bestätigt werden.

Folgende funktionellen Behandlungsmethoden sind bei gestörter Nasenatmung anwendbar:

1. Bei *habitueller Mundatmung* mit kleiner Atmungsresistenz ist eine funktionelle Therapie indiziert, Übungen kann man ebenfalls vorschreiben. Zur Förderung der Nasenatmung empfehlen wir Übungen mit einem Blatt Karton, horizontal zwischen den Lippen gehalten.

2. Bei *organisch bedingter Mundatmung* ist eine HNO-ärztliche Therapie erforderlich. Falls diese Therapie erfolgreich ist, kann eine funktionelle Therapie angeschlossen werden.

3. Falls die organischen Bedingungen nicht verändert werden können und die Mundatmung fortdauert, kann eine funktionelle Therapie nicht durchgeführt werden. In solchen Fällen ist zu einem späteren Zeitpunkt nur eine aktiv-mechanische Therapie möglich.

2.4 Die Bedeutung der Funktionsanalyse für die Therapieplanung mit abnehmbaren Geräten

Die Bedeutung der Funktionsanalyse für die verschiedenen Anomalien kann man wie folgt zusammenfassen:

1. Klasse II-Anomalien

Die Ruhelage kann anterior oder posterior sein in bezug zur Schlußbißstellung. Der interokklusale Raum kann klein oder groß sein. Anteriore Ruhelage und großer interokklusaler Raum sind günstige Symptome für eine funktionelle Therapie.

Frühe *Kiefergelenksymptome* kann man relativ häufig bei den Klasse II-Anomalien beobachten, besonders in Fällen mit Tiefbiß, horizontaler Wachstumsrichtung und Lippendyskinesien. *Dyskinesien der Zunge* und der *Lippen* muß man erfassen und ihre Folgen im dento-alveolären Bereich unter gleichzeitiger Berücksichtigung der Wachstumsmuster lokalisieren. *Atmungsstörungen* sollte man – sofern möglich – vor Einleitung einer kieferorthopädischen Therapie beseitigen.

2. Klasse III-Anomalien

Bei Klasse III-Anomalien können wir nach Untersuchung der Ruhelage zur Schlußbißstellung einen Zwangsbiß (posteriore Ruhelage) und eine funktionelle echte Anomalie (anteriore Ruhelage) unterscheiden. Gleitbewegungen und die Möglichkeit eines Rückbisses sollten geprüft werden. Das skelettale Muster ist zu berücksichtigen, insbesondere zur Differenzierung des Pseudozwangsbisses.

Die *Zungendyskinesie,* besonders die Zungenlage, soll klinisch beurteilt und eventuell fernröntgenologisch untersucht werden. Eine funktionelle Therapie ist besonders indiziert in Fällen mit Zwangsbiß und normaler Zungenlage, beim Pseudozwangsbiß dagegen kontraindiziert.

Atmungsstörungen und *vergrößerte Tonsillen* können ebenfalls zu einer Abflachung und Vorverlagerung der Zunge führen.

3. Der offene Biß

Beim offenen Biß können die Dyskinesien primär oder sekundär sein. In Abhängigkeit von ihrer Lokalisation kann es sich um einen frontal oder lateral offenen Biß handeln.

Bei primären Dyskinesien ist die Wachstumsrichtung durchschnittlich oder horizontal, bei sekundären Dyskinesien kann sie vertikal sein.

Die funktionelle Therapie ist in Fällen mit primären Dyskinesien erfolgreich.

2.5 Gnathologische Gesichtspunkte

Die gnathologische *instrumentelle Registrierung* als Teil der Funktionsanalyse ist im bleibenden Gebiß nach einer aktiven Therapie oder bei Kiefergelenkpatienten indiziert.

Im Wechselgebiß verändert sich die okklusale Ebene, die kondylären Strukturen und ihre Führung sind nicht stabilisiert; eine gnathologische Registrierung ist nicht relevant. Die funktionellen Störungen wie Gleitbewegungen, vorzeitige oder initiale Kontakte kann man mittels Untersuchungen der Beziehungen Ruhelage–Schlußbißstellung und interokklusaler Raum erfassen. Eine Differenzierung zwischen dento-alveolärem und „skelettalem" Gleiten ist vor und nach einer aktiven Therapie erforderlich. Das *dento-alveoläre* Gleiten ist durch Interkuspidationsstörungen oder Zahnfalschstände verursacht. Eine Korrektur kann durch Zahnbewegungen oder Nivellierung erreicht werden. Bei *skelettalem Gleiten* ist die skelettale Unstimmigkeit durch eine Gleitbewegung des Unterkiefers in eine Zwangslage kompensiert, oft auch eine Schneidezahnstufe durch anteriores Gleiten des Unterkiefers. Diese Störung erfordert eine umfangreiche orthopädische Behandlung, um die intermaxillären Beziehungen zu verändern; bei Spätfällen ist eine kieferchirurgische Korrektur erforderlich.

Das *Behandlungsziel* mit abnehmbaren Geräten ist dasselbe wie mit festsitzenden, d.h. eine optimale funktionelle Okklusion; für die Beurteilung der Behandlungsergebnisse werden die gleichen Kriterien benutzt. Eine normale Inklination und Angulation der Zähne, eine Klasse I-Beziehung, definiert durch die „6 Schlüssel der Okklusion" nach *Andrews,* sind die Zielsetzungen für die statische Okklusion.

Manchmal kann man dieses Ziel mit abnehmbaren Geräten nicht erreichen und eine Kombination mit festsitzenden Apparaturen ist erforderlich, um bestimmte Aufgaben lösen zu können wie körperliche Bewegung, Derotation, Lückenschluß, Änderung der Achsenstellung usw.

Bei der Behandlung mit abnehmbaren Geräten sollten die Prinzipien der optimalen statischen und funktionellen Okklusion berücksichtigt werden:

1. Durchbruch und *Achsenstellung,* insbesondere der Eckzähne, müssen kontrolliert werden. Durchbrechende Zähne können durch gezieltes Einschleifen der Führungsflächen des Aktivators in eine richtige Stellung geführt werden. Die Achsenstellung der Eckzähne kann man mit Ösen am Labialbogen des Aktivators kontrollieren bei gleichzeitigem Einschleifen der Kunststoffflächen (Abb. 2.57).

Bei Anwendung von Platten – besonders Dehnplatten – muß die Achsenstellung beobachtet werden, um einer Labialkippung der Kronen vorzubeugen (Abb. 2.58).

2. Die *transversale Kurve* nach *Wilson* muß während der Behandlung berücksichtigt werden, um die linguale Kronenneigung der Seitenzähne zu kontrollieren. Während der Dehnungstherapie kann eine bukkale Kronenneigung zu einer Verlängerung der lingualen Morlarenhöcker mit

Gnathologische Gesichtspunkte 77

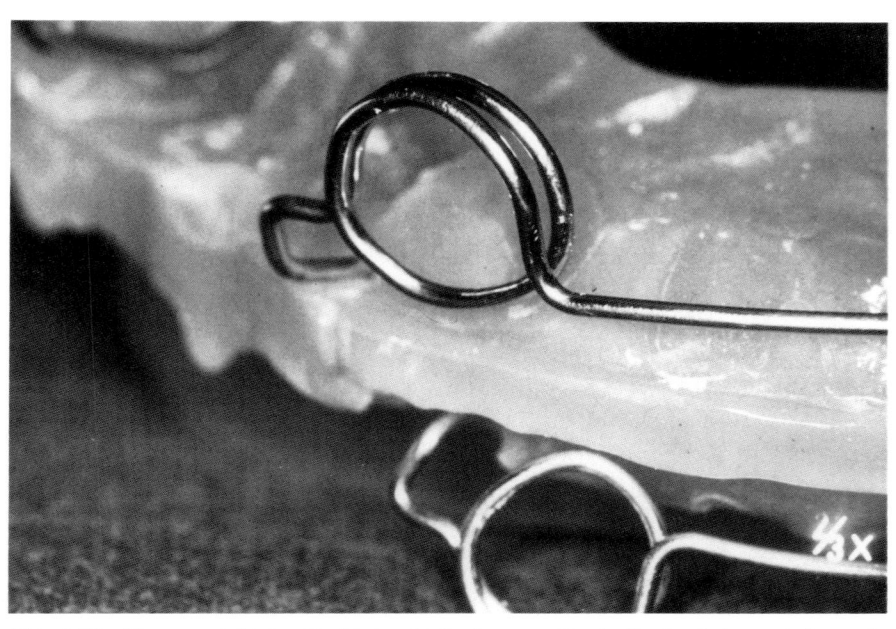

Abb. 2.57 Ösen am labialen Draht des Aktivators zur Kontrolle der Achsenstellung der Eckzähne

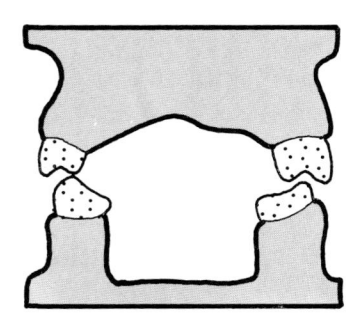

Abb. 2.58 Schematische Darstellung einer Überdehnung im Oberkiefer mit okklusalen Störungen

okklusalen Störungen führen. Diese gefährlichen Nebenwirkungen einer Dehnungstherapie muß man im Auge behalten, damit die Grenzen der Therapie rechtzeitig erkannt werden.

3. Die *Speesche Kurve* kann flach, konvex oder konkav sein (Abb. 2.59). Eine Nivellierung dieser Kurve ist mit einfachen Mitteln während des Durchbruchs der Seitenzähne durchführbar. Später, nach Durchbruch aller bleibenden Zähne, ist die Nivellierung der Kurve schwierig, aber wichtig für die Korrektur in der vertikalen Dimension. Im bleibenden Gebiß kann die Kurve meistens nur mit festsitzenden Apparaturen nivelliert werden.

4. Im Verlauf der Behandlung mit abnehmbaren Geräten wird die Kraftapplikation unterbrochen (Pausen beim Tragen des Gerätes). Die Zähne können in eine *traumatisierende Stellung* geführt werden und während der Unterbrechung in die ursprüngliche Stellung zurückwandern. Wichtig

78 Die Funktionsanalyse

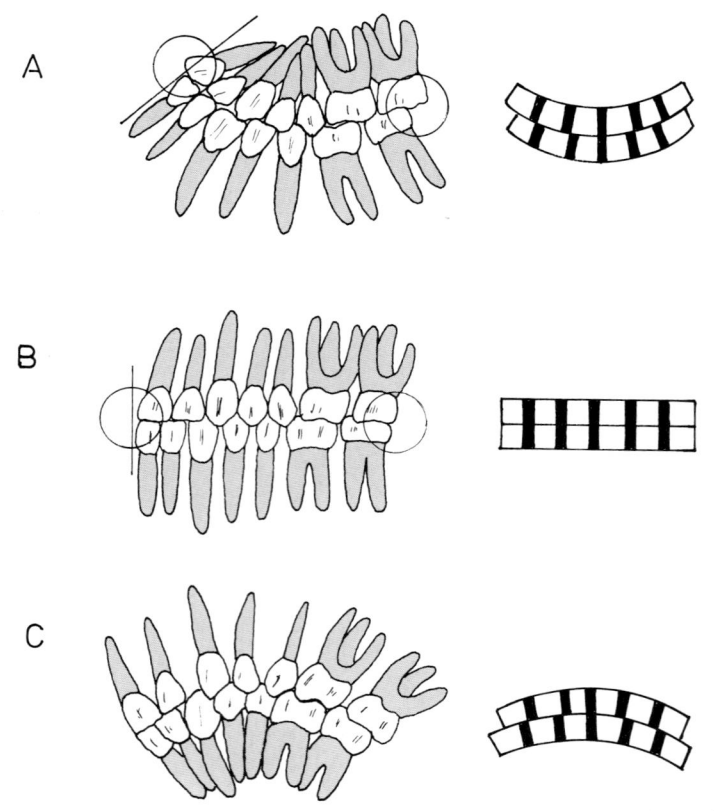

Abb. 2.59 Variationen der Spee'schen Kurve nach Andrews. A konkav, B flach, C konvex

ist es, darauf zu achten, daß während der Zahnbewegungen keine traumatisierende Okklusion (oder ein jigling) entsteht.

5. Nach Abschluß der aktiven Therapie können bestimmte *Interkuspidationsstörungen* persistieren. Zu ihrer Beseitigung kann das Gebiß eingeschliffen werden, in Fällen mit manifesten Störungen ist eine gnathologische instrumentelle Funktionsanalyse erforderlich. Bei der Indikation einer *Einschleiftherapie* während der Wachstumsphase soll das Wachstumsmuster berücksichtigt werden:

- Bei einer *horizontalen Wachstumsrichtung* kann das Einschleifen im Molarenbereich durchgeführt werden, aber nicht im Schneidezahnbereich. Bei dieser Wachstumsrichtung wirkt sich der letzte Wachstumsschub in der sagittalen Ebene aus: die unteren Schneidezähne können sich nicht aufrichten, oder es kann im unteren Schneidezahnbereich Platzmangel mit tertiärem Engstand entstehen. Eine Korrektur der Schneidezahnführung mit Einschleifen ist in diesem Fall vor Abschluß des Wachstums kontraindiziert. Diese letzte Möglichkeit einer Korrektur soll erst dann ausgenützt werden, wenn das Ergebnis durch weitere wachstumsbedingte Vorgänge nicht mehr gefährdet ist.

- Bei einer *vertikalen Wachstumsrichtung* wirkt sich der letzte Wachstumsschub in antero-kaudaler Richtung aus, ohne die Schneidezahnführung zu beeinträchtigen. Diese kann nach Abschluß der Behandlung korrigiert werden. Im Molarenbereich dagegen – im Hinblick auf eine wachstumsbedingte Öffnung des Bisses – soll erst nach Abschluß des Wachstums eingeschliffen werden.

6. Im Wechselgebißalter ist die *Gelenkführung* noch nicht stabilisiert. Trotzdem kann ihre Untersuchung vor und während der Behandlung mit funktionellen Geräten von Interesse sein:

● Der *Aktivator* beeinflußt unmittelbar die kondylären Strukturen. Die Gelenkführung kann sich im Laufe der kieferorthopädischen Behandlung verändern, sie kann flacher oder steiler werden. Wir haben auch eine Asymmetrie in der Gelenkführung *vor* der Behandlung beobachten können, und im Verlaufe der Aktivator-Therapie wurde die Symmetrie wiederhergestellt. In anderen Fällen haben wir das Gegenteil beobachtet, besonders wenn eine Korrektur der Mittellinie mit dem Konstruktionsbiß des Aktivators vorgenommen wurde oder bei einer falschen Indikation (siehe S. 194).

● Vor einer *Dehnungstherapie* mit aktiven Platten, besonders bei Behandlung des Kreuzbisses, ist die Gelenkführung meistens eine asymmetrische. Die Ergebnisse dieser Therapie kann man im kondylären Bereich kontrollieren. Nur eine Besserung der asymmetrischen Führung kann späteren Kiefergelenkproblemen vorbeugen.

Wir haben eine einfache Methode für die *Untersuchung der Gelenkführung* im Wechselgebißalter entwickelt. Die sagittalen Messungen der kondylären Führung werden mit einem Kondylator-Gesichtsbogen durchgeführt (Abb. 2.60).

Die Registrierplatte für den oberen Zahnbogen ist modifiziert, die Platte kann dem dentalen Bogen verschiedener Größe angepaßt werden.

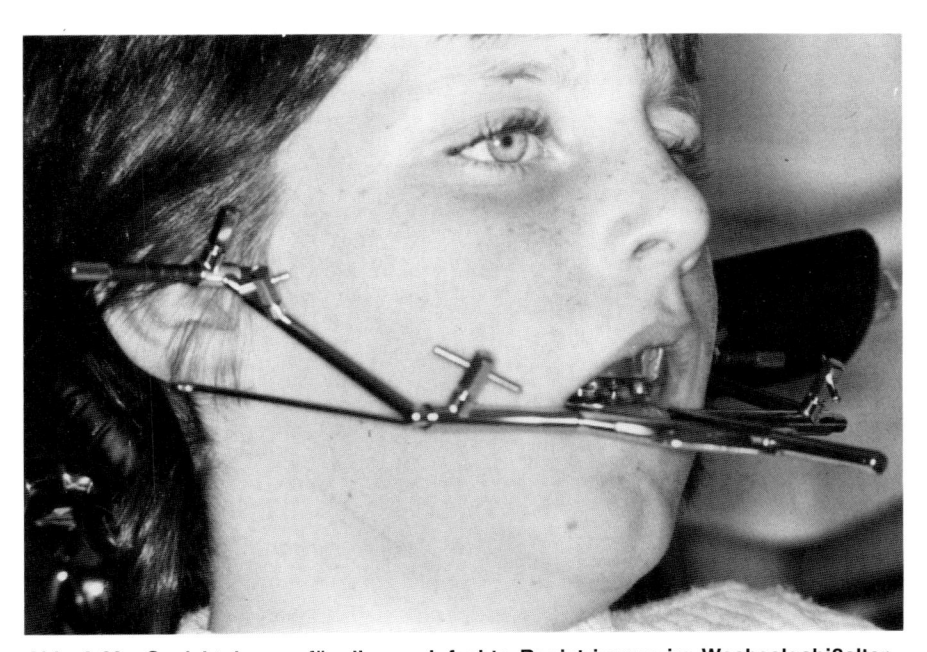

Abb. 2.60 Gesichtsbogen für die vereinfachte Registrierung im Wechselgebißalter

80 Die Funktionsanalyse

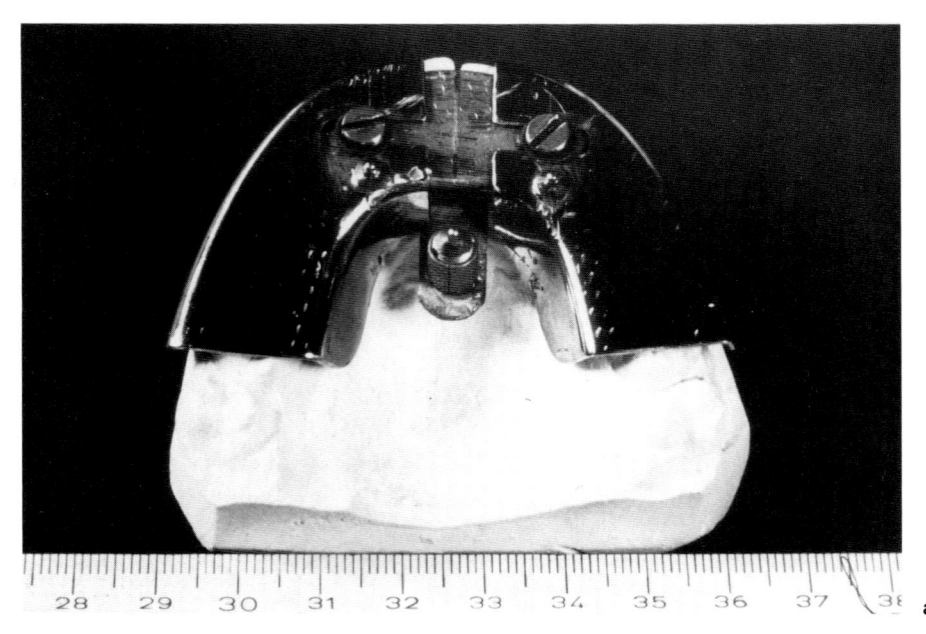

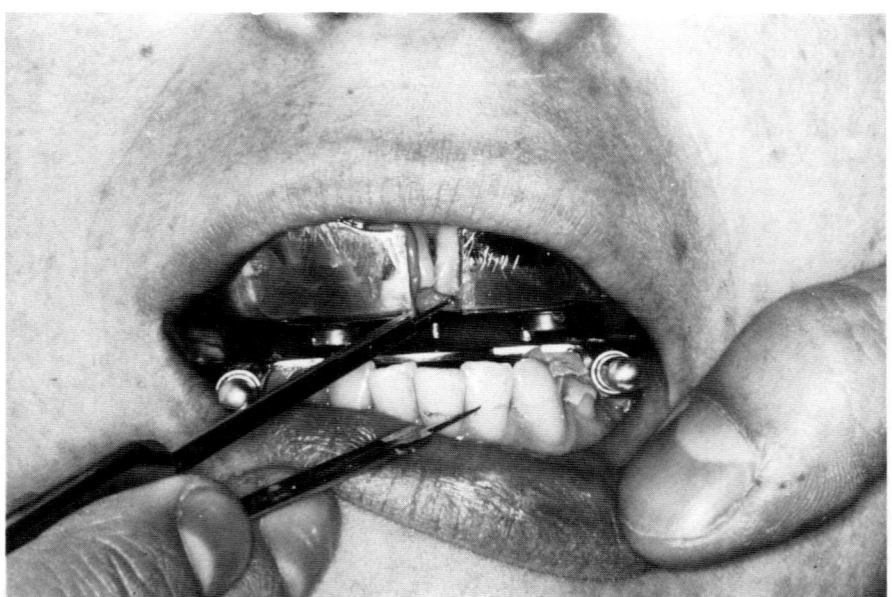

Abb. 2.61 a) Nachstellbare Registrierplatte für den Oberkiefer. b) Registrierplatte, im Mund fixiert

Der Gaumen ist frei (Abb. 2.61). Die Fixierung ist mit einer Abdruckmasse gesichert, die Platte ist nur dental verankert. Um einem Schaukeln vorzubeugen, ist sie mit dreifacher Abstützung gesichert. Die kondyläre Führung wird mit einer Gerber-Registrierkarte je dreimal auf jeder Seite vorgenommen; der Durchschnittswert dieser Registrierung wird für die Auswertung benutzt (Abb. 2.62).

Zusammenfassend kann man sagen, daß die *gnathologischen Prinzipien* auch bei der Behandlung mit abnehmbaren Geräten im Wechselgebiß-

Gnathologische Gesichtspunkte 81

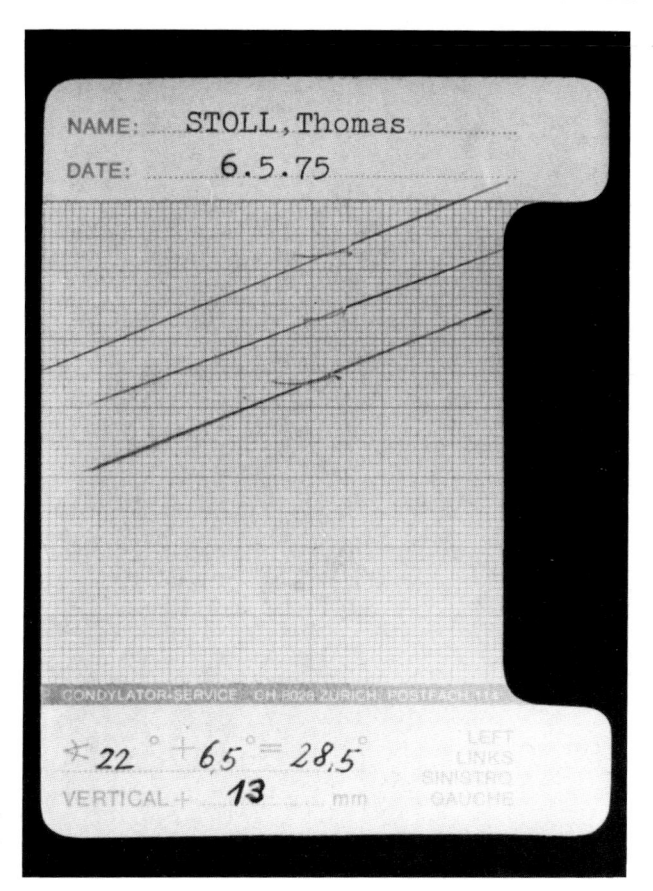

Abb. 2.62 Dreifache Registrierung der kondylären Führung

alter berücksichtigt werden sollten. Folgende Möglichkeiten und Voraussetzungen ergeben sich:

- Der Durchbruch und die Achsenstellung der Zähne, insbesondere der Eckzähne, kann kontrolliert werden.
- Die Kurve nach *Wilson,* besonders bei der Dehnungstherapie, muß berücksichtigt werden.
- Die Speesche Kurve kann während des Durchbruchs der Seitenzähne nivelliert werden.
- Okklusale Traumen soll man während der Zahnbewegungen meiden bzw. eliminieren.
- Indikation und Zeitplan für das Einschleifen müssen bestimmt werden.

3 Besondere Aspekte der Fernröntgenanalyse bei Planung der funktionskieferorthopädischen Therapie

Unabhängig von Apparatur oder Behandlungsmethode ist die Fernröntgenanalyse bei der Planung und Überwachung der Therapie in den meisten Fällen hilfreich. Zielsetzung dieses Kapitels ist keine Einführung in die Fernröntgenanalyse, doch werden ihre Besonderheiten für die Therapie mit funktionellen Methoden diskutiert.

Eine funktionskieferorthopädische Behandlung wird meistens im Wechselgebißalter eingeleitet, oft bei 8–9jährigen oder jüngeren Kindern. Für die Auswertung und Beurteilung der Fernröntgenaufnahme müssen besondere altersbedingte Kriterien berücksichtigt werden.

3.1 Die gruppenspezifischen Besonderheiten

Jede Gruppe hat ihre eigenen Besonderheiten.

3.1.1 Die intraindividuelle Variabilität der Wachstumsmuster

Nach dem 9. Lebensjahr kann man oft eine Änderung in der Wachstumsrichtung beobachten. Meistens besteht die Tendenz zu einem mehr horizontalen Wachstumsmuster, manchmal wird ein mehr vertikaler Trend gefunden. Die Bestimmung der Wachstumsrichtung ist von entscheidender Bedeutung für die Therapieplanung mit funktionellen Geräten, und aus diesem Grund ist eine *Vorhersage* der Wachstumsrichtung erforderlich. Hierbei muß man die morphologischen Besonderheiten, besonders des Unterkiefers, und weitere Messungen berücksichtigen.

3.1.2 Die Höhe der Zuwachsraten

Nicht nur die Richtung, auch die *Höhe der Zuwachsraten* ist bedeutungsvoll. Die Zuwachsraten können durchschnittlich, hoch oder niedrig sein. Hohe Zuwachsraten in der Unterkieferlänge sind z. B. für eine Aktivatorbehandlung der Klasse II-Anomalien vorteilhaft. Für die Bestimmung der Höhe der Zuwachsrate sind die Beurteilung der Morphologie, der Lage und der linearen Dimension der Kieferbasen erforderlich.

3.1.3 Die Schneidezahnstellung

Für die Bestimmung der *Schneidezahnstellung* ist die Vorhersage der reziproken Zuwachsraten der Kieferbasen notwendig. Eine Orientierung der Schneidezähne zur Gesichtsebene (N–Pog-Linie) kann nur unter der

Voraussetzung bestimmt werden, daß diese Ebene relativ unverändert bleibt. Falls die Zuwachsraten des Unterkiefers höher sind als die des Oberkiefers, bewegt sich die Ebene nach vorn, und ihre Beziehung zu den oberen Schneidezähnen verändert sich, d. h. es entsteht eine neue Situation mit anderen Anforderungen bezüglich der Schneidezahnbewegungen.

3.1.4 Die Lokalisation der Anomalie

Die Fernröntgenanalyse ermöglicht eine *Lokalisation der Anomalie* und eine Differenzierung zwischen dento-alveolärer und skelettaler Anomalie. Diese Differenzierung ist aus verschiedenen Gründen wichtig:

3.1.4.1 Zur Beurteilung der Ätiologie

Die Folgen von Dyskinesien kann man im dento-alveolären Bereich lokalisieren, z. B. einen offenen Biß. Falls er mit einer vertikalen Wachstumsrichtung gekoppelt ist, stehen erbbedingte Faktoren im Vordergrund der Ätiologie.

3.1.4.2 Zur Bestimmung der Behandlungsmöglichkeiten

● Bei *dento-alveolären Anomalien,* welche durch eine Dyskinesie verursacht sind, besteht die Möglichkeit einer kausalen Therapie durch Ausschaltung der schädlichen Umweltfaktoren.

● Bei *skelettalen Anomalien* (Dysgnathien) ist eine kausale Therapie nur mittels Wachstumsförderung, Wachstumshemmung oder Veränderung der Wachstumsrichtung möglich, d. h. während der aktiven Wachstumsphase.

Falls die Wachstumsvorgänge bei Dysgnathien nicht mehr beeinflußbar sind, kann nur noch eine *kompensatorische Behandlung* durchgeführt werden, d. h. eine Kompensation der skelettalen Anomalie mittels dento-alveolärer Behandlungsmaßnahmen. Die Grenzen dieser kompensatorischen Behandlung sind eng gezogen; eine Alternative ist die kieferchirurgische Korrektur. – Für die Beantwortung aller dieser wichtigen Fragen benötigen wir die Fernröntgenanalyse.

3.2 Die Bezugspunkte, Linien, Winkel und Auswertungsmethoden

Es gibt eine ganze Reihe von Methoden für die Auswertung von Fernröntgenbildern. Jene Methode, welche geeignet erschien zur Beurteilung des Wechselgebisses und für die Behandlung mit funktionellen Methoden, ist im „Atlas und Anleitung zur praktischen Fernröntgenanalyse"[*] beschrie-

---

[*] Th. Rakosi, Carl Hanser Verlag, München Wien 1979.

ben. Hier dagegen werden nur einige Messungen und deren Interpretation, welche von besonderer Bedeutung sind, dargestellt. Zum besseren Verständnis sei die Erläuterung der Bezugspunkte aus dem genannten Buch zitiert.

3.2.1 Die Definition der Bezugspunkte

Die von uns routinemäßig angewandten Bezugspunkte sind in der folgenden Aufstellung und in Abb. 3.1 durch Ziffern dargestellt.

Nr.	Code	Definition
1	N	*Nasion.* Das vorderste Ende der Sutura naso-frontalis in der Median-Sagittal-Ebene, also der am weitesten anterior liegende Punkt der Sutura nasofrontalis. Der Haut-Nasion-Punkt N' liegt über der größten Konvexität zwischen Nase und Stirn.
2	S	*Sella.* Wir verwenden bei unserer Analyse die Sella-Mitte (S), wie auch die Mitte des Sella-Einganges (Se) nach *A. M. Schwarz*. Der Sella-Punkt (S) ist als Mittelpunkt der Fossa hypophysialis definiert. Er stellt einen konstruierten (röntgenologischen) Punkt dar, der in der Median-Sagittal-Ebene liegt.
3	Se	*Die Mitte des Sella-Einganges.* Sie entspricht der Höhenlage des Planum sphenoidale und ist von der Tiefe der Sella unabhängig. Dieser Punkt stellt die Mitte der Verbindungslinie zwischen Processus clinoideus posterior und vorderem Eingang der Sella turcica dar.
4	Sn	*Subnasale* (Hautpunkt). Der Übergang vom Septum nasi zum mesialen Integument der Oberlippe.
5	A	*A-Punkt, Subspinale.* Der tiefste Punkt an der äußeren Kurvatur zwischen der Oberkieferbasis und dem Alveolarfortsatz in der Median-Sagittal-Ebene. Dieser Punkt liegt an der tiefsten Einziehung zwischen Spina nasalis anterior und Prosthion. Er entspricht dem anthropologischen Subspinale.
6	vPOK	*Der vordere Bezugspunkt für die Bestimmung der Oberkieferlänge.* Er ist definiert als das im Punkte A gefällte Lot auf die Spinaebene.
7	Pr	*Prosthion* (Oberkieferzahnfachrand). Der unterste vorderste Punkt am Alveolarfortsatz zwischen den oberen mittleren Schneidezähnen in der Median-Sagittal-Ebene.

Die Bezugspunkte, Linien, Winkel und Auswertungsmethoden 85

Nr.	Code	Definition
8	Is 1	*Inzision 1.* Die Spitze der Inzisalkante des am weitesten anterior liegenden oberen mittleren Schneidezahnes.
9	Ap 1	*Apicale 1.* Die Wurzelspitze des am weitesten anterior liegenden oberen mittleren Schneidezahnes. Der Punkt ist in der Längsachse der Zahnwurzel lokalisiert.
10	Is 1̄	*Inzision 1̄.* Die Spitze der Inzisalkante des am weitesten anterior liegenden unteren mittleren Schneidezahnes.
11	Ap1̄	*Apicale 1̄.* Die Wurzelspitze des am weitesten anterior liegenden unteren mittleren Schneidezahnes.

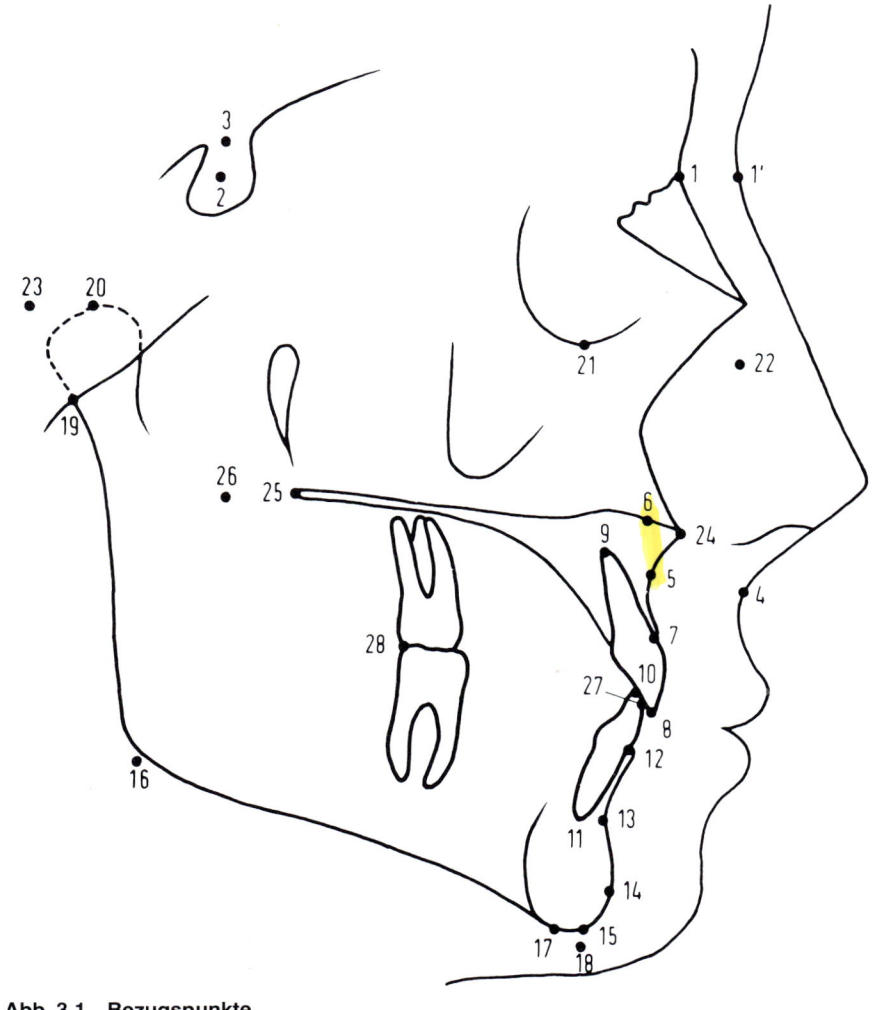

Abb. 3.1 Bezugspunkte

Nr.	Code	Definition
12	Id	*Infradentale* (Unterkieferzahnfachrand). Der oberste vorderste Punkt am Alveolarfortsatz zwischen den unteren mittleren Schneidezähnen in der Median-Sagittal-Ebene.
13	B	*B-Punkt, Supramentale.* Dieser Punkt stellt das vorderste Ende der Unterkieferbasis dar. Er ist in der tiefsten Einziehung der äußeren Kurvatur des Unterkieferkörper-Alveolarfortsatzes in der Median-Sagittal-Ebene lokalisiert, entspricht dem anthropologischen Punkt Supramentale und befindet sich zwischen Infradentale und Pogonion.
14	Pog	*Pogonion.* Der vorderste Punkt des knöchernen Kinns in der Median-Sagittal-Ebene.
15	Gn	*Gnathion.* Es gibt verschiedene Definitionen für diesen Punkt. Nach *Martin* und *Saller* (1956) liegt er in der medianen und sagittalen Ebene des Unterkiefers, am unteren Randübergang zwischen der anterioren Wölbung des Kinns in den Unterkieferkörper. Viele haben das Gnathion zwischen dem anteriorsten und inferiorsten Punkt des Kinns lokalisiert. *Graig* definiert diesen Punkt mit Hilfe der fazialen und mandibulären Ebene; nach *Graig* ist das Gnathion der Schnittpunkt beider Ebenen. Nach *Muzi* und *May* ist er der unterste Punkt des Kinns (auch von *A. M. Schwarz* in diesem Sinne übernommen) und somit ein synonymer Ausdruck für Menton. *Gnathion* ist nach *unserer Definition* der vorderste unterste Punkt des knöchernen Kinns. Die Konstruktion des Punktes erfolgt als Schnittpunkt der Senkrechten auf die geradlinige Verbindung der Punkte Me und Pog mit der äußeren Knochenkontur.
16	Go	*Gonion.* Ein konstruierter Punkt, der am Tangentenschnittpunkt der hinteren Ramuslinie mit der Linie des Mandibularplanums liegt.
17	Me	*Menton.* Nach *Krogman* und *Sassouni* ist Menton der kaudalste Punkt an den Konturen der Symphyse, gilt als tiefster Punkt des Unterkiefers und entspricht dem anthropologischen Gnathion.
18	vPUK	*Der vordere Bezugspunkt für die Bestimmung der Unterkieferlänge.* Er ist definiert als das im Punkt Pog gefällte Lot auf die Unterkiefergrundebene.

Die Bezugspunkte, Linien, Winkel und Auswertungsmethoden 87

Nr.	Code	Definition
19	ar	*Articulare.* Der Punkt wurde von *Björk* (1947) eingeführt. Er ist ein röntgenologischer Orientierungspunkt, ein Schnittpunkt zwischen dem hinteren Rand des Ramus ascendens und dem äußeren Rand der Schädelbasis.
20	Cond	*Condylion.* Der höchste Punkt am Kieferköpfchen.
21	Or	*Orbitale.* Der tiefste Punkt der Orbita im Röntgenbild.
22	Pn/2	*Ein konstruierter Punkt.* Er wird durch Halbierung der Strecke der Pn-Senkrechten ermittelt. Der untere Begrenzungspunkt der Strecke ist der Schnittpunkt der Pn-Senkrechten mit dem Spinalplanum, der obere Punkt ist durch den Punkt N' bestimmt.
23	SpktFH/R. asc.	*Schnittpunkt* der idealen Frankfurter Horizontalen mit der hinteren Ramus-Linie.
24	Spa (ANS)	*Spina nasalis anterior.* Der Spa-Punkt ist die am weitesten anterior liegende Spitze der knöchernen Spina nasalis anterior in der Median-Sagittal-Ebene. Der Punkt entspricht dem anthropologischen Acanthion.
25	Spp (PNS)	*Spina nasalis posterior.* Ein konstruierter röntgenologischer Punkt, er liegt am Schnittpunkt der Verlängerung der vorderen Wand der Fossa pterygopalatina mit dem Nasenboden und stellt die dorsale Begrenzung der Maxilla dar.
26	S'	*Bezugspunkt für die Beurteilung der Oberkieferbasislänge* im hinteren Abschnitt. Der Punkt ist definiert als das im Punkt S gefällte Lot auf die verlängerte Spinaebene.
27	vPOcP	*Vorderer Punkt des Okklusalplanums.* Ein konstruierter Punkt, der durch Halbierung der Strecke des Schneidezahnüberbisses in der Schlußbißstellung ermittelt wird.
28	hPOcP	*Hinterer Punkt des Okklusalplanums.* Der distalste Berührungspunkt der letzten in Okklusion stehenden Molaren.

Weiterhin verwenden wir:

	Ba	*Basion.* Unterster Punkt am vorderen Rand des Foramen magnum in median-sagittaler Ebene.

Nr.	Code	Definition
	Ptm	*Fissura pterygomaxillaris.* Die projizierten Konturen der Fissur auf die Spina-Ebene. Die vordere Wand der Fissur entspricht der Tuberositas retromolare maxillae, die hintere Wand der vorderen Kurvatur des Proc. pterygoideus. Dieser Projektion entspricht der Spp.

3.2.2 Die Bezugslinien

Es gibt eine große Anzahl von Bezugslinien, welche mit Hilfe der obengenannten Bezugspunkte konstruiert werden. Am meisten werden folgende Bezugslinien angewendet (siehe auch Abb. 3.2 und 3.3):

Nr.	Linie	Erklärung
1	S–N (Se–N)	Vordere Schädelbasislänge
2	S–ar	Laterale Schädelbasislänge
3	ar–Go	Ramus-Länge (Messung I)
4	Me–Go	Unterkiefer-Basis-Länge (Messung I)
5	N–A	Nasion-A-Punkt
6	N–B	Nasion-B-Punkt
7	N–Pr	Nasion-Prosthion
8	N–Id	Nasion-Infradentale
9	N–Pog	Nasion-Pogonion
10	N–Go	Nasion-Gonion-Linie für Auswertung des Kieferwinkels
11	Sp–P	Spina-Ebene (Spa-Spp)
12	Oc–P	Okklusale Ebene (vPocP–hPOcP)
13	S–Gn	Y-Achse
14	S–Go	Hintere Gesichtshöhe
15	1–SN	Schneidezahnachse zu SN
16	1–SpP	Schneidezahnachse zu SpP
17	1–MP	Schneidezahnachse zu Mandibular-Ebene
18	UKB	Länge des Unterkiefers (Go–Gn, Messung II)
19	OKB	Länge des Oberkiefers (vPOK–Spp)
20	R.asc.	Cond-Go (Messung II)
21	S–S′	Senkrechte vom S-Punkt (ausgehend von der SN-Linie) auf S′-Punkt

Die Bezugspunkte, Linien, Winkel und Auswertungsmethoden

Nr.	Linie	Erklärung
22	Pn-Linie	Senkrechte auf SeN-Linie, konstruiert vom Weichteil Nasion (N), verlängert bis SpP
23	„H"-Linie	Modifizierte Frankfurter Horizontale, parallel zur SeN-Linie, welche die Pn-Linie zwischen N und SpP halbiert (Pn/2–Spkt FH/R.asc.)
24	EL	Ästhetische Linie: Nasenspitze-Weichteil-Pogonion

3.2.3 Die angulären und linearen Messungen

Die Konstruktion der Bezugslinien ermöglicht es, anguläre und lineare Dimensionen zu bestimmen, um das Fernröntgenbild ausmessen zu können. Routinemäßig führen wir die folgenden angulären und linearen Messungen durch.

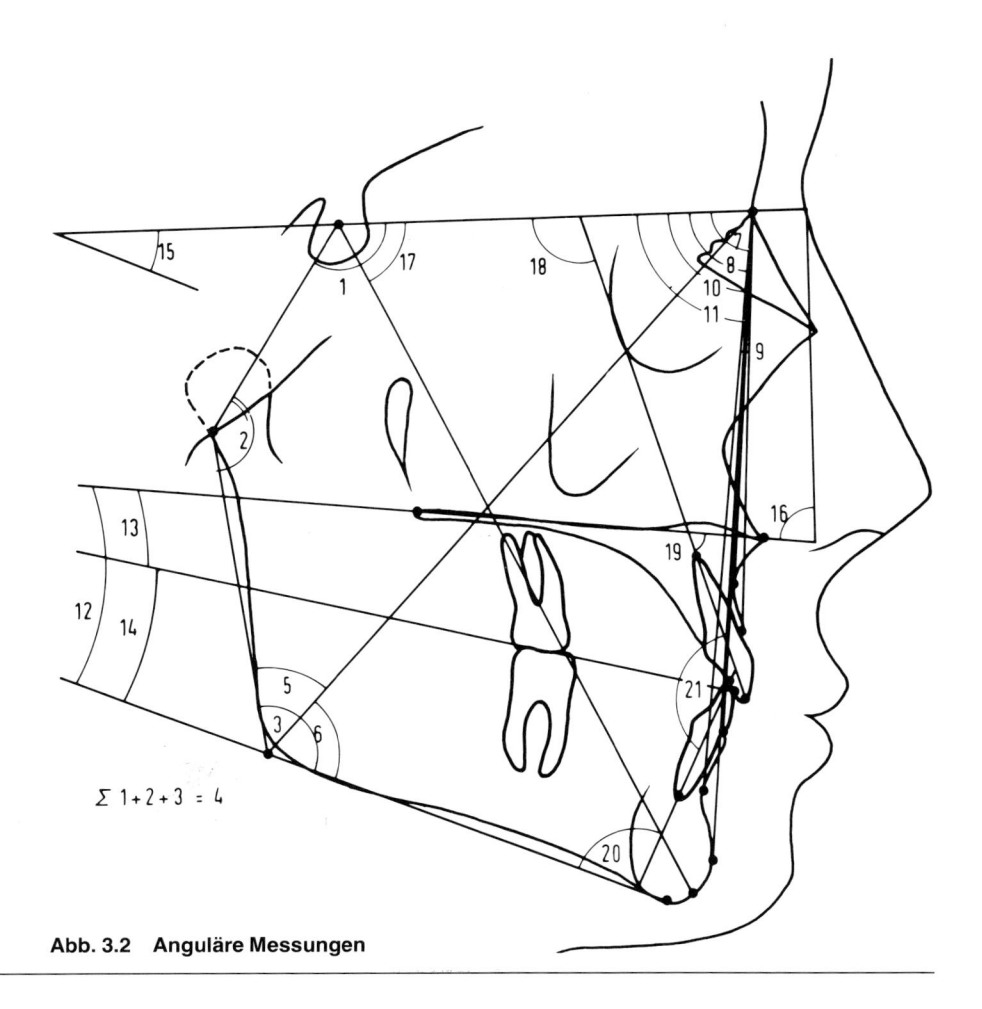

$\Sigma\ 1+2+3 = 4$

Abb. 3.2 Anguläre Messungen

3.2.3.1 Anguläre Messungen (Abb. 3.2)

Nr.	Winkel-punkte	Bezeichnung	Durch-schnittswert
1	S–N–ar	Sella-Winkel	123° ± 5°
2	S–ar–Go	Gelenkwinkel	143° ± 6°
3	ar–Go–Me	Kieferwinkel	128° ± 7°
4	Summen-winkel	Summe der Sella-, Gelenk- und Kieferwinkel	394°
5	ar–Go–N	Go_1, oberer Kieferwinkel	52°–55°
6	N–Go–Me	Go_2, unterer Kieferwinkel	70°–75°
7	S–N–A	Prognathie des OK	81°
8	S–N–B	Prognathie des UK	79°
9	ANB	Unterschied zwischen OK- und UK-Prognathie	2°
10	S–N–Pr	alveoläre Prognathie des OK	84°
11	S–N–Id	alveoläre Prognathie des UK	81°
12	SpP–Me–Go	Basiswinkel	25°
13	SpP–OcP	oberer Kauebenenwinkel	11°
14	Me–Go–OcP	unterer Kauebenenwinkel	14°
15	SN–Me–Go	Winkel zwischen der SN-Ebene und Tangente des UK	32°
16	Pn–SpP (= J)	(Inkl) Inklinationswinkel nach *A. M. Schwarz*	85°
17	SN–Gn	(Y-Achse) Winkel zwischen SN-Ebene und S-Gn-Linie, vorn gemessen	66°
18	$\underline{1}$–SN	Winkel zwischen Schneidezahnachse und SN-Linie, hinten gemessen	102° + 2°
19	$\underline{1}$–SpP	Winkel zwischen Schneidezahnachse und Spina-Ebene, vorn gemessen	70° ± 5°
20	$\overline{1}$–Me–Go	Winkel zwischen Schneidezahnachse und Unterkiefertangente, hinten gemessen	90° ± 3°
21	ii-Winkel	Interinzisal-Winkel zwischen den Achsen der oberen und unteren mittleren Schneidezähne, hinten gemessen	135°

Die Bezugspunkte, Linien, Winkel und Auswertungsmethoden

3.2.3.2 Lineare Messungen (Abb. 3.3)

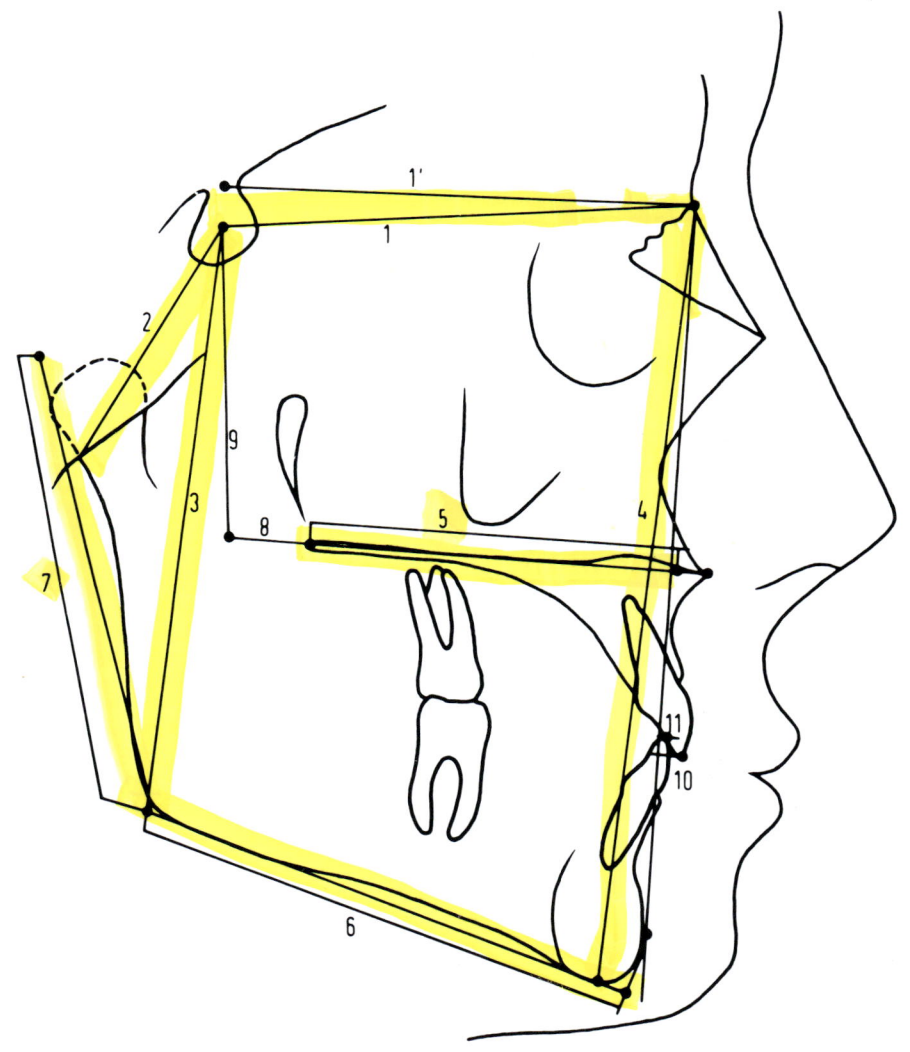

Abb. 3.3 Lineare Messungen

Nr.	Meßstrecke	Bezeichnung	Durch-schnittslänge
1	S–N	(Se–N) vordere Schädelbasislänge	71 mm
2	S–ar	Hintere Schädelbasislänge	32–35 mm
3	S–Go	Hintere Gesichtshöhe	
4	N–Me	Vordere Gesichtshöhe	
5	OKB	Länge der Oberkieferbasis. Sie wird mit der Se–N-Länge korreliert (siehe Tabelle S. 108)	
6	UKB	Länge der Unterkieferbasis. Sie wird mit der Se–N-Länge korreliert	

Nr.	Meßstrecke	Bezeichnung	Durchschnittslänge
7	R.asc.	Länge des aufsteigenden Astes. Sie wird mit der Se–N-Länge korreliert	
8	S'–F.Ptp.	Entfernung zwischen S' und Projektion der vorderen Wand der Fossa pterygopalatina auf die Spina-Ebene, sie drückt die Vor- und Rückverlagerung der Oberkieferbasis aus	14–15 mm
9	S–S'	Drückt die Schwenkungen der Oberkieferbasis aus	42–57 mm
10	1–N–Pog	Entfernung der Schneidekante von 1 zur N–Pog-Linie	2–4 mm
11	1–N–Pog	Entfernung der Schneidekante von 1 zur N–Pog-Linie	−2−+2 mm

Anmerkung: In der Praxis ist es nicht unbedingt erforderlich, bei der Darstellung von Linien und Winkeln die einzelnen Bezugs-Punkte durch Striche voneinander zu trennen. Beispiele: N–Pog = NPog; S–N–Me–Go = SN–MeGo.

Die verschiedenen Messungen kann man in drei Gruppen einteilen:

Analyse des Gesichtsschädels,

Analyse der Kieferbasen,

Analyse der dento-alveolären Beziehungen.

Sie sind für unsere Zwecke die wichtigsten.

3.3 Die Analyse des Gesichtsschädels

Der erste Abschnitt der Analyse umfaßt drei anguläre (Sella-, Gelenk- und Kieferwinkel) und vier lineare (hintere und vordere Gesichtshöhe, vordere und laterale Schädelbasislänge) Messungen.

3.3.1 Der Sella-Winkel (S–N–ar)

Der Sella-Winkel ist der Winkel zwischen der vorderen und der lateralen Schädelbasis. Die *Lage der Gelenkgrube* ist von den Wachstumsveränderungen in diesem Bereich abhängig. Ein *großer Sella-Winkel* entsteht durch eine posteriore Lage der Gelenkgrube und kommt zusammen mit einem retrognathen Unterkiefer vor, bis auf jene Fälle, bei welchen die

KL I ---
KL II ===
KL III -·-

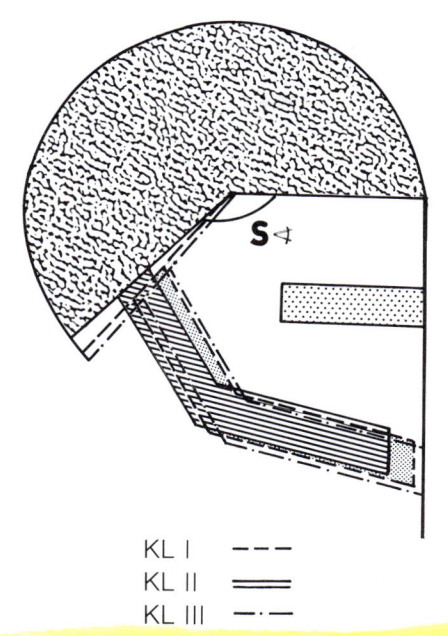

Abb. 3.4 **Der Sella-Winkel ist bei einem retrognathen Profil groß und bei einem prognathen klein**

posteriore Lage der Gelenkgrube durch anguläre (z. B. Gelenkwinkel) oder lineare (z. B. Ramuslänge) Beziehungen kompensiert werden. Eine nichtkompensierte posteriore Lage des Unterkiefers, verursacht durch einen großen Sella-Winkel, ist mittels einer funktionskieferorthopädischen Therapie schwer zu beeinflussen (Abb. 3.4).

3.3.2 Der Gelenkwinkel (S–ar–Go)

Der Gelenkwinkel befindet sich zwischen dem oberen und unteren Abschnitt des Gesichtsschädels. Die Größe des Gelenkes ist von der Lage des Unterkiefers abhängig: der Winkel ist *groß* bei einem retrognathen und *klein* bei einem prognathen Unterkiefer und kann therapeutisch beeinflußt werden. Er *verkleinert* sich bei einer anterioren Verlagerung des Unterkiefers bei Bißsenkung oder Mesialwanderung der Seitenzähne und *vergrößert* sich, wenn der Unterkiefer bei einer Bißöffnung oder Distalisation der Seitenzähne nach hinten verlagert wird. Im Verlaufe der Aktivator-Therapie kann eine Veränderung des Winkels beobachtet werden (Abb. 3.5).

Bei 9jährigen Kindern mit einer *horizontalen* Wachstumsrichtung ist der Winkel durchschnittlich kleiner (139,5°) als bei Kindern mit einer *vertikalen* Wachstumsrichtung (142,4°). Die *Zuwachsraten* zwischen dem neunten und fünfzehnten Lebensjahr betragen beim *horizontalen* Wachstumstyp – 2,89°, beim *vertikalen* – 2,49°.

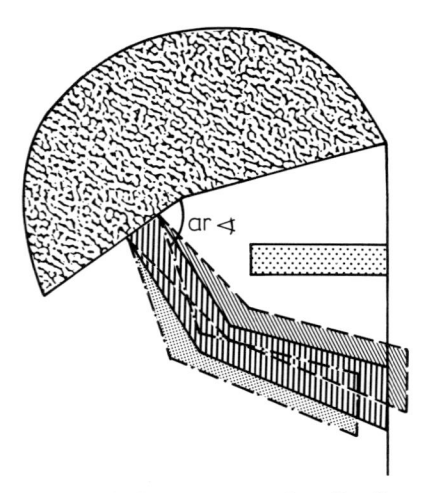

Abb. 3.5 Der Gelenkwinkel ist bei einem retrognathen Profil groß und bei einem prognathen klein

3.3.3 Der Kieferwinkel (ar–Go–Me)

Der Winkel zwischen dem Unterkieferkörper und dem aufsteigenden Ast ist von besonderem Interesse, weil er nicht nur die *Wachstumsrichtung*, sondern auch die Form des Unterkiefers ausdrückt. Falls der Winkel *klein* ist, besonders sein unterer Abschnitt (unterer Go-Winkel nach *Jarabak*), ist die Wachstumsrichtung eine horizontale. Diese Beziehung ist vorteilhaft für eine anteriore Verlagerung des Unterkiefers mittels funktionskieferorthopädischer Geräte. Im Falle eines *großen* unteren Winkels ist eine Aktivator-Therapie nicht indiziert, oder aber die Apparatur muß unter Berücksichtigung der Wachstumsmuster konstruiert werden (Abb. 3.6).

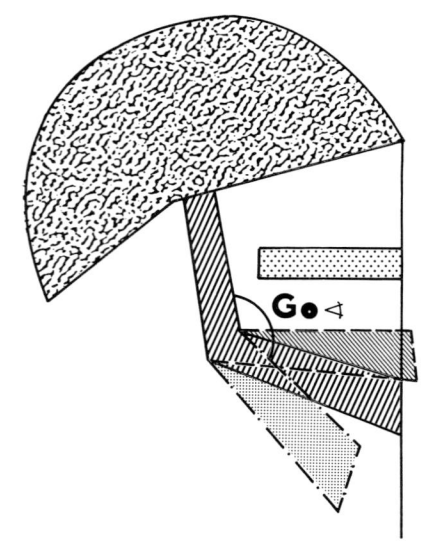

Abb. 3.6 Der Kieferwinkel ist bei einer horizontalen Wachstumsrichtung klein und bei einer vertikalen groß

Bei 9jährigen Kindern mit *horizontaler* Wachstumsrichtung beträgt dieser Winkel durchschnittlich 125,5° (der untere Winkel 69,5°) und bei der *vertikalen* Wachstumsrichtung 133,4° (der untere Winkel 78,3°).

Zwischen dem 9. und 15. Lebensjahr betragen die *Zuwachsraten* –2,89° bei der *horizontalen* und – 2,42° bei der *vertikalen* Wachstumsrichtung (Abb. 3.7).

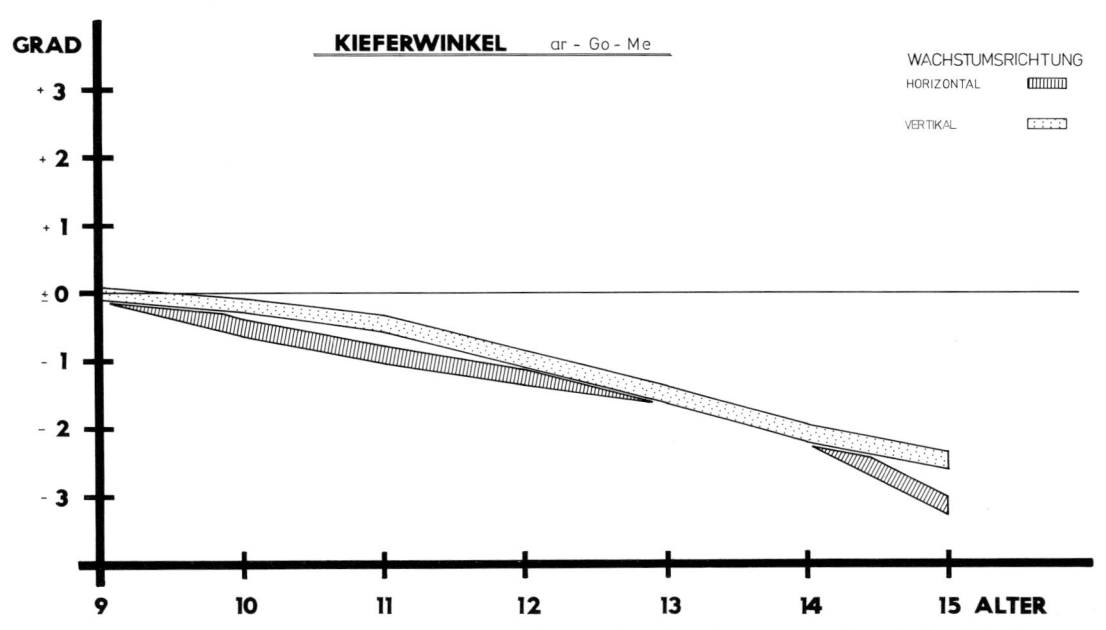

Abb. 3.7 Zuwachsraten des Kieferwinkels bei horizontalem und vertikalem Wachstumstyp zwischen dem 9. und 15. Lebensjahr

3.3.4 Die Gesichtshöhe

Die nächste Messung ist eine lineare. Die hintere (S–Go) und die vordere (N–Me) Gesichtshöhe werden gemessen (Abb. 3.8).

Bei 9jährigen Kindern ist die *hintere Gesichtshöhe* mit einer *horizontalen* Wachstumsrichtung durchschnittlich länger (69,5 mm) als bei Kindern mit *vertikaler* Wachstumsrichtung (64,1 mm). Die *Zuwachsraten* beim *horizontalen* Wachstumstyp zwischen dem 9. und 15. Lebensjahr betragen 11,05 mm und beim *vertikalen* Wachstumstyp 10,8 mm. Im Bereich der *vorderen Gesichtshöhe* sind dagegen die Durchschnittswerte bei *vertikalen* Wachstumstyp höher; beim *horizontalen* Wachstumstyp beträgt die durchschnittliche Länge (N–Me) im 9. Lebensjahr 100,3 mm mit *Zuwachsraten* von 12,18 mm und beim *vertikalen* Wachstumstyp 106,6 mm mit *Zuwachsraten* von 12,71 mm (Abb. 3.9 und 3.10).

Für die Beurteilung der Wachstumsrichtung kann man die hintere und vordere Gesichtshöhe gegenseitig nach der Formel von *Jarabak* beurteilen:

$$\frac{\text{hintere Gesichtshöhe} \times 100}{\text{vordere Gesichtshöhe}}$$

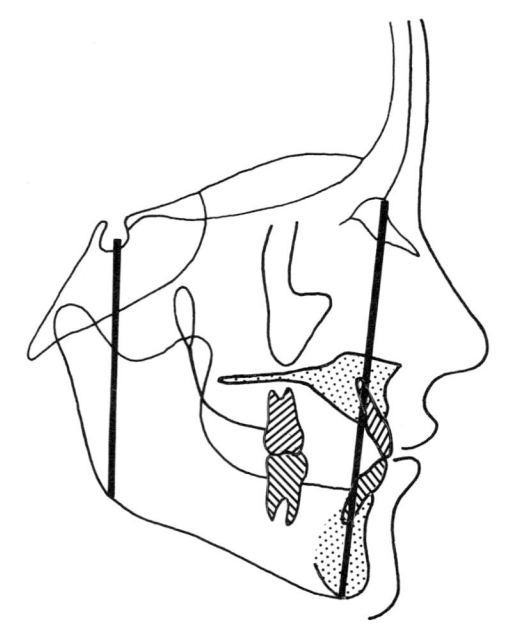

96 Besondere Aspekte der Fernröntgenanalyse bei Planung der funktionskieferorthopädischen Therapie

Abb. 3.8 Hintere und vordere Gesichtshöhe

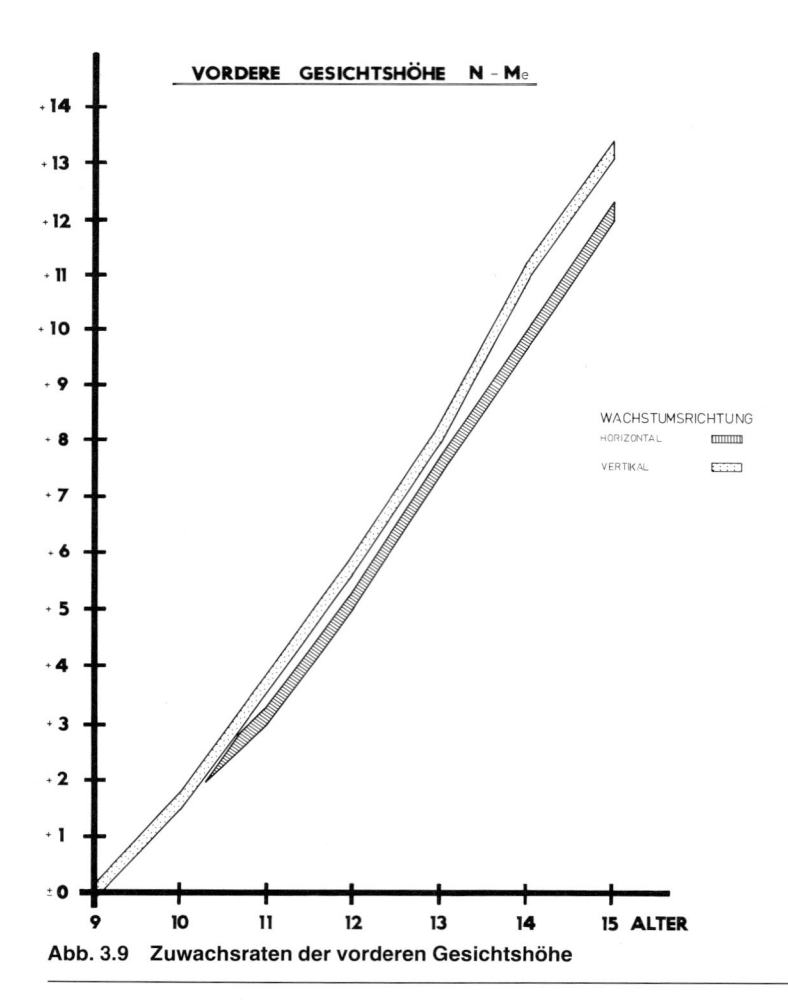

Abb. 3.9 Zuwachsraten der vorderen Gesichtshöhe

Die Analyse des Gesichtsschädels 97

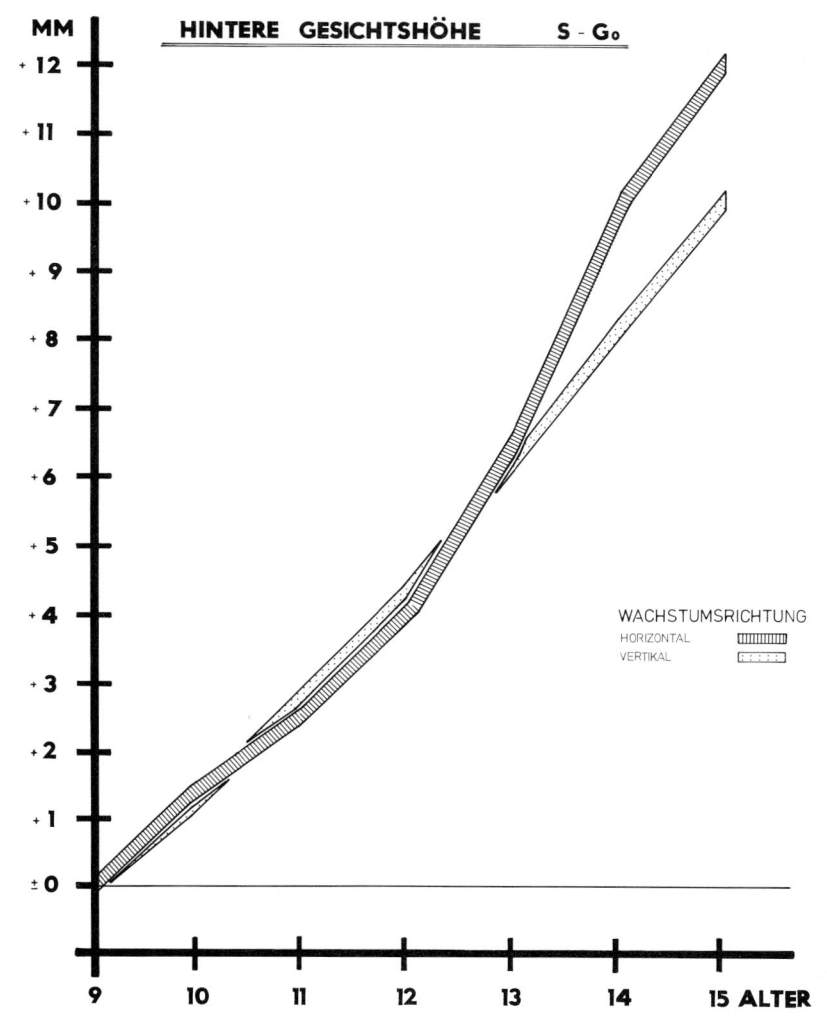

Abb. 3.10 Zuwachsraten der hinteren Gesichtshöhe

Eine Beziehung unter 62% drückt eine vertikale, über 65% eine horizontale Wachstumsrichtung aus.

Bei Kindern mit *horizontalem* Wachstumsmuster beträgt diese Beziehung im 9. Lebensjahr 67,5% und im 15. Lebensjahr 69,9%. Beim *vertikalen* Wachstumstyp dagegen lautet dieser Prozentsatz im 9. Lebensjahr 61,1% und im 15. Lebensjahr 62,7%. Alle unsere Messungen zeigen einen allgemeinen Trend in Richtung eines mehr horizontalen Wachstumsmusters.

In Hinblick auf diese Besonderheiten der Wachstumsvorgänge im frühen Wechselgebißalter sollte die *Vorhersage der Wachstumsrichtung* durch Vergleich der angulären und linearen Messungen einerseits und morphologischen Besonderheiten des Unterkiefers andererseits durchgeführt werden (siehe Analyse der Kieferbasen, S. 99). Die Bestimmung der Wachstumsrichtung ist von Bedeutung für die Planung einer Aktivator-

Therapie, namentlich für die Bestimmung der Indikation und Konstruktion der Apparatur.

3.3.5 Die Schädelbasislänge (Abb. 3.11)

3.3.5.1 Vordere Schädelbasislänge (Se–N)

Für diese Messung benutzen wir als Bezugspunkt die Mitte des Sella-Einganges, im Gegensatz zur Sella-Mitte, welche als Bezugspunkt für die angulären Messungen dient. Die Korrelation der Länge der vorderen Schädelbasis zur Länge der Kieferbasen ermöglicht uns eine *proportionale lineare Analyse der Kieferbasen.*

Die durchschnittliche Länge der vorderen Schädelbasis beträgt im 9. Lebensjahr bei Patienten mit *horizontaler* Wachstumsrichtung 68,8 mm, mit *vertikaler* Wachstumsrichtung 63,8 mm. Die *Zuwachsraten* zwischen dem 9. und 15. Lebensjahr betragen beim *horizontalen* Wachstumstyp 4,46 mm, beim *vertikalen* dagegen nur 3,52 mm.

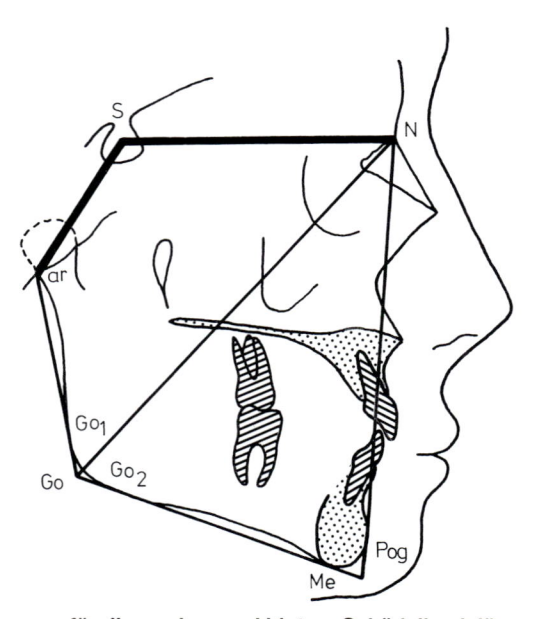

Abb. 3.11 Messungen für die vordere und hintere Schädelbasislänge

3.3.5.2 Laterale (hintere) Schädelbasislänge (S–ar)

Die Länge dieser Dimension ist von der hinteren Gesichtslänge und der Lage der Gelenkgrube abhängig. Eine *kurze laterale Schädelbasislänge* kann man beim *vertikalen* Wachstumstyp oder skelettal offenen Biß beobachten; sie dient als Hinweis für eine schlechte Prognose der funktionellen Therapie. Bei 9jährigen Kindern mit *horizontaler* Wachstumsrichtung beträgt diese Länge 32,2 mm mit *Zuwachsraten* bis zum 15. Lebensjahr von 9,16 mm und beim *vertikalen* Wachstumstyp 30 mm mit *Zuwachsraten* von 4,47 mm.

3.4 Die Analyse der Kieferbasen

Die Winkel zwischen den *vertikalen Bezugslinien* ermöglichen die Beurteilung der sagittalen Beziehungen (z. B. SNA-Winkel, SNB-Winkel);

die Winkel zwischen den *horizontalen Linien* gestatten die Erfassung der vertikalen Beziehungen (z. B. Grundebenenwinkel, Inklinationswinkel). Die linearen Messungen drücken die Länge der Kieferbasen und des aufsteigenden Astes aus.

Eine *morphologische* Bestimmung, insbesondere des Unterkiefers, ist für die Wachstumsvorhersage ebenfalls wichtig.

In der folgenden Übersicht sind nur ausgewählte Messungen beschrieben, welche von besonderem Interesse für Planung und Behandlung mit funktionellen Geräten sind.

3.4.1 Der SNA-Winkel (Abb. 3.12)

Der SNA-Winkel drückt die sagittale Beziehung der vorderen Grenze der Oberkieferbasis (Punkt A) zu der vorderen Schädelbasis aus. Bei einer prognathen Maxilla ist dieser Winkel *groß,* bei einer retrognathen *klein*. In Klasse II,1-Anomalien, verursacht durch eine maxilläre Prognathie (mit großem SNA-Winkel), ist die Aktivator-Therapie zur Vorverlagerung des Unterkiefers nicht indiziert.

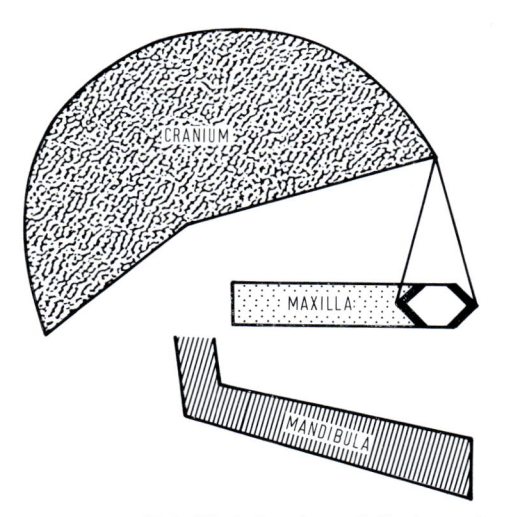

Abb. 3.12 Kleiner oder großer SNA-Winkel weist auf die Lage der Oberkieferbasis in Relation zur Schädelbasis hin

Die Zuwachsraten dieses Winkels sind klein und die Unterschiede zwischen den einzelnen Wachstumstypen nicht signifikant (Abb. 3.13).

	SNA-Winkel	
Wachstumstyp	im 9. Lebensjahr	im 15. Lebensjahr
durchschnittlicher	79,5°	81,28°
horizontaler	79,73°	81,57°
vertikaler	79°	80,57°

Im Laufe einer konventionellen Aktivator-Therapie kann man eine geringfügige Reduktion dieses Winkels beobachten, eine größere Beeinflussung des Winkels ist mittels speziell konstruierter Aktivatoren möglich.

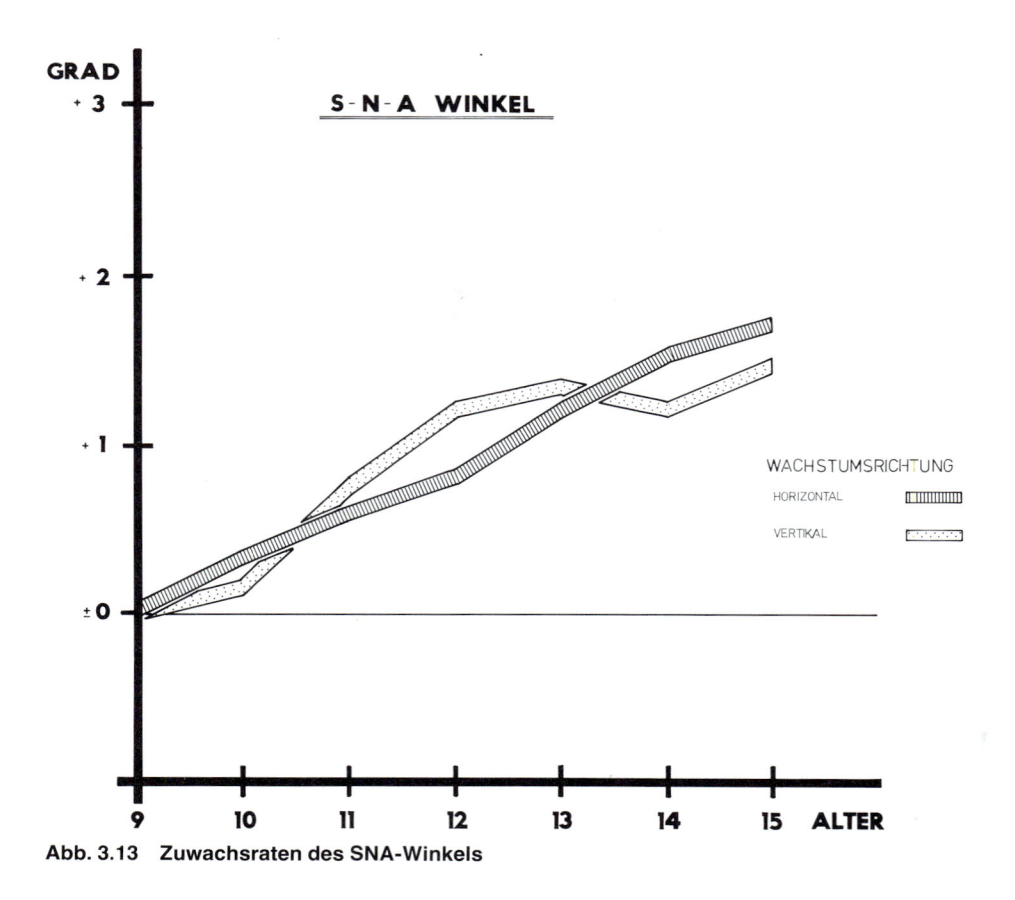

Abb. 3.13 Zuwachsraten des SNA-Winkels

3.4.2 Der SNB-Winkel (Abb. 3.14)

Der SNB-Winkel drückt die sagittalen Beziehungen der vorderen Grenze der Unterkieferbasis zu der vorderen Schädelbasis aus. Bei einem prognathen Unterkiefer ist dieser Winkel *groß,* bei einem retrognathen *klein.* Eine *Aktivatorbehandlung* ist bei retrognathem Unterkiefer indiziert, d. h. der SNB-Winkel ist klein. Der Winkel ermöglicht es auch, die *Lage des Unterkiefers* zu beurteilen. Ein retrognather Unterkiefer kann klein oder

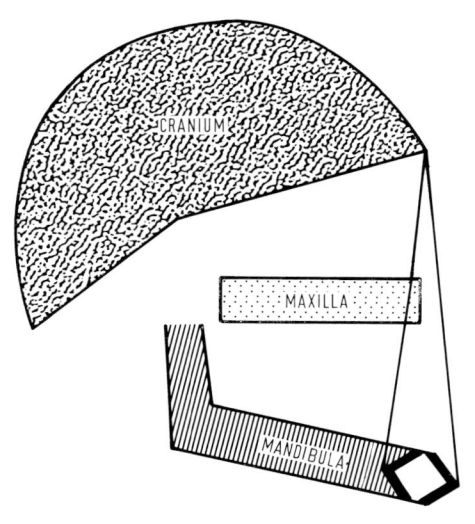

Abb. 3.14 Kleiner oder großer SNB-Winkel weist auf die Lage der Unterkieferbasis in Relation zur Schädelbasis hin

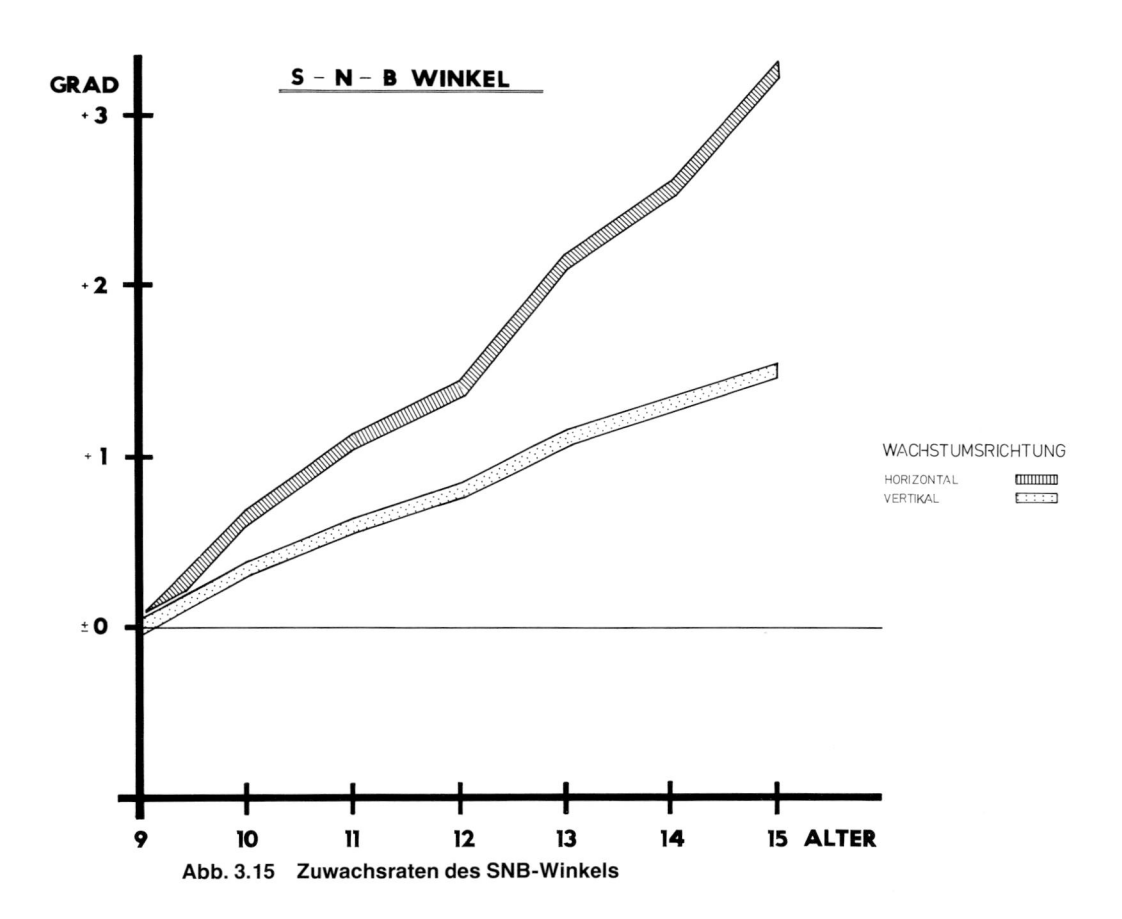

Abb. 3.15 Zuwachsraten des SNB-Winkels

groß sein. Falls ein posterior gelagerter Unterkiefer klein ist, ist die Prognose für seine Vorverlagerung – im Wechselgebißalter – günstig, weil überdurchschnittlich große Zuwachsraten zu erwarten sind.

Durchschnittlicher Winkelwert und Zuwachsraten beim *horizontalen* Wachstumstyp sind größer (77,2° im 9. und 80,5° im 15. Lebensjahr) als beim *vertikalen* Wachstumstyp (74,3° bei 9jährigen und 75,9° bei 14jährigen; Abb. 3.15). Neben der günstigen Wachstumsrichtung ermöglichen die Höhen der Zuwachsraten des Unterkiefers beim horizontalen Wachstumstyp eine erfolgreiche Behandlung mittels der Unterkiefervorverlagerung.

3.4.3 Der Basiswinkel (Abb. 3.16)

Der Basiswinkel drückt die Beziehung zwischen den oberen und unteren Kieferbasen aus und wird auch für die Bestimmung der *Inklination der Unterkieferebene* benutzt. Beim *horizontalen* Wachstumstyp ist der Winkel klein (23,4° im 9. und 20,5° im 15. Lebensjahr), beim *vertikalen* Wachstumstyp ist er größer (32,9° im 9. und 30,9° im 15. Lebensjahr).

Die wachstumsbedingte Abnahme des Winkels entspricht dem allgemeinen Trend in Richtung eines horizontalen Wachstumsmusters (Abb. 3.17).

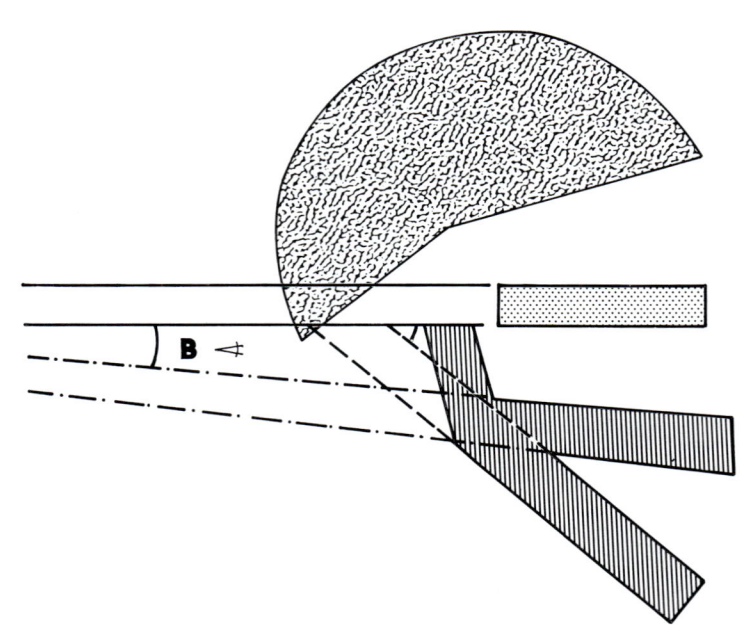

Abb. 3.16 Der Basiswinkel ist beim horizontalen Wachstumstyp klein und beim vertikalen groß

Abb. 3.17 Zuwachsraten der Basiswinkel

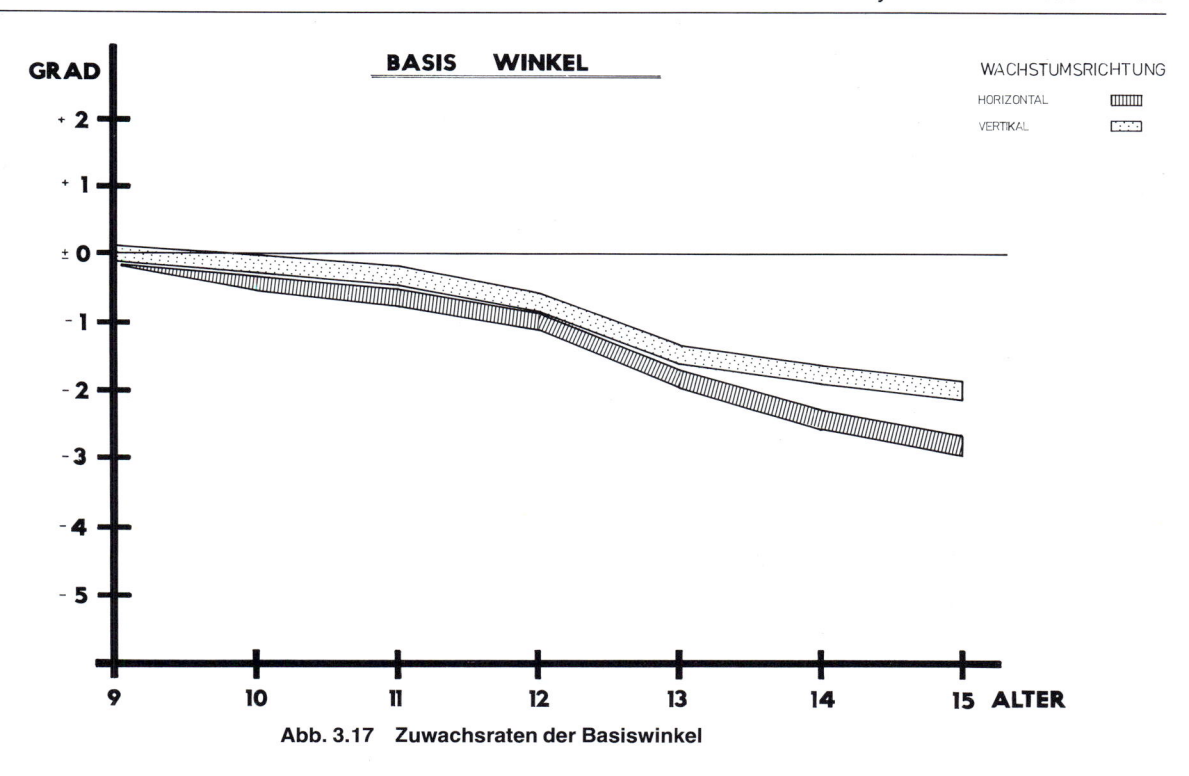

3.4.4 Der Inklinationswinkel (Abb. 3.18)

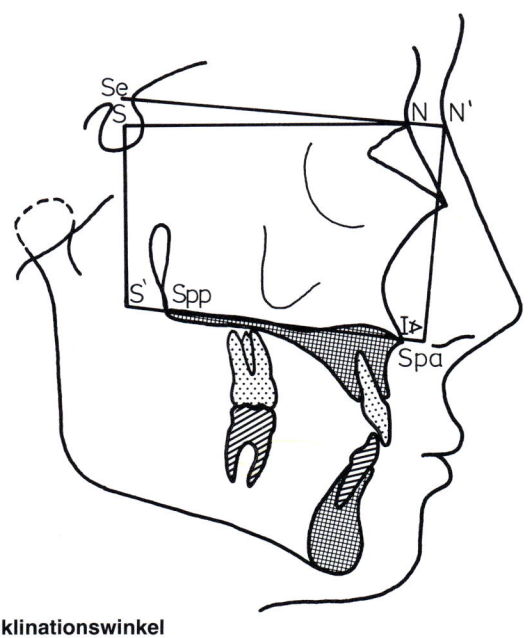

Der Inklinationswinkel drückt die *Inklination der Oberkieferbasis* aus. Der Winkel befindet sich zwischen der Pn-Linie (eine Senkrechte von N′) und der Spina-Ebene. Ein *großer* Winkel drückt die Anteinklination, ein *kleiner*

Abb. 3.18 Der Inklinationswinkel

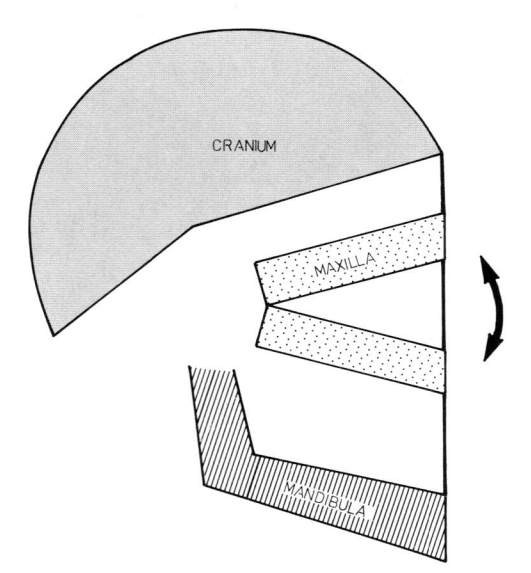

Abb. 3.19 Retro- und Anteinklination der Oberkieferbasis

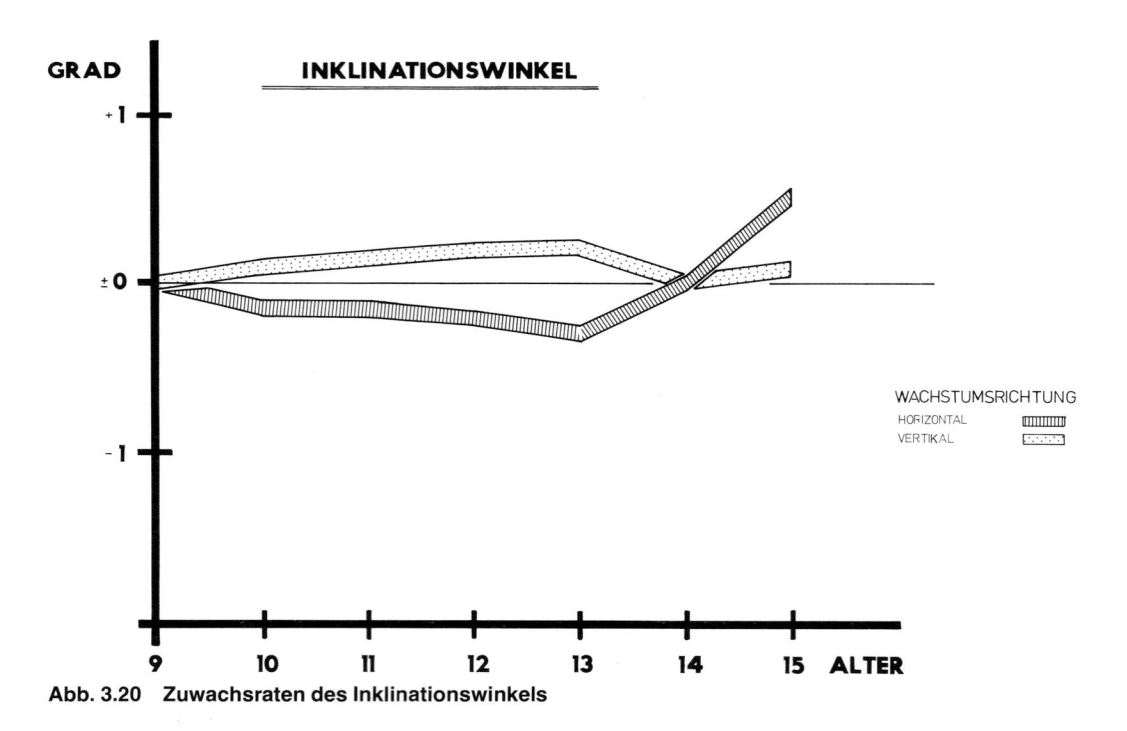

Abb. 3.20 Zuwachsraten des Inklinationswinkels

Winkel die Retroinklination der Oberkieferbasis aus (Abb. 3.19). Der Winkel hat keine Korrelation zum Gesichts- oder Wachstumstyp. Funktionelle oder therapeutische Einflüsse können die Inklination der Oberkieferbasis verändern (Abb. 3.20).

3.4.5 Die Rotationen der Kieferbasen

Die zwei letztgenannten Messungen (Basiswinkel und Inklinationswinkel) drücken die *Rotationen der Kieferbasen* aus. Diese Rotationen sind von besonderem Interesse bei der Behandlung mit funktionellen Geräten im Hinblick auf die Bestimmung der Indikation und Konstruktion des Aktivators.

Die *Rotation des Unterkiefers* ist wachstumsbedingt und abhängig von der Richtung und gegenseitigen Beziehung der Zuwachsraten im hinteren (kondyläres Wachstum) und vorderen (suturales und alveoläres Wachstum) Bereich des Gesichtsschädels. Wenn das *kondyläre Wachstum* überwiegt, resultiert eine horizontale Rotation; ein vergrößertes *sutural-alveoläres Wachstum* führt zur vertikalen Rotation. Falls die Zuwachsraten *ausgeglichen* sind, kann eine parallele Wachstumsrichtung beobachtet werden. *Björk* differenziert zwischen zwei Vorgängen, welche diese Rotation begründen:

● Ein *Umbau des Unterkiefers* im Bereich der Symphyse und des Kieferwinkels verursacht oft Rotationen. Größere Apposition des Kieferwinkels und eine Resorption im symphysalen Bereich verursachen eine *horizontale* Rotation. Falls die Apposition im symphysalen Bereich überwiegt, und eine Resorption im Bereich des Kieferwinkels stattfindet, ist das Ergebnis eine *vertikale* Rotation. Diese Rotation durch Umbau wird als *Intermatrix-Rotation* bezeichnet; nach *Moss* handelt es sich um eine Funktion der periostalen Matrix.

● Der Unterkiefer rotiert auch in toto im Sinne einer vertikalen oder horizontalen Rotation. Diese Rotation wird als *Matrix-Rotation* bezeichnet oder als „Relocation" in der funktionellen Matrix nach *Moss*.

Die Rotation, welche wir fernröntgenologisch beobachten, ist die *totale Rotation*, bestehend aus der Intermatrix- und Matrixrotation.

Die Rotation des Unterkiefers unterliegt wachstumsbedingten und funktionellen Einflüssen. Die funktionskieferorthopädischen Methoden verändern die Funktion und steuern die Wachstumsvorgänge. Aus diesem Grund besteht die Möglichkeit, therapeutisch – in bescheidenem Ausmaß – die Rotation des Unterkiefers zu verändern.

Die *Rotation* der Oberkieferbasis kann mittels Messungen des Inklinationswinkels beobachtet werden. Im allgemeinen ist die Inklination der Oberkieferbasis konstant, und man sieht nur nicht-wachstumsbedingte Veränderungen; Umwelteinflüsse wie Dysfunktionen, okklusale Kräfte und Schwerkraft können sie beeinflussen. Eine *Retro-* oder *Anteinklination* der Oberkieferbasis kann man bei vielen Patienten feststellen; man kann sie mittels bestimmter therapeutischer Techniken beeinflussen, z. B. mit funktionellen Geräten.

3.4.6 Die gegenseitigen Beziehungen zwischen den Rotationen der Kieferbasen

Die *Rotationen des Unterkiefers* sind von entscheidender Bedeutung für die vertikalen Beziehungen des Gesichtsschädels. Bei der horizontalen Rotation ist das Vorgesicht kurz, bei der vertikalen lang.

Die horizontale Rotation bedeutet eine *Prädisposition* zum *Tiefbiß*, die vertikale zum *offenen Biß*. Für die okklusalen Beziehungen ist die Inklination der Oberkieferbasis ebenfalls von Bedeutung. Die okklusalen Beziehungen sind nämlich oft von einer Kombination dieser Rotationen abhängig. Folgende Formen von Rotationen unterscheiden wir:

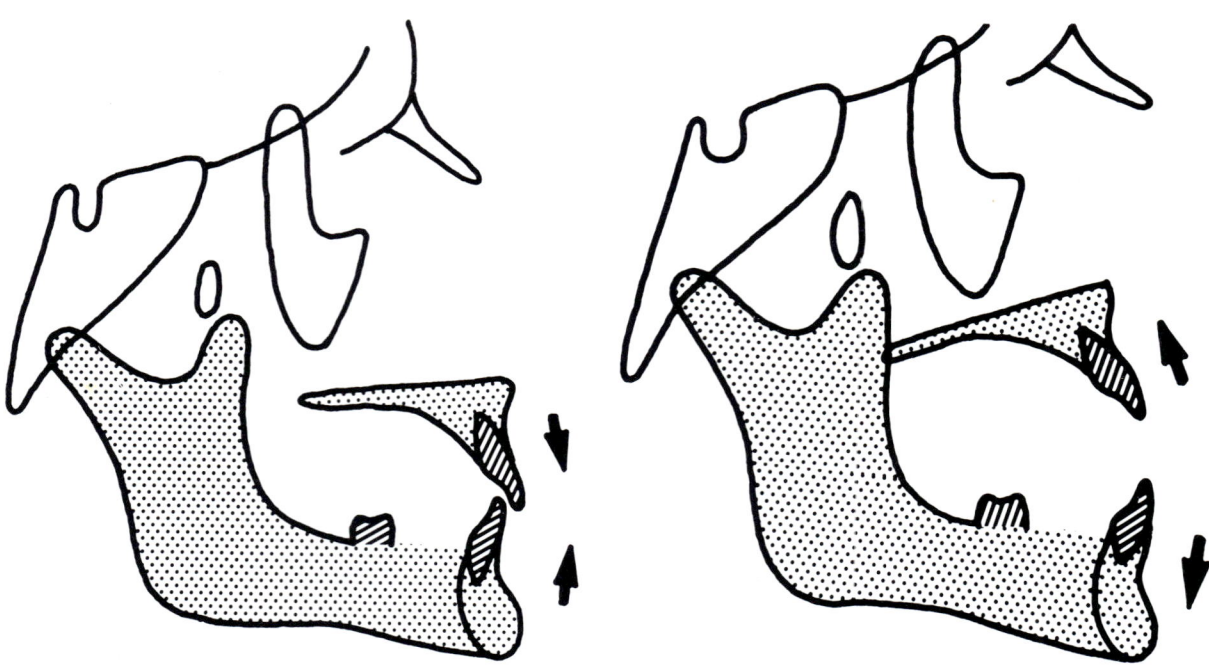

1. *Konvergente Rotation* der Kieferbasen mit dem Ergebnis eines Tiefbisses, welchen man mit funktionellen Methoden nur sehr schwer korrigieren kann (Abb. 3.21).

2. In Fällen mit schwerem skelettal offenen Biß kann man oft eine *divergierende Rotation* der Kieferbasen beobachten. In extremen Fällen ist ein kieferchirurgischer Eingriff erforderlich (Abb. 3.22).

3. *Kraniale Rotation* beider Basen. In einer horizontalen Wachstumsrichtung kann die Anteinklination des Oberkiefers den Tiefbiß kompensieren mit dem Ergebnis eines normalen Überbisses (Abb. 3.23).

4. *Kaudale Rotation* der Kieferbasen. Bei vertikaler Wachstumsrichtung des Unterkiefers kann eine Retroinklination des Oberkiefers die Tendenz zum offenen Biß kompensieren (Abb. 3.24).

Die *therapeutische Kontrolle* der vertikalen Dimension ist meistens schwieriger als die der sagittalen. Falls eine kausale therapeutische

Abb. 3.21 Konvergente Rotation der Kieferbasen

Abb. 3.22 Divergente Rotation der Kieferbasen

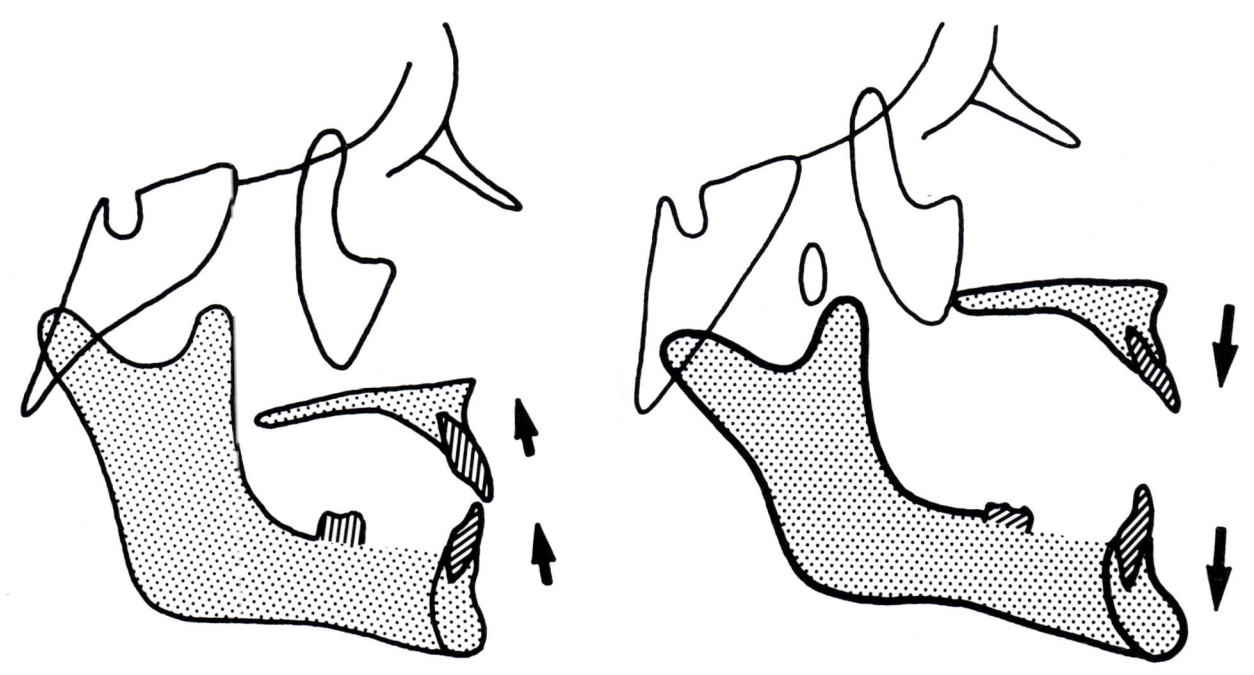

Abb. 3.23 Kraniale Rotation der Kieferbasen

Abb. 3.24 Kaudale Rotation der Kieferbasen

skelettale Rekonstruktion nicht mehr möglich erscheint, ist eine kompensatorische Therapie erforderlich; das heißt z. B., wenn die vertikale Wachstumsrichtung nicht beeinflußbar ist, kann eine okklusale Anpassung mittels Retroinklination der Oberkieferbasis erzielt werden.

3.4.7 Die linearen Messungen der Kieferbasen

Bei der Bestimmung der Indikation für eine Aktivatortherapie ist nicht nur die Lage, sondern auch die Länge der Kieferbasen zu bestimmen. Bei einer mandibulären Retrognathie sollte die Frage der Unterkieferbasislänge geklärt werden, sie kann nämlich relativ kurz oder lang sein. Für Ätiologie und Behandlungsmöglichkeiten ist diese Frage von großer Bedeutung.

Die Länge der Unter- und Oberkieferbasen und des aufsteigenden Astes werden mit einer proportionalen Analyse zur Länge der Strecke Se–N bestimmt. Die Messung wird nach den Empfehlungen von *A. M. Schwarz* vorgenommen; dementsprechend wird statt Punkt S der Punkt Se benutzt (Abb. 3.25). Die ideale Dimension der relativen Länge zur Strecke Se–N wird mittels folgender Formel berechnet:

Se–N : Unterkieferbasislänge = 20:21
Ramus ascendens : Unterkieferbasislänge = 5:7
Oberkieferbasislänge : Unterkieferbasislänge = 2:3

Für die Auswertung der Ergebnisse arbeiten wir mit zwei „Soll"-Werten, einer bezogen zur Se–N-Länge, der andere zur Unterkieferbasislänge. Tabelle 3.1 zeigt die Vereinfachung der Berechnungen.

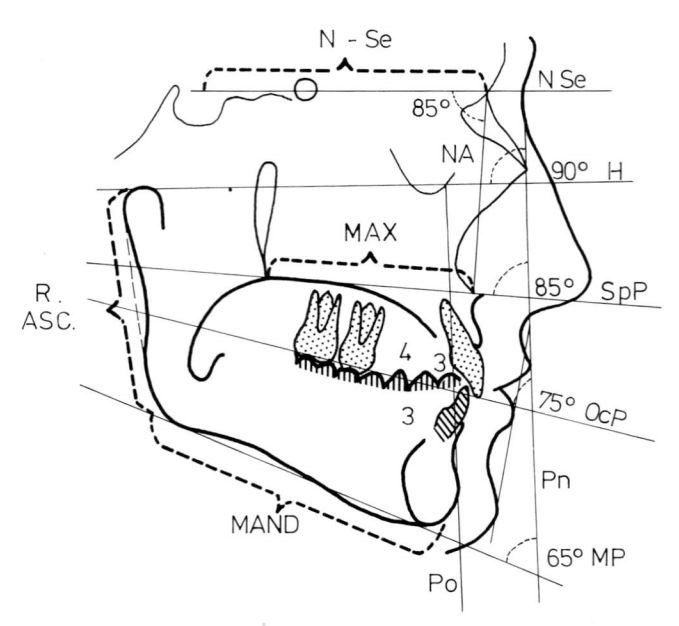

108 Besondere Aspekte der Fernröntgenanalyse bei Planung der funktionskieferorthopädischen Therapie

Abb. 3.25 Proportionale Messungen der Kieferbasen und des aufsteigenden Astes (nach A. M. Schwarz)

Tabelle 3.1 Beurteilung der Kieferbasenlänge und des Ramus ascendens.

Unter-kiefer	Ober-kiefer	Ramus asc.	Ast-breite	Unter-kiefer	Ober-kiefer	Ramus asc.	Ast-breite
56	37	40	22	71	47	50,5	28
57	38	40,5	22,5	72	48	51	29
58	39	41	23	73	48,5	52	29
59	39	42	23,5	74	49	53	29,5
60	40	43	24	75	50	53,5	30
61	40,5	43,5	24	76	50,5	54	30
62	41	44	24,5	77	51	55	31
63	42	45	25	78	52	55,5	31
64	42,5	45,5	25,5	79	52,5	56	31,5
65	43	46	26	80	53	57	32
66	44	47	26	81	54	58	32
67	44,5	47,5	27	82	54,5	58,5	32,5
68	45	48	27	83	55	59	33
69	46	49	27,5	84	56	60	33,5
70	46,5	50	28	85	57	60,5	34

3.4.7.1 Länge der Unterkieferbasis

Die Unterkieferbasislänge wird durch die Messung der Entfernung Gonion-Pogonion bestimmt (Pogonion wird senkrecht an die Mandibularebene projiziert; Abb. 3.26).

Die „Soll"-Länge der Unterkieferbasis in Beziehung zur Se–N-Länge beträgt Se–N + 3 mm bis zum 12. Lebensjahr und Se–N + 3,5 mm nach

Die Analyse der Kieferbasen 109

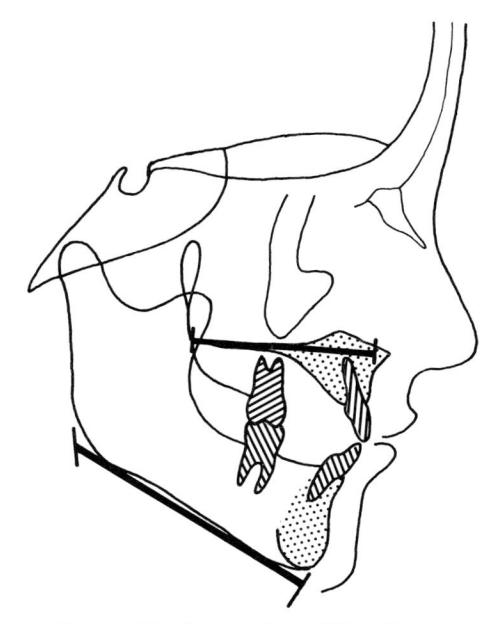

Abb. 3.26 Messungen der mandibulären und maxillären Basen

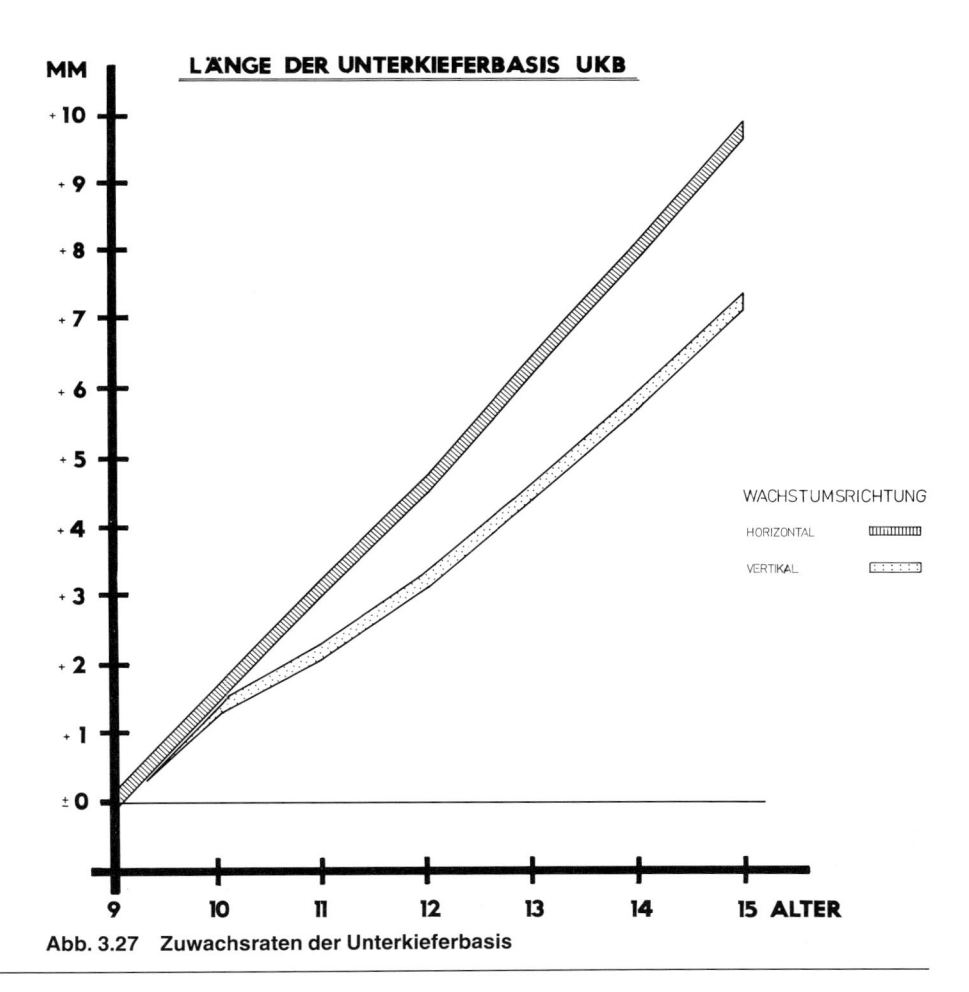

LÄNGE DER UNTERKIEFERBASIS UKB

WACHSTUMSRICHTUNG
HORIZONTAL
VERTIKAL

Abb. 3.27 Zuwachsraten der Unterkieferbasis

dem 12. Lebensjahr. Bis zum 7. Lebensjahr werden Minuswerte von maximal 5 mm noch als normal, und nach dem 15. Lebensjahr wird ein Pluswert bis zu 5 mm über die „Soll"-Werte ebenfalls als normal betrachtet. Die Unterkieferbasislänge und die Zuwachsrate sind beim *vertikalen* Wachstumstyp kleiner als beim *horizontalen*. Beim horizontalen Wachstumstyp im 9. Lebensjahr, beträgt die durchschnittliche Länge 67,59 mm mit einer Zunahme bis zu 77,35 mm im 15. Lebensjahr, beim vertikalen Wachstumstyp beträgt sie im 9. Lebensjahr 65,23 mm, im 15. Lebensjahr 73,5 mm (Abb. 3.27).

3.4.7.2 Länge der Oberkieferbasis

Diese Dimension ist durch die Entfernung zwischen Spina nasalis posterior und den auf die Spina-Ebene senkrecht projizierten A-Punkt

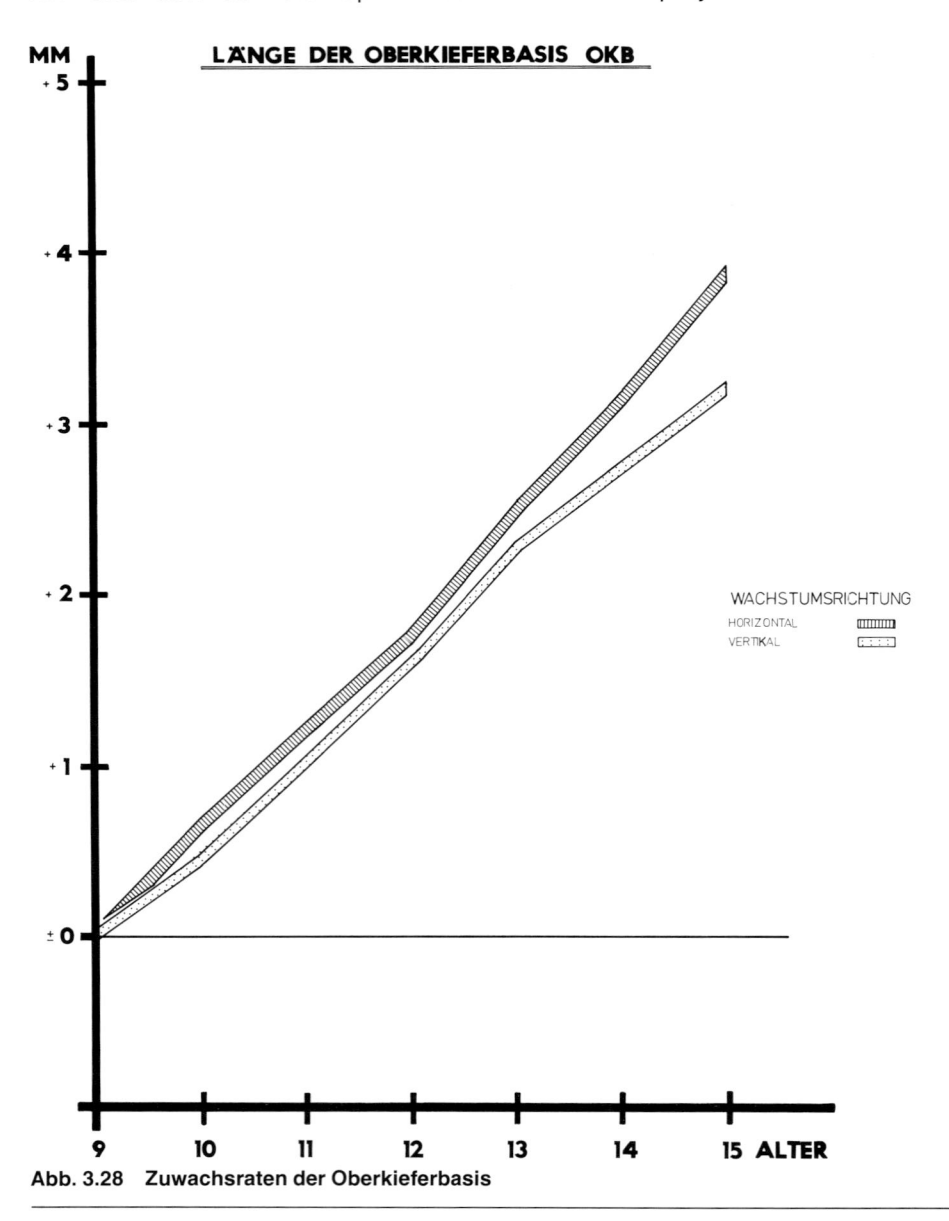

Abb. 3.28 Zuwachsraten der Oberkieferbasis

Die Analyse der Kieferbasen 111

bestimmt. Für die Beurteilung haben wir *zwei „Soll"-Werte:* einen auf die Se–N-Entfernung, den anderen auf die Unterkieferbasislänge bezogen.

Der Unterschied in der Länge der Oberkieferbasis zwischen den beiden Wachstumstypen ist gering und die Zuwachsraten sind im allgemeinen niedriger als diejenigen der Unterkieferbasis. Beim *horizontalen* Wachstumstyp beträgt die durchschnittliche Länge 44,65 mm im 9. Lebensjahr und 48,6 mm im 15. Lebensjahr, beim *vertikalen* Wachstumstyp beträgt sie 44 mm im 9. Lebensjahr und 47,16 mm im 15. Lebensjahr (Abb. 3.28). Da das *Wachstumspotential* der Unterkieferbasis größer ist als dasjenige der Oberkieferbasis, vergrößert sich der SNB-Winkel und der ANB-Winkel wird kleiner.

Durch diese Wachstumsvorgänge wird der Unterkiefer nach dem 12. Lebensjahr weniger retrognath; diese wachstumsabhängige Abnahme der mandibulären Retrognathie ist vorteilhaft für die Aktivatorbehandlung der Klasse II-Anomalie.

3.4.7.3 Länge des aufsteigenden Astes

Die Länge des aufsteigenden Astes wird durch die Messung der Entfernung vom Gonion zum Condylion bestimmt. Um die *Lokalisation des Condylions* zu vereinfachen, konstruieren wir eine ideale Frankfurter Horizontale. Am Schnittpunkt dieser Frankfurter Horizontalen und der Tangente des aufsteigenden Astes befindet sich das Condylion (Abb. 3.29).

Die *ideale Frankfurter Horizontale* wird wie folgt konstruiert: Die Pn-Senkrechte wird zwischen Weichteilnasion und Spina-Ebene halbiert. Von diesem Punkt wird eine Senkrechte konstruiert, welche die ideale Frankfurter Horizontale darstellt.

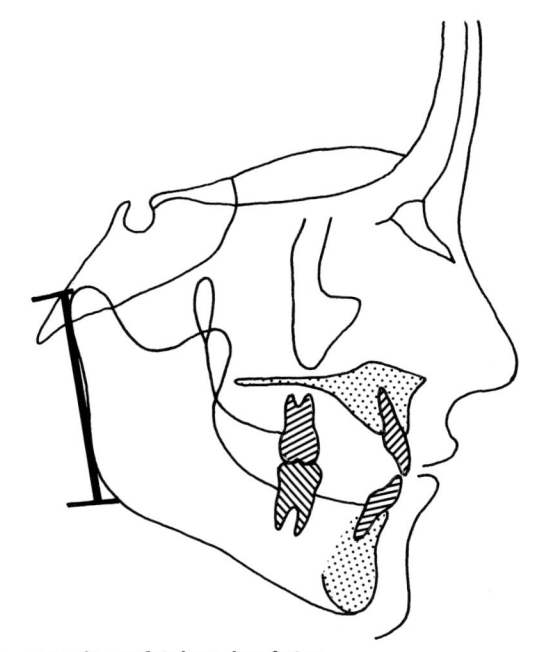

Abb. 3.29 Messungen des aufsteigenden Astes

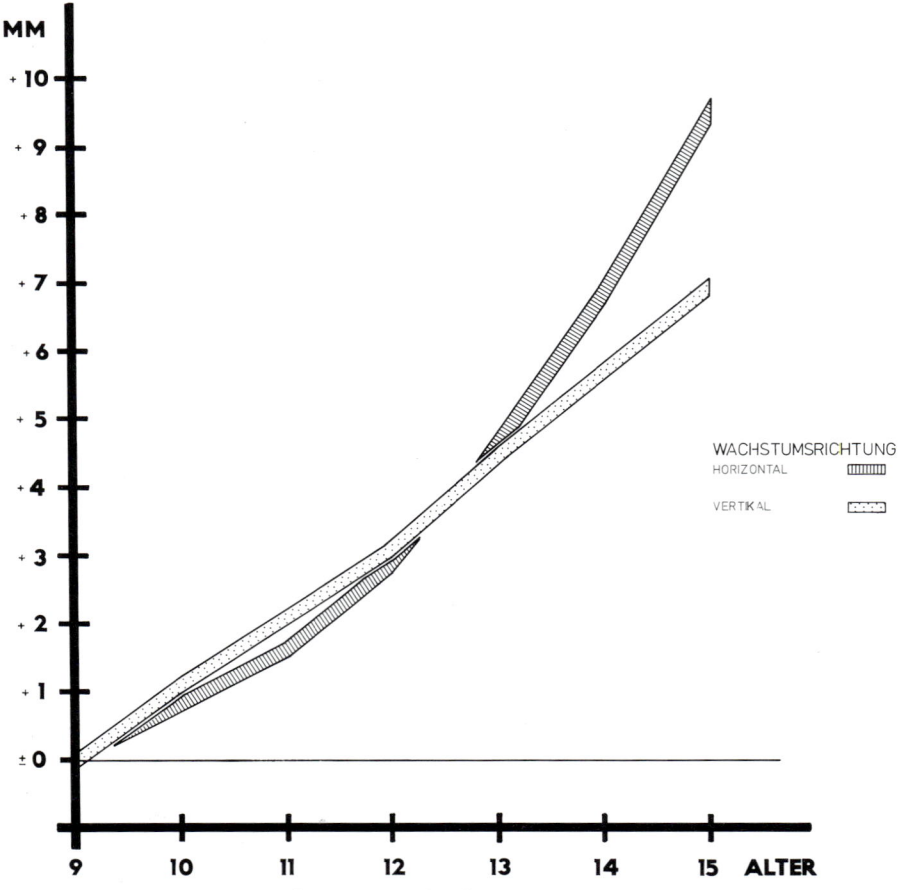

Abb. 3.30 Zuwachsraten des aufsteigenden Astes

Die *Ramuslänge* ist entscheidend für die hintere Gesichtshöhe. Der Ramus ist beim *horizontalen* Wachstumstyp im 9. Lebensjahr durchschnittlich 48,9 mm, im 15. Lebensjahr 58,67 mm lang. Beim *vertikalen* Wachstumstyp ist der Ramus kürzer: im 9. Lebensjahr 44,47 mm, im 15. Lebensjahr 51,7 mm (Abb. 3.30).

3.4.8 Die Beurteilung der Länge der Kieferbasen

3.4.8.1 Unterkieferbasis

Falls die Basislänge der Entfernung Se–N + 3 mm entspricht, ist die Unterkieferbasis dem Alter entsprechend *normal entwickelt,* und wir können durchschnittliche Zuwachsraten erwarten. Falls die Basis *kürzer* ist, werden die Zuwachsraten wahrscheinlich höher sein; ist sie länger, werden die Zuwachsraten geringer als die Durchschnittswerte sein. Diese Vorhersage kann genauer ausfallen, wenn auch die Korrelation zu den weiteren zwei Messungen berücksichtigt wird, d. h. zu der Oberkieferbasislänge und zum aufsteigenden Ast.

Die *Korrelation* zwischen *Länge* und *Lage* der Unterkieferbasis sollte ebenfalls untersucht werden. Ein retrognather Unterkiefer kann eine kurze oder lange Basis haben. Bei einer *kurzen Unterkieferbasis* ist die Ursache der Retrognathie wachstumsbedingt. Die Prognose für eine Aktivator-Therapie ist – eine günstige Wachstumsrichtung vorausgesetzt – gut. Man kann dann mit einem hohen Wachstumspotential rechnen, was eine wachstumsfördernde Therapie ermöglicht.

Bei einer *langen, aber retrognathen Unterkieferbasis* gibt es zwei Möglichkeiten:

1. Der Unterkiefer ist in einer *posterioren Zwangslage.* In der Ruhelage liegt er ventral und gleitet in eine dorsale habituelle Okklusion. Die Behandlung ist einfach und kann auch im bleibenden Gebiß durch Ausschaltung der Zwangsführung ermöglicht werden.

2. Der Unterkiefer ist in einer *dorsalen Lage* eingebaut, die Gelenkgrube liegt dorsal: diese Unstimmigkeit ist trotz der langen Basis nicht kompensiert, die Prognose einer funktionellen Therapie ist ungünstig.

3.4.8.2 Oberkieferbasis

Die zwei „Soll"-Werte für die Beurteilung der Oberkieferbasislänge: einer ist auf die Entfernung Se–N, der andere auf die Länge der Unterkieferbasis bezogen. Eine Abweichung von den auf die Unterkieferbasis bezogenen „Soll"-Werten bedeutet, daß die Oberkieferbasis zu kurz oder zu lang ist. Falls die Oberkieferbasislänge den auf die Unterkieferbasislänge bezogenen Soll-Werten entspricht, ist der Gesichtsschädel harmonisch gebaut, insbesondere wenn auch die Ramus-Länge den „Soll"-Werten entspricht. Wenn die Se–N bezogenen „Soll"-Längen von den festgestellten „Ist"-Längen der Unterkieferbasis, der Oberkieferbasis und des aufsteigenden Astes gleichmäßig abweichen, ist der Gesichtsschädel zwar harmonisch, aber in bezug zur Schädelbasis zu groß oder zu klein.

3.4.8.3 Aufsteigender Ast

Die Beurteilung der Ramus-Länge wird in ähnlicher Weise vorgenommen wie diejenige der Oberkieferbasislänge. Falls der aufsteigende Ast in Beziehung zu den anderen Dimensionen zu kurz ist, kann man mit höheren Zuwachsraten rechnen. Eine Ausnahme von dieser Regel sind die Fälle mit extrem vertikaler Wachstumsrichtung, wobei es zu keinem Ausgleich in der Ramus-Länge kommt.

Neben den metrischen muß man auch die morphologischen Besonderheiten des Unterkiefers berücksichtigen.

3.4.8.4 Morphologie des Unterkiefers

Die einzelnen Gesichtstypen (orthognath, retrognath und prognath) sind auch durch Besonderheiten der Morphologie des Unterkiefers charakterisiert (Abb. 3.31).

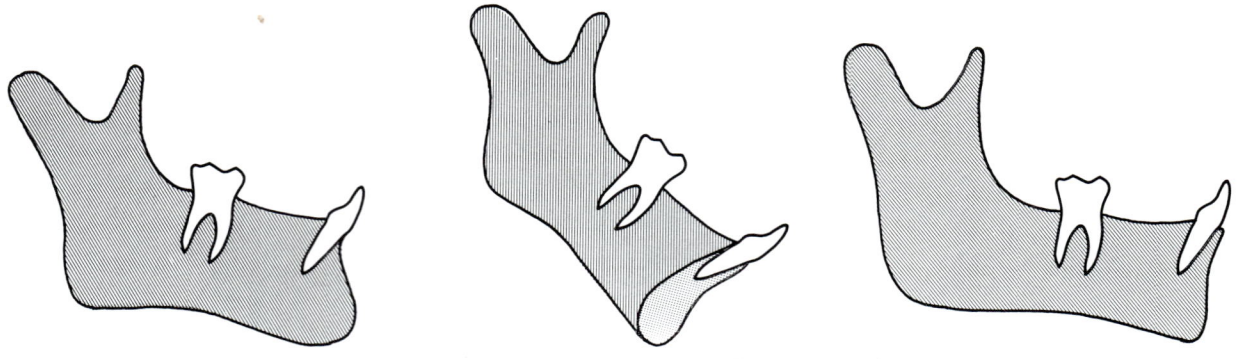

Abb. 3.31 Morphologische Typen des Unterkiefers. Links: orthognath, Mitte: retrognath, rechts: prognath

Beim *orthognathen Typ* sind Ramus und Unterkieferkörper normal entwickelt, die Breite des aufsteigenden Astes entspricht etwa der Höhe des Unterkieferkörpers zusammen mit Alveolarfortsätzen und Schneidezähnen.

Die Symphyse ist gut entwickelt.

Beim *prognathen Typ* ist der Unterkieferkörper gut entwickelt und breit im Molarenbereich; die Symphyse ist breiter in der sagittalen Ebene. Der aufsteigende Ast ist breit und lang, der Kieferwinkel klein.

Beim *retrognathen Typ* ist der Unterkieferkörper schmal, besonders im Bereich der Molaren; die Symphyse ist schmal und lang. Der aufsteigende Ast ist schmal und kurz, der Kieferwinkel groß.

Der *prognathe Typ* des Unterkiefers wächst horizontal. Im frühen Wechselgebißalter verschiebt sich eine durchschnittliche oder sogar vertikale Wachstumsrichtung in den kommenden Jahren in horizontaler Richtung, falls die Morphologie des Unterkiefers dem prognathen Typ entspricht. Beim *retrognathen Typ* kann man eher mit einer altersbedingten Verschiebung in vertikaler Richtung rechnen.

3.5 Die dento-alveoläre Analyse

Zur Indikation, Konstruktion und Handhabung von funktionskieferorthopädischen Geräten ist auch die Bestimmung der Achse und Stellung der Schneidezähne erforderlich.

3.5.1 Die Achsenstellung der Schneidezähne (Abb. 3.32)

3.5.1.1 Obere Schneidezähne

Die Längsachse der oberen Schneidezähne wird bis zu der SN-Linie verlängert und der hintere Winkel wird gemessen. Dieser Winkel ist während des Durchbruchs der Schneidezähne 94°–100° groß; in den

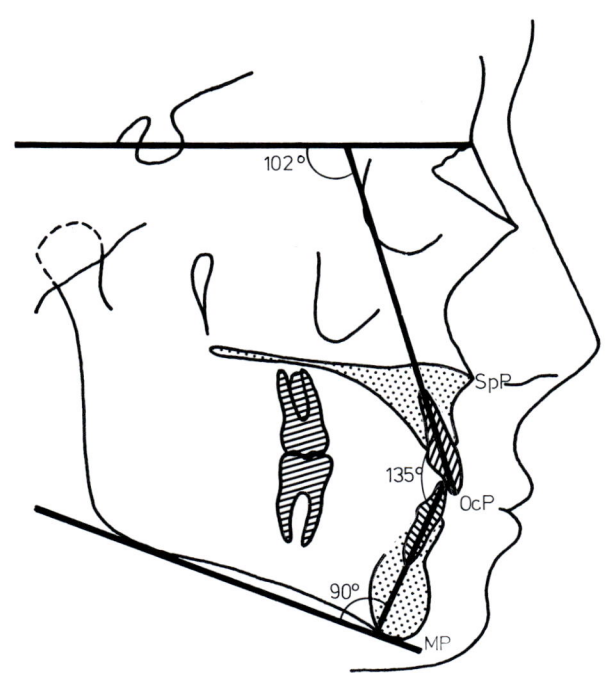

Abb. 3.32 Achsenstellung der oberen und unteren Schneidezähne

nächsten ein bis zwei Jahren, nach erfolgtem Durchbruch, wird eine Achsenstellung von 102° erreicht.

Größere Winkel kommen bei Labialkippungen vor; ihre Behandlung erfordert eine Lingualkippung der Zähne, eine Maßnahme, welche mit abnehmbaren Geräten erfolgreich durchgeführt werden kann. Für die Entscheidung, ob die Schneidezähne gekippt werden oder ob sie körperlich bewegt werden sollen, muß auch ihre Stellung bestimmt werden.

3.5.1.2 Untere Schneidezähne

Der hintere Winkel zwischen der *Längsachse* der unteren Schneidezähne und der mandibulären Ebene wird gemessen. Ein Durchschnittswert von 90° wird angenommen, obwohl sich dieser Winkel von 88° im 6. Lebensjahr bis auf 94° im 12. Lebensjahr vergrößern kann, was noch immer einer durchschnittlichen Achsenstellung entspricht. Ein *kleiner Winkel* kommt bei Lingualkippungen der Schneidezähne vor und ist eine vorteilhafte Ausgangssituation für die Behandlung mit dem Aktivator; er wirkt in der sagittalen Ebene und kippt die unteren Schneidezähne nach labial.

Falls die unteren Schneidezähne bereits nach labial gekippt sind, ist die Behandlung mit Aktivatoren schwieriger. Oft ist es notwendig, den Unterkiefer nach vorn zu verlagern und gleichzeitig die unteren Schneidezähne in die entgegengesetzte Richtung zu bewegen. Die Erfüllung dieser Aufgabe erfordert eine spezielle Aktivatorkonstruktion im Bereich der unteren Schneidezähne.

3.5.1.3 Schneidezahnstellung

Zur Bestimmung der Schneidezahnstellung wird eine lineare Messung angewandt, und zwar die Entfernung der Schneidezahnkanten von der N–Pog-Linie (Abb. 3.33).

Die *oberen* Schneidezähne befinden sich durchschnittlich 2–4 mm vor dieser Linie, die *unteren* zwischen 2 mm hinter und 2 mm vor ihr. Ziel einer orthodontischen Therapie ist die Verwirklichung normaler Beziehungen der Schneidezähne zur N–Pog-Linie. Das Aufrichten *labial gekippter Schneidezähne,* welche sich vor dieser Linie befinden, ist mit abnehmbaren Geräten möglich. Falls die Schneidezähne achsengerecht stehen, ist eine körperliche Bewegung erforderlich, Indikation für eine festsitzende Therapie.

Die Beziehungen der unteren Schneidezähne zur N–Pog-Linie ermöglichen die Bestimmung der *sagittalen Diskrepanz* (Abb. 3.34).

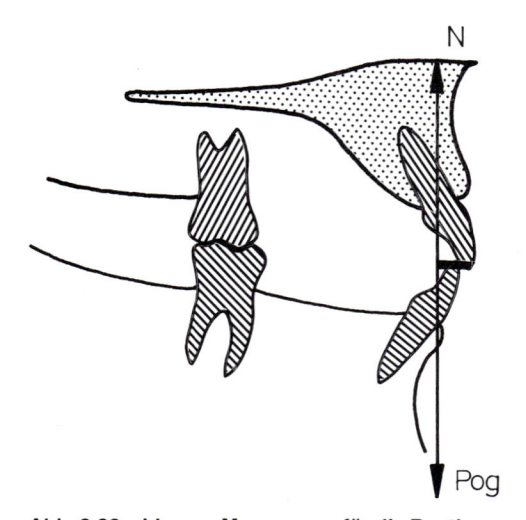

Abb. 3.33 Lineare Messungen für die Bestimmung der Lage der oberen Schneidezähne

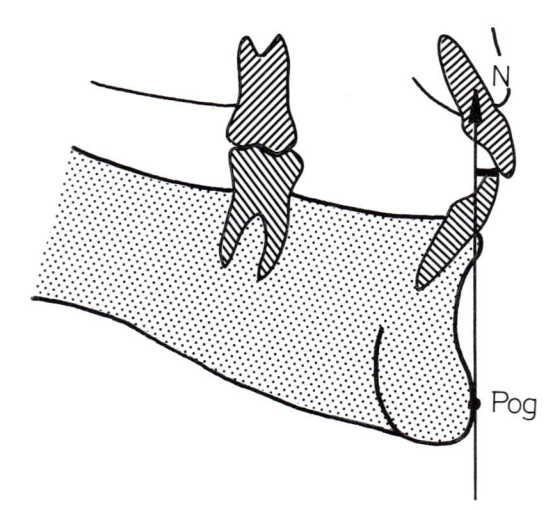

Abb. 3.34 Lineare Messungen für die Bestimmung der Lage der unteren Schneidezähne

Schneidezähne, welche sich *hinter* dieser Linie befinden, muß man nach labial bewegen. Schneidezähne *vor* dieser Linie sollen nach lingual bewegt werden, und oft muß man für diese Bewegung mittels Extraktionen versuchen, Platz zu gewinnen. Für die Therapieplanung muß nicht nur die sagittale, sondern auch die dentale Diskrepanz (Engstände) berücksichtigt werden. Die obengenannten Entscheidungen sind für die Therapieplanung äußerst wichtig und können nur unter der Voraussetzung getroffen werden, daß die entsprechende Bezugslinie relativ *unverändert* bleibt.

Im Wechselgebißalter können wir eine Zunahme der mandibulären Prognathie beobachten, was gleichbedeutend ist mit einer anterioren Verlagerung der Bezugslinie. Durch diese Vorverlagerung verändert sich die

Beziehung der Bezugslinie zu den oberen Schneidezähnen. Aus diesem Grund muß man Ausmaß und Richtung der Wachstumsschübe bei der Behandlungsplanung für die Schneidezahnstellung berücksichtigen.

Die *Bedeutung der Fernröntgenanalyse* für die Therapieplanung mit funktionskieferorthopädischen Geräten kann man, wie folgt, *zusammenfassen.*

Die Fernröntgenanalyse ermöglicht es, die Dysgnathie zu lokalisieren und zwischen skelettaler und dento-alveolärer Anomalie zu differenzieren. Die anteriore oder posteriore Lage der Kieferbasen wie auch deren Länge kann bestimmt werden. In der vertikalen Ebene kann man die Rotationen der Ober- und Unterkieferbasen beobachten und die Wachstumsrichtung bestimmen. Unter Berücksichtigung der Biomechanik der Therapie ist eine Differenzierung zwischen Achsenstellung und Stellung der Schneidezähne notwendig.

Die Fernröntgenanalyse ermöglicht auch die Bestimmung der Einflüsse der Dyskinesie auf das Gebiß; dies ist besonders wichtig für die Indikationsstellung einer Abschirmtherapie.

3.6 Die fernröntgenologische Beurteilung der Behandlungsergebnisse im Wechselgebißalter

Die Ergebnisse jeglicher Therapie sollten systematisch kontrolliert werden. Neben Routinemessungen gibt es auch zusätzliche Messungen für die Beurteilung der Zuwachsraten während der Therapie oder in der posttherapeutischen Phase. *Sieben lineare Messungen* gibt es, welche diese *Zuwachsraten* ausdrücken (Tab. 3.2). Wir können gemessene Zuwachsraten mit den Durchschnittswerten unserer Tabelle vergleichen, aufgeschlüsselt nach den einzelnen Wachstumstypen, und damit beurteilen, ob die Zuwachsraten in den einzelnen Bereichen des Gesichtsschädels hoch oder niedrig sind.

Tabelle 3.2 Jährliche Zuwachsraten zwischen dem 9. und 15. Lebensjahr, differenziert nach Wachstumstyp.

Alter	Wachstumstyp	S–N	S–Gn	S–Go	N–Me	UK-Basis	OK-Basis	Aufst. Ast
9	durchschnittlich	64,4	108,6	66,8	104,5	66,5	44,9	46,6
	horizontal	64,8	108,8	69,5	103,0	67,6	45,7	48,9
	vertikal	63,8	108,5	64,1	106,7	65,2	44,0	44,5
10	durchschnittlich	64,9	110,8	68,2	106,3	67,9	45,4	47,5
	horizontal	65,3	111,0	70,9	104,8	69,2	46,3	49,7
	vertikal	64,5	110,5	65,5	108,4	66,5	44,5	45,6
11	durchschnittlich	65,4	113,0	70,1	108,2	69,2	46,0	48,5
	horizontal	65,7	113,2	72,1	106,2	70,7	46,9	50,5
	vertikal	65,3	112,5	67,0	110,4	67,4	45,1	46,6

▶

Fortsetzung von Tabelle 3.2

Alter	Wachstumstyp	S–N	S–Gn	S–Go	N–Me	UK-Basis	OK-Basis	Aufst. Ast
12	durchschnittlich	66,1	115,3	71,8	110,4	70,4	46,7	49,8
	horizontal	66,5	115,5	73,7	108,3	72,2	47,8	51,8
	vertikal	65,8	114,8	68,9	112,5	68,5	45,8	47,6
13	durchschnittlich	66,8	118,0	74,0	112,7	72,0	47,4	51,4
	horizontal	67,4	118,4	76,1	110,6	73,8	48,3	53,6
	vertikal	66,3	117,4	71,0	114,8	69,9	46,3	49,1
14	durchschnittlich	67,5	120,5	76,1	115,0	73,4	48,0	53,3
	horizontal	68,4	121,3	78,5	112,9	75,5	48,9	55,8
	vertikal	66,7	119,8	73,1	117,3	71,2	46,8	50,4
15	durchschnittlich	68,2	123,3	78,0	117,6	75,1	48,6	55,3
	horizontal	69,3	124,4	80,6	115,2	77,3	49,6	58,7
	vertikal	67,3	122,3	75,0	119,4	72,6	47,2	51,7

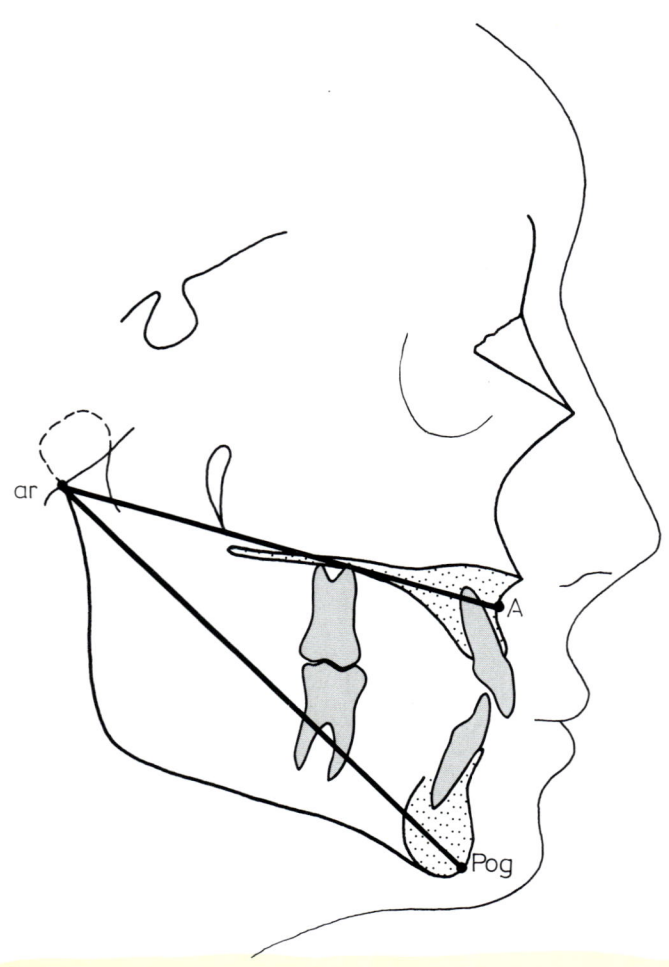

Abb. 3.35 Messungen für die Beurteilung der Behandlungsfortschritte bei der Korrektur skelettaler Diskrepanzen

Tabelle 3.3 Beispiel für die Beurteilung der Zuwachsraten während einer kieferorthopädischen Behandlung. Die Ist-Werte werden mit den Soll-Werten verglichen.

Name: I. J.
Alter: 8 Jahre
Behandlung: 2 Jahre
Wachstumstyp: vertikal

Messung	vor der Behandlung			Wachstumsraten		
	ist	Durchschnittswert	Unterschied	ist	Durchschnittswert	Unterschied
S–N	63	63,8	− 0,8	0	1,5	− 1,5
S–Gn	101	108,5	− 7,5	5	4,5	+ 0,5
S–Go	60	64,1	− 4,1	4	2,9	+ 1,1
N–Me	104	106,7	− 2,7	6	3,1	+ 2,9
Unterkieferbasis	64	65,2	− 1,2	3	2,2	+ 0,8
Oberkieferbasis	44	44	0	1	1,2	− 0,2
Aufsteigender Ast	36	44,5	− 8,5	2	2,1	− 0,1
ar–Pog/ar–A				14		

Außer diesen sieben Messungen kann man den Ausgleich basaler Diskrepanzen – besonders im Verlauf einer Aktivator-Therapie – mit speziellen Messungen beurteilen: z. B. wird die Entfernung ar–Pog gemessen und die Entfernung ar–A-Punkt von diesem Wert subtrahiert (Abb. 3.35). Bei einer Vorverlagerung des Unterkiefers vergrößert sich dieser Koeffizient.

Tabelle 3.3 zeigt die Beurteilung der Zuwachsraten im Verlauf einer Therapie.

4 Prinzipien der funktionellen Behandlungsmethoden

4.1 Einleitung

Funktionskieferorthopädische Behandlungsmittel sind meistens Geräte mit *orthopädischer Wirkung,* die den Gesichtsschädel im kondylären oder suturalen Bereich beeinflussen. Das ist aber nicht die einzige Wirkungsweise dieser Apparaturen; sie sind auch *im dento-alveolären Bereich wirksam.* Die Besonderheit dieser funktionellen Behandlungsmittel ist die Art der Kraftapplikation: sie wirkt nicht auf die Zähne mittels mechanischer Elemente wie Federn, Schrauben oder Ligaturen, sondern überträgt, eliminiert oder steuert die natürlichen Kräfte wie die Muskelkraft und das Durchbruchs- bzw. Wachstumspotential.

Die Wirkungsweise natürlicher Kräfte und *funktioneller Reize* beobachtete bereits 1893 *Roux* bei der Untersuchung der Schwanzflosse des Delphins. Die Besonderheiten der funktionellen Reize hat er als gewebebildend, gewebeformend, gewebeumformend und formerhaltend beschrieben. Seine Theorie diente als Grundlage für die Funktionskieferorthopädie.

Häupl hat die Theorie der funktionellen Reize auf die Kieferorthopädie übertragen. Quelle der funktionellen Reize ist die Aktivität der orofazialen Muskulatur. *Funktion* ist die Tätigkeit eines Organes, die Tätigkeit von Geweben und Zellen; diese Aktivität beeinflußt die Gewebe und diese Beanspruchung wird als „funktioneller Reiz" bezeichnet. Die *Aufgabe der Funktionskieferorthopädie* ist die Übertragung der funktionellen Reize auf Gewebe, Kiefer, Kondylen und Zähne. Die *Art der Kraftübertragung* ist „passiv", mechanische Elemente sind nicht notwendig; die resultierende Kraft ist eine intermittente und funktionelle. Nach *Häupl* (1938) ist dies die einzige Art der Kraftapplikation, welche befähigt ist, „einen kieferorthopädischen Gewebeumbau zu bewerkstelligen". Die Dauereinwirkungen von Druck- und Zugkräften traumatisieren die Gewebe, ohne Knochenumbauvorgänge einzuleiten.

Das heißt, die *einzige richtige* Therapie ist die funktionskieferorthopädische mittels Geräten, welche passiv sind, und die einzige Aufgabe dieser Apparaturen ist die *Übertragung der Muskelkräfte* (funktionskieferorthopädische Geräte wurden in ihrer Wirkungsweise mit Transformatoren verglichen).

Diese Prinzipien von *Häupl* haben schwerwiegende Konsequenzen für die Entwicklung der Kieferorthopädie gehabt. Viele Kieferorthopäden waren überzeugt, die einzige gewebeschonende Therapie sei die Behandlung mit Aktivatoren und die Anwendung mechanischer Kräfte ein Kunstfehler. Zu gleicher Zeit hat *Oppenheim* die Ergebnisse seiner Untersuchungen unter dem Titel „Krise in der Orthodontie" veröffentlicht und die gewebeschädigenden Nebenwirkungen schwerer orthodontischer Kräfte bewiesen. Diese Veröffentlichung hat die Theorie von *Häupl* bezüglich des Verbots der Anwendung mechanischer künstlicher Kräfte bestätigt, so daß in vielen Schulen der Aktivator als universales Gerät betrachtet, d. h. ohne Indikationsstellung und Differentialdiagnostik kritiklos angewendet wurde. Sogar Platten mit Schrauben oder Federn wurden als gefährliche, gewebeschädigende Geräte erklärt.

Schwarz (1952) hat darauf hingewiesen, daß der Aktivator nicht nur stoßartig mit intermittenten Kräften arbeitet, sondern mindestens teilweise, wie die aktive Platte, mit *Druckkräften*. Diese Feststellung war die erste Leitlinie für die Entwicklung der Funktionskieferorthopädie in den folgenden Jahrzehnten. Umfangreiche Forschungsarbeiten, beginnend mit *Benninghoff* und *Pauwels* für die allgemeine Orthopädie und weitere Untersuchungen in der Kieferorthopädie (wie *Moos, Petrovic, Fränkel, Witt, McNamara, Sander* etc.) haben bewiesen, daß die Gedanken von *Häupl* hinsichtlich der Kräfte von „spezieller Qualität" oder „besonderer Wirkungsweise" nicht zutreffend sind. Es wurde festgestellt, daß jede Applikation von künstlichen oder muskulären Kräften – sogar jede Veränderung des Gleichgewichtes der Gewebe durch Wachstumsprozesse – das gleiche Ergebnis bewirkt: *Verformung der Gewebe*. Diese Verformung kann in jedem Fall als mechanisches Phänomen betrachtet werden.

Die Ergebnisse dieser Untersuchungen haben folgende Änderung der Behandlungsgrundsätze zur Folge gehabt: Der Kliniker darf die verschiedenen Behandlungsmethoden *kombinieren*, entweder nacheinander oder gleichzeitig anwenden. Keine dieser Methoden hat die Fähigkeit, eine Remodellierung besonderer Qualität einzuleiten. Jedes Gerät hat die Fähigkeit – in Abhängigkeit von der richtigen Handhabung – mit *optimalen* oder *traumatisierenden* Kräften zu arbeiten. Alle funktionellen Methoden nützen die gegenseitigen Beziehungen zwischen mechanischer Funktion und morphologischem Muster aus. Bei jeder Kraftapplikation kommt es zu den gleichen Mechanismen beim Knochenumbau, und zwar rhythmisch, mit Aktivation, Resorption und Formation.

Die Kräfte sind Druck-, Zug- und Schubkräfte (Abb. 4.1). Die mechanischen Geräte arbeiten meistens mit Druckwirkung und dem Ergebnis von Druckspannungen in den Geweben. Bei einer funktionellen Therapie können auch Zugkräfte entstehen mit Zugspannungen in den Geweben und bei jeder Kraftapplikation entstehen externe (primäre) und interne (sekundäre) Kräfte. Die *externen Kräfte* sind mechanische, durch das Gerät entwickelte Einflüsse, aber auch andere, auf die Dentition wirkenden Kräfte wie die okklusalen und muskulären Kräfte von Zunge, Lippen und Wangen. Eine Besonderheit der funktionellen Behandlungsmethoden ist die Ausnützung dieser natürlichen Kräfte im Rahmen der Therapie.

Die *internen Kräfte* sind reaktive Kräfte, welche durch den Widerstand der Gewebe gegen die Einflüsse primärer Kräfte entstehen mit dem Ergebnis von Spannungen in den Geweben. Durch diese Spannungen entsteht eine *osteogene Leitstruktur*, d. h. eine Deformation und Verspannung der kollagenen Fasern, ein wichtiger Vorgang für die sekundäre Gewebeanpassung. Verformung und Spannung der Gewebe haben eine Remo-

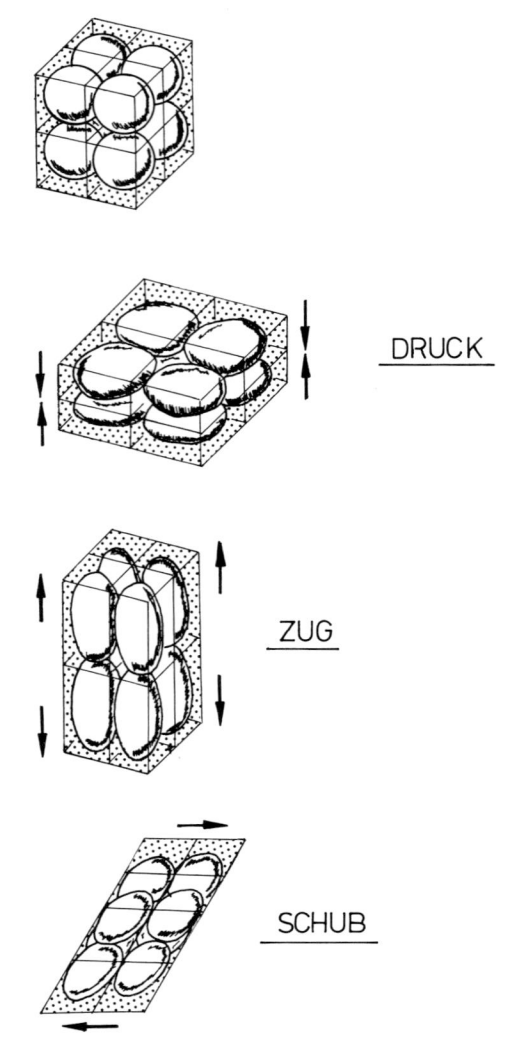

Abb. 4.1 Verschiedene Formen von Kräften. Jede Kraftapplikation bedeutet eine Deformation und Verspannung der Gewebe. Die individuelle Art der Kräfte hat verschiedenartige Deformationen zur Folge

dellierung, Lageänderung und weitere Veränderungen, welche man im Rahmen einer kieferorthopädischen Therapie erreichen kann, zur Folge.

Die *Verformung der Knochenstrukturen* mittels funktionskieferorthopädischer Geräte ist aus zwei Gründen vorteilhaft:

1. Mit den Geräten ist es möglich, neben den Zähnen auch die *Alveolarfortsätze* direkt zu *belasten.*

2. Man kann die Behandlung im *Wechselgebißalter* vornehmen, wenn die Knochenstrukturen eine gute Bioelastizität haben.

In der *Art der Kraftapplikation* gibt es quantitative Unterschiede in Abhängigkeit von Parametern der Kraftapplikation. Die Kraft kann eine kieferorthopädische Wirkung nur dann haben, wenn sie eine bestimmte Größe und Dauer hat und in einer bestimmten Richtung fixiert ist:

Einleitung

- Die *Dauer der Kraft* während der Behandlung mit kieferorthopädischen Apparaturen wird unterbrochen, wenn das Gerät nicht immer getragen wird, sondern nur 12–14 Stunden pro Tag.
- Die *Richtung der Kraft* für die Zahnbewegungen muß richtungsfixiert sein. Sonst ist es möglich, daß das Gerät die Zähne in einer bestimmten Richtung bewegt, während der Unterbrechungen der Therapie aber die okklusale Kraft den Zahn wieder in die entgegengesetzte Richtung bringt. Solch ein „jigling" der Zähne führt dann zu Zahnlockerungen.
- *Die Kraftgröße* ist niedrig bei Anwendung funktioneller Behandlungsmittel. Ist jedoch die Spannung zu groß, hat der Patient Schwierigkeiten beim Tragen der Apparatur. Die Anwendung von größeren Kräften (z. B. in der Headgear-Therapie) ist bei funktionellen Methoden nicht möglich.
- Die *angewandte Kraft* ist eine kompressive oder distrahierende. In Abhängigkeit von der Art der Kraftapplikation können wir zwischen zwei Behandlungsprinzipien differenzieren: die Kraftapplikation und die Druckelimination.

Bei der *Kraftapplikation* wirkt eine Druckspannung auf die Strukturen, sie hat eine primäre Veränderung der Form mit sekundärer Anpassung der Funktion zur Folge. Alle aktiven mechanischen Geräte arbeiten nach diesem Prinzip.

Durch *Druckelimination* werden schädliche Umwelteinflüsse eliminiert, um eine normale Entwicklung zu ermöglichen. Primär wird die Funktion beeinflußt, um eine sekundäre Anpassung der Form zu ermöglichen.

Bei der Druckelimination kann auch eine *Zugspannung* entstehen als Ergebnis einer viskoelastischen Verlagerung des Periosts und einer knochenbildenden Reaktion im betroffenen Bereich. Zugwirkung kann wirksamer sein als Druckwirkung, weil die Knochenstrukturen druckresistent aber nicht zugresistent sind.

Abschirmgeräte eliminieren den Druck. Die Schilde und Pelotten des Funktionsreglers nach *Fränkel* können unter bestimmten Voraussetzungen auch Zugkräfte entwickeln.

Bei Anwendung dieser beiden Prinzipien ist es möglich, *Zahnbewegungen* durchzuführen. Die Zähne bewegen sich, wenn das Gleichgewicht der auf sie wirkenden Kräfte (okklusale Kraft, Muskelkraft usw.) verändert wird. Das Gleichgewicht kann durch eine *zusätzliche* Kraftapplikation muskulären oder mechanischen Ursprungs, oder aber durch Elimination einer Kraftkomponente (Druckelimination) verändert werden (Abb. 4.2).

Mit beiden Behandlungsmethoden kann man also eine Verformung der Knochengewebe erreichen und Zahnbewegungen einleiten. Neben dieser direkten *physikalischen Wirkung* können funktionelle Behandlungsmittel auch *sensitive Reize* herbeiführen, z. B. durch Auslösung neuromuskulärer Reaktionen. Wird die Unterkieferlage verändert, ist eine neuromuskuläre Anpassung zu dieser neuen Beziehung nur mittels einer sensorischen Reizsetzung möglich. In seinen experimentellen Untersuchungen hat *McNamara* sowohl die Reaktion der kondylären Strukturen

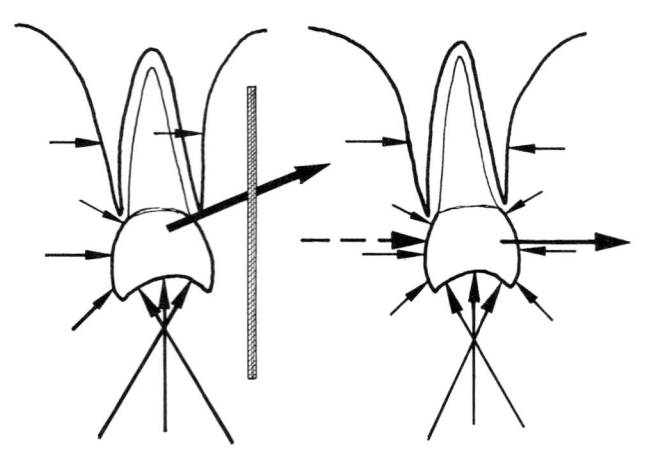

Abb. 4.2 Möglichkeiten der Zahnbewegung. Natürliche Kräfte wirken auf die Zähne von allen Seiten, um eine Zahnbewegung zu erreichen. Dabei kann eine dieser Kraftkomponenten eliminiert (links) oder eine zusätzliche appliziert werden (rechts)

auf die Muskelspannungen beschrieben, wie auch die kompensatorische Anpassung und Wiederherstellung der ursprünglichen Muskelaktivität. Diese Vorgänge sind nicht nur biomechanische, primär werden sie als *neurotropische* bezeichnet.

Der Erfolg der Therapie mit funktionellen Behandlungsmitteln ist von dieser *neuromuskulären Reaktion* abhängig. Kinder mit neuromuskulären Erkrankungen, wie auch zerebral geschädigte, reagieren auf die funktionelle Therapie ungünstig.

Bei Anwendung funktioneller Methoden besteht nicht nur die Möglichkeit, *mechanische Kräfte* zu applizieren, man kann auch die *natürlichen Vorgänge,* wie Wachstum, Zahndurchbruch und die orofaziale Funktion direkt beeinflussen und steuern. Eine Behandlung kann nur dann als „biologisch" bezeichnet werden, wenn *nur* die natürlichen Kräfte geändert und gesteuert werden; bei Anwendung künstlicher, mechanischer Kräfte ist die Therapie nicht mehr „biologisch". Die funktionellen Methoden ermöglichen es aber, in vielen Fällen eine Art biologischer Therapie durchzuführen. Eine Behandlung ohne Einsatz künstlicher, mechanischer Kräfte hat nicht nur den Vorteil, daß sie *gewebeschonend* ist, nach der aktiven Behandlungsphase ist auch die Stabilität besser und die Anforderungen an eine *Retention* sind nicht so groß; Rezidive kommen nicht so häufig und nicht in diesem Ausmaß vor wie nach Behandlungen mit größeren Kräften.

Der Grundgedanke bei Anwendung funktioneller Methoden ist, daß die Funktion *und* das Wachstum einen gewebeformenden Einfluß haben müssen. Dieser Grundsatz bestimmt auch die *Grenzen der Behandlung,* d. h. die Möglichkeit der Beeinflussung funktioneller Störungen und der Wachstumsvorgänge. Die Prinzipien für unser *Behandlungskonzept* kann man daher wie folgt formulieren:

- behandle im betroffenen Bereich,
- zum richtigen Zeitpunkt,
- mit der optimalen Kraft!

In vielen Fällen gelingt es, allein mit funktionellen oder in Kombination mit anderen Methoden die Behandlung in diesem Sinne durchzuführen. Hinsichtlich der zwei Behandlungsprinzipien (Kraftapplikation, Druckelimination) können wir zwei Therapiearten mit funktionellen Methoden unterscheiden:

- *Kraftapplikation:* wir aktivieren bestimmte Gruppen von Muskeln und übertragen diese Kräfte selektiv auf die Zähne, Alveolarfortsätze, Kondylen oder andere Strukturen. Diese Aktivierung ist nicht nur eine direkte physikalische Kraftapplikation, es entsteht auch eine sensorische Reizsetzung. Das typische Grundgerät für diese Therapie ist der Aktivator.

- *Druckelimination:* wir eliminieren die schädlichen Einflüsse. Das Grundgerät für diese Behandlung ist die Vorhofplatte.

4.2 Die funktionelle Therapie mittels Druckelimination (Abschirmtherapie)

Es gibt viele Behandlungsmethoden, welche die Zungen-, Lippen- und Wangenmuskulatur primär oder sekundär beeinflussen. Einige können die *orofaziale Funktion steuern.* Im Gegensatz zu diesen *eliminiert* die Schildapparatur ausschließlich die *schädlichen muskulären Einflüsse,* um eine ungestörte Gebißentwicklung zu ermöglichen. Die Schildapparaturen haben primär nicht das Ziel, die Form der Zahnbögen zu ändern; sie beeinflussen die gestörte Funktion. Ungünstige Umwelteinflüsse kann man als unphysiologische Impulse betrachten. Falls sie über eine längere Zeit wirken, können sich ihnen die orofazialen Strukturen anpassen und es entstehen Dysgnathien. Aus diesem Grund soll die Behandlung schon so früh wie möglich eingeleitet werden.

Die Bezeichnung *„Abschirmtherapie"* bedeutet, daß schädliche Umwelteinflüsse abgeschirmt werden. Der Begriff *„Hemmungstherapie"* (*Kraus*) kann ebenfalls benutzt werden, weil die Dyskinesie gehemmt und das gestörte funktionelle Gleichgewicht verändert wird. Die Abschirmtherapie ist in Fällen von erbbedingten oder entwicklungsbedingten Anomalien allerdings erfolglos. Ihr *Behandlungsprinzip* beruht auf den gegenseitigen Wirkungen zwischen Funktion und Form, denn die *Funktion* beeinflußt die Form in erheblichem Ausmaß, und die Wachstumsvorgänge wiederum sind in einem bestimmten Rahmen von der Funktion abhängig. *Normale,* ausgeglichene Funktion hat eine normale Knochenstruktur und Gesichtsproportion zur Folge, *anomale,* nicht ausgeglichene Funktion führt zu Malformationen.

Eine Veränderung in der Funktion, eine funktionelle Rehabilitation bzw. Wiederherstellung der Normalfunktion sind also die Ziele der Abschirmtherapie. Diese Veränderungen kann man besonders im Bereich der dento-alveolären Strukturen beobachten, welche von der Lippen-, Wangen- und Zungenmuskulatur geformt werden.

Die Wiederherstellung der normalen Entwicklung kann dank der Eigenschaften von Stoffwechsel und biologischer Funktion erreicht werden, d. h. die Fähigkeit zur Beibehaltung einer Entwicklungstendenz, welche von phylogenetischen Faktoren abhängig ist. Ein normales Kausystem entwickelt sich nur bei einer normalen hereditären Anlage und wenn keine umweltbedingten Störfaktoren vorhanden sind. Letztere können durch *normale hereditäre Anlagen* zumindest ausgeglichen werden, d. h. die ungünstigen Einflüsse sollte man frühzeitig ausschalten, um eine normale Weiterentwicklung der Strukturen zu ermöglichen.

Der *Grundgedanke* der *Eliminierung von Umweltstörungen* geht von einer normalen endogenen Entwicklungstendenz aus, diese muß jedoch mit Hilfe von klinischen Untersuchungen, Funktionsanalyse und Fernröntgenanalyse verifiziert werden.

Durch Behandlungsmittel für diese Form der Therapie werden weder die Zähne noch die Kiefer direkt beeinflußt. Die *Ausschaltung der Dyskinesie* erfolgt in einer gewebeschonenden Art und Weise. Bei ihrem Entstehen veränderten sich nämlich die bedingten, natürlichen Reflexe zu unnatürlichen, und die Behandlungsmittel sollen die anomalen Reflexmuster unterbrechen, um dem Gewebe eine Normalisierung zu ermöglichen.

Bei Fällen mit *habitueller Mundatmung* sehen wir z. B., daß das vordere und hintere Mundsegel nicht geschlossen ist; die Zunge ist flach und mit den oberen Seitenzähnen und dem Gaumen nicht in Kontakt. Wenn wir nun dieses nichtphysiologische Reflexmuster der habituellen Mundatmung mit einer Vorhofplatte behandeln, ersetzen bzw. wiederherstellen wir schrittweise das vordere Segel, d. h. den Lippenschluß. Gleichzeitig unterbrechen wir die nichtphysiologischen Reflexmuster, und es kommt zu einer reflektorischen Wiederherstellung des hinteren Mundsegels.

Das einzige Ziel der Behandlung mit dieser einfachen Apparatur ist die Ausschaltung der unnatürlichen Funktion. Die Geräte dürfen die Gewebe bei ihrer Rückkehr zur Norm nicht hindern, sie dürfen auch die Wiederherstellung der normalen Reizsetzungen nicht stören. Diese Grundsätze sind bei ihrer Konstruktion zu berücksichtigen.

4.2.1 Die Vorhofplatte

Ursprünglich wurde für die Abschirmtherapie nur ein Prototyp der Vorhofplatte angewandt; heute gibt es verschiedene Modifikationen von ihr wie den Unterlippenschild, den Zungenschild, die kombinierte Vorhofplatte mit Zungenschild und die Vorhofplatte mit Löchern.

Die Apparatur wird für die Ausschaltung von Dyskinesien der orofazialen Muskulatur benutzt, ihre Wirkungsweise ist jedoch von der richtigen Konstruktion abhängig (Abb. 4.3).

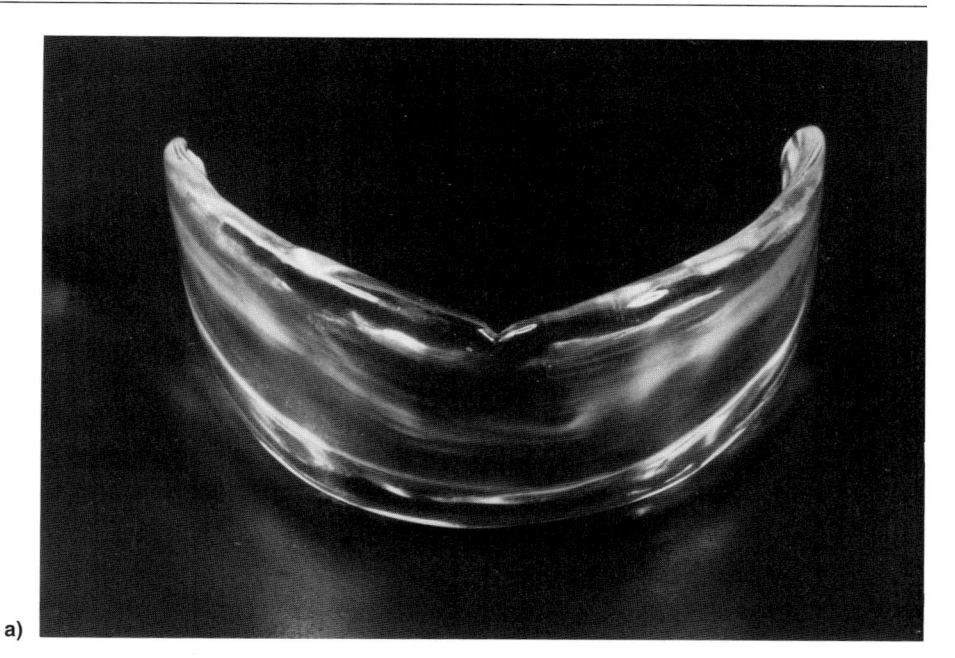

Die funktionelle Therapie mittels Druckelimination 127

Abb. 4.3 Vorhofplatte. a) von labial, b) von lingual

4.2.1.1 Konstruktion und Handhabung

Das Gerät wird in der *Konstruktionsbißlage* angefertigt. Im Gegensatz zum Konstruktionsbiß für die Aktivatoren (siehe S. 189) kann man ihn bei den Schildapparaturen immer nach dem gleichen Prinzip anfertigen. Wir nehmen eine Kopfbißrelation, ohne den Gesichtstyp zu berücksichtigen. Bei der Aktivatortherapie wird der Unterkiefer mit dem Konstruktionsbiß in eine bestimmte Lage geführt; aus diesem Grund ist auch eine genaue

128 Prinzipien der funktionellen Behandlungsmethoden

Planung unter Berücksichtigung der individuellen Variationen erforderlich.

Im Gegensatz dazu führt der Konstruktionsbiß bei der Vorhofplatte den Unterkiefer in *keine bestimmte* Lage; es ist unser einziges Ziel, ihm eine *Vorverlagerung* zu ermöglichen. Nachdem die schädlichen Umwelteinflüsse ausgeschaltet worden sind, soll der Unterkiefer in seine normale ausgeglichene Lage gleiten und der Schild soll diesen Vorgang unterstützen. Wäre die Apparatur in der Schlußbißstellung angefertigt worden, würde sie diesen Vorgang verhindern. Der Konstruktionsbiß ermöglicht also die Wiederherstellung einer ausgeglichenen Unterkieferlage; eine Kopfbißrelation aber kann bei den offenen Bißfällen nicht erreicht werden. Aus diesem Grund wird bei dieser Anomalie oft eine kombinierte Vorhofplatte eingesetzt.

Nach Anfertigung des Wachseinbisses wird dieser an den Modellen überprüft. Die Modelle sollen die Zähne und Alveolarfortsätze bis in die *Umschlagfalte* erfassen. Aus diesem Grund muß man die Abdrucklöffel oft mit Wachsstäbchen an ihren Rändern verlängern. Die Modelle mit dem Einbiß werden dann für die Anfertigung der Apparatur an das Labor weitergeleitet.

Im Labor werden die intermaxillären Beziehungen im Konstruktionsbiß mit einem Artikulator oder Fixator festgehalten (Abb. 4.4). Die Apparatur wird bis in die Umschlagfalte verlängert, die Grenzen in diesem Bereich werden eingraviert, denn die Lippenbänder und Ligamente in der Umschlagfalte dürfen in ihren Bewegungen nicht behindert werden. Die Ränder der Apparatur haben eine ähnliche Konfiguration wie die Basis totaler Prothesen. Die Vorhofplatte reicht von der oberen bis in die untere Umschlagfalte und *distal* bis zum distalen Rand der *letzten durchgebro-*

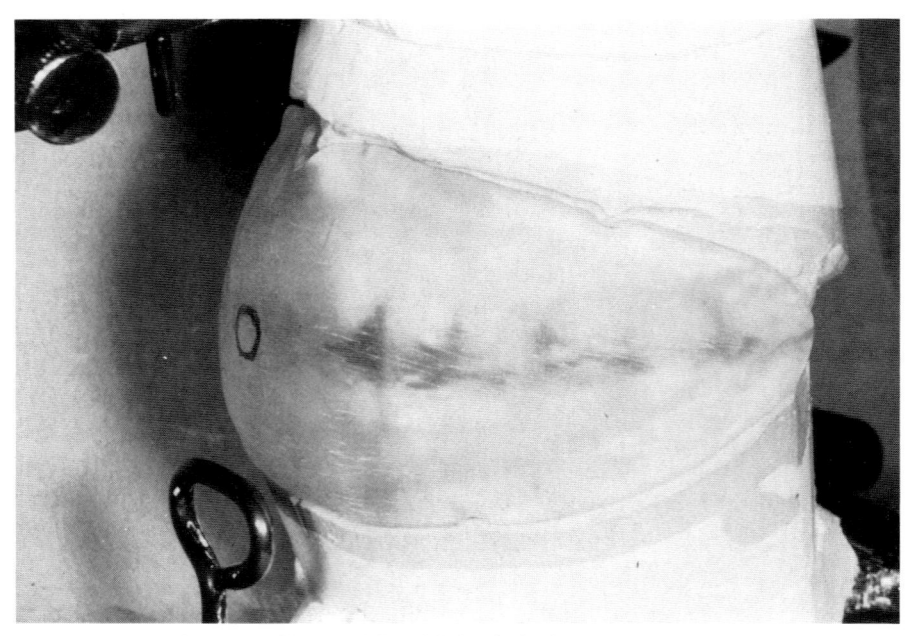

Abb. 4.4 Vorhofplatte im Konstruktionsbiß im Artikulator

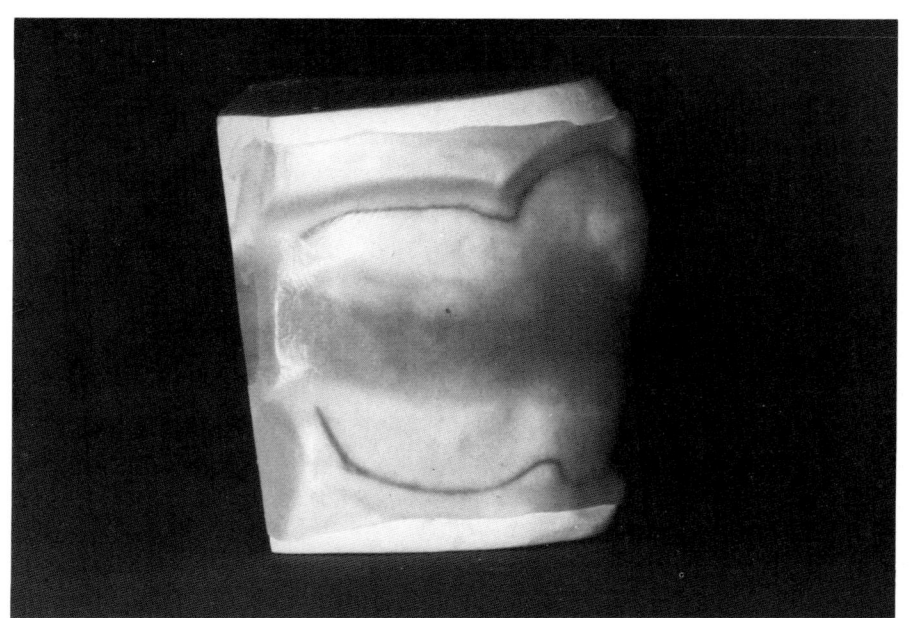

Die funktionelle Therapie mittels Druckelimination 129

a)

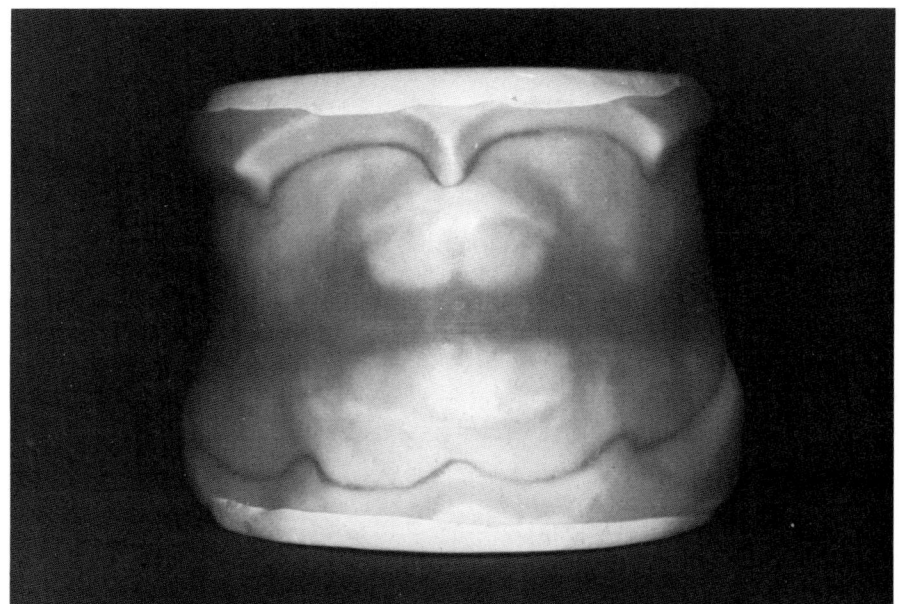

b)

Abb. 4.5 Modelle im Konstruktionsbiß, vorbereitet für die Anfertigung einer Vorhofplatte. Die Zähne und die Alveolarfortsätze sind mit einer Wachsschicht überdeckt, die Grenzen der Apparatur sind markiert. a) Seitenansicht, b) von vorn

chenen Molaren. Wenn der Schild zu hoch ist, stört er den Patienten, es entstehen Druckstellen und der Lippenschluß wird beeinträchtigt (Abb. 4.5). Ist der Schild zu niedrig, hat er keinen guten Sitz und er kippt und belastet unkontrollierbar einige Zähne.

Wenn das Gerät in Funktion ist, soll es nicht nur den Unterkiefer, sondern auch die Zähne und Alveolarfortsätze entlasten, es darf auch den *Unter-*

kiefer nicht behindern, in seine *normale Lage zurückzuschwenken.* In einigen Veröffentlichungen wird behauptet, daß die Vorhofplatte bei Klasse II/1-Anomalien mit Tiefbiß kontraindiziert sei, weil sie die oberen Schneidezähne nach lingual kippe, den Tiefbiß verschlimmere und den Unterkiefer in einer distalen Lage fixiere. Das ist der Fall, wenn bei ihrer Konstruktion ihre Aufgabe als Hemmungsgerät nicht berücksichtigt wird. Der Unterkiefer kann also nur dann aus der distalen Lage nach vorn gleiten, wenn das Gerät in der Konstruktionsbißlage angefertigt wurde.

Die Lingualkippung der Schneidezähne kann verhindert werden, wenn zwischen Vorhofplatte und den Zähnen kein Kontakt besteht. Zur Erfüllung dieser Forderung werden die Zähne und Alveolarfortsätze mit einer *Wachsschicht* von 2–3 mm überdeckt, und erst auf dieser Wachsschicht wird das Gerät angefertigt. Falls einer der Zahnbögen gut ausgeformt ist und der andere Engstände aufweist, muß die Wachsschicht im Bereich dieser Engstände dicker sein. Wenn die Vorhofplatte auf dieser Wachsschicht angefertigt wird, ist sie nur mit den Alveolarfortsätzen im Bereich der oberen Umschlagfalte im Kontakt; bei einer Vorverlagerung des Unterkiefers entsteht auch ein Kontakt im Bereich der unteren Umschlagfalte.

Das Gerät ist ohne Haltering angefertigt, damit der Lippenschluß nicht gestört wird. Die Apparatur wird nachts getragen und 2–3 Stunden untertags, wo der Patient mit dem Gerät im Mund Übungen ausführen kann, indem er die Lippen zusammenpreßt.

Die Apparatur ist wirkungsvoll bei der *Ausschaltung von Lutschgewohnheiten* und Dyskinesien und hilfreich bei der Wiederherstellung des Lippenkontaktes wie auch der richtigen Zungenlage. Der Schild unterbricht den durch die Dyskinesie bedingten Kontakt zwischen Zungenspitze und Unterlippe. Die Unterbrechung dieses unphysiologischen Reflexmusters kann zu einer Normalisierung der Lage und Funktion der Zunge führen. In den meisten Fällen haben wir das beobachten können. Manchmal kommt es zu keiner spontanen Besserung der Zungenlage, und die Zungenspitze stützt sich am Schild ab. Diese Ersatzdyskinesie kann man beobachten, wenn die Apparatur aus durchsichtigem Kunststoff angefertigt wurde; in solchen Fällen ist eine *kombinierte Vorhofplatte* indiziert. Während der Ausschaltung der Dyskinesie kann ein Selbstausgleich der Anomalie, insbesondere in den dento-alveolären Beziehungen, beobachtet werden.

Die *Handhabung* der Apparatur ist einfach. In den ersten Tagen kann es zu Druckstellen im Bereich der Umschlagfalte kommen; die Kunststoffränder müssen dann neu geformt werden. Manche Kinder haben Schwierigkeiten beim Schlafen mit der Vorhofplatte, für sie kann man eine Vorhofplatte *mit Löchern* anfertigen.

Hat sich der Patient an die Apparatur gewöhnt, kann man sie etwas kürzen, um so den Lippenschluß noch mehr zu unterstützen. Der untere Rand kann auch um 2–3 mm abgetragen werden.

Die Vorhofplatte wirkt nur im Sinne einer *Druckelimination;* im Bereich der Umschlagfalte entsteht keine Zugverspannung mit Begünstigung einer Knochenapposition.

Die Vorhofplatte kann den individuellen Belangen entsprechend konstruiert werden, z. B. um den Druck nur in bestimmten Bereichen zu eliminieren.

4.2.1.2 Der Unterlippenschild

Der Unterlippenschild ist eigentlich die untere Hälfte einer Vorhofplatte (Abb. 4.6). Dieser Schild, bis in die untere Umschlagfalte verlängert, reicht distal bis zu den letzten durchgebrochenen Molaren. Er wird am Unterkiefermodell mit einer Wachsschicht, in ähnlicher Weise wie die Vorhofplatte,

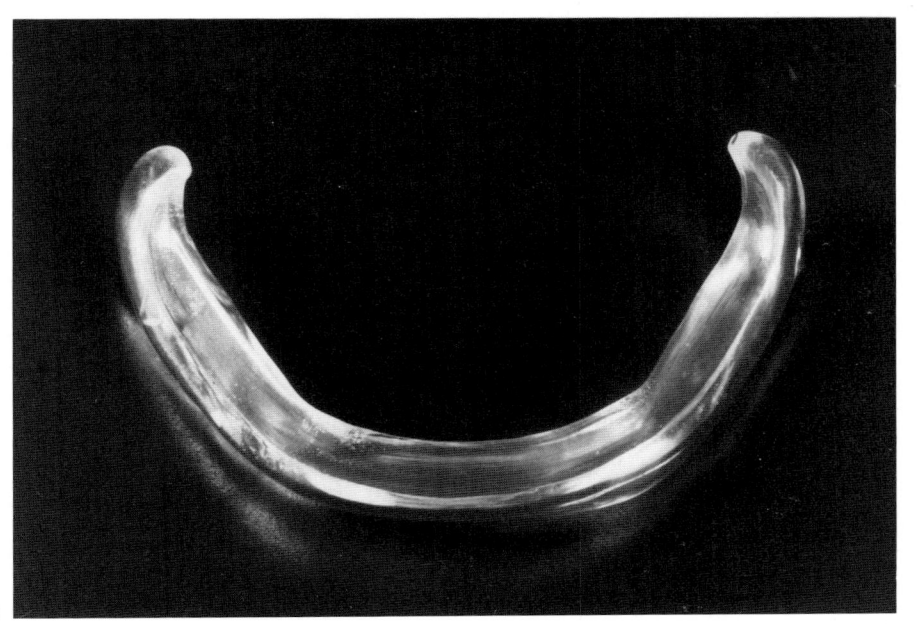

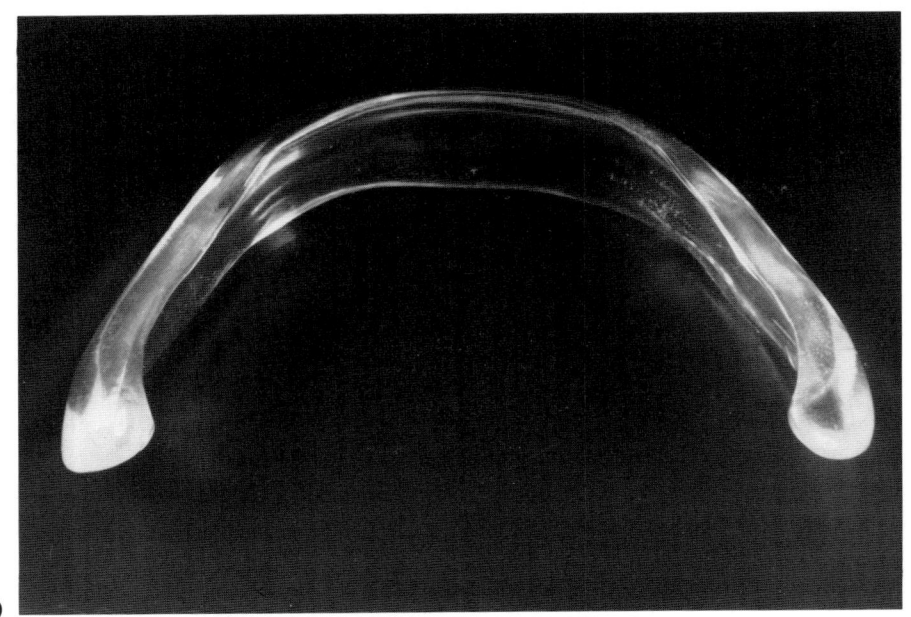

Abb. 4.6 Unterlippenschild. a) von labial, b) von lingual

angefertigt. Der Abstand zwischen Platte und Zähnen beträgt 2–3 mm. Der Schild ist nur im Bereich der Umschlagfalte mit den Alveolarfortsätzen in Kontakt. Bei der Anfertigung müssen die okklusalen Beziehungen berücksichtigt werden. Die Apparatur bedeckt die unteren Zähne nur bis zu deren inzisalem Drittel, wenn aber die Okklusion gestört wird, muß der inzisale Rand verkleinert werden. Sie ist weder mit den unteren noch mit den oberen Zähnen – nicht einmal während der Okklusion – in Kontakt (Abb. 4.7). Kinder können diese Apparatur ohne Schwierigkeiten tragen; nach Durchbruch der Sechsjahrmolaren wird sie mit umgekehrten Adams-Klammern abgestützt (Abb. 4.8).

Aufgabe des Unterlippenschildes ist die Führung der Unterlippe in eine vordere und höhere Lage, um so das Lippenpressen gegen die labialen Flächen der unteren und palatinalen Flächen der oberen Schneidezähne zu eliminieren, *ausschließlich bei Klasse II/1-Anomalien.*

Sobald die Schneidezahnstufe kleiner geworden und der Lippenkontakt wiederhergestellt ist, ist auch die Behandlung mit dem Unterlippenschild abgeschlossen. Während der Therapie kann man eine Aufrichtung der lingual gekippten unteren Schneidezähne beobachten. Falls gleichzeitig eine Distalisierung der unteren Sechsjahrmolaren erforderlich ist, ist ein *Lip-Bumper* indiziert.

Der Unterlippenschild verändert das funktionelle Gleichgewicht des orofazialen Systems dadurch, daß die Unterlippe nach vorn geführt wird und die Zunge mit einer reflektorischen Vorverlagerung reagiert. Als *Nebeneffekt* kann sich die Zungenspitze im Bereich der Lingualflächen der unteren Schneidezähne abstützen und diese nach labial kippen. Diese Nebenwirkung des Unterlippenschildes ist zu begrüßen, falls die unteren Schneidezähne ursprünglich nach lingual gekippt waren. In Fällen, wo die unteren Schneidezähne vor der Behandlung bereits nach labial gekippt waren,

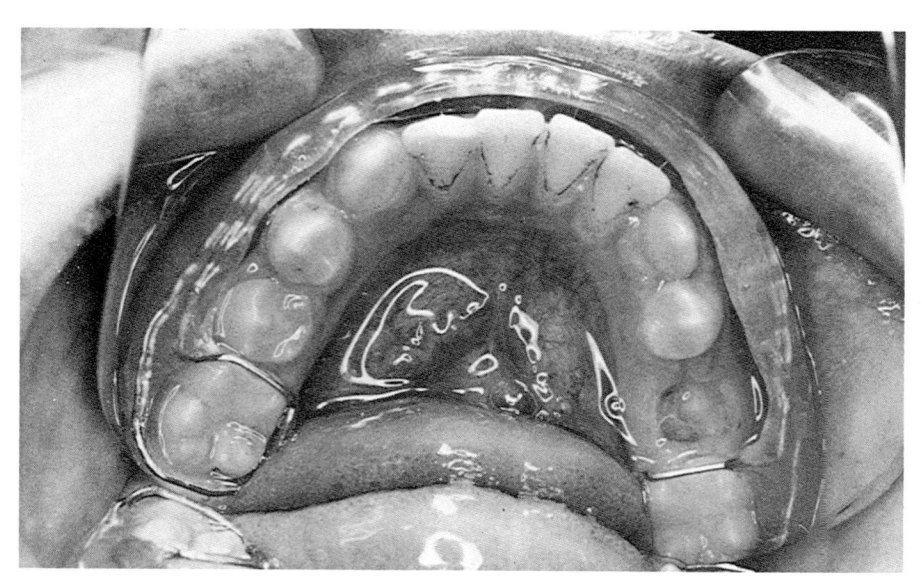

Abb. 4.7 Unterlippenschild im Mund

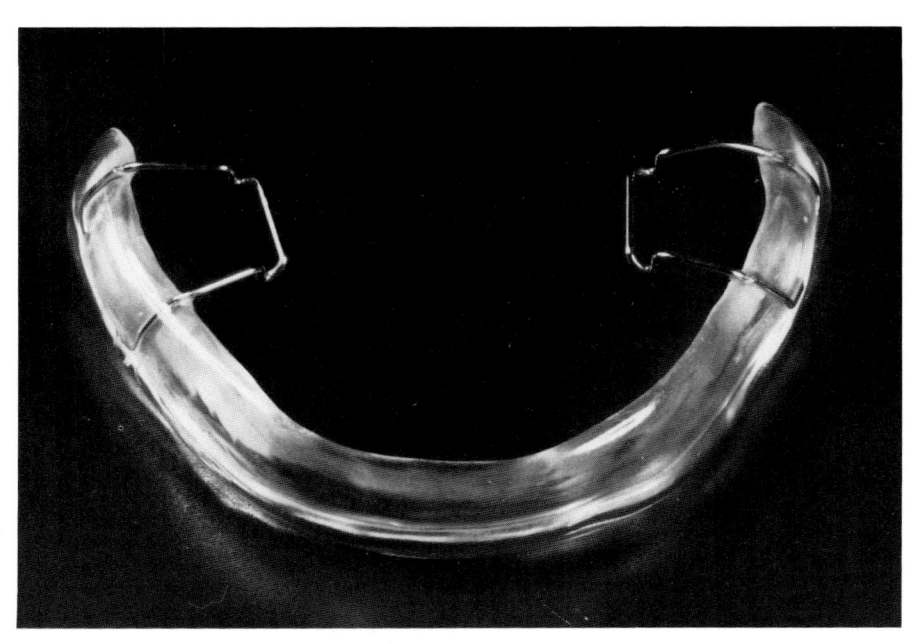

Abb. 4.8 Unterlippenschild mit Adams-Klammern

werden sie weiter nach labial gekippt und in die periorale Muskulatur projiziert. In solchen Fällen gefährdet diese Nebenwirkung die Stabilität des Gebisses und das Gerät ist kontraindiziert. Die Wirkungen des Unterlippenschildes auf die Zungenlage kann man palatographisch überprüfen. Wir haben z. B. eine *Vorverlagerung der Zunge* während des Schluckaktes nach Einsetzen des Schildes feststellen können (Abb. 4.9 und 4.10).

Der Unterlippenschild kann auch tagsüber – außer zu den Mahlzeiten – getragen werden.

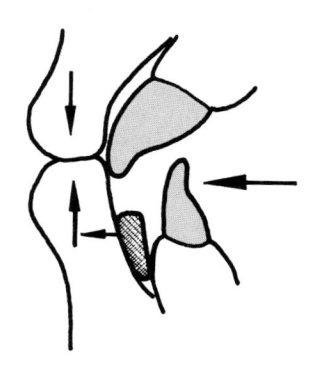

Abb. 4.9 Die Wirkungsweise des Unterlippenschildes. Labialbewegung der Unterlippe, Wiederherstellung des Lippenschlusses, Vorverlagerung der Zunge

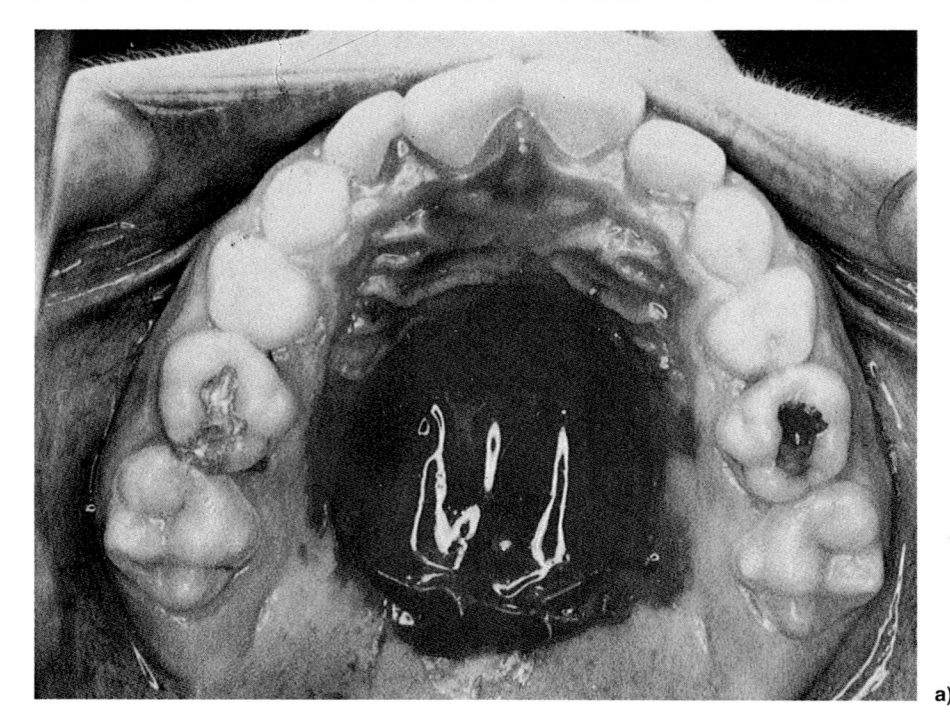

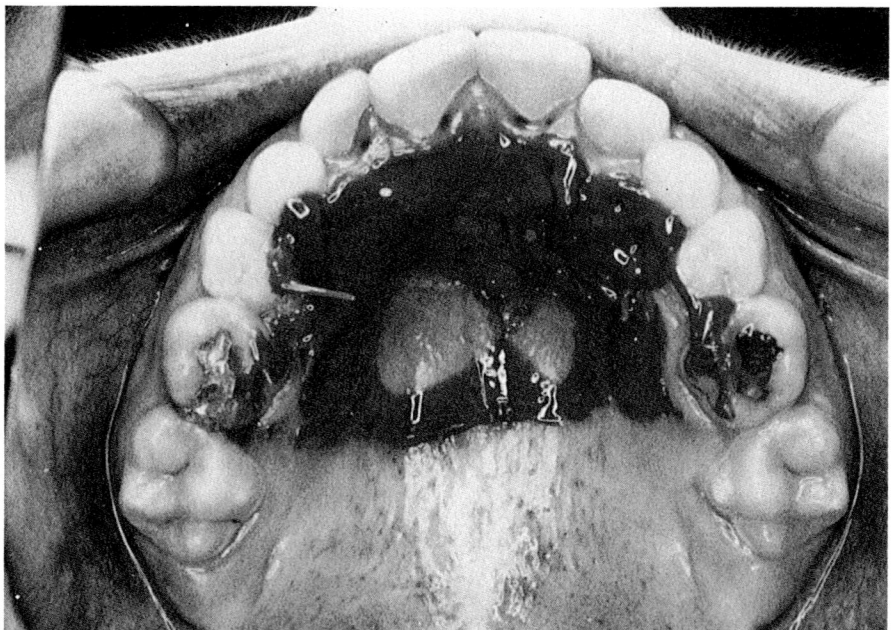

Abb. 4.10 Nebenwirkungen des Unterlippenschildes auf die Zungenlage, palatographisch untersucht. a) Palatogramm ohne Apparatur im Mund, b) Palatogramm mit Apparatur im Mund. Die dunklen Felder zeigen den Kontakt zwischen der Zunge und dem harten Gaumen während des Schluckens

4.2.1.3 Der Zungenschild (Zungengitter)

Frontales oder laterales Zungenpressen kann mit einem Zungengitter behoben werden (Abb. 4.11).

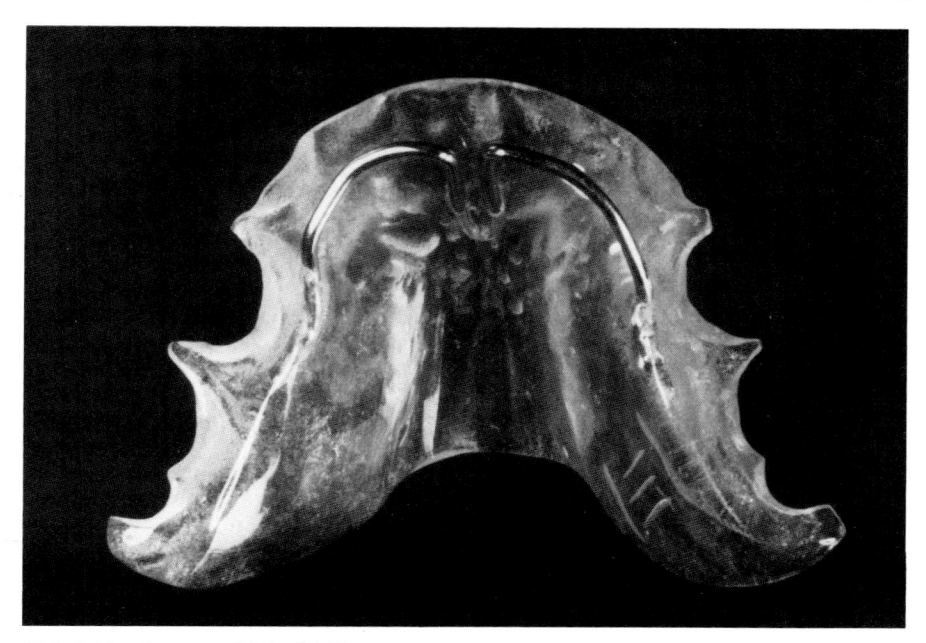

Die funktionelle Therapie mittels Druckelimination 135

Abb. 4.11 Zungenschild mit Gitter

Das *Gitter* für einen *frontal offenen Biß* besteht aus einer Oberkieferplatte und einem hufeisenförmigen Gitter. Die Platte ist je nach Zahnbestand mit Pfeil- oder Adams-Klammern verankert. Je nach Alter des Patienten und Wesen der Anomalie ist das Gitter 6–12 mm lang und in einer Entfernung von 3–4 mm von den palatinalen Flächen der oberen Schneidezähne befestigt. Es befindet sich in dem Bereich, wo die Zungendyskinesie, welche die Anomalie verursacht, lokalisiert ist. Das Gitter soll weder die Zähne berühren, noch die Okklusion stören. Es wird aus einem 0,8 mm starken Draht oder aus Kunststoff angefertigt und wirkt im Sinne einer Abschirmtherapie. Das bedeutet, daß die Oberkieferplatte nicht in Kontakt mit den Zähnen und Alveolarfortsätzen im Bereich des offenen Bisses

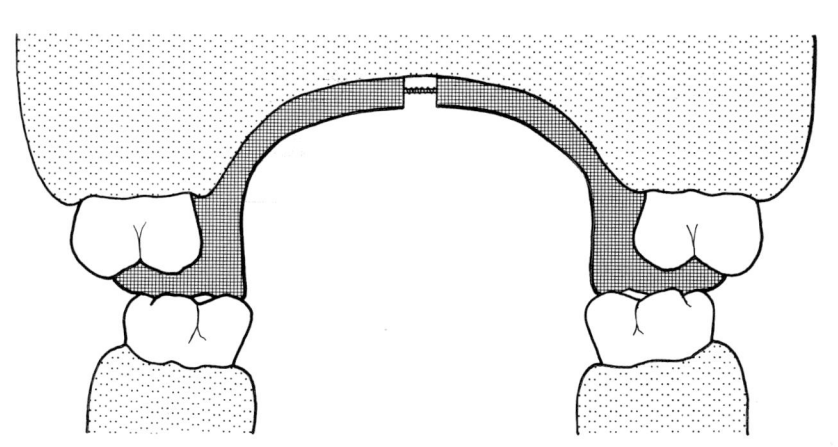

Abb. 4.12 Gaumenplatte mit seitlichem Aufbiß zur Verhinderung der Seitenzahnverlängerung

136 Prinzipien der funktionellen Behandlungsmethoden

stehen darf, weil sonst der Selbstausgleich verhindert wird. Die Platte wirkt aber nicht nur im Sinne einer Abschirmtherapie, einige ihrer Elemente haben auch die Wirkungsweise einer aktiven Platte. So dient der *Labialdraht* nicht nur zur Abstützung der Platte, er kippt auch die Zähne nach lingual, und falls er die labiale Fläche der Schneidezähne im gingivalen Drittel berührt, wird eine Verlängerung der Zähne aktiv unterstützt. Die Oberkieferplatte verdeckt mit einem seitlichen Aufbiß die Okklusalflächen der Seitenzähne, um ihre weitere Elongation zu verhindern (Abb. 4.12). Gleichzeitig kann der obere Zahnbogen gedehnt werden, falls in die Platte eine Dehnschraube eingebaut wird. Die *Wirkungs-*

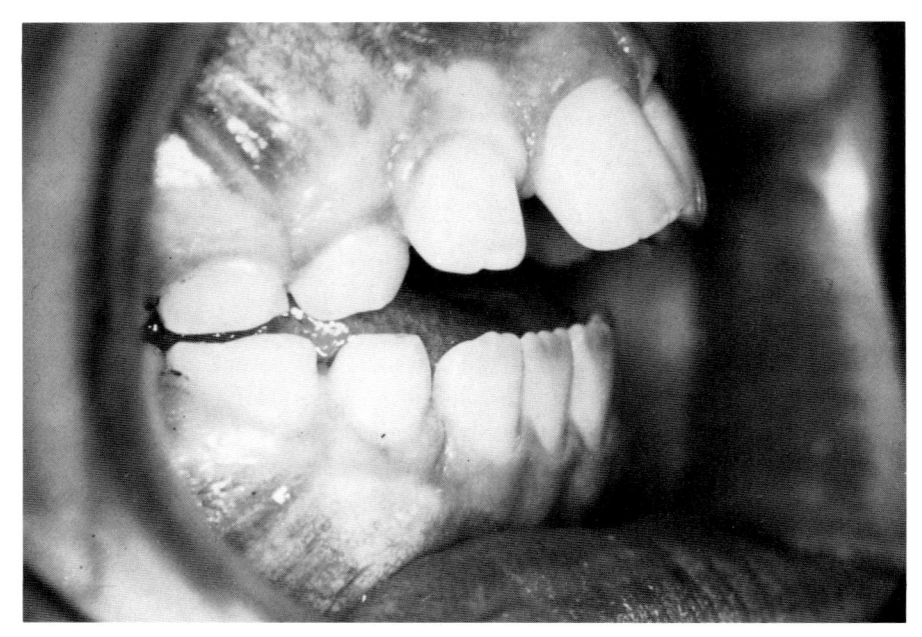

Abb. 4.13 a)

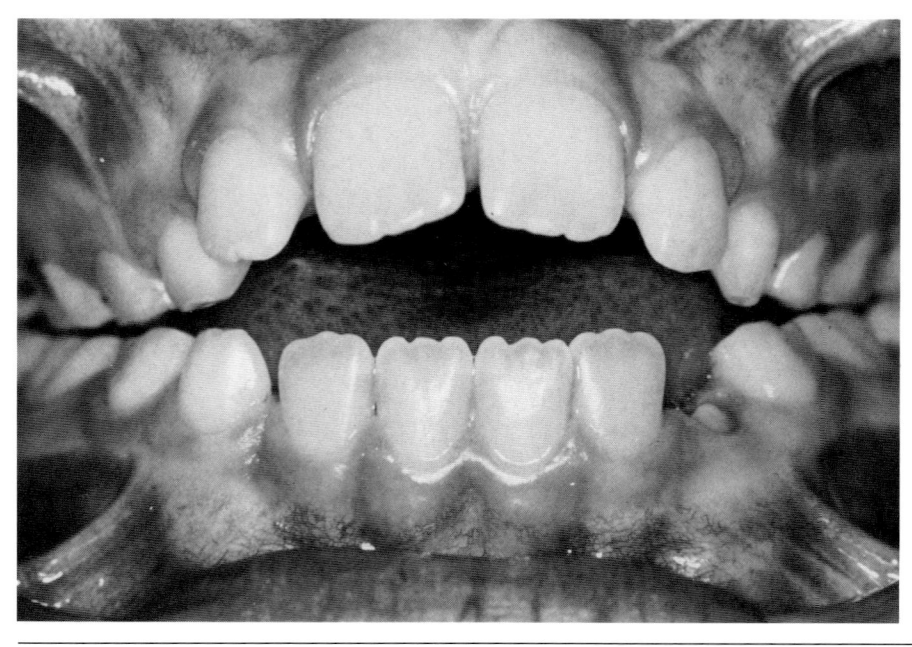

Abb. 4.13 b)

Die funktionelle Therapie mittels Druckelimination 137

c)

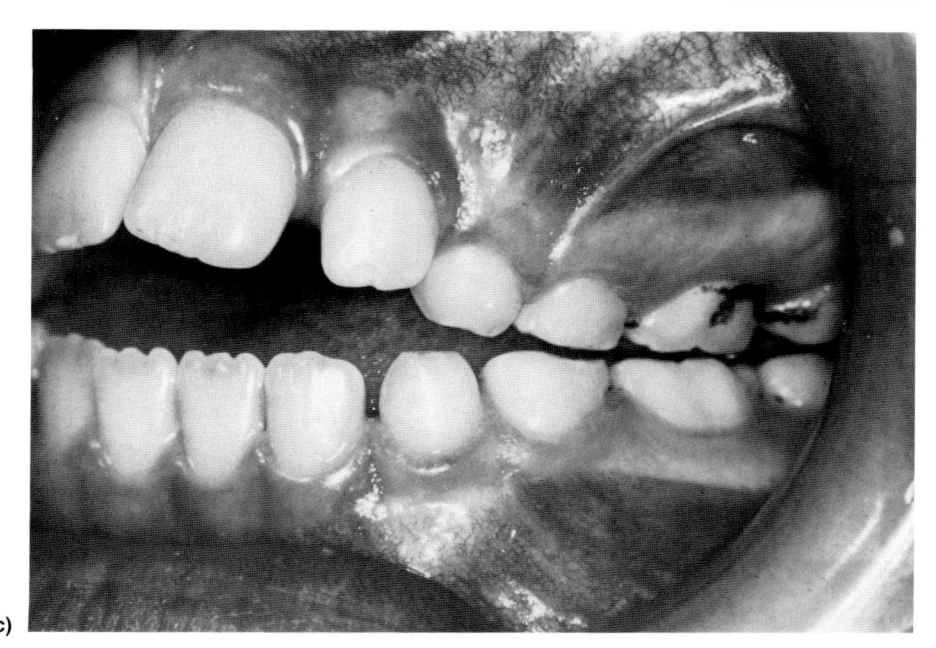

Abb. 4.13 Frontal offener Biß mit Engstand des oberen Zahnbogens bei einer 9 jährigen Patientin. a) Seitenansicht, b) und c) von vorn

weise dieser Apparatur ist also eine *kombinierte:* eine Abschirm- (Schild) und eine aktiv-mechanische (Platte) Therapie (Abb. 4.13 und 4.14). Das Zungengitter kann auch in Kombination mit anderen Geräten benutzt werden, um die Zungendyskinesie zu beeinflussen. Man kann es mit einer Vorhofplatte kombinieren oder am lateralen Segment einer Platte befestigen.

a)

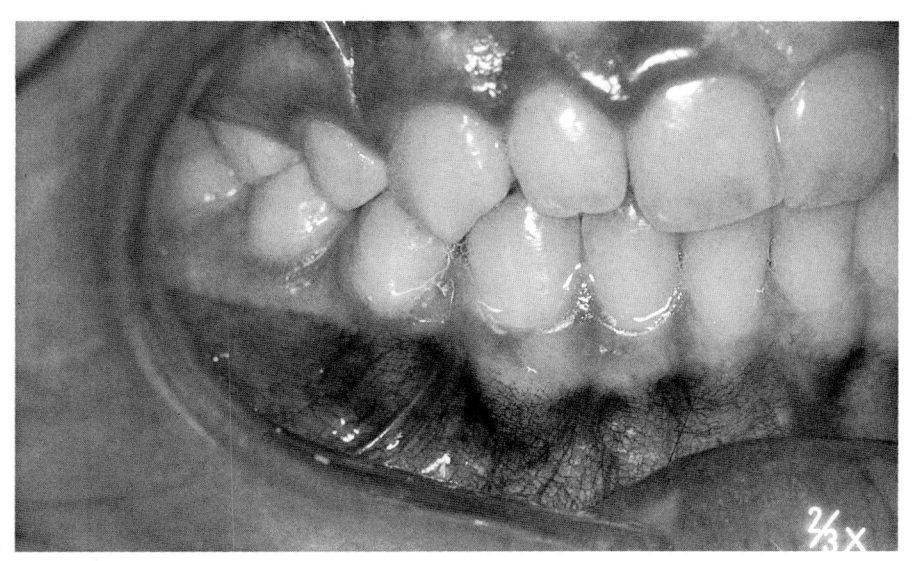

Abb. 4.14 a–c) Dieselbe Patientin wie in Abb. 4.13 nach kombinierter Therapie und ▶ Durchbruch der bleibenden Zähne

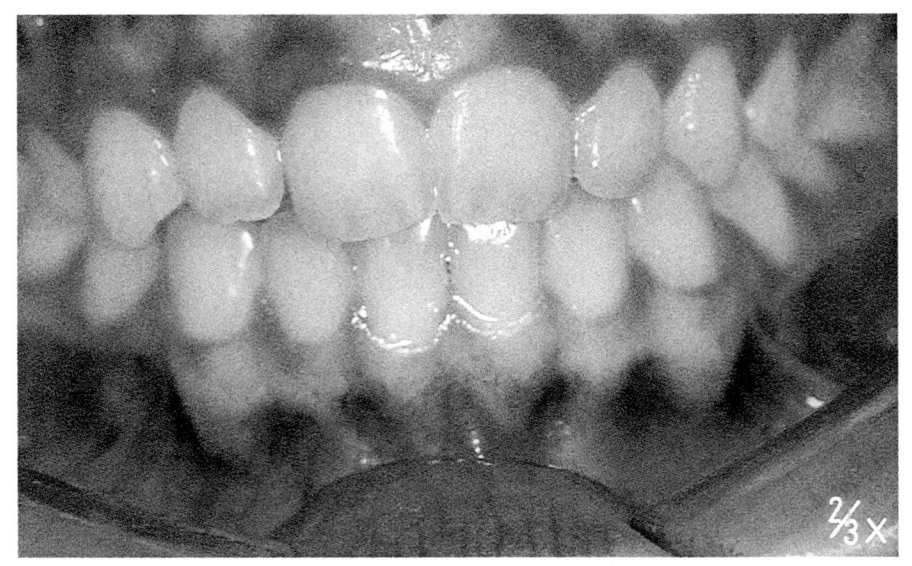

Abb. 4.14 b)

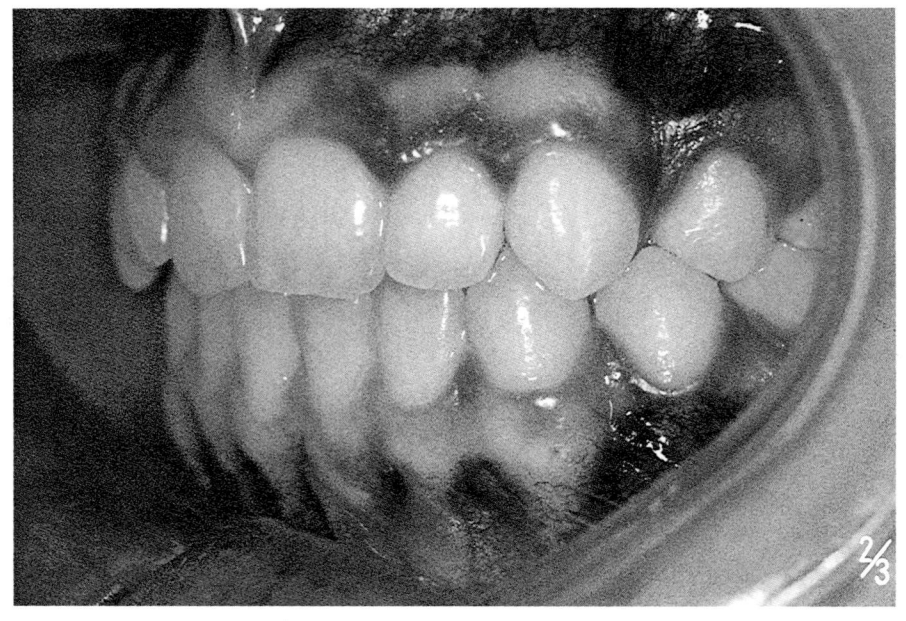

Abb. 4.14 c)

4.2.1.4 Das laterale Zungengitter

Das laterale Zungengitter kann bei *ein-* oder *beidseitigem offenen Biß* und beim echten Tiefbiß benutzt werden. Das Gerät besteht aus einer Platte, welche mit Klammern befestigt und einem Labialbogen abgestützt ist (Abb. 4.15). Die Platte ist mit allen Zähnen in Kontakt und soll im Bereich des offenen Bisses die *Extrusion* der Zähne fördern. Das bedeutet, ein Kontakt zwischen Plattenrand und Zähnen befindet sich nur oberhalb der größten Zirkumferenz der palatinalen Flächen. Im gleichen Bereich befindet sich auch das laterale Zungengitter. Es füllt den intermaxillären Raum im Bereich des offenen Bisses aus und verhindert uni- oder bilaterales *Zungenpressen* (Abb. 4.16).

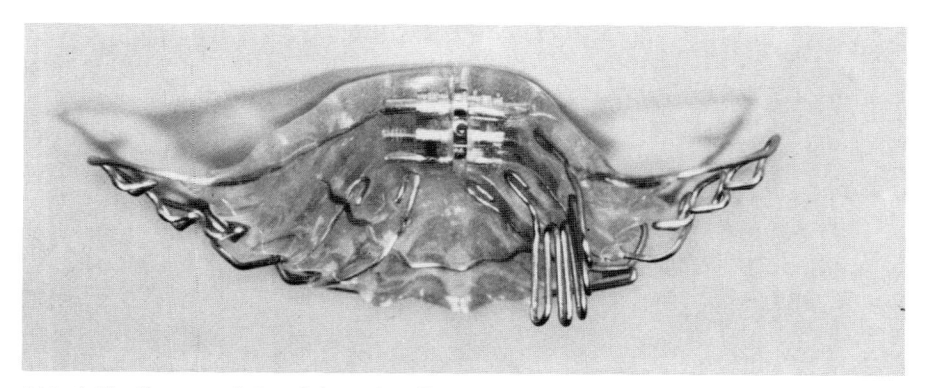

Abb. 4.15 Gaumenplatte mit lateralem Zungengitter

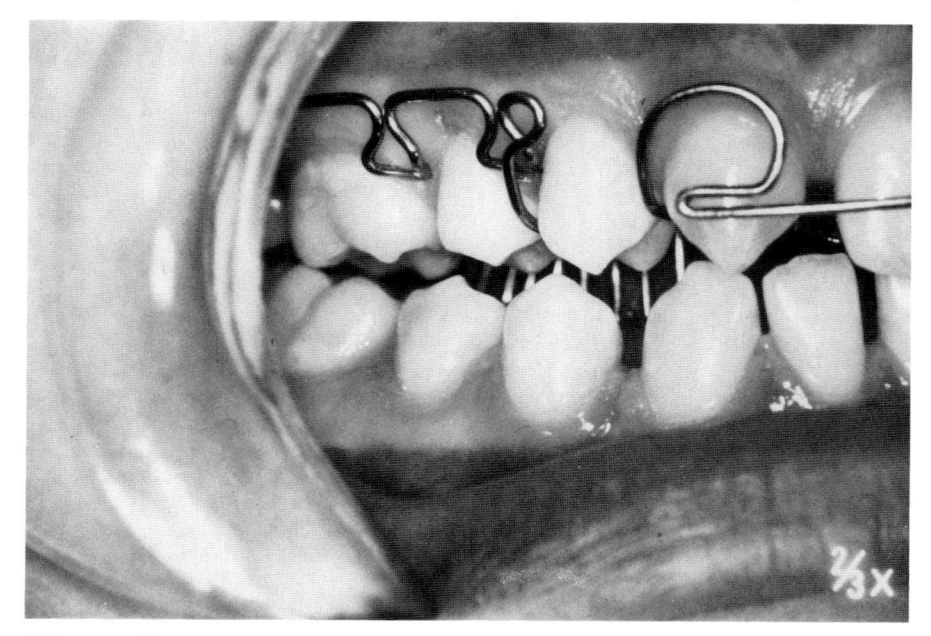

Abb. 4.16 Gaumenplatte mit lateralem Zungengitter im Mund

Das Gitter ist mit den Zähnen nicht in Kontakt, es verläuft in einem Abstand von 2–3 mm von ihnen.

Das Zungengitter kann tagsüber getragen und zusammen mit einer Vorhofplatte benutzt werden.

4.2.1.5 Die kombinierte Vorhofplatte

Ein Zungengitter aus Draht oder Kunststoff ist an einer Vorhofplatte befestigt (Abb. 4.17), und zwar *im Bereich des offenen Bisses.* Es ist mit der Vorhofplatte durch Draht verbunden, welcher hinter den letzten Molaren oder zwischen den Eckzähnen und ersten Prämolaren verläuft und der die Zähne nicht einmal während der Okklusion berühren soll. Insbesondere ist das Zungengitter dann von Nutzen, wenn während des Tragens der Vorhofplatte das Zungenpressen anhält.

140 Prinzipien der funktionellen Behandlungsmethoden

Die Vorhofplatte kann im mittleren Drittel vorn offen sein, weil die Zungendyskinesie durch das Gitter unter Kontrolle ist. Ist die Vorhofplatte frontal offen, ist das für den Patienten angenehmer und die Tragezeit kann verlängert werden (Abb. 4.18). Sonst wird sie im allgemeinen einige Stunden tagsüber und während der ganzen Nacht getragen.

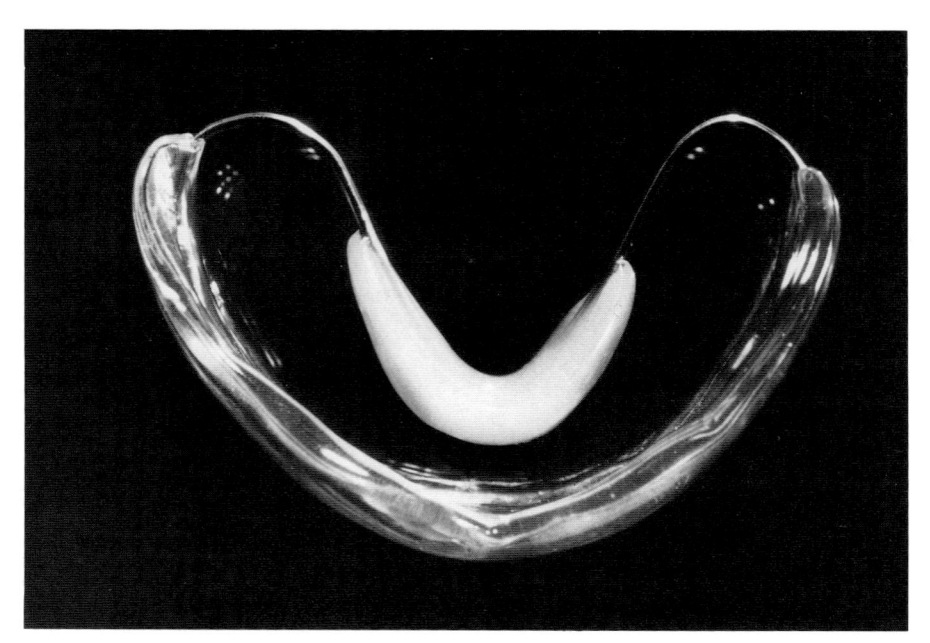

Abb. 4.17 Kombinierte Vorhofplatte mit Zungengitter

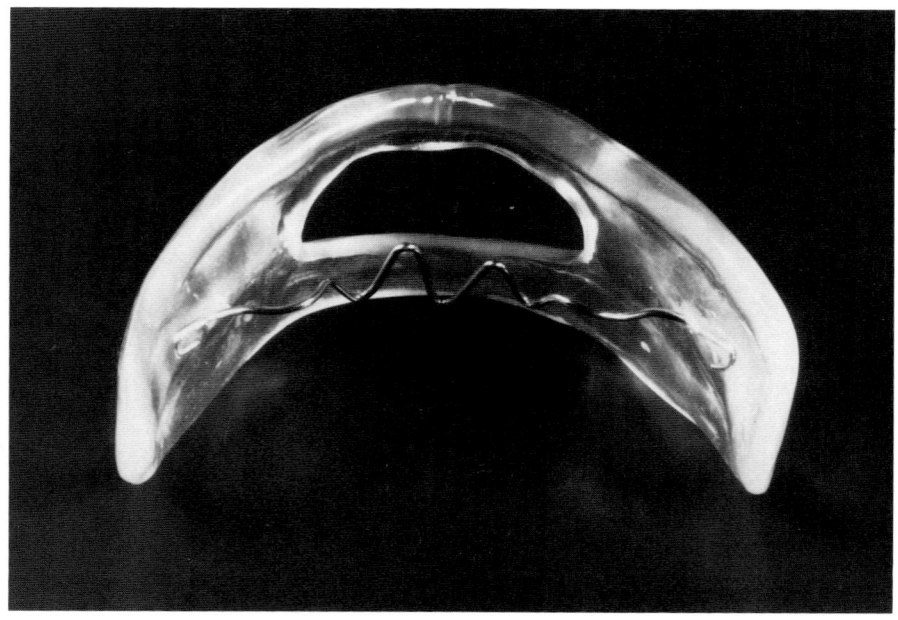

Abb. 4.18 Kombinierte Vorhofplatte mit Zungengitter, frontal offen

4.2.1.6 Die Vorhofplatte mit Löchern

Die Vorhofplatte kann mit drei kleinen Löchern im vorderen mittleren Drittel angefertigt werden (Abb. 4.19). Dadurch ist *Mundatmung* möglich, eine Konstruktion also für Patienten mit habitueller Mundatmung. Der Patient kann sich daran gewöhnen, mit der Platte zu schlafen, obwohl die Nasenatmung gestört ist. Die Löcher kann man dann schrittweise verkleinern, und der Patient kann sich auf *Nasenatmung* umstellen. Voraussetzung für diese Behandlung ist die Ausschaltung organischer Hindernisse, welche die Nasenatmung beeinträchtigen (HNO-Therapie).

Andererseits haben wir viele Kinder gesehen, welche nach einer Adenotomie weiterhin durch den Mund atmen. Nach einigen Monaten vergrößern sich die Adenoide wieder und es kommt zu Rezidiven. Die einzige *Prävention* ist in solchen Fällen die Wiederherstellung des Luftstroms in den oberen Atemwegen. Die Vorhofplatte mit Löchern ist geeignet, dieses Ziel zu erreichen. Gleichzeitig führen wir mit dem Patienten Atmungsübungen durch.

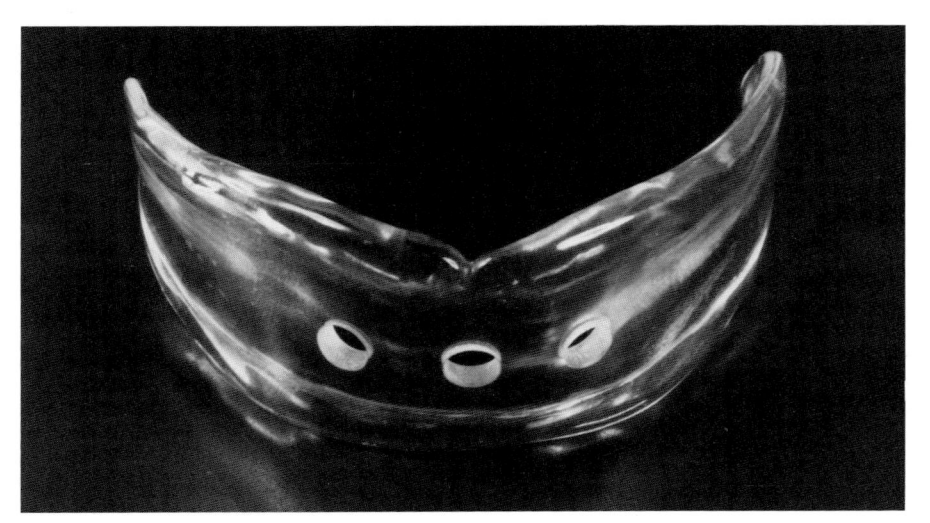

Abb. 4.19 Vorhofplatte mit Löchern

4.3 Die Indikation der Abschirmtherapie

Diese Therapie ist vorwiegend im Milch- und frühen Wechselgebißalter indiziert.

4.3.1 Indikation im Milchgebißalter

4.3.1.1 Die Abschirmtherapie eliminiert die schädlichen Umwelteinflüsse und ist bei allen *erworbenen Anomalien,* welche eine Folge von Dyskinesien sind und zum offenen Biß oder zu einer großen Schneide-

142 Prinzipien der funktionellen Behandlungsmethoden

zahnstufe führen, indiziert. Beim *offenen Biß* mit Lutschen wird der Lutschkörper durch die Vorhofplatte ersetzt; einen Selbstausgleich des offenen Bisses kann man daher oft beobachten.

Bei einem 4jährigen Mädchen mit Fingerlutschen und offenem Biß war eine Vorhofplatte indiziert. Die Patientin unterbrach ihre Lutschgewohnheit und hat die Vorhofplatte nachts und 2–3 Stunden tagsüber getragen. Der offene Biß wurde innerhalb von 3 Monaten korrigiert (Abb. 4.20).

Lutschgewohnheiten können nicht nur den Biß öffnen, gleichzeitig können sie auch den oberen Zahnbogen *komprimieren*. Eine völlige Desorientie-

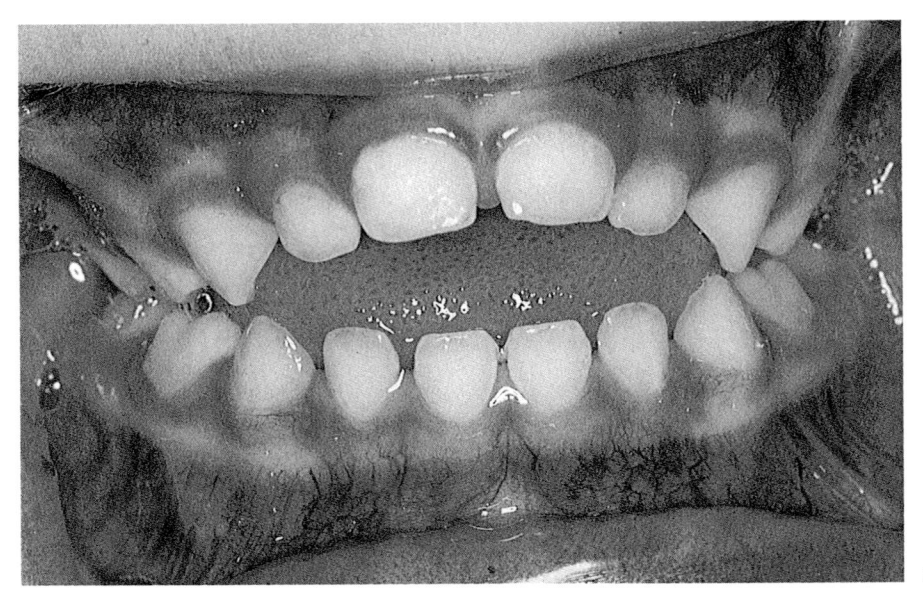

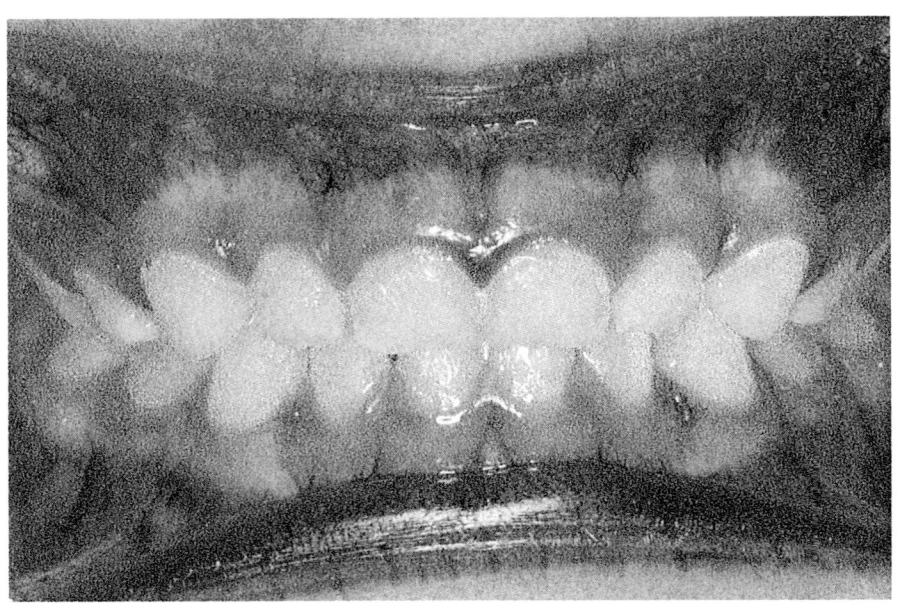

Abb. 4.20 a) 4jährige Patientin mit frontal offenem Biß und Dyskinesien, b) dieselbe Patientin nach dreimonatiger Behandlung mit einer Vorhofplatte

rung der Okklusion ist die Folge: im Frontzahnbereich ein offener Biß, im Seitenzahnbereich ein zu enger oberer Zahnbogen. Der Patient sucht eine neue Unterkieferlage, welche ihm das Abbeißen und Kauen ermöglicht. Er schiebt den Unterkiefer in eine anterior-laterale Lage und ein *funktioneller Kreuzbiß* entsteht. Am Anfang findet man ihn alternierend auf der rechten oder linken Seite. Abwechselnd wird eine Seite bevorzugt und dann stabilisiert er sich, wobei Abrasionen, besonders der Milchzähne, beobachtet werden. Diese Form von Kreuzbiß wird auch als „bite of accomodation" bezeichnet. In schwirigen Kreuzbißfällen wird die *Therapie mit Platten* eingeleitet; nach Korrektur des Kreuzbisses werden der offene Biß und die Dyskinesie mit einer Vorhofplatte behandelt.

4.3.1.2 Die *Vorbehandlung* mit einer Vorhofplatte kann vor Einleitung der Therapie mit anderen Geräten (Aktivator oder Platten) im Milchgebiß durchgeführt werden.

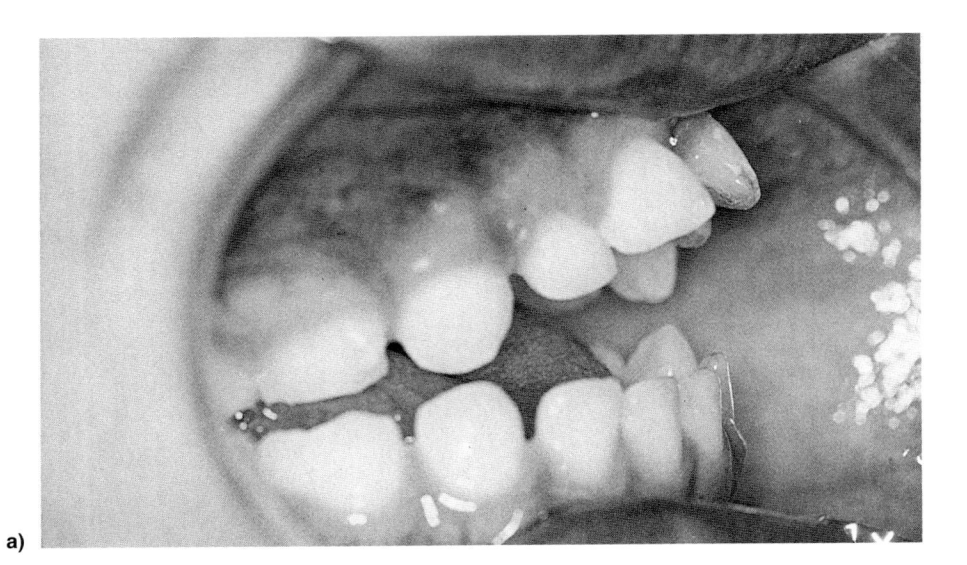

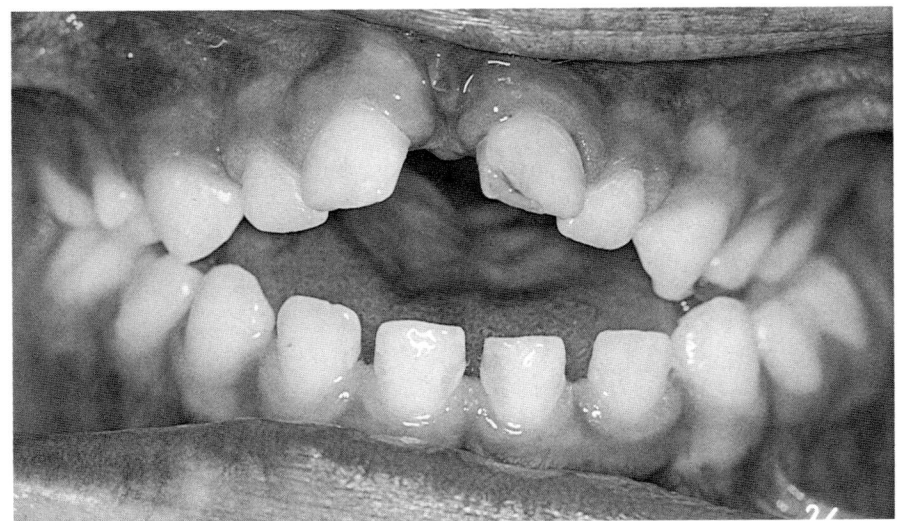

Abb. 4.21 a–c) Offener Biß mit Kreuzbiß bei einem 3 jährigen Knaben

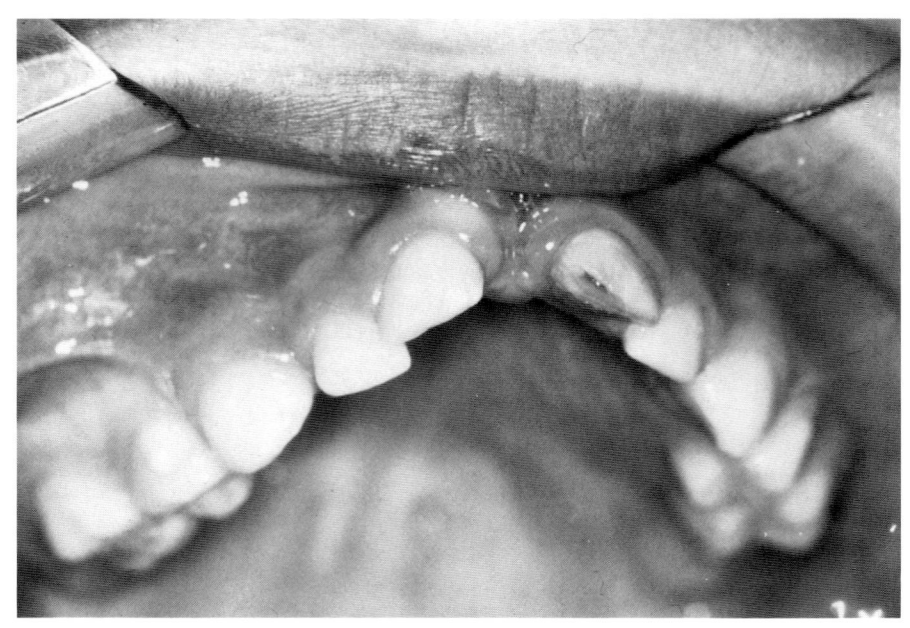

Abb. 4.21 c)

In Fällen von *persistierender Lutschgewohnheit* mit simultaner Dyskinesie, wie Zungenpressen, kann man bei ängstlichen Kindern die Behandlung mit einer Vorhofplatte einleiten; sie gewöhnen sich besser an dieses Gerät.

Bei einem 3jährigen Knaben lag ein ausgeprägter offener Biß mit Kompression des oberen Zahnbogens vor. Seine ältere Schwester hatte ebenfalls einen offenen Biß mit vertikaler Wachstumsrichtung, welcher eine aufwendige Behandlung im späteren Alter erforderte. Der Patient

d)

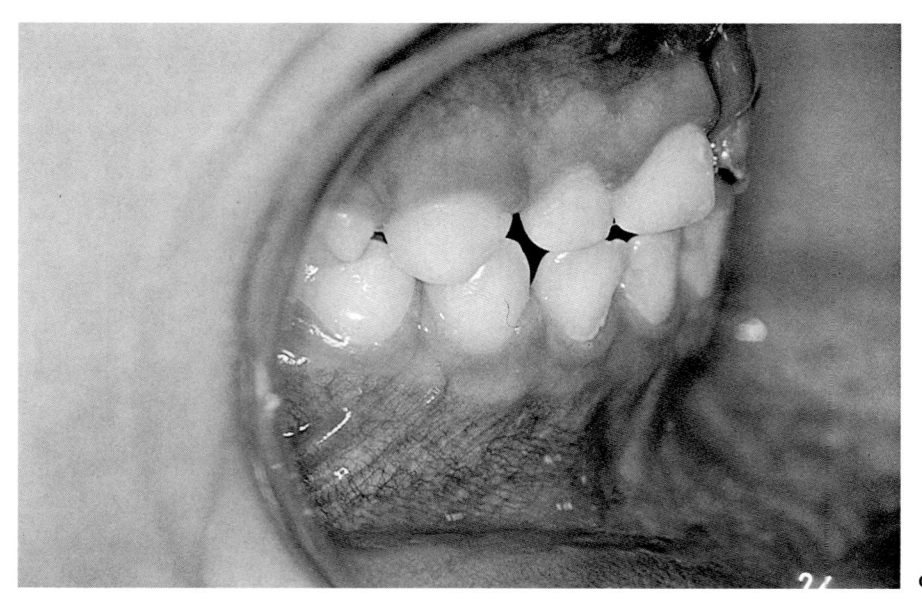

Abb. 4.21 d–f) Derselbe Patient nach fünfmonatiger Behandlung mit einer Vorhofplatte. Der offene Biß hat sich gebessert, der Kreuzbiß persistiert

Die Indikation der Abschirmtherapie 145

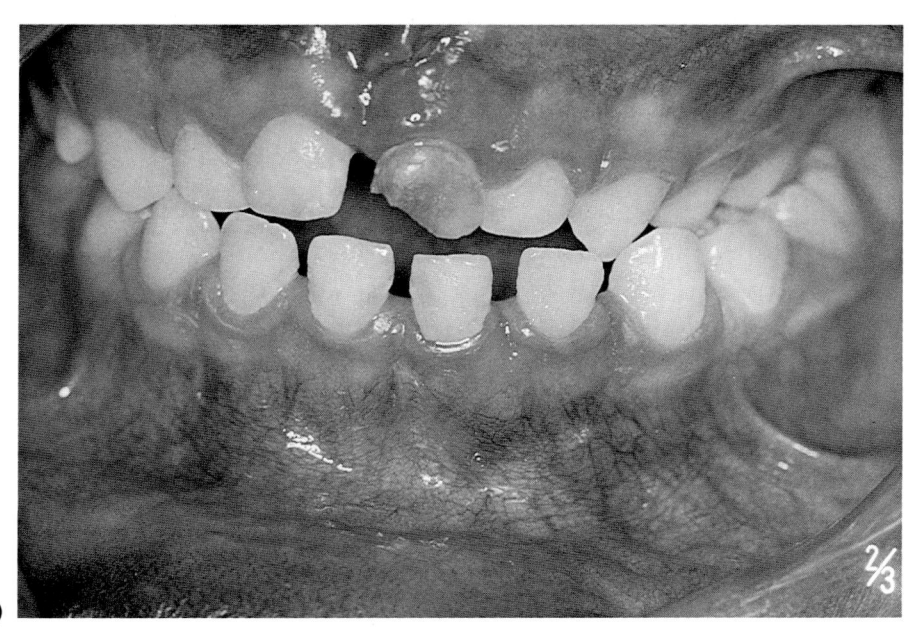

Abb. 4.21 e)

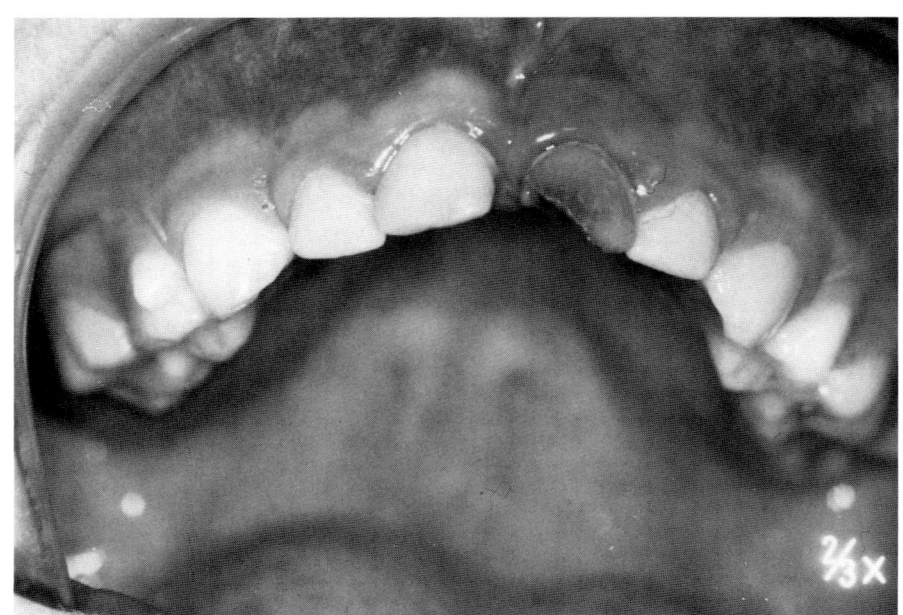

Abb. 4.21 f)

hatte intensiv Daumen gelutscht und neben dem offenen Biß auch einen Kreuzbiß. Wegen des Lutschens und der Anomalie, wie auch wegen einer ungünstigen Familienanamnese wurde die Behandlung frühzeitig eingeleitet. Die Reihenfolge der Behandlung war umgekehrt, weil der Patient sehr ängstlich war: zuerst wurde die Dyskinesie eliminiert. Nach der ersten Phase dieser Therapie hat das Kind mit Lutschen aufgehört; der offene Biß und die Form des oberen Zahnbogens haben sich innerhalb von 5 Monaten gebessert, der Kreuzbiß aber persistierte (Abb. 4.21). Dann schloß sich die Dehnungstherapie an.

146 Prinzipien der funktionellen Behandlungsmethoden

4.3.1.3 Eine weitere Indikation für die Vorhofplatte im Milchgebißalter ist die Behandlung der *habituellen Mundatmung*. Die Anwendung der oben beschriebenen Vorhofplatte mit Löchern ermöglicht es, die gestörte Nasenatmung wiederherzustellen.

4.3.2 Die Indikation im Wechselgebißalter

Im Gegensatz zum Milchgebiß ist die Anwendung von Schildapparaturen im Wechselgebißalter eingeschränkt, nur bei wenigen Anomalien ist es möglich, sie als alleiniges Behandlungsmittel einzusetzen. Meistens ist die *Kombination der Schildapparatur* mit einem anderen Gerät erforderlich.

4.3.2.1 Die Abschirmtherapie als alleinige Maßnahme

Die Behandlung mit Schildapparaturen als alleinige Maßnahme ist bei *frisch erworbenen Anomalien,* welche Folge von Umwelteinflüssen sind, möglich. Einziges Symptom dieser Anomalien sind die Folgen von Dyskinesien und das einzige *therapeutische Ziel* ist die Eliminierung der funktionellen Störungen, um eine normale Entwicklung zu gewährleisten. In diesen Fällen ist die Abschirmtherapie eine kausale und physiologische; die Korrektur der Anomalie ist ähnlich einem Selbstausgleich.

Die Therapie ist nicht schwierig, aber die *Differentialdiagnostik* ihrer *Indikation* ist für den Erfolg von entscheidender Bedeutung; vor allem sind die *funktionellen* und *skelettalen Besonderheiten* zu berücksichtigen. Die Ruhelage kann durch diese Behandlung nicht beeinflußt werden (bei frisch erworbenen Anomalien ist dies auch nicht erforderlich), deswegen ist die Apparatur bei Klasse II-Fällen mit einer *anterioren Ruhelage* indiziert, wo der Unterkiefer in die Okklusion nach dorsal gleitet.

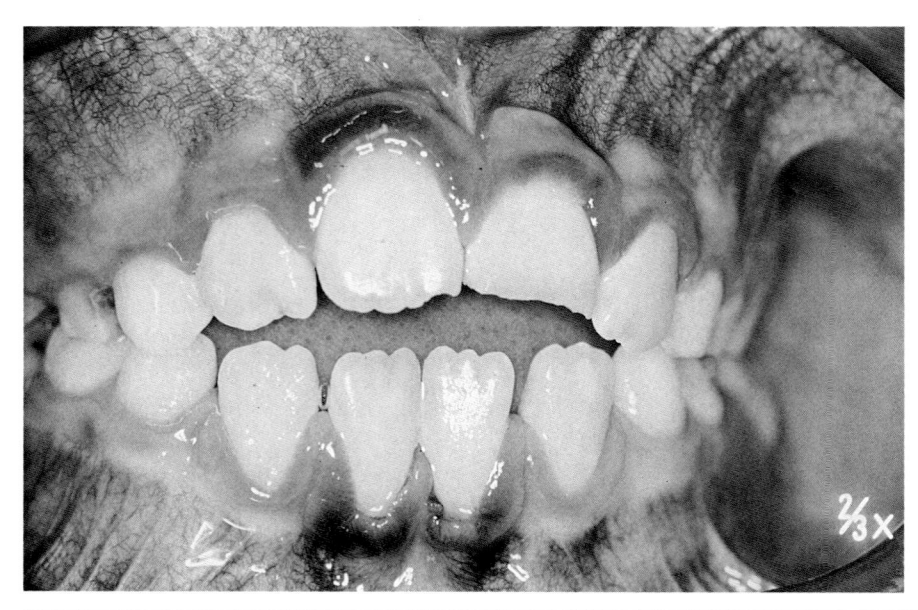

Abb. 4.22 a)

Die Indikation der Abschirmtherapie 147

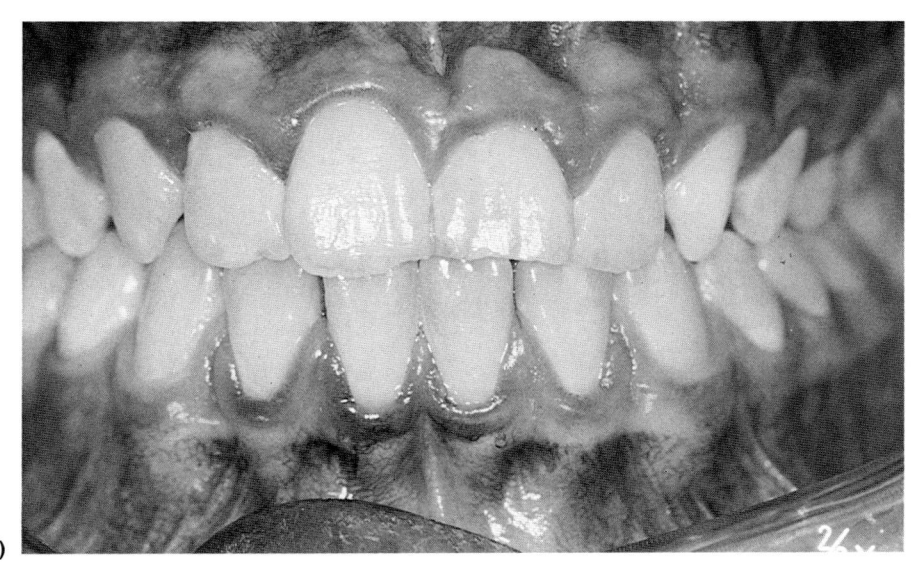

b)
Abb. 4.22 a) 9jährige Patientin mit Dyskinesie, gestörter Nasenatmung und frontal offenem Biß, b) dieselbe Patientin nach Abschirmtherapie und Durchbruch der bleibenden Zähne

Ein 9jähriges Mädchen mit offenem Biß, Zungendyskinesie und habitueller Mundatmung wurde überwiesen. Die Wachstumsrichtung war durchschnittlich. Nach einjähriger Therapie mit einer Vorhofplatte wurde die Dyskinesie eliminiert, der offene Biß korrigiert und die Nasenatmung wiederhergestellt. Das Gebiß wurde bis zum Abschluß des Zahnwechsels kontrolliert, das Ergebnis blieb stabil (Abb. 4.22).

Das *skelettale Muster* kann mit der Abschirmtherapie nicht wesentlich beeinflußt werden, höchstens in Kombination mit anderen Methoden. Die Behandlung ist unzulänglich in Fällen bei skelettaler Klasse II-Beziehung oder vertikaler Wachstumsrichtung. Falls das Wachstumsmuster ungünstig ist: eine therapeutische Veränderung lokaler Umwelteinflüsse allein kann die endogene dysplastische Entwicklung nicht hemmen.

4.3.2.2 Kombination der Abschirmtherapie mit anderen Behandlungsmethoden

Die Kombination mit anderen Methoden ist in Form einer Vorbehandlung oder gleichzeitigen Behandlung mit Schildapparaturen möglich.

4.3.2.2.1 Indikation einer Vorbehandlung mit Schildapparaturen

Eine kieferorthopädische Therapie kann mit Schildapparaturen eingeleitet werden, um die *Folgen von Dyskinesien zu eliminieren;* oft können wir in den Anfangsstadien der Therapie eine schnelle Verbesserung beobachten. Im Laufe der Weiterbehandlung mit den Vorhofplatten aber stellt man *keine* Verbesserung mehr fest, weil die persistierende Dysplasie mit hereditärer Anlage auch nach Ausschaltung der Dyskinesie nicht beeinflußt werden kann. Die weitere Behandlung muß mit *anderen* Methoden fortgesetzt werden.

148 Prinzipien der funktionellen Behandlungsmethoden

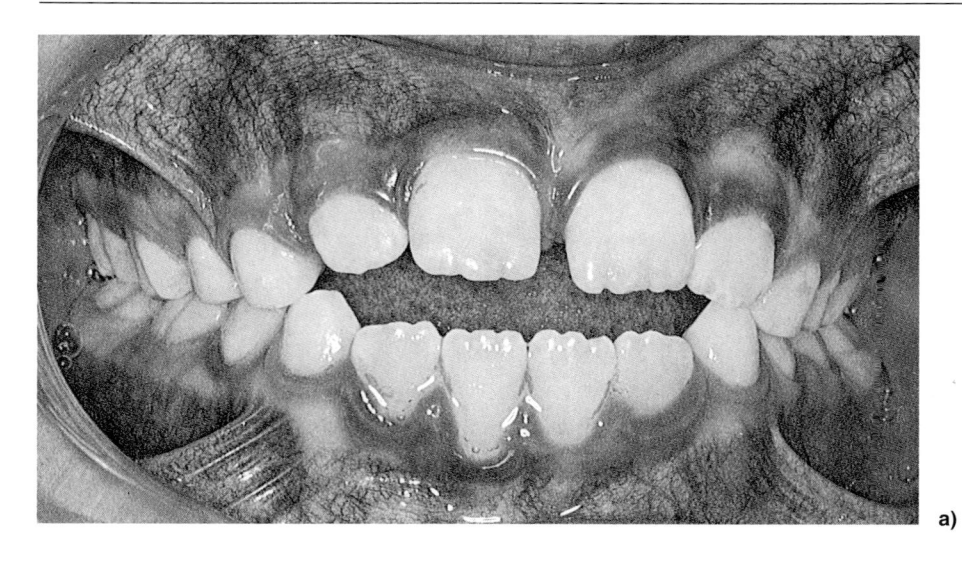

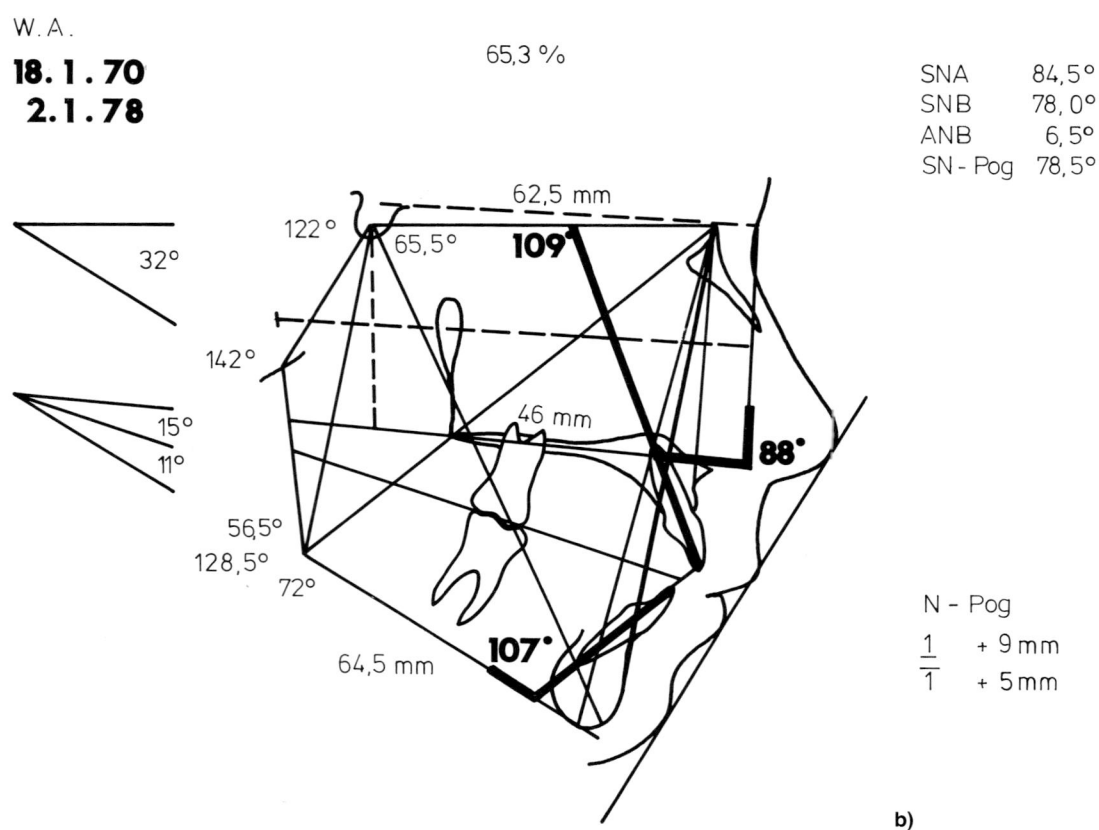

Abb. 4.23 a) 8jähriger Patient W. A. mit offenem Biß und horizontaler Wachstumsrichtung, b) Fernröntgendurchzeichnung

Bei einem 8jährigen Knaben mit Zungendyskinesie, offenem Biß und horizontaler Wachstumsrichtung lag, wie dies bei Zungenpressen oft der Fall ist, auch eine Biprotrusion vor. Der Unterkiefer war orthognath eingebaut, der Oberkiefer prognath mit einer geringen Anteinklination und großer Basis (Abb. 4.23). Eine Abschirmtherapie wurde eingeleitet. Der

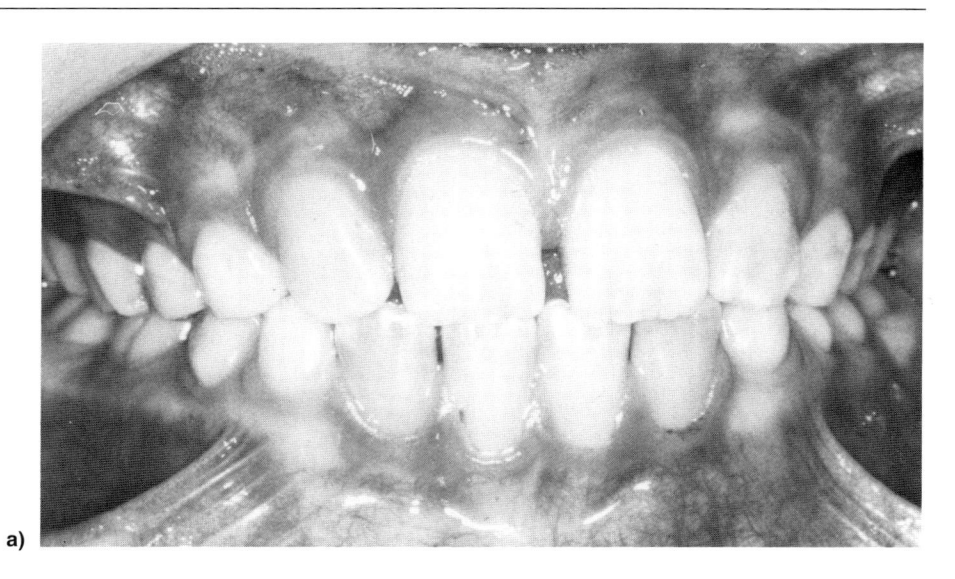

Die Indikation der Abschirmtherapie 149

W. A.
18. 1. 70
8. 5. 79

66,1 %

SNA 84,5°
SNB 79,0°
ANB 5,5°
SN - Pog 79,5°

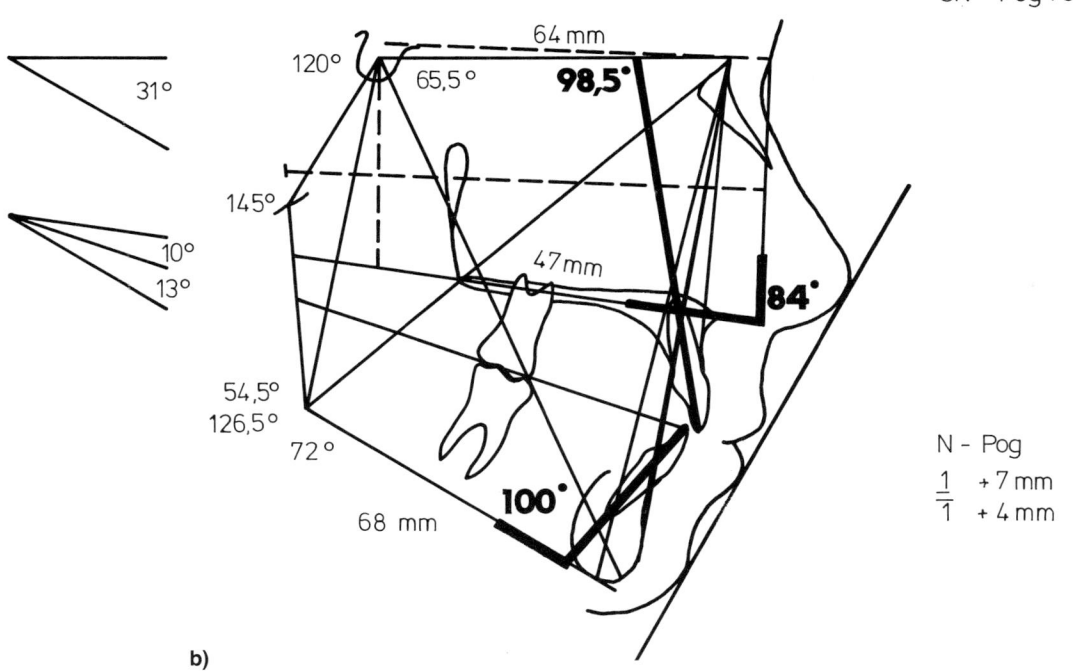

31°

120°   64 mm
65,5° **98,5°**

10°
13°

145°

47 mm   **84°**

54,5°
126,5°
72°

100°
68 mm

N - Pog
$\frac{1}{1}$ + 7 mm
$\frac{1}{1}$ + 4 mm

Ab. 4.24 a) Patient W. A. nach 15 monatiger Abschirmtherapie, b) Fernröntgendurchzeichnung

offene Biß und die Anteinklination haben sich gebessert, die unteren Schneidezähne jedoch nur unzulänglich aufgerichtet. Die Zuwachsrate des Unterkiefers betrug 3,5 mm, der SNB-Winkel verkleinerte sich. Die Retroinklination der Oberkieferbasis betrug 3°, wodurch der prognathe Ausdruck abgeschwächt wurde, obwohl der SNA-Winkel unverändert

150 Prinzipien der funktionellen Behandlungsmethoden

blieb. Mittels Abschirmtherapie war keine weitere Verbesserung zu erwarten. Die Behandlung zur Beeinflussung der maxillären Prognathie und Aufrichtung der unteren Schneidezähne wurde mit anderen Methoden fortgesetzt (Abb. 4.24).

Im Wechselgebißalter, ähnlich wie im Milchgebiß, ist bei Patienten mit *habitueller Mundatmung* die Vorbehandlung mit einer Vorhofplatte indiziert, zuvor muß jedoch die *Zungenlage* untersucht werden. Falls die Zunge retrahiert ist, wie üblich bei Klasse II-Anomalien, kann die Vorhofplatte angewandt werden, ist dagegen die Zunge flach, aber nach vorn verlagert, ist die Vorhofplatte wegen der Klasse III-Anlage kontraindiziert; sie könnte eine extreme Vorverlagerung der Zunge verursachen.

4.3.2.2.2 Indikation für die gleichzeitige Kombination der Abschirmtherapie mit anderen Behandlungsmethoden Einige Apparaturen, z. B. der Aktivator, haben den Nachteil, daß ihre Tragedauer tagsüber eingeschränkt ist. Die Intensität der schädlichen Umwelteinflüsse kann

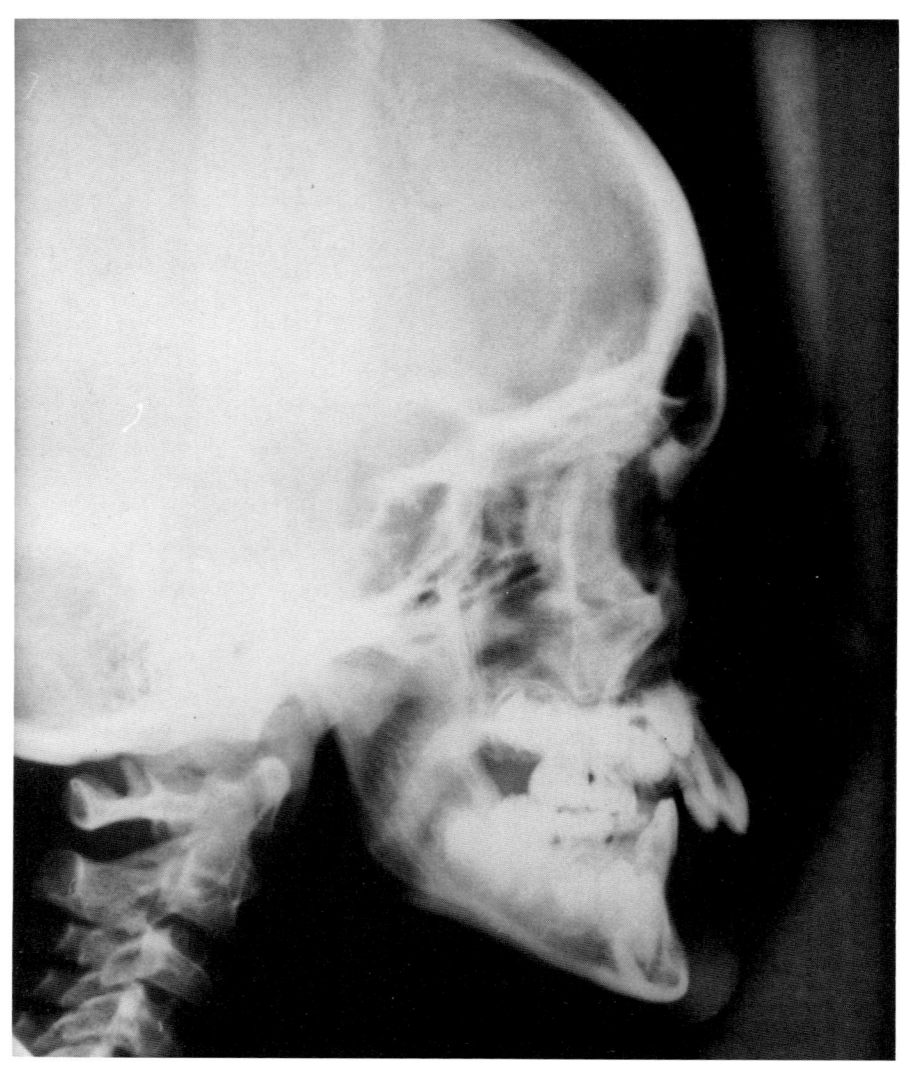

Abb. 4.25 a)

Die Indikation der Abschirmtherapie 151

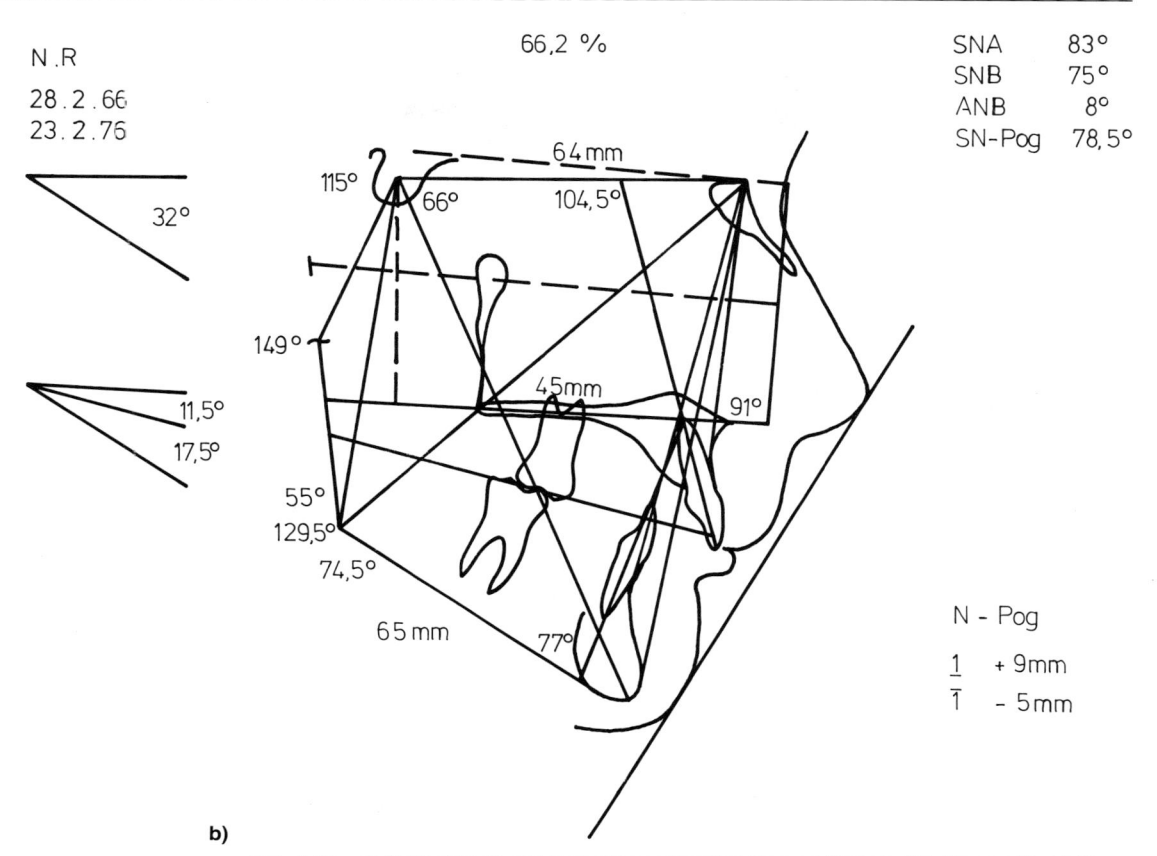

Abb. 4.25 a) Patient N. R. mit Unterlippendyskinesie und Klasse-II/1-Anomalie, b) Fernröntgendurchzeichnung

jedoch so hoch sein, daß durch die Stunden der Unterbrechung das Therapieergebnis gefährdet ist, besonders bei Zungenpressen und Lippendyskinesien.

Wird *Zungenpressen* mit dem Aktivator behandelt, kann eine *Platte mit Zungengitter* tagsüber eingesetzt, bei Patienten mit *Lippendyskinesien* ein Unterlippenschild tagsüber getragen werden. Die Lippendyskinesie kann nämlich die Fortschritte während einer Aktivatortherapie beeinträchtigen. Eine brauchbare Kombination ist in diesen Fällen das Tragen des *Unterlippenschildes* tagsüber und des Aktivators nachts; so werden die schädlichen Umwelteinflüsse während der ganzen Zeit eliminiert. Sobald die Schneidezahnstufe verkleinert und die Unterlippe nach vorn verlagert ist, kann die Behandlung nur mit dem Aktivator allein fortgesetzt werden.

Bei einem 10jährigen Knaben mit einer Klasse II/1-Anomalie wurde eine starke Lippendyskinesie beobachtet. Die Wachstumsrichtung war horizontal, die Unterkieferbasis retrognath und kurz, die maxilläre Basis durchschnittlicher Länge und in Anteinklination, was die Prognathie verstärkt hat, der aufsteigende Ast lang. Die unteren Schneidezähne waren infolge der Lippendyskinesie extrem nach lingual gekippt (Abb. 4.25). Der Patient hatte einen Aktivator und zusätzlich tagsüber einen Unterlippen-

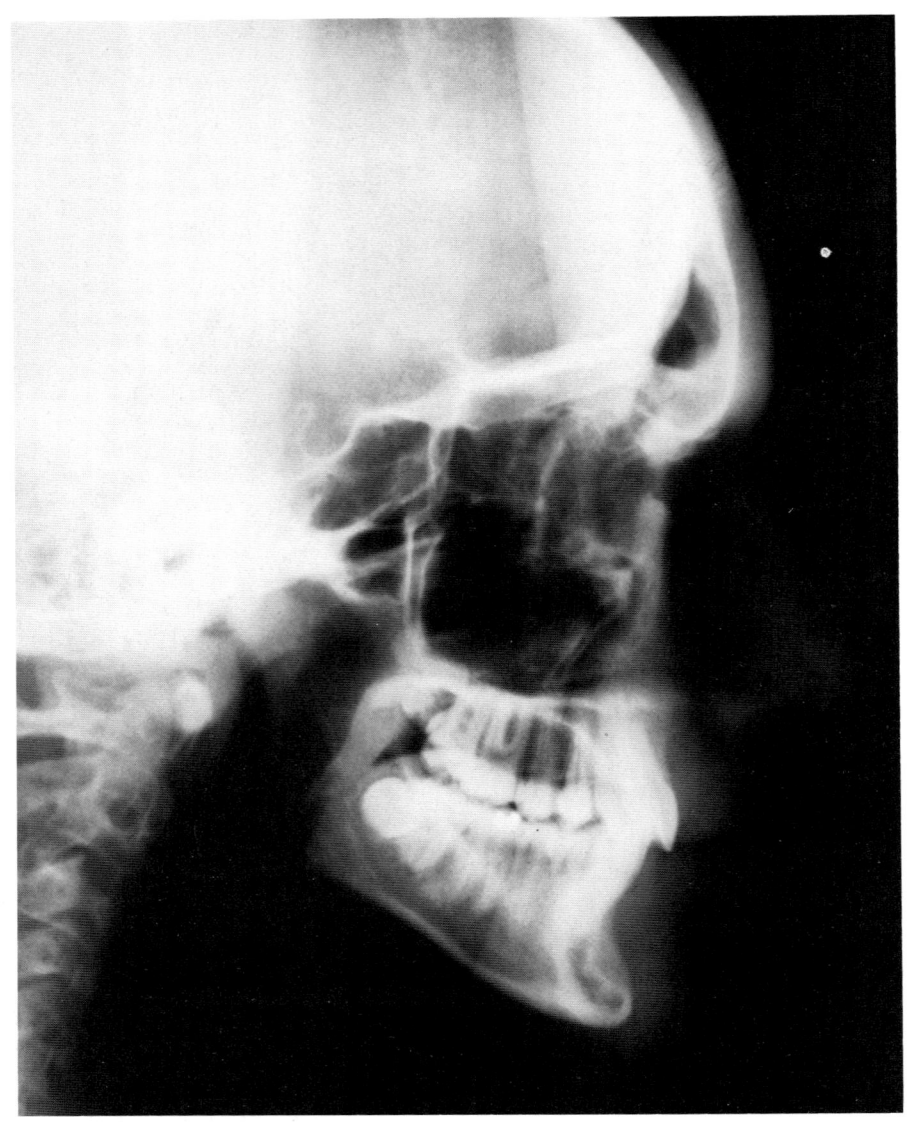

Abb. 4.26 a)

schild getragen. Mit dem Aktivator wurde das Wachstum des Unterkiefers gefördert und das des Oberkiefers gehemmt. Gleichzeitig wurden die unteren Schneidezähne nach labial gekippt. Der Unterlippenschild hat die Lippendyskinesie eliminiert und trug indirekt zur labialen Kippung der unteren Schneidezähne bei. Nach dem Zahnwechsel und ein Jahr nach Abschluß der Retention war das Ergebnis stabil (Abb. 4.26).

Bei einem 9jährigen Mädchen lag ein offener Biß mit Zungendyskinesie und Lippensaugen vor. Die Wachstumsrichtung war vertikal, teilweise durch eine Retroinklination der Maxilla kompensiert, der Unterkiefer retrognath eingebaut mit einer kurzen Basis, der Ramus kurz und der Oberkiefer von durchschnittlicher Länge und orthognath. Die oberen und unteren Schneidezähne waren leicht nach lingual gekippt (Abb. 4.27).

Die Indikation der Abschirmtherapie 153

N.R.
28.2.66
11.3.81

70,4 %

69 mm
118° 65° 101°
139°
46 mm   89°
57°
133°
76°
68 mm   89°

30°
9°
15°

SNA 80°
SNB 78°
ANB 2°
SN-Pog 81°

N - Pog

$\frac{1}{1}$ +2 mm
$\frac{}{1}$ −2 mm

b)

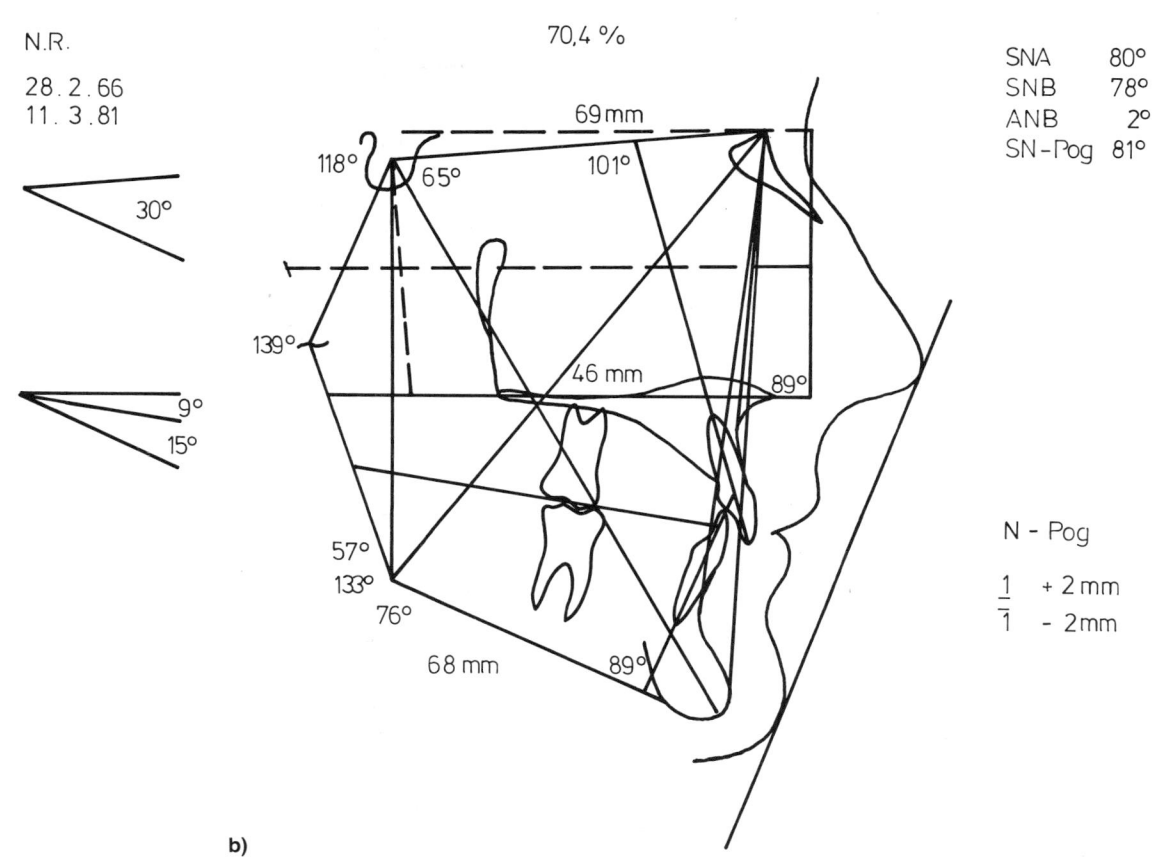

Abb. 4.26 a) Patient N. R. nach Behandlung mit einem Unterlippenschild nach Durchbruch der bleibenden Zähne, b) Fernröntgendurchzeichnung, 5 Jahre später

a)

½×

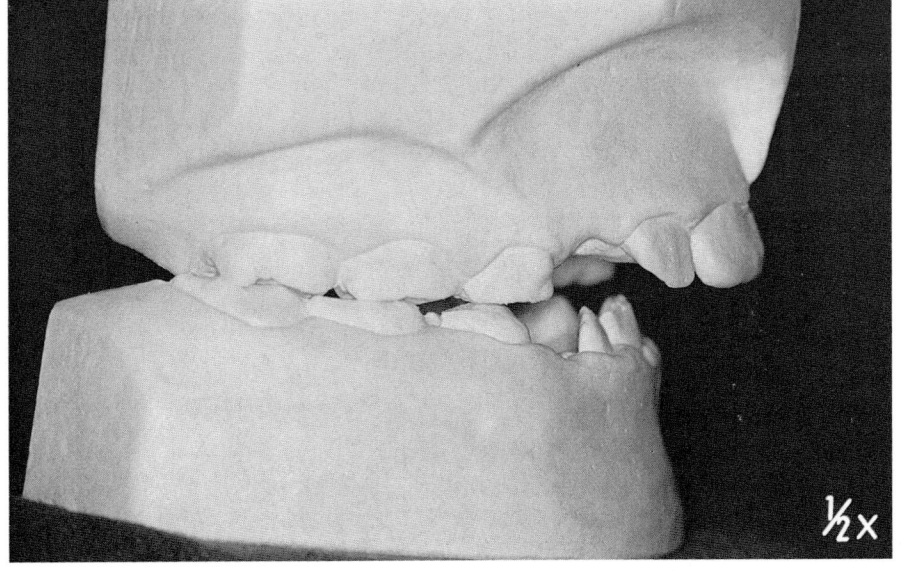

Abb. 4.27 a) und b) 9jährige Patientin B. B., behandelt mit einer kombinierten Vorhofplatte und einem Unterlippenschild, c) Fernröntgendurchzeichnung ▶

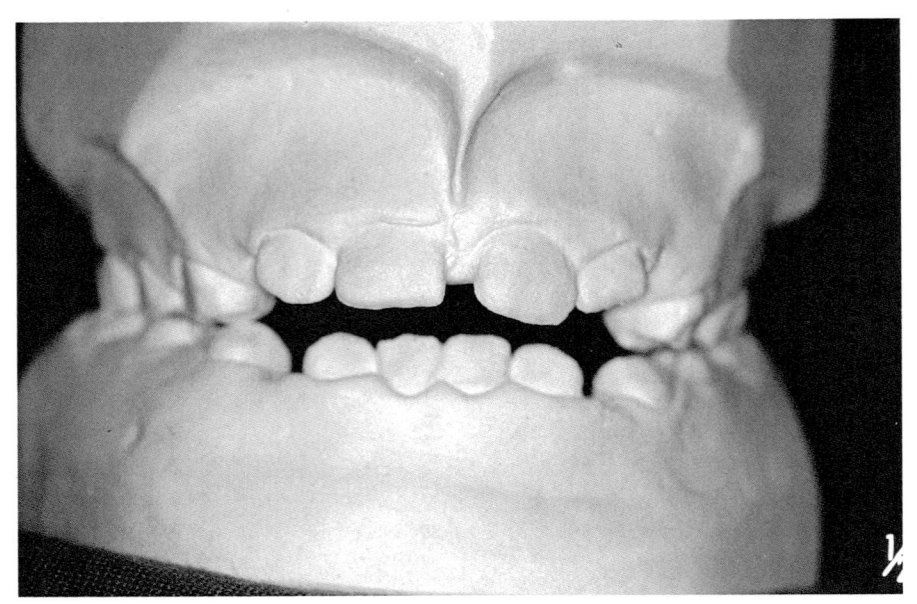

154　Prinzipien der funktionellen Behandlungsmethoden

Abb. 4.27 b)

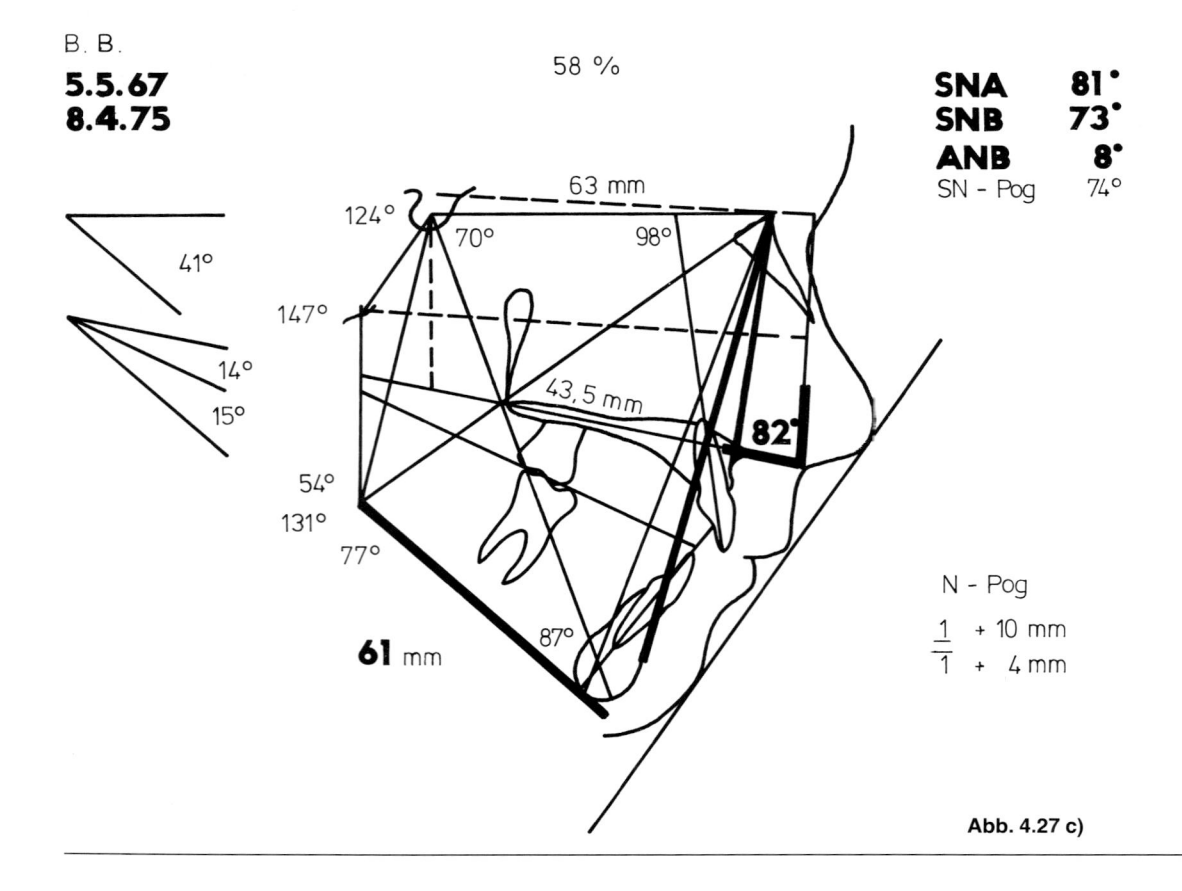

B. B.
5.5.67
8.4.75

58 %

41°
147°
14°
15°

124°　70°　98°
63 mm
43,5 mm
82°
54°
131°
77°　87°
61 mm

SNA	**81°**
SNB	**73°**
ANB	**8°**
SN - Pog	74°

N - Pog
$\frac{1}{1}$ + 10 mm
　　+ 4 mm

Abb. 4.27 c)

Wegen der schweren Zungendyskinesie wurde eine kombinierte Vorhofplatte eingesetzt, wobei die Patientin zusätzlich tagsüber einen Unterlippenschild trug. Während der Therapie waren die Zuwachsraten der Unterkieferbasis groß, der ANB-Winkel verkleinerte sich, teilweise verursacht durch eine Verkleinerung des SNA-Winkels. Die vertikale Wachstumsrichtung persistierte. Die Behandlung mit der Schildapparatur war trotz der ungünstigen Wachstumsrichtung deswegen möglich, weil die Retroinklination des Oberkiefers die vertikale Wachstumsrichtung teilweise kompensiert hat (Abb. 4.28.

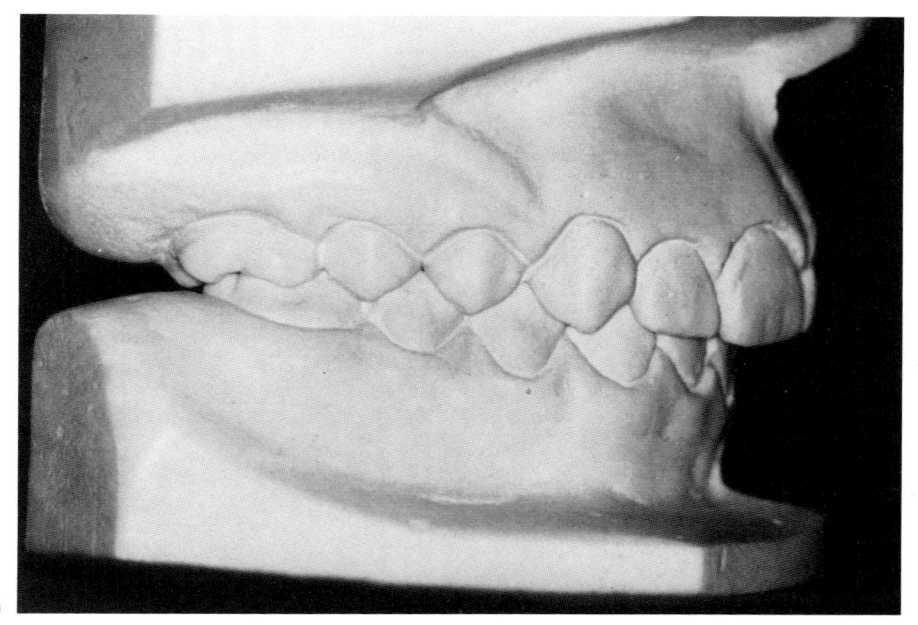

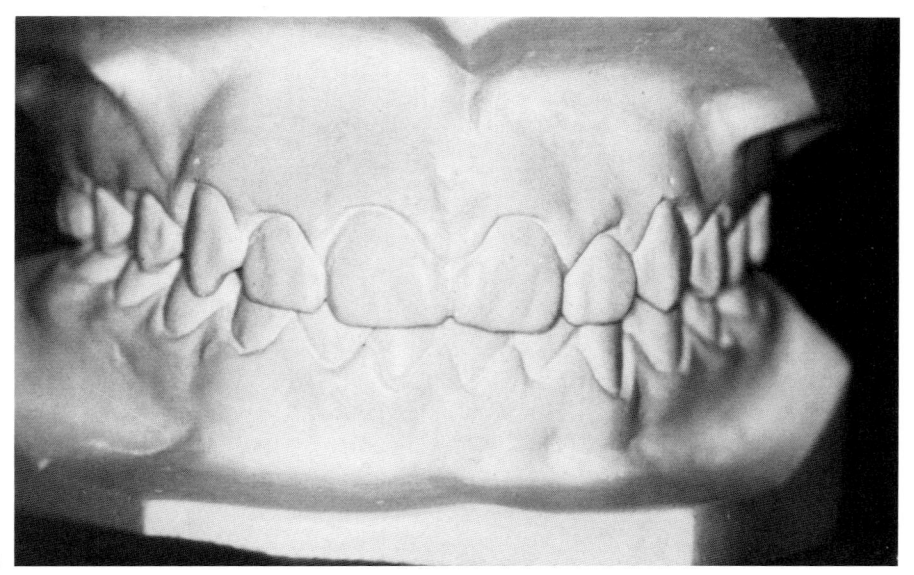

Abb. 4.28 Patientin B. B., vier Jahre nach Behandlung und Durchbruch der bleibenden ▶ Zähne. a) und b) Modelle, c) Fernröntgendurchzeichnung

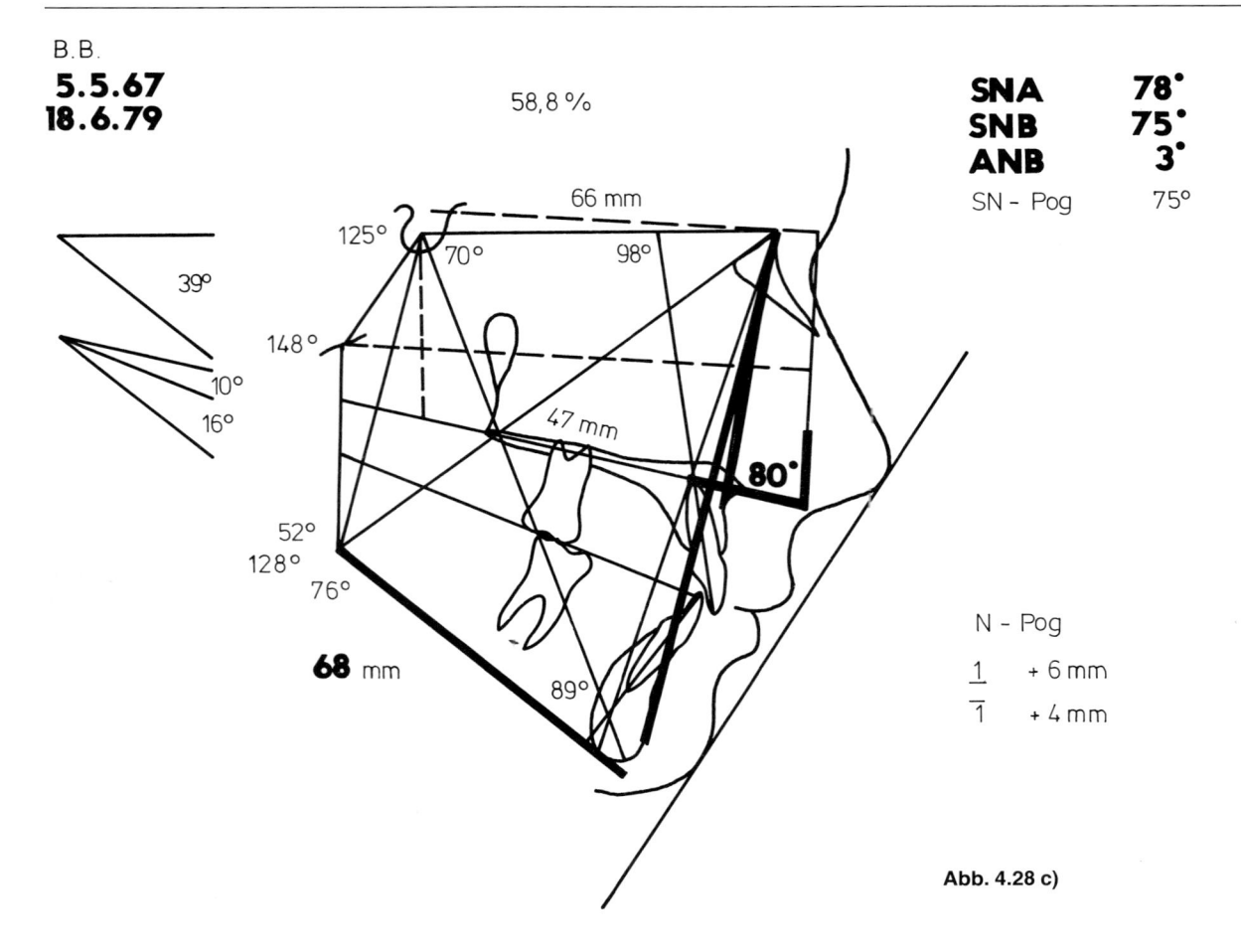

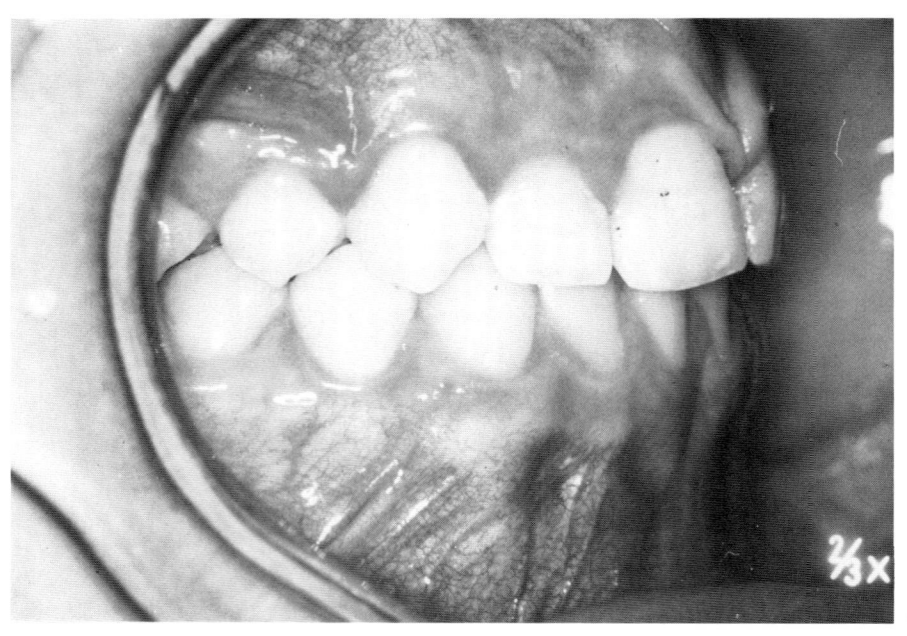

156 Prinzipien der funktionellen Behandlungsmethoden

B.B.
5.5.67
18.6.79

58,8 %

SNA **78°**
SNB **75°**
ANB **3°**
SN - Pog 75°

66 mm
125° 70° 98°
39°
148°
10°
16°
47 mm
80°
52°
128°
76°
68 mm
89°

N - Pog
$\dfrac{1}{\overline{1}}$ +6 mm
  +4 mm

Abb. 4.28 c)

Abb. 4.28 d–e) Patientin B.B., drei Jahre nach der Retention

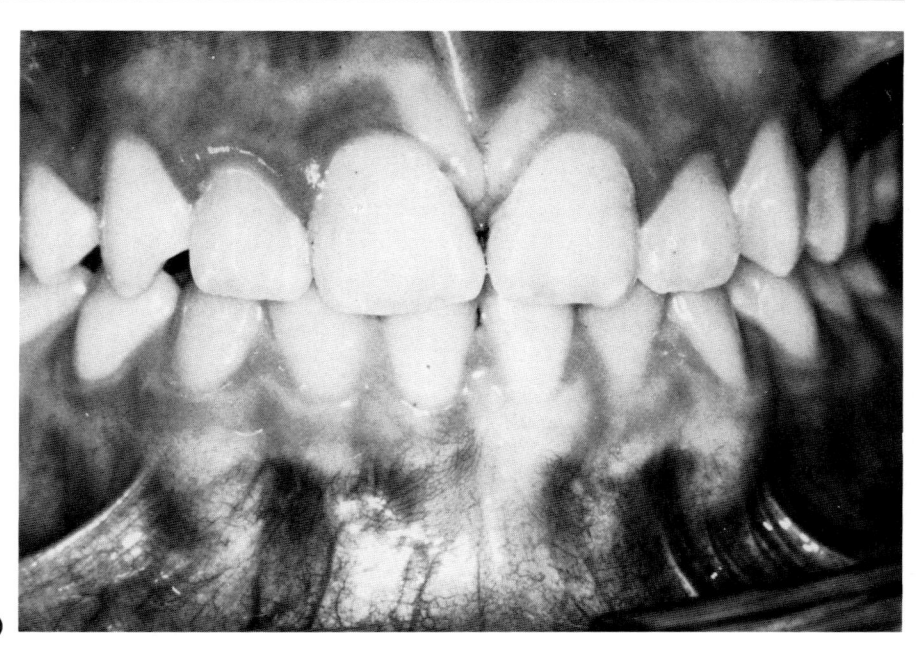

Abb. 4.28 e)

Wenn eine Dyskinesie vorliegt, kann die Behandlung auch in *Extraktionsfällen* mit einer Vorhofplatte eingeleitet werden.

Bei einem 7jährigen Mädchen lag ein offener Biß mit Dyskinesien und Engständen in beiden Kiefern vor. Die Wachstumsrichtung war eine leicht vertikale, der Unterkiefer retrognath und kurz, der Ramus ebenfalls kurz; die unteren Schneidezähne waren nach labial gekippt. Eine systematische Extraktionstherapie war eingeleitet und eine Vorhofplatte eingesetzt. Nach einjähriger Therapie wurde der offene Biß korrigiert, die Retrognathie des Unterkiefers und die Achsenstellung der unteren Schneidezähne haben sich gebessert. Die Behandlung wurde mit einem Aktivator fortgesetzt und abgeschlossen. Die Extraktionslücken wurden mit dem Aktivator geschlossen, so daß es möglich war, den Durchbruch der Seitenzähne zu steuern. Die Dyskinesie wurde völlig eliminiert (Abb. 4.29).

158 Prinzipien der funktionellen Behandlungsmethoden

S.S.
23.10.69
29. 6.76

60,0 %

123°
70,5°
100°
67,5 mm
39°
148°
12°
45,5 mm
17°
85°
53,5°
128°
74,5°
64 mm
105°

SNA 79,0°
SNB 72,0°
ANB 7,0°
SN-Pog 71,5°

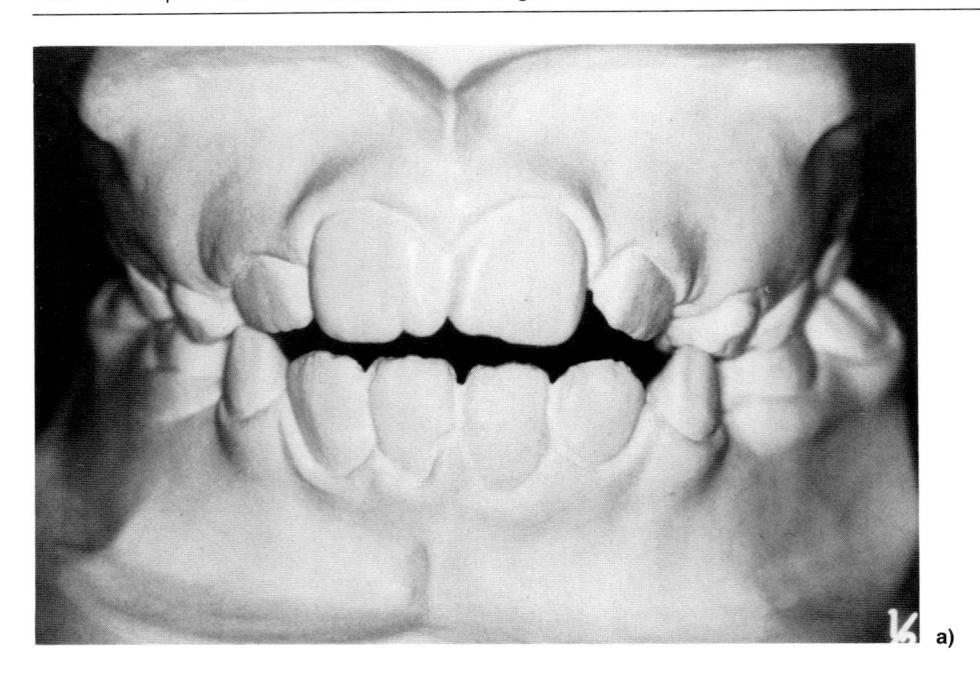

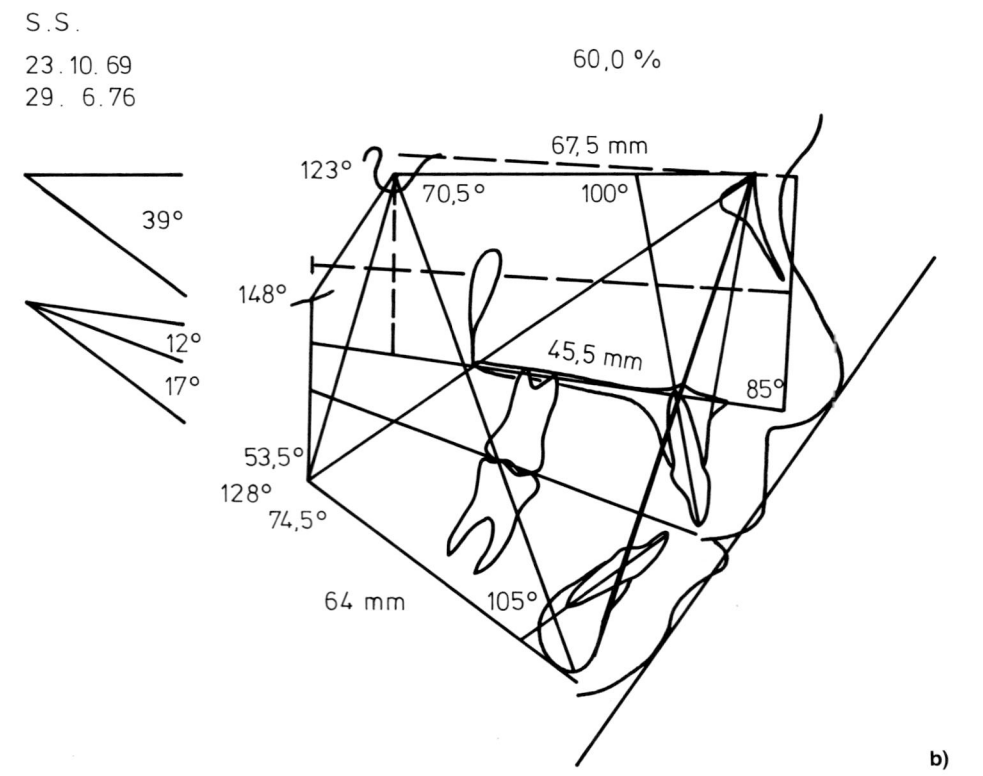

N - Pog
$\frac{1}{}$ 11,5 mm
$\frac{}{1}$ 6,5 mm

Abb. 4.29 a) 7jährige Patientin S. S. mit frontal offenem Biß und Engständen im Ober- und Unterkiefer, b) Fernröntgendurchzeichnung, c) Patientin nach systematischer Extraktions- und Abschirmtherapie, kombiniert mit Aktivatortherapie, und Durchbruch der bleibenden Zähne, d) Durchzeichnung nach der Abschirmtherapie

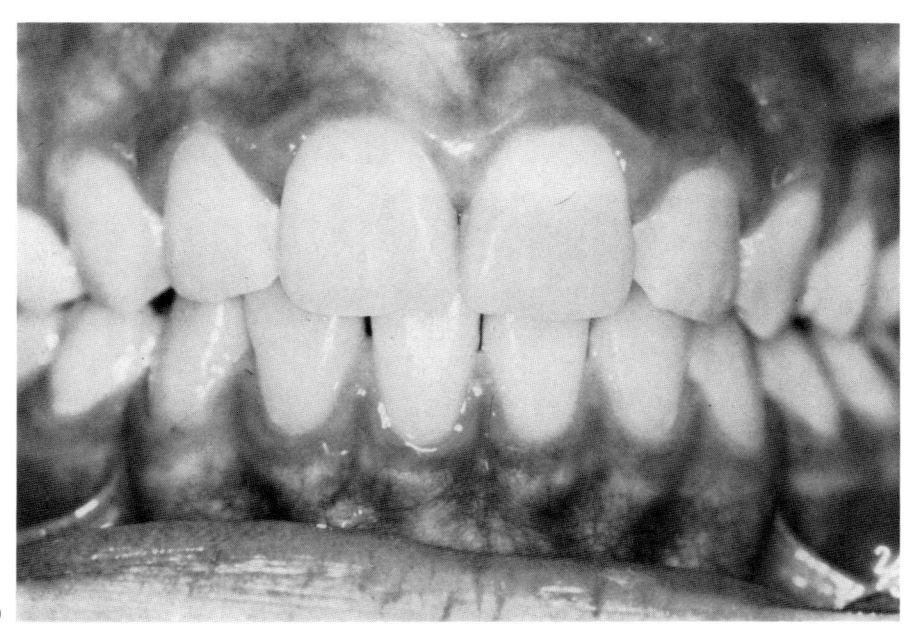

Die Indikation der Abschirmtherapie 159

Abb. 4.29 c)

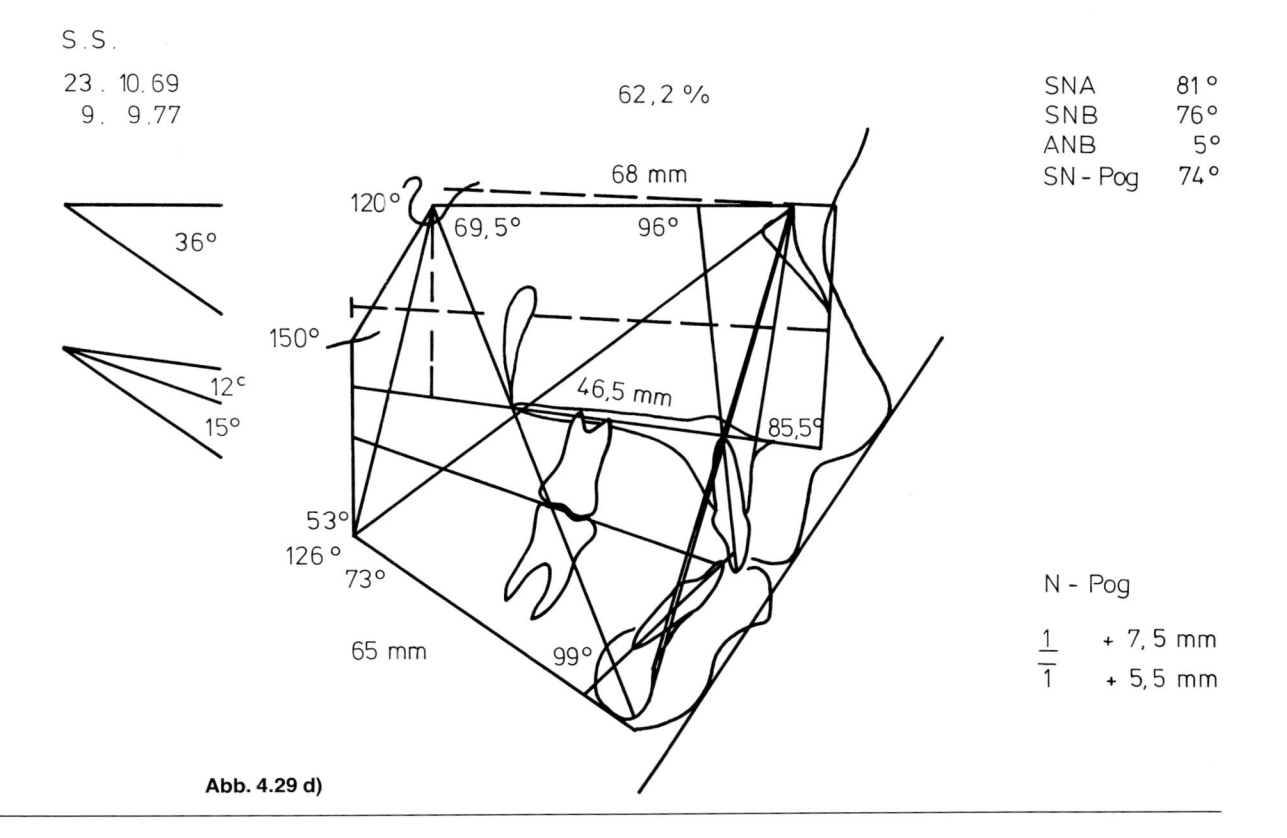

S.S.

23. 10. 69
9. 9.77

36°

150°

12°
15°

62,2 %

68 mm
120° 69,5° 96°

46,5 mm 85,5°

53°
126°
73°

65 mm 99°

SNA 81°
SNB 76°
ANB 5°
SN-Pog 74°

N - Pog

$\dfrac{1}{}$ + 7,5 mm
$\dfrac{}{1}$ + 5,5 mm

Abb. 4.29 d)

4.4 Die Bestimmung der Indikation für die Abschirmtherapie

Die Konstruktion und Handhabung der Schildapparaturen ist einfach, aber sie sind nur unter der Voraussetzung einer *richtigen Indikationsstellung* wirksam. Für die Indikation sind neben der allgemeinen Untersuchung die Funktionsanalyse und die Fernröntgenanalyse von Wichtigkeit. Die *Prinzipien* für die Planung der Abschirmtherapie können wir wie folgt *zusammenfassen*.

4.4.1 Die Funktionsanalyse

Fälle mit einer funktionellen *nichtechten Klasse II-Beziehung* wie auch der *funktionell echte Tiefbiß* können im frühen Wechselgebißalter mit Abschirmgeräten behandelt werden.

Klasse II-Fälle, wo der Unterkiefer sich aus der Ruhelage in die Schlußbißstellung nach dorsal bewegt, werden als „Distalzwangsbißfälle" bezeichnet. Die Abschirmtherapie ist besonders in diesen Fällen erfolgreich, weil die Störungen meistens durch Lippendyskinesien oder Interkuspidationsstörungen verursacht sind. Nach Ausschaltung der Umwelteinflüsse kann eine normale Entwicklung erwartet werden.

Bei *Zungen-* und *Lippendyskinesien* ist es notwendig, die Beziehungen zwischen der Dyskinesie und Anomalie abzuklären. Die Abschirmtherapie ist nur bei primären Dyskinesien erfolgreich, d. h. die Dyskinesie hat eine entscheidende Rolle in der Ätiologie der Anomalie. Die Differentialdiagnostik kann fernröntgenologisch vorgenommen werden.

4.4.2 Die Fernröntgenanalyse

Für die Indikation der Abschirmtherapie ist es erforderlich, die *funktionellen Beziehungen* mit dem *Fernröntgenbefund* zu *korrelieren*. Bei skelettalen Unstimmigkeiten kann sie nur im Zusammenhang mit anderen Methoden angewandt werden mit der Zielsetzung, zumindest den zusätzlichen, aber nicht entscheidenden ätiologischen Faktor der Anomalie zu eliminieren: die Dyskinesie. Für die Differentialdiagnostik ist die *Lokalisation der Anomalie* im Bereich des Gesichtsschädels erforderlich.

4.4.3 Die Differentialdiagnostik zwischen primärer und sekundärer Zungendyskinesie

Bei einer *primären Zungendyskinesie* kann die Anomalie im dentoalveolären Bereich lokalisiert sein. Die Frühbehandlung mit einer Schildapparatur ist indiziert. Bei einer *sekundären Zungendyskinesie* kann auch eine skelettale Beteiligung vorhanden sein; in solchen Fällen ist die Schildtherapie nicht ausreichend. Je nach Schwere der skelettalen

Abweichung besteht die Möglichkeit einer kombinierten Therapie, aber oft ist sie nicht einmal nötig.

Bei der *sekundären Zungendyskinesie mit offenem Biß* treffen wir die vertikale Wachstumsrichtung an. Diese ungünstige Wachstumsrichtung kann teilweise durch eine Retroinklination der Oberkieferbasis *kompensiert* sein, und diese Anpassung des Oberkiefers an die ungünstigere Neigung der Unterkieferbasis kann therapeutisch unterstützt werden. Andererseits kann eine Anteinklination der Oberkieferbasis die Anomalie noch verstärken. Bei offenem Biß mit einer Anteinklination liegt eine *divergente Rotation* der Kieferbasen vor, welche zu einer schweren Dysgnathie führt. In solchen Fällen mit einer ungünstigen Wachstumsrichtung beider Kieferbasen ist die Prognose einer funktionellen Therapie schlecht. In der Praxis sieht man viele Fälle mit ungünstigem skelettalen Wachstumsmuster, welche jahrelang mit funktionellen Geräten erfolglos behandelt worden sind. Hier wäre eine *dento-alveoläre Kompensation* der skelettalen Dysgnathie mit *aktiv-mechanischen Mitteln* erforderlich. Ist eine Prämolarenextraktion indiziert, kann diese Kompensation weit erfolgreicher sein. In noch schwierigeren Fällen jedoch besteht oft nur die Möglichkeit einer chirurgischen Korrektur.

Um die Grenzen der funktionellen Behandlungsmethoden bei Anomalien mit offenem Biß zu erläutern, seien drei Fälle vorgestellt, bei welchen die funktionelle Therapie wegen falscher Indikation erfolglos blieb.

Die Patientin H. M., ein 18jähriges Mädchen mit Engständen im Ober- und Unterkiefer, hatte einen offenen Biß mit vertikaler Wachstumsrichtung. Jahrelang wurde sie alio loco mit funktionellen Geräten und Dehnplatten behandelt (Abb. 4.30). Als sie uns im 18. Lebensjahr aufsuchte, wurde die Behandlung mit der Extraktion der ersten Prämolaren eingeleitet und mit einer festsitzenden Band-Bogenapparatur weitergeführt. Eine Kompensation der vertikalen Diskrepanz war deswegen möglich, weil nur der Unterkiefer – nicht der Oberkiefer – ungünstig eingebaut bzw. geneigt war (Abb. 4.31).

Beim nächsten Patienten, einem 14jährigen Knaben mit einer ähnlichen Anomalie, war diese Kompensation schwieriger, weil auch eine Anteinklination der Oberkieferbasis vorlag. Die Behandlung wurde ebenfalls mit vier Prämolarenextraktionen und einer Multibandapparatur durchgeführt. Der offene Biß wurde nicht völlig geschlossen; eine divergente Rotation der Kieferbasen ist schwierig zu kompensieren (Abb. 4.32 u. 4.33).

Die Patientin R. A., ein 14jähriges Mädchen, hatte einen offenen Biß mit horizontaler Wachstumsrichtung. Vier Prämolaren wurden alio loco extrahiert und eine funktionelle Therapie eingeleitet, welche jedoch erfolglos war (Abb. 4.34). Ursache des Mißerfolges war die Prognathie beider Kieferbasen, wobei der Oberkiefer prognather eingebaut war als der Unterkiefer. Nach Extraktion der Prämolaren war der Versuch unternommen worden, den prognathen Unterkiefer an den prognatheren Oberkiefer anzupassen. Die Extraktionslücken wurden durch Distalisierung der Frontzähne und der offene Biß mit aktiv-mechanischen Mitteln geschlossen. Für eine funktionelle Therapie war es ohnehin zu spät (Abb. 4.35).

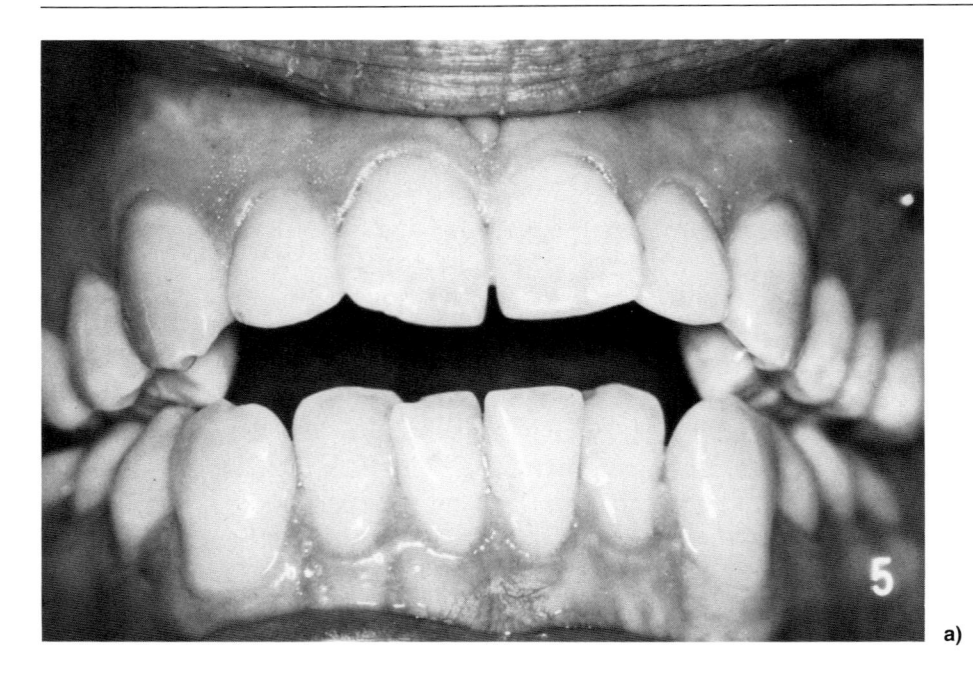

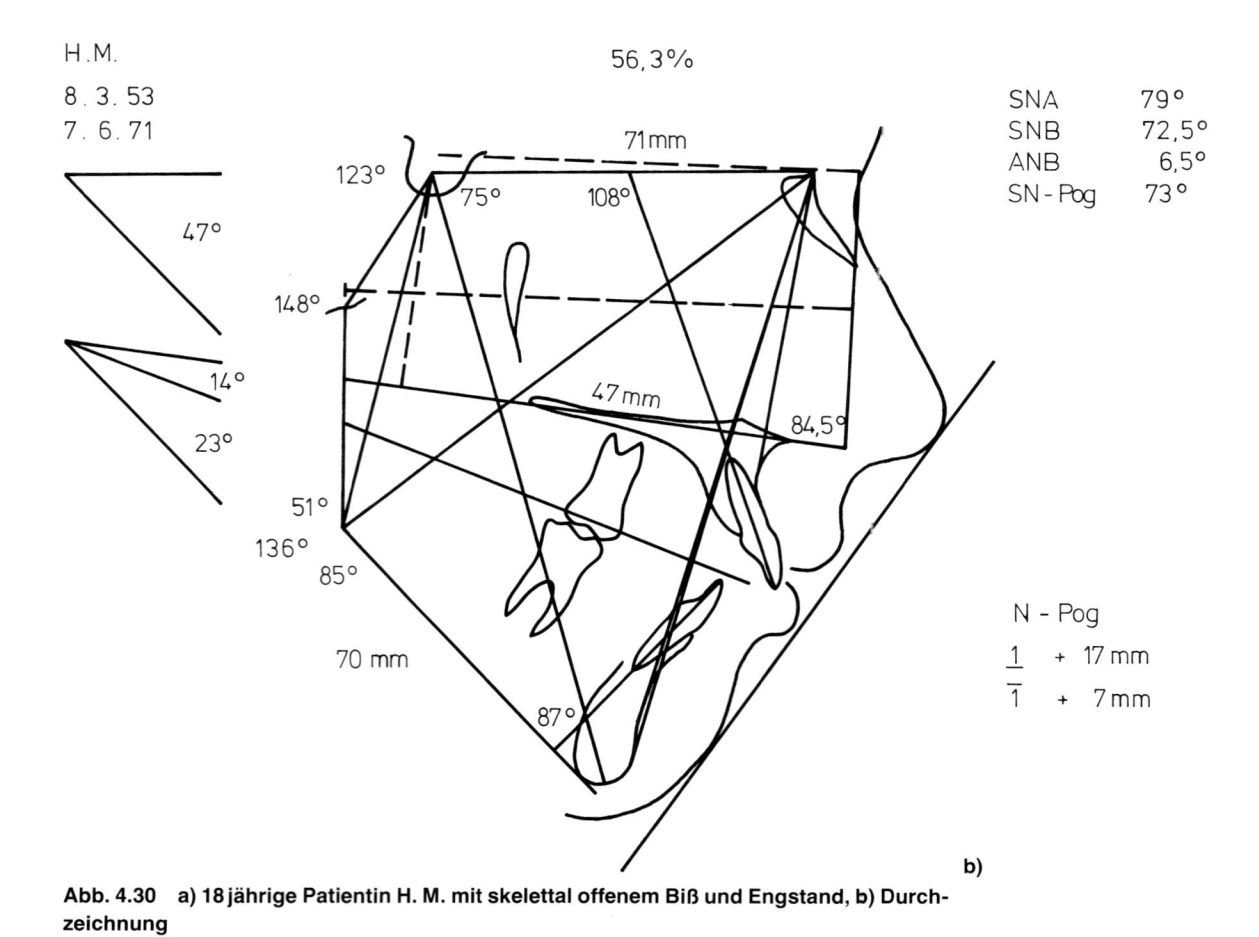

162 Prinzipien der funktionellen Behandlungsmethoden

Abb. 4.30 a) 18jährige Patientin H. M. mit skelettal offenem Biß und Engstand, b) Durchzeichnung

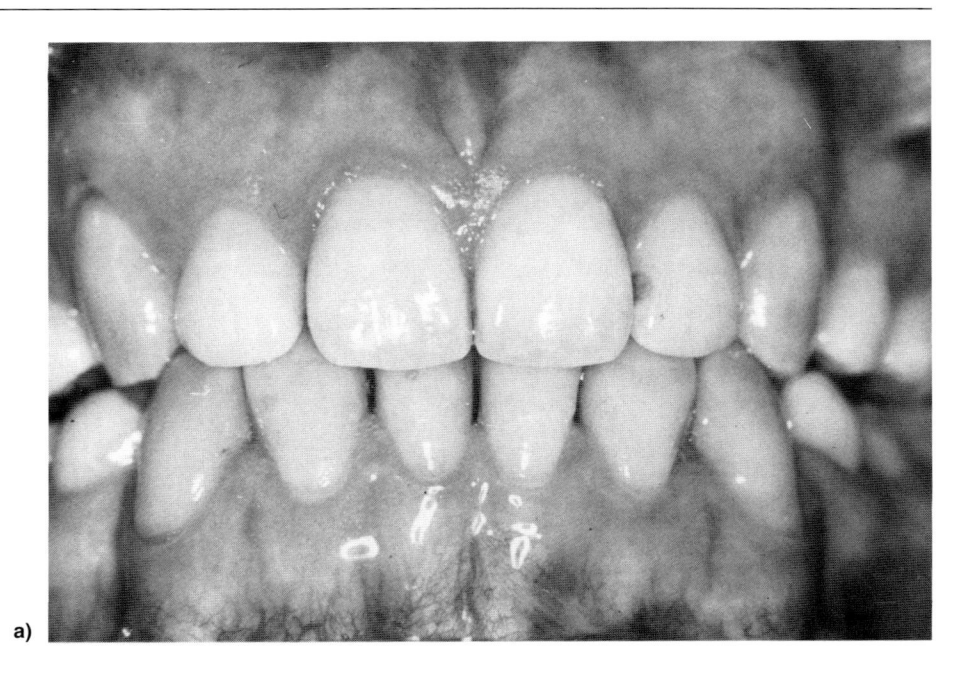

Die Bestimmung der Indikation für die Abschirmtherapie 163

Abb. 4.31 a) Patientin H. M. nach vier Prämolaren-Extraktionen und aktiv-mechanischer Therapie, b) Durchzeichnung

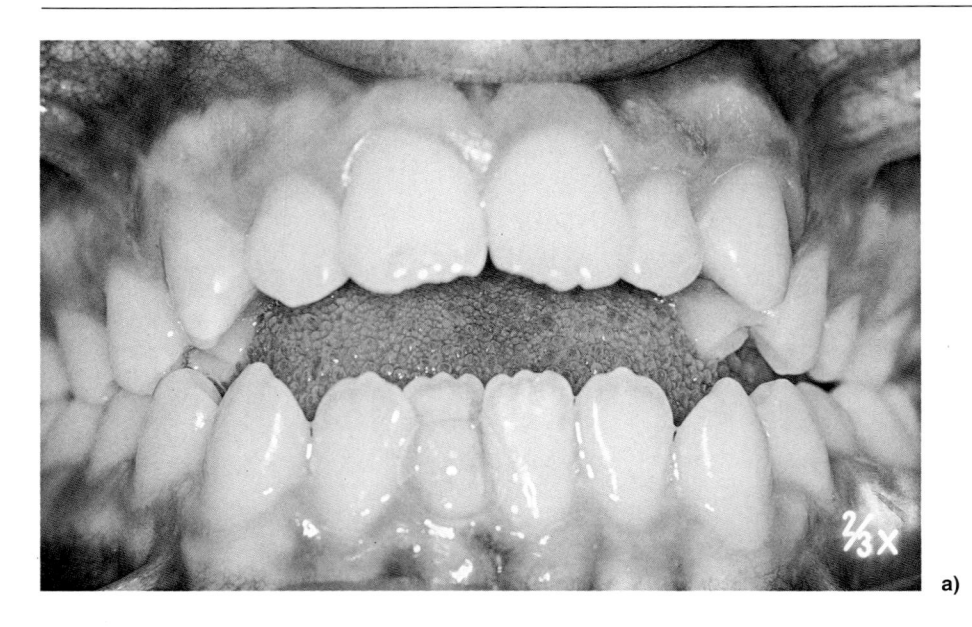

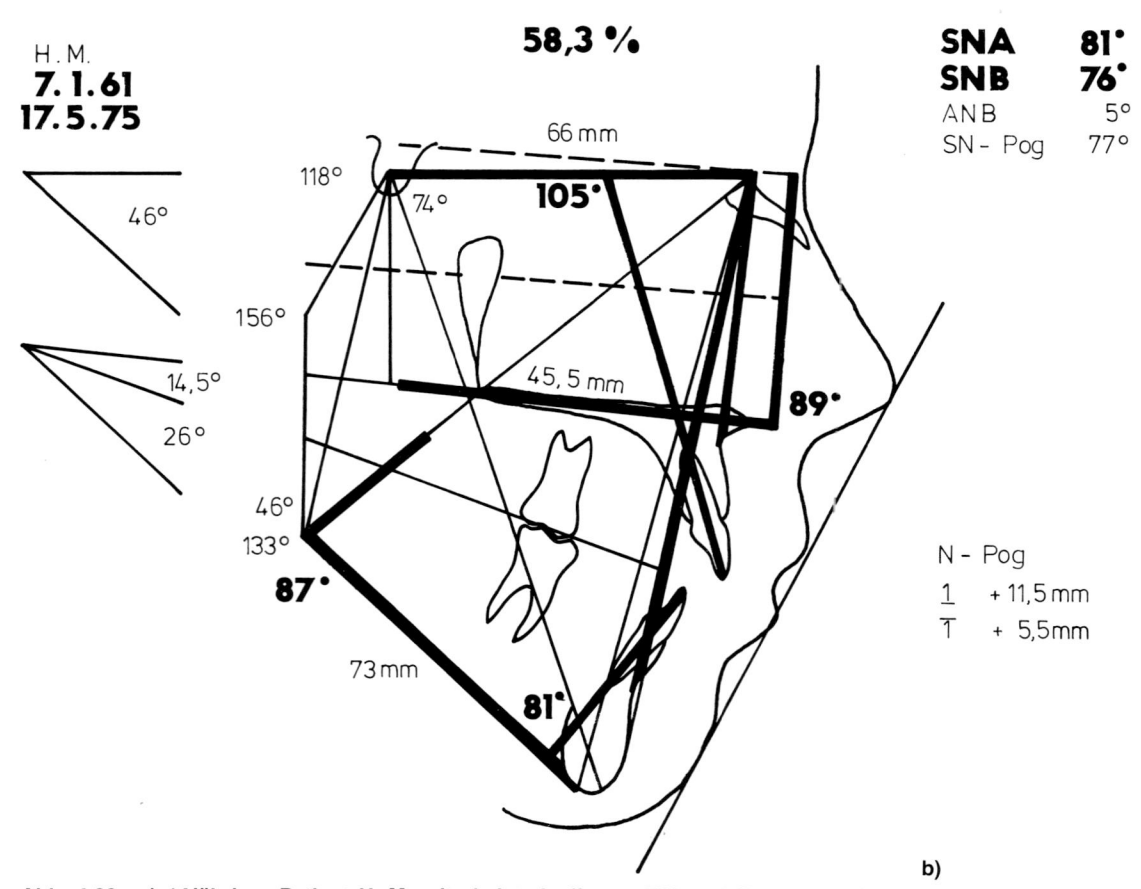

Abb. 4.32 a) 14 jähriger Patient H. M. mit skelettal offenem Biß und Engstand, b) die Durchzeichnung zeigt eine vertikale Wachstumsrichtung und Anteinklination der Oberkieferbasis

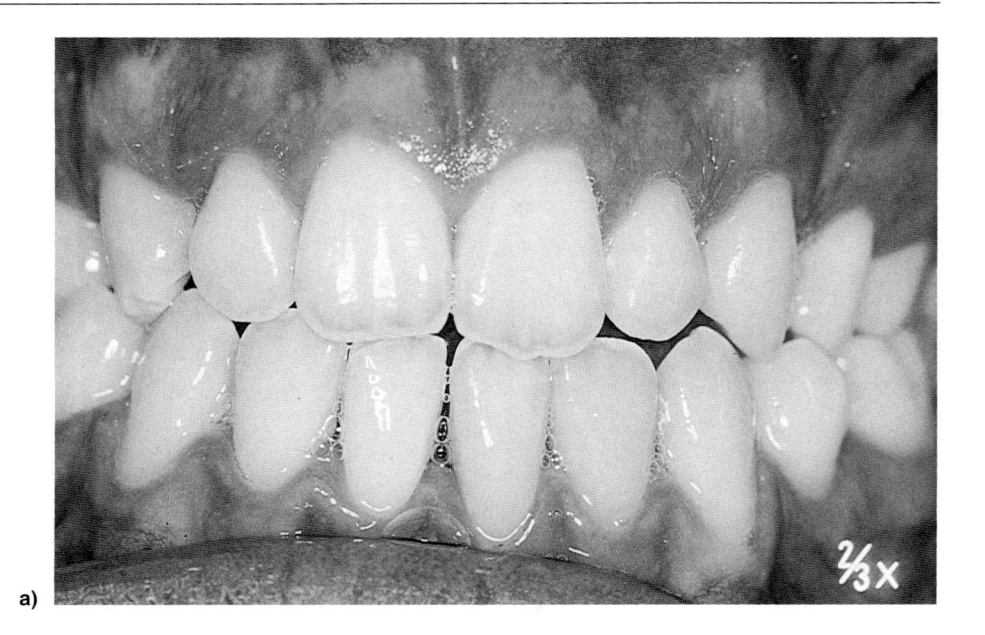

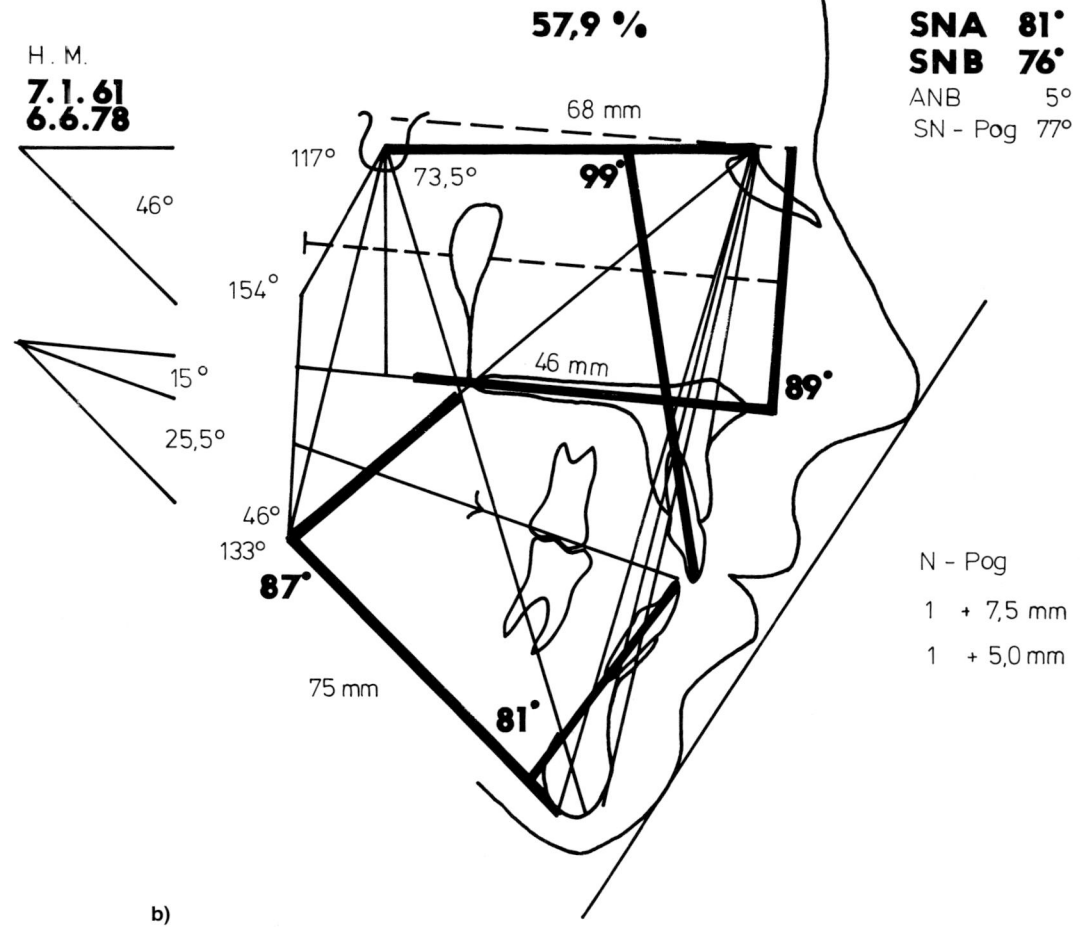

Die Bestimmung der Indikation für die Abschirmtherapie 165

Abb. 4.33 a) Patient H. M. nach vier Prämolaren-Extraktionen und aktiv-mechanischer Therapie, b) die Durchzeichnung zeigt die Schwierigkeiten der Therapie aufgrund der divergenten Rotation der Kieferbasen

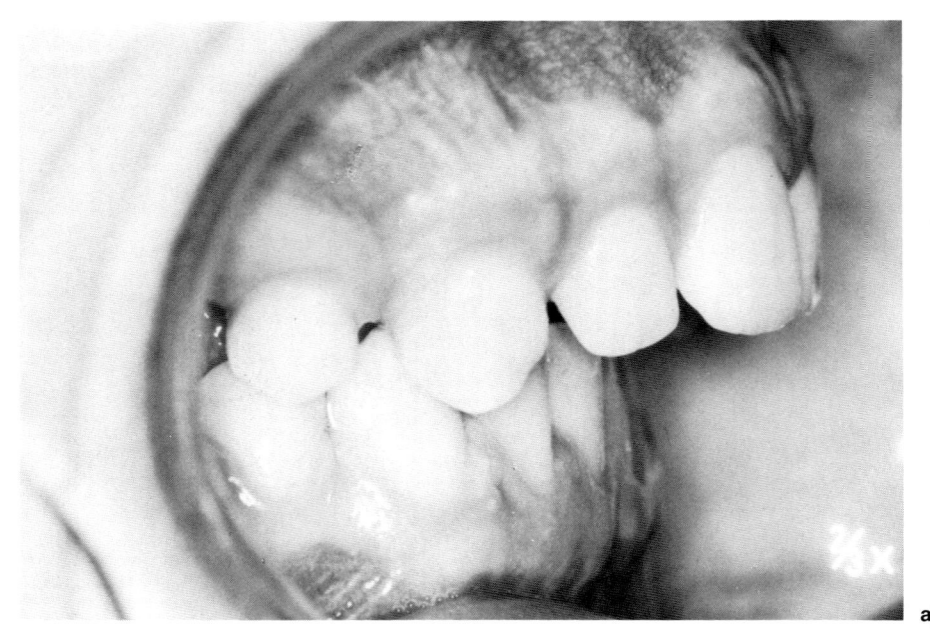

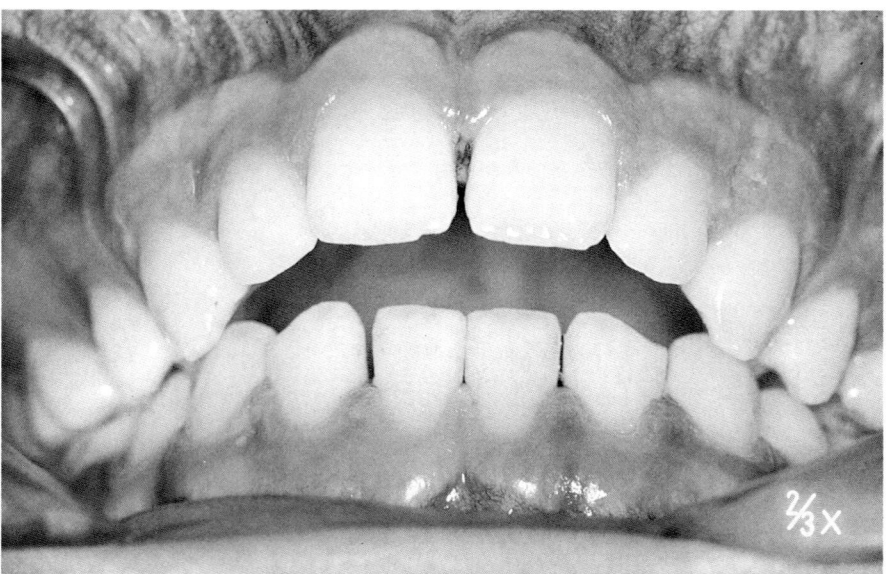

166 Prinzipien der funktionellen Behandlungsmethoden

Abb. 4.34 a–c) 14jährige Patientin R. A. mit offenem Biß und horizontaler Wachstumsrichtung

Die Bestimmung der Indikation für die Abschirmtherapie 167

78,6 %

R.A.
5.3.63
17.8.77
27°

5°
14°

121°
65°
74 mm
105°

144°

52 mm
86°

51°
123°
72°
77 mm
83°

SNA 85°
SNB 80°
ANB 5°
SN - Pog 82°

N - Pog
$\underline{1}$ +5mm
$\overline{1}$ +3mm

Abb. 4.34 c)

a)

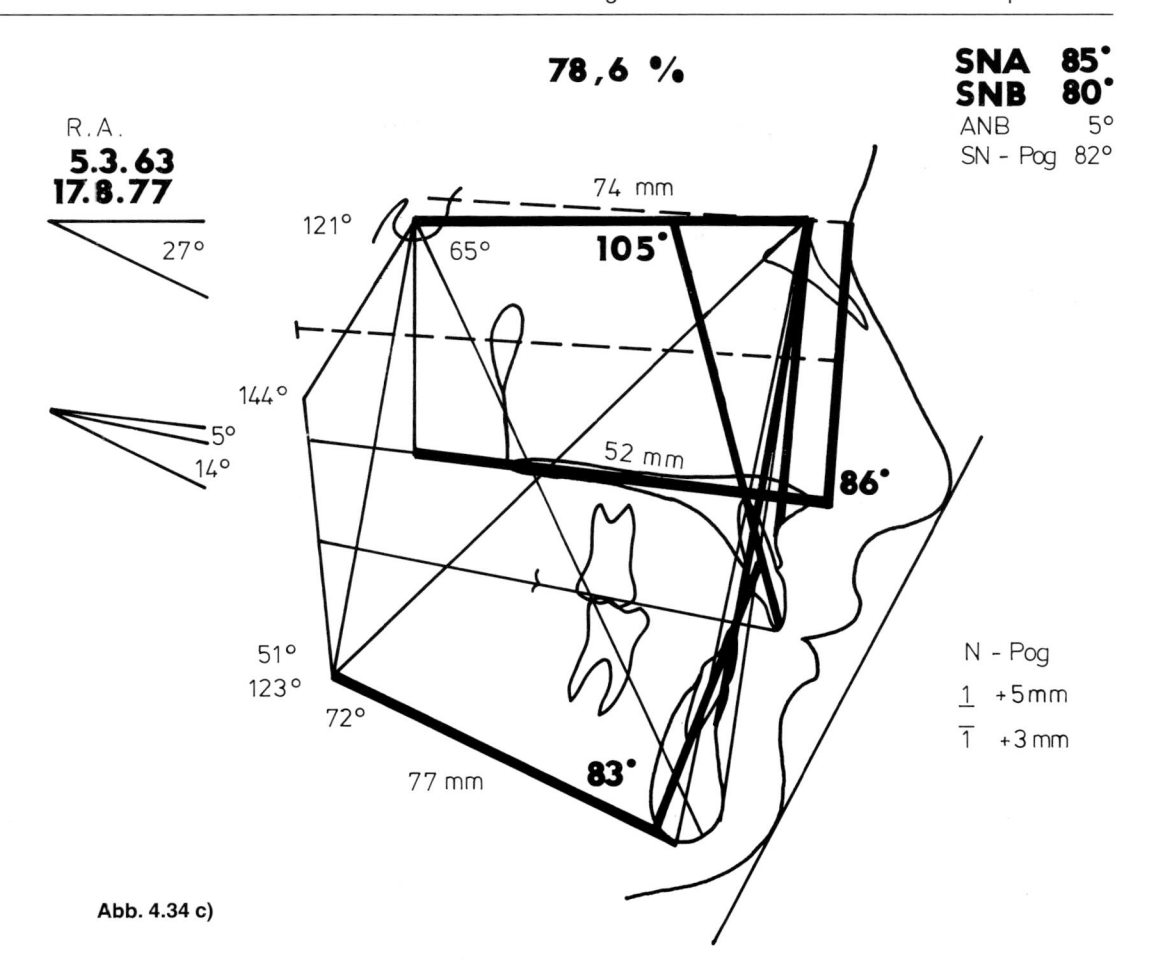

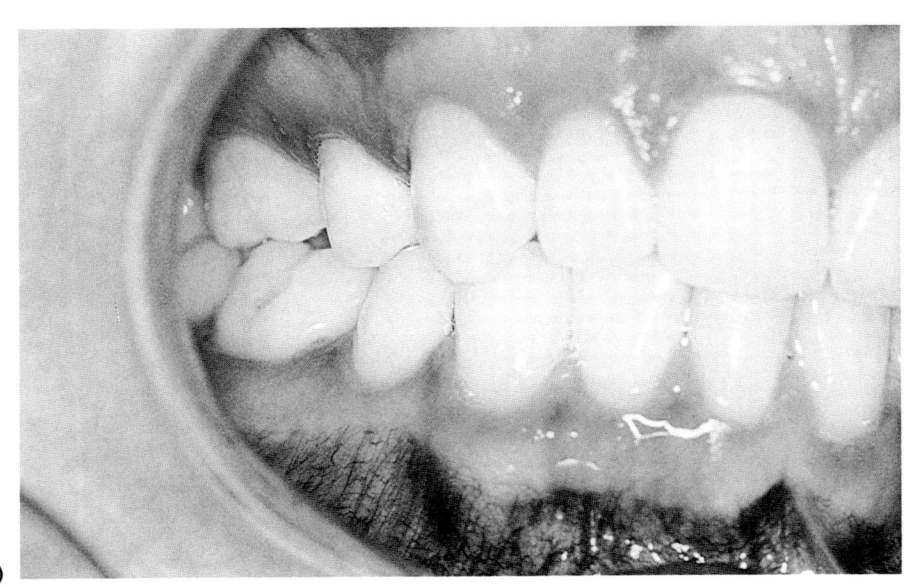

Abb. 4.35 a–c) Patientin R. A. nach aktiv-mechanischer Therapie ▶

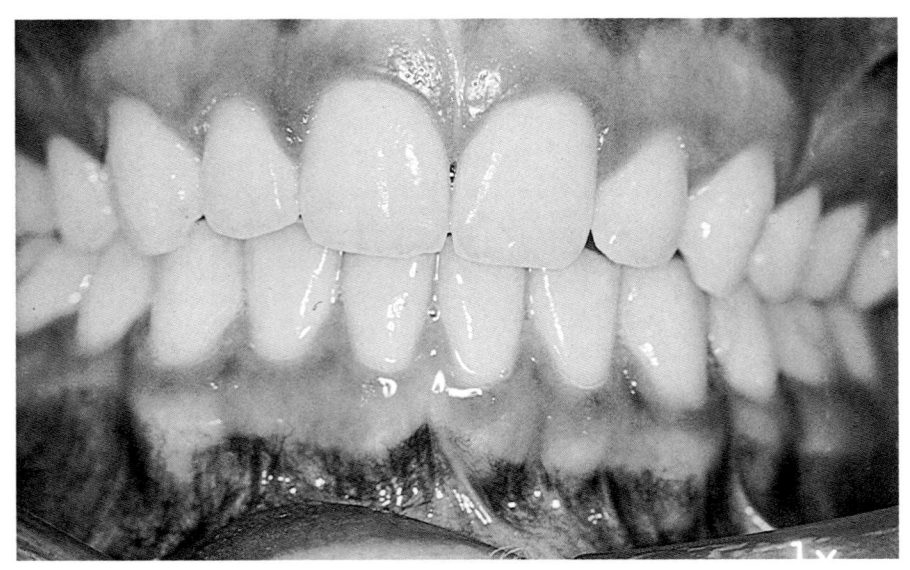

168 Prinzipien der funktionellen Behandlungsmethoden

Abb. 4.35 b)

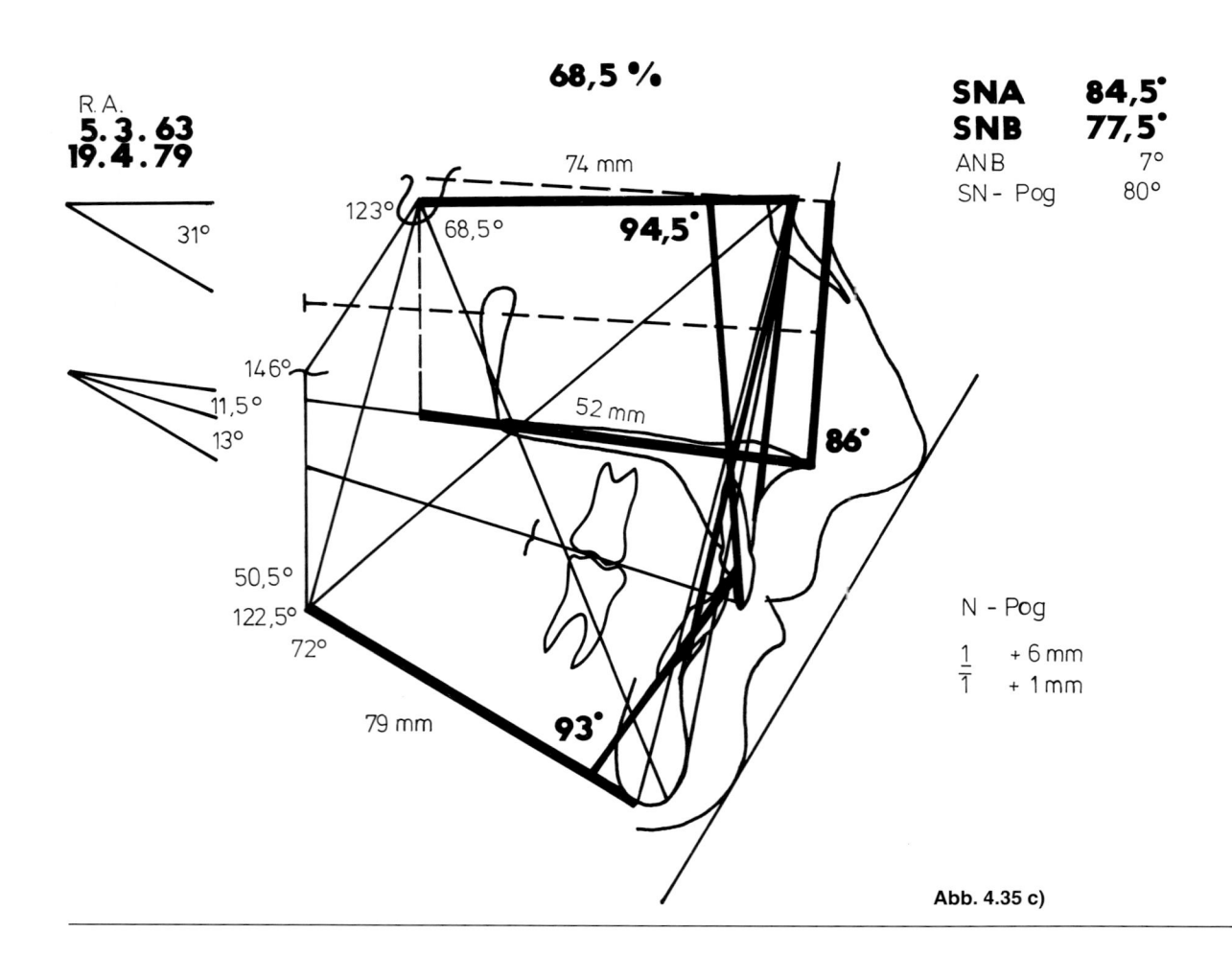

68,5 %

R.A.
5.3.63
19.4.79

31°

146°
11,5°
13°

123° 68,5° **94,5°**

74 mm

52 mm

86°

50,5°
122,5°
72°

79 mm **93°**

SNA	**84,5°**
SNB	**77,5°**
ANB	7°
SN - Pog	80°

N - Pog

$\frac{1}{1}$ + 6 mm

$\frac{1}{1}$ + 1 mm

Abb. 4.35 c)

4.4.4 Differentialdiagnostik der Schneidezahnstufe, verursacht durch funktionelle oder skelettale Störungen

Eine *Schneidezahnstufe* kann die Folge einer Lippendyskinesie oder skelettalen Unstimmigkeit sein. Falls die *Lippendyskinesie* die Ursache ist, kann man die Anomalie im dento-alveolären Bereich lokalisieren. In Fällen mit *skelettalem* Ursprung ist der Unterkiefer retrognath oder der Oberkiefer prognath eingebaut. Eine Abschirmtherapie ist nur im ersten Fall indiziert.

Bei einer 8jährigen Patientin mit einer Klasse II-Anomalie betrug der ANB-Winkel 10°. Die Patientin hatte einen großen prognathen Oberkiefer und einen kleinen retrognathen Unterkiefer. Die oberen Schneidezähne waren leicht, die unteren stärker nach labial gekippt (Abb. 4.36), außerdem hatte sie eine Lippendyskinesie. Die Schneidezahnstufe konnte jedoch mittels Abschirmtherapie nicht beeinflußt werden, weil sie eine Folge der skelettalen Diskrepanz war. Nicht einmal eine Therapie mit funktionskieferorthopädischen Geräten war ausreichend, weil neben der Retrognathie des Unterkiefers die starke Prognathie des Oberkiefers verändert werden sollte. Dies war ein typischer Fall für eine kombinierte Frühbehandlung mit funktionellen Geräten und dem Headgear; mit ihr wurde die Prognathie des Oberkiefers reduziert (Abb. 4.37).

Die Prinzipien der Abschirmtherapie können mit anderen Methoden kombiniert werden, indem man Elemente der Abschirmgeräte in andere Geräte einbaut. Dem Aktivator z. B. können zusätzliche Elemente wie Pelotten für die Druckelimination eingebaut werden.

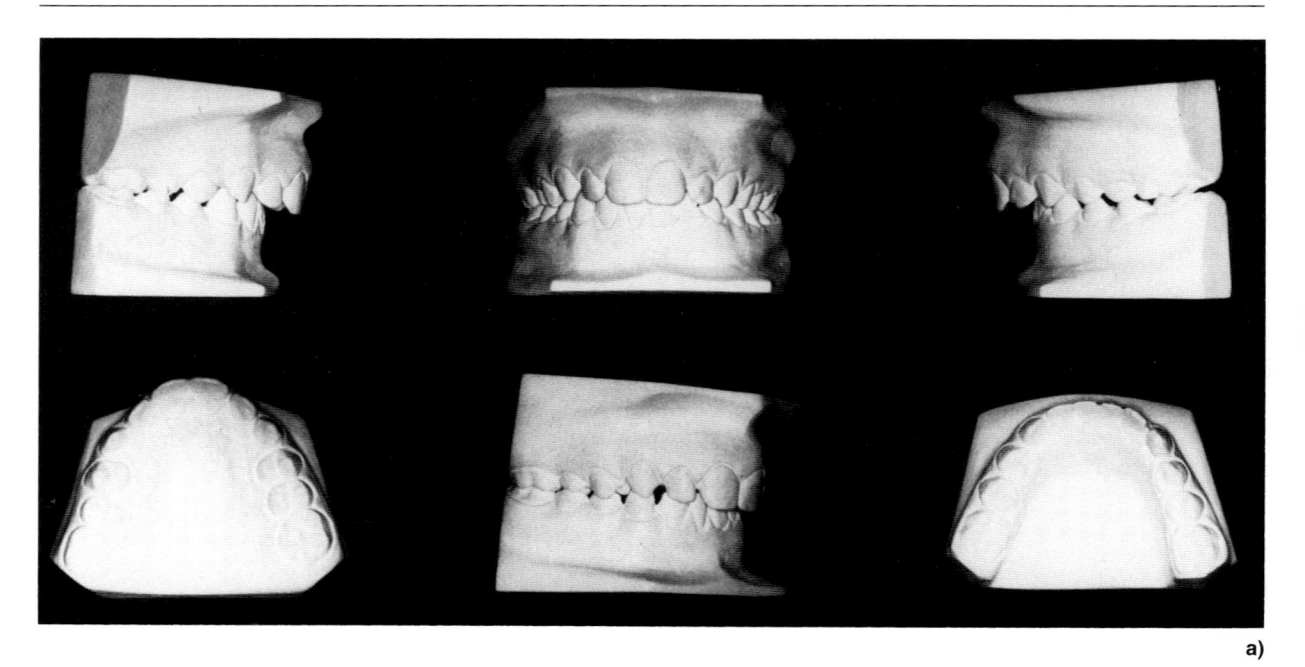

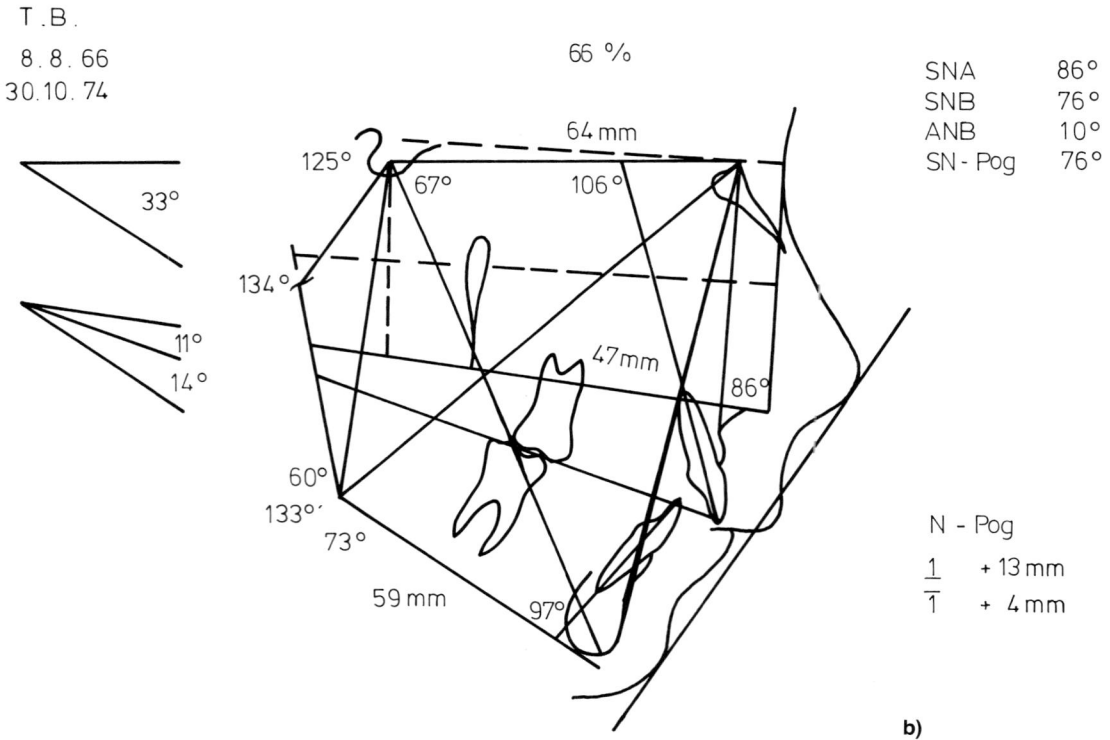

170 Prinzipien der funktionellen Behandlungsmethoden

Abb. 4.36 a) 8jährige Patientin T. B. mit sekundärer Lippendyskinesie, b) die Durchzeichnung zeigt eine skelettale Diskrepanz mit einem ANB-Winkel von 10°

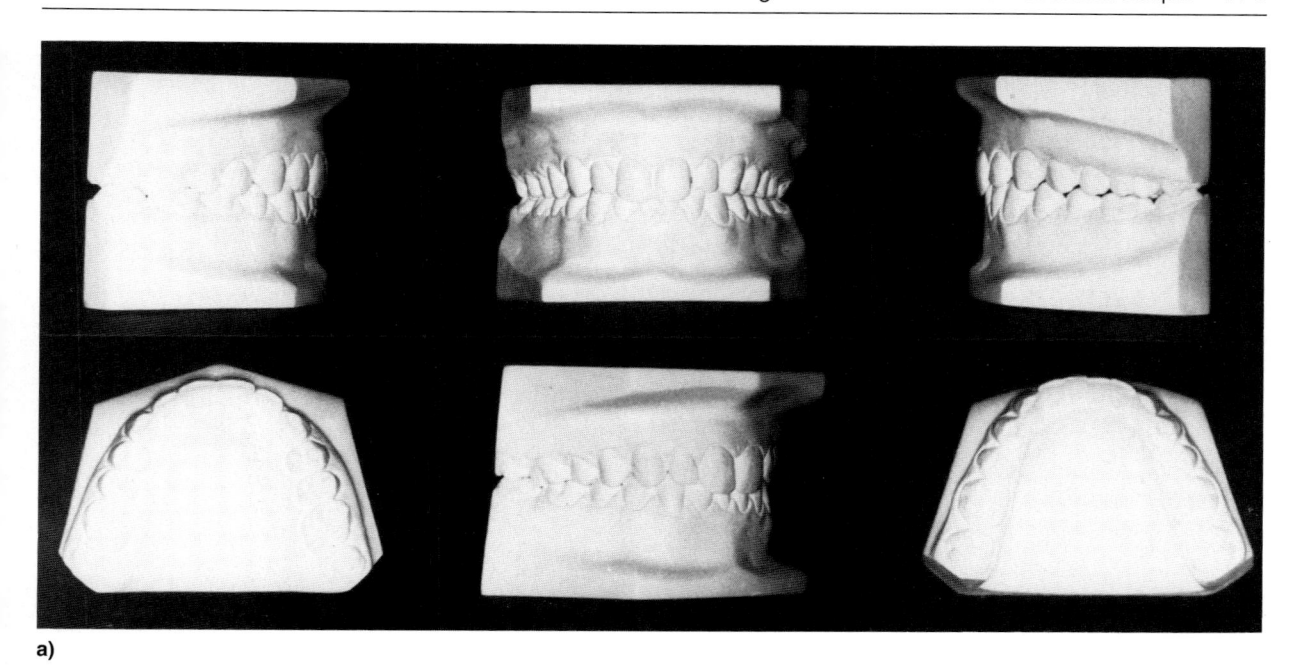

Die Bestimmung der Indikation für die Abschirmtherapie 171

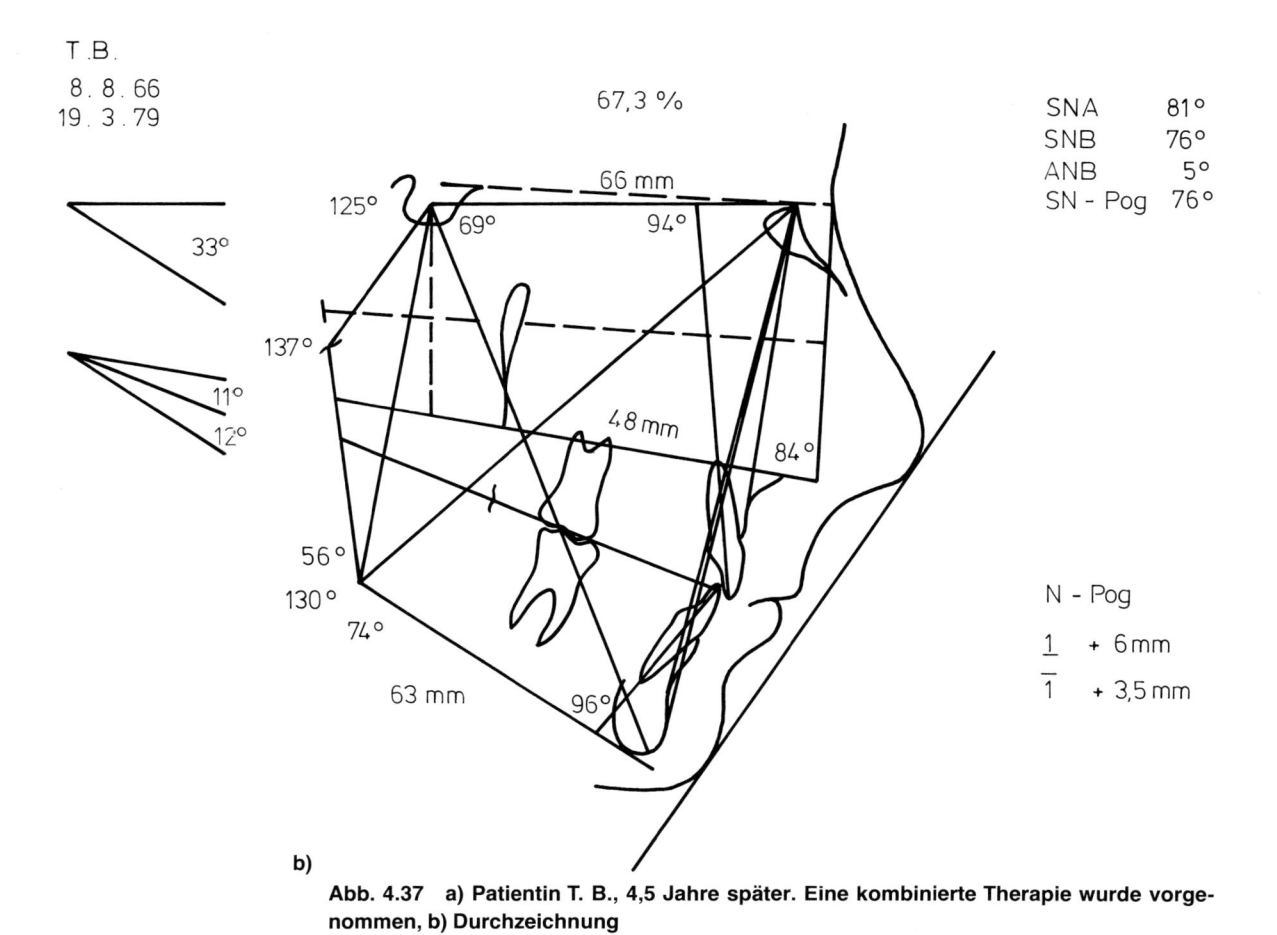

T.B.
8. 8. 66
19. 3. 79

67,3 %

66 mm
125° 69° 94°

33°

137°

11°
12°

4,8 mm
84°

56°
130°
74°

63 mm 96°

SNA 81°
SNB 76°
ANB 5°
SN - Pog 76°

N - Pog

$\dfrac{1}{\overline{1}}$ + 6 mm
+ 3,5 mm

Abb. 4.37 a) Patientin T. B., 4,5 Jahre später. Eine kombinierte Therapie wurde vorgenommen, b) Durchzeichnung

5 Der Aktivator

5.1 Einleitung

Die Behandlungsmaßnahmen mit orthodontischen Geräten im dentoalveolären Bereich werden in der *zweiten Stufe* der *kranio-fazialen Artikulation* durchgeführt, das bedeutet, Zahnbewegungen im periodontalen Gelenk (nach *Moffet;* Abb. 5.1).

Der Gedanke einer Beeinflussungsmöglichkeit in der *dritten Stufe der kranio-fazialen Artikulation,* d. h. im suturalen und kondylären Gelenk, ist nicht neu. Mittels extraoraler Kraftapplikation wurden die fazialen Suturen bereits zu Beginn des vorigen Jahrhunderts beeinflußt. Die funktionskieferorthopädische Beeinflussung des kondylären Bereichs ermöglicht es, die Unterkieferlage zu verändern.

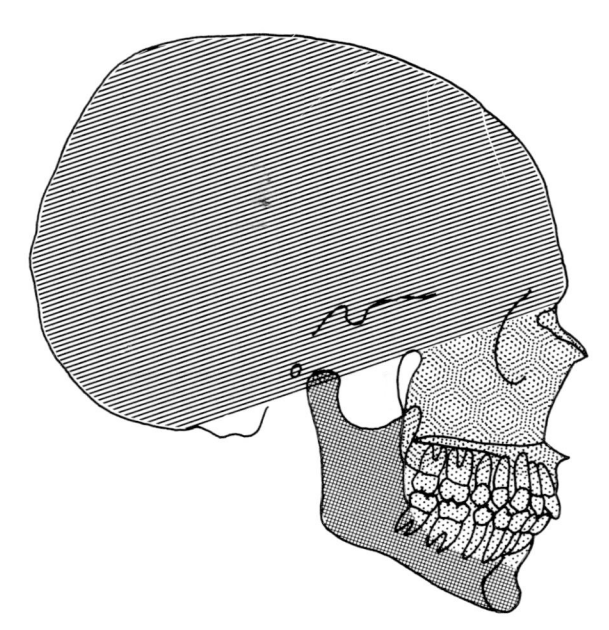

Abb. 5.1 Kraniofaziale Artikulation mit den okklusalen, periodontalen, suturalen und kondylären Gelenken. Mit funktionellen Apparaturen kann man alle diese vier Bereiche therapeutisch beeinflussen

1879 hat *Kingsley* den Begriff „jumping the bite" für die Vorverlagerung des Unterkiefers mit *Platten* eingeführt. Eine solche Platte hatte eine schiefe Ebene, welche den Unterkiefer nach vorn verlagert. Ziel der Therapie war es, nicht die unteren Schneidezähne zu protrudieren, sondern den Biß in Fällen einer mandibulären Retrognathie umzustellen. *Kingsley* hat aber nach einem „jumping the bite" in eine anteriore Lage Schwierigkeiten gehabt, die erreichte Position zu halten. Aus diesem Grund wird diese Methode nicht mehr benutzt, die Grundgedanken von *Kingsley* haben aber einen entscheidenden Einfluß auf die Entwicklung der Funktionskieferorthopädie genommen. Der Aktivator von *Andresen*

(1908) war ursprünglich eine modifizierte Kingsley-Platte mit lateralen Extensionen für die Überdeckung der Zähne im Unterkiefer.

Die Möglichkeiten einer *Vorverlagerung des Unterkiefers* werden seit Jahrzehnten ohne klare Schlußfolgerung diskutiert. Viele Fälle sind beschrieben, bei welchen der Unterkiefer im Sinne eines „jumping the bite" nach vorn verlagert wurde mit dem Ergebnis, daß ein *Doppelbiß* resultierte (Abb. 5.2). Aus der retrognathen, zentrischen Relation gleitet der Patient in eine habituelle anteriore Position. Die unnatürlichen und umfangreichen Bewegungen des Unterkiefers führen aber oft zu Schädi-

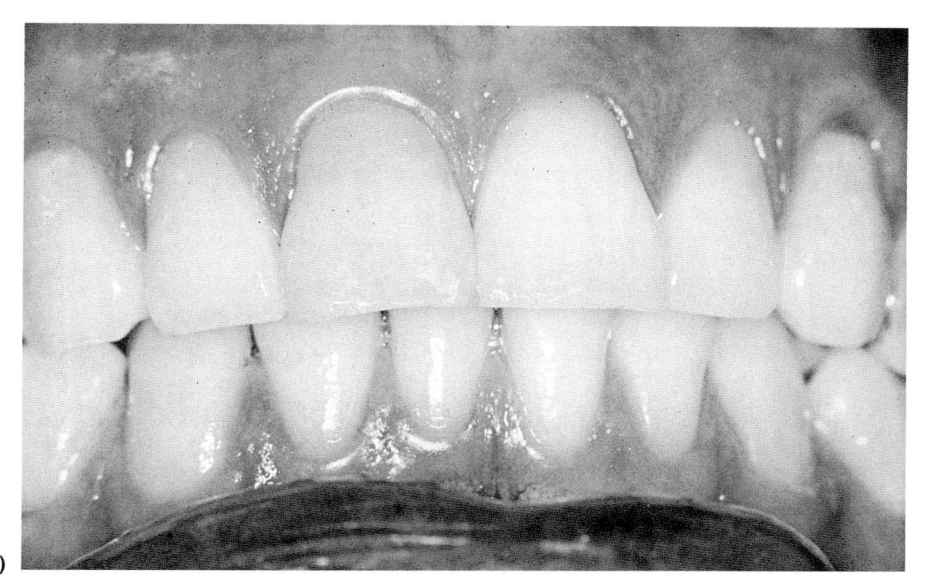

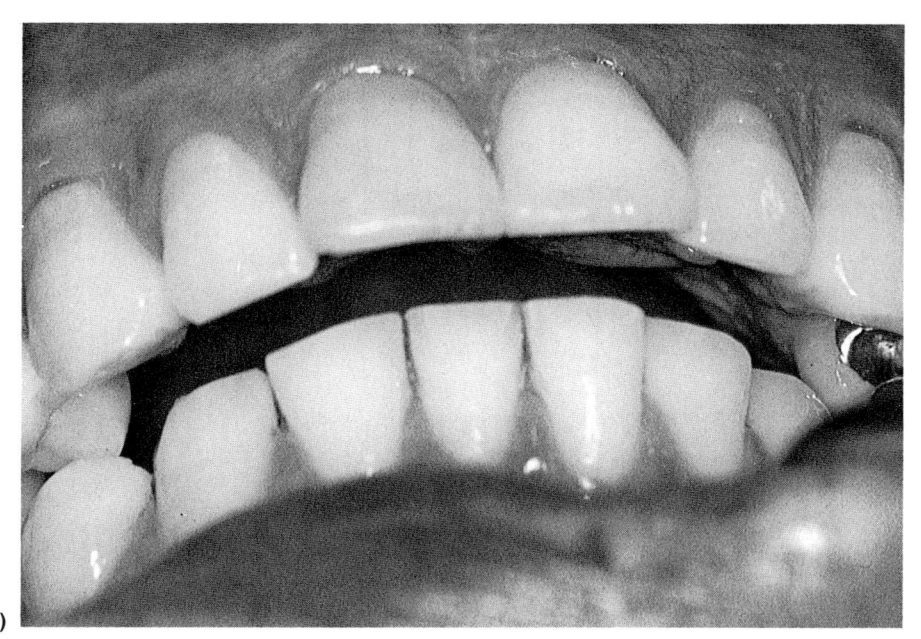

Abb. 5.2 Doppelbiß als Folge einer falsch indizierten Aktivator-Therapie. a) Habituelle Okklusion, b) zentrale Okklusion

gungen der Kiefergelenkstrukturen. In anderen Fällen wird das „jumping" erfolgreich ausgeführt, besonders bei Klasse II-Fällen mit *posteriorem Zwangsbiß;* hier wird durch die Therapie die Zwangsführung eliminiert, der Unterkiefer befindet sich nach Behandlungsende in seiner natürlichen entspannten Lage. Für diese Art der Behandlung kann man auch heute den Ausdruck „jumping the bite" anwenden. Auch nach Eliminierung einer Dyskinesie kann man ein solches „jumping" beobachten. Dies sind jedoch Ausnahmesituationen.

Die konventionelle Kieferorthopädie verändert die Unterkieferlage durch *Beeinflussung der Wachstumsprozesse.* Ein häufiger *Fehler der Aktivator-Therapie* sind Versuche, ein „jumping" zu erreichen; solche Versuche sind aber Ausdruck einer fehlerhaften Indikation.

Ein zweiter, sehr wichtiger Gedanke von *Kingsley* wird in der heutigen Funktionskieferorthopädie oft nicht beachtet. Das „jumping" sollte *ohne* Labialkippung der unteren Schneidezähne vorgenommen werden. Diese Zielsetzung erfordert eine Differenzierung zwischen zwei Begriffen; einerseits der Möglichkeit einer Vorverlagerung des Unterkiefers ohne Labialkippung der unteren Schneidezähne, andererseits wird in der heutigen Literatur immer wieder behauptet, daß der Aktivator die unteren Schneidezähne nach labial kippe. Eine Labialkippung der unteren Schneidezähne führt oft zu einem Mißerfolg der Aktivatortherapie, weil die Schneidezahnstufe durch die Labialkippung und nicht durch eine Vorverlagerung des Unterkiefers verkleinert wurde. Es handelt sich hier also um zwei *verschiedene* Behandlungsmaßnahmen.

Beeindruckt und beeinflußt durch die Konstruktion von *Kingsley* entwickelte *Andresen* eine *lockere* Apparatur, welche durch ihre Mobilität die *muskulären Reize* auf Kiefer und Zähne überträgt. Zum ersten Mal benutzte er sie nach der Korrektur eines Distalbisses bei seiner eigenen Tochter als Retentionsgerät, er stellte aber auch eine günstige Beeinflussung der Anomalie während dieser Retentionsphase fest. Die Apparatur bezeichnete er als „biomechanischen Arbeitsretainer" (biomechanical working retainer) und benutzte sie nach Entfernung von festsitzenden Apparaturen nicht nur als Retentionsgerät, sondern auch als biomechanisch funktionierende Apparatur.

Einige Jahre bevor *Andresen* seinen Apparat konstruierte, entwickelte *Robin* eine Apparatur für die Veränderung der intermaxillären Beziehungen. Dieser Apparat umfaßte eine Ober- und Unterkieferplatte, welche in *einem* Stück angefertigt war und unter dem Namen Monobloc bekannt ist. Die Apparatur war bei Kindern mit retrognathem Unterkiefer und Glossoptosis indiziert. Obwohl beide Apparaturen eine ähnliche Konstruktion aufweisen, war *Andresen* nur durch *Kingsley* inspiriert; die Apparatur von *Robin* kannte er nicht. Die Entwicklung des Monoblocs von *Robin* und des Arbeitsretainers von *Andresen* verlief also unabhängig voneinander.

Nach mehrjährigen Erfahrungen mit dem Andresen-Apparat untersuchte *Häupl* – beeindruckt von den guten Ergebnissen mit ihm – seine Wirkungsweise experimentell. *Häupl,* ursprünglich Parodontologe, hat sich besonders mit der Frage seiner Wirkungsweise auf die umgebenden Strukturen beschäftigt. Er war überzeugt, daß die Apparatur in physiologischer Weise Wachstumsvorgänge einleitet und aktiviert oder überträgt, also natürliche Kräfte für die Entwicklung einer intermittierenden Kraftapplikation, welche Erschütterungen des Bindegewebes im Sinne von *Roux* auslöst. Die *theoretischen Grundlagen* der Funktionskieferorthopädie, bearbeitet nach *Häupl,* wurden 1936 veröffentlicht. Das Gerät wurde nun als *Aktivator* bezeichnet, wegen seiner Fähigkeit, die *Muskelkraft zu aktivieren.* Im vorigen Kapitel (S. 120) sind bereits einige Gedanken von *Häupl* diskutiert worden. Eine seiner Behauptungen wurde jedoch noch nicht erwähnt, welche für das Verständnis der Wirkungsweise des Aktivators auf die Wachstumsvorgänge von Bedeutung ist. Die Frage, inwiefern der Aktivator das mandibuläre Wachstum fördert, kann mit dem Begriff des *individuellen Optimums* beantwortet werden: mit einem Aktivator besteht keine Möglichkeit, einen kleinen Unterkiefer in einen großen umzuwandeln, aber im Einzelfall kann optimale Größe erreicht werden. Ziel der Aktivator-Therapie ist also, das individuelle Optimum zu erreichen. Die Feststellung dieses individuellen Optimums ist eine schwierige diagnostische Aufgabe. Das Behandlungskonzept war, durch die Unterkieferverlagerung das kondyläre und alveoläre Wachstum zu stimulieren, um die gewünschte Okklusion zu erreichen. Die Wirkungsweise der Apparatur auf den Oberkiefer wurde seinerzeit nicht erkannt.

Die *Originalapparatur Andresens* bestand aus einer oberen und unteren Platte, beide waren intermaxillär verbunden. Nur ein Labialdraht für die oberen Zähne (Abb. 5.3) war an ihr angebracht. Falls gleichzeitig eine Kieferdehnung erforderlich war, wurde die Apparatur in der Mitte getrennt und mit einer Coffin-Feder versehen (Abb. 5.4). Kompliziertere Konstruktionen, auch verschiedenartige Federn, wurden erst später entwickelt. Die

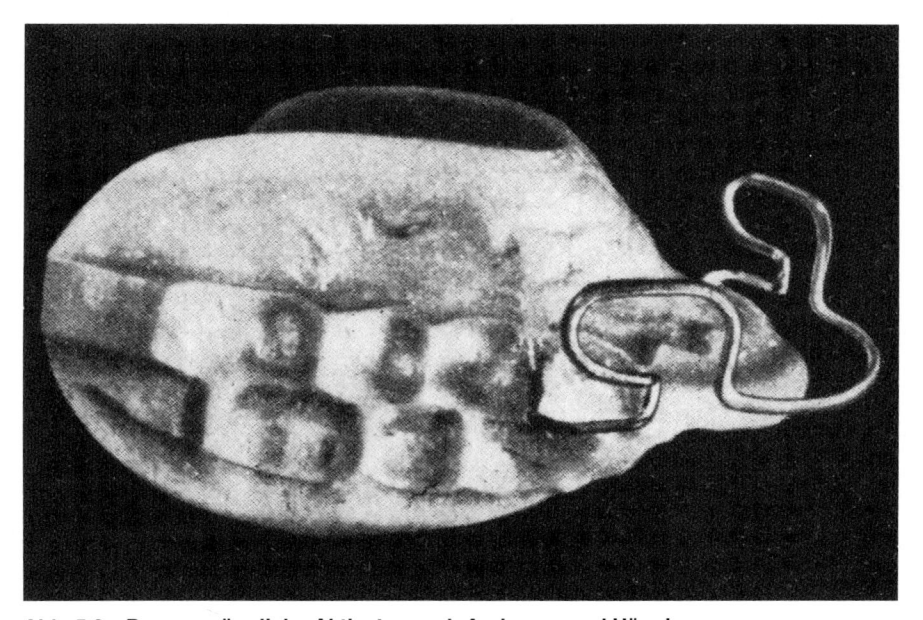

Abb. 5.3 Der ursprüngliche Aktivator nach Andresen und Häupl

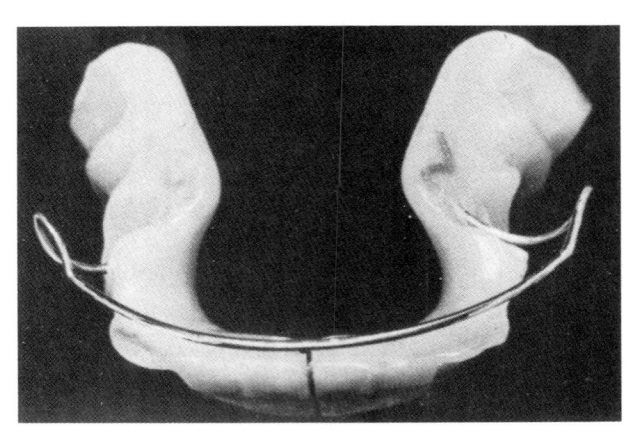

Abb. 5.4　Coffin-Federn für die Dehnungstherapie

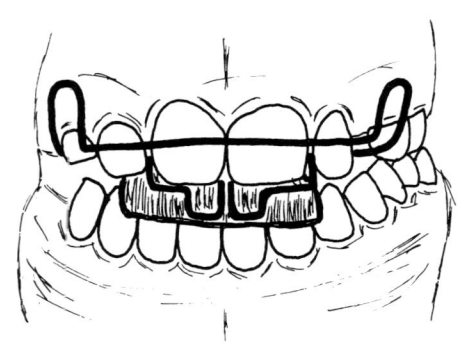

Abb. 5.5　Zusätzliche Elemente für die Bewegung der Schneidezähne: Führungssporne nach Petrik

Dehnschrauben wurde nicht für die Dehnung, sondern nur für eine Nachstellung der Apparatur benutzt. In der 5. Auflage des Buches von *Andresen* und *Häupl* in Zusammenarbeit mit *Petrik* (1953) sind bereits viele *zusätzliche Aktivatorelemente* beschrieben (Abb. 5.5).

5.2 Die Wirkungsweise des Aktivators

Nach dem Konzept von *Andresen* und *Häupl* nützt der Aktivator die gegenseitigen Beziehungen zwischen *Funktion* und *Knochenstruktur* während der Wachstumsphase aus. Ein locker konstruierter Aktivator leitet mittels eines neuen Bewegungsmusters eine *muskulär-skelettale Anpassung* ein. Durch die Aktivierung der Muskulatur entstehen Kräfte, die auch auf die Zähne übertragen werden.

Der Anpassungsvorgang betrifft auch die Kondylen. Die *kondyläre Anpassung* zur anterioren Lage des Unterkiefers besteht aus einem nach oben und hinten gerichteten Wachstum, um den Kontakt mit den temporomandibulären Gelenkstrukturen aufrechtzuerhalten. Im Konstruktionsbiß wird der Unterkiefer nicht über die Ruhelage hinaus geöffnet; die Öffnung soll nicht größer als 4 mm sein. So entsteht eine myostatische Reflexaktivität, welche isometrische Muskelkontraktionen verursacht. Das Gerät arbeitet mit einer *kinetischen Energie*.

Dieses Konzept von *Andresen* und *Häupl* wird bereits seit 45 Jahren diskutiert, ohne daß man zu endgültigen Schlußfolgerungen hinsichtlich seiner Wirkungsweise gekommen wäre.

5.2.1 Modifikationen des Aktivators

Eschler (1952) hat einige Modifikationen des *Labialdrahtes* mit intermaxillärer Wirkungsweise entwickelt. Ein Teil des Drahtbogens war aktiv und bewegte die Zähne, der zweite war „passiv" und hielt die Weichteile ab,

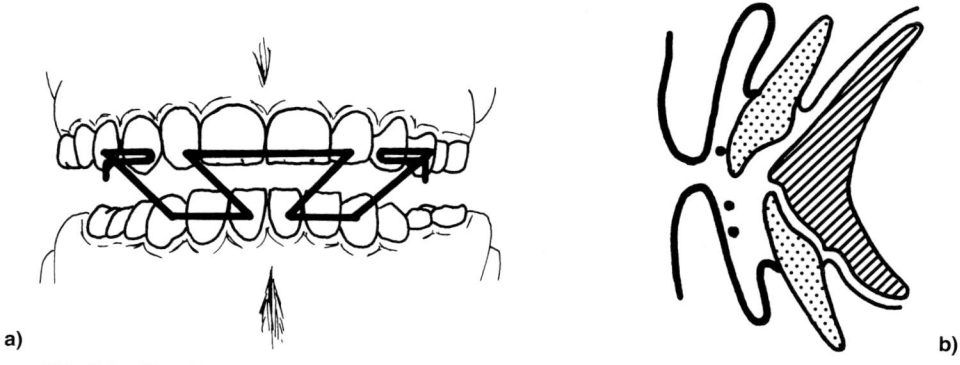

Abb. 5.6 Kombinierter Labialdraht nach Eschler. a), b) Der obere Teil berührt die Zähne, der untere Teil die Unterlippe

um die Zahnbewegung zu ermöglichen. Der Labialdraht arbeitet gleichzeitig nach zwei Behandlungsprinzipien: Kraftapplikation in einem Abschnitt und Druckelimination im anderen (Abb. 5.6).

Alle diese *Modifikationen* hatten die gleiche Kunststoff- (oder Kautschuk-) Konstruktion, mit der die Doppelplatte verbunden war. Später wurden weitere Modifikationen mit dem Ziel entwickelt, die Apparaturen weniger voluminös zu gestalten, um so durch bessere Toleranz die *Tragedauer verlängern* zu können. Man kann *zwei Modifikationstypen* unterscheiden:

1. *Geräte* für den oberen und unteren Zahnbogen *aus einem starren Stück* konstruiert, aber in ihrem Volumen reduziert.

a) Einige dieser Apparaturen sind im frontalen Bereich reduziert, die sog. *offenen Aktivatoren* (Abb. 5.7). Die Patienten bevorzugen sie, weil sie im Schneidezahnbereich offen sind und die Mundhöhle nicht abschließen. Die Konstruktionen haben aber auch bestimmte Nachteile: Der Konstruk-

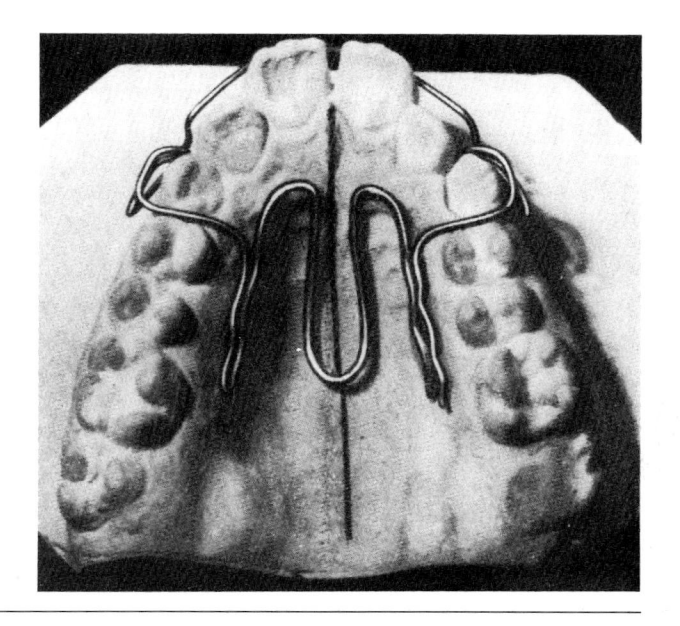

Abb. 5.7 Offener Aktivator

178 Der Aktivator

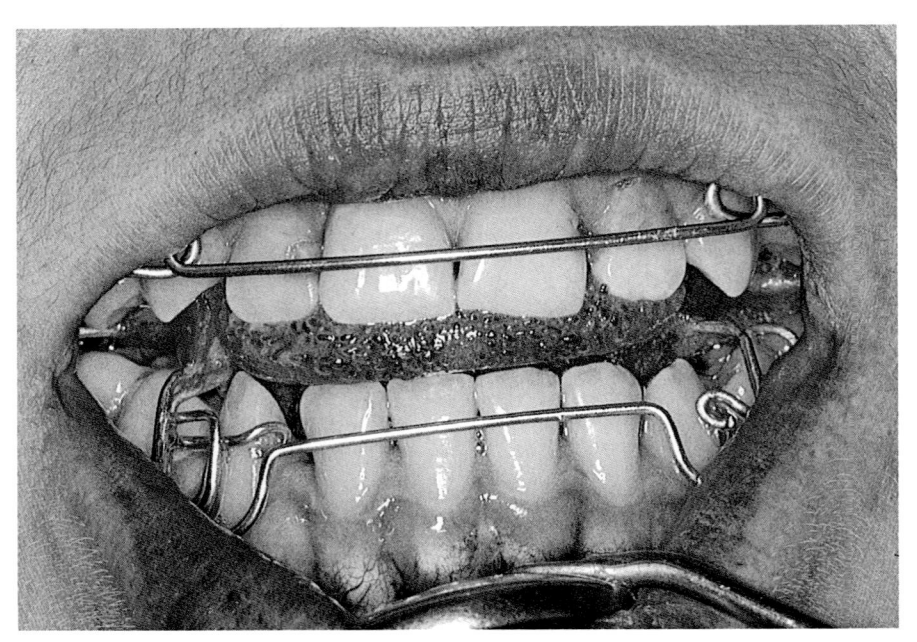

Abb. 5.8 Zungenpressen, erworben während des Tragens eines offenen Aktivators mit zu hohem Konstruktionsbiß

tionsbiß kann nicht hoch gestaltet werden, weil die Zungenfunktion nicht unter Kontrolle ist. Falls die Apparatur frontal offen und der Konstruktionsbiß hoch ist, gleitet die Zunge in den frontalen Spalt und es entsteht eine *Zungendyskinesie* (Abb. 5.8). Ein weiterer Nachteil ist die *mangelnde Abstützung* im Bereich der Öffnung, besonders wenn eine Steuerung des Zahndurchbruchs oder eine Kieferdehnung erforderlich ist. Solch einen offenen Aktivator hat auch *Klammt* 1955 konstruiert.

b) Es gibt Konstruktionen, welche grundsätzlich im *alveolären Bereich* reduziert sind; sie sind nur dental abgestützt und infolge dieser dentalen Abstützung ist ihre Indikation beschränkt und ihre Handhabung schwierig (*Balters;* Abb. 5.9).

2. Geräte aus zwei Teilen (eine obere und eine untere Platte) bestehend, welche durch *Drahtbögen* verbunden sind. Die muskulären Reize werden durch in die Apparaturen eingebaute Drahtelemente verstärkt, ihre Elastizität ermöglicht Bewegungen des Unterkiefers in allen Richtungen (Abb. 5.10).

In der *Wirkungsweise* der starren und elastischen Geräte besteht ein wesentlicher *Unterschied:* die *starre* Apparatur bewirkt keine isotonischen Verkürzungen der Muskulatur; deshalb entstehen *isometrische Kontraktionen,* die höhere Spannungen entwickeln als isotonische. Somit kann bei einem starren Aktivator ein lang andauernder tonischer Dehnungsreflex beobachtet werden. Die *elastischen* Konstruktionen dagegen ermöglichen eine Verkürzung der Muskulatur, und deswegen ist auch ihre resultierende Kraft kleiner. Die kurz andauernde Dehnung hat nur eine vorübergehende Muskelkontraktion zur Folge.

Die Wirkungsweise des Aktivators 179

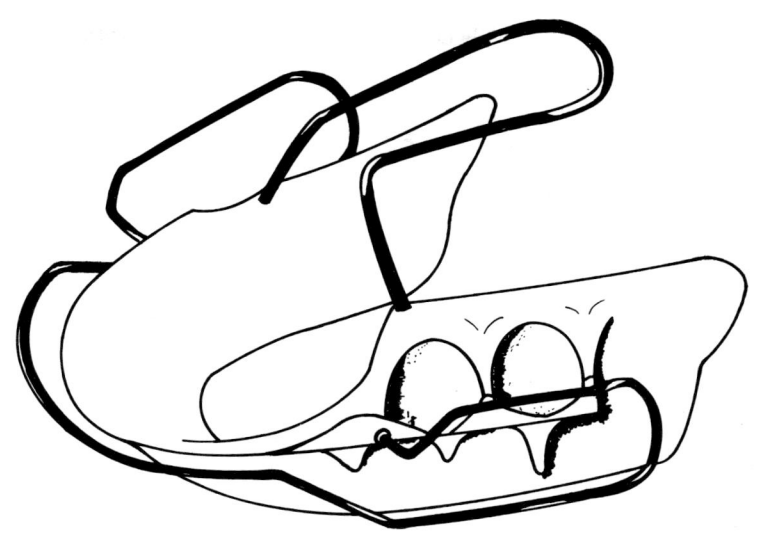

Abb. 5.9 Die Apparatur von Balters: der Bionator

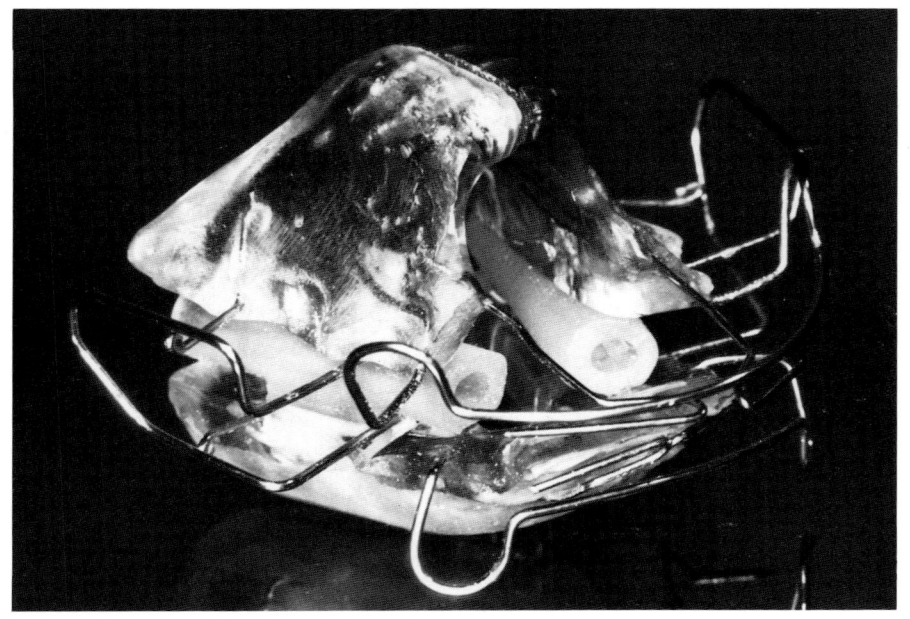

Abb. 5.10 Elastischer Aktivator: der Kinetor nach Stockfisch

Elastische Aktivatoren sind nicht voluminös und die Bewegungen des Unterkiefers durch sie nicht beeinträchtigt; ihre *Tragedauer* kann *verlängert* werden. Andererseits ist ihre *Wirksamkeit* wegen der geringeren isotonischen Kontraktionen *reduziert.* Die einzige Möglichkeit, die Wirksamkeit dieser Aktivatoren zu vergrößern, ist die verlängerte Tragedauer. Das heißt, der starre Aktivator ist mindestens ebenso wirksam wie der elastische, nur in kürzerer Zeit. Eine weitere Einschränkung des elastischen Aktivators besteht darin, daß der *Konstruktionsbiß* nur in der Kopfbißrelation genommen werden kann.

3. Andere Modifikationen sind unter Berücksichtigung der Besonderheiten des Gesichtsschädels, mit Variationen in den Dimensionen des Konstruktionsbisses, konstruiert. In Abhängigkeit vom Behandlungsziel, ermöglichen sie *verschiedene Arten* der *Kraftaktivierung*.

Dieses Konzept von *Andresen* und *Häupl* wird von einigen abgelehnt, von anderen mehr oder weniger akzeptiert. Ein Grund für die unterschiedlichen Ansichten ist in den verschiedensten Variationen der Aktivatorkonstruktion zu sehen.

5.2.2 Verschiedene Ansichten zur Wirkungsweise des Aktivators

Die Behauptung von *Grude* (1952) klärt einige dieser Widersprüche. Er weist darauf hin, daß eine Wirkung des Aktivators nach dem Konzept von *Andresen* und *Häupl* nur dann beobachtet werden kann, wenn die Unterkieferöffnung die Ruhelage nicht überschreitet; falls der Unterkiefer mehr geöffnet wird, wird auch die Wirkungsweise des Aktivators eine andere. Wird nämlich der Unterkiefer mehr geöffnet als 4 mm, arbeitet die Apparatur nicht durch Anwendung muskulärer Kräfte im Sinne von *Andresen* und *Häupl*, sondern durch Dehnung der Weichteile.

Diese Behauptung von *Grude* kann aber nur unter bestimmten Vorbehalten als zutreffend bezeichnet werden:

1. Eine Öffnung von 4 mm, ausgehend aus der Schlußbißstellung, leitet bei jedem Patienten eine andere Aktivierung der Muskulatur ein, hervorgerufen durch die individuellen Variationen der Ruhelage.

2. Die Ruhelage wird am aufrecht sitzenden Patient bestimmt, ihre Lokalisierung ist von der Körper- und Kopfhaltung abhängig, wie auch von weiteren Faktoren, z. B. Müdigkeit, Wach- oder Schlafzustand des Patienten. Eine Veränderung der Kopflage verursacht einen anderen Kraftvektor der Gravitation mit dem Ergebnis einer Veränderung der Ruhelage. Die Untersuchungen an schlafenden Patienten mit dem Aktivator im Mund haben gezeigt, daß diese Veränderungen zwar nicht entscheidend sind, aber ein Spielraum von einigen Millimetern muß in Kauf genommen werden.

Wir entfalten somit andere Kräfte, wenn wir den Unterkiefer mit dem Konstruktionsbiß nur geringfügig oder stark öffnen. Hierzu gibt es wiederum verschiedene Ansichten, die wir in drei Gruppen einteilen können:

1. Einige Autoren haben das Konzept von *Andresen* und *Häupl* bestätigt, wonach bei der Aktivierung eine myostatische Reflex-Aktivität entsteht und isometrische Muskelkontraktionen, welche die muskulo-skelettale Anpassung durch Einleitung eines neuen Schließmusters (*Petrovic*, *McNamara*) anregen. Nach *Grude* vollzieht sich eine solche Adaptation nur in Konstruktionen mit geringer Öffnung des Unterkiefers.

McNamara hat in seinen Experimenten hinsichtlich der skelettalen Anpassung eine relativ schnelle Veränderung der modifizierten neuromuskulären Muster an die neue Lageänderung beobachtet. Die Reize vom Aktivator, die muskulären Rezeptoren und periodontalen Mechanorezeptoren fördern die Verlagerung des Unterkiefers. Der obere Kopf des Musculus pterygoideus lateralis spielt bei dieser Anpassung eine wichtige Rolle, er leitet die skelettale Anpassung ein. *Petrovic* ist aufgrund seiner Untersuchungen am Kondylusknorpel zu ähnlichen Schlußfolgerungen gekommen. Die Voraussetzung für kondyläre Wachstumsstimulation ist die Aktivierung des Musculus pterygoideus lateralis. Eine Apparatur dagegen, welche den Unterkiefer starr in einer anterioren Position fixiert, aktiviert diesen Muskel nicht und leitet keine kondylären Wachstumsvorgänge ein, weil für die Anpassungsvorgänge ein bestimmtes Muskelspiel erforderlich ist.

Die Experimente von *Petrovic* und *McNamara* bestätigen die Ansicht, daß Variationen in Art und Richtung der Dislokation des Unterkiefers mittels der Konstruktionsbißnahme von entscheidender Bedeutung sind für die Wirkungsweise des Aktivators.

2. Die zweite Gruppe der Autoren lehnt die Theorie ab, wonach die myostatische Reflexaktivität mit isometrischen Muskelkontraktionen der auslösende Faktor für skelettale Anpassung sei. Nach ihrer Ansicht ist der entscheidende Faktor für die Wirkung des Aktivators die Dehnung der Weichteile. Während jeder Kraftapplikation entstehen sekundäre Kräfte in den Geweben und leiten bioelastische Vorgänge ein. Nicht nur die Muskelkontraktionen, sondern auch die viskoelastischen Eigenschaften der Weichteile sind von Bedeutung für die Einleitung einer skelettalen Anpassung. In Abhängigkeit von der Kraft, ihrer Größe und Dauer können wir folgende Stufen der viskoelastischen Reaktion unterscheiden:

● Leerung der Gefäße,

● Auspressen der interstitiellen Flüssigkeit,

● Anspannen der Fasern,

● elastische Knochendeformation,

● bioplastische Anpassung.

Die Anhänger dieser Theorie haben nur eine geringe skelettale Anpassung in der vertikalen, und praktisch keine Veränderung in der sagittalen Ebene beobachten können.

Der erste Autor, welcher die Theorie von *Andresen* und *Häupl* abgelehnt hat, war *Semler-Olsen* (1937). Er war der Meinung, daß der Unterkiefer ein Gleichgewicht zwischen den Kräften der intraoralen und perioralen Gewebe einnimmt. Eine größere Mundöffnung erfordert die aktive Arbeit der Öffnungsmuskulatur zur Überwindung des Widerstandes der angespannten Fasern in den Weichteilen. Die Kräfte, welche durch den Aktivator übertragen werden, seien nicht Muskelkräfte, sondern Kräfte, welche durch das Anspannen der Weichgewebe entstehen. Das ist auch die Meinung anderer Autoren, die als wichtigste Kraft, welche während einer Aktivator-Therapie entsteht, die angespannten Weichteile und die viskoelastischen Eigenschaften der Gewebe bezeichnen (*Herren, Havold, Woodside* u. a.).

Die Voraussetzung für das Anspannen der Weichteile ist eine Dislokation des Unterkiefers vor oder unterhalb der Ruhelage. *Herren* überkompensiert in der sagittalen Richtung, indem er den Unterkiefer in eine inzisale Kreuzbiß-Konstruktionsbißlage fixiert.

Woodside und *Harvold* öffnen den Unterkiefer mit dem Konstruktionsbiß 10–15 mm unterhalb der Ruhelage. Die Stärke der Muskelspannung, die durch diese Dehnung der Weichteile entsteht, ist verschieden, je nach Ausmaß der Dislokation des Unterkiefers. Der überextendierte Aktivator spannt die Weichteile an und arbeitet wie ein Splint. Mit dieser Aktivierung wird die myostatische Reflexaktivität unterdrückt, statt dessen kommt es zu einer starken Dehnung der Weichteile mit Entwicklung einer potentiellen Energie.

3. Zwischen den beiden extremen Konzepten von *Andresen* und *Häupl* auf der einen und *Semler-Olsen* auf der anderen Seite gibt es viele Autoren, welche einen höheren Konstruktionsbiß benutzen als *Andresen* und *Häupl,* aber ohne eine Überkompensation (eine Öffnung zwischen 4–6 mm). Je nach Wesen der Anomalie, Größe des interokklusalen Raumes, Kopflage, allgemeiner Zustand usw., arbeitet diese Konstruktion abwechselnd entweder mit einer kinetischen Energie (isometrische Muskelkontraktion) oder potentiellen Energie (viskoelastische Eigenschaften, d. h. Dehnung der Weichgewebe).

Schmuth, Witt, Witt und *Komposch* haben Aktivator-Konstruktionen mit einer Dislokation des Unterkiefers 4–6 mm unterhalb der Schlußbißstellung benutzt. Nach Einsetzen der Apparatur wurde eine lange Periode des kontinuierlichen Pressens der Unterkieferzähne gegen den Aktivator beobachtet; die Zähne wurden mit einer andauernden Kraft belastet. Wird bei Konstruktion der Apparatur der Unterkiefer mehr als 4 mm geöffnet, haben wir nicht mehr die konventionelle, von *Andresen* und *Häupl* für die klassische Funktionskieferorthopädie geforderte Reaktion.

Eschler bezeichnete die Konstruktionen, welche den Unterkiefer mehr als 4 mm dislozieren, als „muskuläre Dehnungsmethoden"; diese Geräte arbeiten abwechselnd mit isotonischen und isometrischen Muskelkontraktionen. Er beschrieb den folgenden Zyklus: „Nach Einsetzen der Apparatur führt der Unterkiefer eine Schließbewegung mit isotonischer Muskelkontraktion aus. Sobald er eine statische Position erreicht hat, entstehen isometrische Kontraktionen. Da der Unterkiefer in die Ruhelage nicht gleiten kann, bleiben die Elevatoren kontrahiert. Nach einiger Zeit ermüden die kontrahierten Muskeln, sie entspannen und der Mund wird leicht geöffnet. Sobald sich die Muskeln erholen, beginnt der gesamte Zyklus nochmals."

Nach *Ahlgreen* wirkt der Aktivator im Sinne eines Störfaktors, welcher zur Bildung eines neuen Kontraktionsmusters der Kaumuskeln führt. Die Innervationsmuster können sich nach einiger Zeit anpassen, der Unterkiefer wird nach vorn verlagert.

4. Apparative Kontrolle des mandibulären Wachstums nach Petrovic. Die experimentellen Untersuchungen von *Petrovic* und Mitarbeitern bezüglich der Wachstumssteuerung des Unterkiefers haben den Beweis erbracht, daß eine apparative (künstliche) Beeinflussung des kondylären

Knorpelwachstums möglich ist. Die Ergebnisse dieser Untersuchungen dienen als wissenschaftliche Grundlage der heutigen Funktionskieferorthopädie. Im Hinblick auf ihre Bedeutung über sie soll ausführlicher berichtet werden.

Nach *Petrovic* spielt die Aktivität des M. pterygoideus lateralis bei der Einstellung harmonischer intermaxillärer Beziehungen eine zentrale Rolle. Eine Diskrepanz dieser Beziehungen löst eine Hyperaktivität des M. pterygoideus lateralis aus, welche gemeinsam mit anderen Kaumuskeln den Unterkiefer adaptiv in eine optimale Lage führt. Diese Veränderungen in der Aktivität des M. pterygoideus lateralis beeinflussen gleichzeitig das kondyläre Knorpelwachstum. Eine Aktivierung dieser Art kann man mit funktionskieferorthopädischen Geräten erzielen, welche das gegenseitige Wachstum der Kieferbasen synchronisieren. Die adaptiven Wachstumsvorgänge sind nicht nur von der Höhe der Zuwachsraten, sondern auch von der Wachstumsrichtung des kondylären Knorpels abhängig. Diese Wachstumsrichtung ist mit den wachstumsbedingten Rotationen des Unterkiefers gekoppelt. *Petrovic* hat beim horizontalen Wachstumstyp eine höhere subperiostale Ossifikationsrate und alveoläre Knochen-turn-over-Rate gefunden als beim vertikalen Typ. Das horizontale Wachstum ist durch die hohe subperiostale Ossifikationsrate bedingt und dadurch die günstige Wirkungsweise funktionskieferorthopädischer Geräte bei diesem Wachstumstyp erklärt.

Harmonische Wachstumsvorgänge setzen einen Anpassungsmechanismus des posterio-anterioren Schädelwachstums voraus und ermöglichen optimale okklusale Beziehungen, welche Grundlage für die Stabilität der Kaufunktion sind. Die Veränderungen von einer stabilen zu einer anderen stabilen Position ist mit einer kritischen Phase der Instabilität verbunden in Form einer Kante-Kante oder Höcker-Höcker-Relation (*Petrovic* u. *Stutzmann* 1977).

Infolge der „Instabilität" ist das faziale Wachstum kein kontinuierlicher, sondern eher ein diskontinuierlicher Vorgang, welcher die Relevanz der Wachstumsvorhersagen in Frage stellt. In kritischen Abschnitten des fazialen Wachstums können schon sehr geringe Schwankungen im Augenblick der entscheidenden Situation zu verschiedenen Formen der okklusalen Beziehungen führen. Laut *Petrovic* tritt diese Situation klinisch im Verlauf einer kieferorthopädischen Behandlung zwischen dem 8. und 10. Lebensjahr besonders häufig auf.

Petrovic und Mitarbeiter haben funktionskieferorthopädische Geräte experimentell an Ratten geprüft. In der ersten Versuchsreihe haben sie damit die Mobilität des Unterkiefers apparativ nicht wesentlich beeinträchtigen können. Nach einer Vorverlagerung des Unterkiefers vergrößerte sich das knorpelige Kondylus-Wachstum, d. h. der Unterkiefer ist im Vergleich zum Kontrolltier länger geworden. Nach einer Anpassungsphase verminderten sich die Zuwachsraten; eine erneute Aktivierung der Apparatur wirkte sich wiederum wachstumsfördernd aus. Nach den Schlußfolgerungen dieser Experimente scheint eine periodische Vorverlagerung des Unterkiefers die beste Methode zu sein, um mit funktionskieferorthopädischen Behandlungsmitteln ein verstärktes Unterkieferlängenwachstum zu erreichen. Nach der Wachstumsphase sind keine signifikanten apparativen Einflüsse auf die Kondylen mehr beobachtet worden.

In einer zweiten Versuchsreihe haben *Petrovic* und Mitarbeiter Apparaturen benutzt, welche den Unterkiefer im Sinne einer Splintwirkung (Herren-Aktivator) immobilisierten. Die vertikale Öffnung betrug 0,4, 0,8 oder 1,8 mm. Im Tierexperiment wurde keine Zunahme der elektromyographischen Aktivität des M. pterygoideus lateralis während der Tragezeit des Gerätes registriert. Wenn die Apparatur mit einer Bißsperre von 0,4 oder 0,8 mm 12 oder 18 Stunden getragen worden war, bewirkte sie eine vergrößerte Wachstumsrate des kondylären Knorpels. Eine weitere Erhöhung bis auf 1,8 mm erbrachte keine Stimulation des kondylären Wachstums. Während diese Apparatur getragen wird, hat die Vorverlagerung des Unterkiefers eine Abnahme des Längenwachstums des M. pterygoideus lateralis zur Folge, gleichzeitig findet eine Vororientierung des Unterkiefers statt. Wenn der Aktivator nicht getragen wird, befindet sich der Unterkiefer in einer mehr anterioren Lage und das Frenulum meniscotemporo-condylare wird stärker stimuliert als bei den Kontrolltieren. Folglich wird die Wachstumsrate des kondylären Knorpels beschleunigt. Der M. pterygoideus lateralis vermittelt in diesem Falle teilweise die Wirkung der Apparatur; der Reizeffekt auf das kondyläre Wachstum kommt dann zustande, wenn die Apparatur nicht getragen wird. Eine Tragedauer von 22,5 Stunden scheint aus diesem Grund zu lang zu sein.

Die konventionellen funktionskieferorthopädischen Geräte (Aktivator, Bionator) wirken hauptsächlich durch die Unterkieferbewegungen, ihre wachstumsfördernde Wirkung auf das kondyläre Knorpelwachstum findet während des Tragens der Apparatur statt.

Die vorliegenden Untersuchungen dienen nicht nur als Erklärung bezüglich der Wirkungsweise funktionskieferorthopädischer Geräte, sondern stellen auch einen wichtigen Hinweis für die Zusammenhänge zwischen einzelnen Konstruktionen und Möglichkeiten apparativer Wachstumskontrolle dar.

Unterschiedliche Konzepte einzelner Autoren kann man wie folgt zusammenfassen:

In Abhängigkeit von der Konstruktion kann der Aktivator eine myostatische Reflexaktivität einleiten, isometrische Muskelkontraktionen (manchmal auch isotonische Kontraktionen) induzieren, oder aber seine Wirkungsweise beruht auf den viskoelastischen Eigenschaften der Weichteile. Je nach Wirkungsweise der Apparatur können wir zwei Grundprinzipien unterscheiden:

a) Nach dem Originalkonzept von *Andresen* und *Häupl* entstehen die Kräfte in der Aktivator-Therapie durch Muskelkontraktionen und einer myostatischen Reflexaktivität. Es entsteht eine Muskelstimulation durch das lockere Gerät, das auch die Zähne bewegt. Entscheidend für seine Wirkungsweise ist die Muskelfunktion durch kinetische Energie und die intermittierenden Kräfte. Eine erfolgreiche Therapie ist von Muskelstimulation, Häufigkeit der Bewegung des Unterkiefers und Dauer der wirksamen Kraft abhängig. Aktivatoren mit einem niedrigen Konstruktionsbiß arbeiten in dieser Weise.

b) Nach einem zweiten Konzept wird das Gerät zwischen die Zahnreihen geklemmt und hat eine Splint-Wirkung. Das Gerät entwickelt Kräfte, welche die Zähne in diese starre Lage bewegen. Der Dehnungsreflex ist aktiviert, es entsteht eine Spannung ohne Bewegung; das Gerät arbeitet mit potentieller Energie. Für diese Wirkungsweise ist eine Überkompensation im Konstruktionsbiß in der sagittalen oder vertikalen Ebene erforderlich. Ein wirkungsvoller Dehnungseffekt wird durch Überkompensation und durch Ausnützung der viskoelastischen Eigenschaften der Weichteile erreicht.

c) Neben den beiden oben beschriebenen Wirkungsweisen des Aktivators gibt es einen Übergangstyp, welcher alternierend die muskuläre Kontraktion und die viskoelastischen Eigenschaften der Weichteile ausnützt. Solche Geräte sind höher konstruiert als der *Andresen-Häupl*-Aktivator und arbeiten ohne Überkompensation. Die Dehnungsreflexaktivität, welche bei diesen Konstruktionen entsteht, ist eine lang andauernde Dehnungsreflexkontraktion. Die intermittierende Kraft, eingeleitet durch die Muskelkontraktionen, ist nicht so ausgeprägt wie bei den ursprünglichen Konstruktionen. *Eschler* hat das Vorkommen von isometrischen und isotonischen Kontraktionen bei Anwendung der gleichen Apparatur beobachtet.

Die verschiedenen Wirkungsarten sind von Richtung und Ausmaß der Öffnungsbewegung im Konstruktionsbiß abhängig. Unter Berücksichtigung der Besonderheiten des Gesichtsschädels und der Zielsetzung der Therapie kann der Aktivator individuell konstruiert werden, damit er nach dem gewünschten Prinzip arbeitet.

5.3 Skelettale und dento-alveoläre Wirkungsweise des Aktivators

5.3.1 Die skelettale Wirkungsweise

Während der Wachstumsperiode ist der Aktivator im *skelettalen Bereich* wirksam, d. h. im Bereich der dritten Stufe der kraniofazialen Artikulation. Die gewünschte skelettale Wirkung ist nur bei vorhandenem Wachstumspotential zu erzielen und von der Art des *Konstruktionsbisses* abhängig. Zahndurchbruch und alveoläre Knochenbildung können durch ihn beeinflußt werden.

Zwei divergente *Wachstumsvektoren* verlagern die Kieferbasen in eine anteriore Richtung:

- die spheno-okzipitale Synchondrose bewegt die Schädelbasis und den naso-maxillären Komplex in eine anterior-superiore Richtung;
- Die Kondylen führen den Unterkiefer in eine anterior-inferiore Richtung (Abb. 5.11).

186　Der Aktivator

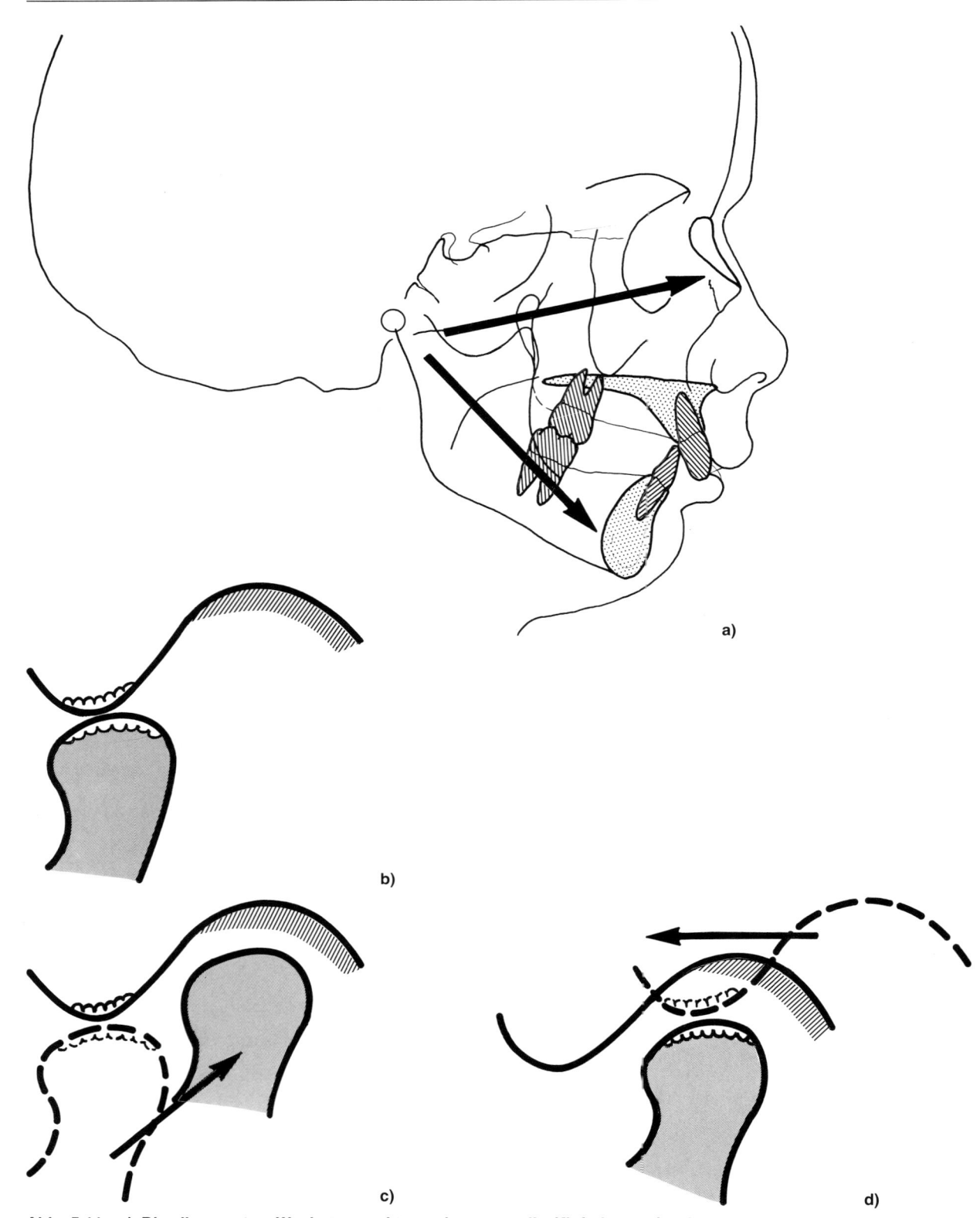

Abb. 5.11 a) Die divergenten Wachstumsvektoren bewegen die Kieferbasen in eine anteriore Richtung, b) die artikuläre Wirkungsweise des Aktivators bewegt die Kondylen in eine anterior-kaudale Richtung, c) Anpassung an die neue Lage durch kondyläres Wachstum, d) Anpassung an die neue Lage durch Umbau der Fossa

Der Aktivator beeinflußt besonders die untere Vektor-Linie und die Translation des Unterkiefers, eine Wirkung, die man als artikulär bezeichnen kann, insofern das kondyläre Wachstum gefördert und die *Wachstumsrichtung* beeinflußt wird. Für eine Vorverlagerung des Unterkiefers ist die Wachstumsrichtung wichtiger als das Wachstumspotential; die Vorverlagerung kommt nur durch den kranio-posterioren Wachstumsvektor zustande. Die Möglichkeit zur Beeinflussung des *kondylären Wachstums* mit funktionskieferorthopädischen Geräten ist durch die phylogenetischen und ontogenetischen Besonderheiten des kondylären Knorpels bedingt; im Gegensatz zum primären Knorpel (Epiphysen, Synchondrosis sphenooccipitalis) ist das kondyläre Wachstum in hohem Ausmaß durch *lokale exogene Faktoren* gesteuert. Nach *Petrovic* und Mitarb. ist es Ausdruck einer lokalen Homöostase für die Verwirklichung und Erhaltung eines funktionellen, koordinierten stomatognathen Systems.

Eine *Vorverlagerung* des Unterkiefers aktiviert den Musculus pterygoideus lateralis. Bei jungen Individuen wirkt sich so die Aktivierung im Sinne einer Wachstumsförderung aus.

Der Aktivator kann in bescheidenem Ausmaß auch den *oberen Wachstumsvektor* beeinflussen, der, ausgehend von der Synchondrosis sphenooccipitalis, den Oberkiefer in eine anteriore Richtung bewegt.

Falls der Unterkiefer nicht nach vorn verlagert werden kann, wird das *maxilläre Wachstum gehemmt* und in seiner *Richtung geändert*. Das suturale Wachstum und die Translation des naso-maxillären Komplexes können besonders mit speziell konstruierten Aktivatoren beeinflußt werden (siehe Konstruktionsbiß, S. 189).

Eine Verlagerung der Oberkieferbasis nach unten ermöglicht die Anpassung des Oberkiefers zur vertikalen Rotation des Unterkiefers.

Neben den sagittalen müssen auch die *vertikalen Beziehungen* berücksichtigt und durch den Aktivator beeinflußt werden, und die Rotationen des Unterkiefers sind durch die Inklination der Oberkieferbasis zu kompensieren. In Fällen mit *ungünstiger Rotation* der Kieferbasen ist die Aktivator-Therapie nicht erfolgreich (siehe S. 105).

Ein Aktivator, konstruiert mit *vertikaler Öffnung,* aber ohne Vorverlagerung des Unterkiefers, *beeinträchtigt das Wachstum* des *Mittelgesichtes* im subnasalen Bereich; eine Verkleinerung des SNA-Winkels wurde beobachtet. Eine *geringe vertikale Öffnung* beeinträchtigt nur die Entwicklung des Mittelgesichtes in *horizontaler* Ebene, eine *starke* vertikale Öffnung dagegen hat eine *inferiore* Verlagerung des Mittelgesichtes zur Folge.

Eine inferiore Verlagerung der Oberkieferbasis ermöglicht die Anpassung zum Unterkiefer.

5.3.2 Die dento-alveoläre Wirkungsweise

Verschiedene *Zahnbewegungen* wurden während der Aktivator-Therapie, besonders *im unteren inzisalen Bereich,* beobachtet. Einige Autoren haben eine Vorverlagerung der unteren Segmente beschrieben (*Björk, Parkhouse*) wie auch eine körperliche Verlagerung der unteren Schneidezähne (*Jacobsson*) oder deren Labial- (*Richardson*) oder Lingualkippung (*Moss*). Diese Bewegungen sind von der *Gestaltung des Kunststoffs* im unteren Schneidezahnbereich des Aktivators abhängig, und durch Einschleifen kann man sie verändern (siehe S. 235) wie auch den Durchbruch der Zähne steuern.

5.4 Die Kräfte in der Aktivator-Therapie

Wenn die Muskeln mittels der Apparatur aktiviert werden, entstehen verschiedene statische, dynamische und rhythmische Kräfte:

1. Die *statischen Kräfte* sind permanent mit Variationen in Größe und Richtung und hängen mit den Bewegungen des Unterkiefers nicht zusammen. Kräfte dieser Art sind die Schwerkraft und die Elastizität der Weichteile und der Muskulatur.

2. Die *dynamischen Kräfte* treten zusammen mit den Bewegungen des Körpers und des Kopfes auf und werden wieder unterbrochen. Ihre Größe ist höher als diejenige der statischen Kräfte, ihre Häufigkeit von der Konstruktion der Apparatur und der individuellen Reaktion des Patienten abhängig; während des Schluckaktes z. B. entstehen dynamische Kräfte.

Die auf die Zähne und auf den Unterkiefer applizierten Kräfte sind *intermittierend*. Wenn das Gerät aus dem Mund entfernt wird, kommt es zu einer *Unterbrechung* der Kräfte.

Die Wirkungsweise des Aktivators *während des Schlafes* ist von der Häufigkeit der Bewegungen, von der Art des Konstruktionsbisses, von Veränderungen des intermaxillären Raumes und vom Muskeltonus abhängig.

Manche Autoren haben bei der Beobachtung der Aktivatorwirkung nur die dynamischen Kräfte registriert. Die statischen Kräfte dagegen sind länger andauernd und deshalb ebenfalls von Bedeutung.

3. *Rhythmische Kräfte* sind

- bei der Atmung synchrone Vibrationen,
- beim Puls synchrone Kraftamplituden,
- Vibrationen, welche vom Unterkiefer über den Aktivator auf den Oberkiefer übertragen werden.

5.4.1 Art der Kräfte bei der Aktivator-Therapie

Wir können zwischen den folgenden Typen von Kräften differenzieren:

a) *Kraftapplikation;* die Kraftquelle ist meist eine muskuläre,

b) *Druckelimination* mit Pelotten, „passiven" Labialbogen usw.

Nach dem Konzept von *Andresen* und *Häupl* arbeitet der Aktivator ausschließlich mit natürlichen Kräften.

Wachstumspotential, Durchbruchspotential der Zähne und *Zahnwanderungen* kann man im Rahmen einer Aktivator-Therapie als *natürliche Kräfte* betrachten; man kann sie mit dem Aktivator steuern, fördern oder hemmen.

Während der Vorverlagerung des Unterkiefers aus seiner Ruhelage mittels des Aktivators entstehen *Muskelkontraktionen* und *Dehnungen* der Weichteile. Diese Kräfte werden durch den Aktivator aktiviert und verändert; sie sind funktionellen (muskulären) Ursprungs, aber ihre Aktivierung ist eine künstliche: man kann sie als *künstliche, funktionelle Kräfte* bezeichnen, die in allen drei Dimensionen wirksam sind:

1. In der *sagittalen Ebene* entstehen durch die Propulsion des Unterkiefers Muskelkraft und Spannung im kondylären Bereich. Eine geringe reziproke Kraft kann auf den Oberkieferkomplex übertragen werden.

2. In der *vertikalen Dimension* sind die Zähne und Alveolarfortsätze belastet oder entlastet, und bei hohem Konstruktionsbiß entsteht eine zusätzliche Spannung in den Geweben. Diese Kräfte werden auf den Oberkiefer übertragen und können eine wachstumshemmende Wirkung oder eine Veränderung der Inklination der Oberkieferbasis bewirken.

3. Auch *transversale Kräfte* können entstehen, z. B. bei Korrekturen der Mittellinie.

Verschiedene aktive Elemente wie Federn und Schrauben können in den Aktivator eingebaut werden; sie erzeugen eine *biomechanische Art von Kraftapplikation.*

Die Art der Kraftapplikation, ihre Größe und Richtung ist vom *Konstruktionsbiß* abhängig.

5.5 Der Konstruktionsbiß

Eine der wichtigsten Phasen bei der Anfertigung des Aktivators ist die Bestimmung des „Konstruktions"- oder „Arbeits"-Einbisses. Durch diesen Einbiß wird der Unterkiefer in *Richtung des Behandlungszieles* verlagert, es entstehen künstlich-funktionelle Kräfte, und die gewünschte Wirkungsweise der Apparatur kann bestimmt werden. Vor Anfertigung des Konstruktionsbisses ist eine gründliche Vorbereitung durch Modell-, Funktions- und Fernröntgenanalyse erforderlich.

5.5.1 Die diagnostische Vorbereitung

Nicht nur die somatischen und psychischen Eigenheiten des Patienten, auch seine Anforderungen hinsichtlich der Ästhetik sollten festgestellt werden; letzteres kann durch manuelle Vorverlagerung des Unterkiefers demonstriert werden (Abb. 5.12). Zur genauen Planung sollten *folgende Analysen* vorgenommen werden:

1. *Die Modellanalyse.* Sie vermittelt folgende wichtigen Informationen:

- Die Bestimmung der echten *Sechsjahrmolar-Beziehungen* durch Rekonstruktion bzw. Umdenken.

- Die Ursache der *Mittellinienverschiebung* muß untersucht werden: eine alveoläre Mittellinienverschiebung kann mit dem Konstruktionsbiß nicht korrigiert werden, aber eine mandibuläre (besonders die funktionelle).

- Die *Asymmetrie* der Zahnbögen sollte beurteilt werden, weil einige, wie Nonokklusionen, mit dem Aktivator korrigiert werden können.

- Die *Spee'sche Kurve* soll bestimmt werden, um festzustellen, ob diese durch den Aktivator nivelliert werden kann. Falls sie sehr ausgeprägt ist und die Prämolaren bereits durchgebrochen sind, kann eine Nivellierung nicht erreicht werden.

- Engstände und *dentale Diskrepanzen* sollten erfaßt werden in Korrelation mit der sagittalen Diskrepanz. Notwendigkeit und Möglichkeiten für die Bewegungen der unteren Schneidezähne können so bestimmt werden.

2. Die *Funktionsanalyse* vermittelt folgende Informationen:

- *Ruhelage,* Gleitbewegungen und Zwangsbiß werden untersucht. Für die Wirkungsweise der Apparatur ist das Ausmaß der Unterkieferdislokation aus der Ruhelage, und zwar in allen drei Dimensionen, entscheidend.

- Die *Dyskinesien* müssen beurteilt werden; einige kann man mit dem Aktivator eliminieren, andere erfordern eine kombinierte Therapie.

- Die *Atmungsstörungen* müssen untersucht werden. Ist die Nasenatmung beeinträchtigt, kann der Patient ein voluminöses Kunststoffgerät nicht ertragen. In solchen Fällen soll ein offener Aktivator angefertigt werden, oder aber die Atmungshindernisse müssen vor der Therapie entfernt werden. Die Größe der Tonsillen ist zu untersuchen, auch wenn die Nasenatmung nicht beeinträchtigt ist. Wenn nämlich die Tonsillen stark vergrößert sind, und die Zunge nach vorn verlagert ist, wird der Patient das Gerät ebenfalls nicht tolerieren.

- Die *Untersuchung der Kiefergelenke* ist ebenfalls wichtig. Falls der Patient initiale Kiefergelenksymptome hat, sollte das bei Bestimmung des Ausmaßes der Dislokation durch den Konstruktionsbiß berücksichtigt werden.

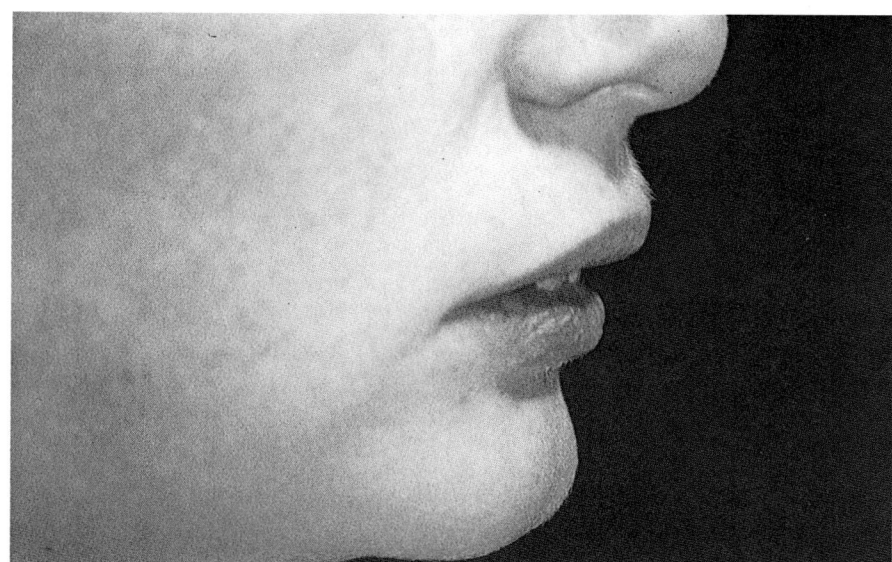

Der Konstruktionsbiß 191

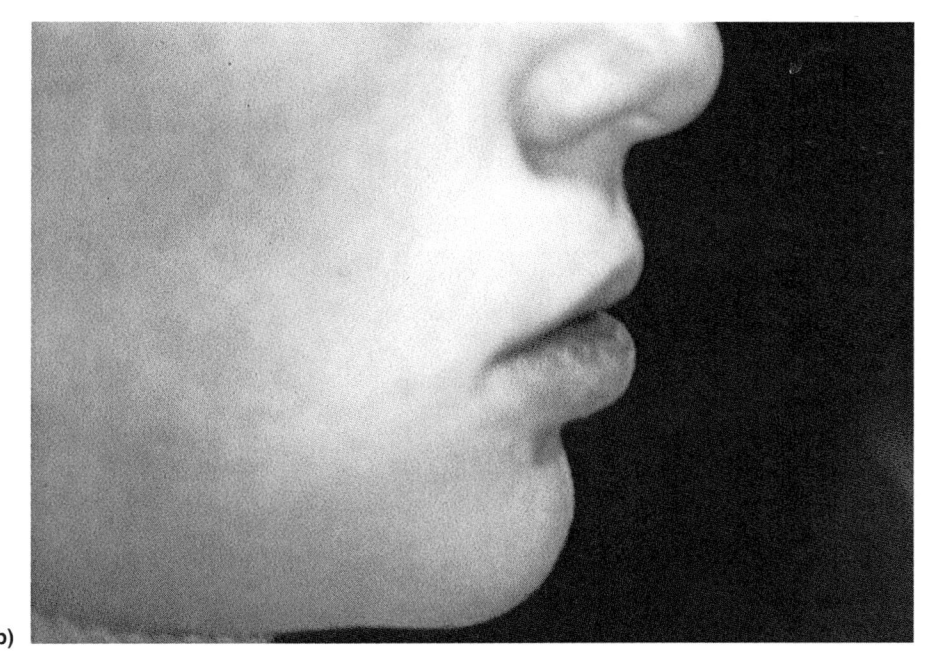

Abb. 5.12 a) Profil in der Okklusion, b) Profil in der Konstruktionsbißlage

3. Die *Fernröntgenanalyse* ermöglicht die Beurteilung der *fazialen Morphologie.* Die wichtigsten Informationen für die Planung des Konstruktionsbisses sind folgende:

- Die *Wachstumsrichtung:* horizontal, vertikal oder durchschnittlich.
- Die Feststellung von *Lage* und *Größe* der *Kieferbasen.*
- Die *morphologischen Besonderheiten,* insbesondere des Unterkiefers, für die Bestimmung des Entwicklungstrends. Bei vielen Patienten im frühen Wechselgebißalter sind bestimmte Symptome vorhanden,

welche für eine mehr horizontale Wachstumsrichtung in den kommenden Jahren sprechen.

- Axiale Inklination und Stellung der *Schneidezähne* sind für die Gestaltung des inzisalen Bereiches der Apparatur von Bedeutung.

5.5.2 Die Planung des Konstruktionsbisses

Der nächste Schritt zur Vorbereitung ist die Planung des Konstruktionsbisses. Ausmaß der Vorverlagerung (bei der Klasse III-Anomalie Rückverlagerung), Öffnung und Korrektur der Mittellinie sollen bestimmt werden.

5.5.2.1 Vorverlagerung des Unterkiefers

Das Ausmaß der *Vorverlagerung* ist meist eine Kanten-Kanten-Beziehung; sie sollte nicht mehr als 7–8 mm oder eine ¾ Molarenlänge betragen (Abb. 5.13).

Eine Vorverlagerung bis in die Kanten-Kanten-Relation ist *kontraindiziert:*

- Wenn die *Schneidezahnstufe* zu groß ist; in extremen Fällen kann sie bis 18 mm groß sein; dann kann man den Unterkiefer schrittweise in 2–3 Phasen nach vorn verlagern (Abb. 5.14).

- Bei starker *Labialkippung* der oberen Schneidezähne; ihre Aufrichtung wäre dann nicht mehr möglich.

- Wenn einer der oberen Schneidezähne (meistens der seitliche) *palatinal durchgebrochen* ist. In solchen Fällen ist der Unterkiefer nur bis zur Kante des palatinal stehenden Schneidezahnes nach vorn zu verlagern, sonst wäre eine Labialkippung dieser Zähne nicht möglich. *Eschler* hat das den „pathologischen" Einbiß genannt. Heutzutage werden lingual durchgebrochene Zähne meistens zuerst mit anderen Apparaturen in die Zahnreihen eingeordnet, und es ist nicht mehr notwendig, einen „pathologischen" Einbiß zu nehmen.

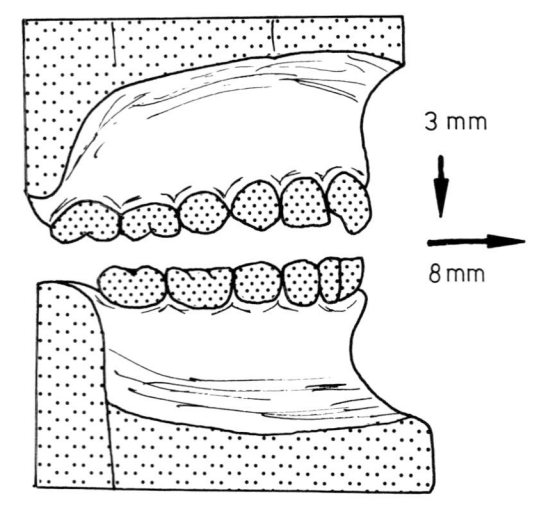

Abb. 5.13 Konstruktionsbiß in Kopfbißrelation mit geringer Öffnung

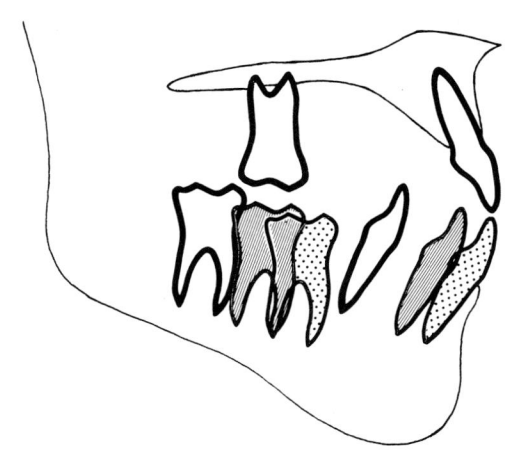

Abb. 5.14 Vorverlagerung des Unterkiefers in zwei Phasen: die erste Phase dunkel, die zweite Phase gepunktet

5.5.2.2 Die Bißöffnung

Das *Ausmaß der Bißöffnung* (die Höhe des Aktivators) kann nach verschiedenen Methoden vorgenommen werden, und zwar soll es gleichzeitig mit dem Umfang der Vorverlagerung bestimmt werden.

Regeln zur Bestimmung der Höhe des Konstruktionsbisses sind folgende:

1. Der Unterkiefer soll von der Ruhelage aus in *eine* Richtung *disloziert* werden – sagittal oder vertikal; das ist für die Aktivierung der Muskulatur erforderlich (Abb. 5.15).

2. Ist eine *umfangreiche Vorverlagerung* indiziert (7–8 mm), kann nur *geringfügig* geöffnet werden (2–4 mm), um die Muskulatur nicht zu überdehnen (Abb. 5.16). Diese Art von Konstruktionsbiß bewirkt eine Vergrößerung der Kraftkomponente in der sagittalen Ebene, welche die therapeutische Vorverlagerung des Unterkiefers ermöglicht. Nach *Witt* entstehen sagittale Kräfte von 315–395 g und vertikale von 70–175 g; besonders die Schließmuskulatur ist aktivert.

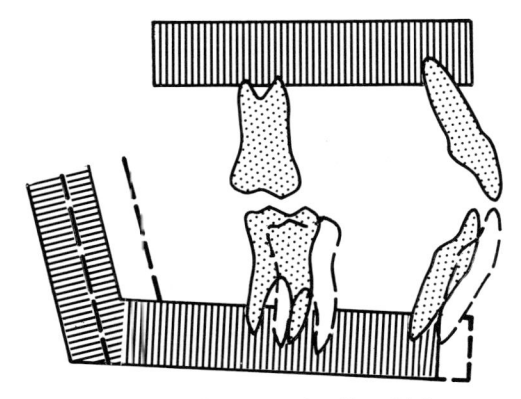

Abb. 5.15 Vorverlagerung des Unterkiefers aus der Ruhelage

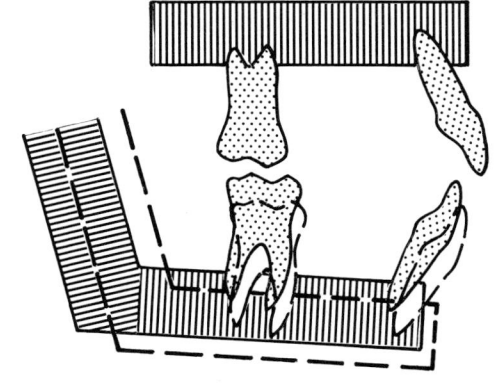

Abb. 5.16 Öffnung des Unterkiefers während der Ruhelage

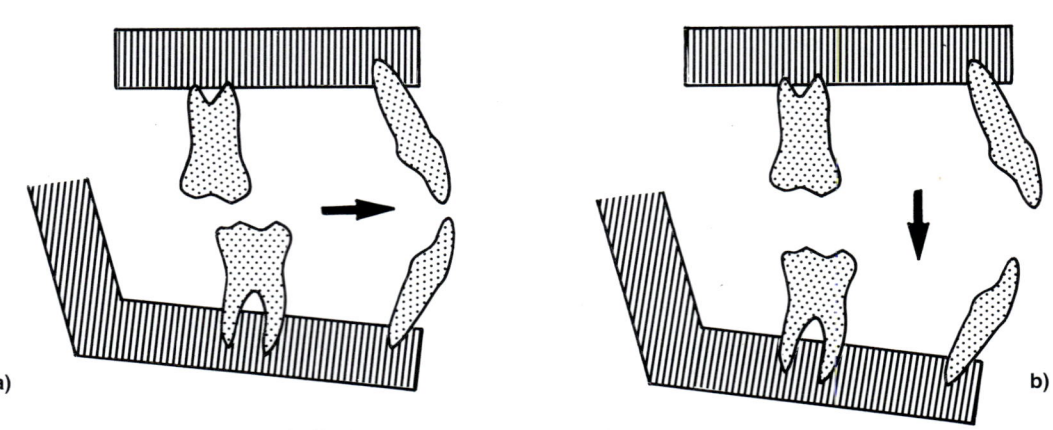

Abb. 5.17 a) Eine sagittale Kraftkomponente entsteht während der Vorverlagerung des Unterkiefers, b) eine vertikale Kraftkomponente entsteht während der Öffnung des Unterkiefers

3. Ist eine *umfangreiche Öffnung* indiziert (etwa 6 mm), darf der Unterkiefer nur geringfügig vorverlagert werden (Abb. 5.17). Bei dieser Aktivierung kann eine myostatische Reflexaktivität der Kaumuskeln wie auch eine Dehnung der Weichteile beobachtet werden. Eine noch stärkere Öffnung ist beim funktionellen Tiefbiß möglich.

Bei hohem Einbiß werden die faziale Muskulatur und die Spannung der Weichteile aktiviert, die *vertikale Kraftkomponente* wird *vergrößert* und die *sagittale verkleinert.* Diese Konstruktion ist für die Vorverlagerung des Unterkiefers nur geringfügig wirksam, die *Inklination der Oberkieferbasis* dagegen kann beeinflußt werden. Eine spezielle Indikation für diese Konstruktion sind Fälle mit einer vertikalen Wachstumsrichtung.

Auch die *vertikalen Beziehungen* (Tiefbiß, offener Biß) können mit einem hohen Konstruktionsbiß beeinflußt werden. Nachteil der hohen Konstruktion sind die Schwierigkeiten beim Tragen der Apparatur; anstatt einer Anpassung entstehen Muskelkrämpfe, und der Patient verliert die Apparatur, oder der Lippenschluß wird beeinträchtigt. Die Wiederherstellung des Lippenschlusses dagegen ist eine sehr wichtige Zielsetzung der funktionellen Therapie.

Zusammenfassend kann man sagen:

1. Bei einer *Vorverlagerung* des Unterkiefers von 7–8 mm soll die *Öffnung* nur geringfügig, d. h. 2–4 mm groß sein.

2. Falls die *Vorverlagerung* nur 3–5 mm groß sein kann, soll die *Öffnung* 4–6 mm betragen.

3. Eine Korrektur der *Mittellinienverschiebung* ist nur bei der lateralen Verlagerung des Unterkiefers indiziert. Ist die Mittellinienverschiebung eine Folge von Zahnwanderungen und besteht keine asymmetrische Beziehung zwischen Ober- und Unterkiefer, kann eine Korrektur dieser dentalen Mittellinienverschiebung mittels des Konstruktionsbisses zu *iatrogener Asymmetrie* führen. Ein *funktioneller Kreuzbiß* kann erfolgreich

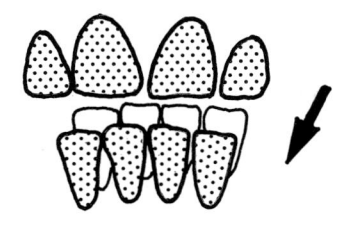

Abb. 5.18 Mittellinienkorrektur mit dem Konstruktionsbiß

mit dem Konstruktionsbiß korrigiert werden (Abb. 5.18; siehe auch Funktionsanalyse, S. 32).

Von der Bestimmung des Konstruktionsbisses sind die Art der *Muskelstimulation,* die Häufigkeit der Unterkieferbewegungen und die Dauer der einwirkenden Kräfte abhängig, alles Voraussetzungen für eine erfolgreiche Therapie mit dem Aktivator. Bereits geringe Veränderungen der Unterkieferlage haben signifikante Änderungen in der Kraftapplikation während der Aktivator-Therapie zur Folge.

Experimentelle und klinische Untersuchungen haben gezeigt, daß eine Verstärkung der Muskelaktivierung durch eine *überkompensierte Apparatur* deren *Wirksamkeit nicht vergrößert.*

Nach *Sander* ändert sich beim Einsatz eines Aktivators die Abstandshaltung des Unterkiefers in Abhängigkeit vom Konstruktionsbiß. Bei Konstruktionsbissen von etwa 6 mm beträgt der maximale Einbiß 12,5% der gesamten Schlafzeit, bei Konstruktionsbissen von mehr als 11 mm sind es 1,1% und bei Konstruktionsbissen von mehr als 13 mm sind es 0,8%.

5.5.3 Die Ausführung des Konstruktionsbisses

1. Eine *Wachsschablone* ist der Form des Zahnbogens entsprechend vorbereitet, ihre Höhe beträgt 2–3 mm mehr als die geplante Höhe des Konstruktionsbisses. Die Schablone kann sowohl für den unteren wie auch für den oberen Zahnbogen am Modell vorbereitet werden. Falls sie auf den *unteren* Zahnbogen gesetzt wird, kann der Unterkiefer nach vorn verlagert werden, wie dies bei Klasse II-Anomalien erforderlich ist (Abb. 5.19).

Wird die Wachsschablone auf den *oberen* Zahnbogen gesetzt, kann der Unterkiefer leicht in eine retrudierte Position geführt werden, Voraussetzung für die Aktivatorkonstruktion bei Klasse III-Anomalien.

2. Vor der Konstruktionsbißnahme sitzt der Patient aufrecht und entspannt, der Unterkiefer wird durch den Behandler aus der Ruhelage ohne Zwang in die vorgesehene Konstruktionsbißbeziehung geführt, indem er das Kinn zwischen Daumen und Zeigefinger hält. Diese Bewegung wird 3–4 mal wiederholt.

3. Bei der *Bißnahme* wird die Wachsschablone in den Mund gesetzt, um den Biß in der oben beschriebenen Weise zu registrieren. Das Wachs darf nicht zu weich sein. Während der Schließbewegung *kontrolliert* der

196 Der Aktivator

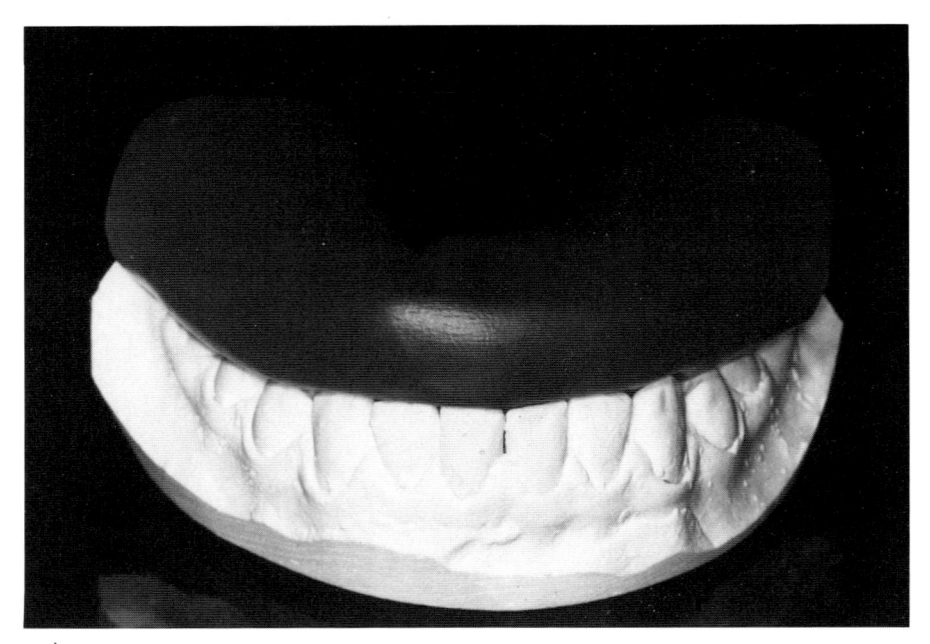

Abb. 5.19 Wachsschablone auf dem Modell

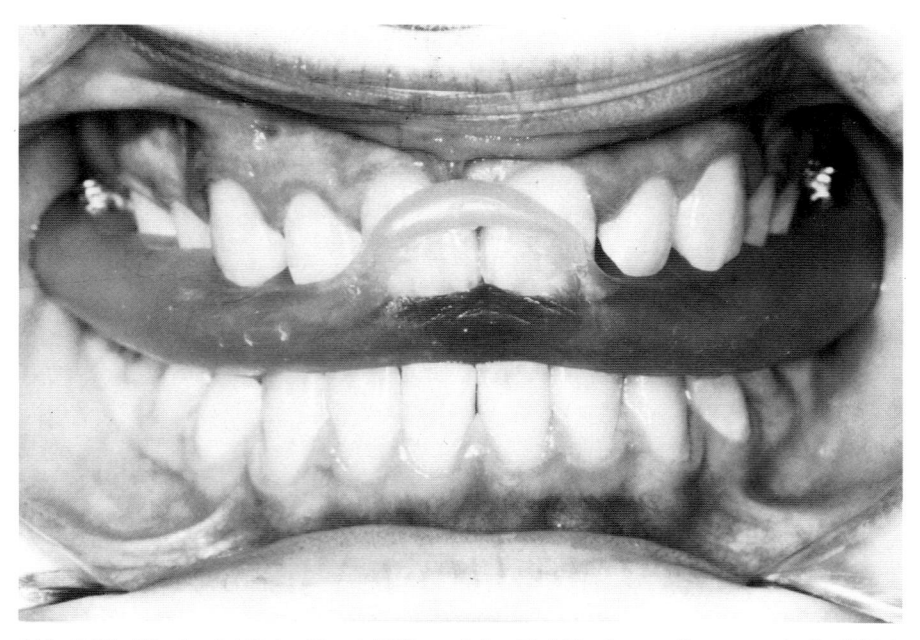

Abb. 5.20 Wachseinbiß im Mund. Während der Einbißnahme müssen auch die Mittellinienverschiebungen kontrolliert werden

Behandler die *Beziehungen der Schneidekanten* der oberen zu jenen der unteren Schneidezähne und die Mittellinie; hierbei wird das Wachs im inzisalen Bereich entfernt (Abb. 5.20).

Dann wird die Wachsschablone aus dem Mund entfernt und am Modell überprüft. Anschließend werden die Ränder mit einer Schere entfernt, und der Behandler kann das genaue Passen der Schablone an den Zahnhökkern kontrollieren. Die harte Wachsschablone kann mehrmals im Mund überprüft werden.

Die Konstruktionsbißnahme muß immer am Patienten und darf nicht am Modell genommen werden. Eine Bißnahme, welche am *Modell* angefertigt wurde, hat folgende *Nachteile:*

- das Gerät paßt nicht gut,
- es entsteht asymmetrisches Beißen auf der Apparatur,
- Störungen während des Schlafs werden häufiger.

5.5.4 Niedriger Konstruktionsbiß mit Vorverlagerung des Unterkiefers

Der Unterkiefer wird nach vorn verlagert in eine *Kante zu Kante-Schneidezahnbeziehung,* ungefähr parallel zur okklusalen Ebene. Bei Klasse II-Fällen mit einer Gleitbewegung aus der Ruhelage nach hinten in die Schlußbißstellung (funktionell nicht echte Klasse II-Anomalien) kann der Unterkiefer mehr nach vorn verlagert werden wie bei den funktionell echten Klasse II-Anomalien. Die *Grenze der maximalen Vorverlagerung* liegt etwa 3 mm hinter der maximalen protrusiven Lage. In der vertikalen Ebene bleibt der Unterkiefer im Bereich der Ruhelage.

Wenn der Unterkiefer sich nach mesial bewegt, um das Gerät zu fassen, wird die Schließmuskulatur aktiviert, und wenn die Zähne von der Apparatur erfaßt werden, werden myostatische Reflexe aktiviert. Zusätzlich entsteht Muskelkraft während des Schluckens und Beißens, und die Dehnungsreflexstimulation der Muskelspindeln löst ebenfalls eine *Muskelreflexaktivität* aus.

Einen Aktivator, mit einer Vorverlagerung und niedrigem Konstruktionsbiß konstruiert, kann man als *horizontalen „H"-Aktivator* bezeichnen (Abb. 5.21, 5.22).

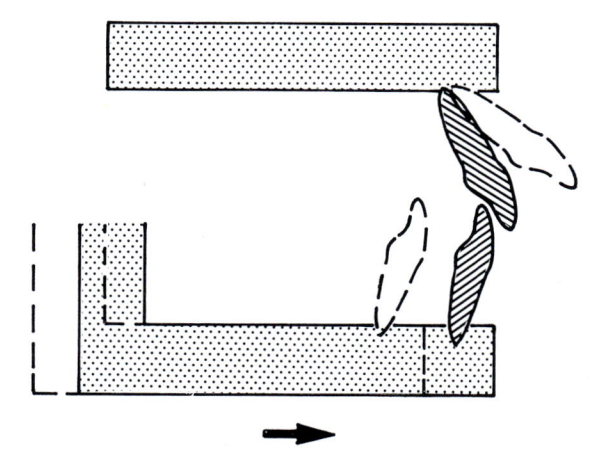

Abb. 5.21 Wirkungsweise des „H"-Aktivators: Vorverlagerung des Unterkiefers, Lingualkippung der oberen Schneidezähne. Es kann nur eine geringe Wirkung auf die Oberkieferbasis in der sagittalen Ebene erreicht werden

198 Der Aktivator

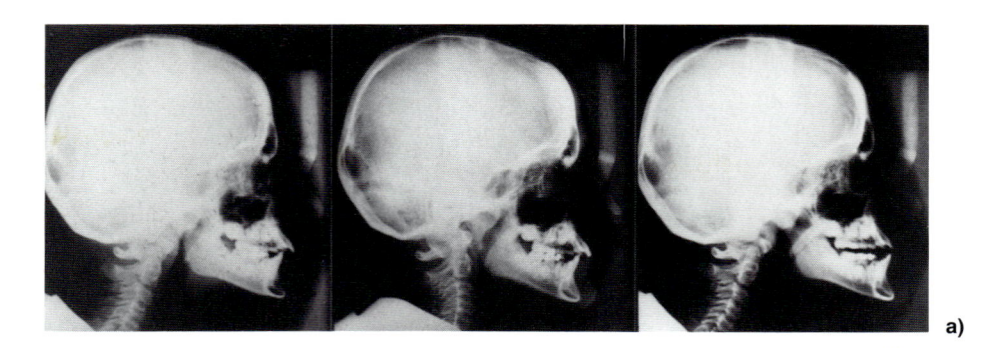

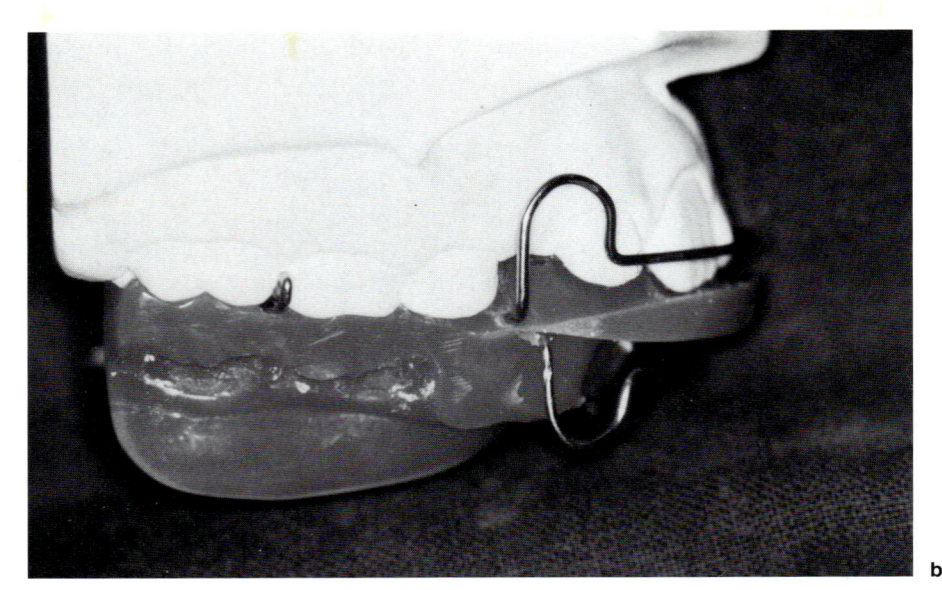

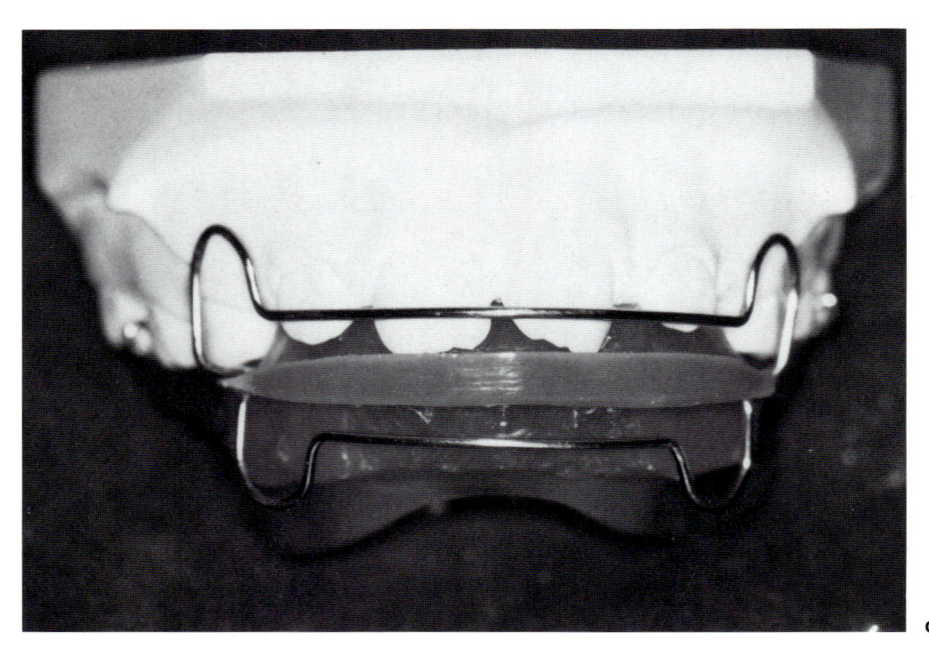

Abb. 5.22 a) Vorverlagerung des Unterkiefers in der Konstruktion des „H"-Aktivators. Links: Okklusion, Mitte: Ruhelage, rechts: Konstruktionsbißlage, b) „H"-Aktivator, in Seitenansicht, c) „H"-Aktivator von vorn

Der Konstruktionsbiß 199

Mit dieser Apparatur kann der Unterkiefer nach vorn verlagert werden, sogar ohne eine Kippung der unteren Schneidezähne nach labial befürchten zu müssen. Die oberen Schneidezähne können aufgerichtet und eine Vorverlagerung des Oberkiefers geringfügig gehemmt werden. Die Inklination der Oberkieferbasis bleibt unbeeinflußt.

Dieser Konstruktionstyp ist am wirksamsten, wenn das Behandlungsziel eine Vorverlagerung des Unterkiefers ist. Seine Indikation beschränkt sich auf Klasse II/1-Anomalien mit einer Schneidezahnstufe, besonders in folgenden Fällen:

1. Klasse II-Beziehungen, verursacht durch die *posteriore Lage des Unterkiefers* infolge einer *funktionellen Störung*.

In solchen Fällen kann der Aktivator sogar im Sinne eines „jumping" (siehe S. 172) wirken.

Eine 10jährige Patientin mit einer Anomalie dieser Gruppe wurde mittels eines „horizontalen" Aktivators behandelt (Abb. 5.23). Der Unterkiefer lag

a)

b)

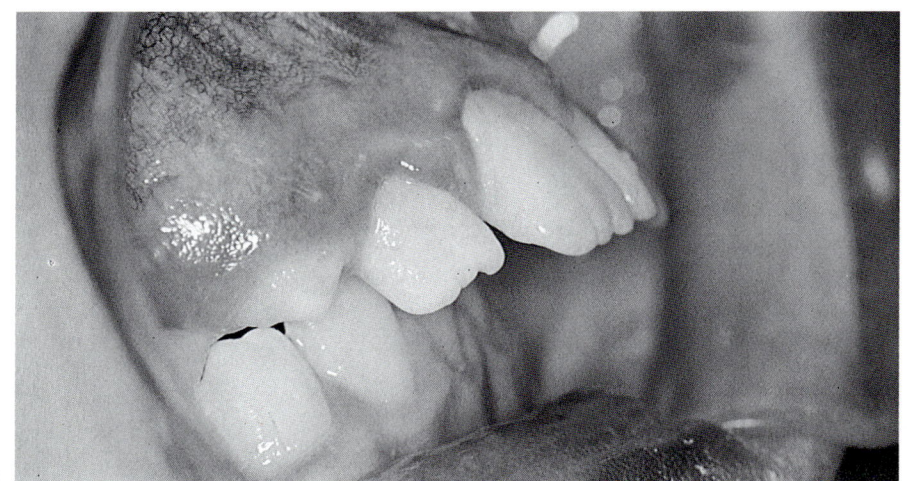

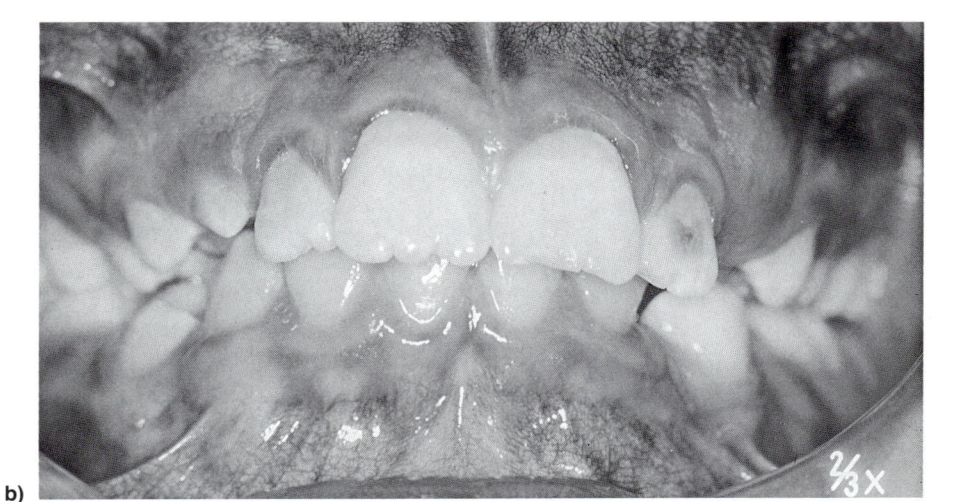

Abb. 5.23   10jährige Patientin mit einer Klasse II/1-Anomalie. a–c) vor der Behandlung, ▶ d–f) nach „jumping" mit dem Aktivator

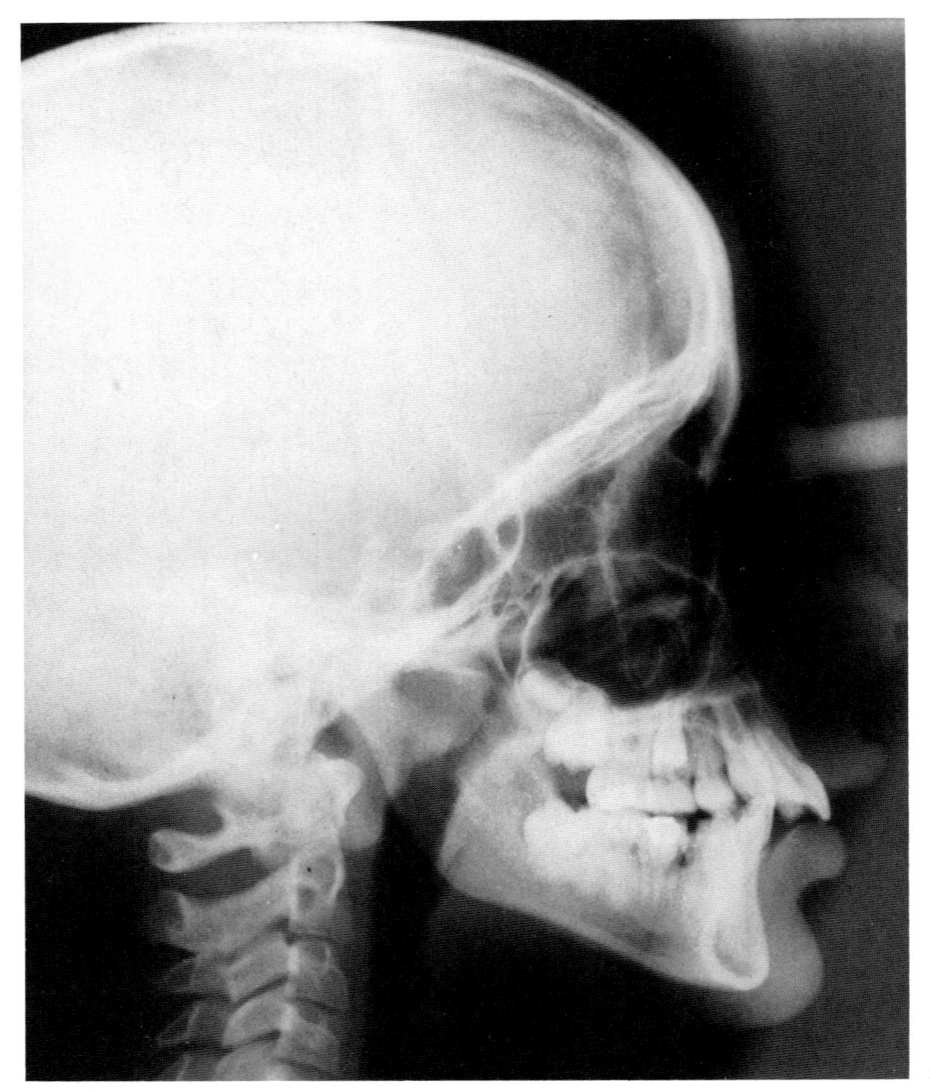

Abb. 5.23 c)

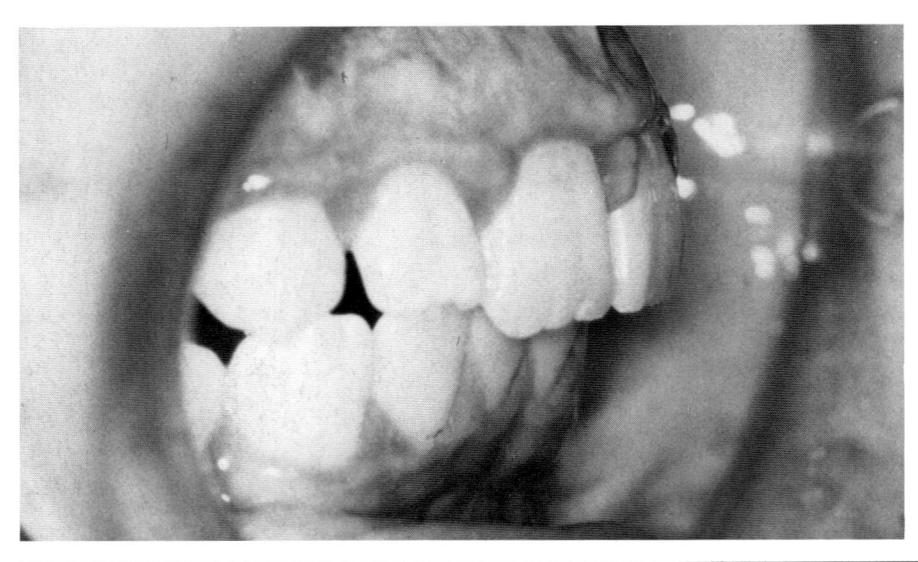

Abb. 5.23 d)

Der Konstruktionsbiß 201

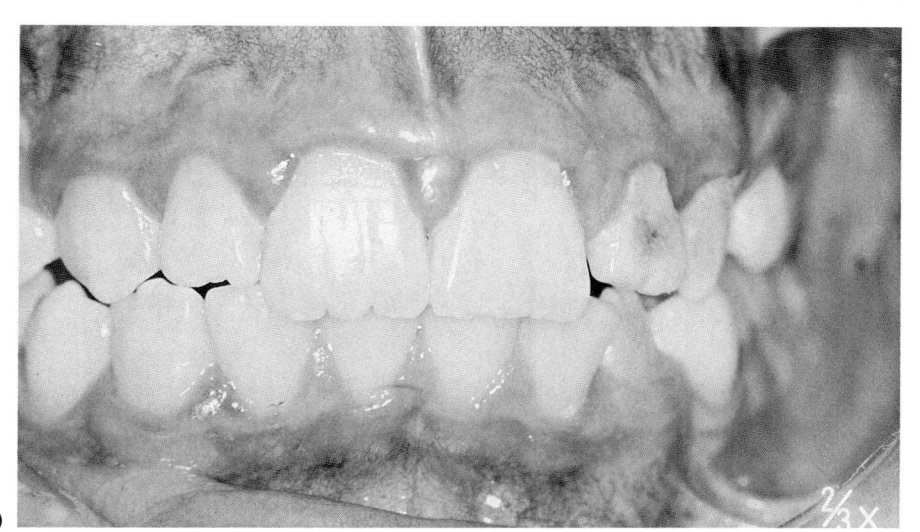

Abb. 5.23 e)

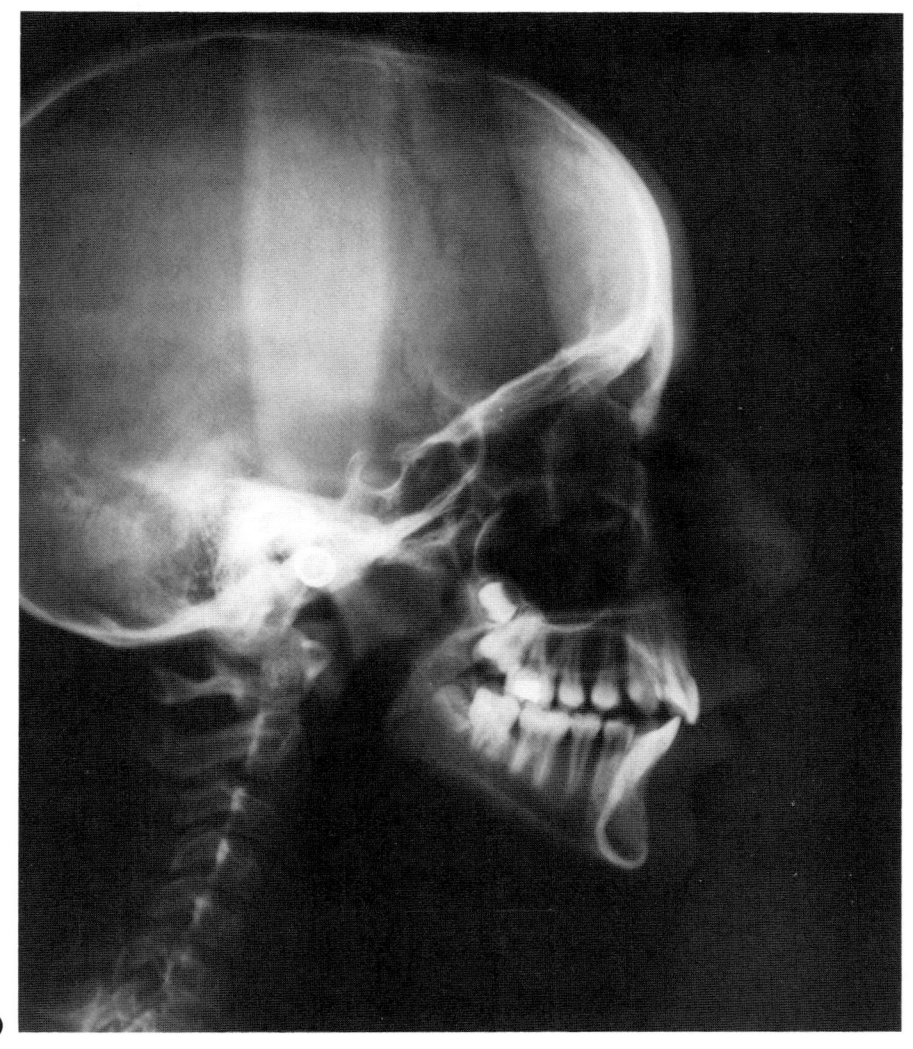

Abb. 5.23 f)

in der Ruhelage mehr vorn und glitt in eine dorsale Schlußbißstellung. Im Konstruktionsbiß wurde er weiter nach vorn verlagert, die mandibuläre Retrognathie wurde beseitigt, und die oberen Schneidezähne wurden nach lingual gekippt. Mit einem zweiten Aktivator, welcher vorwiegend dento-alveolär wirkte, wurde die Okklusion korrigiert. Die aktive Phase der Therapie wurde innerhalb von zwei Jahren abgeschlossen (Abb. 5.24).

2. Eine weitere Indikation für den „horizontalen" Aktivator sind Klasse II/1-Anomalien mit einer *Retrognathie* des *Unterkiefers* infolge *Wachstumsunzulänglichkeit.* Die Wachstumsrichtung soll horizontal oder mindestens durchschnittlich sein. Für eine erfolgreiche Therapie ist es vorteilhaft, wenn nicht nur die oberen Schneidezähne nach labial, sondern auch die unteren nach lingual gekippt sind. Bei einer Labialkippung der unteren Schneidezähne ist zwar die Behandlung schwieriger, aber es besteht die Möglichkeit, den Unterkiefer nach vorn zu verlagern und gleichzeitig die nach labial gekippten Schneidezähne (siehe Kapitel „Einschleifen", S. 235) aufzurichten.

Bei der 10jährigen Patientin H. U. war die Wachstumsrichtung durchschnittlich und das skelettale Muster retrognath (Abb. 5.25), die skelettale Diskrepanz nur geringfügig mit einem ANB-Unterschied von 3°. Die Kieferbasen hatten durchschnittliche Länge, der aufsteigende Ast war kurz. Die oberen und unteren Schneidezähne waren nach labial gekippt mit Lücken zwischen den oberen Schneidezähnen; die Schneidezahnstufe war durch Labialkippung und Labialstand (+ 8,5 mm vor der N–Pog-Ebene) der oberen Schneidezähne verursacht. Die Unterlippe lag in der Stufe zwischen den oberen und unteren Schneidezähnen. Die Lippe war potentiell inkompetent, der Schluckakt somatisch, die Nasenatmung nicht

a)

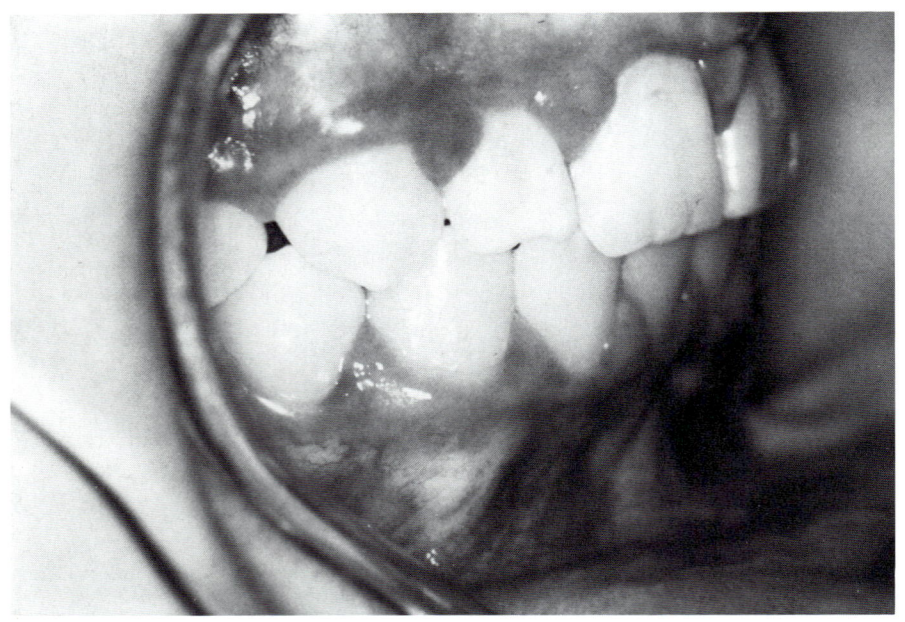

Abb. 5.24 a–c) Dieselbe Patientin (aus Abb. 5.23) nach der Behandlung mit dem zweiten Aktivator zur Korrektur der okklusalen Beziehungen

Der Konstruktionsbiß 203

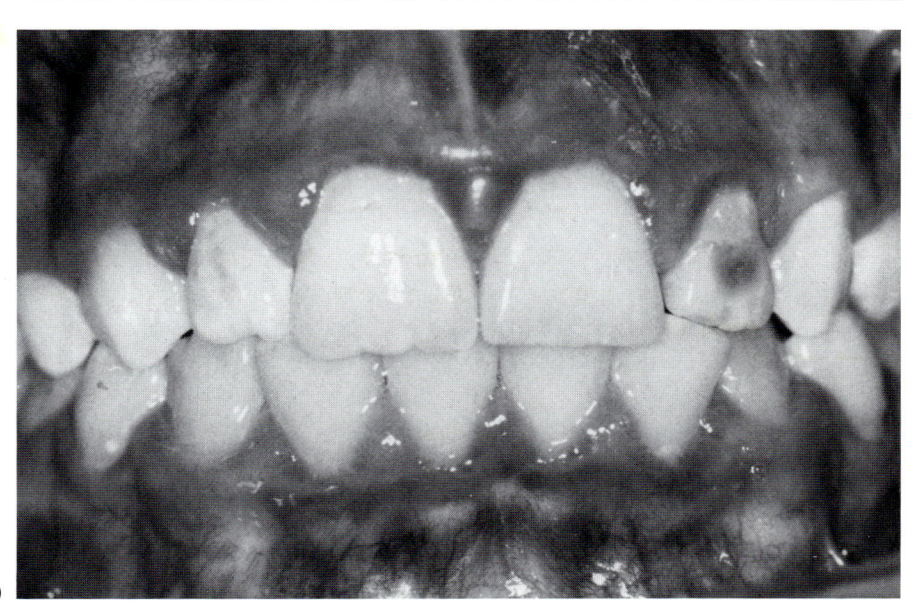

Abb. 5.24 b)

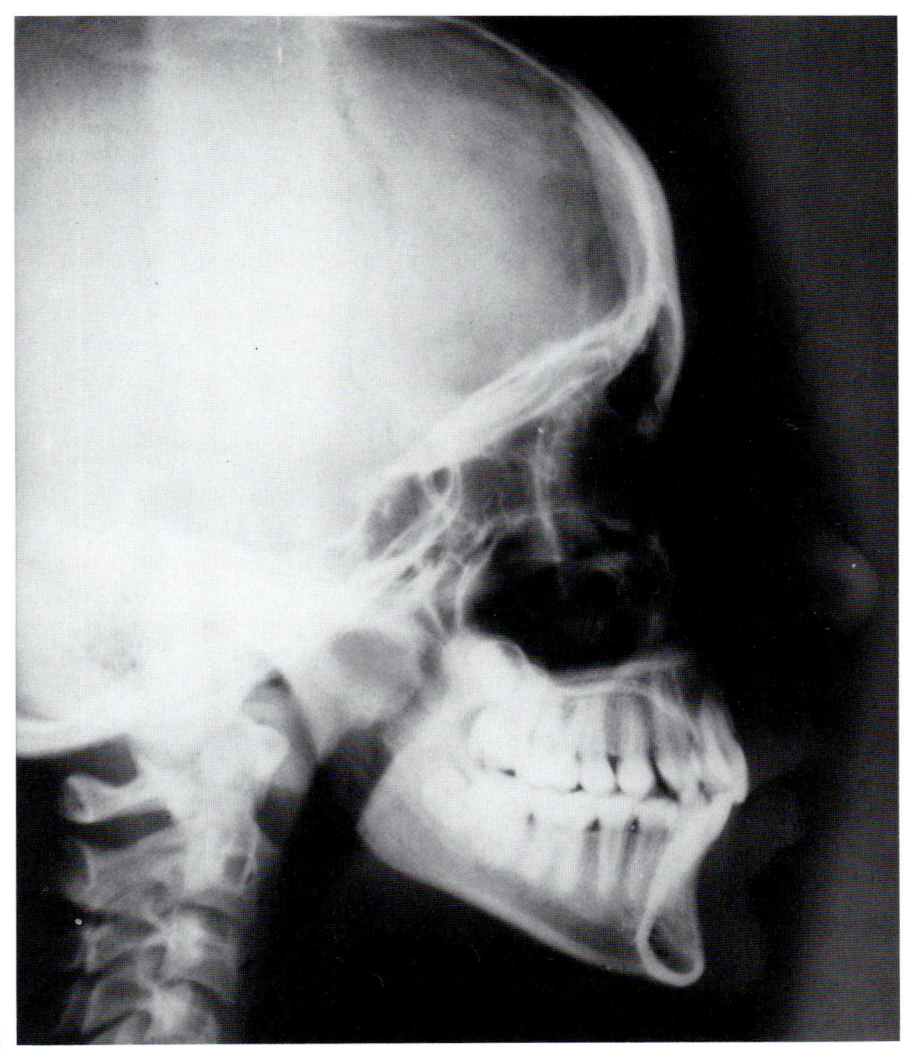

Abb. 5.24 c)

204　Der Aktivator

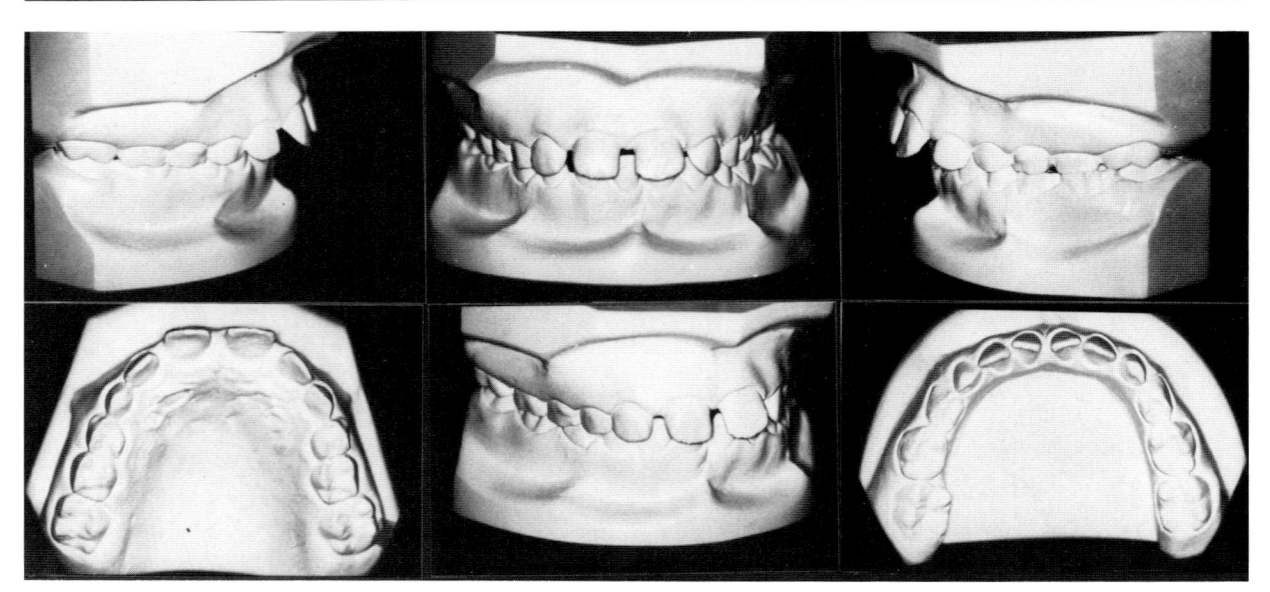

Abb. 5.25 a)

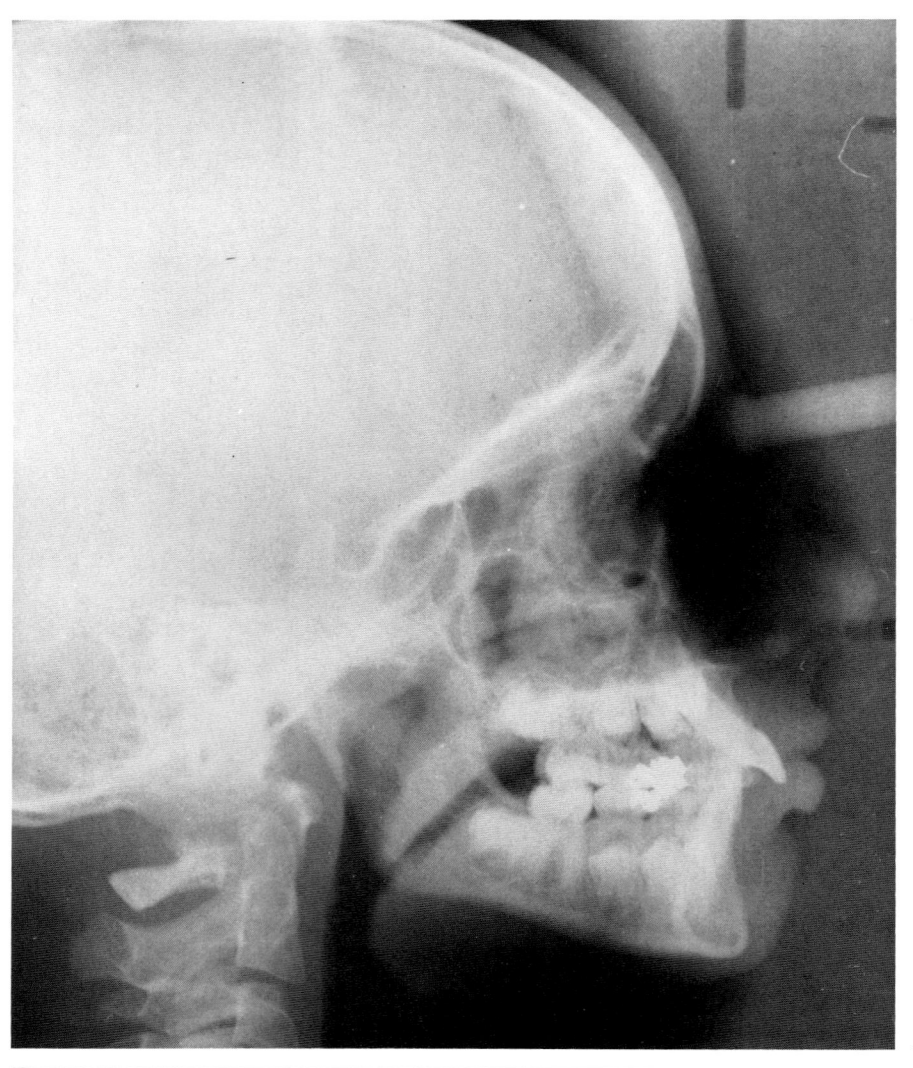

Abb. 5.25 b)

Der Konstruktionsbiß 205

H.U.
22. 6.65
21 . 8.74

62,6 %

SNA **77°**
SNB **74°**
ANB 3°
SN-Pog 75°

64,5 mm
128,5° 67,5° **109°**
33°
137,5°
7°
14°
44,5 mm 83°
58,5°
127°
68,5°
97,5°
67 mm

N − Pog

$\dfrac{1}{\overline{1}}$ **+8,5** mm
1,5 mm

c)

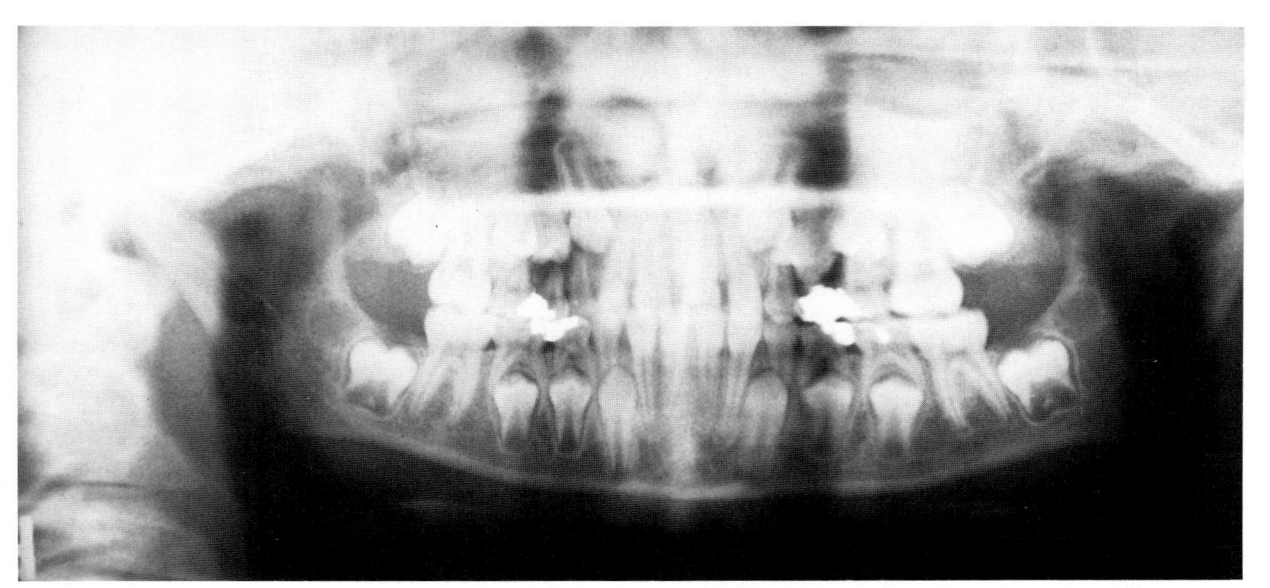

d)   Abb. 5.25 Patientin H. U. vor der Behandlung. a) Modelle, b) Fernröntgenaufnahme, c) Durchzeichnung, d) Orthopantomogramm

206 Der Aktivator

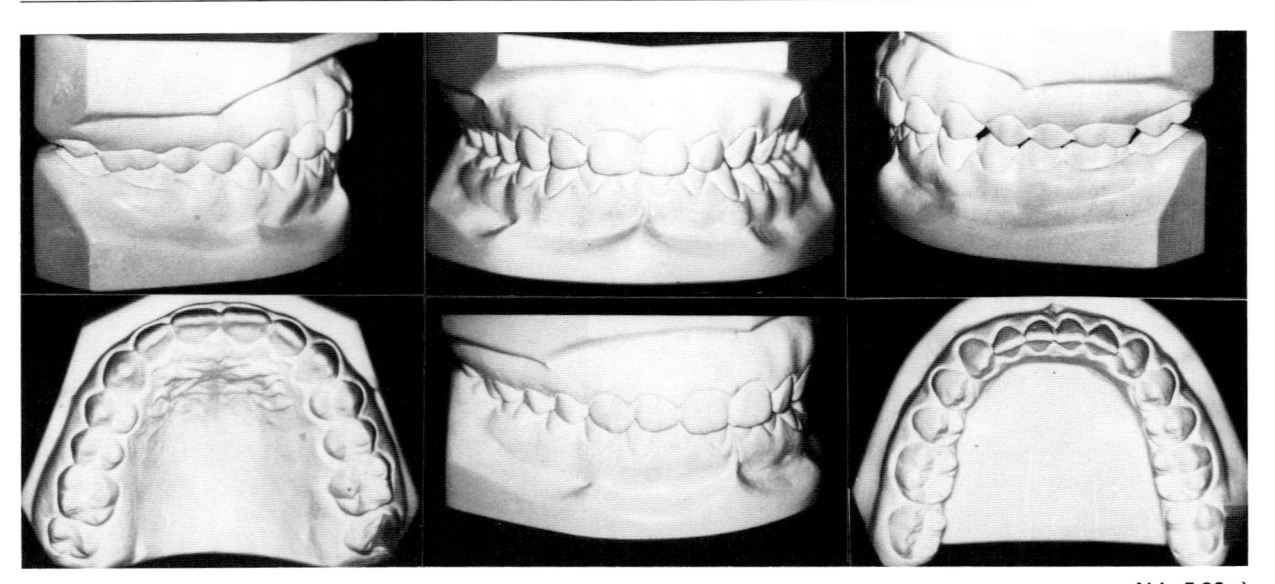

Abb. 5.26 a)

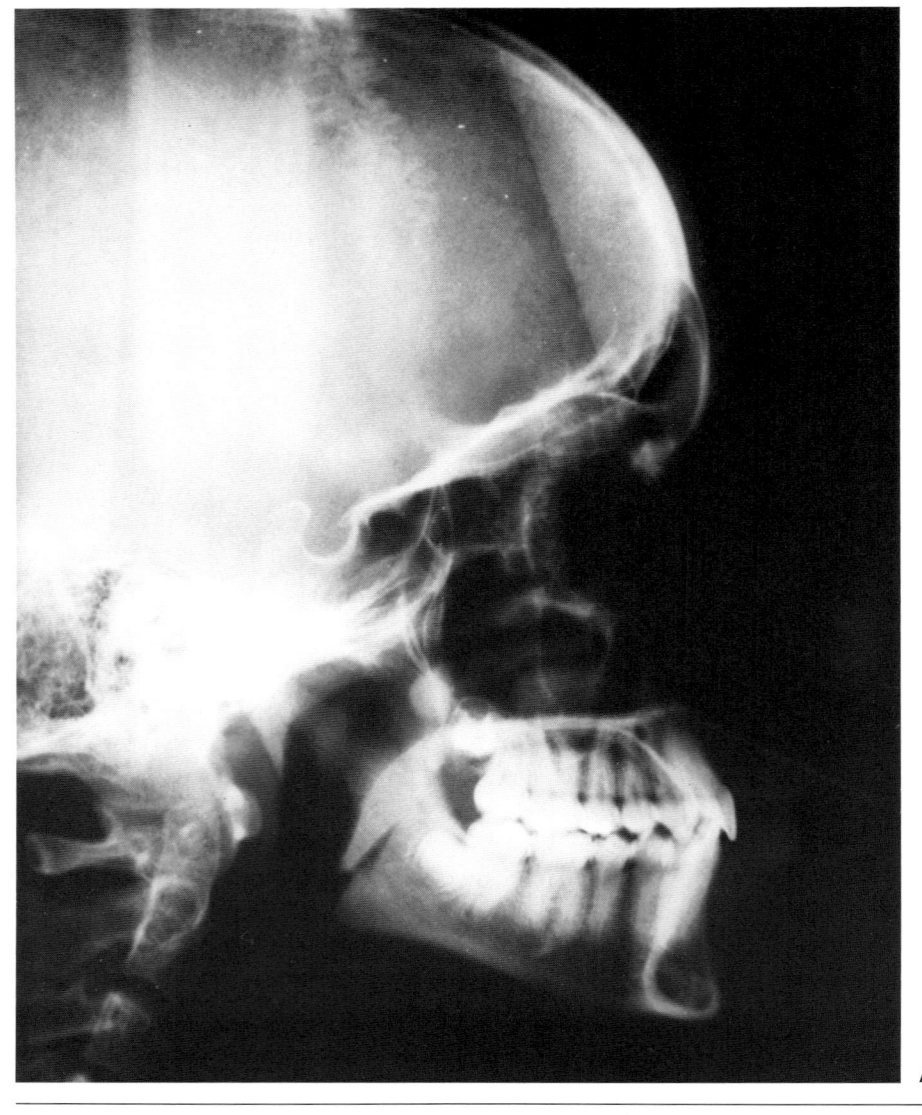

Abb. 5.26 b)

Der Konstruktionsbiß 207

H.U.
22.6.65
14.11.79

65,6 %

67,5 mm
131°
67° **98,5°**
31°
136,5°
7°
12,5°
47 mm
83°
55,5°
123,5°
68°
70,5 mm **92,5°**

SNA 76,5°
SNB 76,0°
ANB   0,5°
SN - Pog 77,0°

N - Pog

$\dfrac{1}{\overline{1}}$ +**3** mm
     +0,5 mm

c)

d)

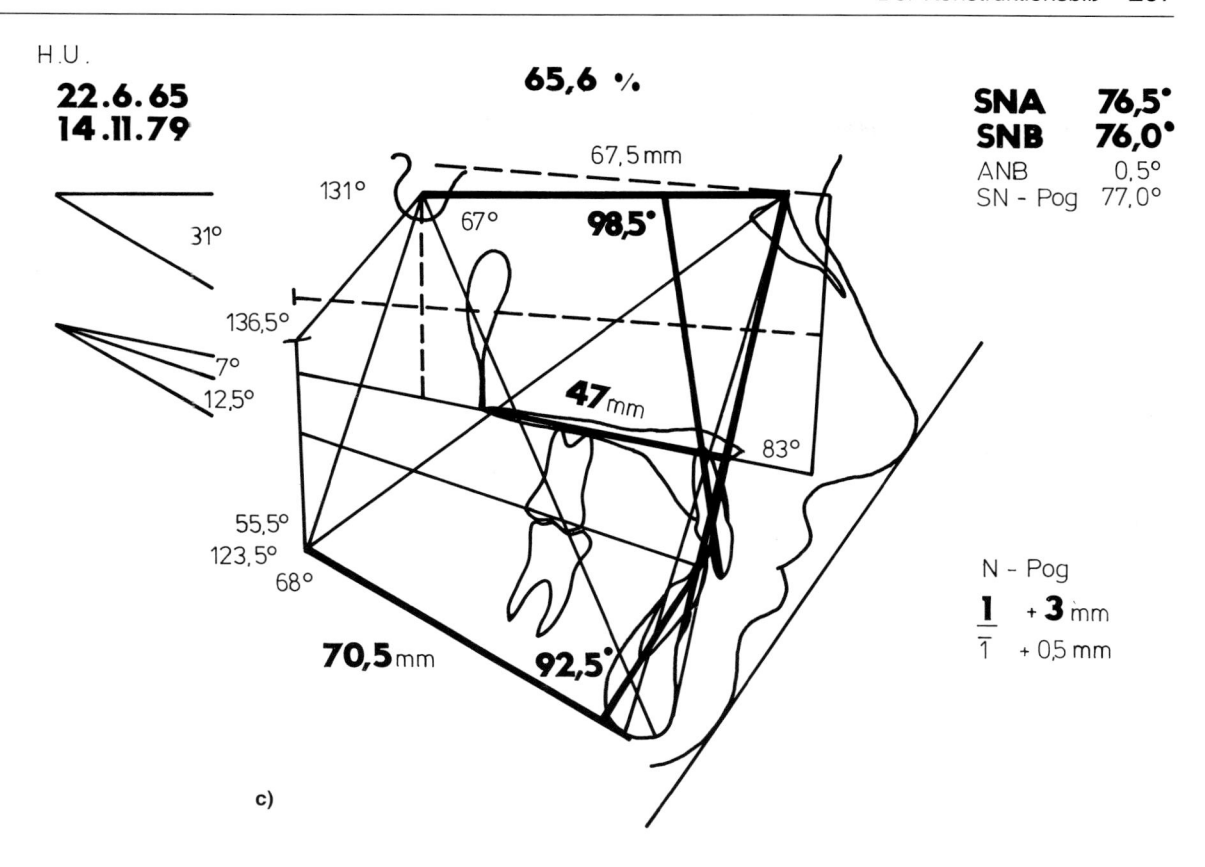

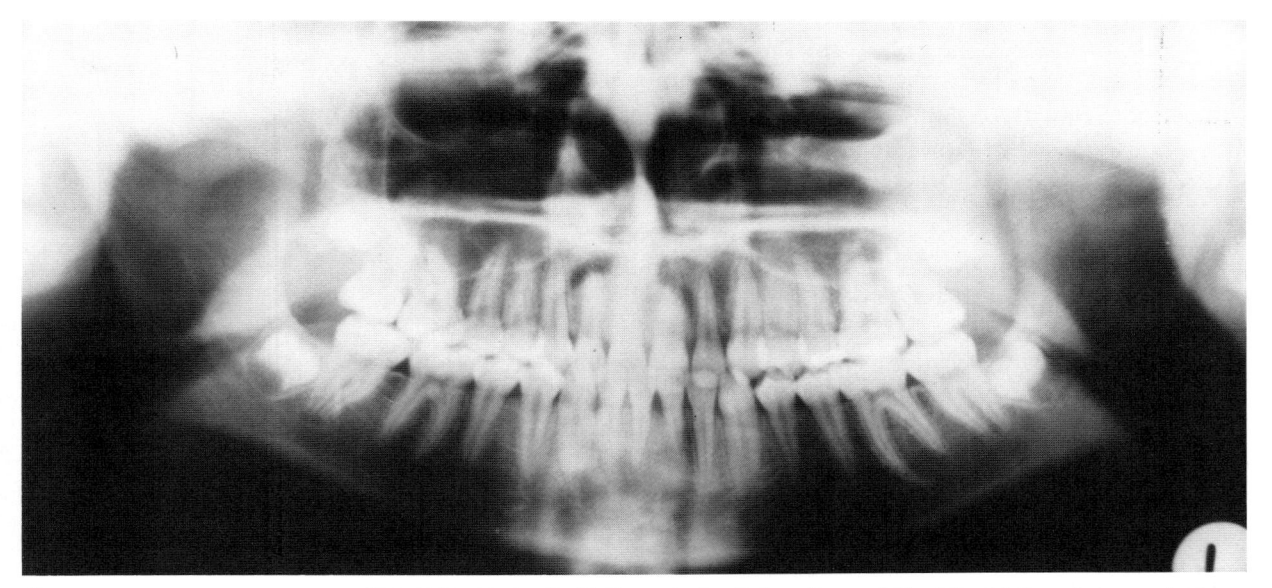

Abb. 5.26 Patientin H. U. nach der Behandlung. a) Modelle, b) Fernröntgenaufnahme, c) Fernröntgendurchzeichnung, d) Orthopantomogramm

beeinträchtigt. Unterkiefer und Symphyse waren gut entwickelt, eine Verschiebung der Wachstumsmuster in horizontaler Richtung mußte man in den folgenden Jahren erwarten.

Ein horizontaler Aktivatortyp war indiziert. Der Überbiß betrug 4,5 mm, die Schneidezahnstufe 6 mm. Das Behandlungsziel war eine geringe Vorverlagerung des Unterkiefers und das Aufrichten der oberen und unteren Schneidezähne. So wurde der Unterkiefer mit dem Konstruktionsbiß nur 5 mm nach vorn verlagert, um das Aufrichten der Schneidezähne zu ermöglichen. Die Bißsperre betrug 6 mm, um genügend Platz für eine inzisale Rille für die unteren Schneidezähne zu erhalten.

Die Patientin wurde drei Jahre lang behandelt; der Unterkiefer wurde nach vorn verlagert. Die Zuwachsrate betrug 3,5 mm (− 0,4 mm unter dem Durchschnitt). Die Wachstumsraten des aufsteigenden Astes waren dagegen mit 6 mm sehr umfangreich (+ 3,4 mm über dem Durchschnitt) und die basalen Beziehungen ar–Pog zu ar–A verbesserten sich von 12 auf 19 mm. Die oberen und unteren Schneidezähne wurden aufgerichtet, die Wachstumsrichtung entwickelte sich mehr horizontal (Abb. 5.26).

Die Indikation für eine *Vorverlagerung* des Unterkiefers ist nicht nur von der posterioren Lage, sondern auch von einer günstigen Wachstumsrichtung abhängig. Ziel der Behandlung ist, das Wachstum des Unterkiefers zu beeinflussen und die Dyskinesien oder den Zwangsbiß zu beseitigen. Bei vertikaler Wachstumsrichtung kann eine solche Therapie nicht durchgeführt werden, ein anderer Apparatetyp muß konstruiert werden.

5.5.5 Hoher Konstruktionsbiß mit geringer Vorverlagerung des Unterkiefers

Bei diesem Konstruktionsbiß ist der Unterkiefer nur geringfügig nach vorn verlagert, er liegt etwa 3–5 mm vor der retrudierten Kontaktposition. In Abhängigkeit von der Größe des interokklusalen Raumes wird der Biß, ausgehend von der Schlußbißstellung, 4–6 mm geöffnet, darf aber die Ruhelage höchstens 4 mm überschreiten.

Die Apparatur leitet eine Aktivierung des myostatischen Reflexes in der Kaumuskulatur ein. Es kann auch eine Kombination der Kräfte auftreten, eingeleitet durch Aktivierung der myostatischen Dehnungsreflexe in der Kaumuskulatur und ausgelöst durch die viskoelastischen Eigenschaften der Weichgewebe. Die Häufigkeit des maximalen Zubisses ist geringer als beim zuvor dargestellten Aktivatortyp. Die Aktivierung der Dehnungsreflexe mit einer vertikalen Kraftkomponente beeinflußt die *Inklination der Oberkieferbasis*.

Die Apparatur ist in Fällen mit vertikaler Wachstumsrichtung indiziert und kann als vertikaler „V"-Aktivator bezeichnet werden (Abb. 5.27, 5.28).

Die Klasse II/1-Anomalie mit einer vertikalen Wachstumsrichtung kann durch Vorverlagerung des Unterkiefers nicht beeinflußt werden, weil er nur in eine anterior-inferiore Richtung verlagert werden kann.

Ziel der Therapie ist nicht nur eine geringfügige Vorverlagerung des Unterkiefers, sondern auch eine Anpassung der Oberkieferbasis an den unteren Zahnbogen; das kann nur zum Teil durch Retroinklination der Oberkieferbasis erreicht werden. Diese *skelettale Anpassung* muß mit einer dentalen Kompensation ergänzt werden, welche eine labiale Kippung der unteren und linguale Kippung der oberen Schneidezähne erfordert. Eine Aufrichtung der Schneidezähne und ihre achsengerechte Einstellung, wie bei der Behandlung des horizontalen und durchschnittlichen Wachstumstyps, ist hier nicht möglich. Um das Behandlungsziel zu erreichen, muß man die oberen Schneidezähne mit einer nach labial verlängerten Einbißrille halten. Die unteren Schneidezähne kann man lingual belasten und nach labial kippen, bis der Kontakt mit den oberen erreicht wird.

Bei der 8jährigen Patientin I. J. mit einer Klasse II/1-Verzahnung lag eine vertikale Wachstumsrichtung vor (Abb. 5.29). Die Relation der hinteren zur vorderen Gesichtshöhe betrug 56,4% und der Winkel zwischen Schädelbasis und Unterkieferbasis 42°. Das Gesicht war retrognath mit einem ANB-Winkel von 8°, die Kieferbasen von normaler Länge, der Ramus extrem kurz. Die oberen und unteren Schneidezähne waren nach labial gekippt. Das Gesichtsmuster war wegen der vertikalen Wachstumsrichtung und Labialkippung der unteren Schneidezähne ungeeignet für eine konventionelle Aktivator-Therapie. Andererseits sprachen bestimmte Beziehungen für die Indikation einer funktionskieferorthopädischen Behandlung, denn die posteriore Lage des Unterkiefers kann mit ihr geringfügig beeinflußt werden. Bei der Patientin war die vertikale Wachstumsrichtung teilweise durch eine Retroinklination der Oberkieferbasis kompensiert. Die oberen Schneidezähne würde man nach lingual kippen können, um die Klasse II-Beziehungen dental zu kompensieren, obwohl eine Labialkippung der unteren Schneidezähne auch notwendig war, um die dentale Kompensation zu ergänzen.

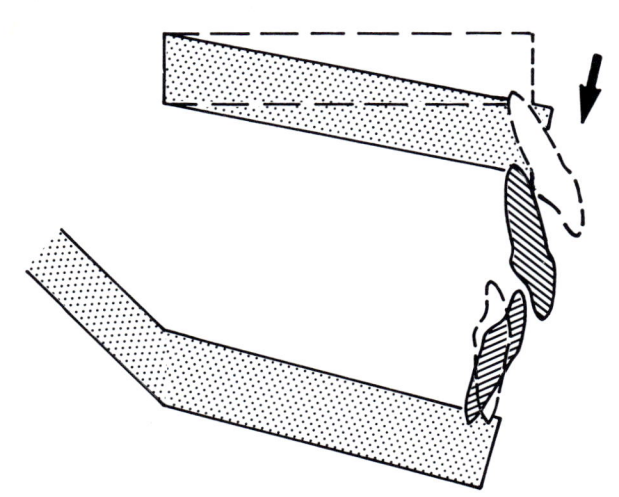

Abb. 5.27 Wirkungsweise des vertikalen Aktivators: Inklination der Oberkieferbasis, geringe Vorverlagerung des Unterkiefers und dentale Kompensation

210 Der Aktivator

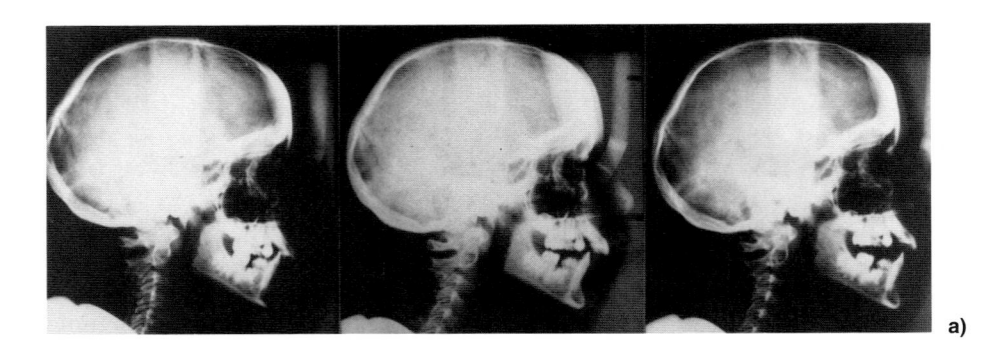

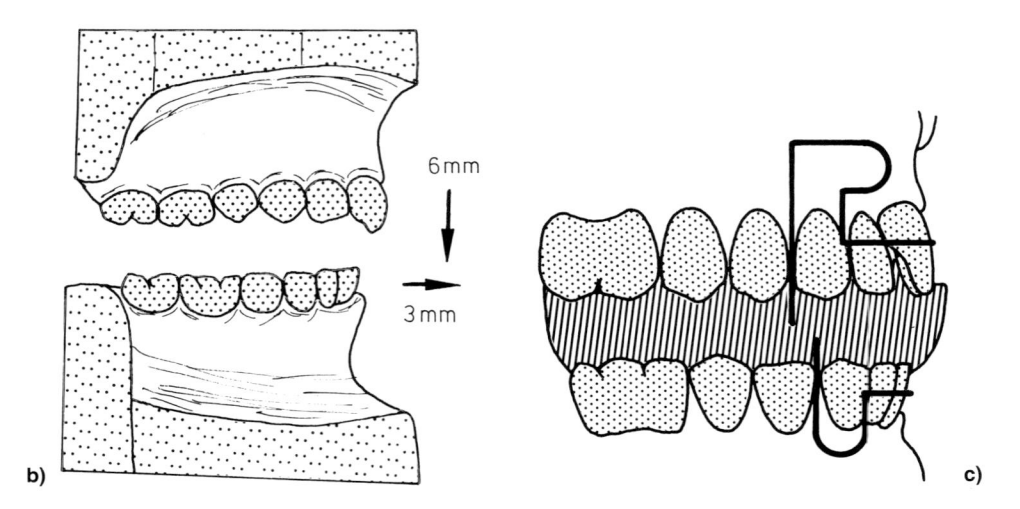

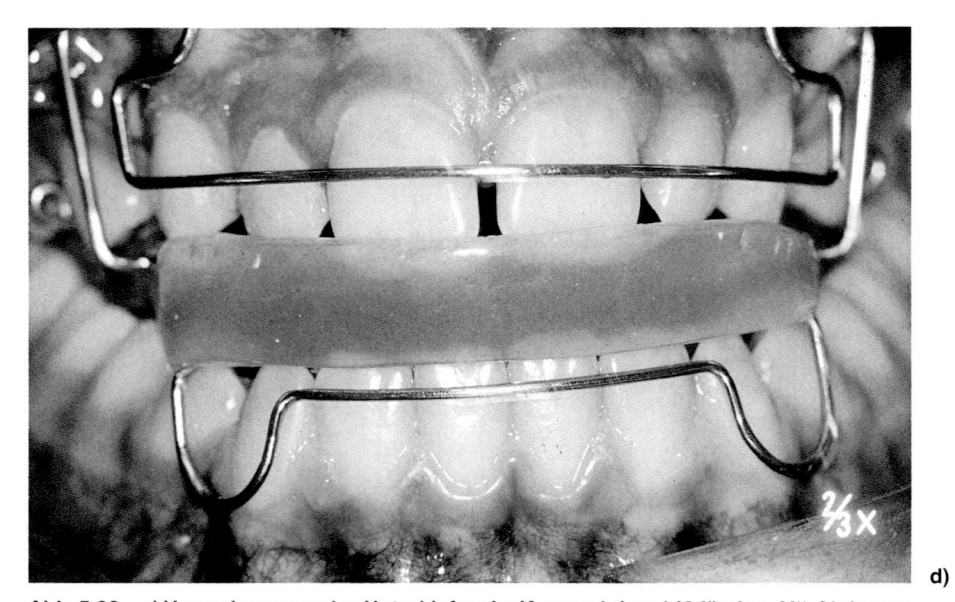

Abb. 5.28 a) Vorverlagerung des Unterkiefers im Konstruktionsbiß für den „V"-Aktivator. Links: Okklusion, Mitte: Ruhelage, rechts: Konstruktionsbißlage, b) Öffnung und geringe Vorverlagerung des Unterkiefers bei der Konstruktionsbißnahme, c) schematische Darstellung des „V"-Aktivators, d) „V"-Aktivator im Mund

Der Konstruktionsbiß 211

a)

I. J.
6.4.67
14.5.75
42°
11°
18°

56,4 %
130°
73° **108°**
63 mm
147°
44 mm
81°
52°
124°
72°
64 mm **97°**

SNA 78°
SNB 70°
ANB 8°
SN - Pog 70,5°

N - Pog
$\underline{1}$ +14 mm
$\overline{1}$ + 4 mm

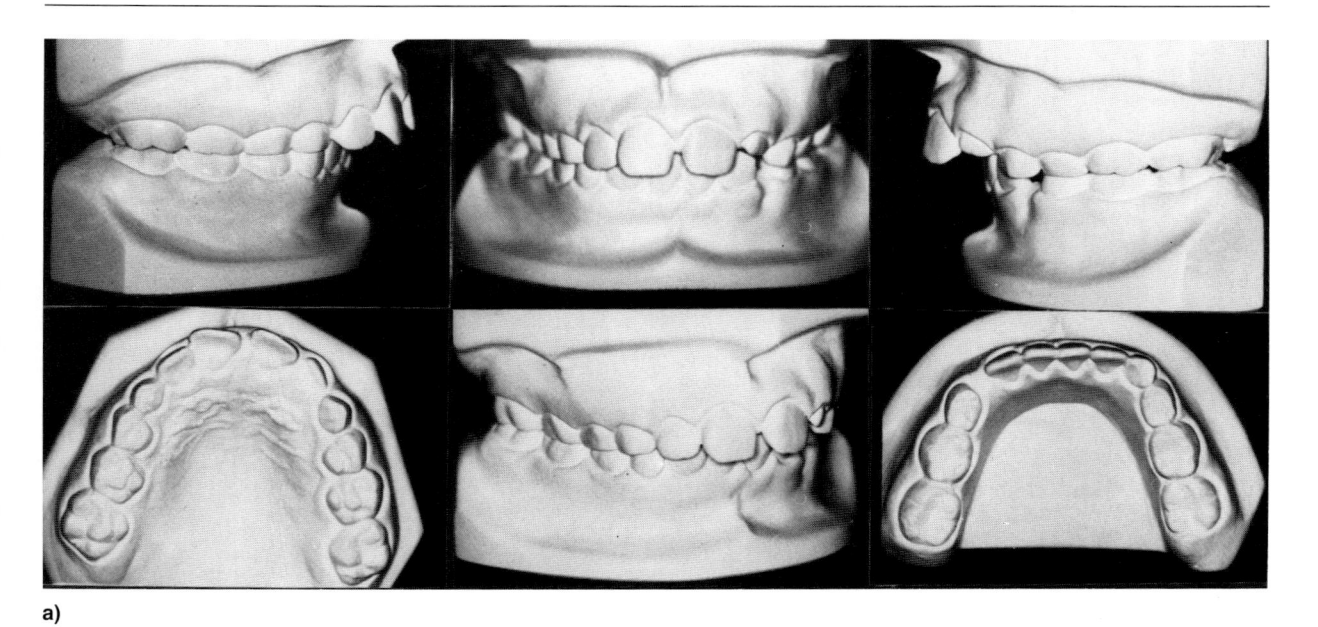

b)

Abb. 5.29 Patient I. J. vor der Behandlung. a) Modelle, b) Durchzeichnung, c) Konstruktionsbißlage ▶

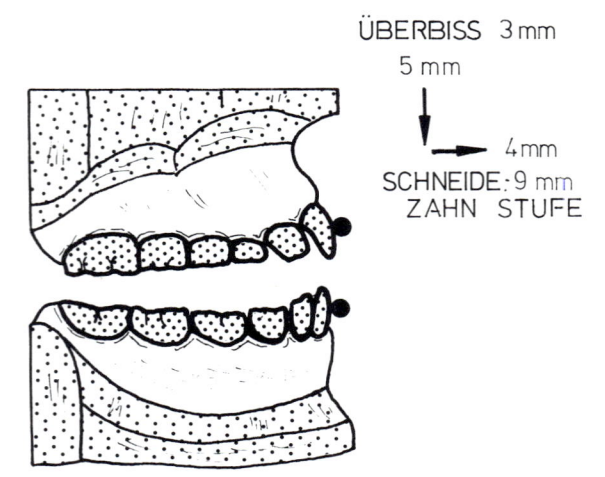

212 Der Aktivator

ÜBERBISS 3 mm
5 mm
↓ → 4 mm
SCHNEIDE: 9 mm
ZAHN STUFE

Abb. 5.29 c)

Die Behandlung wurde mit einem vertikalen Aktivator durchgeführt. Im Konstruktionsbiß wurde der Biß um 5 mm geöffnet (der Überbiß betrug nur 3 mm), der Unterkiefer nur um 4 mm nach vorn verlagert (die Schneidezahnstufe betrug 9 mm). Die oberen Schneidezähne wurden mit dem Labialdraht und der nach labial verlängerten Einbißrille nach lingual gekippt und im lingualen und inzisalen Bereich der Kunststoff freigeschliffen. Die unteren Schneidezähne dagegen wurden mit dem Labialdraht gehalten, ohne den Kunststoff lingual freizuschleifen. Im Bereich des Oberkiefers wurde die Apparatur für eine Extrusion im frontalen und Intrusion im lateralen Bereich eingeschliffen.

Nach zweijähriger Therapie wurde ein gutes klinisches Ergebnis erreicht (Abb. 5.30).

a)

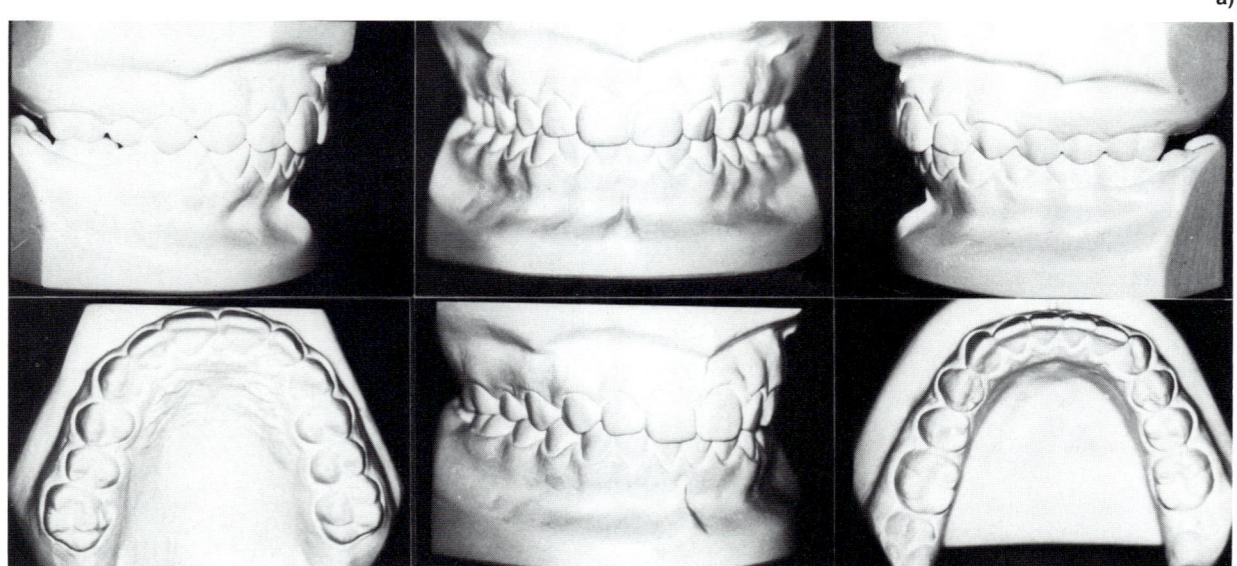

Abb. 5.30 Patient I. J. nach der Behandlung. a) Modelle, b) Durchzeichnung, c) bis d) Seitenansicht und von vorn

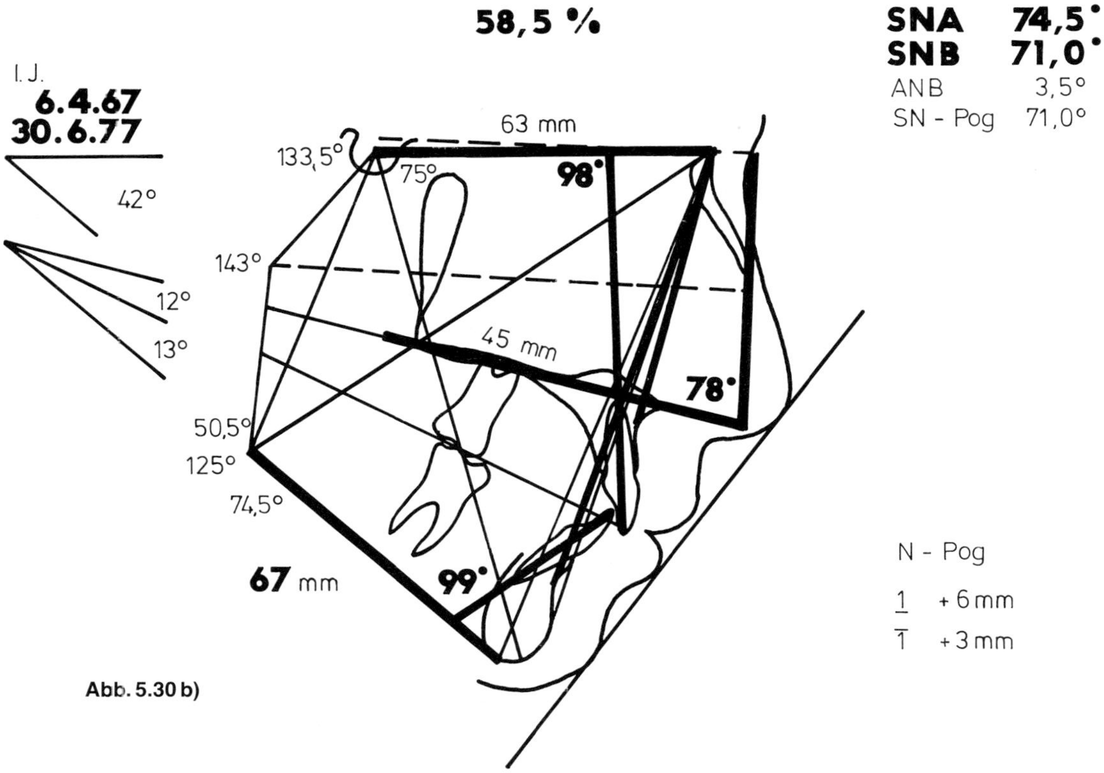

Der Konstruktionsbiß 213

58,5 %

I.J.
6.4.67
30.6.77

42°
12°
13°

133,5° 63 mm
75° **98°**
143°
45 mm
78°
50,5°
125°
74,5°
67 mm **99°**

SNA 74,5°
SNB 71,0°
ANB 3,5°
SN - Pog 71,0°

N - Pog

$\underline{1}$ +6 mm
$\overline{1}$ +3 mm

Abb. 5.30 b)

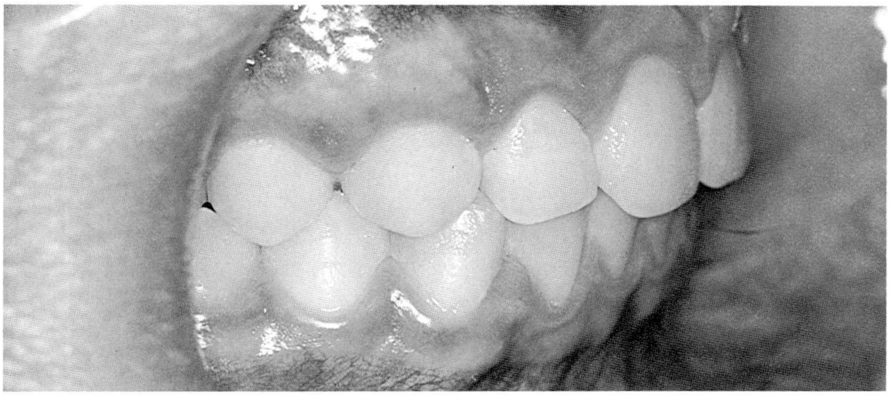

Abb. 5.30 c)

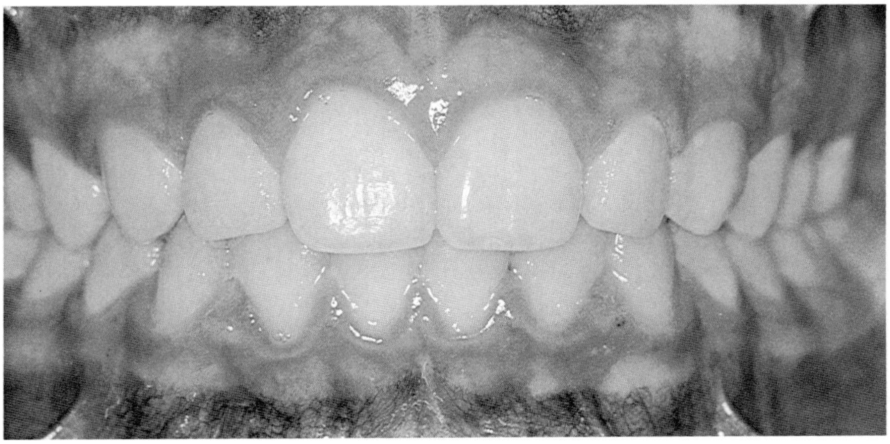

Abb. 5.30 d)

Die posttherapeutische Analyse zeigte durchschnittliche Zuwachsraten. Die Vorverlagerung des Unterkiefers war nur geringfügig, mit einer Abnahme des SNA-Winkels und Retroinklination der Oberkieferbasis: eine skelettale Kompensation der Klasse II-Beziehung. Auch eine dento-alveoläre Kompensation durch Lingualkippung der oberen und geringfügige Labialkippung der unteren Schneidezähne wurde erreicht. Bei der Behandlung von Klasse II-Anomalien mit vertikaler Wachstumsrichtung kann die Achsenstellung der Schneidezähne nicht so gut korrigiert werden wie bei Fällen mit horizontaler Wachstumsrichtung.

Die basale Beziehung von ar–Pog/ar–A verbesserte sich von 10 auf 14 mm.

5.5.6 Konstruktionsbiß ohne Vorverlagerung des Unterkiefers

In Fällen, bei denen eine Korrektur in der sagittalen Ebene nicht notwendig erscheint, ist eine Vorverlagerung des Unterkiefers mit Bißnahme nicht indiziert (Abb. 5.31).

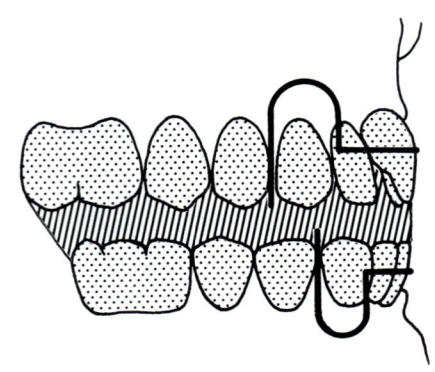

Abb. 5.31 Aktivator, nur mit Öffnung und ohne Vorverlagerung des Unterkiefers konstruiert

5.5.6.1 In der vertikalen Ebene lokalisierbare Anomalien

Ein *Tiefbiß* kann dento-alveolär oder skelettal bedingt sein.

1. Bei einem *dento-alveolären Tiefbiß* können die Molaren in Infraokklusion oder die Schneidezähne in Supraokklusion stehen. Der Tiefbiß, verursacht durch *Infraokklusion der Molaren,* kann mit einem Aktivator behandelt werden, welcher für eine Extrusion der Molaren zugeschliffen wird. Diese Variante des Tiefbisses mit einem großen interokklusalen Raum ist meistens funktionell bedingt. In Abhängigkeit von der Länge des interokklusalen Raumes kann die Bißsperre bei der Konstruktionsbißnahme mehr oder weniger hoch sein.

Beim Tiefbiß, verursacht durch *Supraokklusion der Schneidezähne,* ist der interokklusale Raum klein. Der Aktivator wird nicht mit einem hohen Konstruktionsbiß angefertigt, und eine Intrusion der Schneidezähne durch ihn ist nur in ganz bescheidenem Ausmaß möglich, und zwar durch

Belastung der Schneidezahnkanten. Eine erfolgreiche Therapie mit dem Aktivator ist in solchen Fällen nur bei einer für die Korrektur des Tiefbisses *günstigen vertikalen* Wachstumsrichtung möglich.

2. Beim *skelettalen Tiefbiß* ist die Wachstumsrichtung horizontal; das Wachstumsmuster kann durch eine Anteinklination der Oberkieferbasis teilweise kompensiert sein. Mittels des Aktivators kann durch Belastung der Schneidezähne und Entlastung der Molaren eine geringe *Anteinklination* erreicht werden. Bei dieser therapeutischen Maßnahme soll die Rate der angewendeten Kraft hoch sein, die visko-elastischen Eigenschaften der Weichteile sollen ausgenutzt werden. Der *Konstruktionsbiß* ist hoch mit einer Bißsperre von 5–6 mm unterhalb der Ruhelage. Eine gleichzeitige *dento-alveoläre Kompensation* durch Extrusion der Molaren und Distalisation der oberen Molaren mit Haltedornen oder Federn (siehe S. 267) ist möglich.

Beim dento-alveolär *offenen Biß* ist eine Vorverlagerung des Unterkiefers, orthognathe skelettale Beziehungen vorausgesetzt, nicht erforderlich; der offene Biß kann durch Einschleifen der Apparatur behandelt werden (siehe S. 239). Der Biß wird mit dem Aktivator 4–5 mm gesperrt, um eine genügend hohe Kraft für die Belastung der Molaren zu entwickeln. Die *vertikale Wachstumsrichtung* kann mit dem vertikalen Aktivator beeinflußt werden. Voraussetzung für eine erfolgreiche Behandlung ist eine partielle *Kompensation* der vertikalen Wachstumsrichtung durch die *Retroinklination* der Oberkieferbasis. Bei einer *divergenten Rotation* der Kieferbasen ist die Behandlung des offenen Bisses mit dem Aktivator nicht indiziert.

5.5.6.2 Anomalien mit Engständen

Sie kann man manchmal mit Aktivatoren behandeln. Da es im Wechselgebißalter oft schwierig ist, Dehnplatten zu verankern, kann in diesen Fällen der Aktivator für eine Dehnungstherapie benutzt werden, weil die Verankerung eine intermaxilläre ist (Abb. 5.32).

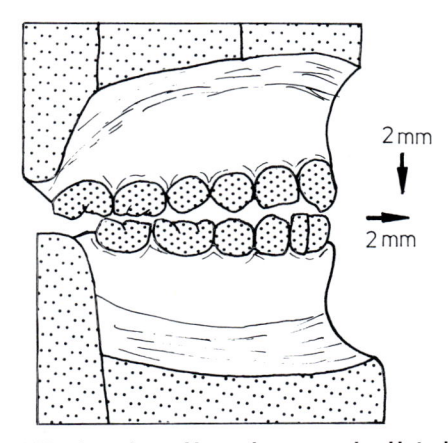

Abb. 5.32 Konstruktionsbiß mit geringer Vorverlagerung des Unterkiefers

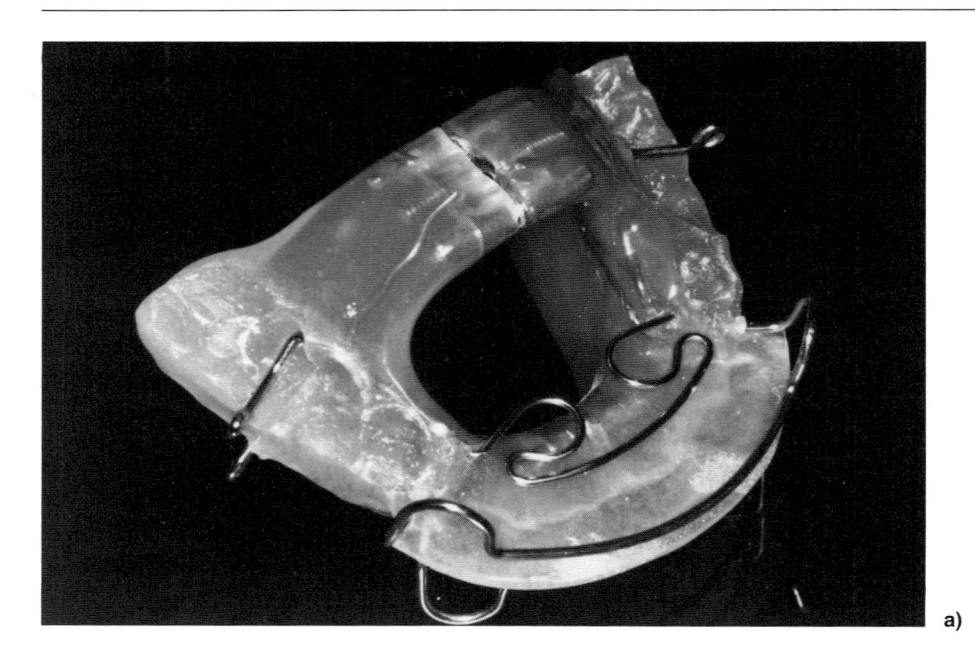

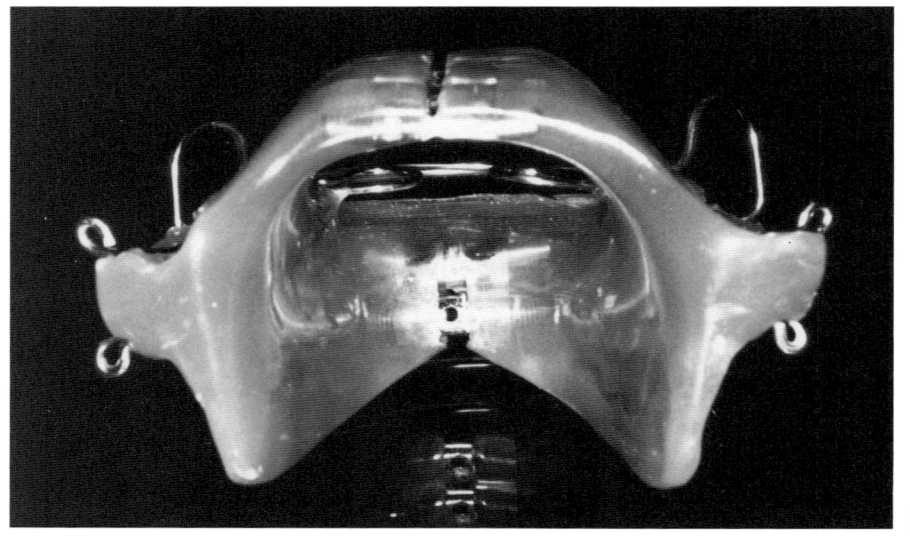

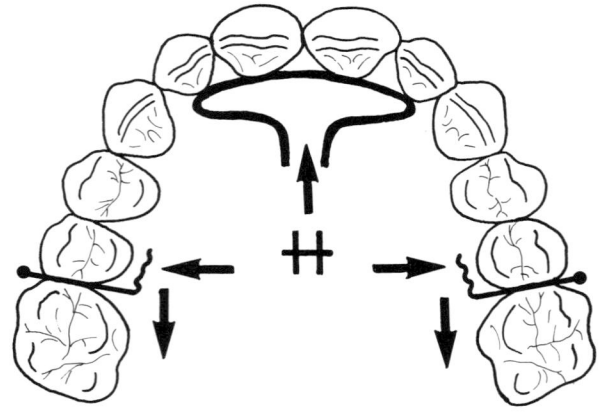

Abb. 5.33 Aktivator mit zwei Dehnschrauben. a) Von vorn, b) orale Sicht, c) reziproke Wirkung in der sagittalen und transversalen Ebene

Das Gerät arbeitet im Sinne von *zwei aktiven Platten* mit Dehnschrauben für den Ober- und Unterkiefer (Abb. 5.33) und ist niedrig konstruiert, weil neben der Dehnung seine einzige Aufgabe die Verankerung ist.

Die *Kraftapplikation* mit diesem Gerät ist eine *reziproke,* was für die *Dehnungstherapie* vorteilhaft ist; gleichzeitig kann die reziproke Kraft auch in der sagittalen Ebene entwickelt werden. Falls die Schneidezähne nach lingual gekippt sind, ist eine Distalisierung der Molaren indiziert: die protrusive Kraft, welche die Schneidezähne belastet, kann auf die Haltedorne übertragen werden, um die Molaren zu distalisieren.

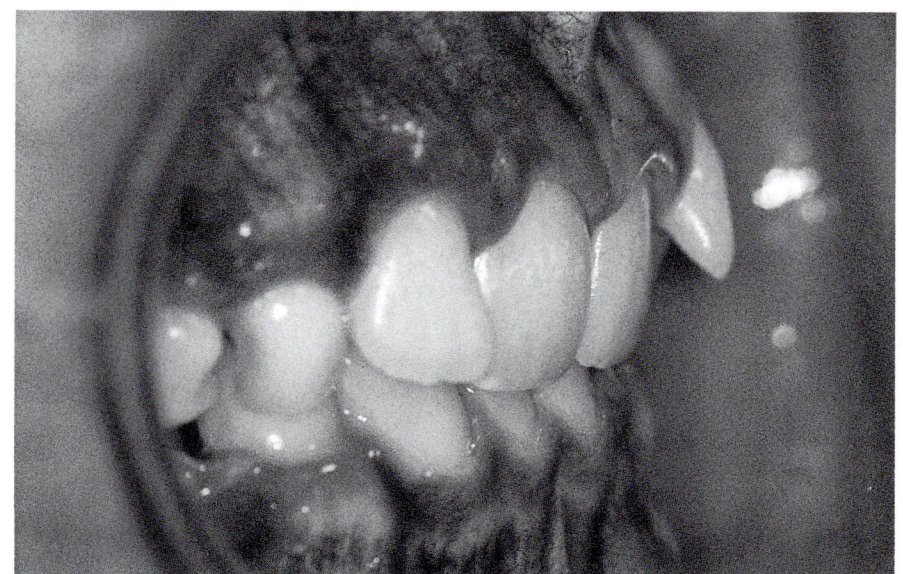

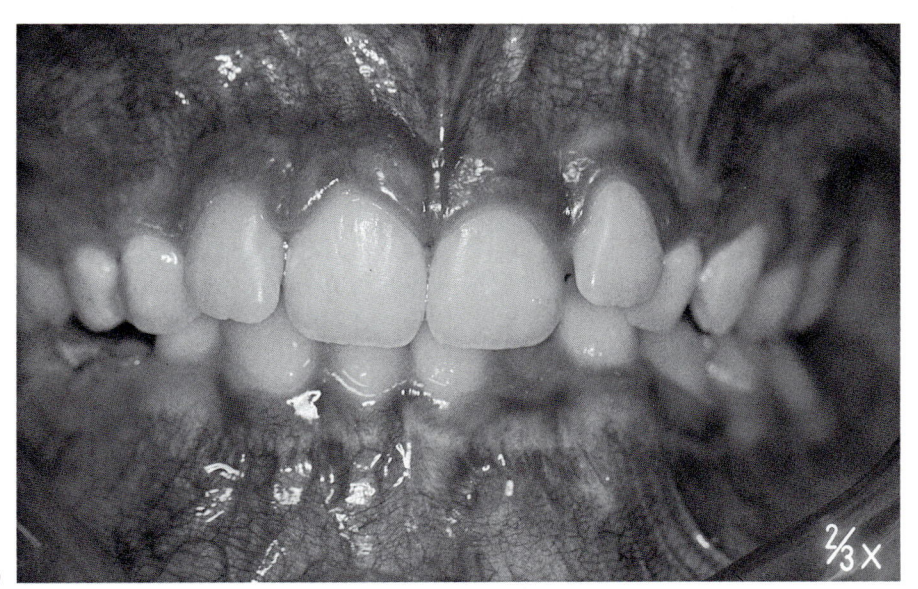

Abb. 5.34 Patientin B. A. vor der Behandlung. a) Seitenansicht, b) von vorn, c) Durchzeichnung

B. A.
27.3.65
30.10.74

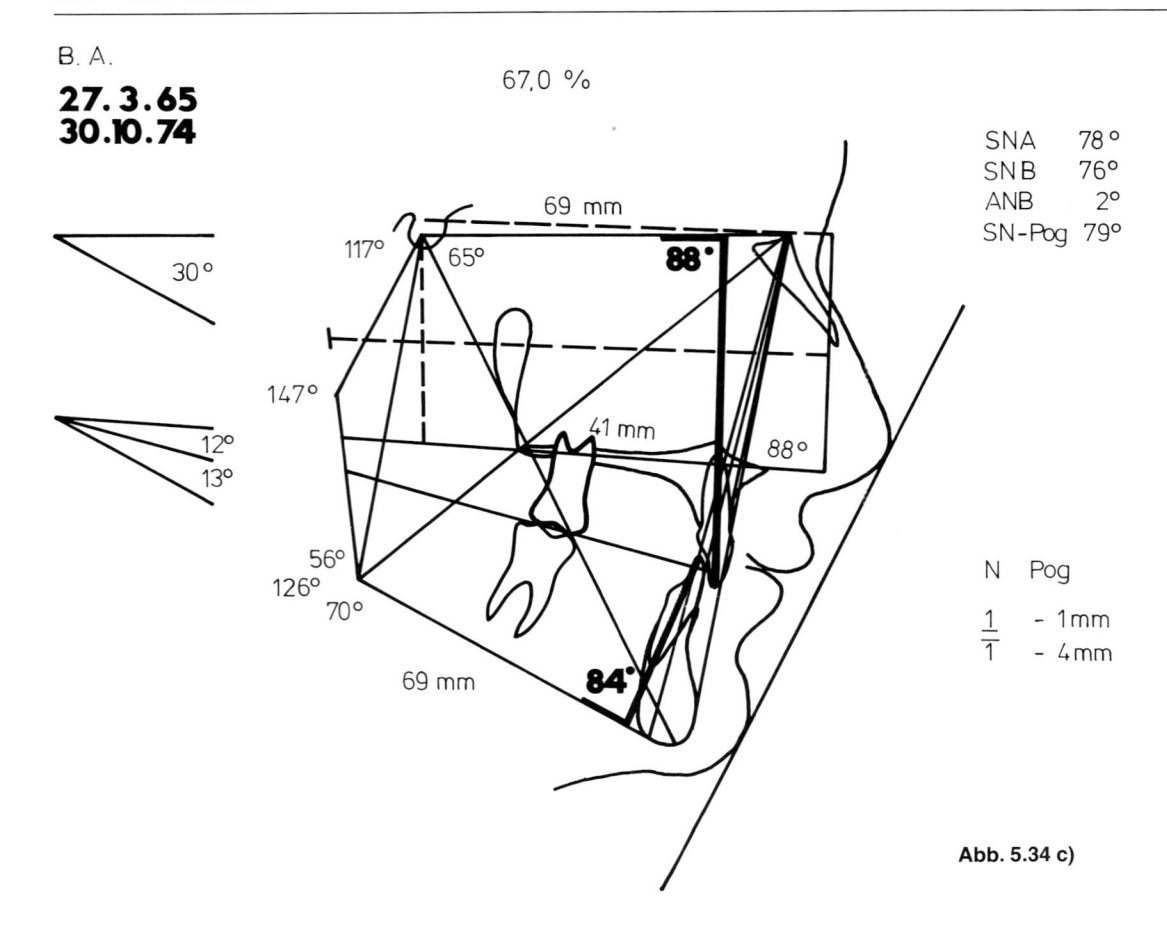

67,0 %

69 mm
117° 65° **88°**
30°
147°
12°
13°
41 mm
88°
56°
126°
70°
69 mm **84°**

SNA 78°
SNB 76°
ANB 2°
SN-Pog 79°

N Pog
$\frac{1}{1}$ – 1 mm
$\frac{1}{1}$ – 4 mm

Abb. 5.34 c)

Bei der 8jährigen Patientin B. A. mit retrognathem Aufbau des Gesichtsschädels waren die skelettalen Beziehungen mit einem ANB-Winkel von 2° ausgeglichen (Abb. 5.34). Die Länge der Unterkieferbasis war in Beziehung zur Schädelbasis etwas verkleinert und lag 3 mm unter den Durchschnittsraten. Ein Unterschied von − 3 mm in diesem Alter bedeutet aber noch keine signifikante Wachstumsstörung. Die Oberkieferbasis war mit 41 mm sehr kurz, d. h. in diesem Bereich waren höhere Wachstumsraten zu erwarten. Die Wachstumsrichtung war horizontal, aber der Biß nicht extrem tief, wahrscheinlich durch die geringe Kompensation der vertikalen Beziehungen infolge einer geringen Anteinklination der Oberkieferbasis. Die oberen und unteren Schneidezähne waren nach lingual gekippt mit Engstand im Ober- und Unterkiefer der für Klasse II/2 charakteristischen Schneidezahn- und Molarenbeziehungen. Eine Dehnung der Zahnbögen in der sagittalen und transversalen Ebene war indiziert, eine Verankerung von Dehnplatten dagegen wäre, wegen des zu erwartenden Zahnwechsels im Seitenzahnbereich in den kommenden Jahren, schwierig gewesen. Ein Aktivator mit einer geringen Bißsperre wurde konstruiert. Ziel dieser Maßnahme war nicht, die Muskulatur oder die Weichteile zu aktivieren, sondern die Apparatur zu verankern. Die für Zahnbewegungen applizierte Kraft war hier keine übertragene muskuläre, sondern eine durch zwei Dehnschrauben entwickelte mechanische Kraft; um sie in der sagittalen Ebene zu erreichen, wurden am Aktivator Protrusionsfedern für die oberen Schneidezähne und Haltedorne für die Molaren angebracht. Die unteren Schneidezähne konnten durch Belastung der lingualen Flächen gekippt werden. Der obere und untere Labialdraht berührte die Zähne nicht, aber eliminierte die Lippenspannung, um die Labialbewegungen der Zähne zu fördern.

Die Behandlung wurde bis zum Durchbruch der bleibenden Zähne fortgesetzt. Die Retrognathie verbesserte sich, die Wachstumsraten der Oberkieferbasis waren hoch, die Länge der Ober- und Unterkieferbasen, bezogen auf die Länge der vorderen Schädelbasis, entsprachen den Ist-Werten. Die horizontale Wachstumsrichtung und die Inklination der Oberkieferbasis haben sich nicht verändert, die Achsenstellung der oberen und unteren Schneidezähne wie auch die Klasse II-Beziehung dagegen gebessert. Mit der transversalen Dehnung wurden die Engstände behoben (Abb. 5.35).

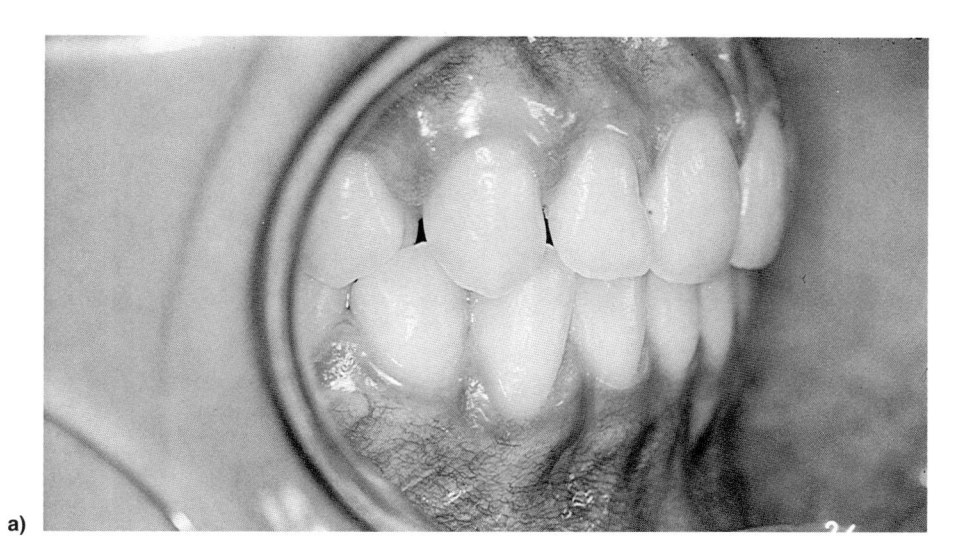

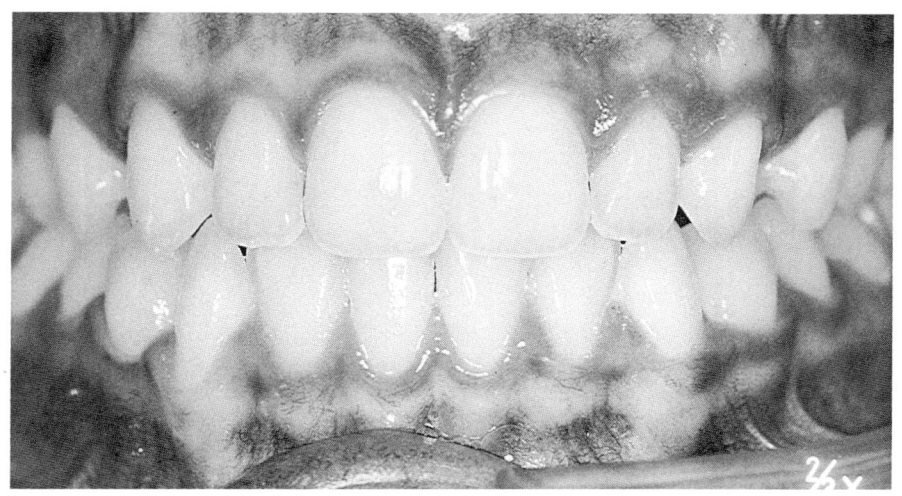

Abb. 5.35 Patientin B. A. nach der Behandlung. a) Seitenansicht, b) von vorn, c) Durchzeichnung ▶

Abb. 5.35 c)

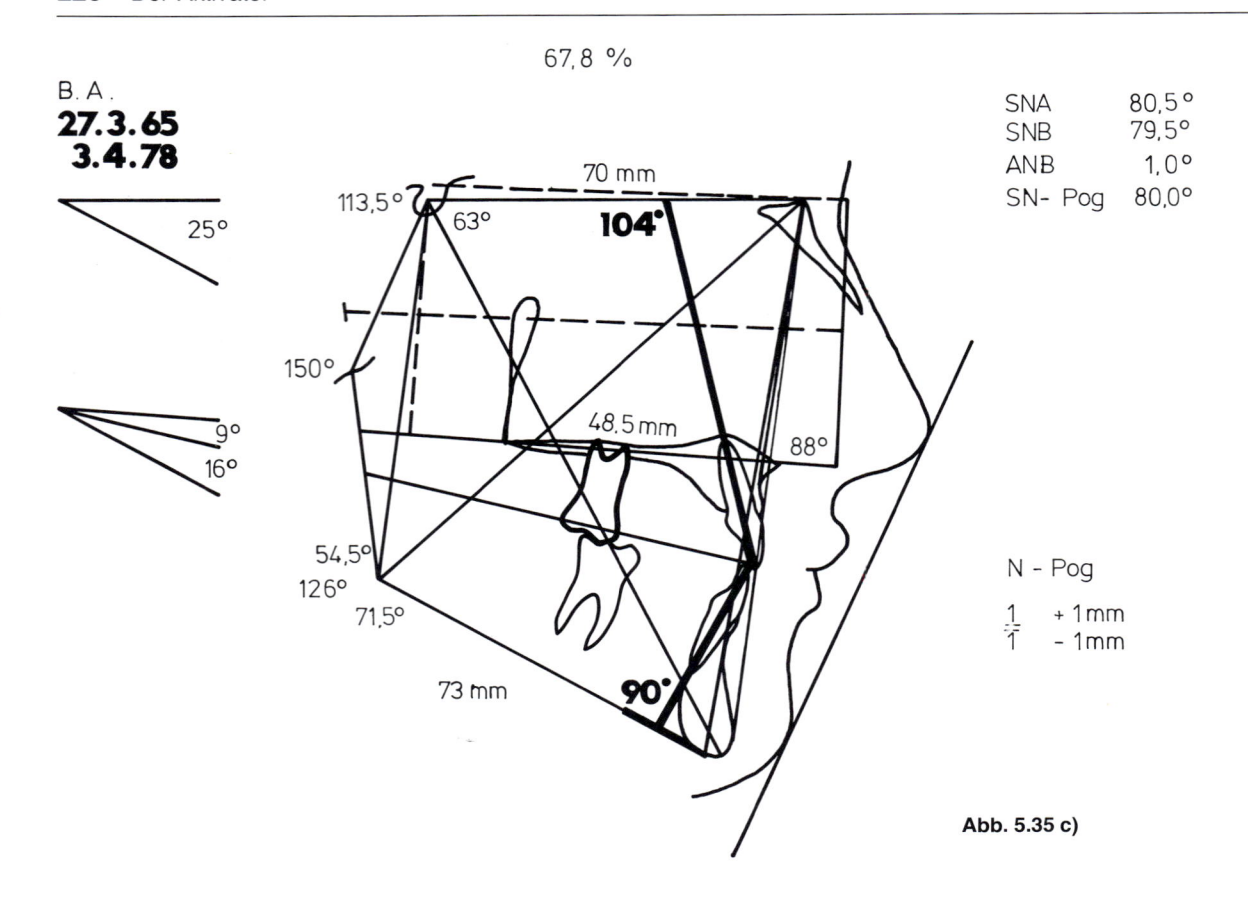

5.5.7 Konstruktionsbiß mit Öffnung und posteriorer Verlagerung des Unterkiefers

Ziel der Therapie ist eine *posteriore Verlagerung des Unterkiefers* bei Klasse III-Anomalien. Der Konstruktionsbiß wird sagittal, in Richtung der Behandlung, festgelegt und mit einer Rückverlagerung des Unterkiefers angefertigt (Abb. 5.36). Das *Ausmaß der Öffnung* hängt von den Möglichkeiten der Rückverlagerung ab.

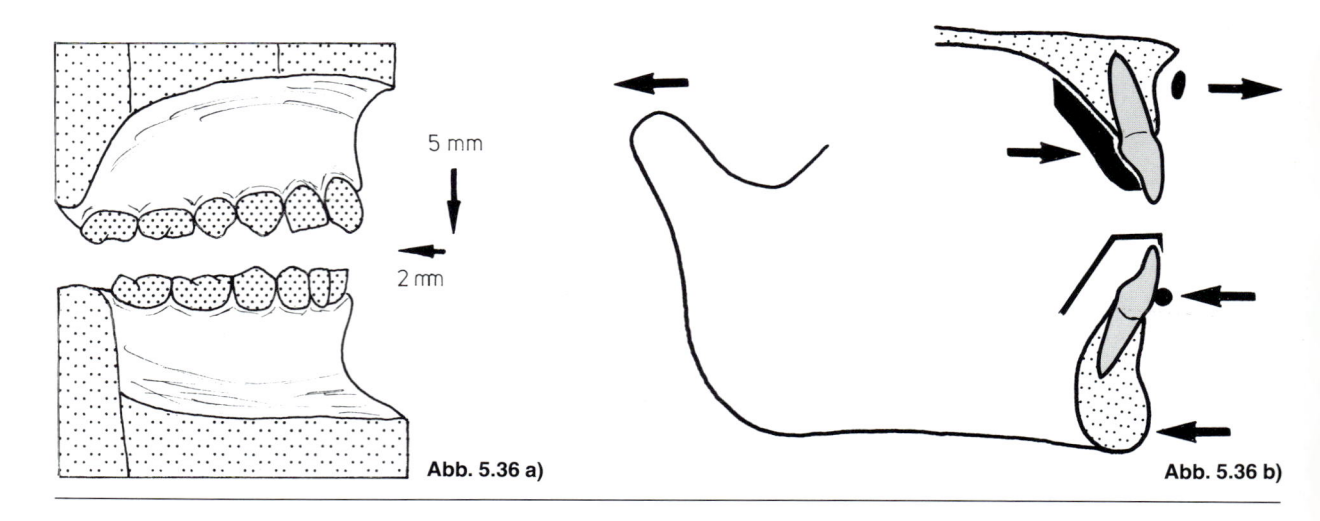

Abb. 5.36 a)   Abb. 5.36 b)

c)

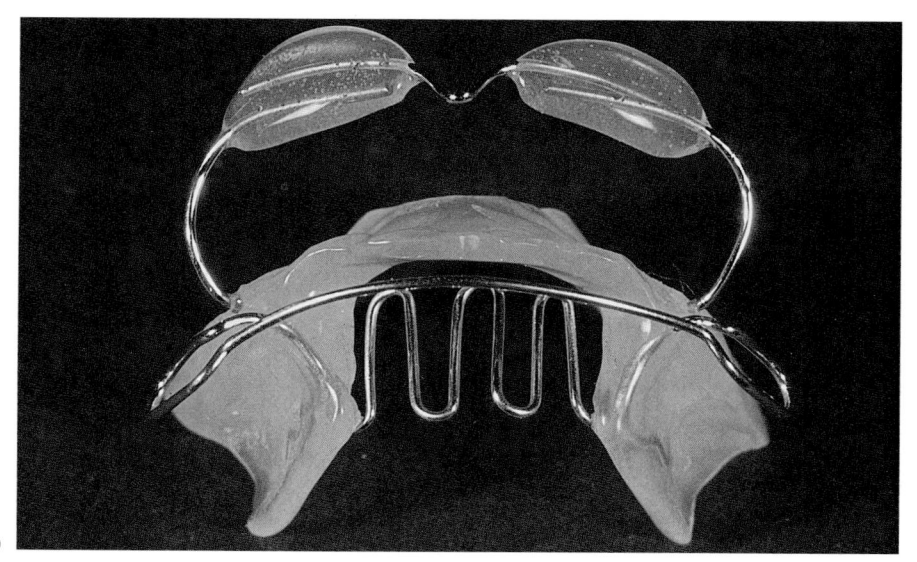

Abb. 5.36 a) Konstruktionsbiß in retrudierter Lage, b) Wirkungsweise des Progenie-Aktivators, c) Progenie-Aktivator mit Pelotten im Ober- und Zungengitter im Unterkiefer

5.5.7.1 Die Bestimmung des Konstruktionsbisses in funktionell unechten oder *Zwangsbißfällen* ist relativ einfach. Der Unterkiefer *gleitet ventral* in eine habituelle okklusale Lage; der Konstruktionsbiß wird so weit geöffnet, bis die Gleitkomponente der Bewegung eliminiert ist. Dann befindet sich der Unterkiefer in einer dorsalen Lage. Es ist möglich, durch diese Rückverlagerung mindestens eine *Kopfbißrelation* zu erreichen.

Die *Prognose* für diese Therapie ist gut, besonders wenn sie im frühen Wechselgebißalter eingeleitet wird. In diesem Alter sind die skelettalen Symptome der Klasse III-Beziehung noch nicht stark ausgeprägt, weil sich die Anomalie schrittweise entwickelt. Falls die Möglichkeit besteht, den *Unterkiefer* in einer *dorsalen Lage* zu halten und den Durchbruch der

a)

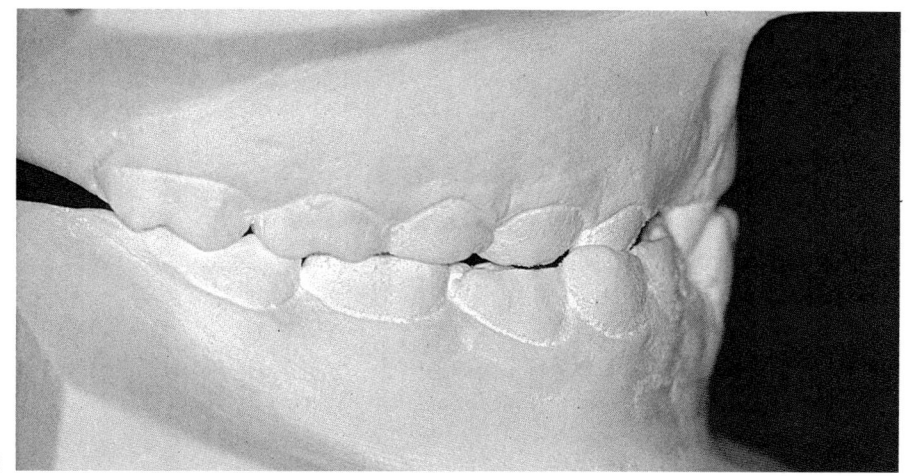

Abb. 5.37 Patient Sch. W. vor der Behandlung. a) Seitenansicht, b) von vorn, c) Fernröntgenaufnahme, d) Durchzeichnung ▶

222 Der Aktivator

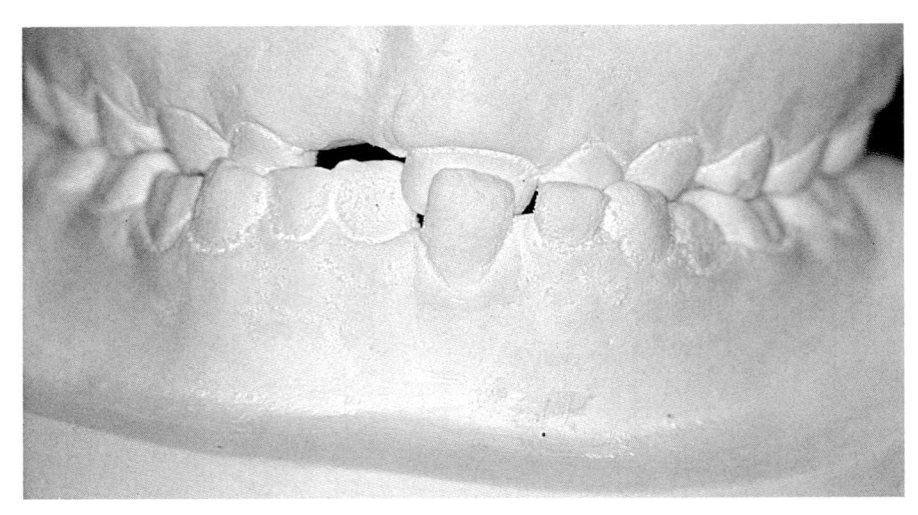

Abb. 5.37 b)

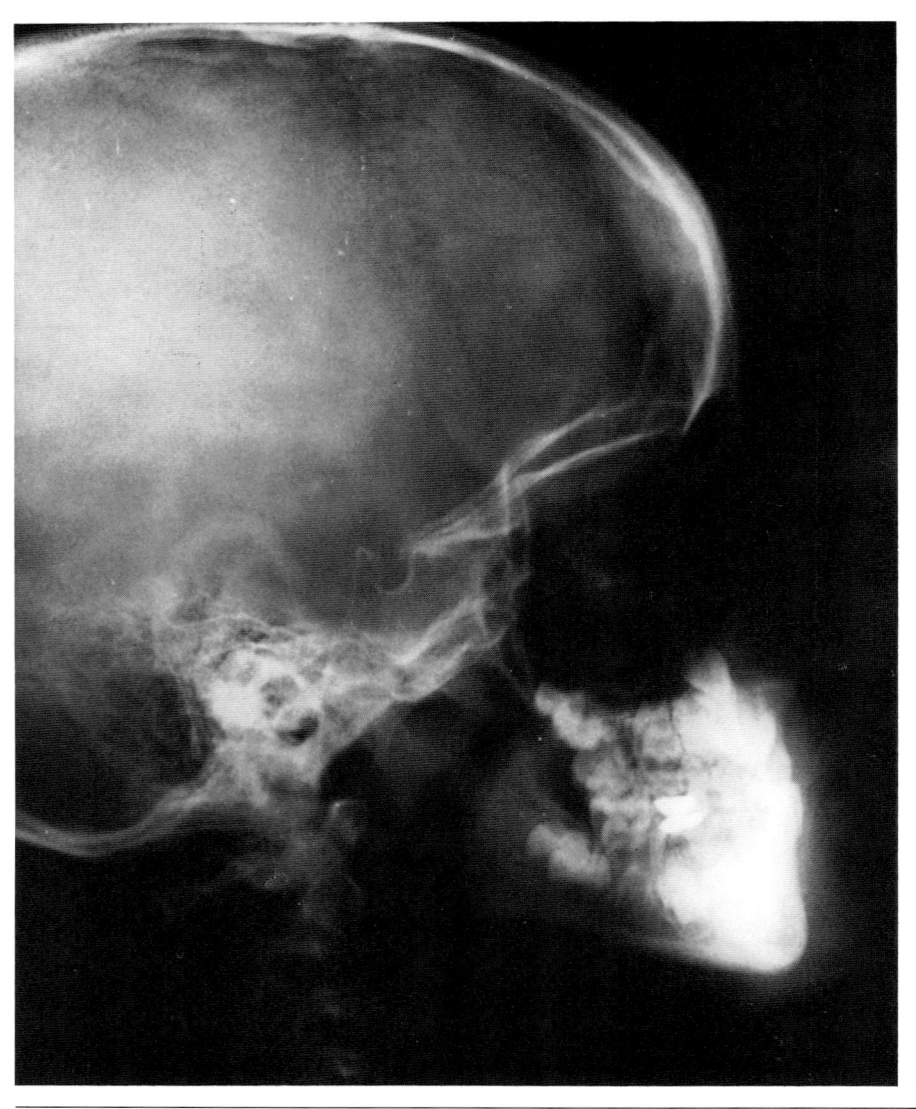

Abb. 5.37 c)

Der Konstruktionsbiß 223

Sch. W.
9.5.65
21.1.72

68,4 %
66 mm
121° 65° **83°**
146°
16 mm **41** mm 86°
55°
120°
65° **93°**
65 mm

27°
13,5°
6,5°

SNA 75°
SNB 76°
ANB - 1
SN - Pog 76,5°

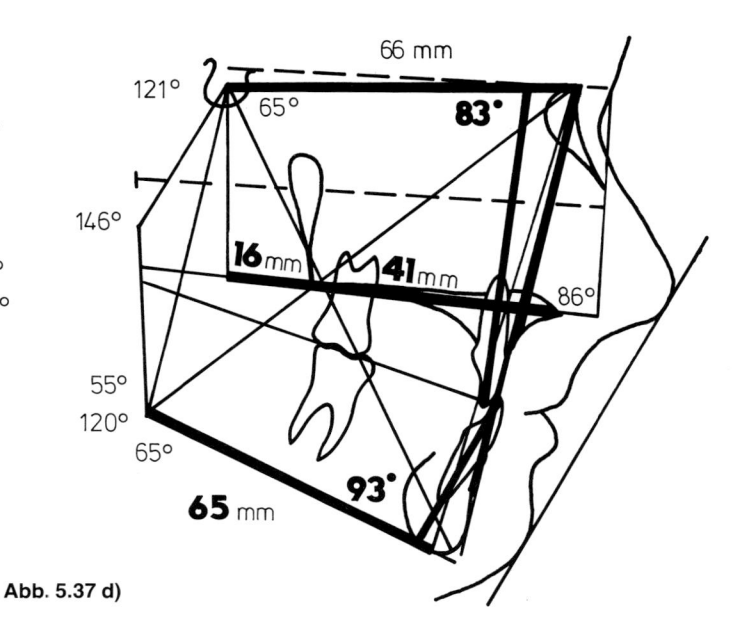

N - Pog
$\frac{1}{1}$ - 2 mm
   + 1 mm

Abb. 5.37 d)

oberen Schneidezähne in ihre richtige Stellung zu *steuern,* kann eine gute Schneidezahnführung erreicht werden. Im *frühen Wechselgebißalter* ermöglicht dies in vielen Fällen eine Anpassung des Oberkiefers an den prognathen Unterkiefer mit dem Ergebnis ausgeglichener okklusaler Beziehungen.

Bei dem 7½jährigen Patienten Sch. W. brachen die Schneidezähne in einer frontalen Kreuzbißbeziehung durch (Abb. 5.37). Das Gesicht war

a)

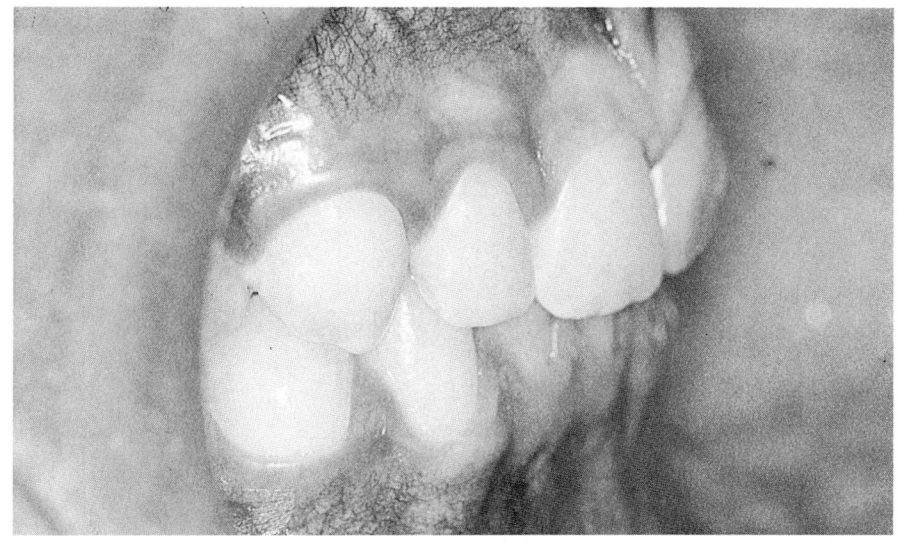

Abb. 5.38 Patient Sch. W. nach der Behandlung. a) Seitenansicht, b) von vorn, c) Fernröntgenaufnahme, d) Durchzeichnung ▶

224 Der Aktivator

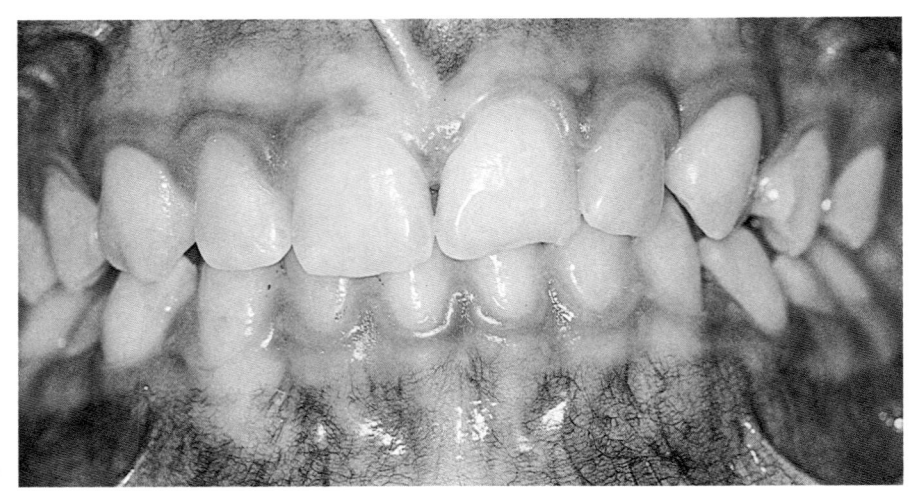

Abb. 5.38 b)

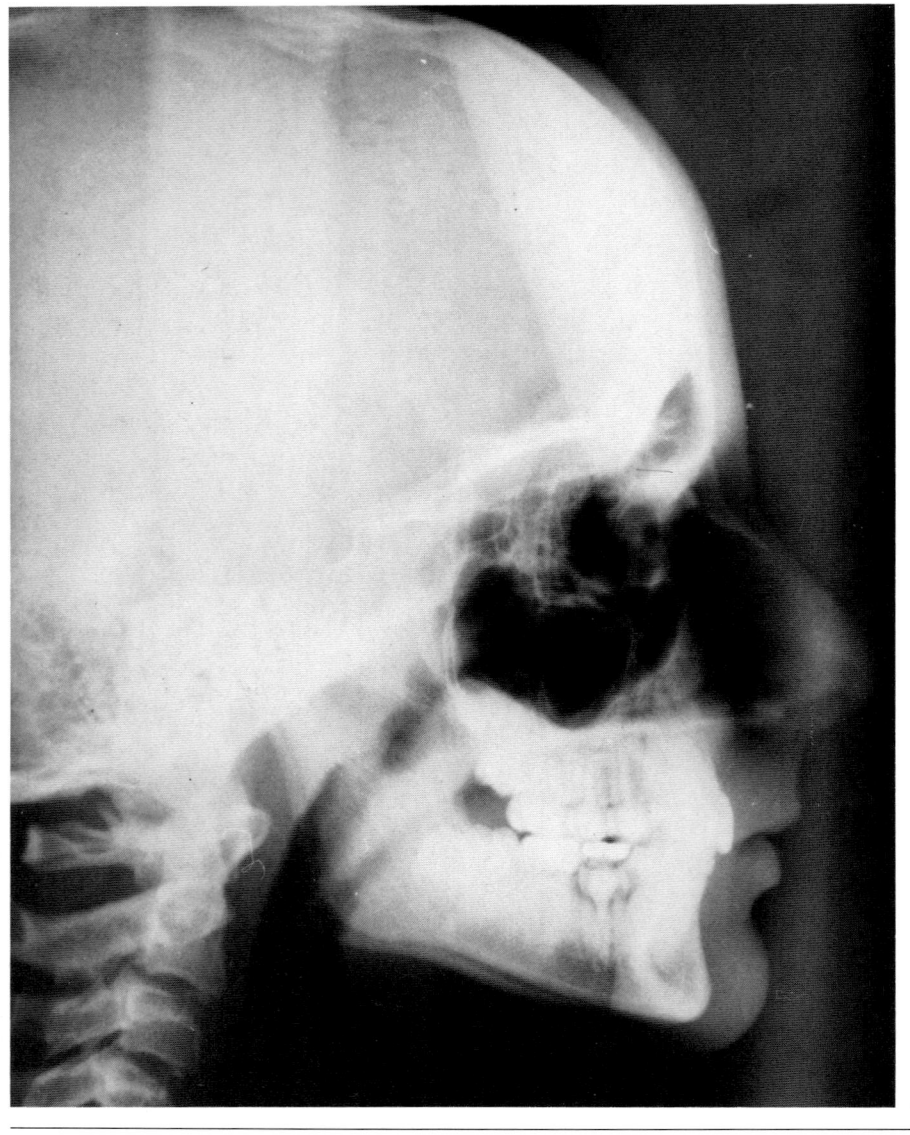

Abb. 5.38 c)

Sch.W.
9.5.65
8.2.78

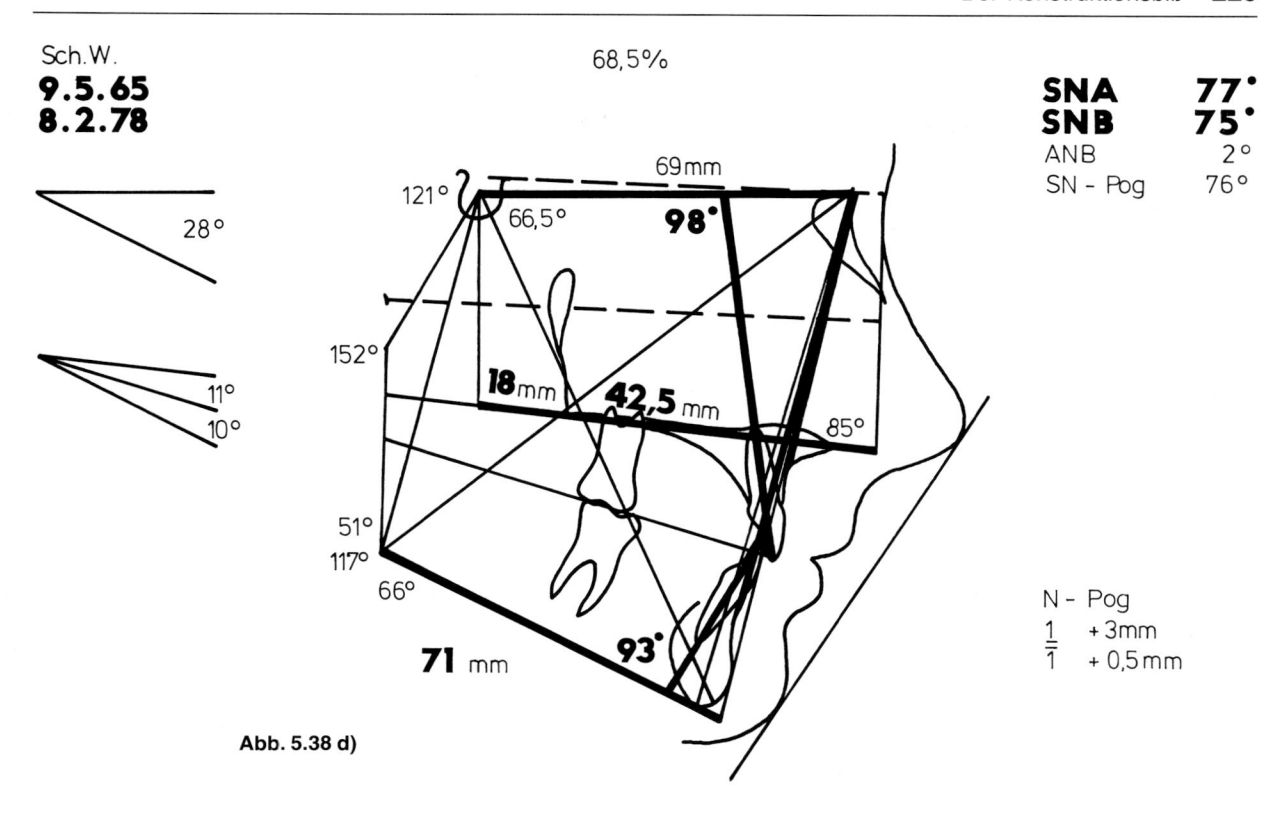

68,5%

SNA   **77°**
SNB   **75°**
ANB   2°
SN – Pog   76°

28°

11°
10°

121°
69 mm
66,5°
98°

152°
18 mm **42,5** mm
85°

51°
117°
66°
71 mm
93°

N – Pog
$\frac{1}{1}$ +3 mm
$\frac{1}{1}$ +0,5 mm

Abb. 5.38 d)

retrognath, die Kieferbasen kurz, der ANB-Unterschied betrug − 1°. Die Wachstumsrichtung war horizontal, der Kieferwinkel extrem klein. Die nach lingual gekippten oberen Schneidezähne ließen eine gute Achsenstellung erhoffen. Die Behandlung bestand aus einer posterioren Verlagerung des Unterkiefers und der Labialkippung der oberen Schneidezähne. Gleichzeitig wurde im Bereich der oberen Schneidezähne eine Druckelimination vorgenommen, die während des Zahndurchbruchs wachstumsfördernd wirken sollte.

Bei der Konstruktion der Apparatur wurde der Biß geringfügig geöffnet (3 mm) und der Unterkiefer in eine Kopfbißrelation nach hinten verlagert; er wurde in dieser posterioren Lage mit dem Labialdraht und der Kunststoffrille gehalten. In der oberen Umschlagfalte waren Pelotten angebracht, die oberen Schneidezähne wurden lingual belastet, die unteren entlastet.

Während der Behandlung wurde eine Rückverlagerung des Unterkiefers nach hinten erzielt, der SNA-Winkel vergrößert und der ANB-Winkel auf + 2° verbessert. Der Gelenkwinkel vergrößerte sich wegen der posterioren Verlagerung des Unterkiefers und die oberen Schneidezähne konnten nach labial gekippt werden (Abb. 5.38).

5.5.7.2 Bei einer skelettalen Klasse III-Anomalie mit funktionell echten Beziehungen (ohne Zwangsbißführung) ist die Behandlung mit funktionellen Methoden nicht immer möglich. Die notwendige Größe der Bißöffnung bei der Konstruktion des Apparates ist vom Erreichen der Kopfbißrelation

226 Der Aktivator

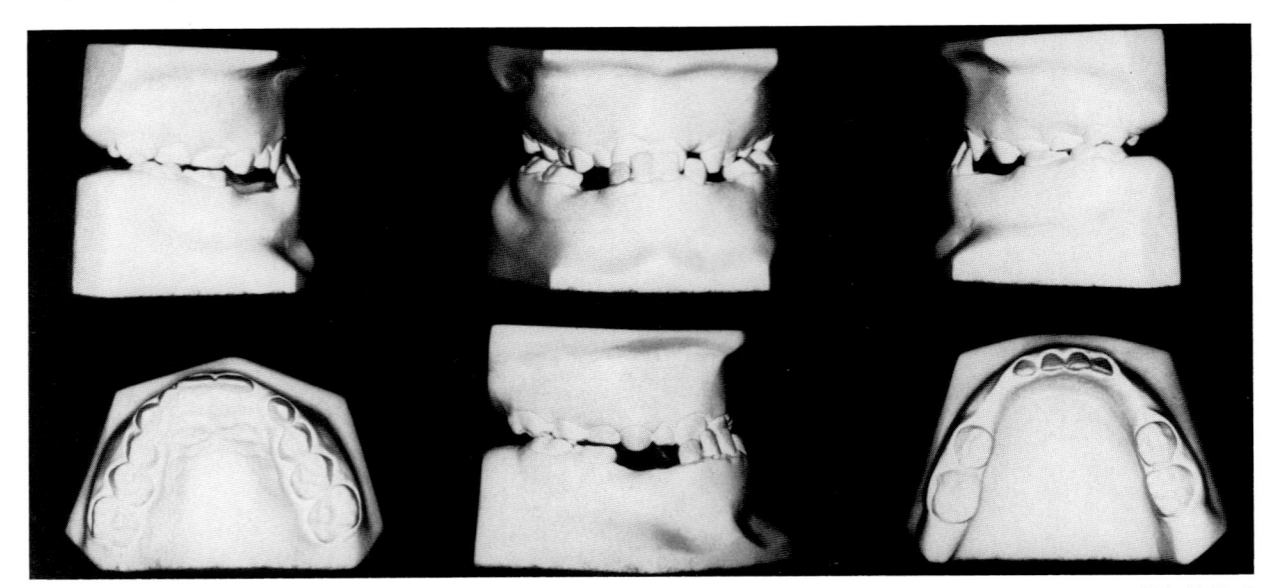

Abb. 5.39 a)

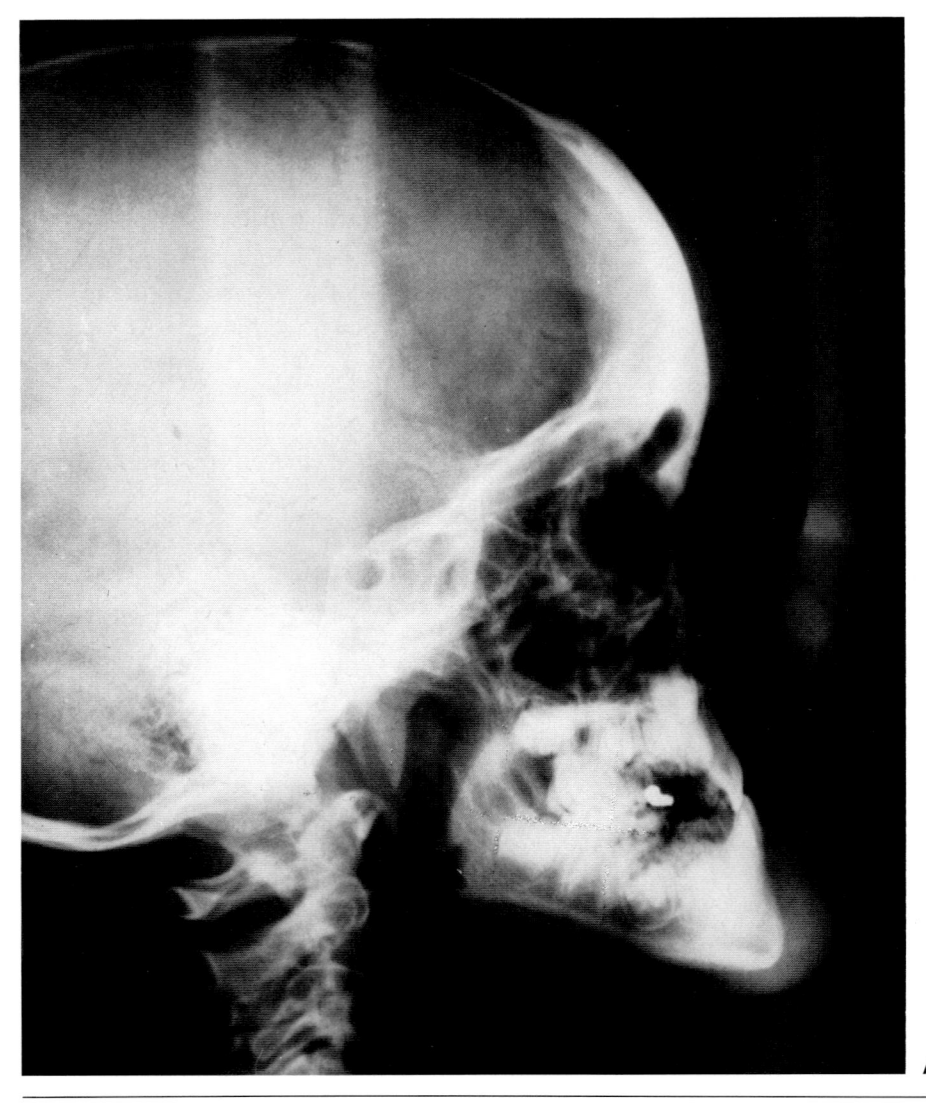

Abb. 5.39 b)

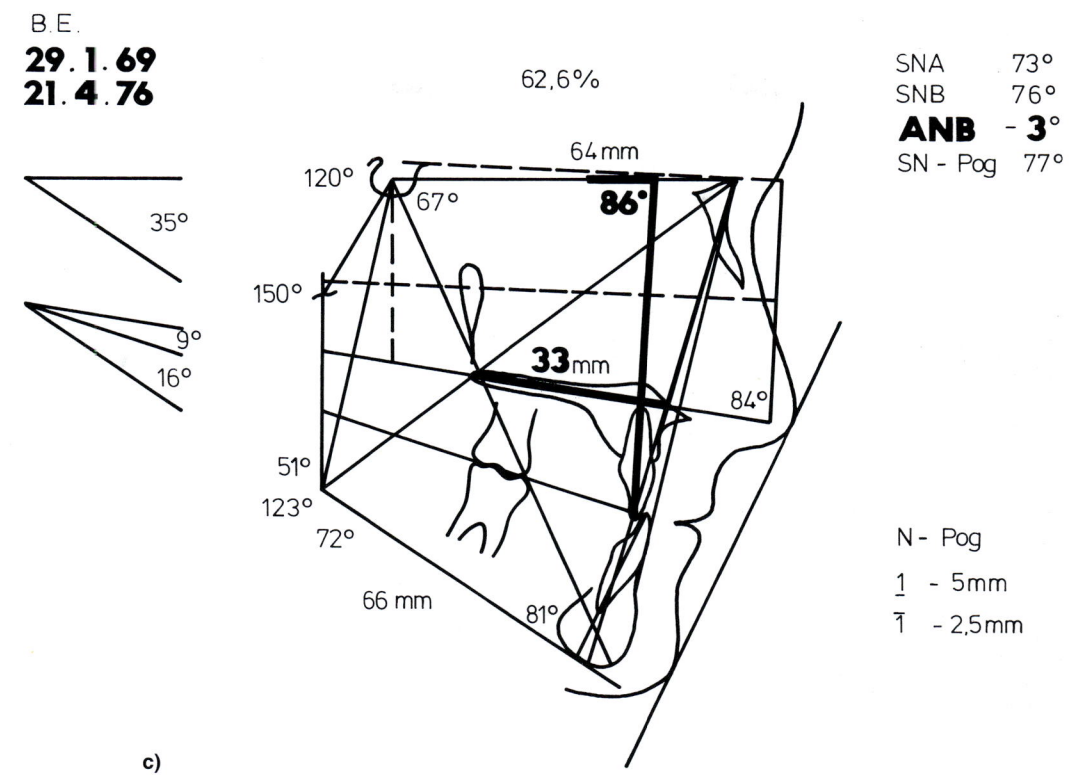

Abb. 5.39 Patient B. E. vor der Behandlung. a) Modelle, b) Fernröntgenaufnahme, c) Durchzeichnung

abhängig. Falls die negative Schneidezahnstufe groß ist, muß der Biß mehr geöffnet werden.

Meistens führt nur eine kombinierte Behandlung zum Ziel. Wenn aber die Behandlung im frühen Wechselgebißalter eingeleitet wird, kann man mit einer Verbesserung der skelettalen Beziehungen rechnen. Ist der Biß übergestellt und eine gute Schneidezahnführung erreicht, ist auch eine *Anpassung der Oberkieferbasis* an den Unterkiefer erreichbar; die Schneidezahnführung verhindert die Vorverlagerung des Unterkiefers.

Bei dem 7,3 Jahre alten Patienten B. E. lag eine Klasse III-Beziehung vor (Abb. 5.39), Schwester und Vater hatten die gleiche Anomalie. Das Gesicht war retrognath, das Mittelgesicht konkav, der Oberkiefer kurz und retrognath, der Unterkiefer von normaler Größe. Der ANB-Winkel in Okklusion betrug − 3°. Eine Zwangsbißführung aus der Ruhelage in die Schlußbißstellung lag nicht vor. Die Wachstumsrichtung war durchschnittlich, die oberen und unteren Schneidezähne nach lingual gekippt. Es handelte sich um eine echte Klasse III-Anomalie mit Schuld im Oberkiefer.

Die Behandlung wurde mit einem Aktivator eingeleitet. Der Konstruktionsbiß wurde nach hinten verlagert und bis zur Kopfbißrelation geöffnet; eine Öffnung von 5 mm war erforderlich. Die Apparatur belastete die oberen Schneidezähne und kippte diese nach labial, ihre Achsenstellung beein-

228 Der Aktivator

flußte diese Bewegung günstig. Zur Verbesserung des oberen apikalen Bereiches wurden Pelotten in der Umschlagfalte eingesetzt. Die unteren Schneidezähne wurden durch einen Labialdraht und eine Kunststoffrille gehalten. Eine Lingualkippung war nicht erforderlich, weil ihre Achsenstellung hierfür ungünstig war. Um eine dentale Kompensation zu erreichen, wurden die Keime der unteren ersten Prämolaren entfernt.

Nach 1½jähriger Behandlung konnte der Unterkiefer nach hinten verlagert und das Wachstum der Oberkieferbasis gefördert werden. Vor der Behandlung war die Oberkieferbasis um 11 mm zu kurz in Relation zur Unterkieferbasis. Nach der ersten Behandlungsphase betrug das Wachstumsdefizit nur noch − 5 mm, der ANB-Winkel verbesserte sich auf + 2°. Die oberen Schneidezähne wurden nach labial gekippt, die unteren

a)

b)

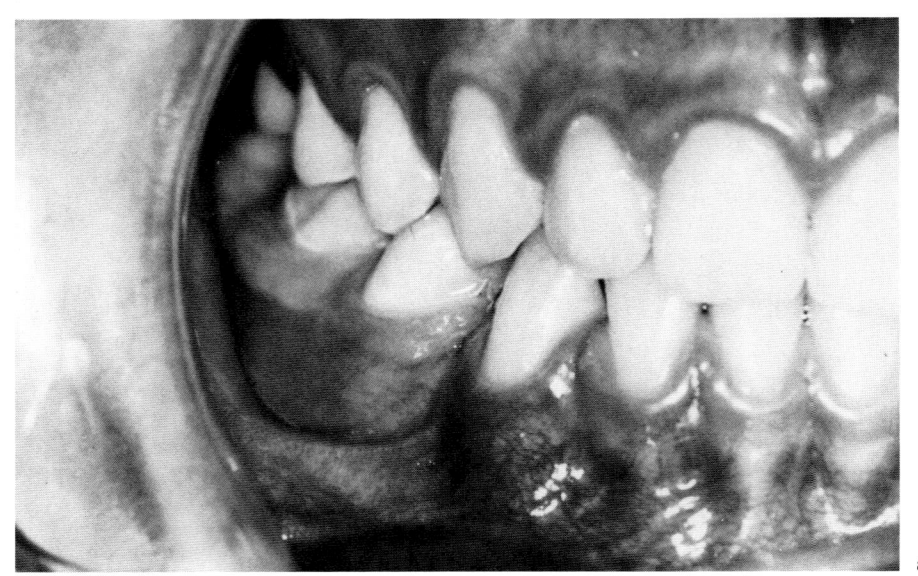

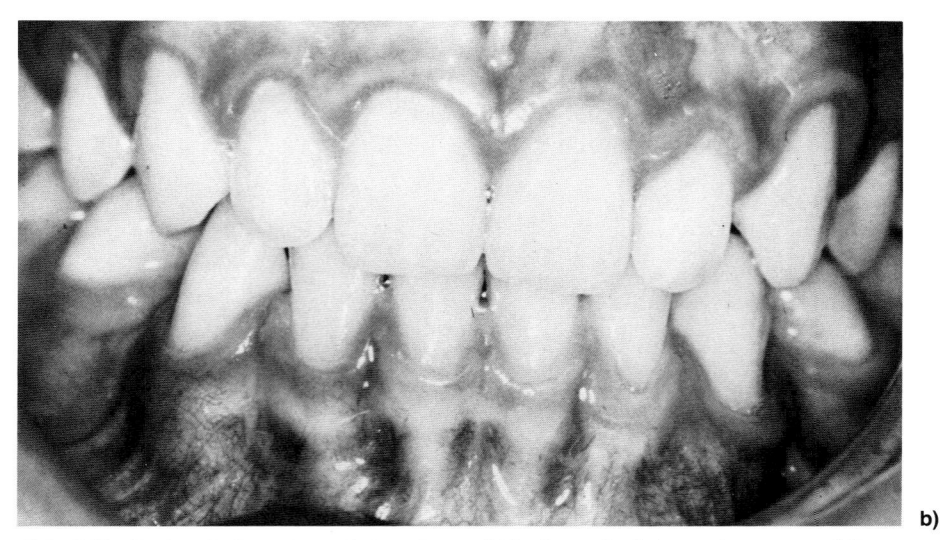

Abb. 5.40 Patient B. E. nach der Behandlung. a) bis c) von der Seite und von vorn, d) Fernröntgenaufnahme, e) Fernröntgendurchzeichnung

Der Konstruktionsbiß 229

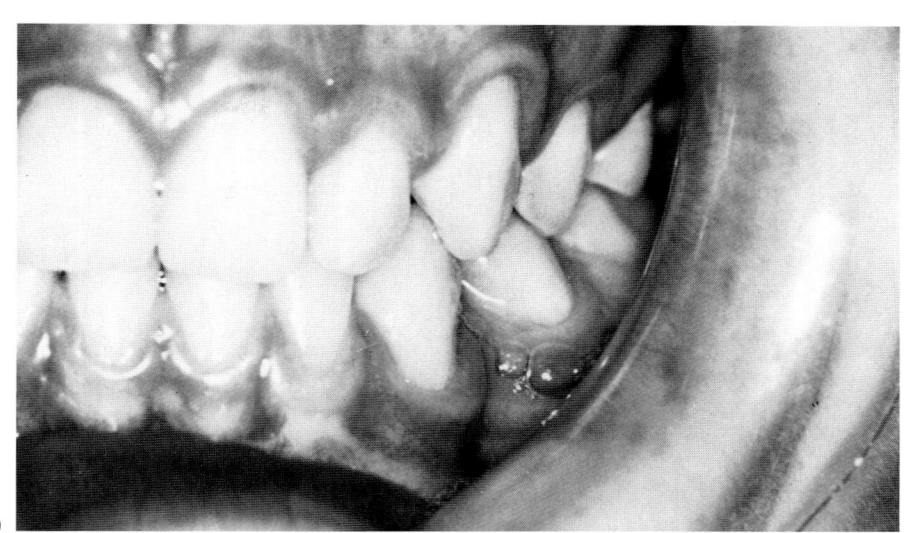

Abb. 5.40 c)

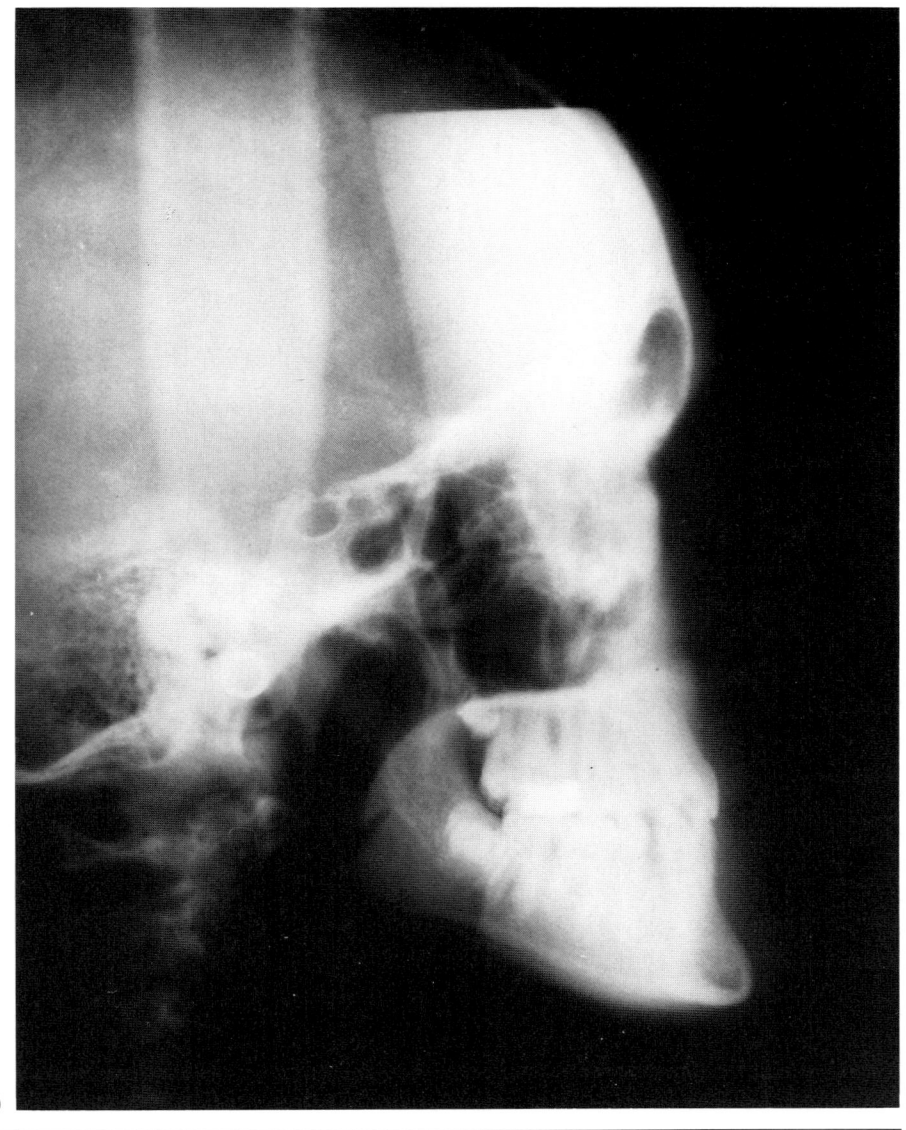

Abb. 5.40 d) ▶

230 Der Aktivator

B. E.
29. 1.69
19. 1.78

61,8 %
65 mm
120°
67° **97°**
36°
153°
11°
17°
39 mm
85°
49°
121°
72°
69 mm
74°

SNA   77°
SNB   75°
ANB   2°
SN - Pog   76°

N - Pog

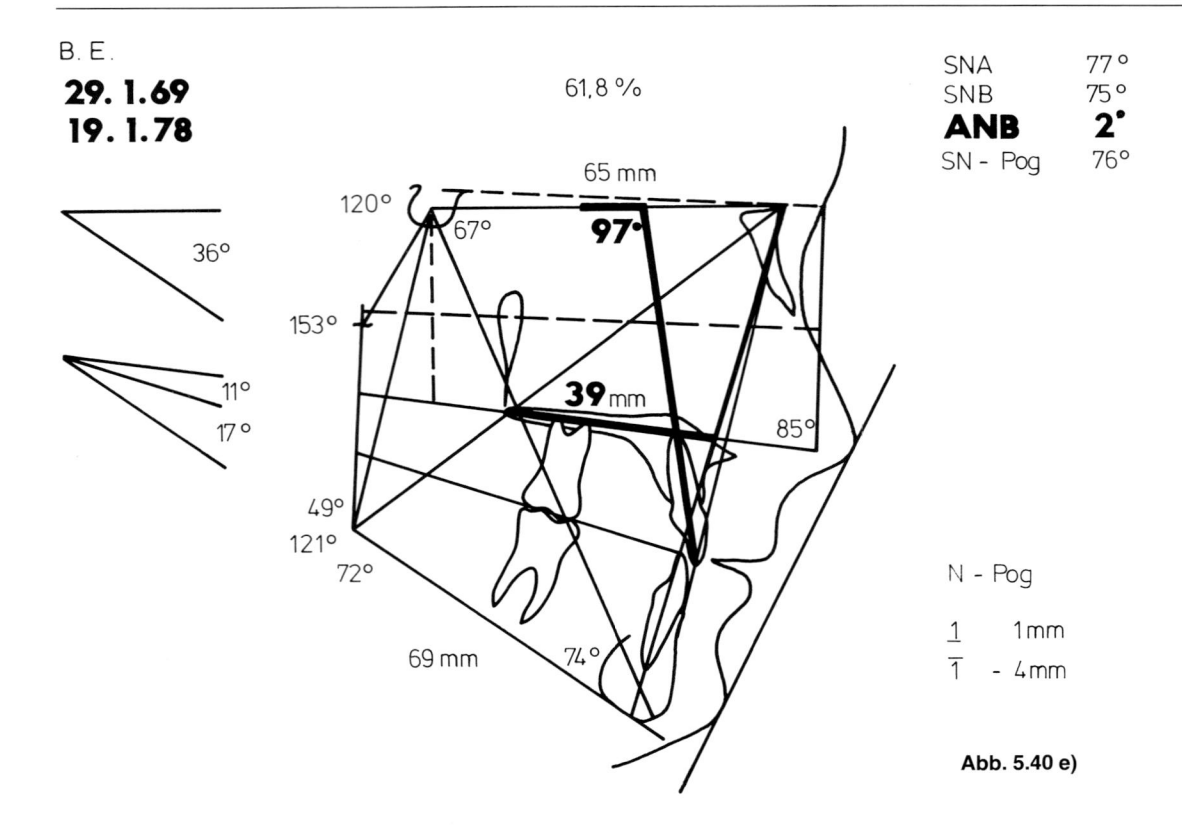

$\frac{1}{1}$ 1 mm

$\frac{1}{1}$ - 4 mm

Abb. 5.40 e)

Schneidezähne zu stark nach lingual. Nach Durchbruch der bleibenden Zähne sollte ein Lückenschluß im Unterkiefer durch Torque der Schneidezähne vorgesehen werden (Abb. 5.40).

5.6 Die Anfertigung des Aktivators

Nachdem der Konstruktionsbiß genommen und überprüft wurde, wird die Apparatur angefertigt. Die Grenzen der Kunststoffbasen am oberen und unteren Modell werden bestimmt und mit einem Bleistift markiert, ebenso werden die Drahtelemente am Modell eingezeichnet. Eine *genaue Konstruktionszeichnung* ist erforderlich, wenn aufwendige Apparaturen angefertigt werden müssen (Abb. 5.41).

Die Anfertigung des Aktivators 231

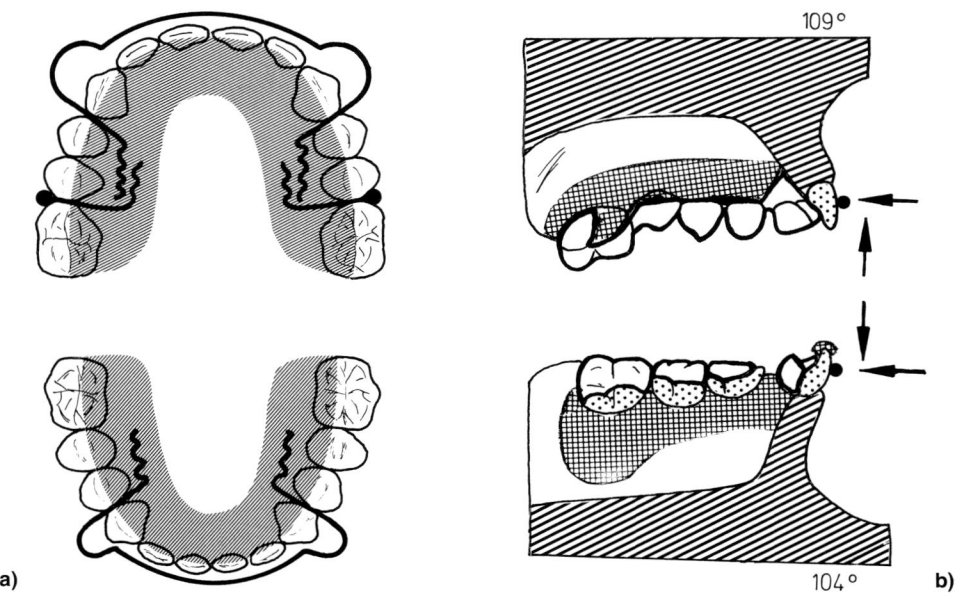

Abb. 5.41 a), b) Zeichnung für die Konstruktion der Apparatur

5.6.1 Technik

Der Aktivator besteht aus Kunststoffteilen und Drahtelementen. Während seiner Anfertigung ist die genaue Übertragung der Konstruktionsbißlage auf ihn erforderlich.

Technische Fortschritte in den letzten Jahrzehnten, insbesondere der selbsthärtende Kunststoff, ermöglichen eine einfache und genaue Anfertigung. Die Modelle sind in der Konstruktionsbißlage im *Fixator* festgehalten (Abb. 5.42).

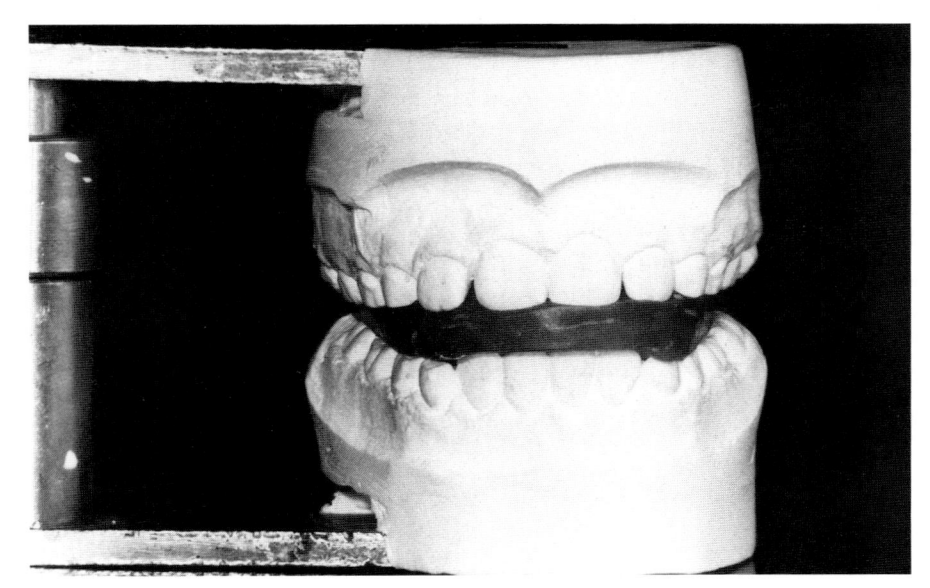

Abb. 5.42 Modell in Konstruktionsbiß-Relation, im Fixator festgehalten

Jedes Gerät ist mit mindestens einem *Labialdraht* versehen; meistens mit einem oberen und einem unteren Labialdraht. Er kann sowohl aktiv als auch passiv konstruiert sein.

Der *aktive* Labialdraht, welcher die Schneidezähne berührt, ist 0,9 mm stark und aus federhartem Stahl, der *passive* Draht aus 0,8 mm hartem Stahl.

Verschiedene *zusätzliche Elemente* – falls notwendig – werden ebenfalls vorbereitet; ihre Anfertigung und Form wird auf S. 267 beschrieben.

5.6.1.1 Befestigung der Schrauben und der Drahtelemente

Zuerst werden die *Schrauben* am Modell befestigt. Für Geräte mit zwei Schrauben wird in der Mittellinie beider Modelle eine Rille mit einer Säge geschnitten. Die Schrauben werden in dieser Rille mit *Wachs* befestigt (Abb. 5.43). Der nächste Schritt ist die Fixierung der *Drahtelemente.* Sie

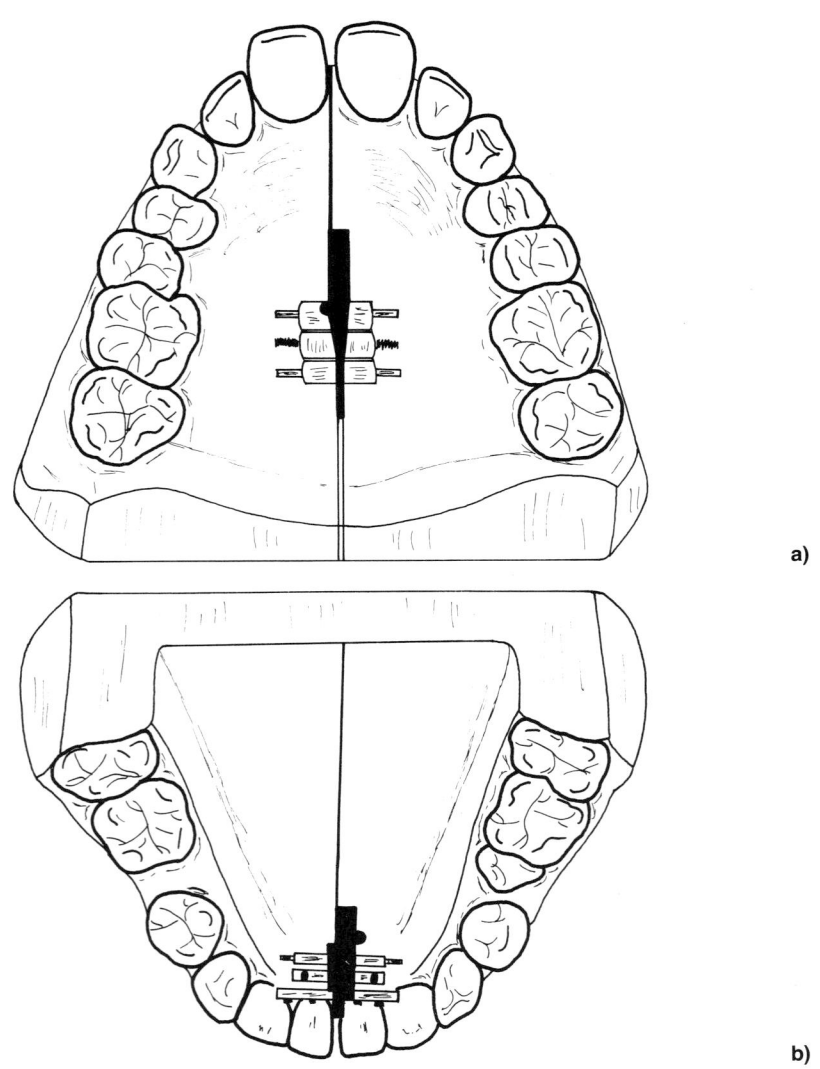

Abb. 5.43 a) Schrauben am Modell mit Wachs fixiert, im Oberkiefer, b) Schrauben am Modell mit Wachs fixiert, im Unterkiefer

werden am Modell im Bereich der Labialflächen der Zähne ebenfalls mit Wachs befestigt. Dieser Bereich bleibt von Kunststoff frei.

5.6.1.2 Die Anfertigung des Kunststoffteiles

Vor der Anfertigung des Kunststoffteiles, der aus einem oberen, unteren und interokklusalen Teil besteht (Abb. 5.44), werden die Modelle für 20 Minuten in ein Wasserbad gelegt, getrocknet und isoliert. Nach dem Fixieren der Drahtelemente und der Isolierung kunststofffreier Bereiche mit Wachs wird der obere und untere Teil aus Kunststoff modelliert. Anschließend werden die Modelle im Fixator verbunden, und der interokklusale Teil wird angefertigt (Abb. 5.45).

Der Fixator ermöglicht das *Modellieren* des interokklusalen Teiles von der labialen und lingualen Seite gleichzeitig.

Im oberen und unteren Teil können wir zwischen dem *gingivalen* und dem *dentalen* Bereich unterscheiden. Der gingivale Bereich des Kunststoffteiles, besonders im Unterkiefer, kann im hinteren Bezirk verlängert sein. Falls der Konstruktionsbiß hoch ist (vertikaler Aktivator), ist diese Verlängerung größer als bei Konstruktionen für eine Vorverlagerung des Unterkiefers. Diese Verlängerung im Unterkieferbereich dient auch der Retention des Gerätes, besonders beim vertikalen Aktivator, weil der Patient oft den Mund stärker öffnet (Abb. 5.46).

Der Kunststoff für den *oberen Teil* hat im gingivalen Bereich eine Ausdehnung von 8–12 mm und bedeckt die Alveolarfortsätze. Der Gaumen bleibt frei (Abb. 5.47). Ist die Kunststoffplatte dünn, wird die Zunge in ihrer Funktion nicht beeinträchtigt, aber die Apparatur kann aus ihrer Halterung springen. Um ihre Stabilität zu verbessern, kann man auch einen Gaumenbügel benutzen, der, ähnlich dem Zungenbügel des Standard-Bionators (siehe S. 278), aus einem 1,2 mm starken Stahldraht angefertigt ist. Seine einzige Funktion ist die Stabilisierung der Apparatur. Der *untere Teil* hat eine Ausdehnung von 5–10 mm, im Molarenbereich ist er manchmal größer mit 10–15 mm langen Flügeln (Abb. 5.48).

Nach der *Polymerisation* wird die Apparatur ausgearbeitet und poliert. Der interokklusale Teil wird im Labor nicht eingeschliffen. Nachdem die Apparatur im Mund überprüft wurde, wird sie nach dem Einschleifplan eingeschliffen.

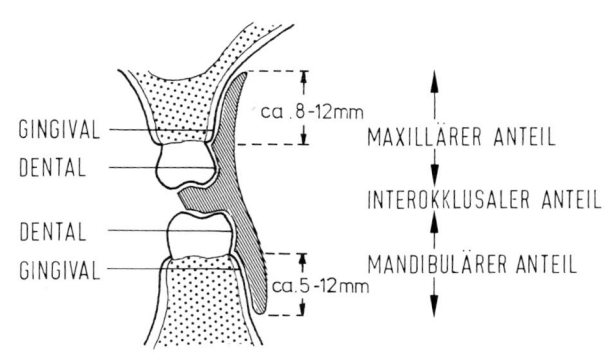

Abb. 5.44 Die Kunststoffteile des Aktivators

234 Der Aktivator

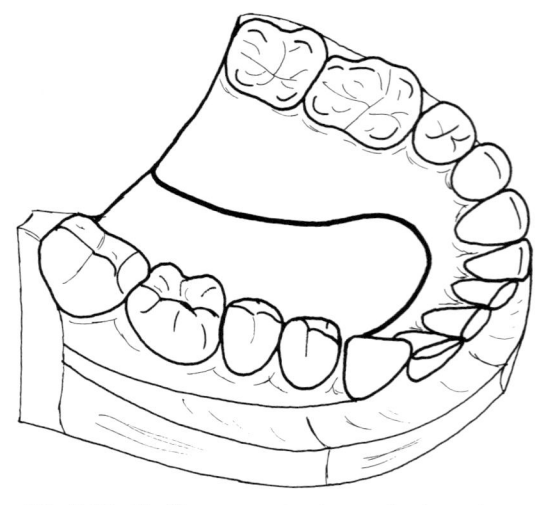

Abb. 5.45 Verlängerung der Apparatur im unteren Molarenbereich

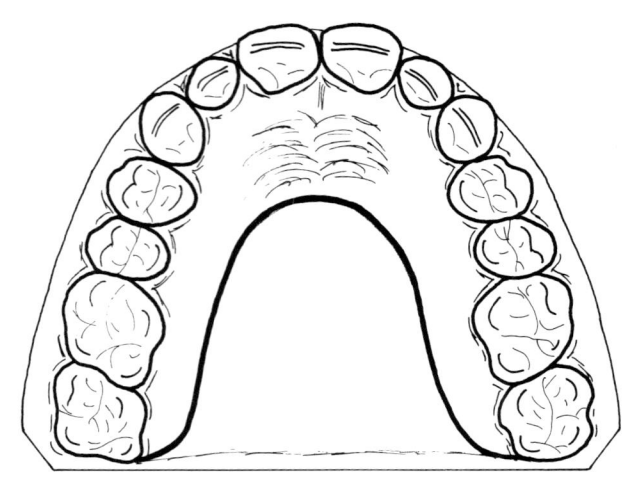

Abb. 5.46 Grenzen der Apparatur im Oberkiefer

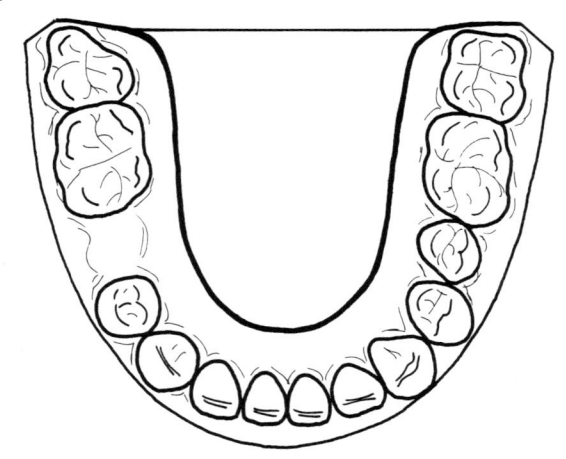

Abb. 5.47 Grenzen der Apparatur im Unterkiefer

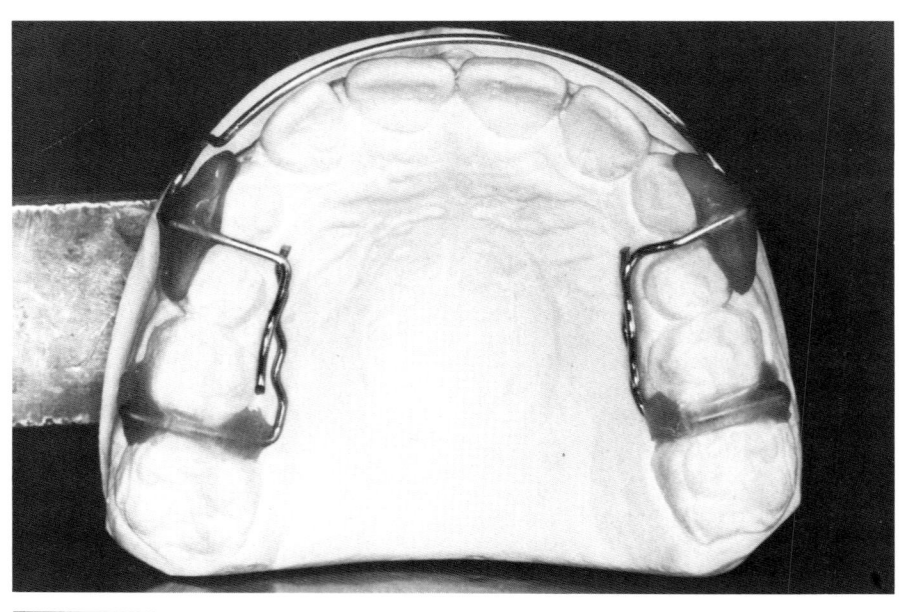

Abb. 5.48 a)

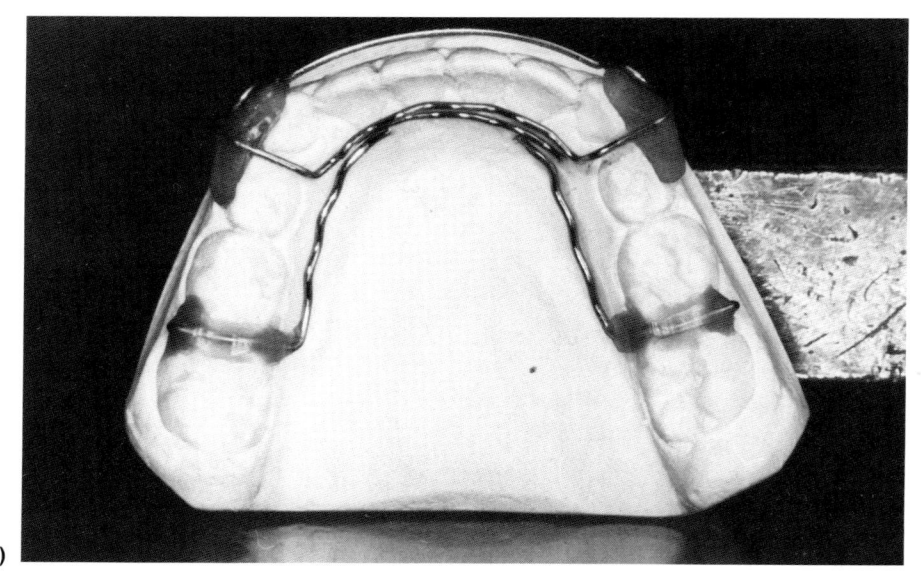

Abb. 5.48 a) Oberkiefermodell, mit Drahtelementen vorbereitet, b) Unterkiefermodell, mit Drahtelementen vorbereitet, c) Modell mit Drahtelementen, im Fixator zum Modellieren aus Kunststoff vorbereitet

5.7 Einschleifen und Handhabung des Aktivators

5.7.1 Die Prinzipien des Einschleifens

Der nicht eingeschliffene Aktivator hat eine starre Splint-Wirkung und erst durch sein Einschleifen erreichen wir den lockeren Sitz, welcher für die Entfaltung seiner kinetischen Energie erforderlich ist.

Vor dem Einschleifen wird das Gerät im Mund einprobiert; falls richtig angefertigt, sitzt es auch ohne Einschleifen. Der *nicht eingeschliffene Aktivator* paßt genau zu den okklusalen Flächen, Höckern und Schneidekanten der Zähne, ist aber *im dento-alveolären Bereich nicht wirksam.*

Die *Kraftapplikation* beim Einschleifen ist von Art, Richtung und Größe der Kräfte abhängig:

● Die Kraft ist *intermittierend* und ermöglicht die Entstehung von dynamischen und rhythmischen Kräften.

● Durch Einschleifen wird auch die *Kraftrichtung* bestimmt. Die Kraft wird auf bestimmte Oberflächen der Zähne übertragen in Richtung ihrer vorgesehenen Bewegung. Kunststoffoberflächen, welche diese Bewegungen verhindern, werden freigeschliffen.

● Die *Kraftgröße* kann durch das Ausmaß der Kunststoffflächen, welche die Kräfte übertragen sollen, bestimmt werden. Wird die Kraft auf *kleine* Zahnoberflächen übertragen, ist sie hoch; auf *große* Oberflächen übertragene Kräfte sind niedrig.

Die Kunststoffoberflächen, welche die Kräfte übertragen und mit den Zähnen in Kontakt sind, kann man als *Führungsflächen* bezeichnen.

Nachdem die Apparatur im Mund überprüft wurde, wird sie nach einem *genauen Plan* eingeschliffen (siehe S. 271). Das grobe Einschleifen kann am Modell erfolgen, aber die genaue Bearbeitung sollte im Mund beendet werden. Unter sich gehende Kunststoffflächen, welche die notwendigen Zahnbewegungen verhindern, sollen entfernt werden. Dies kann mit einer Sonde (Abb. 5.49) oder mit dem *Schattentest* überprüft werden (Abb. 5.50). Bei der nächsten Sitzung, nach einigen Wochen Tragezeit, sollte man die Genauigkeit des Einschleifens noch einmal überprüfen: Die Kunststoffflächen in Kontakt mit den Zähnen werden glänzend; unter Berücksichtigung dieser markierten glänzenden Flächen kann das Gerät noch einmal eingeschliffen werden.

Ein anderes Vorgehen des Einschleifens ist bei *Patienten mit Anpassungsschwierigkeiten* an die Apparatur möglich. Der Patient paßt sich dem Aktivator besser an, wenn dieser nicht ganz locker sitzt, sondern leicht zwischen den Zähnen klemmt. Bei Abgabe der Apparatur wird er daher nicht vollständig eingeschliffen; bestimmte Flächen werden belassen, um später, beim wiederholten Einschleifen, eine geringe *Klemmwirkung* zwischen den Zähnen zu erreichen. Nach einer mehrwöchigen Adaptation kann dann weiter eingeschliffen werden. Manchmal klemmt die Apparatur zwischen den Zähnen während der ganzen Therapiedauer, z. B. bei einer *Dehnungstherapie* von Engständen.

Das Einschleifen soll *schrittweise* vorgenommen werden. Die einzelnen Zahnbewegungen werden analysiert und erst dann wird endgültig eingeschliffen. Durch Einschleifen kann man Zahnbewegungen in der vertikalen und sagittalen und in geringem Ausmaß in der transversalen Ebene erreichen.

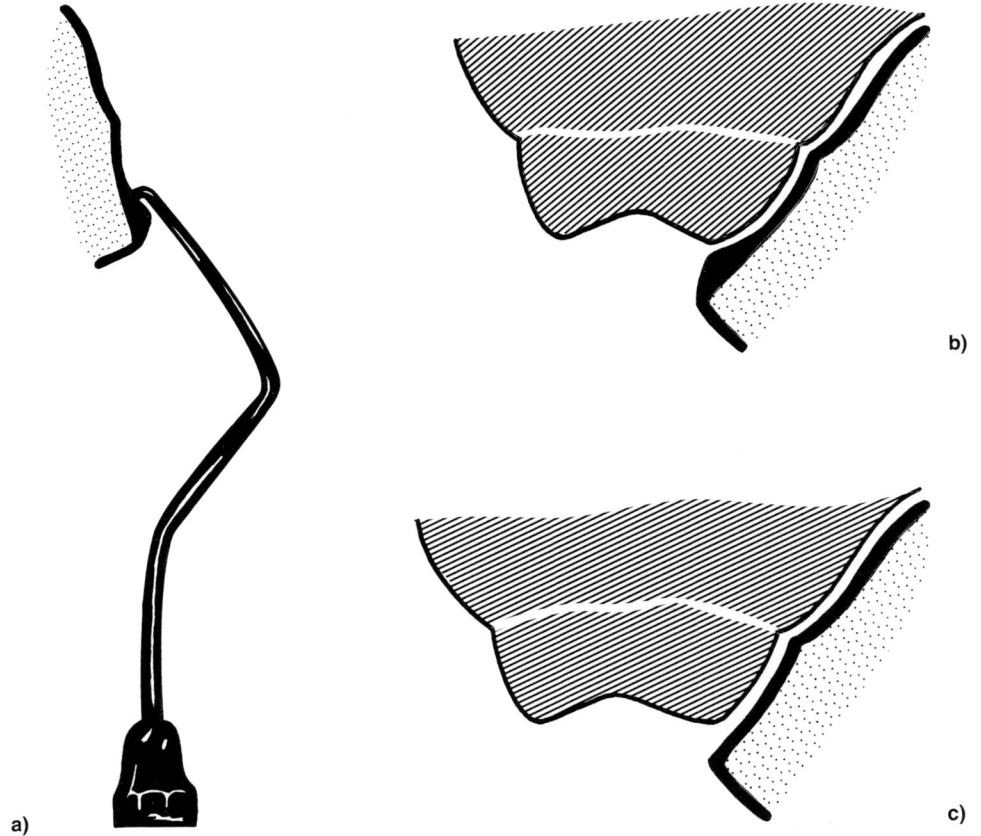

Abb. 5.49 Überprüfen des Einschleifens, a) mit einer Sonde, b) die unter Sicht gehenden Kunststoffoberflächen, c) Kunststoffoberfläche nach dem Einschleifen

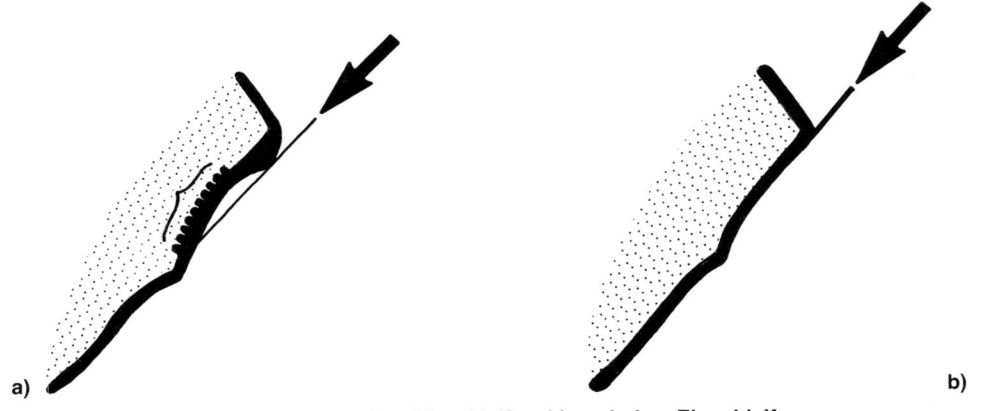

Abb. 5.50 Schattentest. a) vor dem Einschleifen, b) nach dem Einschleifen

5.7.2 Die Beeinflussung der vertikalen Ebene mittels Einschleifen

Die Schneidezähne und Seitenzähne können intrudiert oder extrudiert werden; eine Intrusion kann man allerdings nur in bescheidenem Ausmaß erreichen.

238 Der Aktivator

5.7.2.1 Die Intrusion der Zähne

5.7.2.1.1 Die *Intrusion der Schneidezähne* kann man durch Belastung der Schneidekanten erzielen (Abb. 5.51); sie sind die einzigen Stellen, welche belastet werden. In allen anderen Bereichen, auch im dentoalveolären, wird der Kunststoff freigeschliffen. Wenn gleichzeitig ein *aktiver Labialdraht* indiziert ist (aktiv, weil er die Zähne berührt), liegt der Kontakt zwischen ihm und den Schneidezähnen unterhalb der größten Zirkumferenz der Zähne, d. h. im Bereich des inzisalen Drittels (Abb. 5.52); die erforderlichen intrusiven Bewegungen werden auf diese Weise nicht behindert. Die Belastung der Schneidezähne ist *beim Tiefbiß indiziert*.

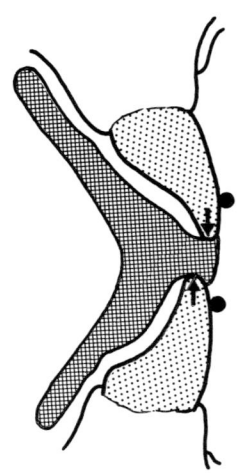

Abb. 5.51 Intrusion der Schneidezähne

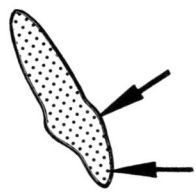

Abb. 5.52 Placierung des Labialdrahtes für eine Intrusion (inzisales Drittel) oder Extrusion (gingivales Drittel) der Schneidezähne

5.7.2.1.2 Die *Intrusion von Molaren* wird durch Belastung der Molarenhöcker erreicht (Abb. 5.53). Der Kunststoff ist auch im Bereich der Fissuren freigeschliffen, weil durch ihre Belastung auch eine geneigte und

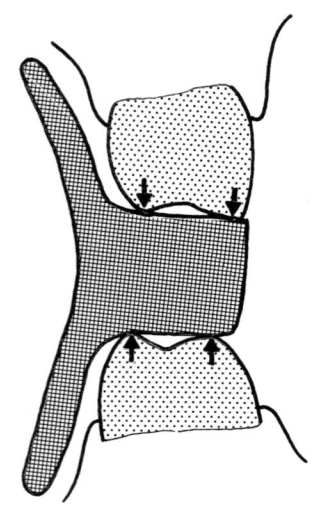

Abb. 5.53 Intrusion der Molaren

nicht nur vertikale Kraftkomponente entstehen würde. Diese Belastung hat auch den Vorteil, daß nur ganz kleine Oberflächen belastet werden, was die Applikation von großen Kräften ermöglicht. Bei Belastung größerer okklusaler Flächen wird der Mund reflektorisch geöffnet, und die Abstandshaltung zwischen Zähnen und Kunststoff wird größer und dauert länger. Die Belastung der Molaren ist *beim offenen Biß indiziert.*

5.7.2.2 Die Extrusion der Zähne

5.7.2.2.1 Zur *Extrusion der Schneidezähne* werden nur die lingualen Flächen oberhalb (im Unterkiefer unterhalb) der größten Zirkumferenz belastet. Diese Extrusion kann mit dem labialen Bogen unterstützt werden, wenn er die Zähne im gingivalen Drittel berührt (Abb. 5.54). Sie ist *bei Fällen mit offenem Biß indiziert.*

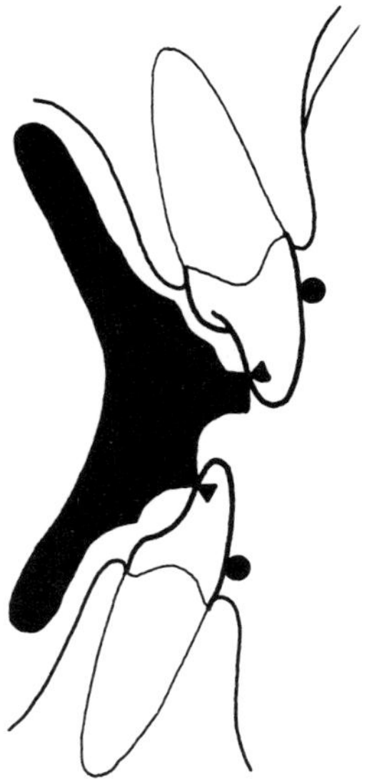

Abb. 5.54 Extrusion der Schneidezähne

5.7.2.2.2 Die *Extrusion der Molaren* kann mittels Belastung der lingualen Flächen im gingivalen Drittel erreicht werden (Abb. 5.55). Sie ist *bei Fällen mit Tiefbiß indiziert.*

Das Einschleifen des Aktivators für die Extrusion der Molaren kann *gleichzeitig* in allen Quadranten durchgeführt werden, und es ist nicht erforderlich, ihn dental abzustützen, da er im dento-alveolären Bereich ausreichend mit dem Kunststoffflügel abgestützt ist.

Falls die Molaren im Ober- und Unterkiefer gleichzeitig extrudiert werden sollen, ist eine Kontrolle oft unzulänglich; die Zähne können nämlich zu stark extrudieren und nach mesial wandern. *Balters* kontrollierte beim Einschleifen des Bionators den Durchbruch der Seitenzähne, ausgehend von der artikulären Ebene.

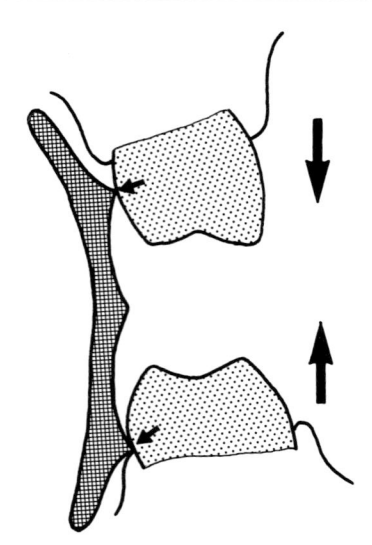

Abb. 5.55 Extrusion der Molaren

Durch *selektives Einschleifen* des Aktivators können die Zahnbewegungen besser kontrolliert, und eine dento-alveoläre Kompensation der Klasse II- oder Klasse III-Beziehungen kann erreicht werden.

5.7.2.3 Das selektive Einschleifen des Aktivators

Beim selektiven Einschleifen wird *nur* die Extrusion der *oberen* oder *nur* der *unteren* Molaren vorgenommen; erst nach völligem Durchbruch der Molaren in die Zahnreihe wird der Antagonist extrudiert. Dadurch besteht die Möglichkeit der besseren Kontrolle des Zahndurchbruchs und der Beeinflussung der dentalen intermaxillären Beziehungen.

Bei der Planung des selektiven Einschleifens muß die Durchbruchsrichtung der Molaren berücksichtigt werden; der Durchbruch der unteren

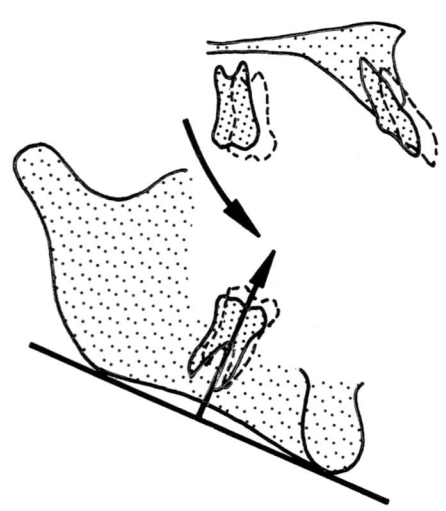

Abb. 5.56 Die Durchbruchsrichtung der Molaren soll beim selektiven Einschleifen berücksichtigt werden

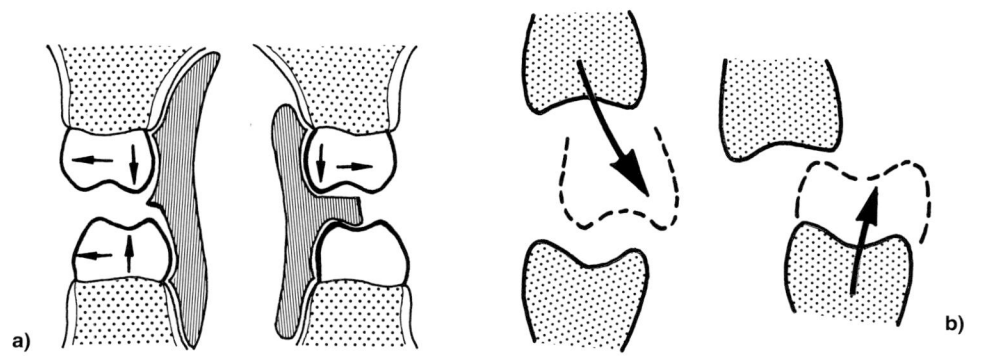

Abb. 5.57 Das selektive Einschleifen, a) links: beide Molaren werden gleichzeitig extrudiert; rechts: nur die oberen Molaren werden extrudiert, b) links: selektiver Durchbruch der oberen Molaren zur Korrektur der Klasse III-Beziehungen; rechts: selektive Extrusion der unteren Molaren zur Korrektur der Klasse II-Beziehungen

Molaren ist ausschließlich nach oben gerichtet, der Durchbruch der oberen Molaren dagegen mit einer Mesialwanderung kombiniert (Abb. 5.56). Falls der *Durchbruch* der *oberen* Molaren *gehemmt* und der *unteren beschleunigt* werden soll, verbleiben die oberen Molaren in ihrer distalen Stellung, und die Klasse II-Beziehung kann verbessert werden (Abb. 5.57).

Die distale Stellung der oberen Molaren hat eine vertikale Rotation des Unterkiefers mit einer Verstärkung der Retrognathie zur Folge. Diese Art von Unterkieferrotation ist bei einer Klasse II-Beziehung mit *horizontaler* Wachstumsrichtung und Tiefbiß vorteilhaft. In Fällen mit *vertikaler* Wachstumsrichtung und Anlage zum offenen Biß kann die distale Stellung der oberen Molaren vor deren völligem Durchbruch verändert werden. Nach Durchbruch der unteren Molaren kann die distale Fläche der zweiten oberen Milchmolaren beschliffen werden. Die oberen Molaren können dann mit einer geringen *Mesialwanderung* durchbrechen; das kann die *mandibuläre Retrognathie* günstig beeinflussen.

Falls der Durchbruch der oberen Molaren beschleunigt und der unteren gehemmt wird, brechen die oberen Molaren mehr in mesialer Richtung durch; diese Durchbruchsrichtung ermöglicht die *Verbesserung einer dentalen Klasse III-Beziehung*. Die Mesialwanderung der oberen Molaren hat auch eine *horizontale Rotation* des Unterkiefers zur Folge; bei *vertikalem* Wachstumstyp oder offenem Biß wirkt sie sich günstig aus. Wird in Fällen mit *horizontaler* Wachstumsrichtung der Durchbruch der oberen Molaren beschleunigt, kann man die Mesialwanderung mit Haltedornen verhindern.

Das selektive Einschleifen wird noch aufwendiger, falls sein Ziel nicht nur die Kontrolle des Molarendurchbruchs, sondern auch eine *dentale Abstützung* der Apparatur sein soll. Die dentale Abstützung ist erforderlich, wenn die Apparatur im alveolären Bereich reduziert werden soll. Dann ist eine andere Methodik des Einschleifens erforderlich; sie wird im Kapitel über den Bionator beschrieben (siehe S. 276).

5.7.3 Die Beeinflussung der sagittalen Ebene durch Einschleifen

In der sagittalen Ebene kann sowohl eine Protrusion (Labialkippung) als auch eine Retrusion (Lingualkippung) der Schneidezähne sowie eine Mesialisierung oder Distalisierung der Molaren vorgenommen werden.

5.7.3.1 Der Labialdraht

Zur Protrusion oder Retrusion der Schneidezähne ist neben der Gestaltung der Kunststoffflächen auch die richtige Handhabung des Labialdrahtes erforderlich.

Der *Labialdraht* besteht aus einem mittleren und zwei lateralen, U-förmigen Teilen sowie der Retention. Er kann sowohl *aktiv* als auch *passiv konstruiert* sein. Der horizontale mittlere Teil des *aktiven* Labialdrahtes berührt die vier Schneidezähne (Abb. 5.58). Ein *passiver* Labialdraht beeinflußt die Weichteile, ohne die Zähne zu berühren. Die U-förmigen Schlaufen für die oberen Eckzähne werden rechtwinklig zwischen den seitlichen Schneidezähnen und Eckzähnen aufgebogen. Der Draht verläuft weiter bogenförmig oberhalb des gingivalen Randes der Eckzähne; beim Übergang in die Verankerung, zwischen den Eckzähnen und ersten Prämolaren (oder ersten Molaren), wird er nochmals abgebogen. Vor der Verankerung im Kunststoff verläuft der Draht außerhalb des Kunststoffes interproximal; das ist wichtig für seine größere Flexibilität und ermöglicht auch – falls notwendig – eine Distalisierung der ersten Prämolaren (Abb. 5.59).

Der untere Labialdraht hat eine ähnliche Form wie der obere bis auf den mittleren horizontalen Teil, der etwas länger ist, weil seine U-förmige Schlaufe weiter nach distal verlegt wird in den Bereich des mesialen Drittels der Labialfläche der Eckzähne.

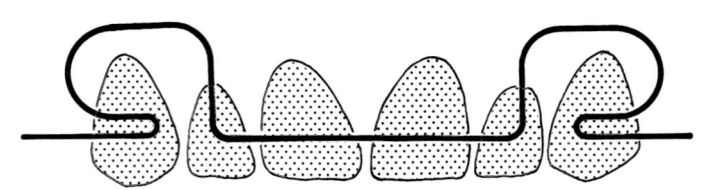

Abb. 5.58 Labialdraht mit Eckzahnschlaufen, die Schneidezähne im inzisalen Drittel berührend

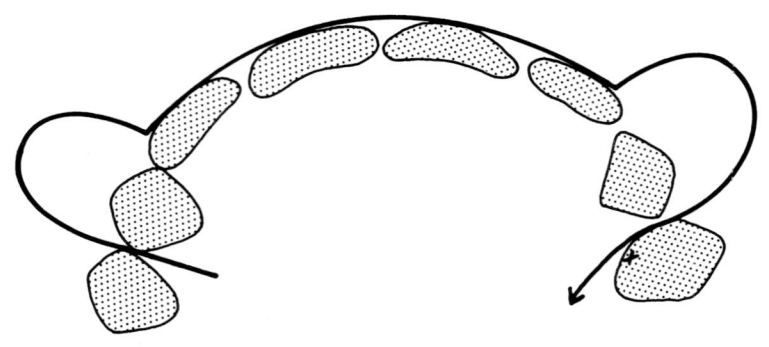

Abb. 5.59 Labialdraht für Distalisierung der Prämolaren, aktiviert (rechts)

5.7.3.2 Protrusion und Retrusion der Schneidezähne

Diese Bewegungen kann man nur mittels gleichzeitiger Bearbeitung der Kunststoffflächen und Aktivierung oder Passivierung des Labialdrahtes erreichen.

5.7.3.2.1 Berührt der Labialdraht die Zähne, kann er sie nach lingual kippen oder retinieren: der Labialdraht wird als *aktiver Bogen* bezeichnet. Ein Bogen dagegen, welcher die Weichteile beeinflußt ohne die Zähne zu berühren, ist ein passiver Bogen (Abb. 5.60).

Der *passive Bogen* eliminiert die Spannung der Lippen und Wangen und ermöglicht dadurch eine Labialbewegung der Zähne. Während jeder Aktivator-Therapie ist ein aktiver oder passiver Bogen erforderlich für die Bewegung oder für das Halten der oberen und unteren Schneidezähne. Aus diesem Grund wird die Apparatur mit einem oberen und unteren Labialdraht konstruiert (Abb. 5.61). Die einzige Ausnahme ist der Klasse III-Aktivator, der mit *Pelotten* anstatt eines oberen Labialdrahtes ausgestattet ist (Abb. 5.62).

Der aktive Bogen berührt die Schneidezähne im gingivalen Drittel, um ihre Extrusion beim offenen Biß zu unterstützen. Beim Tiefbiß dagegen berührt er die Schneidezähne im inzisalen Drittel, um ihre Extrusion zu verhindern. Ist eine Retrusion der Schneidezähne gewünscht, kann der Bogen sie im gingivalen oder inzisalen Drittel berühren, um so die *Rotationsachse* ihrer Bewegung zu bestimmen.

Der aktive Labialdraht hat eine Stärke von 0,9 mm und arbeitet nicht wie eine Feder. Er wird nur dann aktiviert, wenn die Unterkieferzähne in die Apparatur beißen. Alle Drahtkonstruktionen am Aktivator sind stark und arbeiten nach dem gleichen Prinzip.

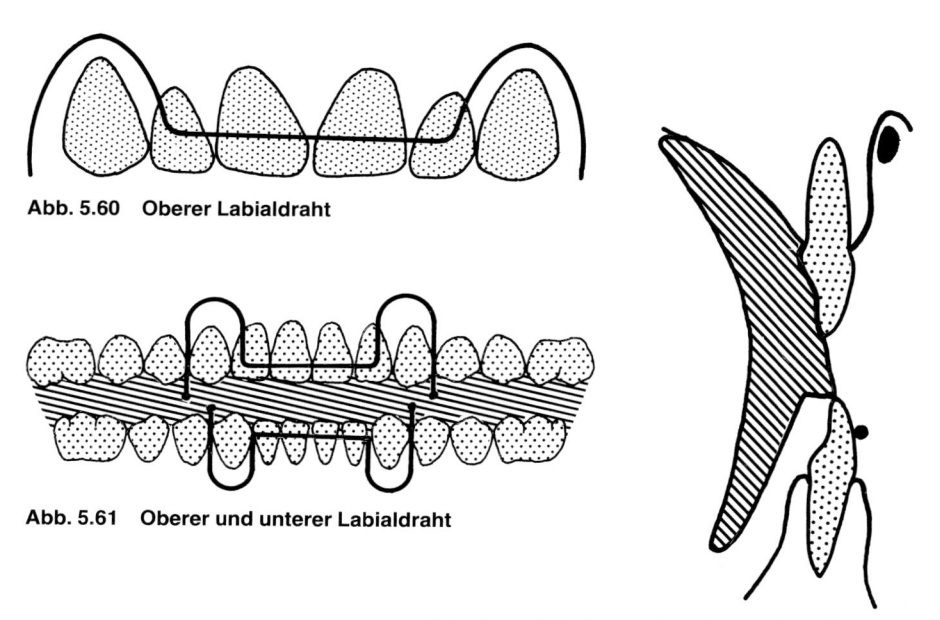

Abb. 5.60 Oberer Labialdraht

Abb. 5.61 Oberer und unterer Labialdraht

Abb. 5.62 Pelotten in der oberen Umschlagfalte

5.7.3.2.2 Protrusion der Schneidezähne Die Schneidezähne können durch *Belastung der lingualen Aktivatorflächen* mit Kunststoff protrudiert werden, gleichzeitig wird die Lippenspannung durch den passiven Labialdraht eliminiert. Die Belastung kann mit zwei Methoden vorgenommen werden:

1. Die *gesamte linguale Fläche* der Schneidezähne wird *belastet* (Abb. 5.63), nur die interdentalen Kunststoffsepten werden weggeschliffen, um einer Öffnung der interdentalen Räume vorzubeugen. Bei Belastung der gesamten Oberfläche können die Zähne mit einer geringen Kraft nach labial bewegt werden, weil die Kraft auf einer großen Oberfläche verteilt wird. Während dieser Labialbewegung kann man ein geringfügiges Kippen beobachten.

2. Die Belastung ausschließlich der inzisalen Drittel der lingualen Schneidezahnflächen (Abb. 5.64). Durch diese Kraftapplikation kommt es zu einer Labialkippung der Schneidezähne, weil kleine Oberflächen belastet werden. Bei Belastung der inzisalen Drittel befindet sich die Rotationsachse im apikalen Bereich.

3. Die Schneidezähne können auch mittels *zusätzlicher* Elemente protrudiert werden:

   a) *Protrusionsfeder:* geschlossene, starke Protrusionsfeder (0,8 mm), welche nur während der Schließbewegung aktiviert wird (Abb. 5.65).

   b) Anstatt der Feder kann man *Holzstäbchen* benutzen. Das Holz schwillt durch die Feuchtigkeit an, und so entsteht eine Krafteinwirkung (Abb. 5.66).

Protrusionsfeder und Holzstäbchen sind entweder im mittleren oder im gingivalen Drittel der lingualen Oberflächen (Abb. 5.67) in Kontakt mit den Schneidezähnen.

4. Eine Labialbewegung der Schneidezähne kann man auch durch *Unterfütterung des Aktivators* im Schneidezahnbereich, und zwar mit schnell-

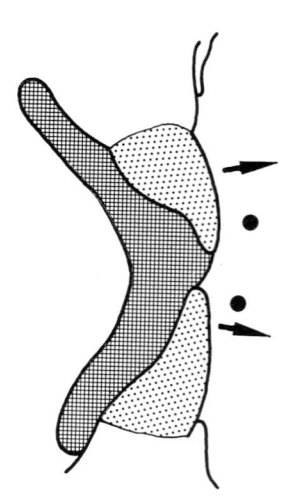

Abb. 5.63 Protrusion der Schneidezähne durch Belastung der gesamten lingualen Oberfläche

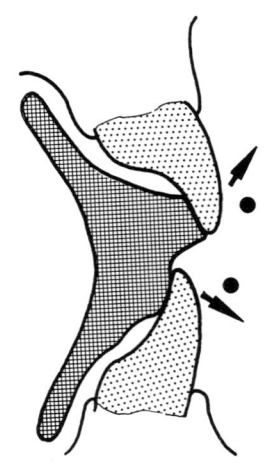

Abb. 5.64 Labialkippung der Schneidezähne durch Belastung des inzisalen Drittels der lingualen Oberfläche

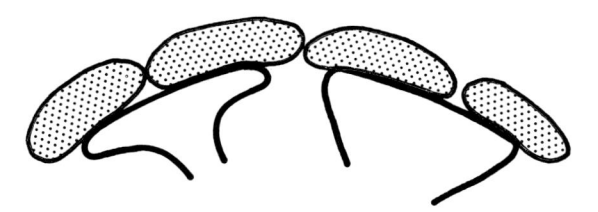

Abb. 5.65 Protrusionsfeder für die Labialkippung der Schneidezähne

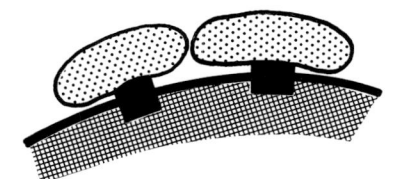

Abb. 5.66 Protrusion der Schneidezähne mit Holzstäbchen

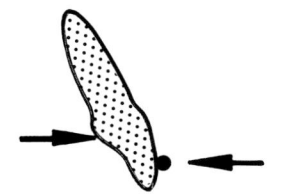

Abb. 5.67 Falls die Protrusionsfedern gingival placiert sind, können die labial gekippten Schneidezähne mit dem inzisal gelegten Labialdraht aufgerichtet werden

härtendem Kunststoff, erreichen. Nicht nur die dentalen, sondern auch die alveolären Oberflächen werden unterfüttert; das bietet den Vorteil einer leichteren Labialbewegung während des Zahndurchbruchs. Eine *besondere Indikation* für diese Art von Labialbewegung ist die Korrektur der Klasse III-Anomalien während des Durchbruchs der oberen Schneidezähne. Die Unterfütterung ist wirksamer, wenn sie mit weichem schnellhärtenden Kunststoff (Coe-soft) vorgenommen wird.

5.7.3.2.3 Retrusion der Schneidezähne 1. Der Kunststoff am Aktivator hinter den Schneidezähnen, welche retrudiert werden sollen, wird freigeschliffen, ebenso im Bereich der Alveolarfortsätze (Abb. 5.68). Der Labialdraht dient als Kraftquelle. Falls er die Zähne im inzisalen Bereich berührt, befindet sich die Rotationsachse im apikalen Bereich, berührt er die Zähne im zervikalen Drittel, befindet sich die Rotationsachse in der Nähe des gingivalen Drittels der Wurzeln. Diese zervikale Lage des Labialdrahtes bewirkt gleichzeitig eine *Verlängerung der Schneidezähne.* Solch eine Verlängerung ist nur beim offenen Biß indiziert, da jede Retrusion ohnehin eine Verlängerung der Zähne zur Folge hat.

2. Falls eine *Retrusion* mit der *Rotationsachse* im mittleren Drittel der Wurzel erwünscht ist, muß das Hypomochlion im zervikalen Bereich der Schneidezähne bestimmt werden. Der Kunststoff wird dann nur im koronalen Bereich weggeschliffen und ein zervikales Hypomochlion bleibt stehen (Abb. 5.69). Der Labialdraht berührt das inzisale Drittel der Schneidezähne und verhindert deren Verlängerung.

Während der Retrusion der Schneidezähne müssen gleichzeitig ihre Bewegungen in der *vertikalen Ebene* kontrolliert werden; eine wichtige

Abb. 5.68 Retrusion der Schneidezähne durch Wegschleifen des Acrylats im dentoalveolären Bereich

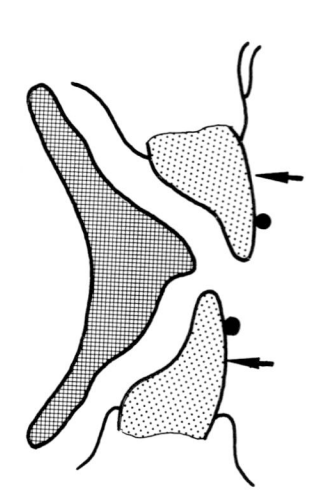

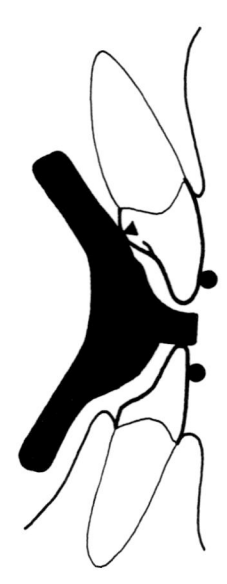

Abb. 5.69 Retrusion der Schneidezähne mit Drehpunkt im zervikalen Bereich

Aufgabe der Aktivator-Therapie ist die Kontrolle der Achsenstellung der unteren Schneidezähne. Dieses Problem kann mit Einzelbewegungen wie Retrusion oder Intrusion nicht gelöst werden, sondern nur durch die genaue Gestaltung des gesamten oberen und unteren inzisalen Kunststoffbereichs.

5.7.3.2.4 Gestaltung des Kunststoffs im unteren Schneidezahnbereich Die Gestaltung des unteren Schneidezahnbereichs beim Aktivator ist von besonderer Bedeutung. Eine nach *Andresen* und *Häupl* konstruierte Apparatur belastet die lingualen Flächen der *unteren Schneidezähne* mit dem Ergebnis, daß diese infolge der reziproken intermaxillären Wirkungsweise des Aktivators nach *labial kippen*. Diese Kippbewegung ist andererseits notwendig und leicht durchführbar bei Fällen mit lingual gekippten unteren Schneidezähnen, wie sie meistens als Folge einer Lippendyskinesie auftreten.

Der 9,4 Jahre alte Patient H. A. hatte eine Klasse II/1-Anomalie mit retrognathem Gesichtsschädel und nur geringer skelettaler Diskrepanz der Klasse II (Abb. 5.70). Die Wachstumsrichtung war horizontal, die Kieferbasen kurz, die Symphyse breit. Die große Schneidezahnstufe war Folge einer Dyskinesie; die oberen Schneidezähne waren nach labial gekippt und standen 9 mm vor der N–Pog-Linie, die unteren Schneidezähne nach lingual und standen 4 mm hinter ihr. Der obere Zahnbogen war schmal und durch Wangensaugen stellte sich ein Kreuzbiß der Sechsjahrmolaren auf der rechten Seite ein. Die Behandlung wurde mit einer Dehnplatte eingeleitet, um den oberen Zahnbogen auszuformen und den Kreuzbiß zu beseitigen, dann wurde sie mit einem Aktivator fortgesetzt (Abb. 5.71). Die Schneidezahnstufe betrug 12 mm, der Unterkiefer wurde mit dem Konstruktionsbiß 8 mm nach vorn verlagert. Der Tiefbiß betrug 9 mm, aber der Biß wurde nur um 4 mm geöffnet. Die unteren Schneidezähne wurden lingual belastet und wegen des Tiefbisses inzisal gehalten. Der untere Labialdraht war passiv. Der Kunststoff wurde hinter den oberen Schneidezähnen freigeschliffen, nur die Schneidekanten wurden belastet. Der aktive Labialdraht hat die Schneidezähne im inzisalen Drittel berührt. Im Molarenbereich wurde die Apparatur für die Extrusion eingeschliffen und im Oberkiefer für die Distalisation der Molaren mit gleichzeitiger Anwendung von Haltedornen.

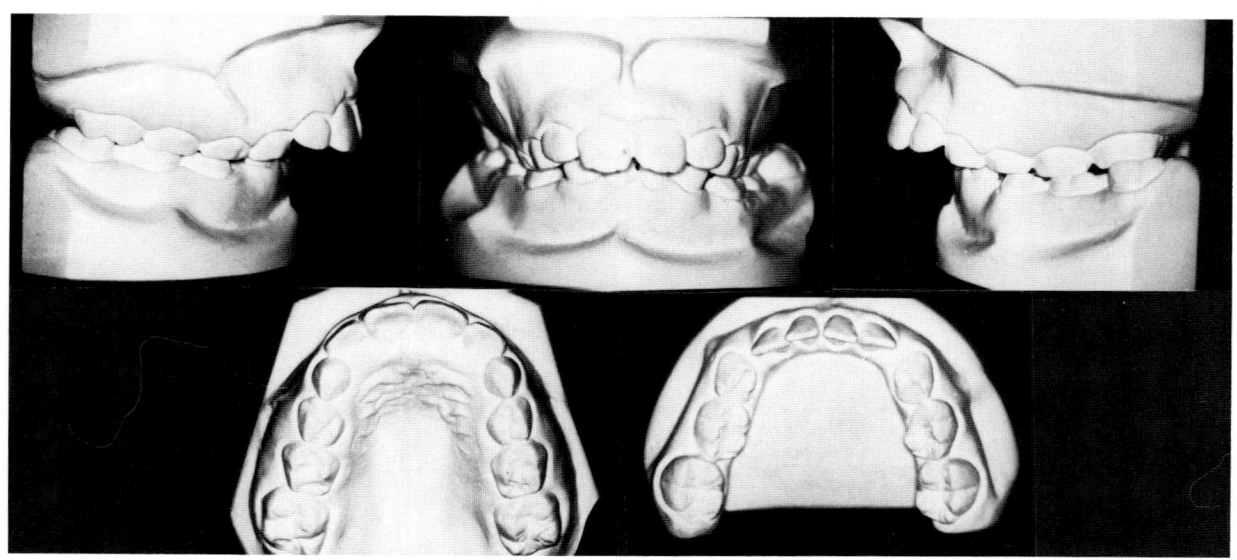

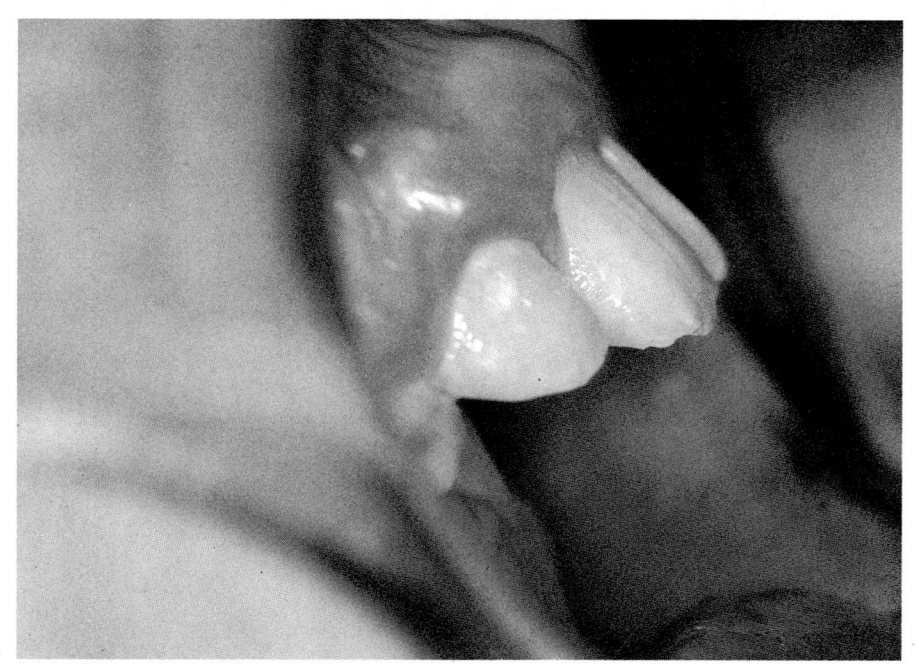

Abb. 5.70 Patientin H. A. vor der Behandlung. a) Modelle, b) Seitenansicht, c) von vorn, ▶ d) Fernröntgenaufnahme, e) Durchzeichnung, f) Orthopantomogramm

248 Der Aktivator

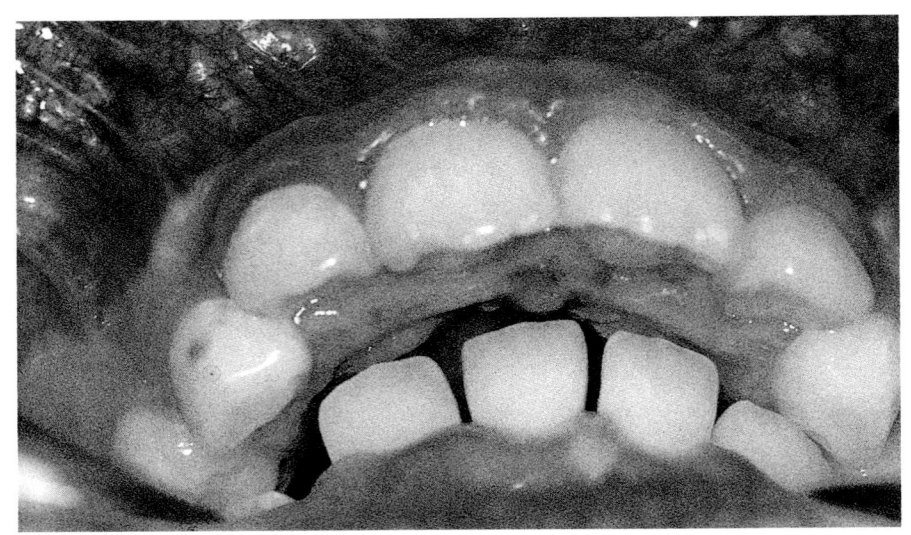

Abb. 5.70 c)

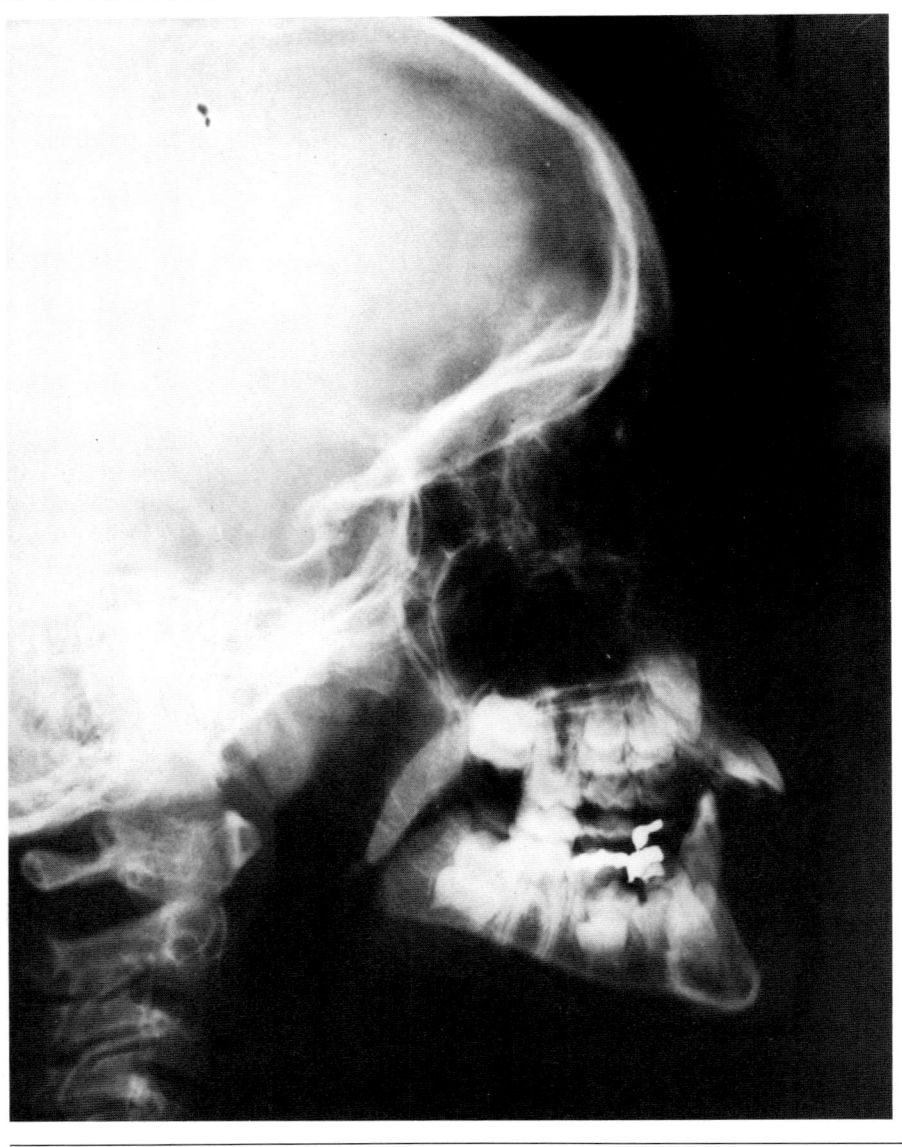

Abb. 5.70 d)

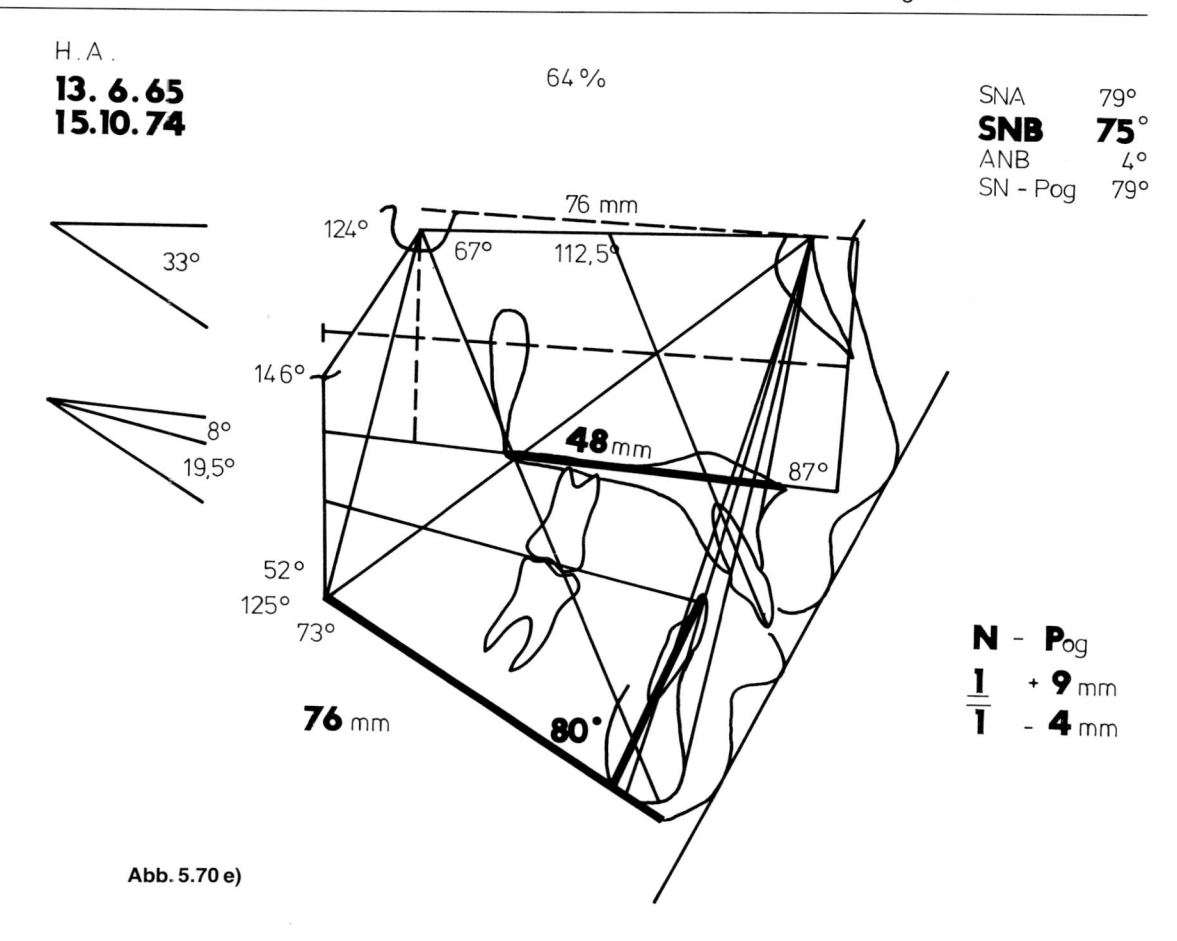

Einschleifen und Handhabung des Aktivators 249

H.A.
13. 6. 65
15.10. 74

64 %

SNA 79°
SNB 75°
ANB 4°
SN - Pog 79°

33°

124° 76 mm
67° 112,5°
146°
48 mm 87°
52°
125°
73°
8°
19,5°

76 mm **80°**

N - Pog
$\frac{1}{1}$ **+9** mm
$\frac{1}{1}$ **-4** mm

Abb. 5.70 e)

Abb. 5.70 f)

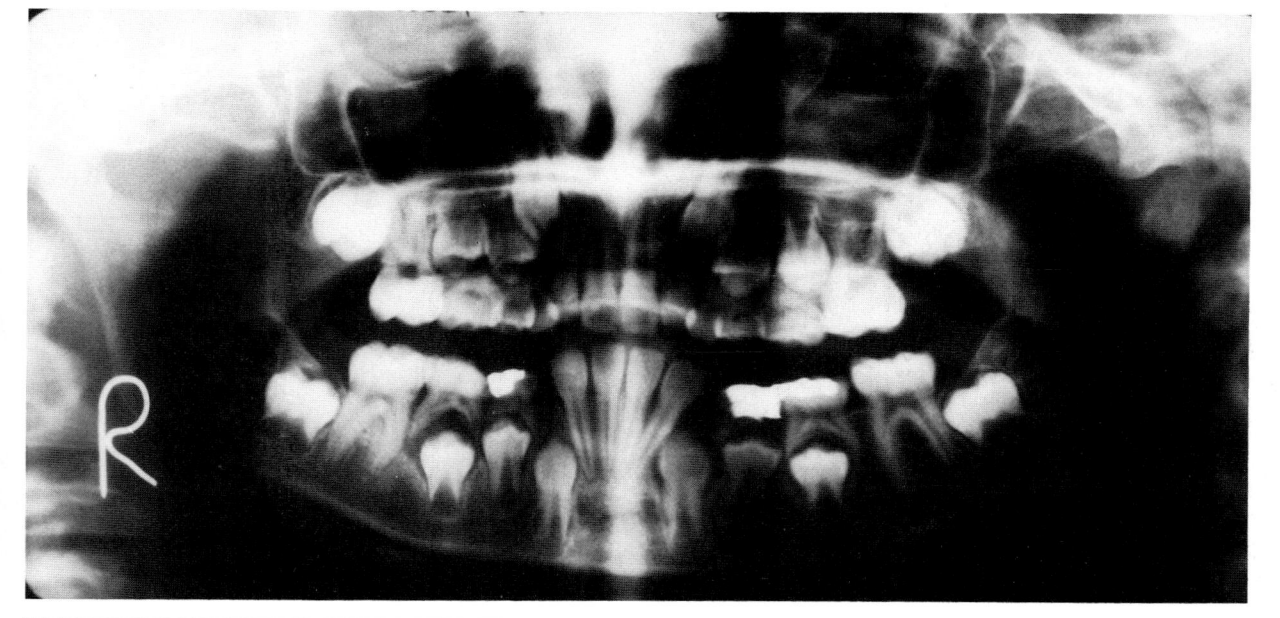

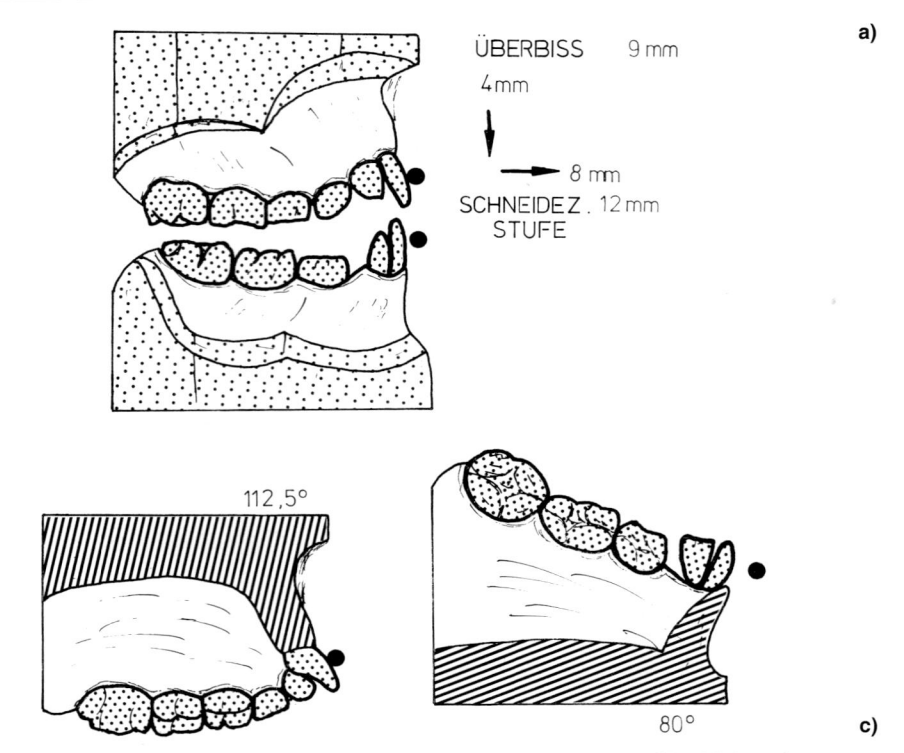

Abb. 5.71 a) Modell im Konstruktionsbiß, b) aktiver Labialdraht im Oberkiefer, c) passiver Labialdraht im Unterkiefer

Die Behandlung dauerte vier Jahre einschließlich der Retention, und das Behandlungsergebnis wurde 1½ Jahre nach der Retention untersucht (Abb. 5.72).

Die Zuwachsraten waren hoch, besonders im Bereich der Unterkieferbasis (+ 2,3 mm über dem Durchschnittswert), das Gesicht wurde orthognath. Die horizontale Wachstumsrichtung hatte sich verstärkt, obwohl der Tiefbiß korrigiert worden war. Anschließend wurde der Tiefbiß durch Extrusion der Molaren und durch eine weitere Extrusionsverhinderung der Schneidezähne behoben. Die unteren Schneidezähne wurden durch Unterfütterung mit schnellhärtendem Kunststoff nach labial gekippt. Die Retrusion der oberen Schneidezähne hat meistens ihre Verlängerung zur Folge; sie kann durch die Ausformung des Kunststoffs am Aktivator verhindert werden.

Die labiale Bewegung der unteren Schneidezähne ermöglichte es, die Lücken für die Eckzähne zu öffnen. Die unteren Schneidezähne standen jetzt 3 mm hinter und die oberen 3 mm vor der N–Pog-Linie. Diese Verbesserung ist nicht nur durch die Bewegung der Schneidezähne, sondern auch durch eine wachstumsbedingte Vorverlagerung der Bezugslinie zustande gekommen.

Wären die unteren Schneidezähne vor der Behandlung nach labial gekippt gestanden, wäre es nicht möglich gewesen, die Behandlung im Sinne einer konventionellen Aktivator-Therapie weiterzuführen. Eine weitere Labialkippung der Schneidezähne hat nicht nur ihre ungünstige Achsenstellung zur Folge, auch eine Korrektur der Klasse II-Beziehung kann nicht erfolgreich mit dem Aktivator abgeschlossen werden. Mit anderen Worten: die Anwendung des Aktivators wäre überflüssig, das Ergebnis nicht stabil. Ein solcher Fehler hätte *Folgen:*

Eine extreme Labialkippung der unteren Schneidezähne *verkleinert die Schneidezahnstufe,* ein Kontakt mit den oberen Schneidezähnen kommt zustande und der *Unterkiefer* kann *nicht nach vorn verlagert* werden.

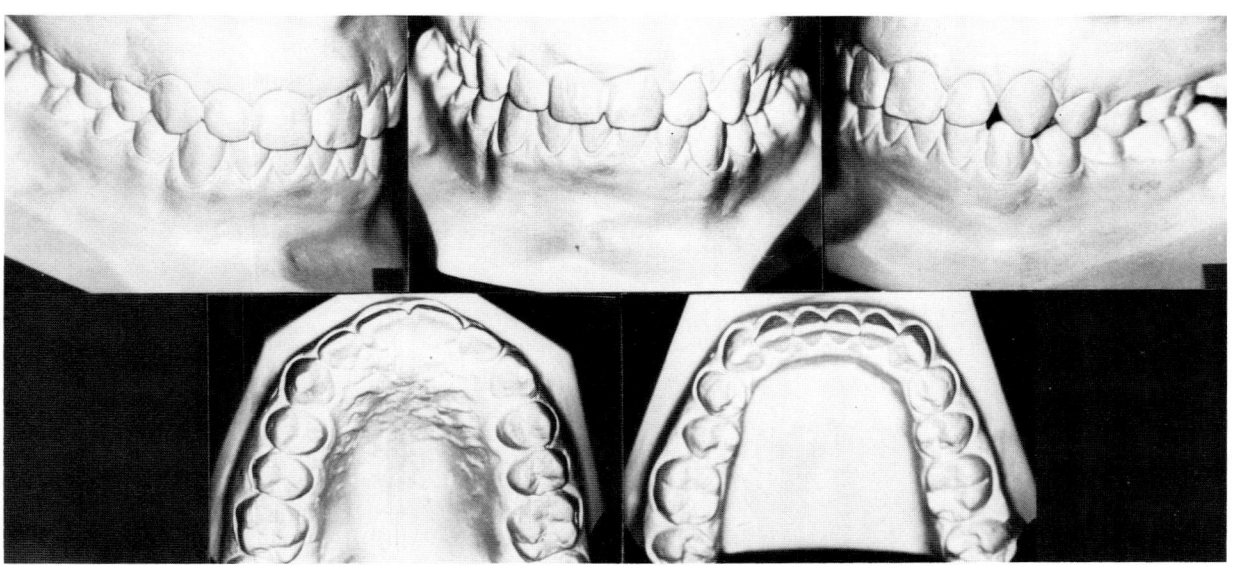

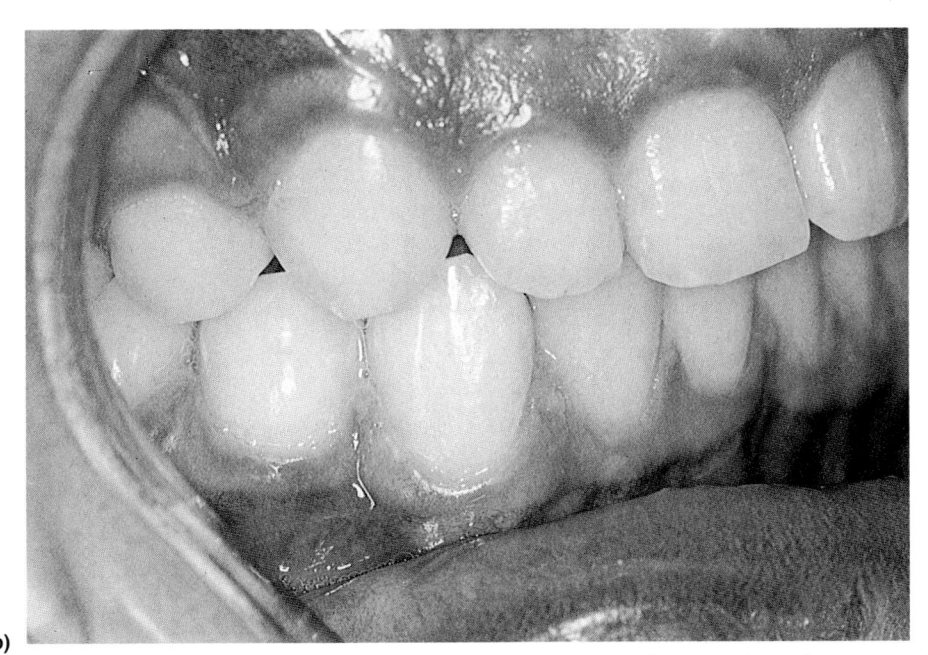

Abb. 5.72 Patientin H. A. nach der Behandlung. a) Modelle, b) Seitenansicht, c) von vorn, ▶ d) Fernröntgenaufnahme, e) Durchzeichnung, f) Orthopantomogramm, g) Überlagerung der Durchzeichnung vor (gepunktet) und nach der Behandlung (schwarz)

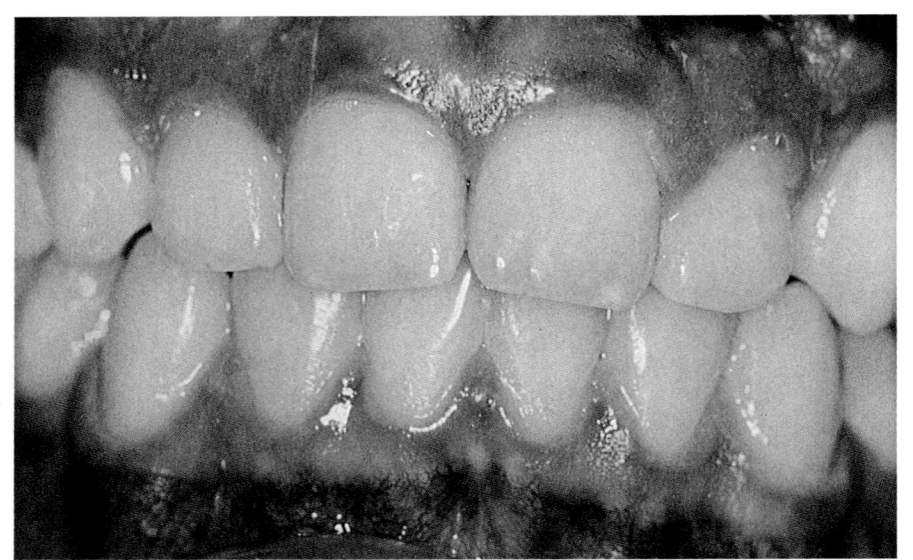

Abb. 5.72 c)

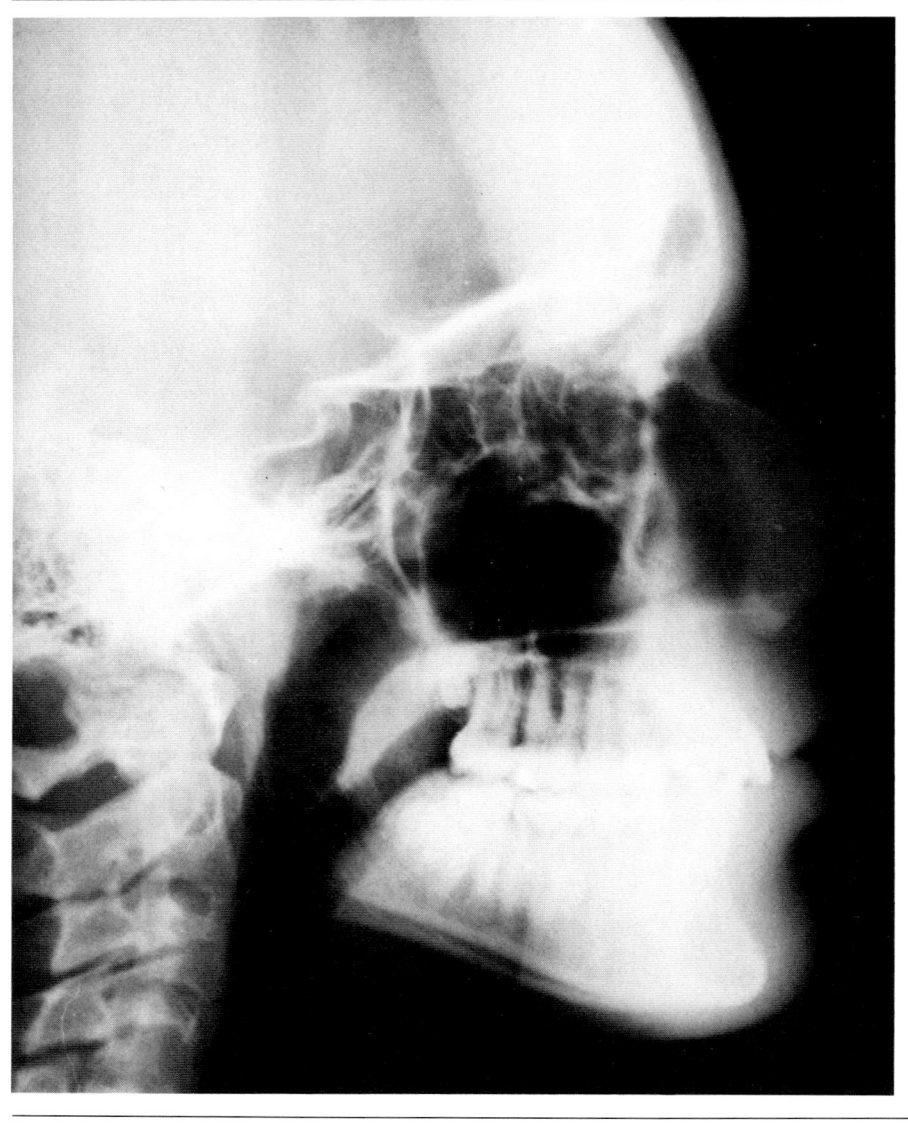

Abb. 5.72 d)

Einschleifen und Handhabung des Aktivators 253

H.A.
13. 6. 65
23. 1. 80

69,8 %

SNA 80°
SNB 79,5°
ANB 0,5°
SN - Pog 82,0°

78 mm
126°
64°
109°
26°
143°
8,5°
12,5°
52,5 mm
88,5°
50,5°
1´8,5°
68°
88 mm
91,5°

N - Pog

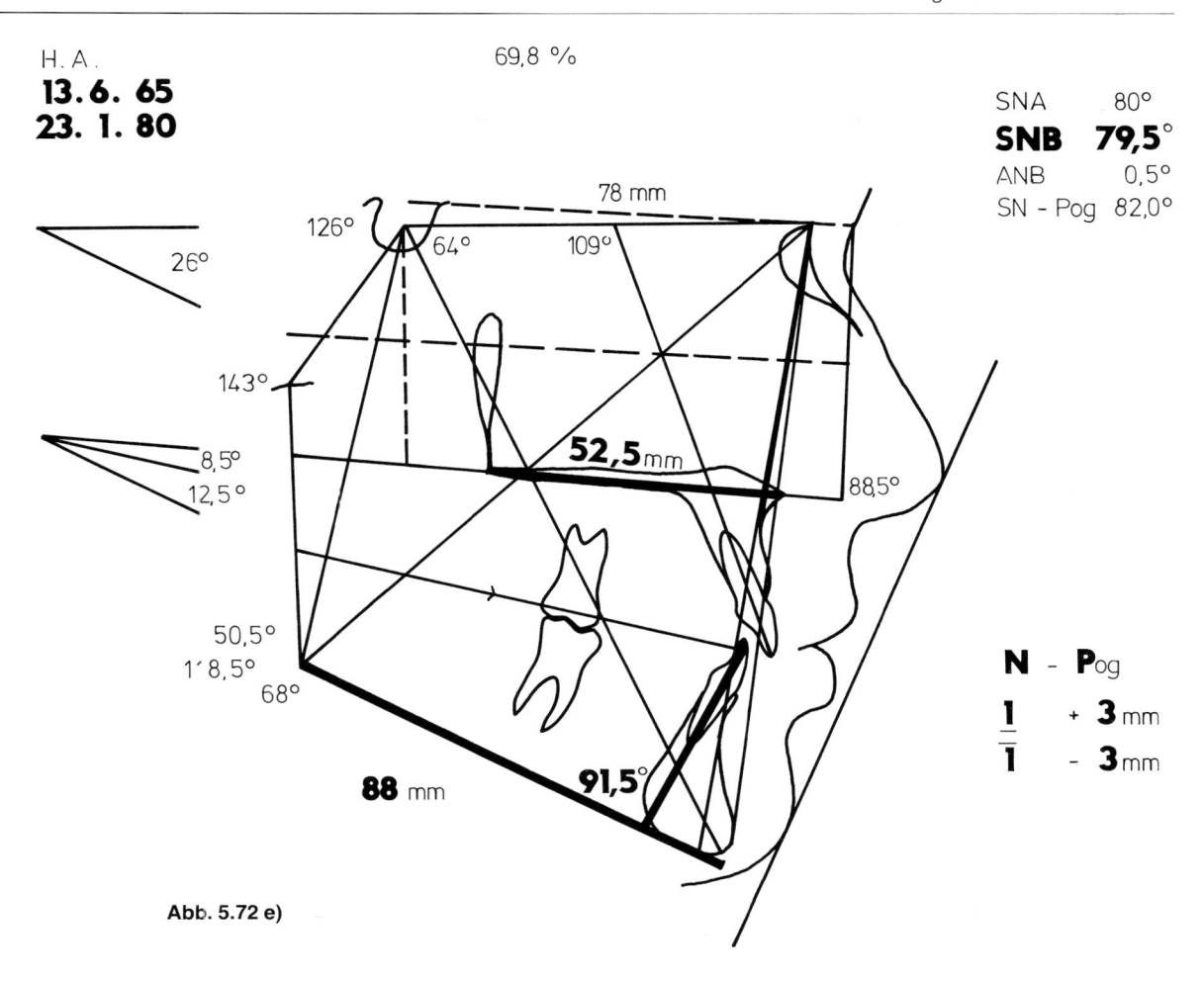

$\frac{1}{1}$ **+ 3** mm

− 3 mm

Abb. 5.72 e)

Abb. 5.72 f)

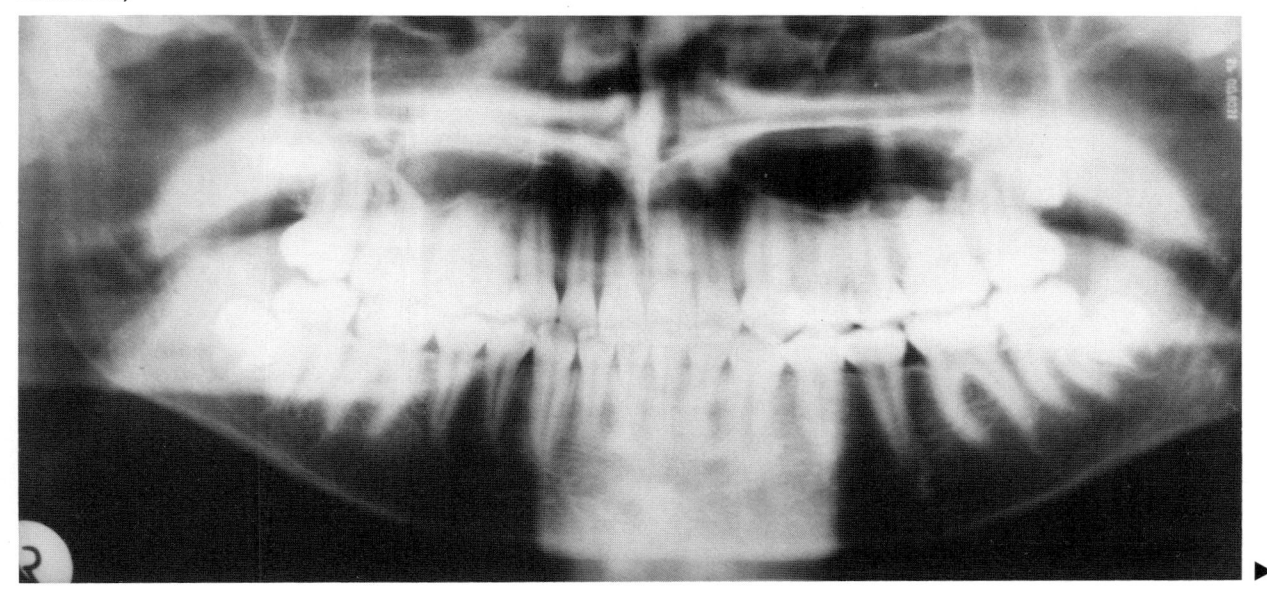

H.A.

15.10.74

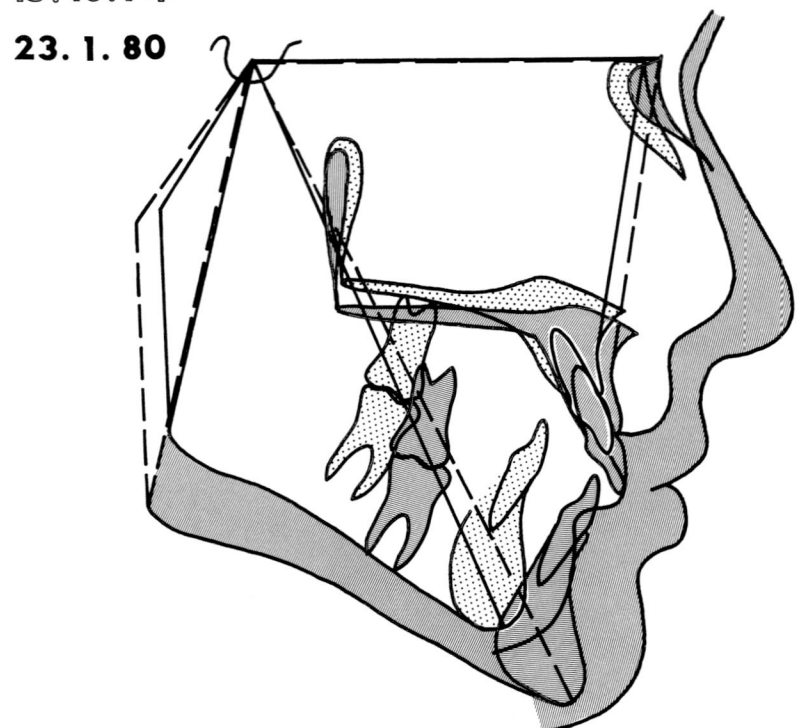

23.1.80

Abb. 5.72 g)

Diese Kippung bewirkt eine dentale Kompensation der skelettalen Unstimmigkeit. Eine Kompensation dieser Art ist nur bei der Therapie von Klasse II-Anomalien mit vertikalem Wachstumsmuster gestattet.

Bei Fällen mit durchschnittlicher oder horizontaler Wachstumsrichtung erhält man durch die *dentale Kompensation der Klasse II-Beziehungen im Wechselgebißalter ein schlechtes Ergebnis.* Wenn anschließend der Unterkiefer nach vorn wächst, entsteht ein Engstand der unteren Schneidezähne, besonders in Fällen mit horizontaler Wachstumsrichtung.

Bei der Behandlung mit einem konventionellen Aktivator werden die unteren Schneidezähne zu stark nach labial gekippt, falls schon zuvor die Achsenstellung eine ungünstige war, und eine linguale Belastung, insbesondere von bereits nach labial gekippten Schneidezähnen, hat ihre *weitere Protrusion* zur Folge. Das klinische Ergebnis einer solchen Behandlung scheint im Augenblick gut zu sein, ihre Mängel werden jedoch fernröntgenologisch sichtbar.

Bei der 9,8 Jahre alten Patientin L. Ch. mit retrognathem Gesichtsschädel war die Wachstumsrichtung durchschnittlich (Abb. 5.73), der Unterkiefer in posteriorer Lage von durchschnittlicher Länge; der Ramus war mit 43 mm extrem kurz. Die Oberkieferbasis war leicht retrognath aber lang. Die Oberkieferschneidezähne hatten eine einwandfreie Achsenstellung, standen aber 10,5 mm vor der N–Pog-Linie; die unteren Schneidezähne waren nach labial gekippt.

Eine konventionelle Aktivator-Therapie wurde eingeleitet. Wegen der vollen Klasse II-Molarenbeziehung wurden aktive Federn zur Distalisation der Molaren angewandt. Die oberen Schneidezähne wurden mit einer Kunststoffrille gehalten (siehe Gestaltung des oberen Schneidezahnbereichs, S. 265). Die unteren Schneidezähne wurden lingual belastet, der untere Labialdraht war passiv.

Nach dreijähriger Behandlung wurde ein gutes klinisches Ergebnis erreicht (Abb. 5.74). Die fernröntgenologische Untersuchung zeigte eine Besserung der sagittalen skelettalen Beziehungen mit einem ANB-Winkel von 3°. Die Zuwachsraten der Unterkieferbasis (− 1,9 mm unter dem Durchschnittswert) und der Oberkieferbasis (− 2,5 mm unter dem Durchschnittswert) waren niedrig, die des Ramus durchschnittlich, und die basalen Beziehungen ar–Pog/ar–A verbesserten sich von 13 auf 20 mm. Die Achsenstellung der unteren Schneidezähne dagegen hatte sich verschlechtert, die Labialkippung betrug am Ende der Therapie 104°. Das Ergebnis konnte nicht als stabil bezeichnet werden, weil in den kommenden Jahren höhere Zuwachsraten der Unterkieferbasis zu erwarten waren mit anschließender Aufrichtung und Engstand der unteren Schneidezähne.

Wie soll man nun die Kunststofform am Aktivator im unteren Schneidezahnbereich gestalten? In Abhängigkeit von Achsenstellung und Position der Schneidezähne gibt es hinsichtlich der Therapieziele *drei Möglichkeiten:*

1. Eine *Labialkippung* der unteren Schneidezähne ist *erwünscht.*

2. Die Schneidezähne sollen in ihrer Stellung *gehalten* werden.

3. Während einer Vorverlagerung des Unterkiefers sollen die labial gekippten Schneidezähne *aufgerichtet* werden.

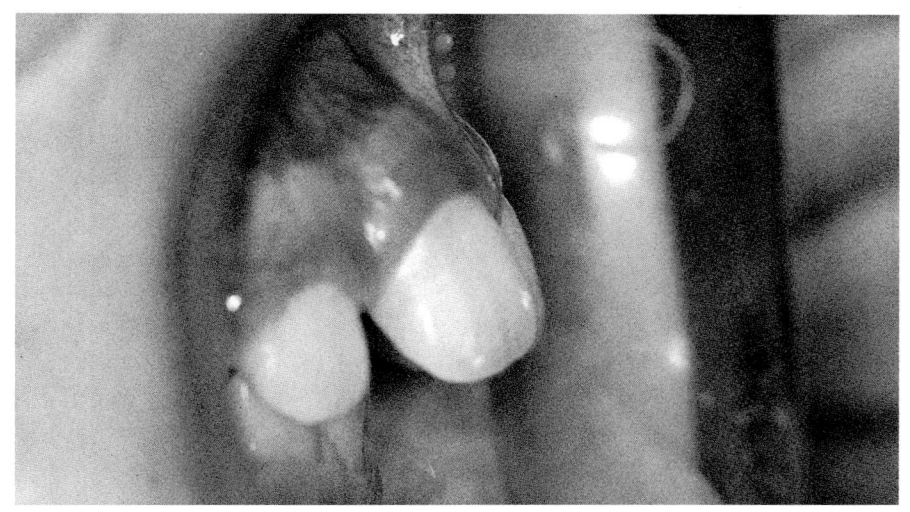

Abb. 5.73 Patientin L. Ch. vor der Behandlung. a) Seitenansicht, b) von vorn, c) Fernröntgenaufnahme, d) Durchzeichnung, e) Orthopantomogramm

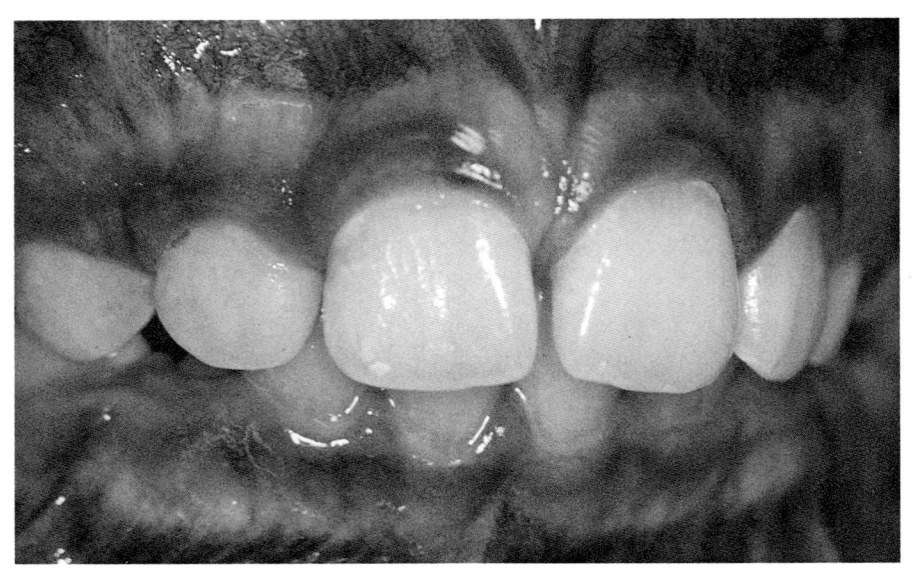

Abb. 5.73 b)

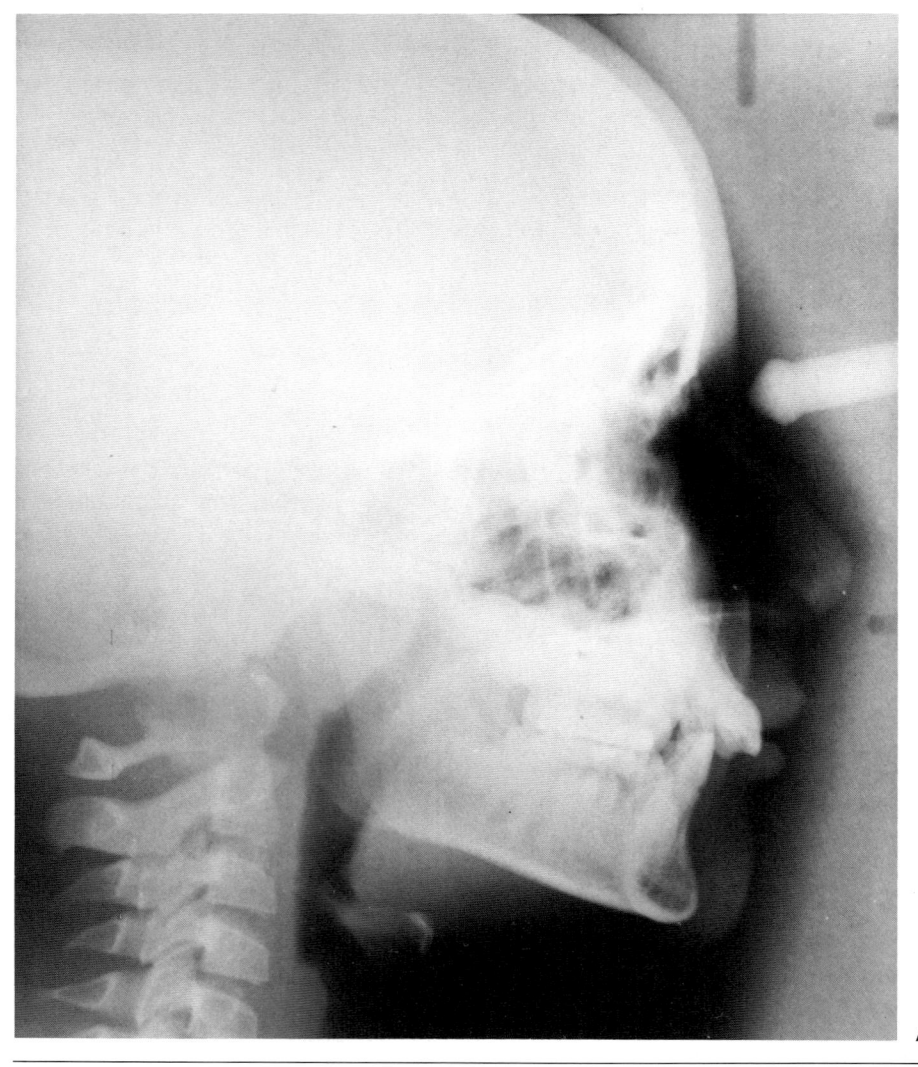

Abb. 5.73 c)

Einschleifen und Handhabung des Aktivators 257

L.Chr.
8.1.66
10.10.74

61,9 %

SNA 79°
SNB 72°
ANB 7°
SN – Pog 73°

36°

126°   64 mm
69,5° 101,5°

149°

16°
11,5°

46 mm   84,5°

50°
120°
70°

66 mm   **99°**

N – Pog

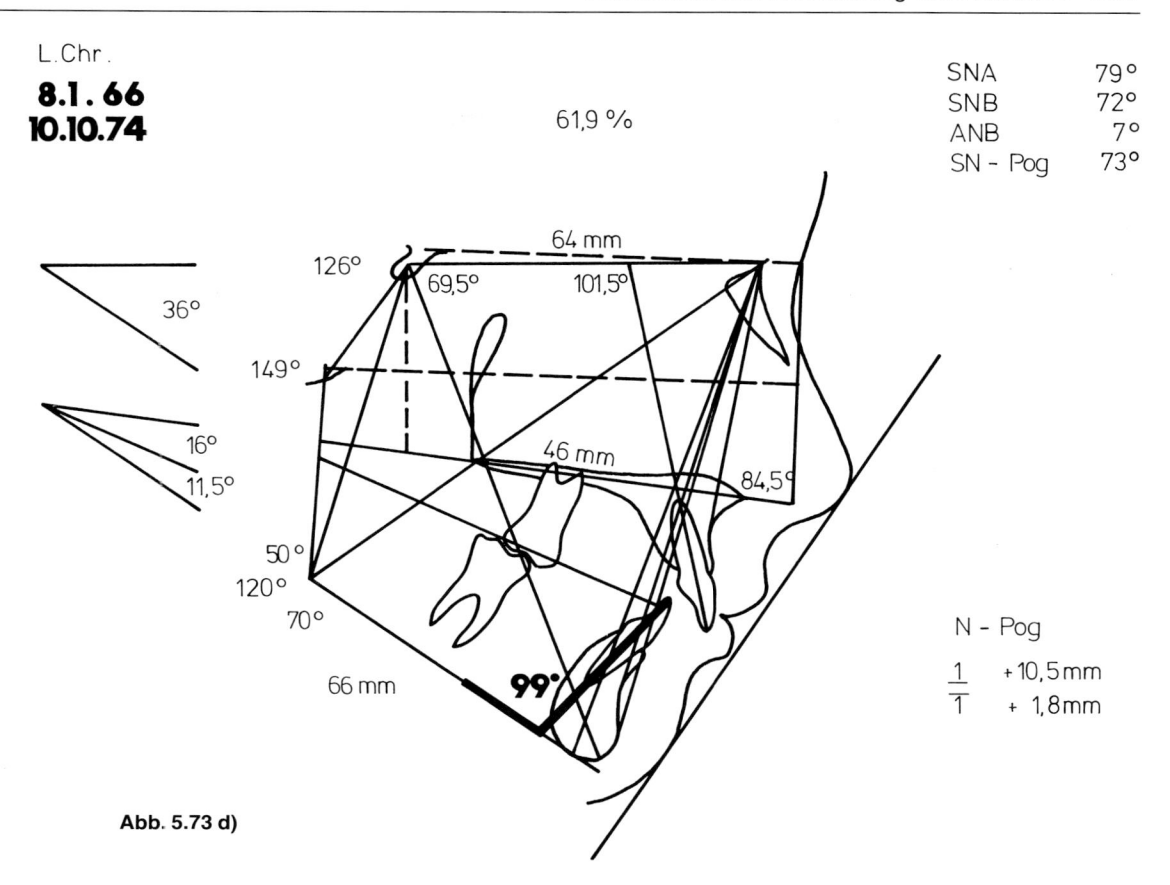

$\frac{1}{1}$ + 10,5 mm
$\frac{1}{1}$ + 1,8 mm

Abb. 5.73 d)

Abb. 5.73 e)

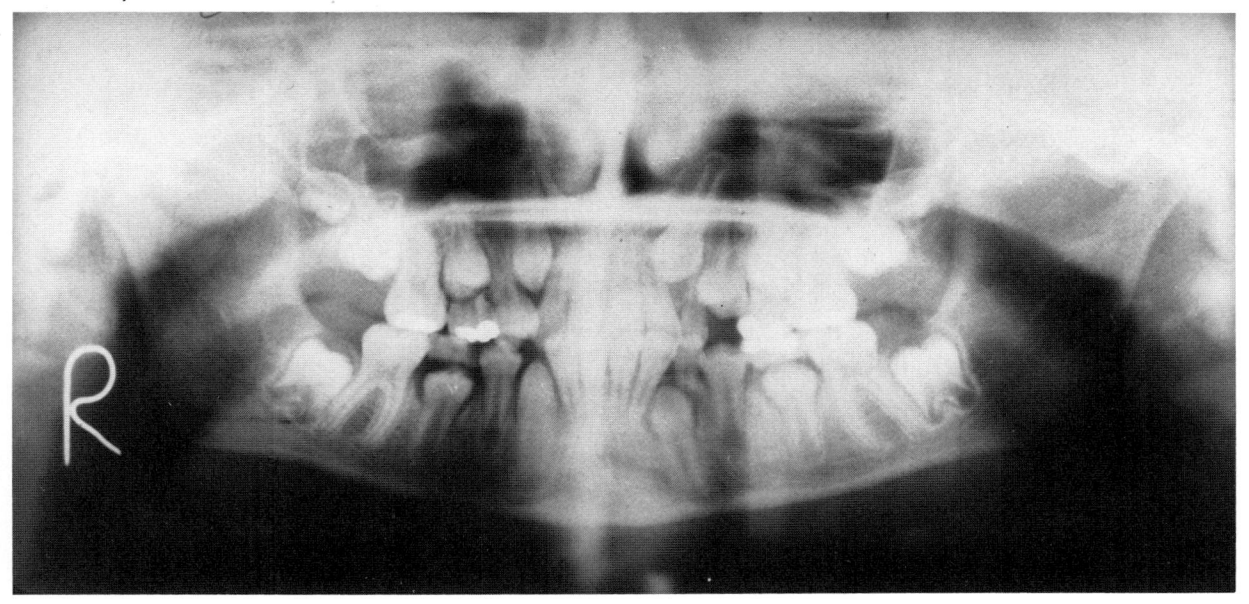

258 Der Aktivator

ad 1. Eine *Labialkippung* der unteren Schneidezähne kann durch Belastung ihrer gesamten lingualen Flächen oder nur ihrer inzisalen Drittel erfolgen. Ein passiver Labialdraht wird verwendet. In Fällen mit offenem Biß werden die inzisalen Kanten freigelassen, in Fällen mit Tiefbiß sind die Schneidekanten abgestützt. Ein leichter Kontakt mit einem flachen Kunststoffrand wird angestrebt.

ad 2. Falls es erforderlich ist, *die Schneidezähne* in ihrer Stellung *zu halten,* soll der Kunststoff nur interdental freigeschliffen und der Kontakt mit den lingualen Flächen belassen werden. Die Zähne kann man mit einer Kunststoffrille inzisal und labial fassen; ein aktiver Labialdraht kann dabei behilflich sein (Abb. 5.75).

ad 3. Falls die Retrusion oder *Aufrichtung der Schneidezähne* während einer Vorverlagerung des Unterkiefers notwendig ist, muß die Kunststoffform im unteren Schneidezahnbereich aufwendiger gestaltet werden. Zwischen den lingualen Flächen der Schneidezähne und dem Kunststoff darf kein Kontakt, nicht einmal während der Bewegungen des Unterkiefers, bestehen. Ein labialer Kunststoffrand faßt die Schneidezähne labial (Abb. 5.76). Bei Tiefbißfällen werden auch die Schneidezahnkanten belastet, aber nur aus labialer Sicht, um eine Lingualbewegung der Schneidezähne entlang der schiefen Ebene zu ermöglichen und gleichzeitig ihre Verlängerung zu verhindern. Bei Fällen mit offenem Biß werden die Schneidekanten nicht belastet. Der Labialdraht ist aktiv, er bewegt die Schneidezähne lingual.

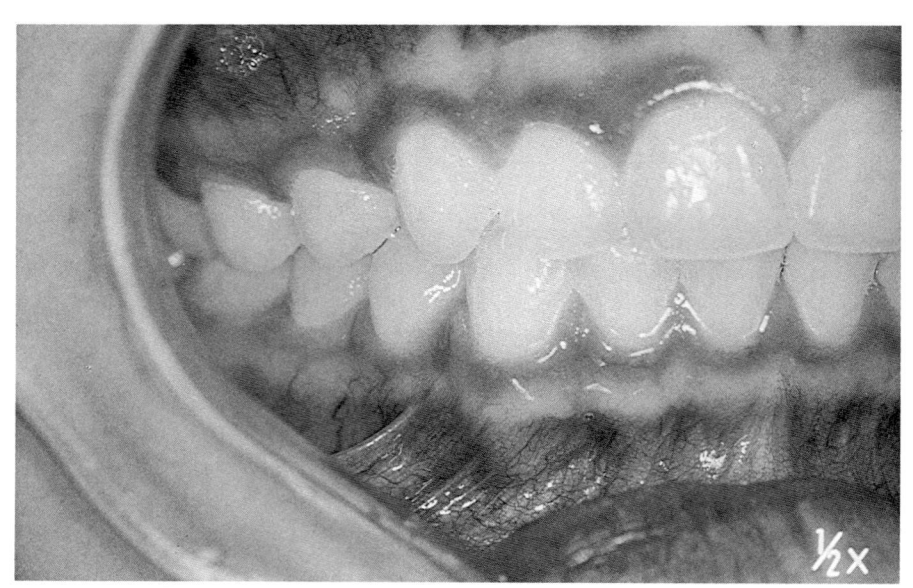

Abb. 5.74 Patientin L. Ch. nach der Behandlung. a) Seitenansicht, b) von vorn, c) Fernröntgenaufnahme, d) Fernröntgendurchzeichnung, e) Orthopantomogramm

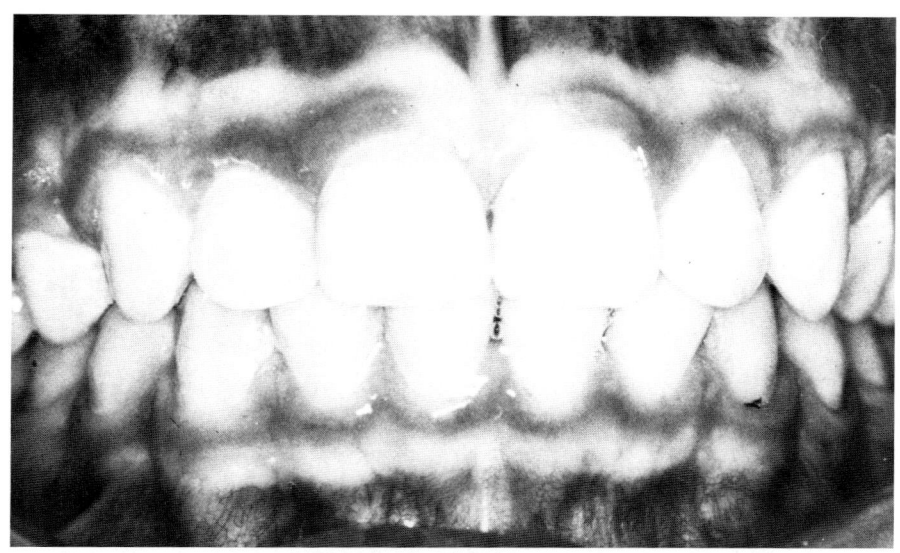

Einschleifen und Handhabung des Aktivators 259

Abb. 5.74 b)

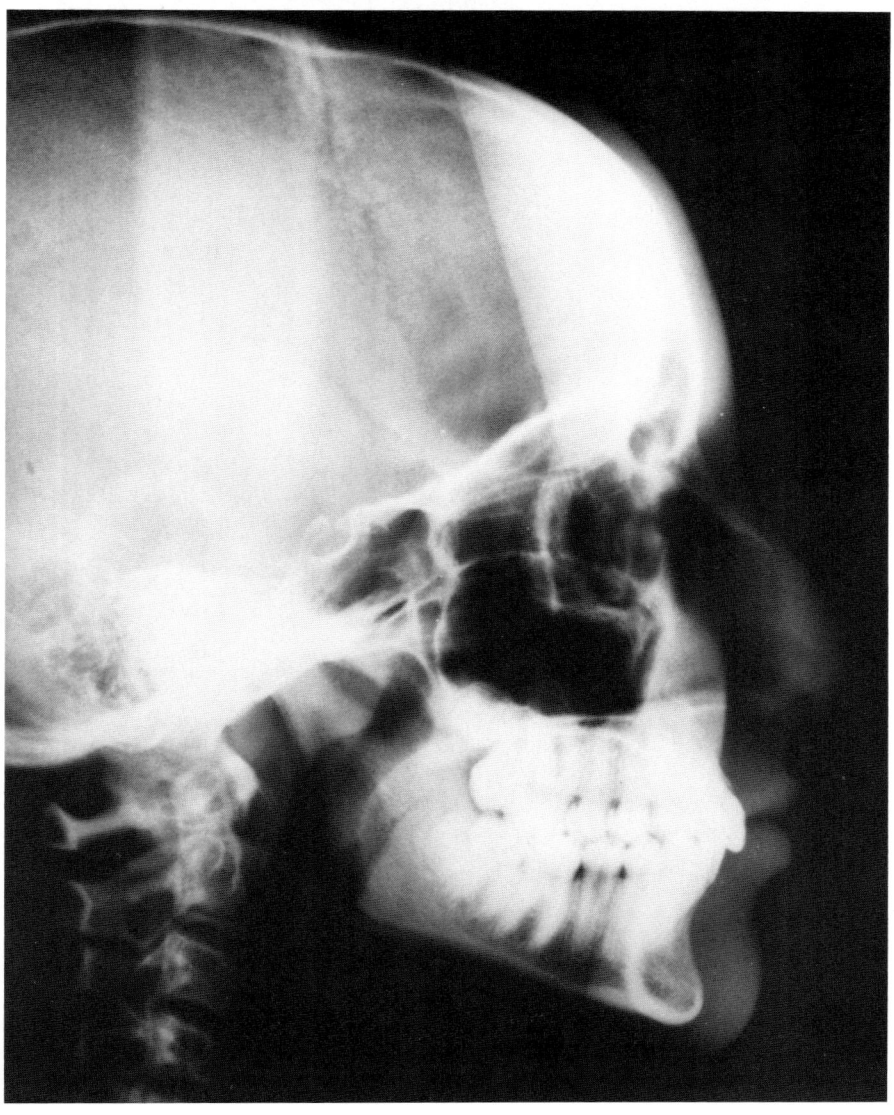

Abb. 5.74 c) ▶

260 Der Aktivator

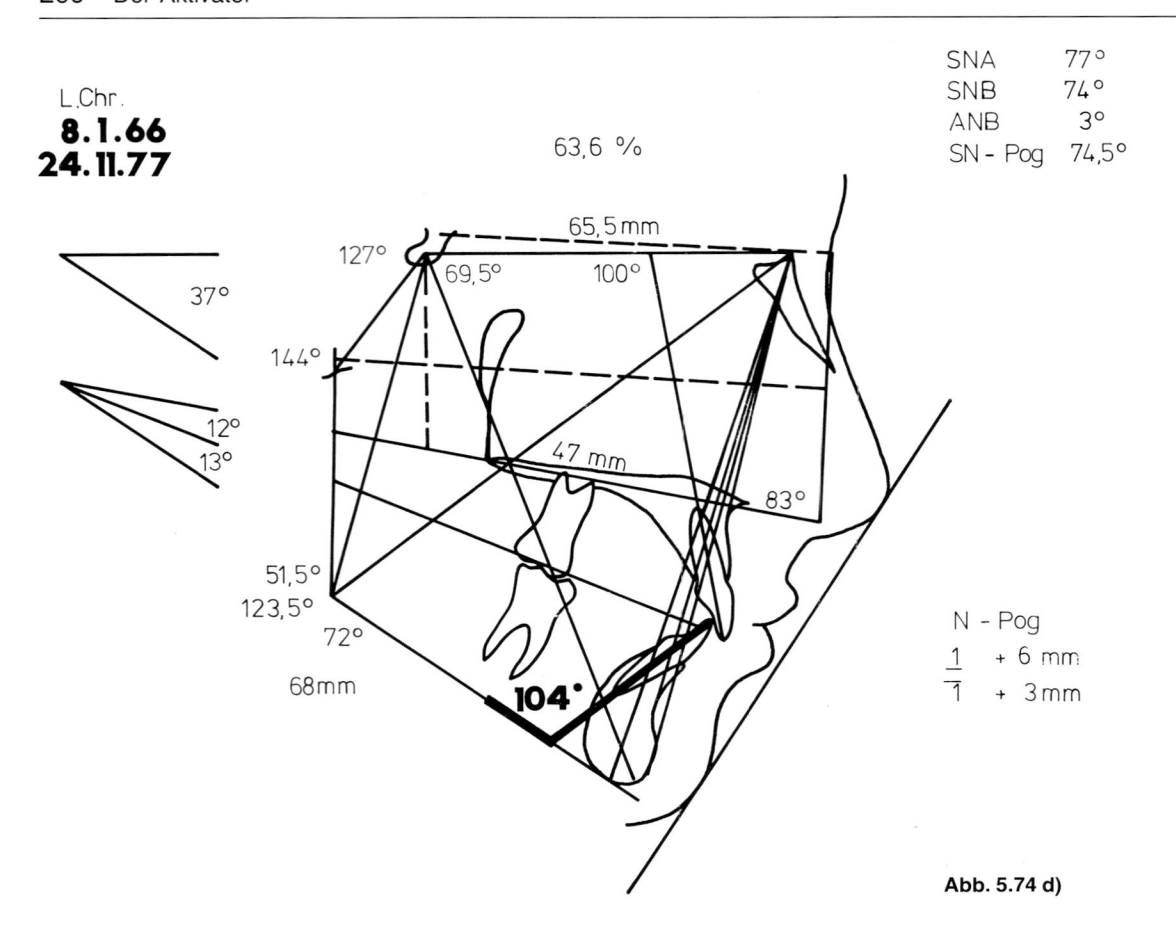

L.Chr.
8.1.66
24.11.77

SNA 77°
SNB 74°
ANB 3°
SN - Pog 74,5°

63,6 %
65,5 mm
127° 69,5° 100°
37°
144°
12°
13°
47 mm
83°
51,5°
123,5°
72°
68 mm
104°

N - Pog
$\frac{1}{\ }$ + 6 mm
$\frac{\ }{1}$ + 3 mm

Abb. 5.74 d)

Abb. 5.74 e)

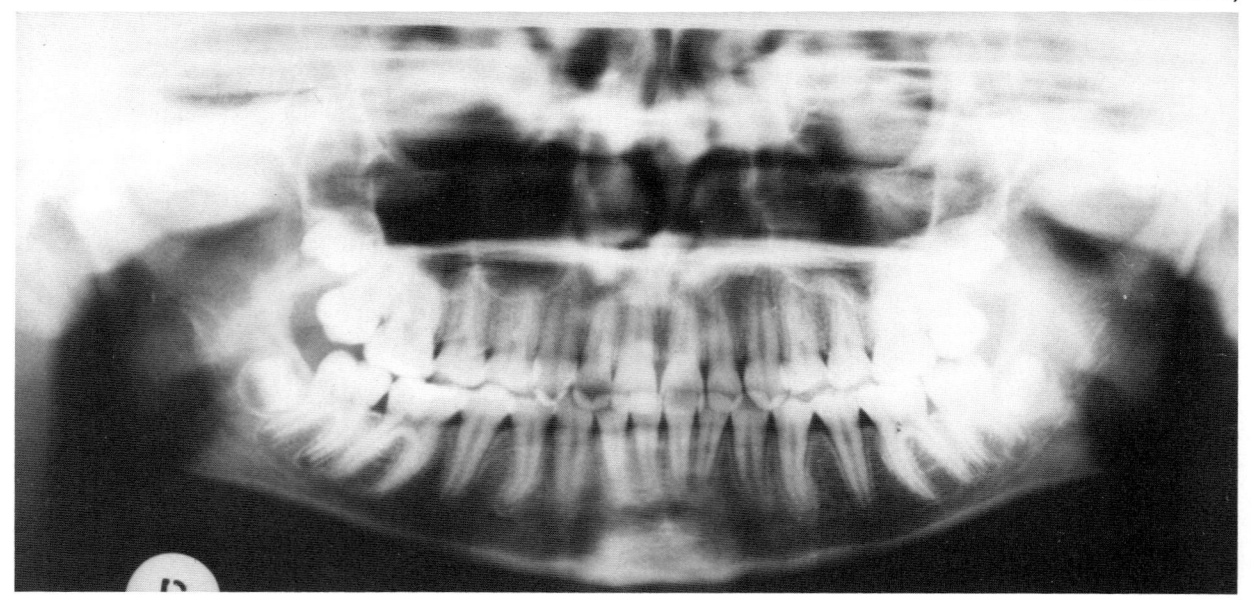

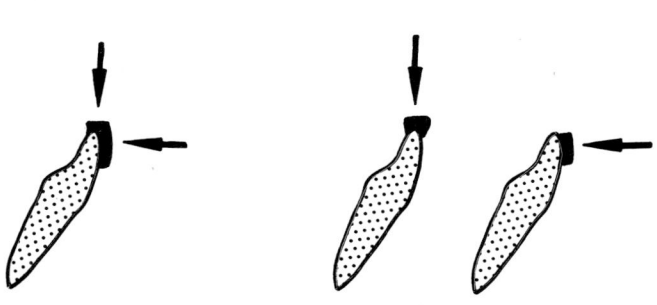

Einschleifen und Handhabung des Aktivators 261

Abb. 5.75 Kunststoffrille. Links: die Schneidezähne werden inzisal und labial gehalten; Mitte: die Schneidezähne werden inzisal gehalten; rechts: die Schneidezähne werden labial gehalten

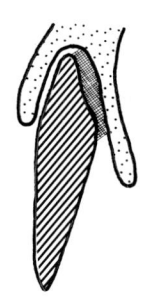

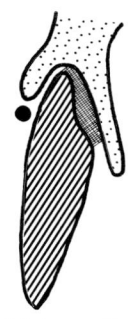

Abb. 5.76 Kunststoffrille. Links: die Schneidezähne werden gehalten; rechts: Aufrichten der Schneidezähne mit dem Labialdraht

Bei der 9,6jährigen Patientin G. C. waren die unteren Schneidezähne mit 104° extrem nach labial gekippt. Die Patientin hatte eine skelettale und dentale Klasse II-Beziehung und einen retrognathen Unterkiefer. Die Unterkieferbasis war sehr kurz, die Oberkieferbasis von durchschnittlicher Länge, die Wachstumsrichtung durchschnittlich. Neben den unteren waren auch die oberen Schneidezähne nach labial gekippt (Abb. 5.77).

Ein konventioneller „H"-Aktivator mit einer Öffnung von 4 mm im Konstruktionsbiß wurde hergestellt, um die Retrusion der oberen und unteren Schneidezähne zu ermöglichen; sie war leicht durchführbar, weil die Fronten lückig waren. Die Schneidezähne wurden labial und inzisal mit einer Kunststoffrille gehalten. Lingual wurde der Kunststoff im dentalen und auch alveolären Bereich der Schneidezähne freigeschliffen. Die Molaren wurden extrudiert, die unteren mehr als die oberen. Die oberen Molaren wurden distalisiert mit aktivierten Haltedornen an den ersten Molaren.

a)

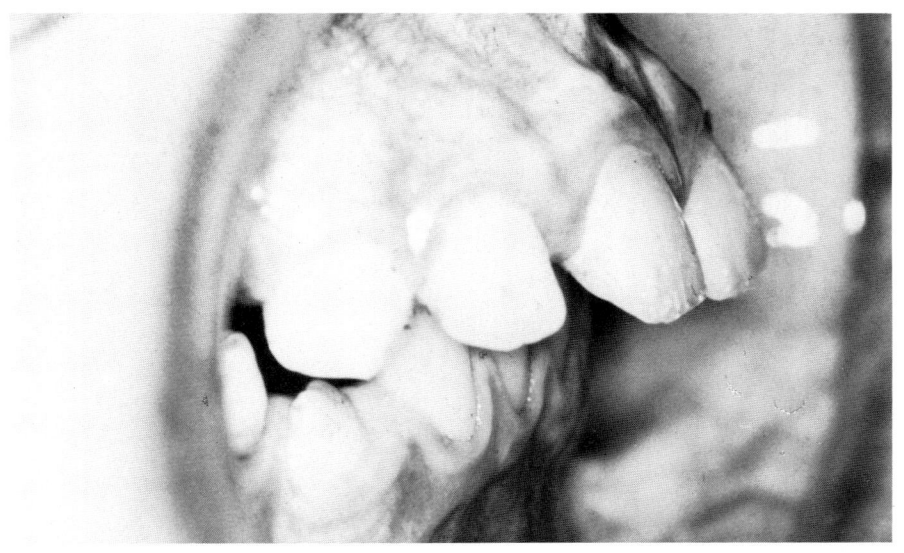

Abb. 5.77 Patientin G. C. vor der Behandlung. a) Seitenansicht, b) von vorn, c) Fernröntgenaufnahme, d) Durchzeichnung ▶

262 Der Aktivator

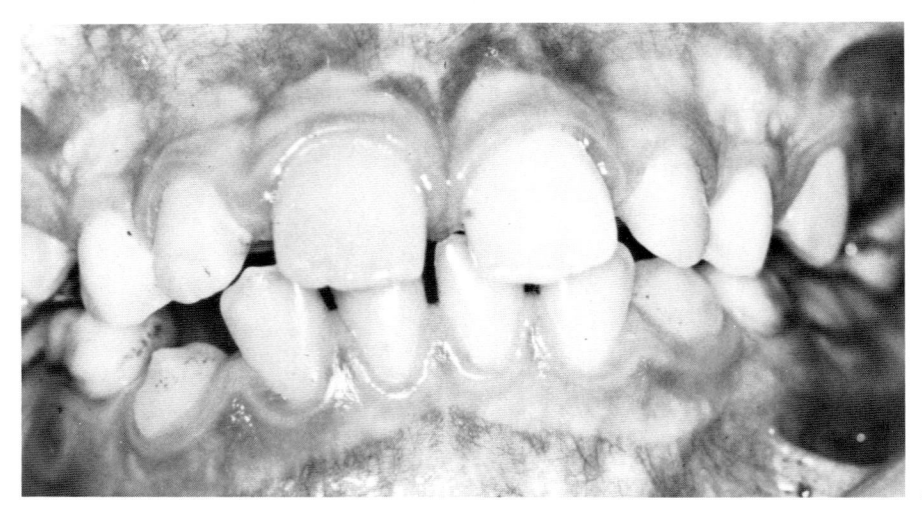

Abb. 5.77 b)

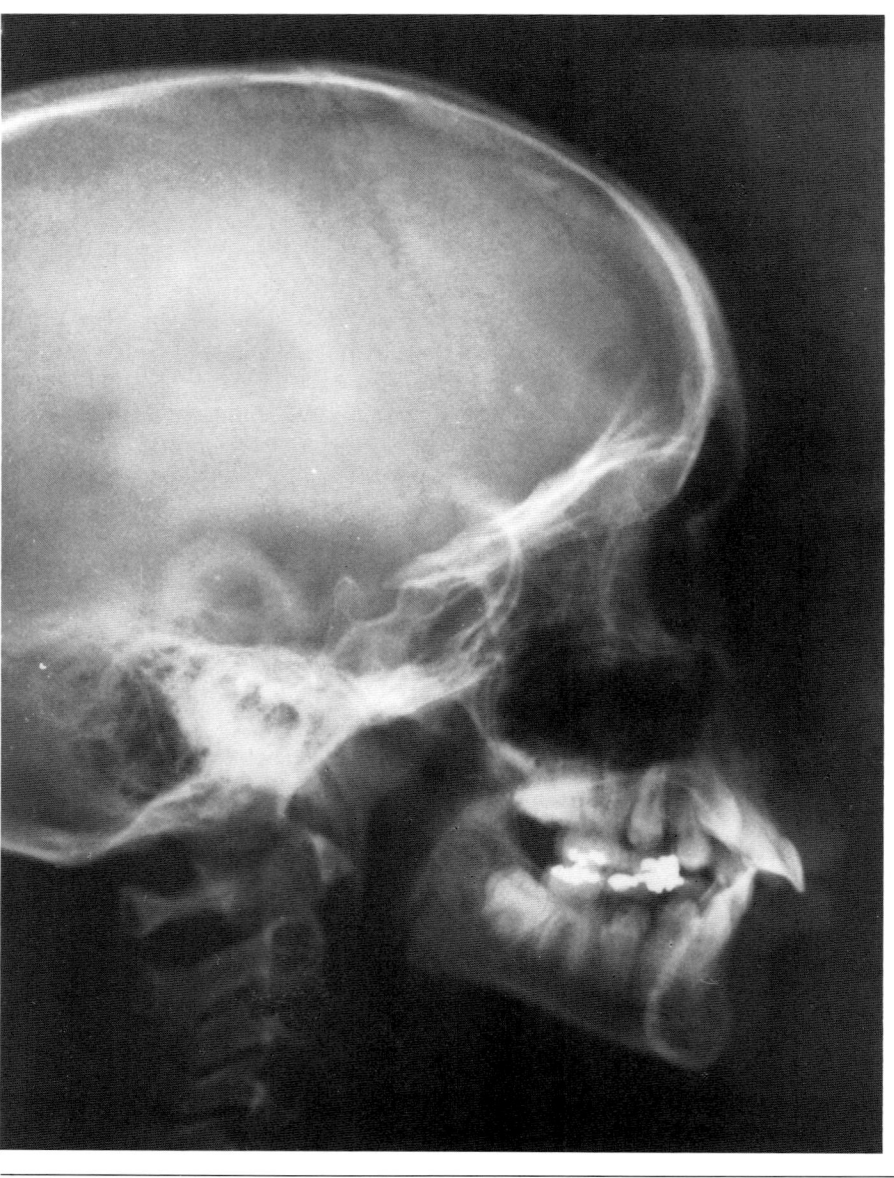

Abb. 5.77 c)

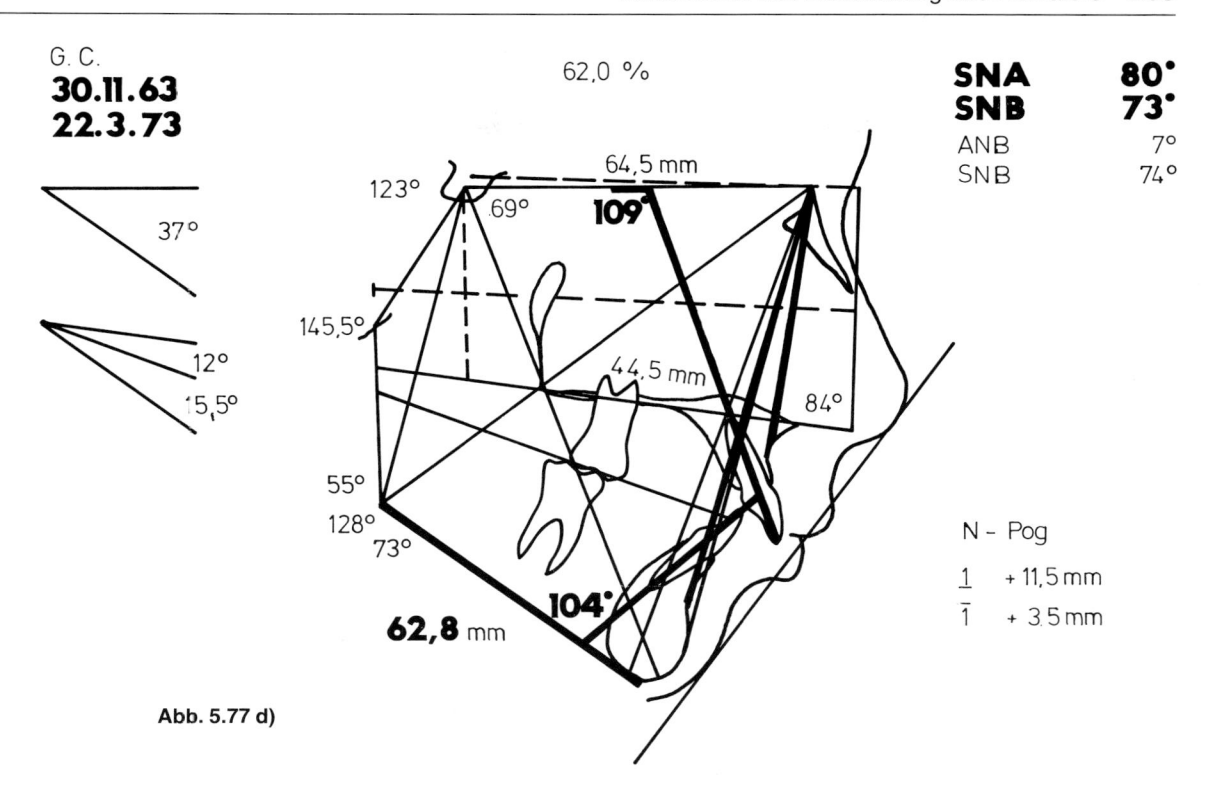

Einschleifen und Handhabung des Aktivators 263

G. C.
30.11.63
22.3.73

SNA **80°**
SNB **73°**
ANB 7°
SNB 74°

N – Pog
1̲ + 11,5 mm
1̄ + 3,5 mm

Abb. 5.77 d)

Nach 4½jähriger Therapie und Retention hat sich die Klasse II-Beziehung gebessert und der Unterkiefer nach vorn verlagert. Die Zuwachsraten der Unterkieferbasis waren durchschnittlich, die der Oberkieferbasis lagen mit + 2,5 mm über den Durchschnittswerten. Aus diesem Grund vergrößerte sich nicht nur der SNB-, sondern auch der SNA-Winkel. Die basale Beziehung ar–Pog/ar–A hat sich von 10 auf 15 mm verbessert, die

a)

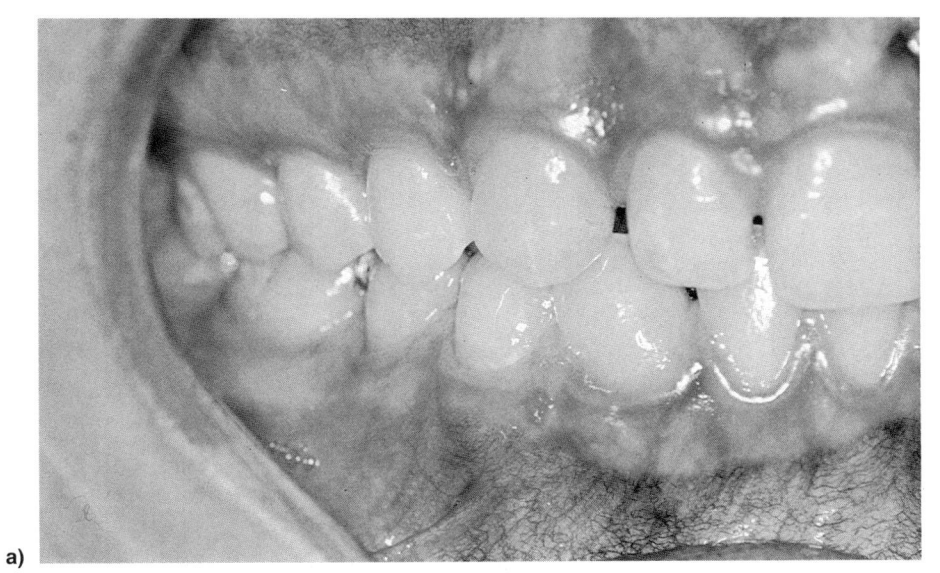

Abb. 5.78 Patientin G. C. nach der Behandlung. a) Seitenansicht, b) von vorn, c) Fernröntgenaufnahme, d) Fernröntgendurchzeichnung ▶

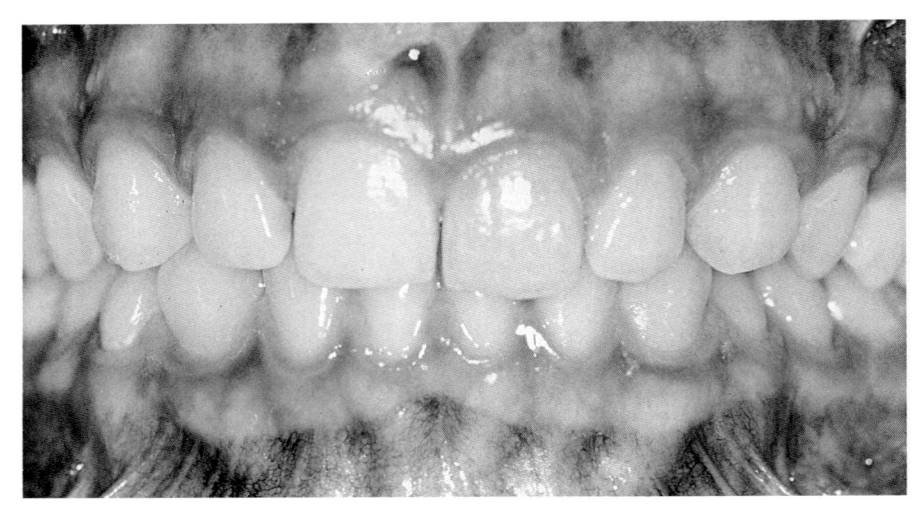

Abb. 5.78 b)

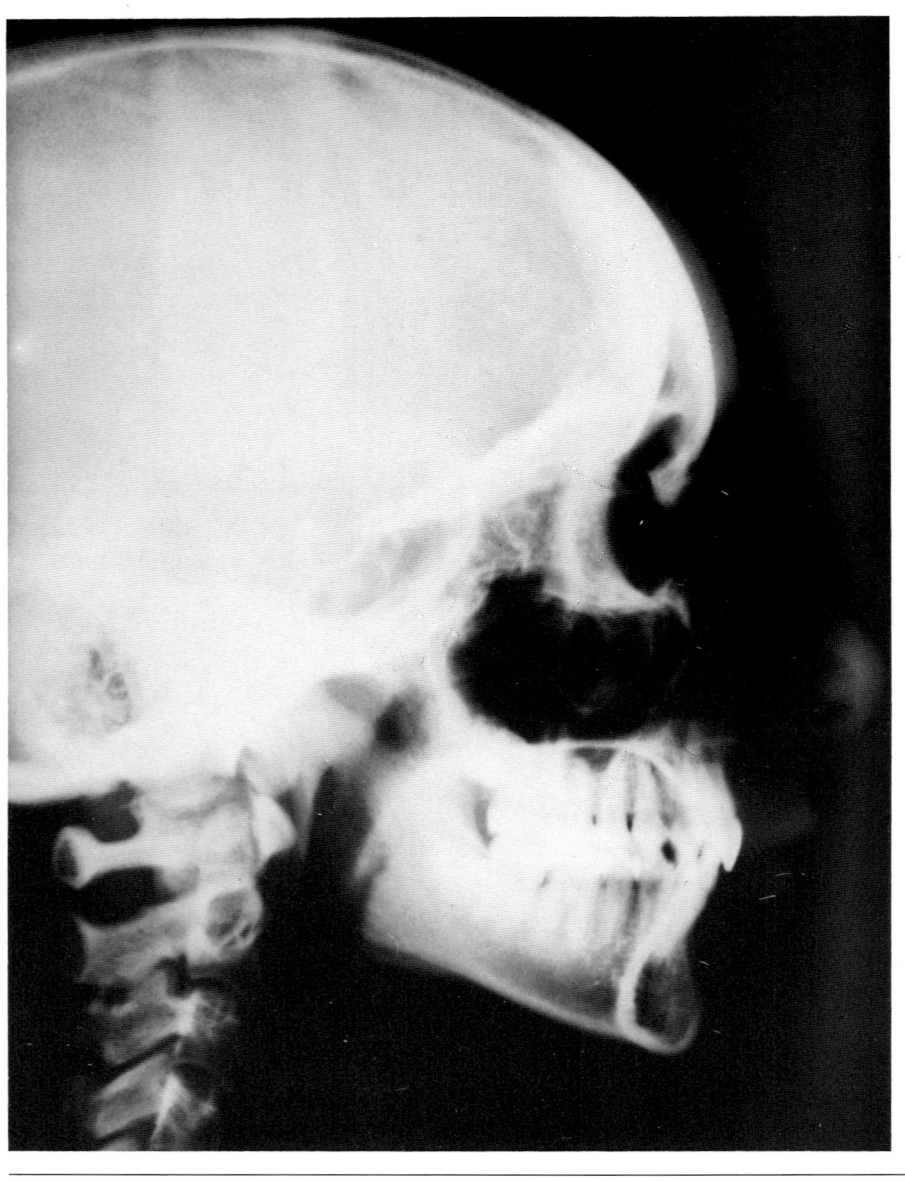

Abb. 5.78 c)

G. C.
30.11.63
21.10.77

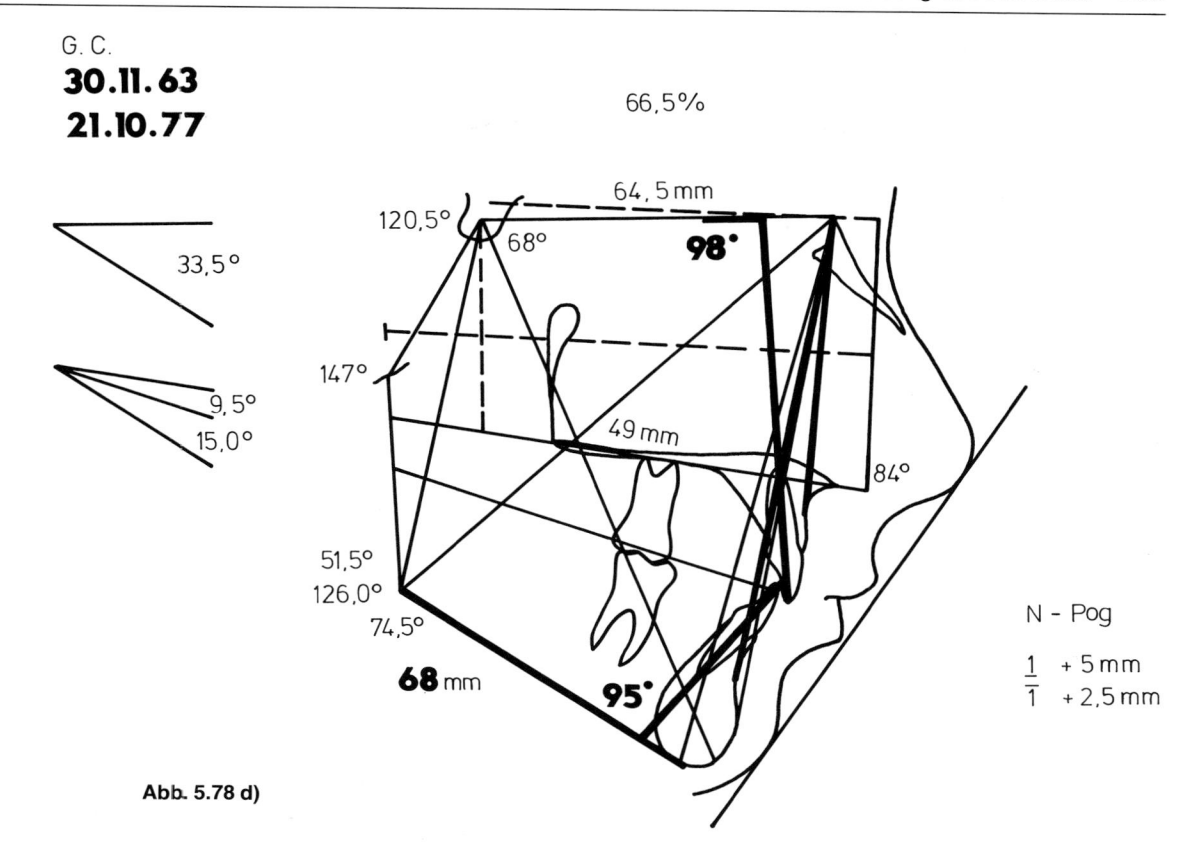

Abb. 5.78 d)

Wachstumsrichtung ist mehr horizontal geworden. Trotz der ungünstigen Reaktion der Oberkieferbasis auf die Therapie (Vergrößerung des SNA-Winkels) konnten die unteren Schneidezähne während der Vorverlagerung des Unterkiefers von 104° auf 95° aufgerichtet werden (Abb. 5.78).

5.7.3.2.5 Gestaltung des Kunststoffes im oberen Schneidezahnbereich Bestimmte Variationen bei der Kunststoffgestaltung für den oberen Schneidezahnbereich wurden bereits beschrieben. Beim *Tiefbiß* sind die Schneidekanten belastet, beim *offenen Biß* ist der Kunststoff inzisal freigeschliffen, um die Verlängerung der Zähne zu ermöglichen. Während der *Protrusion* sind die lingualen Flächen belastet.

Eine besondere Gestaltung des vertikalen Aktivators ist bei der *Retrusion* der Schneidezähne erforderlich.

1. Die Gestaltung zur Retrusion der oberen Schneidezähne.

Der Kunststoff wird *lingual für die Retrusion freigeschliffen,* der Labialdraht aktiv gestaltet. Während der Retrusion der Schneidezähne erfolgt auch ihre Verlängerung, die sich aber beim *Tiefbiß* für den weiteren Behandlungsablauf ungünstig auswirkt. In solchen Fällen soll man die Schneidezähne mit einer Kunststoffrille labial und labio-inzisal halten; sie werden im inzisalen Drittel der Labialflächen und an der Schneidezahn-

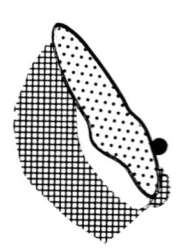

Abb. 5.79 Die Verlängerung des Acrylats labial und Freischleifen des Kunststoffs im dentalen Bereich

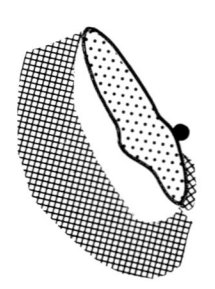

Abb. 5.80 Der Kunststoff ist labial bis zum mittleren Drittel der Schneidezähne verlängert und lingual im dentoalveolären Bereich freigeschliffen. Obere Kunststofform für den „V"-Aktivator

kante mit Kunststoff gefaßt (Abb. 5.79). Lingual wird der Kunststoff freigeschliffen bis auf die labialen Kanten der Schneidezähne; die Schneidezähne kann man mit Hilfe eines aktiven Labialdrahtes entlang einer geraden Fläche nach lingual bewegen, um ihre Elongation zu verhindern.

2. Die Gestaltung des oberen Schneidezahnbereichs beim *vertikalen Aktivator* erfolgt in ähnlicher Weise wie für die Retrusion beim Tiefbiß, es gibt jedoch bestimmte Unterschiede.

Die Kunststoffschablone ist labial bis zum mittleren Drittel der labialen Flächen der Schneidezähne verlängert, d. h. bis zu ihrer größten Zirkumferenz (Abb. 5.80). Lingual wird der Kunststoff freigeschliffen im dentalen, alveolären und palatinalen Bereich. Der Labialdraht berührt die Zähne im gingivalen Drittel. Ziel dieser Konstruktion ist nicht nur, die Achsenstellung der Schneidezähne zu verändern, sondern auch die *Inklination der Oberkieferbasis* zu beeinflussen. Diese Inklination kann mittels der vertikalen Kraftkomponente, welche durch den hohen Konstruktionsbiß entsteht, verändert werden.

5.7.3.3 Bewegung der Seitenzähne in der sagittalen Ebene

Die Seitenzähne können mit dem Aktivator nach distal oder mesial bewegt werden. Größere mesio-distale körperliche Bewegungen kann man mit dem Aktivator zwar nicht bewerkstelligen, jedoch bescheidene Bewegungen der Seitenzähne während der Behandlung von Klasse II- oder Klasse III-Anomalien. Bei der Einleitung der Therapie im frühen Wechselgebißalter kann man die *ersten bleibenden Molaren* bewegen und während des Durchbruchs der *Prämolaren* diese mittels Einschleifen der Apparatur in die richtige Stellung führen, und zwar nach mesial oder distal mit Hilfe der *Führungsflächen,* welche die Zähne berühren.

5.7.3.3.1 Während der Distalbewegung belasten die Führungsflächen die Molaren an ihren mesio-lingualen Flächen (Abb. 5.81). Die Führungsflächen reichen aber nur bis zur größten Zirkumferenz des Zahnes in der mesio-distalen Ebene. Im Oberkiefer ist bei der Klasse II eine Distalbewegung indiziert, falls keine Extraktionen vorgenommen werden. Das Aus-

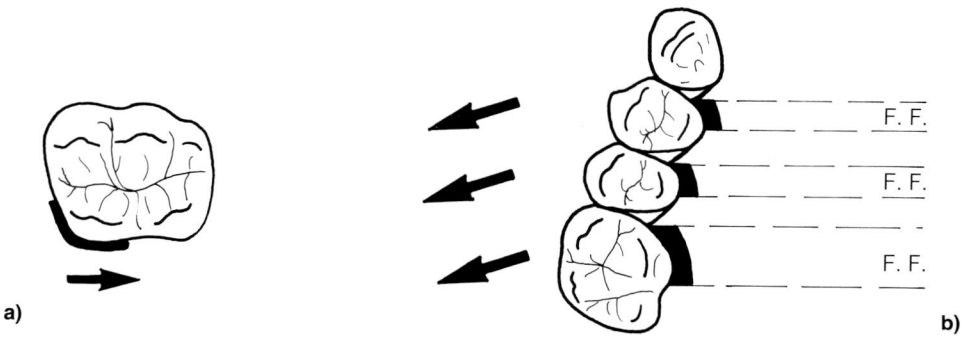

Abb. 5.81 Distalbewegungen der Molaren. a) die belasteten Flächen, b) die Führungsflächen

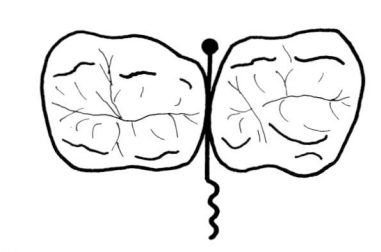

Abb. 5.82 Haltedorne

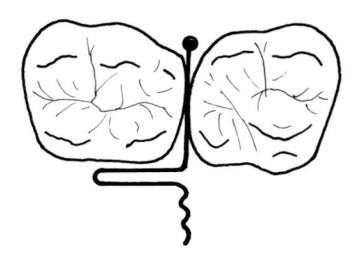

Abb. 5.83 Aktive Feder für die Distalisierung der Molaren

maß dieser Bewegungen durch den Aktivator ist beschränkt. Verschiedene *zusätzliche Elemente* kann man für die Distalisierung anwenden.

1. Die *Haltedorne* werden starr angefertigt (0,9 mm; Abb. 5.82) und berühren die mesialen Flächen der Sechsjahrmolaren interproximal; mit ihnen kann man die Molaren in ihrer Stellung halten. Wenn die Behandlung mit einem Headgear oder Bumper eingeleitet und mit dem Aktivator fortgesetzt wurde, sind Haltedorne indiziert, um eine Mesialwanderung der Zähne zu verhindern. Man kann sie auch für die *Distalisierung der Molaren* benutzen,

● wenn sie leicht nach distal gebogen und *aktiviert* werden

● bei einer *reziproken Kraftapplikation,* wenn die Schneidezähne gleichzeitig protrudiert werden sollen.

2. Eine Distalisierung der Molaren kann auch mit *offenen Federn* durchgeführt werden (Abb. 5.83).

Manchmal, besonders nach Extraktionen der ersten Prämolaren, ist eine *Distalisierung der Eckzähne* notwendig, eine Aufgabe, die man mit verschiedenen Elementen vornehmen kann.

3. Ursprünglich wurde der *Labialdraht* für eine Distalisierung der Eckzähne modifiziert (Abb. 5.84): seine lateralen U-förmigen Biegungen wurden mit horizontal gelagerten Schlaufen kombiniert. Diese Konstruktion hat *Nachteile,* weil es sehr schwierig ist, die Schlaufen für die Distalisierung der Eckzähne und den mittleren Teil des Labialdrahtes für die Retrusion der Schneidezähne gleichzeitig und richtig zu aktivieren.

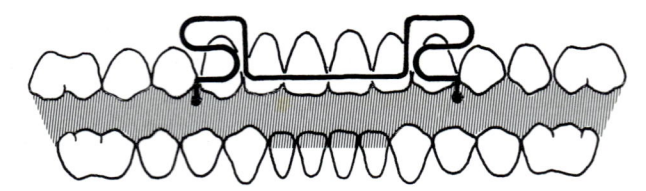

Abb. 5.84 Labialdraht mit Ösen für die Eckzähne

Abb. 5.85 Führungssporne

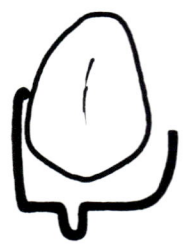

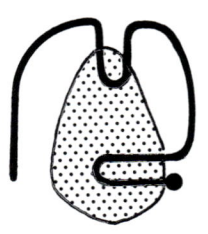

Abb. 5.86 Rückzugfeder für die Eckzähne

4. *Petrik* hat *Führungssporne* für die Distalisierung der Eckzähne benutzt (Abb. 5.85), die unabhängig vom Labialdraht arbeiten.

Die Sporne werden mit einer U-förmigen Biegung zur besseren Anpassung aus starrem Draht angefertigt (0,8–0,9 mm) und berühren die mesialen Flächen der Eckzähne.

5. Zur Distalisierung der Eckzähne kann man auch *Rückzugsfedern* anwenden (Abb. 5.86), die mit den mesio-labialen Flächen der Eckzähne in Kontakt sind und sie entlang einer großen Oberfläche erfassen. Die Federn kann man mit parallelen Bewegungen aktivieren, dies ermöglicht die Distalisierung mit einer nur geringen Kippung. Die Federn sind aktiv-mechanische Elemente, aus 0,6 mm dickem Draht angefertigt.

5.7.3.3.2 Für eine *Mesialisierung der Zähne* werden die disto-lingualen Flächen der Molaren und Prämolaren belastet. Die Führungsflächen reichen nur bis zur größten lingualen Zirkumferenz der mesio-distalen Ebene (Abb. 5.87). Eine Mesialbewegung der Seitenzähne ist nur im Oberkiefer bei der Behandlung von Klasse III-Anomalien ohne Engstände indiziert.

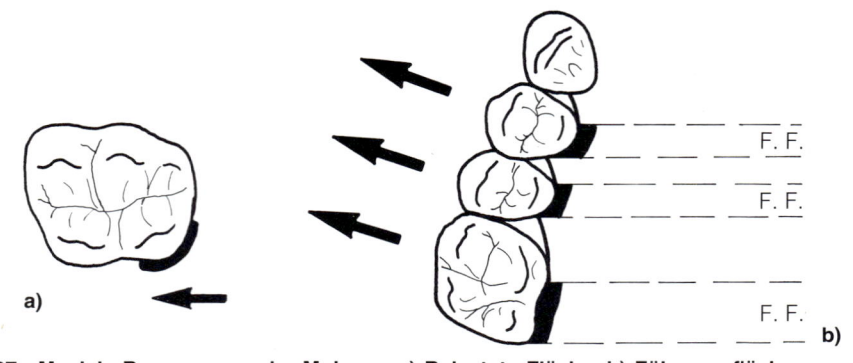

Abb. 5.87 Mesiale Bewegungen der Molaren. a) Belastete Fläche, b) Führungsflächen

Bei *Klasse II-Anomalien* werden die Führungsflächen für die unteren Seitenzähne nicht für eine Mesialbewegung eingeschliffen, jedoch für eine *Dehnung* oder eine *Extrusion*. Durch die reziproke intermaxilläre Verankerung der Apparatur entsteht nämlich, infolge der Dehnung der Retraktoren während einer Vorverlagerung des Unterkiefers, ohnehin eine mesiale Kraftkomponente. Eine Mesialbewegung der unteren Seitenzähne könnte in solchen Fällen eine zu starke Labialkippung der Schneidezähne verursachen.

5.7.4 Bewegung der Zähne in der transversalen Ebene

Wenn der Unterkiefer bei der Einbißnahme lateral verschoben wird, entsteht eine asymmetrische Wirkung in der transversalen Ebene (Abb. 5.88). Dadurch entwickelt sich auf der kontralateralen Seite eine reziproke Kraft und diese könnte zur Ausformung eines asymmetrischen Oberkiefers auf der einen und eines Engstandes auf der anderen Seite im unteren Zahnbogen indiziert sein. Mangels geeigneter Kontrolle sollte das Ausformen von asymmetrischen Zahnbögen aber eher mittels *Dehnplatten* gelöst werden. Auch das Einschleifen der Seitenzähne bringt keinen großen Gewinn.

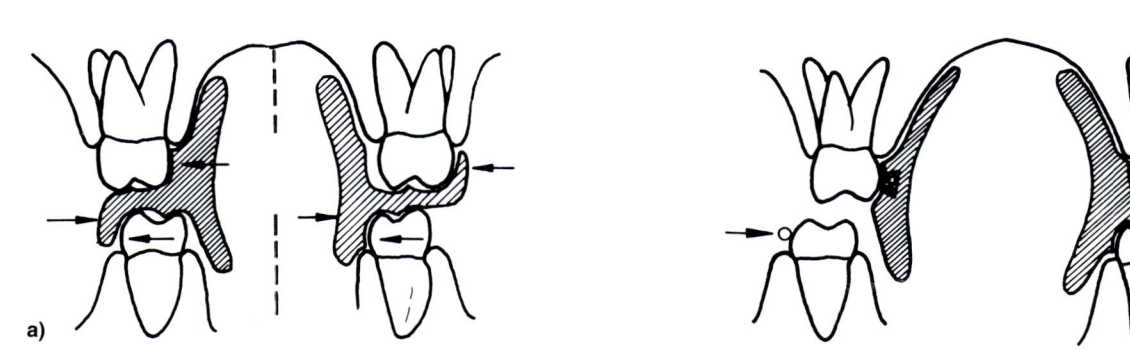

Abb. 5.88 Transversale Wirkungsweise des Aktivators. a) transversale reziproke Wirkungsweise bei Fällen mit Kreuzbiß, b) transversale Wirkungsweise durch Verankerung der Apparatur auf der einen Seite und Bewegung der Zähne auf der kontralateralen Seite

Um transversale Bewegungen erreichen zu können, werden die lingualen Flächen belastet (Abb. 5.89). Falls in einem der Zahnbögen oder in einem bestimmten Bereich eine größere Kraftapplikation erforderlich ist, kann sie durch *Unterfütterung* mit hartem oder weichem selbsthärtenden Acrylat erreicht werden. Eine wirksamere transversale Dehnung aber ist mit *Dehnschrauben* erreichbar, wobei die Apparatur gleichzeitig eingeschliffen wird.

Ursprünglich wurden die Dehnschrauben im vorderen intermaxillären Teil der Apparatur befestigt, um eine symmetrische Kraftapplikation zu erreichen (Abb. 5.90). Eine solche Konstruktion ist jedoch sehr voluminös, insbesondere im vorderen Teil, und drückt die Zunge nach hinten; das ist insbesondere bei Engständen ein Nachteil. Die Apparatur kann aber auch

270   Der Aktivator

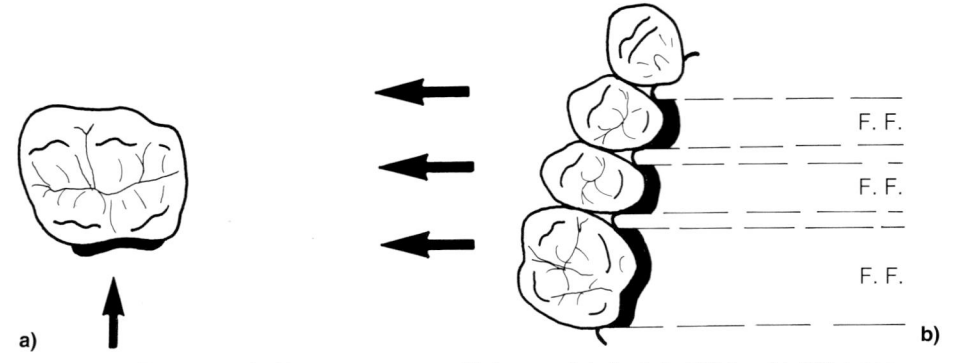

Abb. 5.89 Transversale Bewegungen von Molaren. a) belastete Fläche, b) Führungsflächen

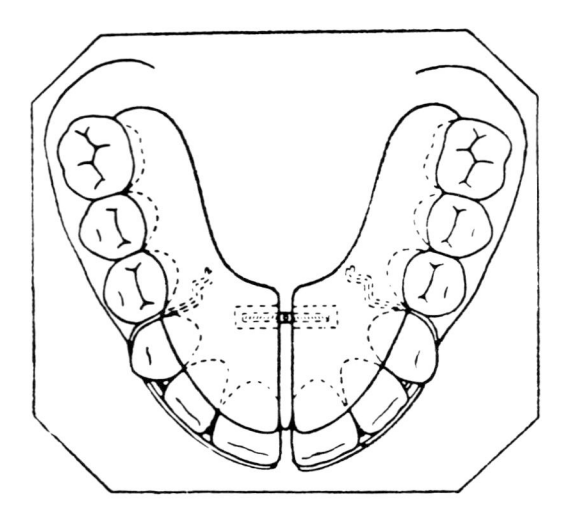

Abb. 5.90 Dehnungsschraube, in den Aktivator eingebaut

mit *zwei exzentrisch befestigten Dehnschrauben* angefertigt werden, mit Schrauben im oberen und unteren Teil und einer Reduktion im anterioren Bereich (siehe auch Abb. 5.33).

Einzelzähne kann man auch nach lateral bewegen. Wenn ein Kreuzbiß von Einzelzähnen besteht, kann die Anomalie mit *zwei Federn* und entsprechendem Einschleifen korrigiert werden (Abb. 5.91). Die oberen Molaren kann man mit geschlossenen *Protrusionsfedern* nach bukkal bewegen und die unteren Molaren mit *Rahmenschlingen* nach lingual. Der linguale Kunststoff der unteren Molaren wird freigeschliffen.

Im Schneidezahnbereich sind Transversalbewegungen (mesio-distal) von Einzelzähnen mittels Führungssporen möglich, die besonders für den *Lückenschluß* angewandt werden.

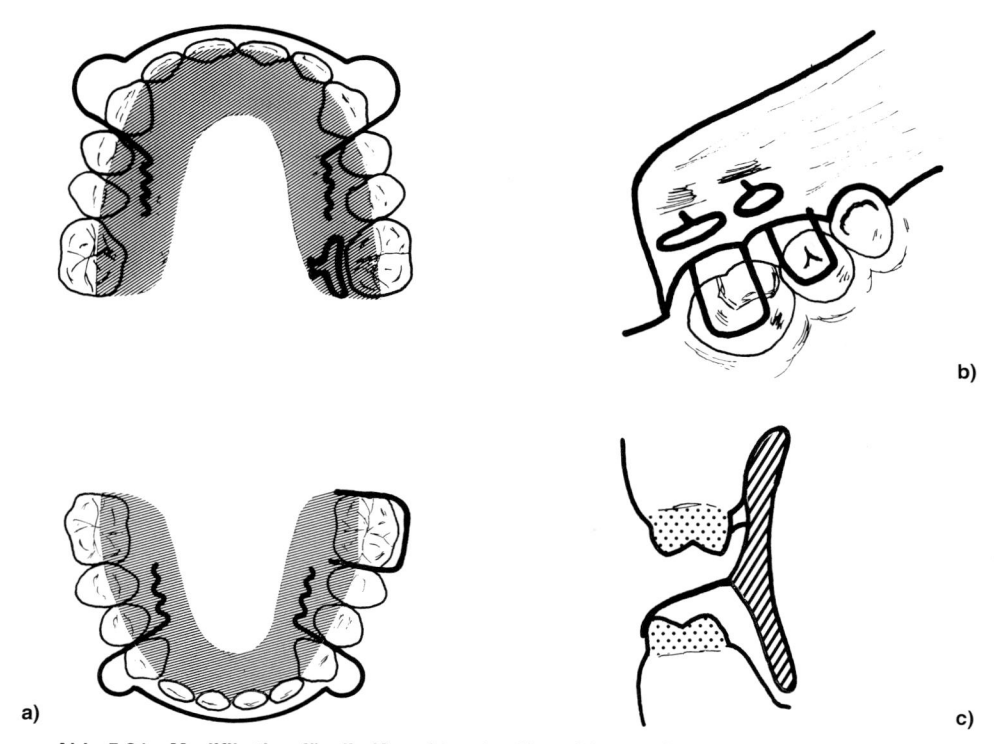

Abb. 5.91 Modifikation für die Korrektur des Kreuzbisses. a) Protrusion im oberen und Rahmenschlinge im unteren Molarenbereich, b) beide Federn von oben, c) beide Federn in Seitenansicht

5.7.5 Einschleifplan

Bisher wurden Einzelzahnbewegungen beschrieben, obwohl bei der Aktivator-Therapie nur *kombinierte Bewegungen* ausgeführt werden, gleichzeitig im Front- und Seitenzahnbereich und in verschiedenen Richtungen. Vor dem Einschleifen der Apparatur wird unter Berücksichtigung der verschiedenen Zahnbewegungen ein Einschleifplan vorbereitet.

5.7.5.1 Einschleifplan für Klasse II-Anomalien (Abb. 5.92)

5.7.5.1.1 Für die *Schneidezähne*: Die *oberen* Schneidezähne sollen retrudiert werden, der Labialdraht ist aktiv. In einigen Fällen werden die Schneidezähne labial mit Acrylat gefaßt. Die *unteren* Schneidezähne werden meistens protrudiert, der Labialdraht ist negativ. Der Kunststoff wird unter Berücksichtigung der verschiedenen Anforderungen oft zum Halten oder Retrudieren der Schneidezähne gestaltet. Modifikationen sind möglich.

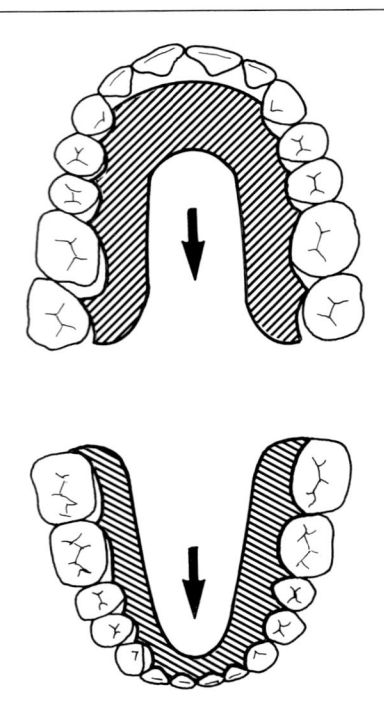

Abb. 5.92 **Einschleifplan für die Distalisierung der oberen und Mesialisierung der unteren Zähne**

5.7.5.1.2 Für die *Seitenzähne*: Die *oberen* Zähne werden durch Führungsflächen und Haltedorne distal bewegt. Der Durchbruch der oberen Molaren kann durch *selektives Einschleifen* gehemmt werden, um eine dentale Verbesserung der Klasse II-Beziehungen zu erreichen. Das Problem kann auch durch Distalisierung der oberen Molaren während ihres Durchbruchs gelöst werden. Im *unteren* Seitenzahnbereich wird die Apparatur für eine Extrusion eingeschliffen.

5.7.5.2 Einschleifplan bei Klasse III-Anomalien (Abb. 5.93)

5.7.5.2.1 Für die *Schneidezähne*: die *oberen* Schneidezähne werden für eine Protrusion belastet, der Labialdraht ist passiv. Falls sie im Durchbruch sind, kann man sie entlang der schiefen Kunststoffflächen nach labial führen. Anstatt eines Labialdrahts kann man im oberen Frontzahnbereich Pelotten benutzen, um das Wachstum zu fördern. Die *unteren* Schneidezähne sollen retrudiert werden. Hinter ihren lingualen Flächen wird der Kunststoff freigeschliffen, er darf sie nicht einmal in ihrem alveolären Bereich berühren. Die labialen Flächen werden im inzisalen Drittel mit Kunststoff gefaßt. Der Labialdraht ist aktiv. Der untere vordere Abschnitt der Apparatur kann ganz freigeschliffen oder offen konstruiert werden, weil keine Kraftapplikation in diesem Bereich erforderlich ist. Andererseits liegt bei der Klasse III-Anomalie die Zunge flach und auch ein unten offener Aktivator kann diese ungünstige Zungenlage nicht beeinflussen, es sei denn, man verwendet ein zusätzliches *Zungengitter.*

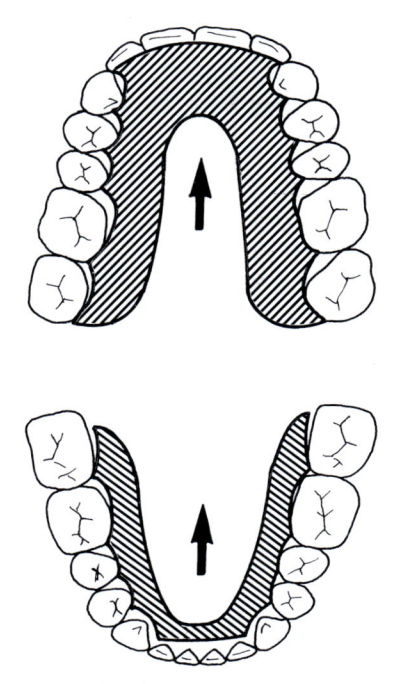

Abb. 5.93 Einschleifplan für die Mesialbewegung der oberen und Distalbewegung der unteren Zähne

5.7.5.2.2 Für die *Seitenzähne*: Die Führungsflächen für die *oberen* Seitenzähne werden für eine Mesialbewegung eingeschliffen. Die *unteren* Seitenzähne werden nach distal bewegt. Falls der Durchbruch der oberen Molaren gefördert und der unteren gehemmt wird, kann man die dentalen Beziehungen der Klasse III verbessern.

5.7.5.3 Einschleifplan für die Beeinflussung der vertikalen Anomalien

5.7.5.3.1 Bei Fällen mit *Tiefbiß* werden die Schneidezähne für eine Intrusion und die Molaren für eine Extrusion eingeschliffen. Der Labialdraht ist aktiv und berührt die Zähne in ihrem inzisalen Drittel.

5.7.5.3.2 Beim *offenen Biß* wird der Schneidezahnbereich für die Extrusion freigeschliffen, der Molarenbereich für die Intrusion. Der aktive Labialdraht berührt die Zähne in ihrem gingivalen Drittel.

5.7.6 Handhabung der Apparatur

Die im Labor angefertigte Apparatur wird am Patienten geprüft und eingesetzt. Während der ersten Woche soll er sie 2–3 Stunden tagsüber tragen und sie ab der zweiten Woche auch während des Nachtschlafes benutzen. Nach 3 Wochen wird die Apparatur noch einmal geprüft, das Einschleifen wird kontrolliert. Die Führungsflächen sollten vom vielen

Tragen glänzend sein, man kann sie notfalls verbessern oder neu gestalten. Wenn der Patient die Apparatur nachts immer wieder verliert, empfiehlt man eine Verlängerung der Tragedauer tagsüber. Im Bereich des Unterkiefers kann das Gerät mit schnell härtendem weichen Kunststoff unterfüttert werden, eine Maßnahme, welche das Tragen in den ersten Wochen erleichtert.

Kann der Patient die Apparatur ohne Schwierigkeiten tragen, genügt es, sie in 6wöchigen Abständen zu kontrollieren. Während dieser Kontrollsitzungen ist folgendes zu beachten:

1. Die glänzenden Oberflächen der Führungsflächen werden kontrolliert, um festzustellen, ob die Apparatur regelmäßig getragen wird und ob richtig eingeschliffen wurde.

2. Neugestaltung der Kunststoffflächen, z. B. im Verlaufe einer Retrusion oder anderer Zahnbewegungen, besonders aber während des Zahndurchbruchs, um den Durchbruch zu steuern.

3. Unterfütterung der Führungsflächen mit schnell härtendem Kunststoff, um sie zu reaktivieren.

4. Labialdraht und zusätzliche Drahtelemente werden überprüft. Der aktive Labialdraht soll die Zähne berühren, der passive die Weichteile abhalten. Haltedorne und Führungsflächen werden beim Zubeißen in die Apparatur aktiviert. Die Pelotten in der Umschlagfalte werden nachgestellt, sie sollen mit den Alveolarfortsätzen keinen Kontakt haben.

5. Ist eine Dehnungstherapie mit Schrauben erforderlich, werden sie nicht vom Behandelnden, sondern vom Patienten einmal in zwei Wochen nachgestellt. Der Behandelnde kontrolliert lediglich, ob die Schrauben nicht zu stark aktiviert wurden, bzw. er aktiviert sie, falls erforderlich.

6. Manchmal muß die Konstruktionsbißlage verändert werden; das kann mit verschiedenen Methoden erfolgen:

- durch Wegschleifen einer Kunststoffschicht im Bereich des Unterkiefers und Unterfütterung mit selbsthärtendem Kunststoff,
- man kann neue Modelle anfertigen und die Unterfütterung im Laboratorium vornehmen lassen,
- der obere und untere Teil des Aktivators kann getrennt und in einer *neuen* Konstruktionsbißlage zusammengesetzt werden.

5.7.7 Zusammenfassung

Mit der Aktivator-Therapie kann man *dento-alveoläre* und *skelettale Veränderungen* erreichen, obwohl die Methode – als alleinige Behandlungsmaßnahme – ihre Grenzen hat. Man kann auch bestimmte Probleme im Wechselgebißalter lösen; die anschließende Therapie muß dann mit anderen Methoden fortgesetzt werden. In wiederum anderen Fällen sollte die Behandlung mit anderen Methoden eingeleitet werden (z. B. Platten, Headgear), um eine Fortsetzung der Behandlung mit dem Aktivator zu ermöglichen. Diese Indikationen und Möglichkeiten werden im Kapitel 8–11 diskutiert.

In Abhängigkeit von Konstruktion und Einschleifart der Apparatur kann man faziale und okklusale Veränderungen erreichen.

Der *Konstruktionsbiß* hat Einfluß auf die fazialen Veränderungen wie auch auf die Wachstumsprozesse und die Korrektur des Zwangsbisses.

Die *okklusalen Veränderungen* kann man in allen drei Dimensionen beobachten: in der *sagittalen Ebene* die Verlagerung des Unterkiefers, die Protrusion und Retrusion der Schneidezähne und die mesio-distalen Bewegungen der Seitenzähne; in der *vertikalen Ebene* die Beeinflussung der Inklination der Oberkieferbasis, die Extrusion der Zähne oder eine Verhütung ihrer Verlängerung; in der *transversalen Ebene* die Korrektur des funktionellen Kreuzbisses, die transversale Dehnung der Zahnbögen und die Korrektur des Kreuzbisses von Einzelzähnen. Die Grenzen der Behandlungsmöglichkeit mit dem Aktivator sollten aber immer berücksichtigt werden: seine *skelettale Wirkung* ist vom Wachstumsprozeß abhängig, seine *dento-alveoläre Wirkung* ist während des Zahndurchbruchs am größten.

Die Apparatur ist auch wirkungsvoll bei der Behandlung der mandibulären Retrognathie mit horizontaler Wachstumsrichtung, zur Beeinflussung der maxillären Prognathie oder des vertikalen Wachstums dagegen weniger; in einigen Fällen ist sie sogar kontraindiziert, in anderen Fällen wiederum sind besondere Konstruktionen erforderlich.

Bestimmte Zahnbewegungen, z. B. besonders umfangreiche körperliche Bewegungen, Torque, Rotationen und Intrusionen der Zähne, kann man mit dem Aktivator nicht durchführen.

Bei der *Konstruktion des Aktivators* müssen die Besonderheiten einer Anomalie berücksichtigt werden, und hiernach richtet sich die Anfertigung des Gerätes, die Einbißnahme, das Einschleifen, die Funktion der Labialbögen und ihre Ergänzung durch zusätzliche Elemente.

Verschiedene *Modifikationen des Aktivators* sind möglich, besonders hinsichtlich der Größe der Bißsperre im Konstruktionsbiß, d. h. der Höhe der Apparatur, wie auch der Beziehung der Zähne zu der Apparatur und seine Verankerung.

Eine beliebte Modifikation des Aktivators ist der *Bionator*. Handhabung, Einschleifen und Verankerung des Bionators sind anders als beim Aktivator.

6 Der Bionator – ein modifizierter Aktivator

6.1 Die Prinzipien der Bionatortherapie

Es gibt verschiedene Modifikationen des Aktivators, die alle zum Ziel haben, das Gerät *weniger voluminös* anzufertigen oder es elastisch zu konstruieren, um die Tragedauer zu verlängern und seine Wirksamkeit zu verbessern. Der Bionator nach *Balters* ist der Prototyp einer volumenreduzierten Apparatur; die untere Platte ist schmal und die obere besteht nur aus zwei lateralen Flügeln. Die Apparatur wird nur dental verankert und nicht im alveolären Bereich, was andere Anforderungen an Konstruktion, Einschleifen und Handhabung – im Vergleich zum Aktivator – stellt.

Balters entwickelte den Bionator anfangs der 50er Jahre. Obwohl die theoretischen Prinzipien der Methode von *Robin, Andresen* und *Häupl* ausgingen, unterscheiden sich einige Grundgedanken von jenen der Aktivator-Therapie.

Nach *Balters* ist das *Gleichgewicht* zwischen der *Zunge* und der *zirkumoralen Muskulatur* für die Form der Zahnbögen und für die Interkuspidation verantwortlich (Abb. 6.1). Der *Funktionsraum der Zunge* ist von entscheidender Bedeutung für die normale Entwicklung des orofazialen Systems; für die Entwicklung des Gebisses ist die Zunge der wichtigste Faktor, sie steht im Mittelpunkt der Reflexaktivität der Mundhöhle, und eine Diskoordination der vielfältigen Zungenfunktionen führt zu anomalen Wachstumsveränderungen und Deformationen. Eine gute Zungenfunktion kann man mit dem Bionator erreichen.

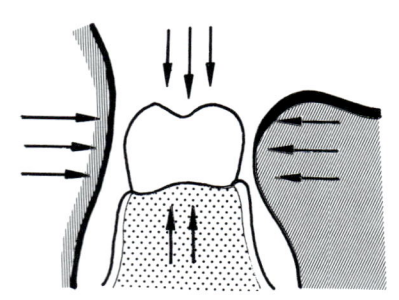

Abb. 6.1 In der transversalen Ebene wirken Muskelkräfte auf die Zähne, in der vertikalen die okklusale Kraft

Die *Lage der Zunge* muß genau überprüft werden, weil sie für verschiedene Dysgnathien verantwortlich ist: eine *distal gelagerte* Zunge z. B. hat eine Klasse II-Anomalie zur Folge; eine *Vorverlagerung* der Zunge führt zu einer Klasse III-Anomalie; ein Schmalkiefer mit Engstand ist Folge einer *Zungenschwäche* gegenüber der perioralen Muskulatur, ein offener

Biß ist Folge einer *Hyperaktivität* der nach vorn verlagerten Zunge. Manche Autoren betrachten die Theorie von *Balters* als einen Vorläufer des funktionellen Matrix-Konzeptes von *Moos*, in Wirklichkeit gibt es jedoch große Unterschiede zwischen beiden Konzepten.

Nach *Balters* ist nur die Zunge entscheidend für die Entwicklung der Dentition; die gesamte Muskulatur braucht nicht berücksichtigt zu werden. *Die Bionatortherapie besteht aus einer Beeinflussung der Zungenlage.* Die Apparatur verlagert den Unterkiefer in eine Kopfbißrelation nach vorn, was für die natürliche Körperorientierung (nach *Balters*) wichtig ist: die Vorverlagerung des Unterkiefers vergrößert den Mundraum und bewirkt den Kontakt zwischen Zungenrücken und weichem Gaumen, fördert den Lippenschluß und sichert eine normale Funktion.

Hauptaufgabe der Bionatortherapie ist nicht die Aktivierung der Muskulatur, sondern eine Normalisierung der Muskelaktivität, d. h. nach Ausschaltung der störenden Umweltfaktoren wird die normale Entfaltung der endogenen Wachstumsmuster möglich. Unter Berücksichtigung dieses Grundsatzes kann man den Bionator zwischen Aktivator und Abschirmgeräte einstufen.

Die Aktivierung der Muskulatur mit dem *Konstruktionsbiß* erfolgt nicht unter Berücksichtigung des Gesichtsmusters, weil der Biß nicht geöffnet werden darf und der Unterkiefer nur in eine Kopfbißrelation nach vorn verlagert wird; ist die Schneidezahnstufe zu groß, erfolgt die Vorverlagerung stufenweise und ohne Öffnung. Bei einer *hohen* Konstruktion wäre nämlich die Zungenfunktion nicht unter Kontrolle und der Patient könnte sich an ein *Zungenpressen* gewöhnen. Die Muskeln kann man mit dem Gerät nur in der sagittalen Ebene aktivieren; das ist eine wesentliche Einschränkung für seine Indikation. Es entsteht eine myostatische Reflexaktivität mit isotonischer Muskelkontraktion; die lockere Apparatur arbeitet mit einer kinetischen Energie. Die visko-elastischen Eigenschaften der Weichteile und die Dehnungsreflexaktivität können bei dieser Therapie nicht ausgenützt werden. Die Funktion der Lippen und Zunge werden mit dem Lippenbügel und Zungenbügel direkt beeinflußt. Mit der Apparatur kann man sagittale und vertikale dento-alveoläre Veränderungen erreichen und Folgen von Lutschgewohnheiten behandeln. Die wichtigste Forderung in dieser Therapie bleibt die Beeinflussung der Zungenlage, die Normalisierung ihrer Funktion.

Andererseits ist aber bekannt, daß eine *Zungendyskinesie auch sekundär sein kann,* Folge von anomalen skelettalen Beziehungen. Dies wurde von *Balters* nicht berücksichtigt.

Der größte *Vorteil* des Bionators ist die Reduzierung seiner Größe gegenüber dem Aktivator. Er übt eine konstante Wirkung auf Zunge und periorale Muskulatur aus. Das heißt, die schädlichen Umwelteinflüsse werden für eine längere Zeit eliminiert, was zur Beschleunigung des therapeutischen Erfolges führt.

Ein *Nachteil* des Bionators sind die Schwierigkeiten bei seiner Handhabung, weil neben dem Einschleifen auch eine dentale Abstützung erforderlich ist. Eine Normalisierung der Funktion kann nur dann erfolgen, wenn die endogenen Wachstumsmuster normal sind. In Fällen mit skelettalen Störungen ist daher die Wirkungsweise des Bionators beeinträchtigt, und deshalb muß seine Indikation sorgfältig gestellt werden; ein Erfolg mit diesem Gerät hängt von der guten Differentialdiagnostik ab. Ein Nachteil der Apparatur – im Vergleich mit dem Aktivator – ist die leichte Verbiegbarkeit, weil die Abstützung im alveolären und inzisalen Bereich sehr gering ist.

6.2 Bionator-Konstruktionen

Es gibt drei Konstruktionen des Bionators:
- Bionator-Grundgerät,
- Bionator-Abschirmgerät,
- Bionator-Umkehrgerät.

6.2.1 Bionator-Grundgerät (Abb. 6.2)

Die Apparatur besteht aus einer Kunststoffplatte, welche bis zu den distalen Flächen der letzten durchgebrochenen Molaren reicht. Der obere Teil weist nur laterale Kunststoffflügel im Bereich der Molaren und Prämolaren auf. Die Apparatur ist im oberen Schneidezahnbereich, zwischen den Eckzähnen, frei, um die Zungenfunktion nicht zu beeinträchtigen. Der obere und untere Teil sind anhand des Konstruktionsbisses modelliert worden und reichen etwa bis 2 mm oberhalb bzw. unterhalb des gingivalen Randes. Andererseits kann die Zungenfunktion nur dann unter Kontrolle gehalten werden, wenn der Bionator in der Kopfbißrelation angefertigt wurde. Der Biß kann absichtlich etwas geöffnet werden, besonders beim Tiefbiß. Falls zwischen den Schneidezahnkanten freier Raum ist,

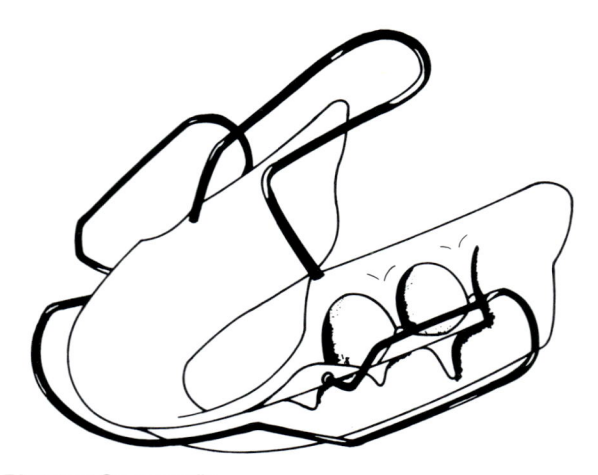

Abb. 6.2 Das Bionator-Grundgerät

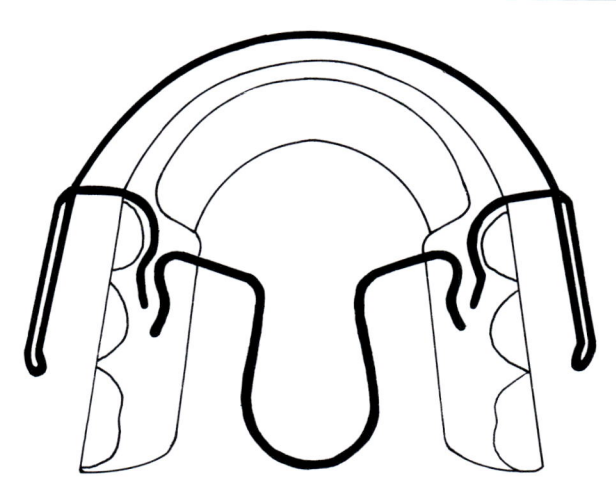

Abb. 6.3 Der Zungenbügel des Grundgerätes

wird der Kunststoff verlängert, um diesen Raum auszufüllen. Auch bei dieser Konstruktion kann eine Labialkippung der unteren Schneidezähne nicht verhindert werden, was eine Einschränkung der Methode bedeutet.

Funktion und Lage der Lippen, Wangen und Zunge werden mit zwei Drahtkonstruktionen gesteuert, und zwar mit dem Zungenbügel und dem Lippenbügel. Der *Zungenbügel* wird aus einem 1,2 mm starken harten Stahldraht angefertigt. Er tritt etwa in der Mitte der ersten Milchmolaren bzw. Prämolaren aus dem oberen Rand der Kunststoffflügel heraus, sein Abstand zur Gaumenschleimhaut beträgt etwa 1 mm. An der distalen Grenzlinie der Sechsjahrmolaren führt er dann in einer bogenförmigen Kurve zur anderen Seite, wo er im Kunststoff wieder verankert ist (Abb. 6.3).

Der Zungenbügel hat – neben der Stabilisierung der Apparatur – die Aufgabe, Zunge und Unterkiefer in anteriorer Richtung zu orientieren, um eine Klasse I-Beziehung zu erreichen. Die Orientierung der Zunge erfolgt, nach den Vorstellungen von *Balters,* durch Reizsetzung in ihrem dorsalen Bereich. Aus diesem Grund ist die ovalförmige Schlaufe des Zungenbügels nach hinten gerichtet.

Der *Lippenbügel* wird aus 0,9 mm starkem harten Stahldraht angefertigt (Abb. 6.4). Er wird oberhalb des Kontaktpunktes zwischen Eckzahn und Prämolaren im Kunststoff verankert, läuft dann etwa senkrecht nach oben und in einem rechten Winkel entlang der beiden Milchmolaren bzw. Prämolaren nach hinten. Vor den Sechsjahrmolaren wird er mit einer

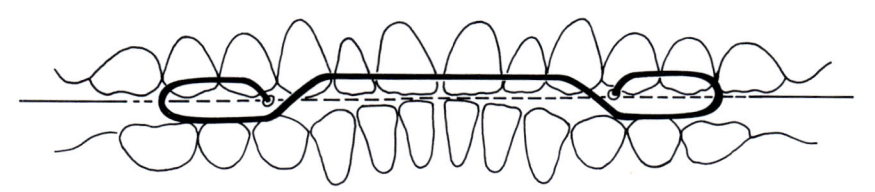

Abb. 6.4 Der Lippenbügel des Grundgerätes

Schlaufe zur unteren Zahnreihe geführt und verläuft hier parallel zum oberen Schenkel der Schlaufe bis zu der Papillenspitze des Eckzahnes. Dort erfolgt ein Knick zum oberen Eckzahn, von dessen Mitte aus er im inzisalen Drittel bis zu seiner spiegelbildlichen Verankerung auf der anderen Seite weitergeführt wird. Der Lippenbügel soll von den Frontzähnen etwa in Papierstärke abstehen. Durch die Relationen zwischen Draht, Schneidezähnen und Lippenschleimhaut entsteht ein leichter negativer Druck, welcher den *Lippenschluß fördert.*

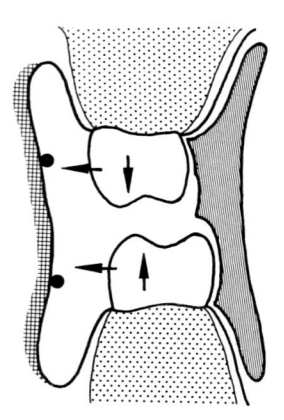

Abb. 6.5 Die Bukzinator-Schlaufen im Molarenbereich

Im Verlaufe der Behandlung soll der Lippenbügel die Schneidezähne aufrichten und durch Abhalten der Wangen eine Dehnung des Zahnbogens einleiten. Die seitlichen Abschnitte des Lippenbügels sind die Bukzinator-Schlaufen (Abb. 6.5), die von den Zähnen abstehen, um eine Dehnung des Zahnbogens zu ermöglichen. Sie dürfen jedoch nicht zu stark abstehen, da sie sonst die Wangenschleimhaut reizen würden. Die Bukzinatorschlaufen schirmen den Bukzinatormuskel im Mundvorhof ab, und die Kunststoffteile im Mundinnenraum verhindern ein Zungenpressen zwischen den Zähnen. Mit entsprechendem Einschleifen des Kunststoffs besteht die Möglichkeit einer lateralen Bewegung und der Verlängerung von Molaren und Prämolaren.

6.2.2 Das Bionator-Abschirmgerät (Abb. 6.6)

Die Apparatur soll *extreme Zungenbewegungen* in Fällen von offenem Biß *hemmen.* Um das zu erreichen, wird der Kunststoffteil im unteren Frontzahnbereich bis zu den oberen Schneidezähnen verlängert, ohne sie zu berühren; dadurch wird auch der frontal offene Biß abgeschirmt. Der Konstruktionsbiß ist niedrig und eine geringe frontale Öffnung ermöglicht es, mit Hilfe von lateralen Kunststoffaufbissen eine Verlängerung der Seitenzähne zu verhindern.

Der *Zungenbügel* hat die gleiche Konstruktion wie beim Bionator-Grundgerät, aber die Aufgabe, die Zunge in eine mehr kaudale posteriore Lage zu führen.

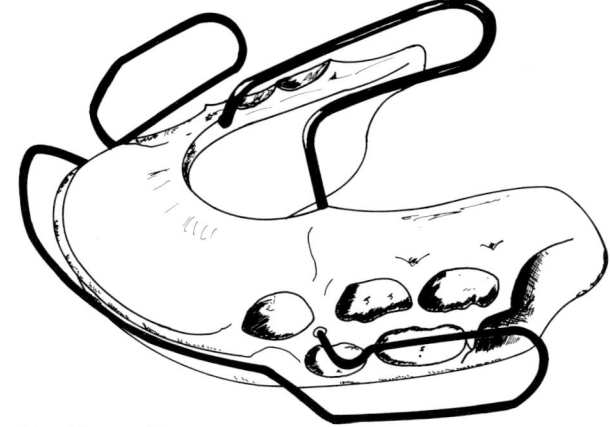

Abb. 6.6 Das Abschirmgerät

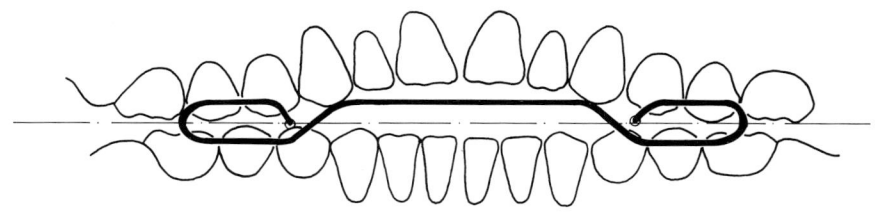

Abb. 6.7 Der Lippenbügel beim Abschirmgerät

Der *Lippenbügel* hat eine ähnliche Form wie beim Bionator-Grundgerät, bis auf den Verlauf des Drahtes im Schneidezahnbereich, welcher zwischen den Schneidekanten der oberen und unteren Schneidezähne verläuft (Abb. 6.7). Der labiale Teil des Bügels befindet sich in Höhe des richtigen Lippenschlusses und stimuliert so die Lippen, um eine kompetente Relation zu erreichen. Die vertikale Lippenspannung fördert eine Extrusion der Schneidezähne, nachdem das Zungenpressen eliminiert wurde.

6.2.3 Das Bionator-Umkehrgerät (Abb. 6.8)

Diese Apparatur wird für die Behandlung von Klasse III-Anomalien benutzt mit dem Ziel, das *Wachstum im Oberkiefer zu fördern* und das des Unterkiefers zu hemmen. Der *Konstruktionsbiß* wird in einer retrudierten Lage genommen, um eine Labialbewegung der oberen Schneidezähne zu ermöglichen, dabei wird der Biß um etwa 2 mm leicht geöffnet. Der untere Kunststoffteil wird inzisal von Eckzahn zu Eckzahn verlängert. Die Kunststoffrille befindet sich hinter den oberen Schneidezähnen, welche dann entlang den marginalen schiefen Ebenen nach vorn gleiten können. Hinter den unteren Schneidezähnen wird eine Kunststoffschicht von etwa 1 mm freigeschliffen, damit sie nicht nach labial kippen.

Der *Zungenbügel* verläuft mit seiner Schlaufe nach vorn zur Verbindungslinie der ersten Milchmolaren oder Prämolaren (Abb. 6.9), dann parallel zum Plattenrand nach hinten und wird im rechten Winkel im Bereich der

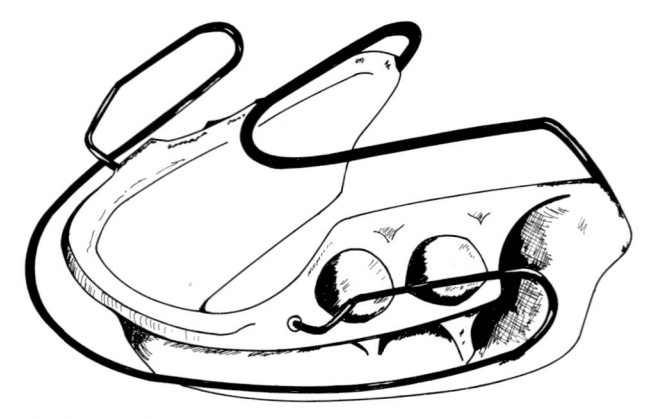

Abb. 6.8 Das Umkehrgerät

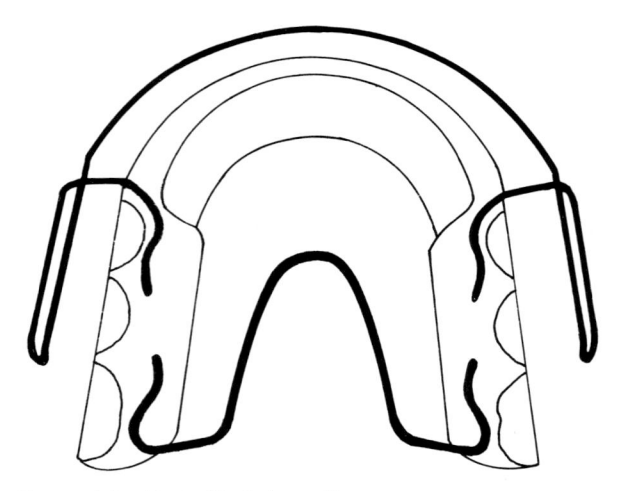

Abb. 6.9 Der Zungenbügel beim Umkehrgerät

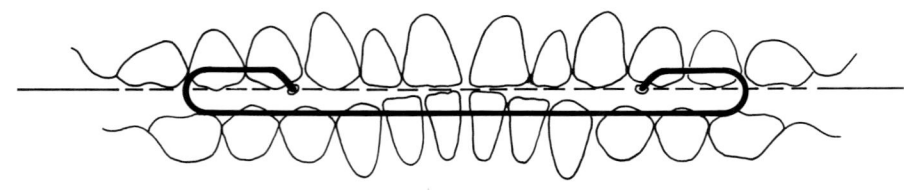

Abb. 6.10 Der Lippenbügel beim Umkehrgerät

distalen Approximalfläche der Sechsjahrmolaren verankert. Der Bügel führt die Zunge in eine retrahierte aber hohe Lage, sie soll sich auch im vorderen Bereich des Gaumens abstützen, um das anteriore Wachstum in diesem Bereich zu fördern.

Der *Lippenbügel* verläuft entlang der unteren Schneidezähne (Abb. 6.10). Im Kunststoff wird er in gleicher Weise wie beim Bionator-Grundgerät verankert, aber seine labialen Anteile verlaufen entlang der unteren Schneidezähne gerade und ohne eine Biegung im Eckzahnbereich. Er berührt leicht die unteren Schneidezähne oder steht in Papierstärke von ihnen ab.

6.3 Das Einschleifen des Bionators

Die Kunststoffteile des Bionators sind weitgehend klein gehalten, deshalb ist ihre Verankerung wesentlich schwieriger als beim Aktivator. Das Einschleifen erfolgt selektiv, damit man gleichzeitig die dentale Abstützung ausnutzen kann. Zum besseren Verständnis hat *Balters* folgende Begriffe eingeführt:

1. Die *Kauebene* verläuft von den Höckerspitzen der oberen ersten Molaren, Prämolaren und Eckzähnen zu den mesialen Kanten der oberen mittleren Schneidezähne. Diese Ebene verläuft meist parallel zur Ala nasi-Tragus-Linie und ist für die Bestimmung der Einschleifart wichtig (Abb. 6.11).

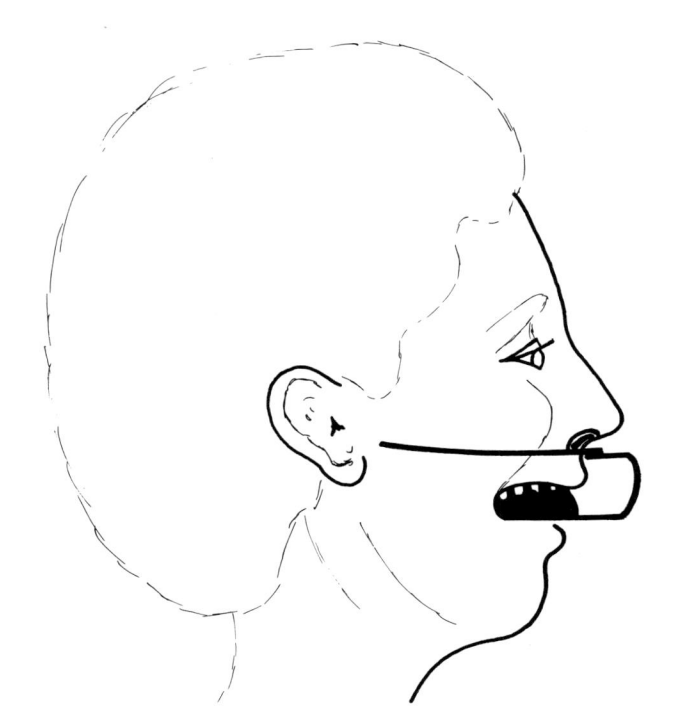

Abb. 6.11 Die Bestimmung der Kauebene vor der Abdrucknahme

2. *Belastungsfläche.* Die palatinalen und lingualen Höcker der Prämolaren und ersten Molaren werden von den Kunststoffteilen der Apparatur erfaßt. Das Kunststoffrelief belastet die Zähne und ermöglicht eine bessere Abstützung der Apparatur (Abb. 6.12).

3. *Zahnbett.* Einige Teile der Belastungsflächen werden freigeschliffen bis zur artikulären Ebene. In dieser Art präparierte Kunststoffflächen werden als Zahnbett bezeichnet (Abb. 6.13).

4. *Nasen.* Am Zahnbett, und zwar interdental, befinden sich fingerförmige Ausläufer, die sog. Nasen (Abb. 6.14). Diese Ausläufer arbeiten als

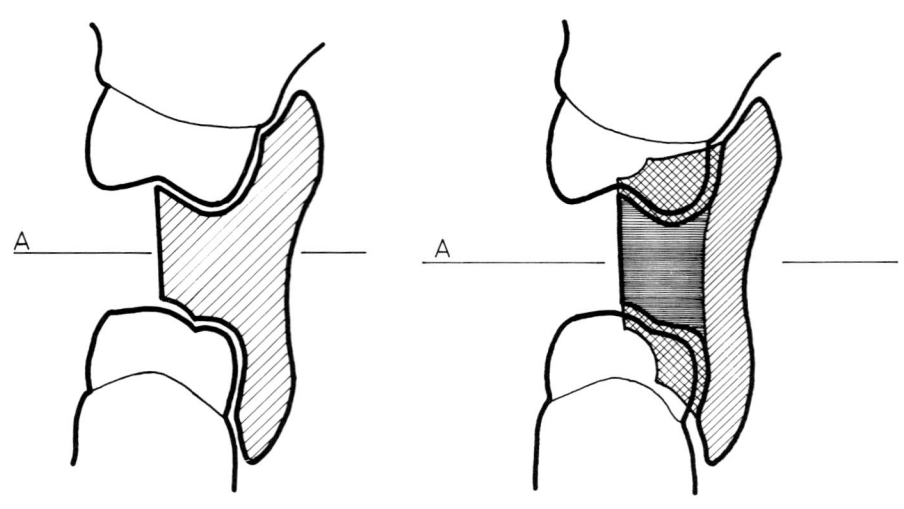

Abb. 6.12 Belastungsflächen beim Bionator (A = Artikulationsebene)

Abb. 6.13 Das Zahnbett beim Bionator (A = Artikulationsebene)

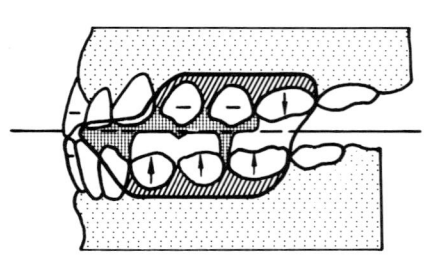

Abb. 6.14 Die „Nase" beim unteren 6-Jahr-Molaren

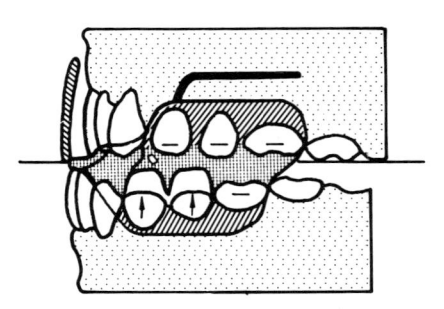

Abb. 6.15 Die Leiste zwischen den unteren Prämolaren

Führungsflächen, und gleichzeitig dienen sie der Verankerung der Apparatur in der sagittalen und vertikalen Ebene. Sie befinden sich meistens an der mesialen Kante der ersten Molaren.

5. *Leisten.* Für bestimmte Zahnbewegungen werden die interdentalen Nasen gekürzt. Diese gekürzten Nasen befinden sich nur im interdentalen okklusalen Drittel zwischen den Prämolaren und werden dann Leisten genannt (Abb. 6.15).

6.4 Die Verankerung des Bionators

Wegen der geringen Ausmaße der Apparatur werden besondere Anforderungen an die Verankerung gestellt. Bei Einleitung der Therapie können die Kunststoführungsflächen nicht in allen Bereichen eingeschliffen werden; einige werden für die *Abstützung* der Apparatur benutzt, andere werden eingeschliffen. In den folgenden Behandlungsphasen muß man oft *abwechselnd* in bestimmten Bereichen freischleifen, in anderen bela-

Die Verankerung des Bionators 285

Tab. 6.1 Verankerung des Bionators

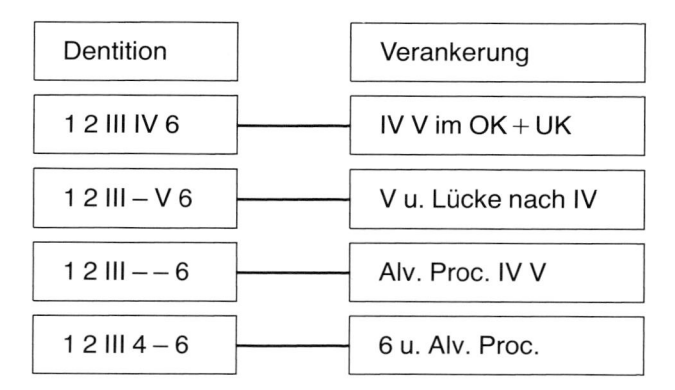

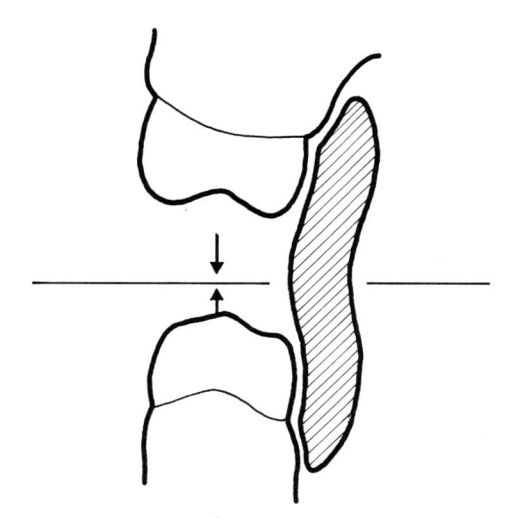

Dentition	Verankerung
1 2 III IV 6	IV V im OK + UK
1 2 III – V 6	V u. Lücke nach IV
1 2 III – – 6	Alv. Proc. IV V
1 2 III 4 – 6	6 u. Alv. Proc.

Abb. 6.16 Die oberen und unteren Molaren, entlastet für eine bessere Extrusion

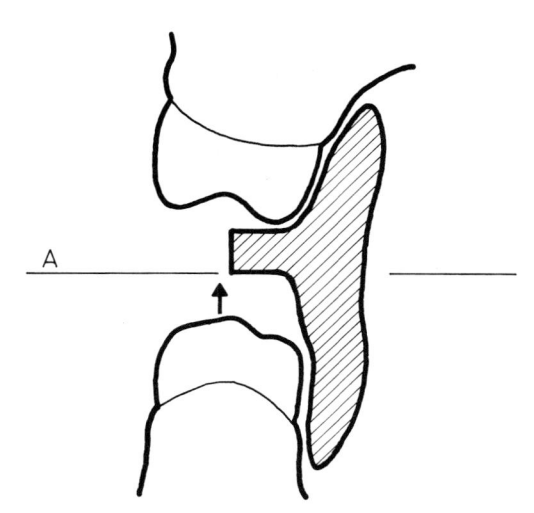

Abb. 6.17 Wachstumsfreigabe für die unteren und Wachstumssperre für die oberen Molaren

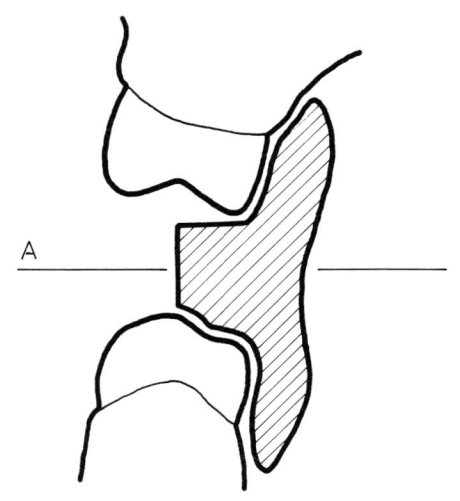

Abb. 6.18 Wachstumssperre für die oberen und unteren Molaren mit Dehnungseffekt im Oberkiefer

sten. Die Verankerung oder Abstützung des Gerätes kann erreicht werden:

1. Im *unteren Schneidezahnbereich* durch Verlängerung der Kunststoffränder über die inzisalen Kanten.

2. Durch *Belastungsflächen,* indem die Zahnhöcker von den Kunststoffflächen erfaßt werden.

3. Durch Heranziehung der *Milchmolaren* für die Verankerung.

4. Durch Verwendung *zahnloser Partien* nach vorzeitigem Verlust von Milchmolaren für die Abstützung.

5. Durch die *Nasen* in den oberen und unteren interdentalen Lücken.

6. Durch den *Lippenbügel,* welcher eine dorsale Verlagerung der Apparatur verhindern kann.

6.5 Befräsen des Bionators

Balters hat das Einschleifen der Apparatur „befräsen" genannt. Ihre Verankerung ermöglicht eine Vorverlagerung des Unterkiefers in Abhängigkeit vom Konstruktionsbiß. Durch Einschleifen der okklusalen Flächen können bestimmte Zähne weiter durchbrechen; die bereits durchgebrochenen Zähne dagegen werden mit Kunststoff gehalten, um einen zu starken Durchbruch zu vermeiden.

Im ersten Fall spricht *Balters* von „Entlastung" oder „Wachstumfreigabe", im zweiten Fall von „Belastung" oder „Wachstumssperre" der Zähne. Durch die Gestaltung des Zahnbetts und Ausschaltung des Zungendrucks können die Zähne durchbrechen und die Kauebene erreichen; sobald aber ein Zahn die Kauebene erreicht hat, wird ein weiterer Durchbruch mittels Belastung verhindert. Das *Befräsen* der Apparatur muß *systematisch* erfolgen, bis alle Zähne die richtige Kauebene erreicht haben; gleichzeitig muß man die Verankerung berücksichtigen: man darf nicht zu viele Bereiche gleichzeitig befräsen. Oft ist es notwendig, die gleichen Flächen abwechselnd zu belasten und zu entlasten; d. h. der gleiche Zahn dient zuerst für die Verankerung, später läßt man ihn weiter durchbrechen. Die Schwierigkeit bei der Handhabung der Apparatur ist also der Wechsel zwischen Belastungs- und Entlastungsflächen während des Durchbruchs der Prämolaren: bei einer Sitzung wird der Bionator mit Kunststoff unterfüttert, später wird derselbe Kunststoff freigeschliffen. Besonders in Fällen mit Tiefbiß muß man darauf achten, daß genügend Platz für den völligen Durchbruch der Zähne zur Verfügung steht; solange Milchzähne vorhanden sind, dienen sie für die Verankerung, was keine Schwierigkeiten bereitet. Die Möglichkeiten der *Verankerung* nach *Ascher* zeigt uns Tab. 6.1.

Die *Technik des Fräsens* ist ähnlich wie das Einschleifen des Aktivators; hier werden nur die wichtigsten Unterschiede beschrieben.

Um eine Extrusion der Seitenzähne zu ermöglichen, wird interdental in Höhe der Kauebene immer etwas Kunststoff belassen, das sogenannte Zahnbett (Abb. 6.16).

Zuerst werden die oberen und unteren Molaren entlastet, anschließend die unteren Prämolaren (wobei die Molaren belastet werden), und zum Schluß die oberen Prämolaren (wobei die unteren Prämolaren belastet werden). Man muß darauf achten, daß die palatinalen Kunststoffflächen den Zahndruchbruch nicht behindern (Abb. 6.17).

Der Kunststoff zwischen den Zähnen, d. h. die „Nasen", werden belassen oder, falls notwendig, mit schnellhärtendem Kunststoff wieder aufgebaut. Die *Aufgabe* dieser *Nasen* ist eine ähnliche wie diejenige der Haltedorne des Aktivators, d. h. eine *Distalisierung der Molaren*. Anstatt der Nasen kann man auch Haltedorne aus 0,8–0,9 mm starkem harten Stahldraht benutzen, besonders wenn eine Lückenöffnung erforderlich oder die Behandlung mit einem Headgear eingeleitet worden ist. Die Nasen im Bereich der unteren Molaren müssen intakt bleiben, um ein distales Abgleiten des Unterkiefers zu verhindern.

Um *transversale Bewegungen* zu ermöglichen, werden die okklusalen Flächen des Bionators freigeschliffen, aber die Höckerspitzen müssen beim Zubiß in das Gerät mit dem Kunststoff in Kontakt sein. Bei der Behandlung des offenen Bisses werden die Seitenzähne für die Intrusion voll belastet (Abb. 6.18).

6.6 Die Handhabung des Bionators

Der Patient soll die Apparatur so lang und so oft wie möglich tragen (d. h. die ganze Nacht und fast den ganzen Tag). Die Kontrollen sollten in Abhängigkeit vom Durchbruchszustand der Zähne in 3–5wöchigem Abstand erfolgen.

Hierbei muß der *Lippenbügel* überprüft werden, um den leichten Kontakt mit den Zähnen zu sichern. Die Bukzinator-Schlaufen sollen von den Prämolaren abstehen, aber die Wangen nicht traumatisieren; sollen sie gedehnt werden, muß man sie systematisch aktivieren.

Belastungs- und Entlastungsflächen muß man systematisch aufbauen oder befräsen, je nach Verankerung und geplanter Wachstumsfreigabe.

In den ersten Behandlungsphasen kann man oft schnelle mesio-distale und vertikale Änderungen der Unterkieferlage beobachten. Die erste Veränderung ist eine *muskuläre Anpassung* zur neuen Unterkieferlage, welche zu einem temporären lateral offenen Biß führen kann. Nach dieser muskulären Anpassung wird das Behandlungsergebnis mit einer artikulären und dento-alveolären Anpassung stabilisiert, doch sind die *dento-alveolären Veränderungen* im Bereich der Milchmolaren oft unzulänglich, und ein lateral offener Biß kann bis zum Durchbruch der Prämolaren persistieren.

6.7 Indikation und Kontraindikation der Bionator-Therapie

Die Ansichten bezüglich des Anwendungsgebiets des Bionators sind verschieden. Einige sind der Meinung, daß der Bionator weniger wirksam sei als der Aktivator, andere glauben, daß die Apparatur für die Behandlung fast jeder Dysgnathie benutzt werden könne. Verwendet man ihn wahllos, ohne Auswahl geeigneter Fälle, ist die Anzahl der Mißerfolge sicherlich sehr hoch.

Die Hauptaufgabe der Apparatur ist – nach *Balters* – eine *Wiederherstellung des muskulären Gleichgewichtes* zwischen der Zungenkraft und der Kraft der perioralen Muskulatur (d.h. der Lippen und Wangen); die Ausformung der Zahnbögen ist von diesem Gleichgewicht abhängig. Jede Veränderung in diesem Gleichgewicht führt zu dem Ergebnis, das sich dann während der Wachstumsphase manifestiert. Die Folgen der verschiedensten Dyskinesien sind zuerst im dento-alveolären Bereich lokalisierbar; dies ist auch der Grund, warum der Bionator in diesem Bereich am erfolgreichsten angewandt werden kann. Es gibt viele Fälle, welche man mit dem Bionator allein behandeln kann, aber meistens ist eine Kombination von verschiedenen Behandlungsmaßnahmen erforderlich.

Besondere Zahnbewegungen wie Rotationen, körperliche Bewegungen für den Lückenschluß, Distalisierung für Lückenöffnung oder Wurzelbewegungen kann man mit dem Bionator nicht ausführen. Solche Aufgaben muß man mit anderen Behandlungsmitteln lösen bzw. *nach* der Bionator-Behandlung zu lösen versuchen.

Die *Behandlung von Klasse II/1-Anomalien* ist mit dem Bionator-Grundgerät im Wechselgebißalter unter folgenden Voraussetzungen *indiziert:*

- die Zahnbögen sind gut ausgeformt,
- der Unterkiefer ist in einer posterioren Lage,
- die skelettale Diskrepanz ist nicht groß,
- die oberen Schneidezähne sind nach labial gekippt.

Der Bionator ist *nicht indiziert:*

- wenn die Klasse II-Anomalie durch die Konvexität des Mittelgesichtes verursacht ist,
- bei Fällen mit einer vertikalen Wachstumsrichtung,
- bei einer Labialkippung der unteren Schneidezähne,
- falls eine Vorverlagerung des Unterkiefers mit gleichzeitiger Aufrichtung der unteren Schneidezähne erforderlich ist.

Auch der *Tiefbiß* kann mit dem Bionator-Grundgerät erfolgreich behandelt werden, wenn es für die Extrusion der Seitenzähne eingeschliffen wird, und zwar durch schrittweises Einschleifen im Bereich der Molaren und Prämolaren. Die beste Behandlungszeit ist während des Durchbruchs der Prämolaren. Die Behandlung wird nur unter den folgenden Voraussetzungen erfolgreich sein:

Der Tiefbiß ist durch eine Infraokklusion der Molaren (meistens Folge von lateralem Zungenpressen) und nicht durch eine Supraokklusion der Schneidezähne verursacht. In solchen Fällen ist der interokklusale Raum groß, was eine weitere Voraussetzung für die erfolgreiche Therapie ist. In Fällen mit einer stark horizontalen Wachstumsrichtung dagegen ist der Bionator nicht indiziert.

Der *offene Biß* kann mit dem Bionator-Abschirmgerät erfolgreich behandelt werden, insofern er durch Dyskinesien verursacht ist. Zur Behandlung des skelettal offenen Bisses ist die Apparatur nicht geeignet.

Balters hat für die Behandlung der *Klasse III-Anomalien* das Umkehrgerät angewandt; mit ihm haben wir jedoch keine guten Erfahrungen gemacht. Die Mißerfolge können wir, wie folgt, erklären:

Der Kunststoff der Apparatur belastet die Zähne des Unterkiefers, und die Alveolarfortsätze im oberen Schneidezahnbereich werden entlastet. Unsere Zielsetzung ist jedoch, im oberen Frontzahnbereich – besonders während des Zahndurchbruchs – wachstumsfördernd zu therapieren. Nach *Balters* wird dieser Bereich jedoch durch die *Zungenfunktion* belastet.

Er war der Meinung, daß die Zunge durch den Zungenbügel in eine vordere hohe Lage geführt wird; sie soll dann wiederum die oberen Zähne in ihre richtige Stellung führen. Unsere palatographischen und kinefluoroskopischen Untersuchungen haben jedoch gezeigt, daß der Zungenbügel die Zunge immer in der gleichen Art beeinflußt, d. h. die Zunge wird flach, gleichgültig ob die Bügelschlaufe nach vorn oder nach hinten offen ist. Das Umkehrgerät kippt die oberen Schneidezähne immer nach labial. Zwangsbißfälle mit einer Lingualkippung der oberen Schneidezähne sind daher die einzige Indikation für die Klasse III-Therapie.

Engstände kann man mit dem Bionator nicht behandeln; man kann die Behandlung mit einem modifizierten Aktivator oder nach Durchbruch der ersten Prämolaren mit Platten besser durchführen.

Eine *besondere Indikation* für die Bionator-Therapie sind erwachsene Patienten mit *Kiefergelenkproblemen*. Falls der Patient mit Tiefbiß knirscht oder die Zähne nachts zusammenpreßt, kann der Bionator für Entspannung der verkrampften Muskulatur sorgen. Seine Konstruktion ist ähnlich wie die beim Grundgerät, der Konstruktionsbiß wird jedoch unterschiedlich bestimmt. Ziel der Therapie ist keine Vorverlagerung des Unterkiefers, sondern das Festhalten der Kondylen in der entspannten Zentrik; d. h. der Unterkiefer soll mit dem Konstruktionsbiß nicht nach vorn geführt werden, aber eine geringe Öffnung ohne Vorverlagerung ist erforderlich. Hierbei darf die Apparatur nicht eingeschliffen werden.

Zusammenfassend kann festgestellt werden, daß der Bionator ein wirksames Gerät zur Behandlung bestimmter Dysgnathien im Wechselgebißalter ist. Die *Voraussetzungen* für eine *erfolgreiche Therapie* sind:

- die richtige Indikation,
- die gute Konstruktion,
- die genaue Handhabung der Apparatur und Überwachung der Therapie.

7 Der Funktionsregler

Der Funktionsregler ist von *Fränkel* ausführlich beschrieben. Interessenten seien auf seine Veröffentlichungen hingewiesen.
In diesem Kapitel soll nur ein Überblick hinsichtlich seiner Prinzipien, seiner Konstruktion und Wirkungsweise gegeben werden.

7.1 Besonderheiten des Funktionsreglers

Ähnlich wie für die Vorhofplatte, dient der *Mundvorhof* auch als *Basis für diese Apparatur.* Kunststoffteile sind jedoch bis auf die Bukkalschilde bzw. Pelotten reduziert. Teilweise gewährleisten in den Mundinnenraum eingreifende Drahtkonstruktionen eine vielseitige Wirksamkeit des Funktionsreglers.

Die *Wangenschilde* und *Pelotten* halten den perioralen Weichteildruck ab (Abb. 7.1). Dies ist besonders bei *Engständen* von Bedeutung, um die tonischen und motorischen Aberrationen der perioralen Muskulatur auszuschalten. Im Bereich der Zahnbögen, wo eine Entwicklungshemmung vorliegt, wirkt der Funktionsregler im Sinne einer *Druckelimination,* nicht nur dental, sondern in der gesamten Höhe der Alveolaraußenwände. Dank dieser Besonderheit in seiner Konstruktion besteht die Möglichkeit

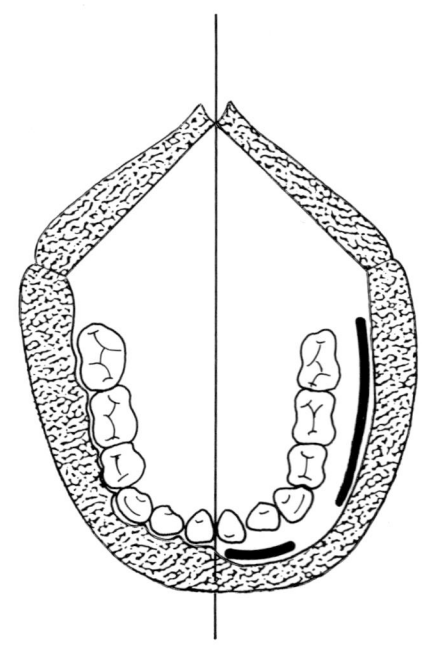

Abb. 7.1 Seitenschilde und Lippenpelotten befinden sich im Mundvorhof und schirmen die Wangen- bzw. Lippenmuskulatur ab

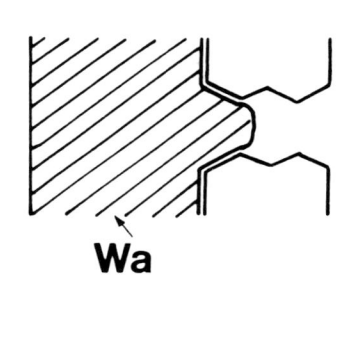

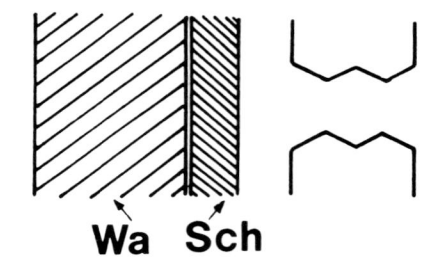

Abb. 7.2 Die Seitenschilde (Sch) schalten die interokklusale Einlagerung der Wange (Wa) aus (nach Fränkel)

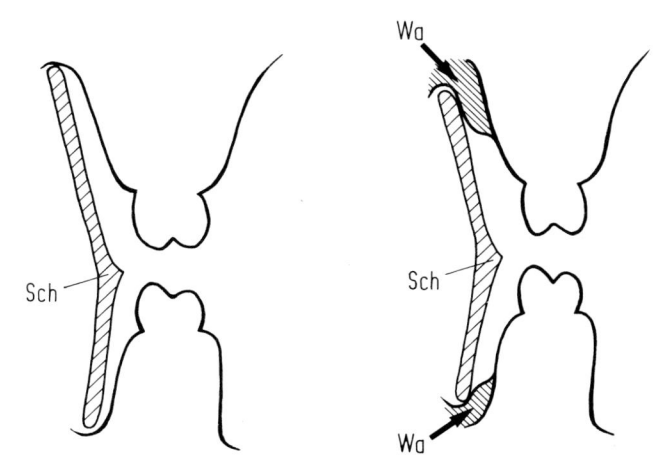

Abb. 7.3 Die Seitenschilde (Sch) müssen bis in die Tiefe der Umschlagfalte reichen, um eine periostale Zugwirkung zu entfalten (links). Bei zu kurzen Seitenschilden (rechts) erfolgt eine ungünstige Einlagerung der Wangenweichteile (Wa) zwischen Schild und Alveolarfortsätzen (nach Fränkel)

einer *Dehnung der Zahnbögen mit körperlichen Zahnbewegungen,* d. h. es findet nicht nur im dentalen, sondern *auch im apikalen Bereich* eine *Erweiterung der Zahnbögen* statt.

Die Seiten- und Lippenschilde verhindern auch eine interokklusale Einlagerung der Wangen und Lippen und unterbrechen somit den Zungen-Wangen-Kontakt, welcher eine Infraokklusion der Molaren, eine ausgeprägte Spee'sche Kurve und einen Tiefbiß verursachen kann. Durch die Verhinderung der Weichteileinlagerung kann ein echter Tiefbiß behoben werden (Abb. 7.2).

Die Abstützung des Funktionsreglers geschieht im dentalen Bereich, die Umschlagfalte kann entlastet und wachstumsfördernd beeinflußt werden. Die in der Umschlagfalte abstehenden Seiten- und Lippenschilde wirken im Sinne einer Zugspannung. Das Periost der Alveolarwände wird durch Zug beansprucht mit anschließender Deformation, Transformation und Knochenapposition im apikalen Bereich (Abb. 7.3).

Mit der *gleichzeitigen Druckelimination und Zugapplikation* kann man im Wechselgebißalter eine erhebliche Erweiterung der Zahnbögen erzielen. Durch Umformung der Alveolaraußenwände können die bleibenden Zähne mehr bukkal durchbrechen und Engstände bereits im Laufe des Zahnwechsels behoben werden.

Ein signifikanter Dehnungseffekt wurde auch von *McNamara* bestätigt: im Oberkiefer betrug dieser im Bereich der Eckzähne 3 mm, der Prämolaren 5,7 mm und der Molaren 7,5 mm. Bei einer Kontrollgruppe betrug die Erweiterung insgesamt 0–1 mm. Im Unterkiefer betrug die Erweiterung bei den Eckzähnen 2,1 mm, bei den Prämolaren 4,4 mm und bei den Molaren 3 mm, bei der Kontrollgruppe insgesamt 1–1,5 mm. Diese Dehnung ist nicht allein durch Zahnkippungen, sondern auch durch Erweiterung im apikalen Bereich zustande gekommen, so daß die Ergebnisse stabil zu bleiben versprechen.

Der Funktionsregler wirkt im Sinne eines Übungsgerätes, d. h. er eliminiert die tonischen und motorischen Aberrationen der Muskulatur und dient als Gerüst für eine normale Funktion. Er kann als Gerät betrachtet werden, welches der Muskulatur eine normale Funktion aufzwingt; *Fränkel* spricht in diesem Zusammenhang von einer „erzwungenen Gymnastik". Diese Gymnastik muß besonders tagsüber konsequent und intensiv durchgeführt werden, was ein fast ununterbrochenes Tragen der Apparatur erfordert. Die Umerziehung der orofazialen Muskulatur vollzieht sich nicht erst in der Retentionsphase – wie im Falle einer konventionellen Therapie –; es findet eine Simultankorrektur statt, indem Formabweichung und Fehlfunktion gleichzeitig behoben werden.

Analog der Vorhofplatte ist eine *Hauptaufgabe* des Funktionsreglers die *Hemmung bestehender Dyskinesien* mit gleichzeitiger *Förderung der normalen Entwicklungstendenz.* Überdies verändert er die Lage des Unterkiefers ähnlich, wie dies bei der Aktivatortherapie der Fall ist.

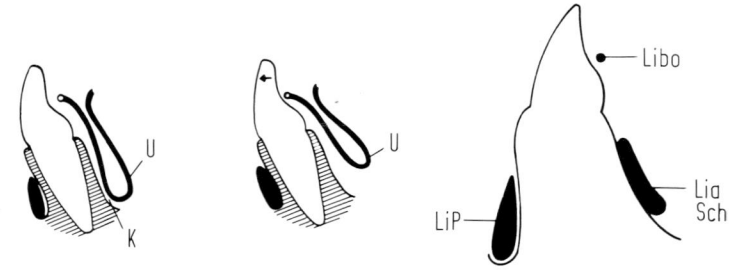

Abb. 7.4 Links: Kontakt (K) zwischen der U-Schlaufe (U) und lingualer Alveolarwand (richtig). Mitte: Abstützung der U-Schlaufe im unteren Schneidezahnbereich (falsch). Rechts: Führung des Unterkiefers mit Hilfe der Lippenpelotte (LiP) und des Lingualschildes (LiaSch). Der Lingualbogen (Libo) steht von den Schneidezähnen ab (nach Fränkel)

Sein Wirkungsprinzip für eine Vorverlagerung des Unterkiefers unterscheidet sich in mancher Hinsicht von derjenigen des Aktivators. *Fränkel* spricht von einer *Vororientierung* mittels Umerziehung der Haltefunktion des Unterkiefers. Diese Vororientierung des Unterkiefers findet – im Unterschied zum Aktivator – ohne mechanische Abstützung der unteren Zähne statt. Die Haltefunktion wird mit Hilfe der Lippen- und Lingualbögen (oder -schilde) beeinflußt, wobei die Apparatur im Oberkiefer abgestützt werden muß. Bei Ausweichversuchen des Unterkiefers nach hinten kommt es zwischen Lingualbogen (-schild) und Alveolarfortsatz zum Druckkontakt; die Mechanorezeptoren werden angesprochen, welche bei starker Druckempfindung die Protraktoren aktivieren. Das dynamische Gleichgewicht zwischen Protraktoren und Retraktoren wird also durch Umerziehung der Haltefunktion verändert. Der Lingualbogen darf die Unterkieferschneidezähne nicht berühren, eine Abstützung des Bogens in diesem Bereich würde zu einer Labialkippung dieser Zähne führen (Abb. 7.4).

Die *Vorverlagerung des Unterkiefers* erfolgt bei der Konstruktionsbißnahme *bis in die Kopfbißrelation,* soll aber 2–3 mm nicht überschreiten. Bei größerer Schneidezahnstufe muß man *mehrphasig* vorgehen. Den Biß soll man nicht öffnen, die Schneidekanten sollen sich berühren; bei einer größeren Bißöffnung besteht sonst die Gefahr, daß der Patient zum Zungenpressen verleitet wird. Einige amerikanische Autoren (*Graber, McNamara*) berichten über gute Erfahrungen mit größerer Vorverlagerung und Öffnung des Bisses. Einig sind sich jedoch alle Autoren, daß eine *Vorverlagerung von mehr als 6 mm* vom Patienten *nicht* toleriert wird. In der sagittalen Ebene wirkt die Apparatur reziprok. Die Abstützung im Oberkiefer wirkt sich wachstumshemmend, die Vorverlagerung des Unterkiefers wachstumsfördernd aus, obwohl das Wachstum des Unterkiefers mehr beeinflußt wird als das des Oberkiefers. Die jeweilige Zuwachsrate der Strecke Cond zu Gn betrug bei den behandelten Fällen durchschnittlich 3,4 mm, bei der Kontrollgruppe 2,3 mm. Die Zuwachsraten der Strecke Cond–A-Punkt betrugen 0,94 mm bei der behandelten Gruppe und 1,3 mm bei der Kontrollgruppe (*McNamara*).

7.2 Die Indikation des Funktionsreglers

Der Funktionsregler fördert, wie schon gesagt, das wachstumsinduzierte Potential der durchbrechenden Zähne, wirkt wachstumsfördernd bzw. wachstumshemmend im skelettalen Bereich und eliminiert tonische und motorische Aberrationen der perioralen Muskulatur, um die normale endogene Entwicklungstendenz entfalten zu können. Im Hinblick auf diese Wirkungsweise ist die Behandlung mit dem Funktionsregler *während des Zahnwechsels* und den *aktiven Wachstumsphasen* indiziert, d. h. im Wechselgebißalter. Neben Folgen von Dyskinesien kann man die Unterkieferlage erfolgreich beeinflussen, vorausgesetzt, daß eine Retrognathie des Unterkiefers die Ursache des Distalbisses ist. Eine horizontale Wachstumsrichtung ohne Labialkippung der unteren Schneidezähne ist eine weitere Voraussetzung einer erfolgreichen Therapie. Auch eine Dehnungstherapie ist während des Zahnwechsels mit dem Funktionsregler möglich. Ursprünglich hat *Fränkel* mit seiner Apparatur verschiedene Behandlungsmaßnahmen vorgenommen wie Zahnbewegungen, Lückenschluß oder Öffnung usw. mit dem Ziel, verschiedene Dysgnathien ausschließlich mit *einem* Gerätetyp zu behandeln.

Seit einigen Jahren wird der Funktionsregler in den USA immer mehr benutzt. Die Indikation der Amerikaner unterscheidet sich jedoch von unserer bisherigen. Sie haben nicht den Ehrgeiz, ausschließlich den Funktionsregler anzuwenden, sondern kombinieren mehrere Apparaturen. Einerseits wird dadurch die Indikation breiter gestellt, andererseits wird der Funktionsregler nur für bestimmte Maßnahmen im Rahmen des gesamten Behandlungsplanes benutzt: eine Therapie mit festsitzenden Geräten z. B. wird vor oder nach der Behandlung mit dem Funktionsregler vorgenommen.

Vor der Behandlung mit dem Funktionsregler werden 50% der Patienten mit festsitzenden Apparaturen behandelt, und fast jeder Patient wird nach Abschluß der Behandlungsphase mit dem Funktionsregler mit festsitzenden Apparaten weiterbehandelt. *McNamara* unterscheidet drei Behandlungsphasen:

1. Die *erste Behandlungsmaßnahme* ist eine festsitzende zur Korrektur der Stellung von Schneidezähnen und Molaren. Die oberen Schneidezähne sollen 4–5 mm vor der A–Pog-Linie stehen und die unteren 1–3 mm vor dieser Linie. Eine Intrusion der Schneidezähne ist erwünscht, wenn die vordere Gesichtshöhe normal oder erhöht ist. Bei geringer unterer Gesichtshöhe soll man die Seitenzähne extrudieren, anstatt die Schneidezähne zu intrudieren. Die Kompensationskurve soll auch mit festsitzenden Apparaten gehoben werden. Asymmetrien, Rotationen und einseitige Klasse II-Beziehungen werden ebenfalls in dieser Phase korrigiert.

2. In der *zweiten Phase,* nach Ausformen der Zahnbögen, wird der Funktionsregler eingesetzt zur Korrektur der skelettalen Beziehungen.

3. In der *dritten Behandlungsphase,* nach Abschluß des Zahnwechsels, wird die Okklusion mit einer festsitzenden Apparatur fein eingestellt. Im Rahmen dieser Behandlung werden nach der Therapie mit dem Funktionsregler Klasse II-Gummizüge angewandt.

Als Retentionsgerät wird ein Positioner in einer protrusiven Lage des Unterkiefers angefertigt.

Bei dieser mehrphasigen Behandlungsweise kann man die Indikation des Funktionsreglers – für die zweite Behandlungsphase – breiter stellen.

7.3 Die Anfertigung des Funktionsreglers

7.3.1 Abdrucknahme

Bei der Abdrucknahme muß die gesamte Umschlagfalte gut reproduziert werden. Um die Weichteile und Muskelansätze nicht zu stark zu deformieren, soll der Abdrucklöffel nicht zu tief in die Umschlagfalte verlängert werden. Eine Umrandung der Löffel mit weichem Wachs ermöglicht ihre Individualisierung und eine genaue Reproduktion. Die Konsistenz der Abformmasse soll ausreichend sein, um eine gute, aber dünne Randschicht zu ergeben mit einer nur geringen Verdrängung der Weichteile und guter Reproduktion der Muskelansätze. Der Abdruck soll die Umschlagfalte in entspannter Situation und nicht überextendiert wiedergeben. Vorteilhaft ist es, plastische Kunststofflöffel zu benutzen, welche man in heißem Wasser weich machen und dem Modell individuell anpassen kann. Die Löffel kann man auch anhand von Studienmodellen individuell anfertigen.

7.3.2 Arbeitsmodell

Die Abdrücke werden unmittelbar mit gelbem Gips und entsprechend großen Sockeln, welche das Radieren und Befestigen im Artikulator ermöglichen, ausgegossen. Die Modellsockel sollen von den Alveolarfortsätzen mindestens 5 mm abstehen, was die Anfertigung von entsprechenden Wachsrändern ermöglicht.

Nach dem Separieren werden die Modelle für die Seiten- und Lippenschilde radiert. Auch wenn die Abdrücke mit individuellem Abdrucklöffel angefertigt werden, ist die Sulkustiefe nicht richtig reproduzierbar; sie muß am Modell nachgraviert werden. Das sollte der Behandelnde bei der Planung der Apparatur am Modell tun. Vorteilhaft ist es auch, wenn bei dieser Arbeit der Patient anwesend ist, um die anatomischen Verhältnisse direkt im Mund nachkontrollieren zu können. Das Radieren muß sehr sorgfältig erfolgen, damit eine entsprechende Gewebespannung entstehen kann, welche für die appositionelle Knochenstimulierung im basalen Bereich notwendig ist. Gleichzeitig ist darauf zu achten, daß es zu *keiner Überextension* kommt, welche Druckstellen verursachen kann. Wenn die Bukkalschilde nicht genügend in die Umschlagfalte verlängert werden, kommt es zur Invagination der Wangen in den Spalt, welche wiederum zur Verschiebung des Schildes führen kann mit mangelhafter Wirkung in der Umschlagfalte.

Während der Abdrucknahme kann es zu einer *Verzerrung der Gewebe* kommen mit einer Verminderung der Tiefe der Umschlagfalte. Aus diesem Grund muß diese am Modell etwa um 5 mm vertieft werden. Die alveolären Oberflächen zeigen nach richtigem Präparieren der Modelle einen fast vertikalen Verlauf. *McNamara* und *Huge* empfehlen, daß das untere Relief sich mindestens 12 mm unterhalb des gingivalen Saumes befinden soll, so daß das untere labiale Drahtgerüst 7 mm unter dem gingivalen inzisalen Rand zu liegen kommt (Abb. 7.5). Das Oberkiefermodell muß man für die Anfertigung der Seitenschilde vorbereiten. Der tiefste Punkt der Umschlagfalte soll sich 10–12 mm oberhalb des Gingivalrandes der hinteren Zähne befinden. Besondere Aufmerksamkeit muß den Muskelansätzen und der Tubergegend gewidmet werden.

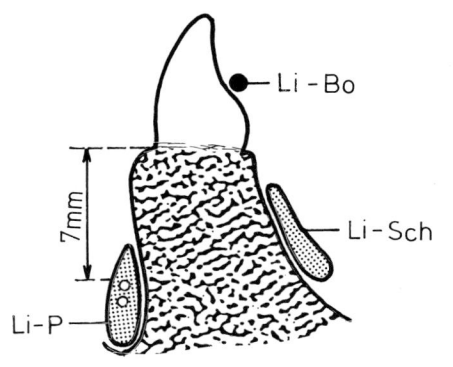

Abb. 7.5 Abstand der Labialpelotten (LiP) vom Gingivalrand. LiSch = Lippenschild, Libo = Lingualbogen

7.3.3 Separieren

Vor Anfertigung der Abdrücke für den Funktionsregler ist es empfehlenswert, zwischen den oberen Eckzähnen und ersten Milchmolaren, wie auch zwischen den zweiten Milchmolaren und ersten Molaren zu separieren (Abb. 7.6). Es erspart das Beschleifen der Mesialflächen der ersten Milchmolaren und Distalflächen der zweiten Milchmolaren. Die Lücken zwischen diesen Zähnen gestatten den Verlauf der Drahtteile interdental sowie eine gute Verankerung der Apparatur im oberen Zahnbogen.

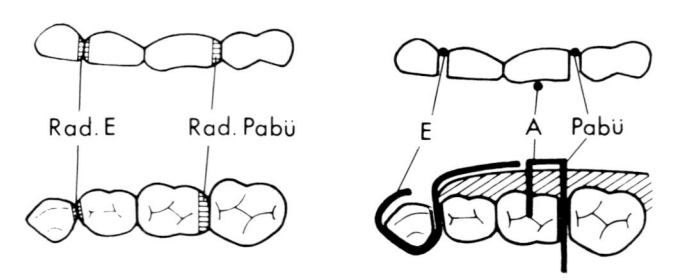

Abb. 7.6 Interdentale Radierung des Oberkiefermodells (links), interdentale Einlagerung von Eckzahnschlaufe und Palatinalbügel mit Auflage auf den 2. Milchmolaren (rechts) (nach Fränkel). Rad.Pabü = Radierung Palatinalbügel, Rad.E = Radierung Eckzahn, A = okklusale Abstützung

7.3.4 Konstruktionsbiß

Die Ansichten hinsichtlich des Konstruktionsbisses sind heutzutage unterschiedlich sowohl bezüglich Öffnung wie auch Vorverlagerung des Unterkiefers. *Fränkel* empfiehlt, daß der Konstruktionsbiß den Unterkiefer nicht mehr als 2–3 mm nach vorn verlagern soll, außerdem empfiehlt er nur eine geringe vertikale Öffnung, um zumindest einen Platz für die querverlaufenden Drähte im interokklusalen Raum zu sichern. Nach *McNamara* kann man den Unterkiefer 4–6 mm nach vorn verlagern, so daß man in den meisten Fällen zu einer Kopfbißrelation kommt (Abb. 7.7).

Neuere Untersuchungen von *Petrovic* u. Mitarb. bestätigen den klinischen Eindruck, daß bei einer Vorverlagerung des Unterkiefers die *Korrektur* der sagittalen Unstimmigkeiten *in zwei oder drei Phasen* sowohl für die Gewebereaktion als auch für die Anpassungsfähigkeit der Patienten günstiger ist. Die Öffnung soll von der Kopfbißrelation nur wenig abweichen, um die Kontrolle über die Zungenfunktion nicht zu verlieren und einem Schaukeln der Apparatur vorzubeugen. Das bedeutet eine Einschränkung des Funktionsreglers im Gegensatz zum Aktivator, bei welchem der Konstruktionsbiß je nach Wesen der Anomalie bzw. Wachstumsrichtung individuell bestimmt werden kann.

Die Anfertigung des Funktionsreglers 297

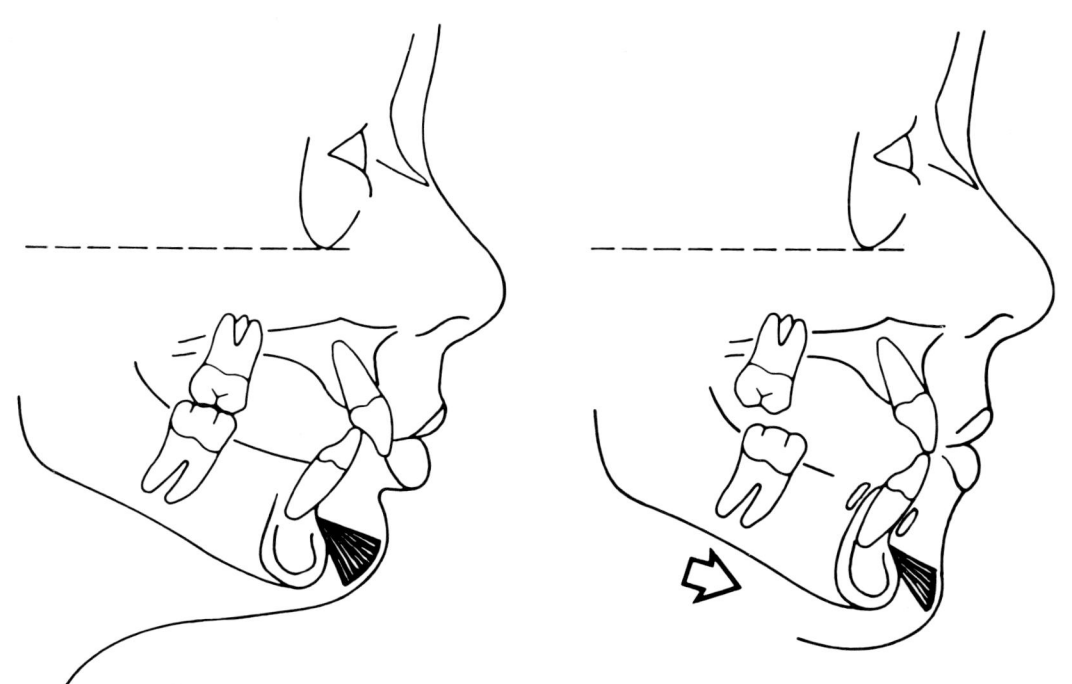

Abb. 7.7 Vororientierung des Unterkiefers mit Hilfe von Lingualschild und Lippenpelotten (nach McNamara)

7.3.5 Wachsfutter

Vor dem Wachsen werden die Grenzen der Lippenpelotten und Seitenschilde mit einem Bleistift eingezeichnet (Abb. 7.8, 7.9). Die bukkale Oberfläche wird mit einer Wachsschicht bedeckt, ihre Dicke ist individuell zu bestimmen, je nachdem wie die erforderliche Dehnung ist, sollte aber nicht dicker als 4–5 mm im Bereich der Zähne und 2,5–3 mm im oberen alveolären Bereich sein. Um die richtige Wachsdicke zu erhalten, kann man Wachsplatten bekannter Stärke anwenden. Manchmal ist die Morphologie des Mundvorhofs ungünstig und die Wachsdicke muß 3 mm überschreiten, um die Apparatur einsetzen zu können, besonders wo

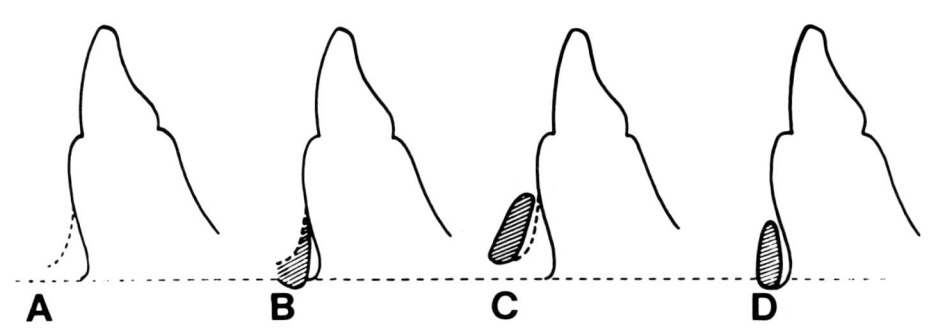

Abb. 7.8 Gestaltung des unteren Arbeitsmodells im Frontzahnbereich (nach Fränkel). A: ohne Radierung, B: bei richtiger Radierung, C: falsche Lage der Pelotten, D: richtige Lage der Pelotten

298 Der Funktionsregler

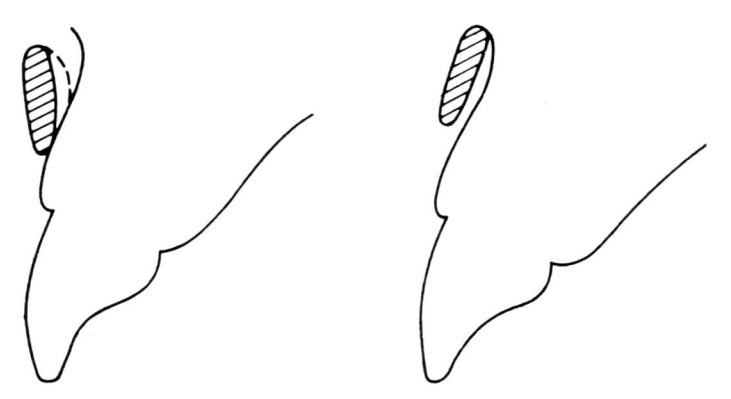

Abb. 7.9 Links: Ungenügende Radierung des Arbeitsmodells, falsche Lage der Oberkieferpelotten. Rechts: Korrekte Radierung und Lage der Pelotten (nach Fränkel)

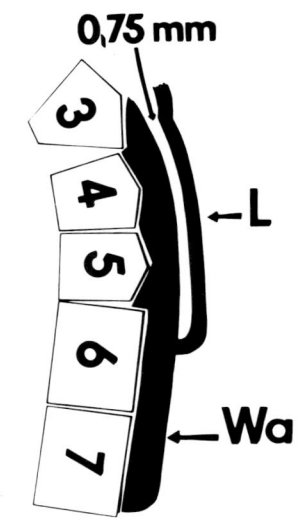

Abb. 7.10 Wachsfutter (Wa), 2,5–3 mm dick, und Abstand des Labialdrahtes (L) von der Oberfläche des Wachsfutters (nach Fränkel)

unter sich gehende Stellen, z. B. im Bereich der oberen Eckzähne, vorliegen. Das *Wachsfutter* ist besonders *im Bereich der ersten Milchmolaren wichtig,* weil in diesem Bereich der Zahnbogen bei Klasse II/1-Anomalien am stärksten eingeengt ist. Dieses Wachsfutter ermöglicht es, den Abstand der Apparatur von den Zähnen bzw. Alveolarfortsätzen genau zu bestimmen (Abb. 7.10).

7.4 Die Typen des Funktionsreglers (Abb. 7.11, 7.12)

Es gibt vier Grundtypen des Funktionsreglers, die von *Fränkel* beschrieben wurden. Der Funktionsregler I dient der Korrektur der Klasse I- und Klasse II/1-Anomalien, der Funktionsregler II zur Therapie der Klasse II/1-

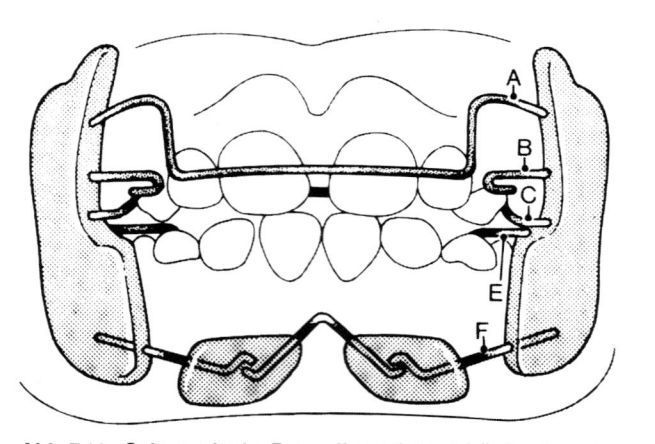

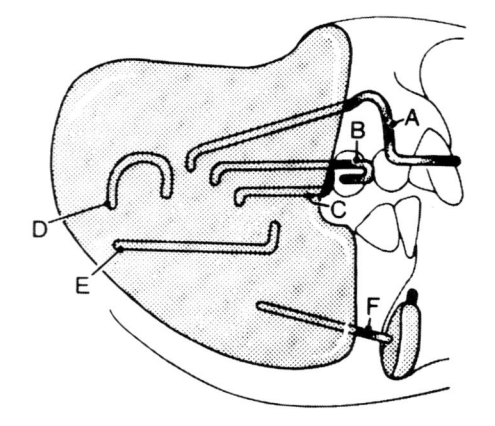

Abb. 7.11 Schematische Darstellung des am häufigsten angewandten Funktionsreglers II nach McNamara. a) von vorn, b) von der Seite. A = Labialdraht, B = Eckzahnschlaufe, C = Lingualbogen (Protrusionsfeder), D = Okklusale Abstützung des palatinalen Bügels, E = Draht für Befestigung des Lingualschildes, F = Trageelemente für Labialpelotten

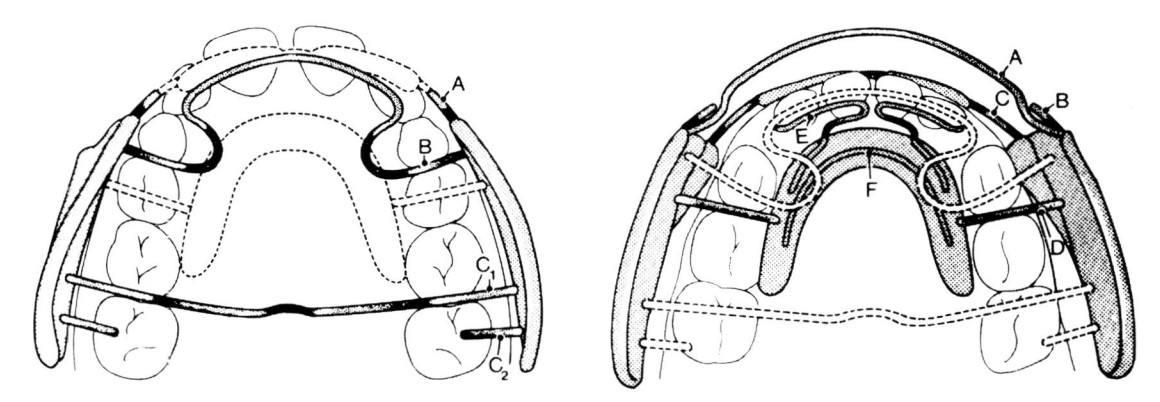

Abb. 7.12 Funktionsregler II. a) in maxillärer Sicht (links). A = Eckzahnschlaufen, B = oberer Lingualbogen, C = Palatinalbügel. b) In mandibulärer Sicht (rechts): A = Labialdraht, B = Eckzahnschlaufe, C = Trageelemente für Labialpelotten, D = Trageelemente für den Lingualschild, E = linguale Federn

und Klasse II/2-Anomalien, der Funktionsregler III zur Behandlung der Klasse III-Anomalien und der Funktionsregler IV wird zur Behandlung des offenen Bisses und der bimaxillären Protrusion benutzt.

7.4.1 Funktionsregler I (Abb. 7.13)

Wir kennen drei verschiedene Modifikationen des Funktionsreglers I (a, b und c).

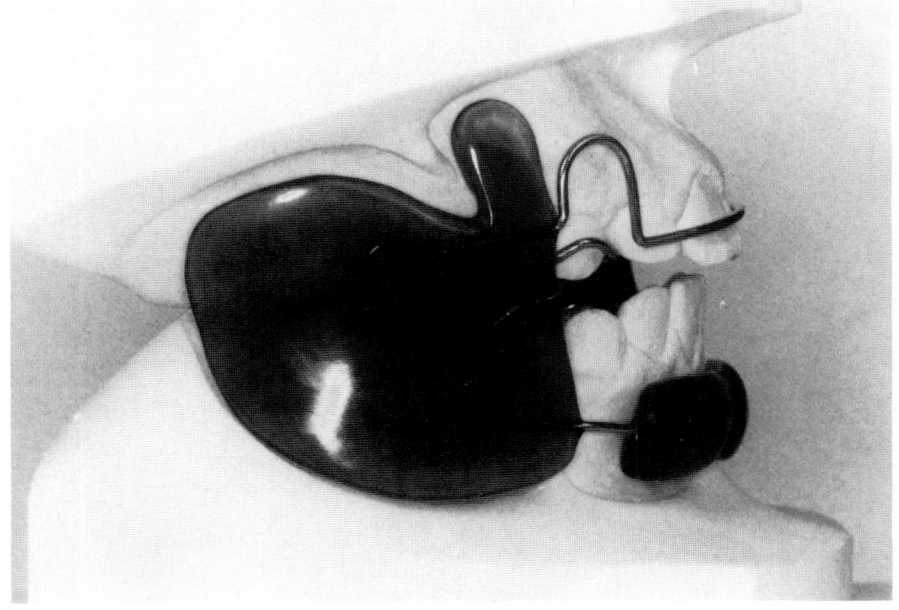

Abb. 7.13 Funktionsregler I. a) Seitenansicht, b) von vorn, c) im Oberkiefer, d) im Unterkiefer

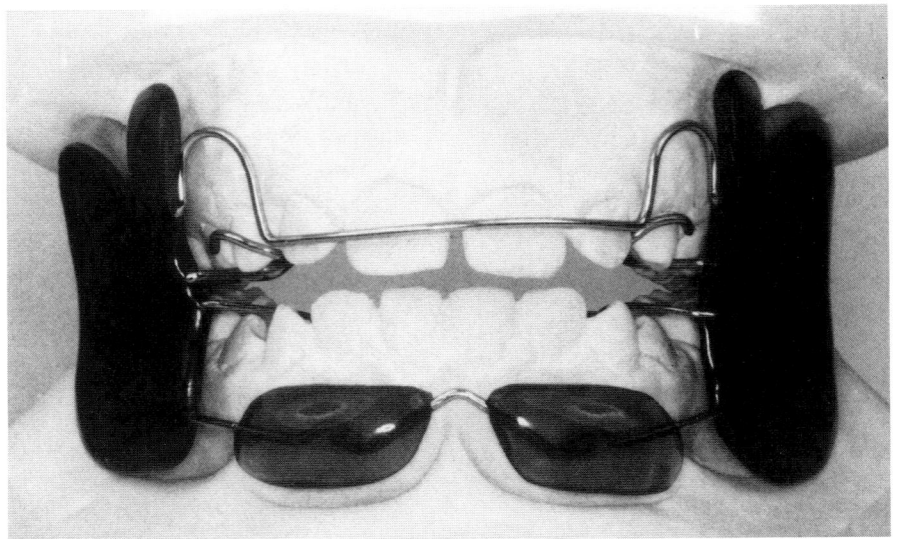

Abb. 7.13 b)

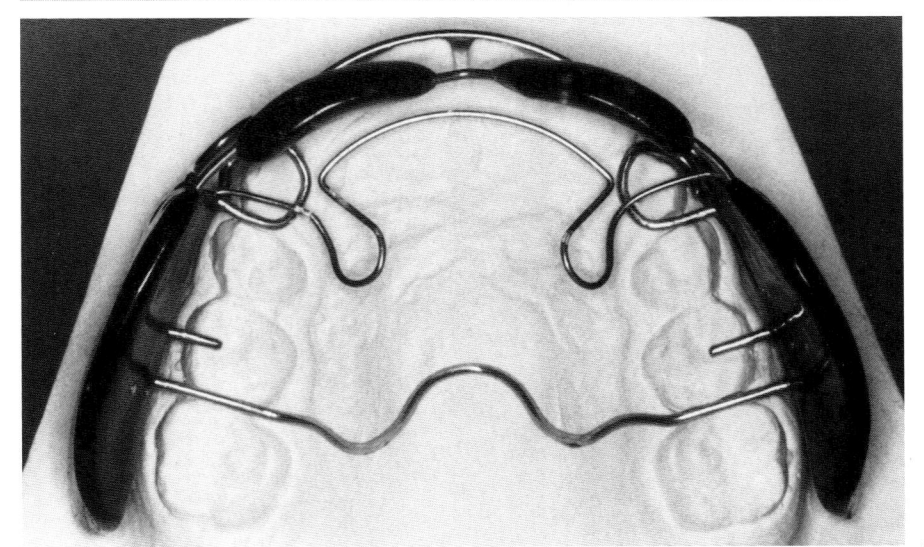

Abb. 7.13 c)

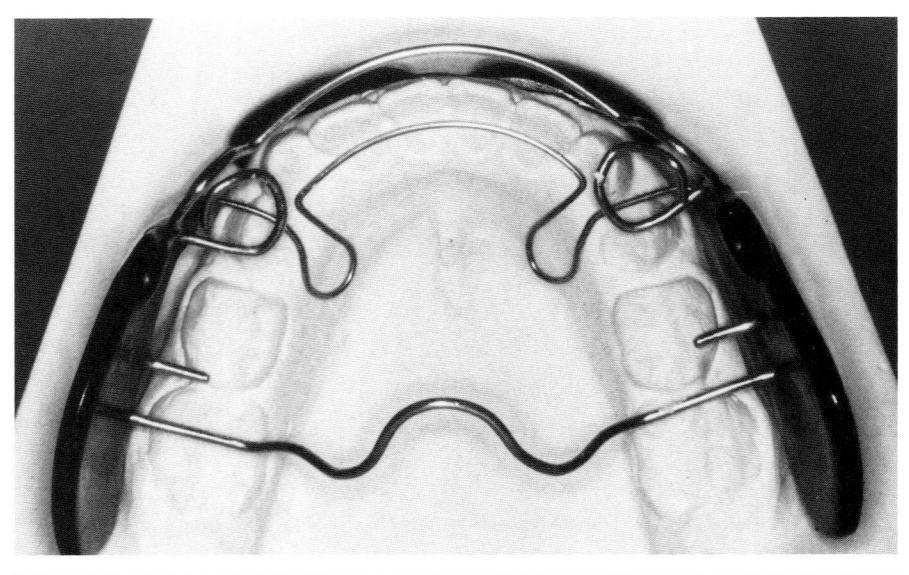

Abb. 7.13 d)

7.4.1.1 Funktionsregler I a

Der Funktionsregler Ia mit Drahtbögen statt lingualem Unterkieferschild wird heutzutage selten benutzt. Seine Indikation beschränkt sich auf Klasse I-Anomalien, bei denen die Unterkieferfront retrudiert und die oberen Frontzähne protrudiert sind. Vor allem eignet er sich zur *Behebung des Tiefbisses*. Die Apparatur kann auch zur *Korrektur der Klasse II/1-Anomalien* benutzt werden, wo die Schneidezahnstufe nicht mehr als 5 mm beträgt; jedoch wird hierfür der Funktionsregler Ib mit lingualem Kunststoffschild bevorzugt.

Die Wangenschilde wie auch die Lippenpelotten der Apparatur werden nach bestimmten Prinzipien konstruiert. Die Apparatur besitzt zusätzlich zu den Verbindungsdrahtbögen zwischen den Schilden und Pelotten auch einen Labialdraht und Eckzahnklammern. Palatinal verläuft ein Gaumenbügel, mit seiner Konvexität nach distal gerichtet, und mit lateralen Verlängerungen, welche die okklusalen Flächen mesial von den ersten bleibenden Molaren überqueren und in den Seitenschilden verankert sind. Eine gute Abstützung der Apparatur im oberen Zahnbogen ist vom Verlauf dieses Bügels zwischen den ersten Molaren und zweiten Milchmolaren abhängig. Um einen guten Sitz zu erhalten, muß man zwischen den beiden Zähnen entweder separieren oder den zweiten Milchmolaren distal beschleifen. Nach der Verankerung des palatinalen Bügels werden seine Enden zurückgebogen, um eine okklusale Abstützung im Bereich der ersten Molaren zu erzielen. Im unteren Frontzahnbereich hat der Lingualbügel U-förmige Schlaufen, welche in Richtung des Mundbodens extendiert und den lingualen Geweben unterhalb der Schneidezähne angepaßt sind. Sie dienen als Signalanlage, wenn der Unterkiefer nach hinten ausweicht, indem via Mechanorezeptoren eine Druckempfindung entsteht und der Unterkiefer zwangsläufig in eine anteriore Lage ausweicht.

Die Apparatur ist im oberen Zahnbogen mit interdentalen Drähten im Bereich zwischen den ersten Molaren und zweiten Milchmolaren, wie auch zwischen den Eckzähnen und ersten Milchmolaren stabilisiert. Die okklusalen Stützen (die Verlängerung des Gaumenbügels) zwischen den bukkalen mesialen und distalen Höckern der ersten Molaren verhindern eine Dislozierung der Apparatur nach oben, was eine Verschiebung der Ränder der Seitenschilde tief in die Umschlagfalte zur Folge hätte. Diese Stützen verhindern auch eine Extrusion der oberen Molaren, wobei die unteren Molaren in mesialer Richtung weiter durchbrechen. Eine Korrektur der Klasse II-Beziehung kann im Sinne von *Harvold* erfolgen, welche auch durch ein selektives Einschleifen des Aktivators (siehe S. 240) erreicht werden kann. Die Eckzahnschlaufen ermöglichen eine Abstützung der Apparatur im Oberkiefer und können auch den Durchbruch der Eckzähne steuern; sie stellen Verlängerungen der vestibulären Schilde dar und dienen zum Abhalten der Weichteile von den Eckzähnen, was einen labialen Durchbruch der Eckzähne ermöglicht. Brechen dagegen die Eckzähne vestibulär durch, soll – lt. *McNamara* – mit festsitzenden Apparaturen behandelt werden.

- Die *Seitenschilde* verlaufen entlang der bukkalen Flächen der Molaren und Prämolaren (Milchmolaren) mit Verlängerung in die Umschlagfalte, wie dies die anatomischen Verhältnisse erlauben. Sie stehen von den Zähnen und Alveolarfortsätzen ab, um den Druck der bukkalen Muskulatur auszuschalten, was eine unbehinderte dento-alveoläre Entwicklung ermöglicht.

- Die *Lippenpelotten* bewirken eine Ausschaltung der Dyskinesie der perioralen Muskulatur, insbesondere der Hyperaktivität des M. mentalis. Die Lagerung der Unterlippe zwischen den Zahnreihen wird verhindert, die Lippentreppe eliminiert, d. h. die deformierende Muskelaktivität wird ausgeschaltet. Außerdem stellen die Lippenpelotten die labiale Begrenzung für eine Vorverlagerung des Unterkiefers dar. Gemeinsam mit dem Lingualbogen (bzw. Lingualkunststoffschild beim Funktionsregler Ib) halten sie den Unterkiefer in einer mesialen Konstruktionsbißlage zur Korrektur von Klasse II-Anomalien.

7.4.1.2 Funktionsregler I b

Der Funktionsregler Ib ist ähnlich dem Funktionsregler Ia, mit dem Unterschied, daß anstatt des Lingualbogens Lingualschilde benutzt werden, welche mit der lingualen Schleimhaut hinter den Schneidezähnen in Kontakt stehen (Abb. 7.14). Sie sind in den Seitenschilden verankert, und der transokklusale Draht berührt weder die oberen noch die unteren Milchmolaren während der Überquerung des interokklusalen Raumes. Die Apparatur ist besonders bei *den Klasse II/1-Anomalien mit Tiefbiß* und einer Schneidezahnstufe von maximal 7 mm indiziert. Vorteilhaft ist es, wenn die Distokklusion der Molaren nicht größer ist als eine halbe Prämolarenbreite. Die Anfertigung der Apparatur ist einfacher als beim Funktionsregler Ia, und die Patienten können die Lingualschilde besser tolerieren als die U-förmigen Schlaufen.

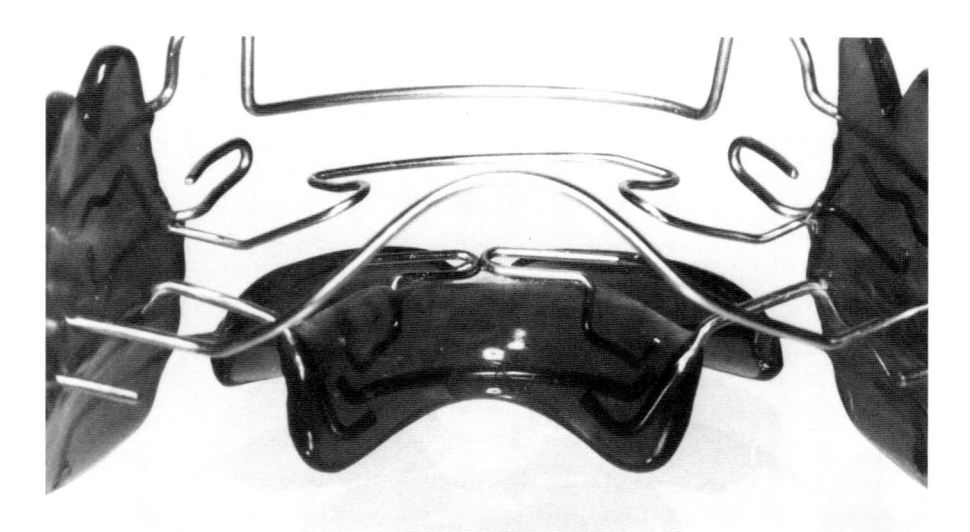

Abb. 7.14 Lingualschilde

7.4.1.2.1 Die Anfertigung der Drahtelemente Die Stabilisations- und Verbindungsdrähte der Palatinalbügel und die okklusalen Stops sind dicker (0,9–1,0 mm), während die die Zähne bewegenden Drahtelemente dünner sind (0,6–0,7 mm). Die stabilisierenden und Verbindungsdrähte sollten die Weichteile nicht berühren, um Reizungen vorzubeugen. Die im Mundvorhof plazierten Drähte, welche nicht mit Kunststoff bedeckt sind, sollten einen Abstand zur Schleimhaut der Alveolarfortsätze von etwa 1,5 mm haben. Auf der lingualen Seite sollten sie 1–2 mm von Schleimhaut und Gaumen abstehen. Die Drahtbögen sollten den natürlichen Konturen angepaßt werden, um *Weichteilreizungen zu vermeiden.*

7.4.1.2.2 Verbindungsbogen zwischen Bukkalschild und Lingualschild Dieser Verbindungsdraht von 1,0 mm Stärke überquert die Kauflächen zwischen den ersten und zweiten Prämolaren bzw. ersten und zweiten Milchmolaren. Sein Lingualanteil verläuft senkrecht zum Mundboden. Ungefähr 3 mm vom Mundboden entfernt wird das Drahtende, es ist etwa 5 mm lang, nach vorn zu einem Haken abgebogen; das Hakenende darf dem Mundboden nicht zu nahe kommen. Wangenwärts wird der Verbindungsdraht zunächst nach unten abgebogen; der Draht mündet in den Seitenschild. In einer kurzen Abbiegung nach unten wird er an diesem Schild parallel der Kaufläche 8–10 mm nach distal geführt und dann nochmals kurz abgebogen.

7.4.1.2.3 Versteifungsbogen des Lingualschildes Der Bogen ist aus 0,9 mm starkem Draht angefertigt, durchzieht den gesamten Lingualschild und dient zu seiner Versteifung. Seine distalen Enden werden rechtwinkelig nach oben abgebogen, so daß sie in geringem Abstand parallel zu den Haken der beiden Verbindungsbögen zu liegen kommen. In der Unterkiefermitte hält der Draht einen größeren Abstand vom Zungenbändchen.

7.4.1.2.4 Die lingualen Federn Das sind 0,8 mm dicke zurücklaufende Federn, welche den lingualen Flächen der unteren Schneidezähne angepaßt sind, unmittelbar oberhalb der Cingula und mit ihren freien Enden etwa 3 mm unterhalb der Schneidekanten. Ihre Hauptaufgabe ist es, einer *Extrusion der Schneidezähne* vorzubeugen. Doch muß man darauf achten, daß sie nicht zu stark aktiviert werden und dadurch die Schneidezähne nach labial kippen; ein häufiges Problem mit funktionellen Apparaturen. *Fränkel* meint, daß der Draht im allgemeinen passiv sein soll. Falls diese Drähte für spezielle Aufgaben vorgesehen sind, sollte man sie dünner gestalten (0,5–0,6 mm), damit ihre Federkraft besser ausgenutzt werden kann. Die Ausformung der Zahnbögen wird jedoch besser und schneller mit festsitzenden Apparaturen vorgenommen.

7.4.1.2.5 Verbindungsdrähte zwischen Lippenpelotten und Seitenschilden Diese 0,9 mm starken Drähte dienen als Gerüst für die Lippenpelotten. Es ist einfacher, drei Drähte zu benutzen als einen einfachen Abstützungsdraht, welcher manchmal zu stark angespannt wird. Die

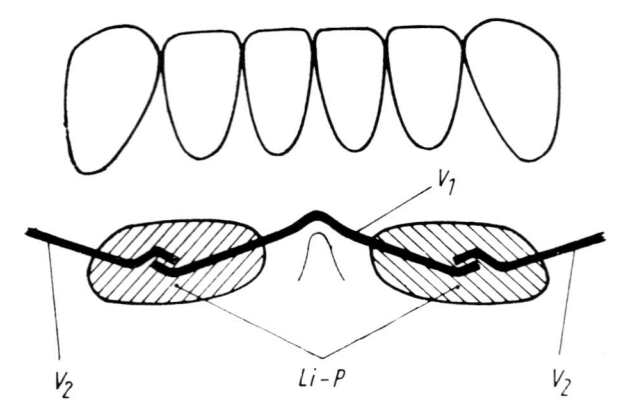

Abb. 7.15 Drahtelemente für die Lippenpelotten (LiP) (nach Fränkel)

lateralen Teile sind in den Wangenschilden befestigt und verlaufen nach vorn und unten entlang der Schleimhaut zu den Vertiefungen der beiden lateralen Schneidezähne in einer Entfernung von 1 mm zu den Weichteilen. Diese Drähte sollen mindestens 7 mm unterhalb des gingivalen Randes verlaufen. Ihr mittlerer Teil hat eine V-förmige Biegung, um das Lippenbändchen in seiner Funktion nicht zu beeinträchtigen (Abb. 7.15).

7.4.1.2.6 Der Palatinalbügel Dieser 1,0 mm starke Bügel hat verschiedene Funktionen zu erfüllen. Er dient der transversalen Versteifung des Gerätes, seiner intermaxillären Abstützung und stützt mit seinen freien Enden den Funktionsregler auch vertikal ab. Er verläuft in der Höhe des Gaumendaches mit einer leichten Biegung nach rückwärts, um die transversale Versteifung abzusichern. Der Palatinalbügel wird an seinen Enden zu einem Auflagedorn umgebogen. Er ist mit einer Schlaufe in den Seitenschilden verankert, verläuft mesial von den ersten Molaren, und nach einer Biegung stützen sich die Auflagedorne zwischen den bukkalen Höckern der oberen ersten Molaren ab. Diese Molarenabstützung bleibt passiv, solange der interdentale Teil sich nicht zu weit nach oben bewegt. Dann dient die Molarenabstützung zur Stabilisierung der Apparatur.

7.4.1.2.7 Der Labialbogen Der 0,9 mm starke Bogen liegt den Labialflächen der Frontzähne etwa in halber Höhe an. Zwischen dem seitlichen Schneidezahn und Eckzahn biegt er rechtwinkelig ab und läuft in der natürlichen Mulde der Alveolenaußenfläche zwischen diesen beiden Zähnen nach oben. Etwa in Höhe der Wurzelmitte des Eckzahnes wird er in einem U-Bogen distalwärts abgebogen. Sein Ende wird dann in geringem Abstand vom Wachsfutter nach distal geführt und etwa auf 1,5 mm Länge gekürzt. Dieses freie Ende wird senkrecht zur Wachsfläche umgebogen und dort im Wachsfutter befestigt. Normalerweise wird der Labialdraht zu Zahnbewegungen nicht benutzt; er verläuft gerade und ist dem individuellen Zahnrelief, auch Fehlständen nicht angepaßt. Es ist *nicht seine Aufgabe, die Schneidezähne nach lingual zu kippen,* wie dies bei der aktiven Platte der Fall ist. Eine solche Aktivierung des Bügels kann einen schlechten Sitz der Apparatur verursachen und eine Vorverlagerung des Unterkiefers behindern. Ursprünglich wurde in den USA der Labialdraht im Oberkiefer aktiviert, worauf es zu Schneidezahnkippungen gekommen ist; die Schneidezahnstufe wurde kleiner und der Biß tiefer. Nach diesen schlechten Erfahrungen wird der Labialdraht *nur passiv* gegen die Zähne abgestützt.

7.4.1.2.8 Die Eckzahnschlaufe Die 0,9 mm starke Eckzahnschlaufe hat zwei wichtige Funktionen zu erfüllen. Sie stützt den Funktionsregler an der mesialen Fläche der oberen ersten Prämolaren ab und dient als Führungselement bei der Einordnung oberer Eckzähne. Ihre abstützende Wirkung ist nur dann gewährleistet, wenn sie sich interdental tief genug einlagert. Die Schlaufe ist im Schild in Höhe der okklusalen Ebene befestigt. Sie verläuft rechtwinkelig zum gingivalen Rand der ersten Milchmolaren und dann interdental zwischen dem ersten Milchmolaren und Eckzahn, um so die Abstützung der Apparatur zu verstärken. Der Schlaufendraht kann in okklusaler Richtung abgebogen werden, damit er den Durchbruch der ersten Prämolaren oder Eckzähne nicht behindert. Die Schlaufe verläuft dann entlang der lingualen Fläche der Eckzähne und endet lateral zwischen Eckzahn und seitlichem Schneidezahn mit einem nach distal verlaufenden Bogen oberhalb der Schneidekante des Eckzahnes.

7.4.1.2.9 Anfertigung der Kunststoffteile des Funktionsreglers
Nach Anfertigung der Drahtelemente und nach ihrer Anpassung auf dem Modell werden sie mit Klebewachs befestigt. Bukkal- und Lingualschilde wie auch Lippenpelotten werden aus schnellhärtendem Kunststoff angefertigt. Empfehlenswert ist es, die Kunststoffkonstruktion zuerst für die unteren Lingualschilde und Labialpelotten anzufertigen und dann erst die restlichen Kunststoffteile (*McNamara* und *Huge*).

Eine andere Methode ist die gleichzeitige Anfertigung sämtlicher Kunststoffteile. Die Anfertigung der Lingualschilde ist einfacher mit der zweistufigen Methode, die der labialen Teile und Seitenschilde ist mit beiden Methoden gleich gut.

Vor Anfertigung der *Seitenschilde* werden die oberen und unteren Wachsteile verbunden und der interdentale Raum mit Wachs ausgefüllt.

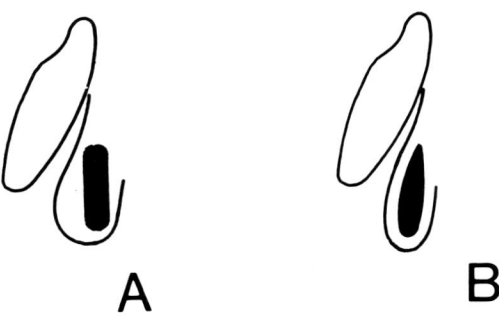

Abb. 7.16   A: Die Lippenpelotten, fast viereckig – falsch; B: Die Lippenpelotten tropfenförmig – richtig (nach McNamara)

Die linguale Oberfläche der Schilde muß glatt sein und die Wachsoberfläche dementsprechend präpariert werden. Während der Polymerisation können die Kunststoffflächen modelliert werden. Die Dicke der Schilde und Pelotten soll 2,5 mm nicht überschreiten.

Die *Lippenpelotten* haben eine tropfenartige Form, wobei die individuelle Anatomie berücksichtigt werden kann. Die obere Kante der Lippenpelotten soll mindestens 5 mm vom Gingivalrand entfernt sein (Abb. 7.16).

Vor Einsetzen der Apparatur in den Mund soll sie am Modell überprüft werden. Der vordere obere Rand der Seitenschilde soll bis zu der Mitte der Eckzähne, im Bereich der Grube zwischen den Eckzähnen und ersten Milchmolaren, reichen und der Rand des Schildes distal bis zum letzten durchgebrochenen Zahn verlängert werden.

7.4.1.3 Der Funktionsregler I c

Der Funktionsregler Ic ist in *schwierigeren Klasse II/1-Anomalien indiziert,* mit einer Schneidezahnstufe von mehr als 7 mm und einem Distalbiß von mehr als einer halben Prämolarenbreite. Da die Schneidezahnstufe in diesen Fällen groß ist, kann man die Apparatur nicht in einer Klasse I-Relation anfertigen; die Vorverlagerung des Unterkiefers erfolgt in zwei oder drei Stufen, evtl. mit weiteren Apparaturen.

7.4.2 Der Funktionsregler II (Abb. 7.17)

Der Funktionsregler II wurde ursprünglich zur Korrektur der Klasse II/2-Anomalien benutzt. Heute wird in den USA eine große Anzahl der *Klasse II/1-Anomalien* mit dieser Apparatur behandelt. Er wird modifiziert durch den Einbau einer Protrusionsfeder (0,8 mm) hinter den oberen Schneide-

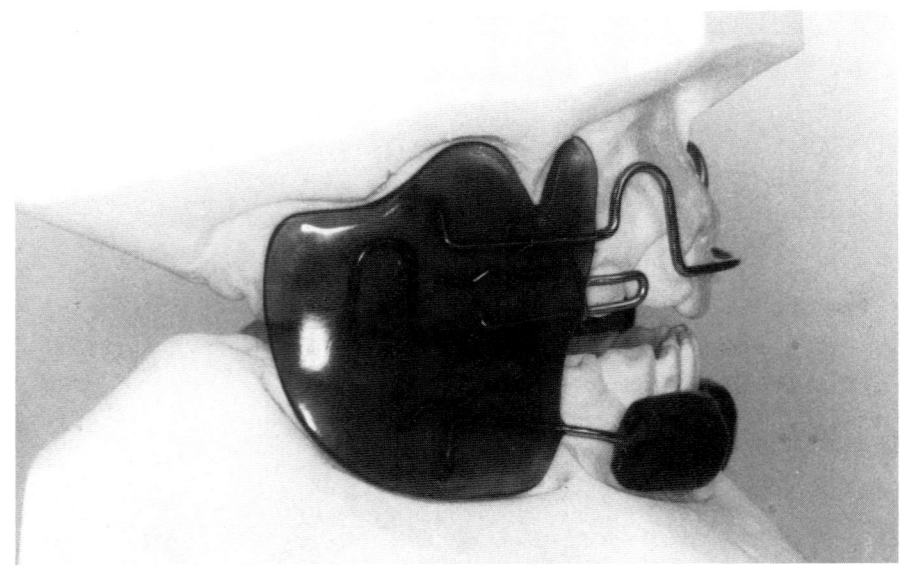

Abb. 7.17 Funktionsregler II. a) Seitenansicht, b) von vorn, c) im Oberkiefer, d) im Unterkiefer

Die Typen des Funktionsreglers 307

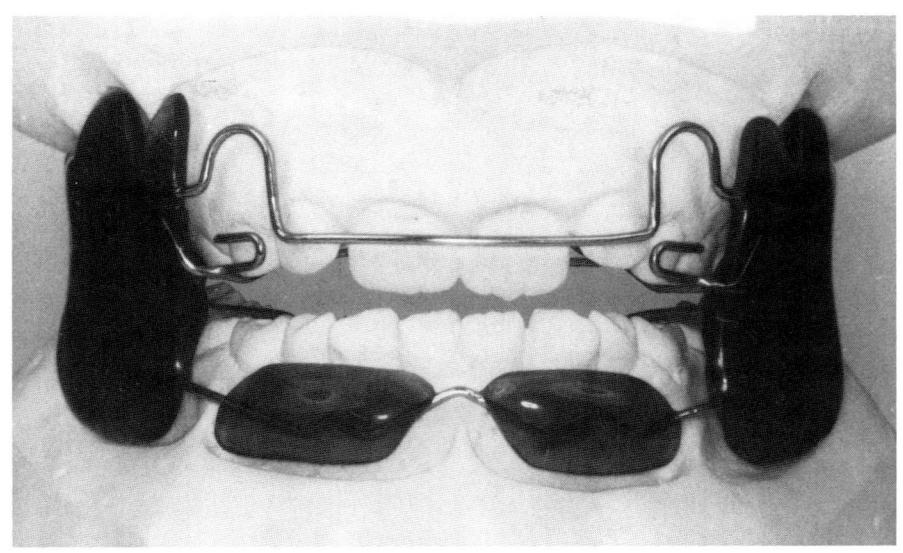

Abb. 7.17 b)

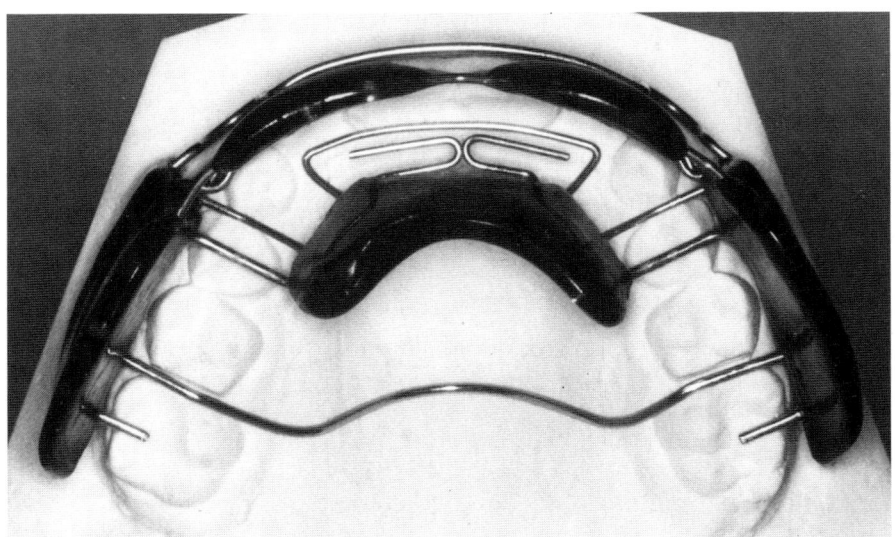

Abb. 7.17 c)

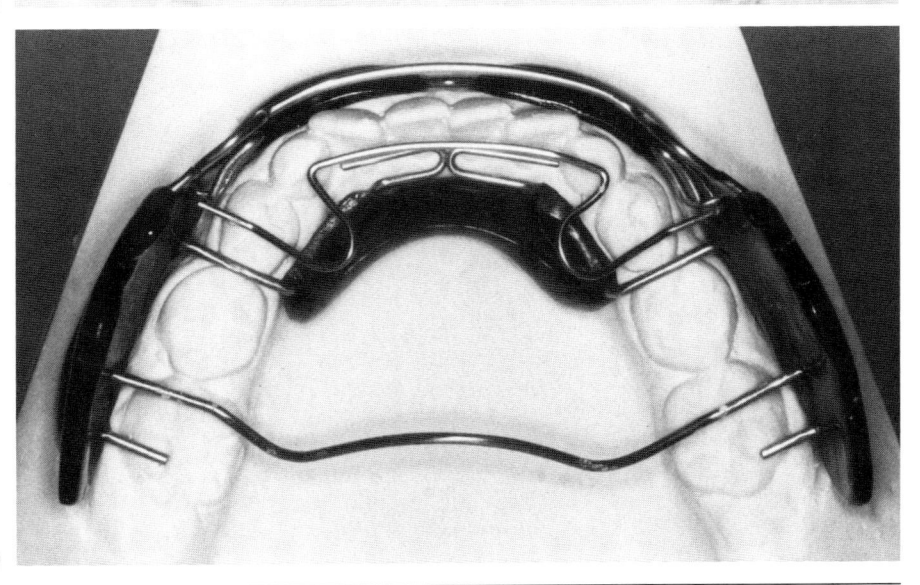

Abb. 7.17 d)

zähnen, welche zur Stabilisierung des durch die Vorbehandlung erreichten Ergebnisses im vorderen Frontzahnbereich dient, wie sie auch die Apparatur durch Abstützung in diesem Bereich stabilisiert. Außerdem kommt es durch sie auch zu einer relativen Intrusion der oberen Frontzähne. Nachdem bei einer Klasse II/1-Therapie in einer ersten Behandlungsphase mit festsitzender Apparatur die Zahnfehlstände behoben worden sind, wird für die Weiterbehandlung ein Funktionsregler II benutzt, indem die Frontzahnstellung nicht verändert, sondern nur mit zwei Bögen (lingual und palatinal) gehalten werden muß. Der Palatinalbogen wurde ursprünglich als „Protrusionsfeder" bezeichnet. Zur Stabilisierung wird jedoch ein nichtfedernder, nichtaktiver starrer Bogen benutzt, der lediglich zur Retention der Schneidezahnstellung und Stabilisierung der Apparatur dient. Dieser Bogen ist im Oberkiefer in den Seitenschilden befestigt und verläuft zwischen den Eckzähnen und ersten Milchmolaren. Er ist schlaufenförmig und steht in leichtem Kontakt mit den Schneidezähnen. Eine rechtwinkelige Biegung ermöglicht seinen Verlauf entlang der lingualen Flächen der vier Schneidezähne etwas oberhalb vom Cingulum.

Die Funktion der Eckzahnösen zur Abstützung der Apparatur übernimmt hier der palatinale Bogen (Protrusionsbogen nach *Fränkel*). Die Eckzahnklammern sind in den Seitenschilden verankert, umfassen aber die Eckzähne bukkal, statt lingual. Diese 0,8 mm starken Klammern dienen im Sinne einer Verlängerung der Bukkalschilde im Bereich der Eckzähne, wo meistens infolge der Dyskinesien ein Engstand entsteht. Wenn sie 2–3 mm von den Eckzähnen abstehen, wird die hemmende Muskelfunktion eliminiert und eine transversale Bewegung ermöglicht.

Die *Hauptaufgabe* dieser Apparatur ist eine *Korrektur der mandibulären sagittalen Beziehungen* mit einer geringen reziproken Wirkung auf den Oberkiefer.

7.4.3 Der Funktionsregler III (Abb. 7.18)

Der Funktionsregler III dient zur *Korrektur der Progenie* und besteht aus zwei Seitenschilden, Oberlippenpelotten, dem unteren Labialbogen, der

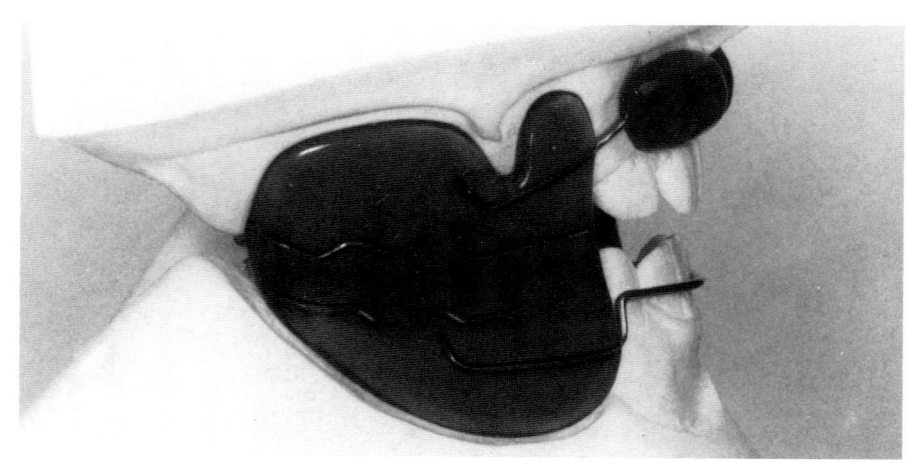

Abb. 7.18 a)

Die Typen des Funktionsreglers 309

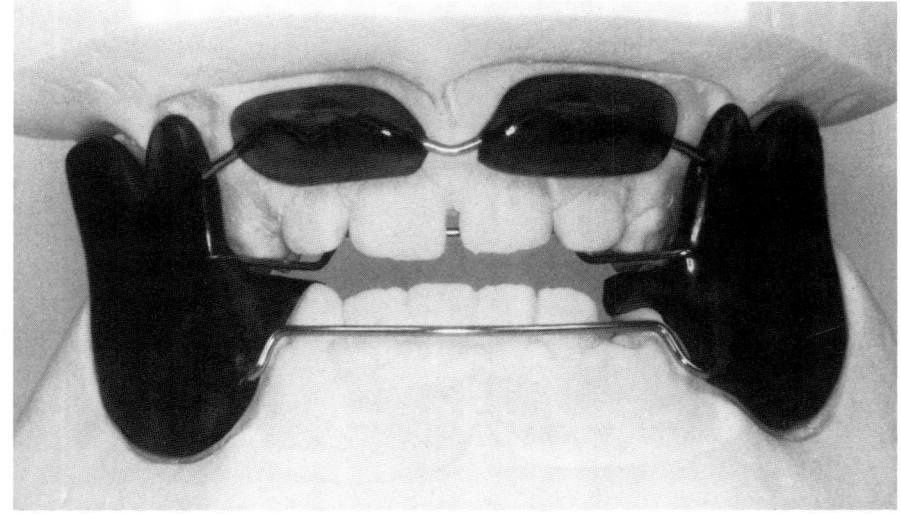

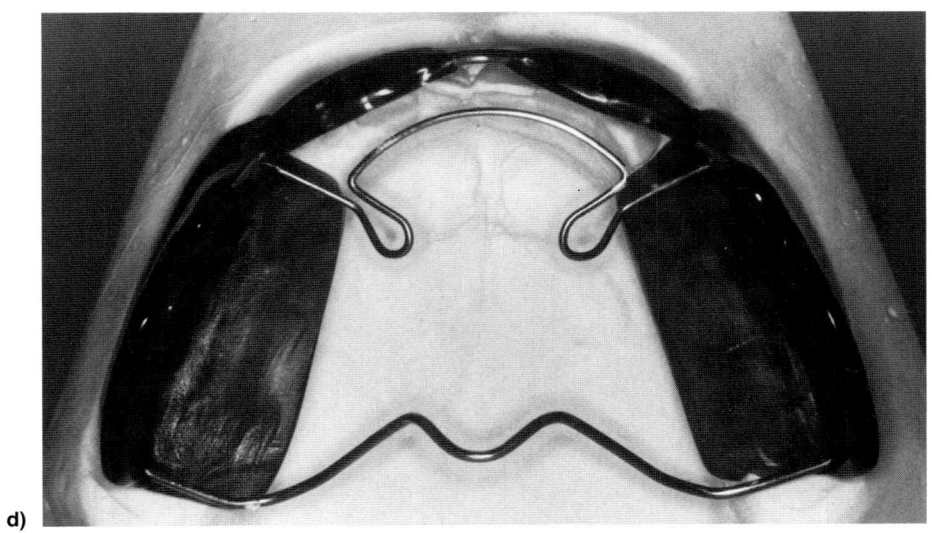

Abb. 7.18 Funktionsregler III. a) Seitenansicht, b) von vorn, c) im Oberkiefer, d) im Unterkiefer

310 Der Funktionsregler

Drahtauflage auf den jeweils letzten unteren Molaren, dem Drahtgeflecht innerhalb des seitlichen Kunststoffaufbisses, dem Palatinalbügel und dem Protrusionsbogen im Oberkiefer sowie Verbindungsdrähten zwischen Lippenpelotten und Seitenschilden.

7.4.3.1 Der Konstruktionsbiß

Der Konstruktionsbiß wird durch Retrusion des Unterkiefers soweit wie möglich mit den Kondylen in ihrer posterioren Lage genommen. Der Biß ist so weit geöffnet, daß er die Labialbewegung der oberen Schneidezähne, ohne durch die unteren behindert zu werden, ermöglicht. Die vertikale Öffnung soll aber so klein wie möglich gehalten werden, um den Lippenschluß nicht zu beeinträchtigen. Die maximale retrudierte Lage variiert von Patient zu Patient und ist davon abhängig, ob die *Klasse III-Anomalie* eine *funktionelle* oder *echte skelettale* ist. Die maximale posteriore Lage kann durch Retrusion des Unterkiefers erreicht werden, während der Mund des Patienten etwa 1 cm geöffnet ist. Das Wachs für die Konstruktionsbißnahme kann etwas weicher sein und auf den oberen Zahnbogen eingesetzt werden.

7.4.3.2 Die Konstruktion der Apparatur

Der *Labialdraht* verläuft entlang der unteren Zähne, ohne die oberen Schneidezähne zu berühren, welche sich frei nach labial bewegen können (Abb. 7.19). Zwischen dem 0,9 mm dicken unteren Labialdraht und den unteren Schneidezähnen besteht nur ein leichter Kontakt. Der Labialdraht berührt die unteren Schneidezähne an der tiefst möglichen Stelle, ohne die interdentalen Papillen zu berühren. Dieser tiefe Ansatzpunkt dient zur Verhinderung einer Lingualkippung der unteren Schneidezähne.

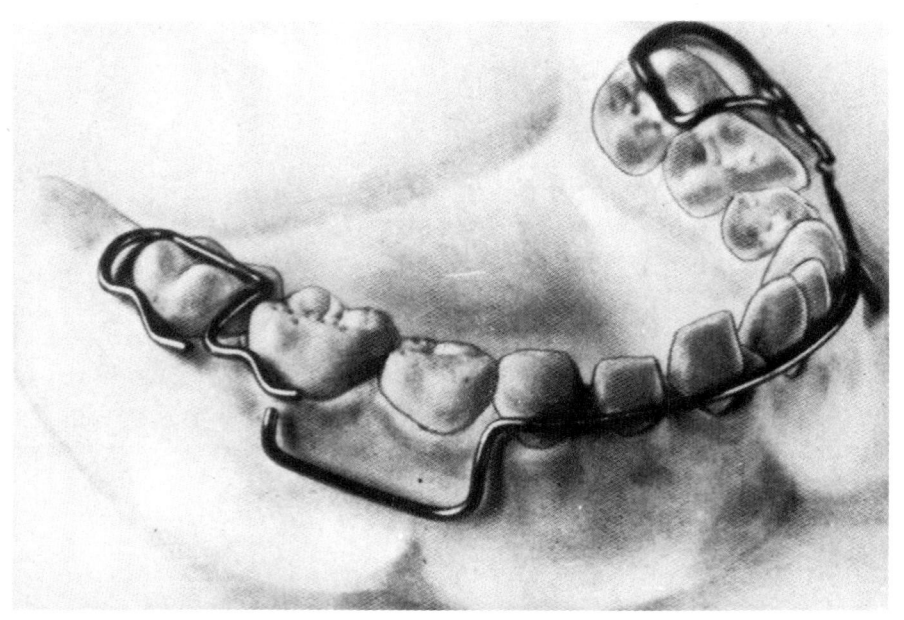

Abb. 7.19 Labialer Draht und okklusale Abstützung bei Funktionsregler III

Ähnlich wie der Funktionsregler II hat die Apparatur eine Protrusionsfeder hinter den oberen Schneidezähnen, welche deren Labialbewegung fördern soll.

Der *Palatinalbogen* verläuft näher an der Mukosa als beim Funktionsregler I, mit einer nach vorn gerichteten Schlaufe. Die Enden verlaufen distal zu den letzten Molaren, so daß der Palatinalbügel eine anteriore Kraftkomponente auf den oberen Zahnbogen ausüben kann.

Die *Seitenschilde* im oberen Seitenzahnbereich stehen von den dentoalveolären Strukturen 3 mm ab, aber mit den Unterkieferzähnen und Alveolarfortsätzen sind sie in Kontakt, d. h. es besteht eine hemmende Wirkung der Apparatur, welche auf den unteren Zahnbogen mittels Bukkalschilden und Labialdraht übertragen wird. Die Apparatur wird nicht im Ober-, sondern im Unterkiefer abgestützt aufgrund des Kontakts der Seitenschilde und des unteren Labialbogens mit den Alveolarfortsätzen.

Im Frontzahnbereich des Oberkiefers werden *Lippenpelotten* verwendet. Sie stehen von der Schleimhaut und den Alveolarfortsätzen ab und reichen in die Tiefe der oberen Umschlagfalte. Ihr Gerüst ist aus einem 1 mm dicken Draht angefertigt. Aufgabe der Pelotten ist es, den wachstumshemmenden Druck der Oberlippe im Bereich der unterentwickelten Maxilla auszuschalten, einen Zug auf die Weichteile und im Periost in der Tiefe der Umschlagfalte auszuüben, dadurch das Knochenwachstum zu stimulieren und die Lippenkraft auf den Unterkiefer mittels des unteren Labialbogens zu übertragen, um so einen retrusiven Reiz auszuüben.

Die *Radierung der Arbeitsmodelle* unterscheidet sich von jener, die vor der Anfertigung des Funktionsreglers I erforderlich ist. Eine stärkere Radierung ist vor allem in der Gegend der oberen frontalen Umschlagfalte notwendig. Das Weichgewebe in dieser Region ist nachgiebig, so daß keine Gefahr für einen Dekubitus besteht. Die Radierung muß hoch erfolgen, so daß der untere Rand der Lippenpelotten wenigstens 7–8 mm vom Gingivalsaum entfernt bleibt. Eine Radierung ist außerdem in der seitlichen Umschlagfalte unter dem Tuber erforderlich. Damit später der Labialbogen den unteren Frontzähnen fest anliegt, ist in Höhe der Zahnfleischpapille eine leicht muldenförmige Radierung an den Außenflächen der Schneide- und Eckzähne nötig. Interdental wird das Arbeitsmodell nicht radiert.

Zur Herstellung des *Wachsfutters* erheben wir beim Funktionsregler III die gleichen Anforderungen wie beim Funktionsregler I bezüglich der Dehnung im Oberkiefer. Nachdem die Grenzen der Apparatur mit einem Bleistift markiert worden sind, werden die bukkalen und labialen Flächen der Zähne im Oberkiefer und die Alveolarfortsätze mit Wachs bedeckt. Die Dicke der Wachsschicht unter den Seitenschilden und Pelotten beträgt etwa 3 mm. Die Zähne und Alveolarfortsätze im Unterkiefer werden nicht mit Wachs bedeckt.

Eine *Besonderheit* der Apparatur ist ihre *Abstützung im Unterkiefer*. So werden Drahtauflagen für die letzten Molaren angefertigt, wobei der Draht in den Längsfissuren liegt. Die beiden Enden dieser Drahtauflage werden bukkalwärts geführt und im Kunststoffschild wellenförmig befestigt. Vom

Zahn bzw. Zahnfleisch liegen diese Freienden etwa 1 mm entfernt. Es kann auch ein Kunststoffaufbiß mit Drahtgitter angefertigt werden, welcher die Apparatur im Bereich der Milchmolaren abstützt.

7.4.4 Der Funktionsregler IV (Abb. 7.20)

Diese Apparatur wird hauptsächlich zur *Korrektur des offenen Bisses* verwendet, mit ihr kann aber auch eine *bimaxilläre Protrusion* korrigiert werden. Ihr Anwendungsgebiet ist auf das Wechselgebiß beschränkt. *R.* und *Ch. Fränkel* haben überzeugende Ergebnisse zur Korrektur des offenen Bisses mit dieser Apparatur veröffentlicht.

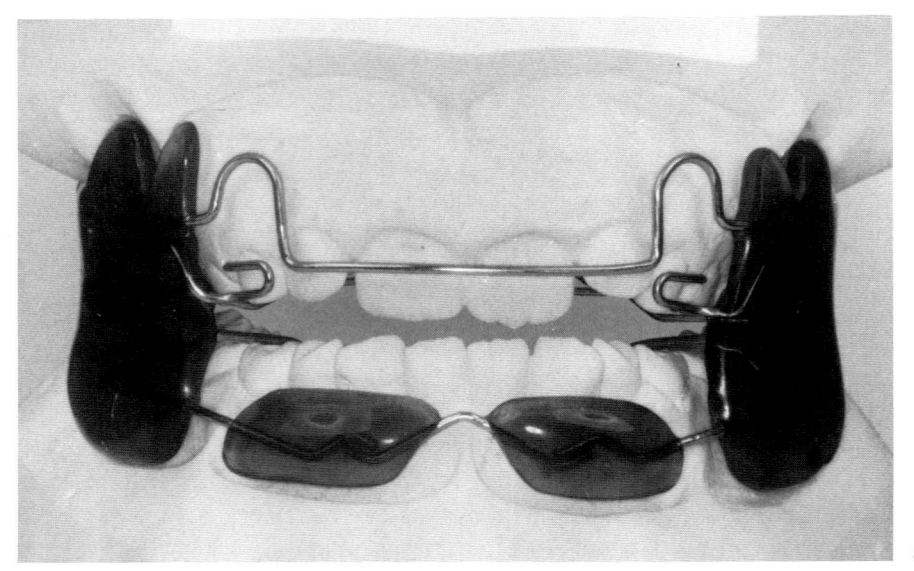

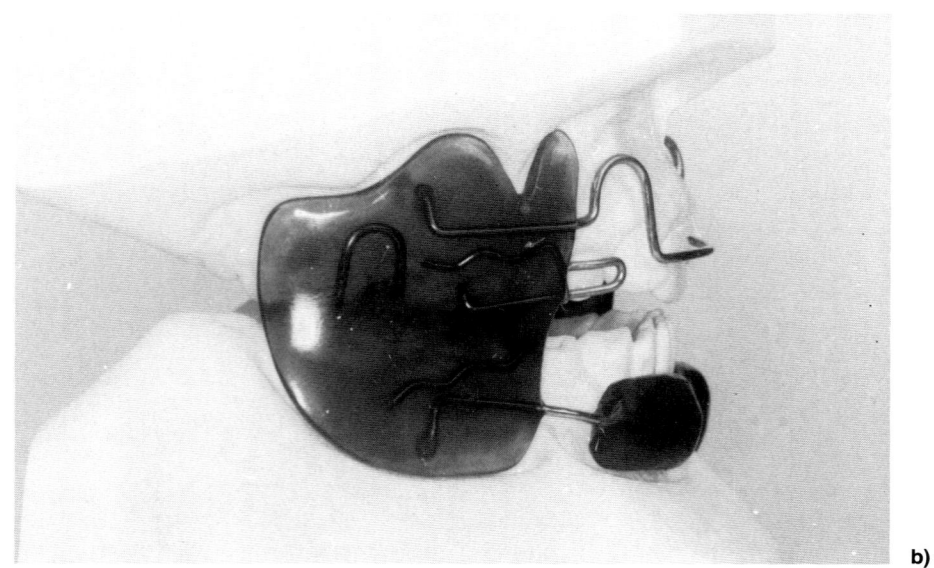

Abb. 7.20 Funktionsregler IV. a) Seitenansicht, b) von vorn, c) im Oberkiefer, d) im Unterkiefer

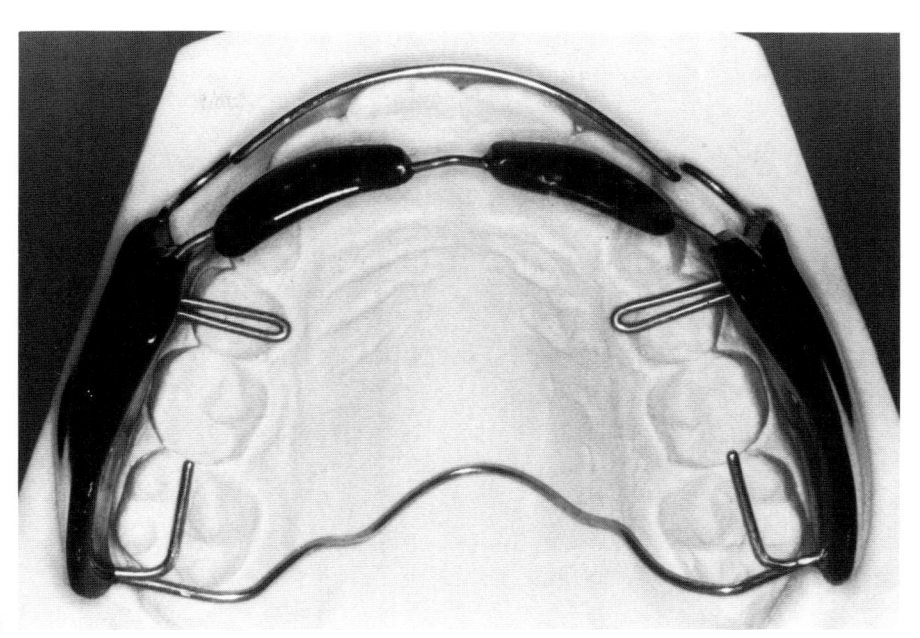

Abb. 7.20 c)

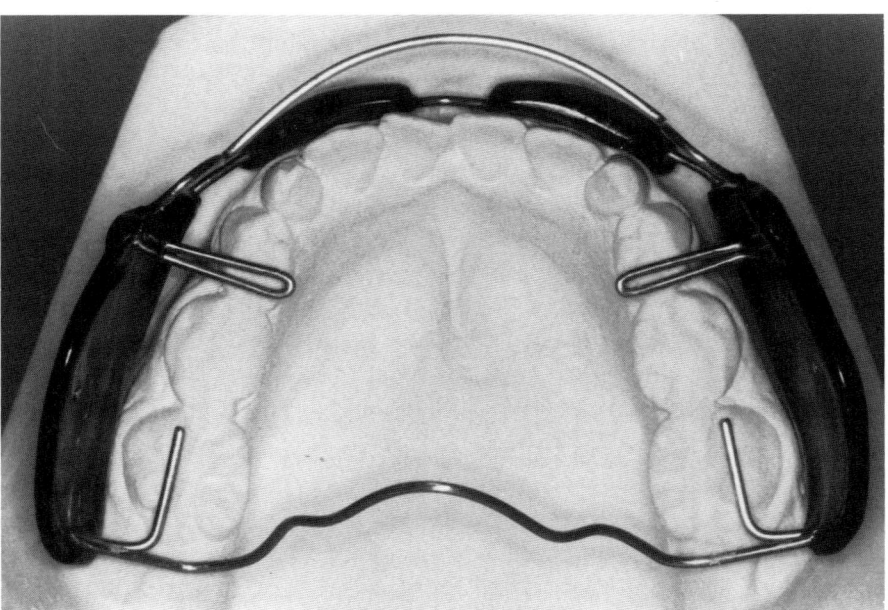

Abb. 7.20 d)

Der Funktionsregler IV hat die gleiche Konfiguration wie die Funktionsregler I und II, jedoch ohne Eckzahnschlaufen. Er besteht aus zwei Seitenschilden, Unterlippenpelotten, einem oberen Labialbogen, einem Palatinalbügel und vier okklusalen Auflagen. Die okklusalen Auflagen werden individuell angepaßt, sollen jedoch ein dorsales Gleiten der Apparatur nicht verhindern. Aus diesem Grund ist eine interdentale Abstützung der Apparatur zu vermeiden. Eine genaue Beschreibung dieses Typs liegt, weil er relativ selten benutzt wird, jenseits der Grenzen dieses Buches.

7.5 Wirkungsweise des Funktionsreglers, „orale Gymnastik"

Der Funktionsregler ist eine vielseitige Apparatur und kann als alleiniges Behandlungsgerät oder in Kombination mit anderen Methoden angewandt werden. Er bewirkt erhebliche Veränderungen im orofazialen Komplex:

1. Der *intraorale Raum* wird sagittal, transversal und vertikal *vergrößert*.
2. Eine *Vorverlagerung des Unterkiefers* findet statt.
3. Ein *neues Muster der motorischen Funktion* entsteht mit Verbesserung des Muskeltonus und Wiederherstellung des Lippenschlusses.

Der Funktionsregler beeinflußt bzw. korrigiert das Schlucken, die Sprache und die Mimik im Sinne einer „oralen Gymnastik". Für die Entfaltung dieser Aktivität und zur Stärkung der perioralen Muskulatur ist es wichtig, den Patienten zu einem ständigen Lippenschluß zu motivieren. *Fränkel* empfiehlt als zusätzliche Gymnastik das Halten von einem Stück Papier zwischen den Lippen. Der Patient soll immer wieder daran erinnert werden, daß er die Lippen in Kontakt hält. Bei flacher Zungenlage wird ihm beigebracht, die Zungenlage durch Heben zu verbessern, indem er sie gegen den Gaumen drückt und ansaugt und „Schnalzübungen" ausführt. Der Funktionsregler läßt den Mundinnenraum frei und beeinträchtigt die Bewegungen der Zunge nicht. Ein freier Mundinnenraum ermöglicht der Zunge, ihren Einfluß auf Zähne, Kieferbasen und Gaumen auszuüben.

7.6 Klinische Handhabung des Funktionsreglers

Beim Einsetzen der Apparatur wird überprüft, ob im Oberkiefer nach dem Separieren noch Lücken vorhanden sind. Man kann sie auch durch *Beschleifen* der distalen Flächen der zweiten Milchmolaren und Mesialflächen der ersten Milchmolaren gestalten. Eine *Abstützung* der Apparatur *im Oberkiefer* gleich zu Beginn ist *unbedingt erforderlich,* damit sich der Patient den besonderen Beziehungen der Schilde und Pelotten anpassen kann, ein Prozeß, welcher Zeit und Mühe erfordert.

Druckstellen entstehen am häufigsten im Bereich der bukkalen Bänder und der unteren Ränder der Lippenpelotten im Bereich des anterosuperioren Randes der Seitenschilde; auch oberhalb der Eckzähne entstehen oft Druckstellen. In diesem Abschnitt kann man notfalls den Schild verkleinern. Mit der Verkleinerung von überdimensionierten Seitenschilden und Pelotten soll man zurückhaltend sein und die Apparatur lieber einsetzen und abwarten, und sie erst verkleinern, wenn Druckstellen aufgetreten sind. Falls keine anämischen Stellen um die Ränder der Schilde und Pelotten zu beobachten sind, beginnt für den Patienten die Gewöhnungszeit. Kleine Rötungen entlang der Schilde und Pelotten kann man auch bei richtig konstruierten Apparaturen beobachten; für ihren richtigen Sitz ist eine unterschiedliche Gewöhnungszeit notwendig. Obwohl der Funktionsregler Tag und Nacht getragen werden soll (außer beim Essen), muß die *Behandlung mit ihm langsam* und *vorsichtig eingeleitet* werden, so daß Weichteile und Muskulatur sich an ihn anpassen können. Daher wird empfohlen, ihn in den ersten zwei Wochen nur etwa zwei bis vier Stunden zu tragen. Nach der ersten Kontrolle werden die Weichteile auf Druckstellen untersucht. Während der nächsten drei Wochen wird die Tragedauer auf vier bis sechs Stunden verlängert, und Sprechübungen sind anzuraten. Sitzt die Apparatur bequem, werden auch Lippenschlußübungen empfohlen. Oft dauert es etwa zwei Monate, bis er Tag und Nacht getragen werden kann. Wenn sich der Patient zu der konstruierten mesialen Unterkieferlage nicht gut anpassen kann, wenn die Apparatur unbequem ist und er deshalb den Mund offen hält, wird die linguale Schleimhaut irritiert; während der Mundöffnung kippt der Lingualschild die unteren Zähne nach labial. Aus diesem Grund kann man die Apparatur nur nach einer Eingewöhnungszeit nachtsüber tragen lassen. Die Eingewöhnungszeit für den Funktionsregler III ist kürzer, diese Apparatur kann bereits nach zwei Wochen ständig getragen werden.

Nach einer dreimonatigen Tragedauer tagsüber und nachts sollte man transversale, sagittale und vertikale Verbesserungen bereits beobachten können. Oft entsteht ein lateral offener Biß. Das ist der Beweis für die gute Mitarbeit des Patienten; der Durchbruch der unteren Seitenzähne ist langsamer als die Lageänderung des Unterkiefers in sagittaler Richtung.

Ein Distalbiß mit singulärem Antagonismus sollte innerhalb von 6 Monaten, ein Distalbiß von einer ganzen Prämolarenbreite innerhalb von 9 Monaten korrigiert werden (*Graber*). Bei einer Vorverlagerung des Unterkiefers in zwei oder drei Phasen müssen im Laufe der Behandlung der Lingualschild und die Labialpelotten nach vorn verlagert werden. Die Fortschritte der Therapie sollten in 6monatigen Abständen registriert werden. Fernröntgenkontrollen ermöglichen es, die Wachstumsrichtung und die durch die Behandlung erreichte Vorverlagerung zu beurteilen.

7.7 Der Zeitplan der Behandlung

Umfangreiche Untersuchungen bezüglich Wachstum und Entwicklung von *Petrovic* und Mitarb., *Moyers, McNamara, Graber* usw. haben gezeigt, daß der Funktionsregler die *beste therapeutische Wirkung* während der Phase des *Zahndurchbruchs* und des *Kieferwachstums* hat, das heißt, in der *Phase des Wechselgebisses.*

Der *optimale Zeitpunkt* für die *Einleitung der Therapie* ist diesen Autoren zufolge das Alter zwischen 7½ und 8½ Jahren oder nach Durchbruch der unteren Schneidezähne. Die Klasse III-Anomalie und der offene Biß sollen früher behandelt werden oder unmittelbar nach Durchbruch der ersten bleibenden Molaren. Ein noch früherer Behandlungsbeginn ist wegen der Motivation der Patienten problematisch, an sie werden nämlich große Anforderungen gestellt, z. B. ununterbrochene Tragedauer, Sprechübungen, vorsichtiger Umgang mit der Apparatur usw. Es ist nicht empfehlenswert, die Therapie mit dem Funktionsregler im späten Wechselgebißalter mit weitgehend resorbierten Milchzahnwurzeln einzuleiten. Der Verlust dieser Zähne, die Destabilisierung der Apparatur könnten ungünstige Folgen haben. Die aktive Behandlung im Wechselgebißalter soll 1½–2 Jahre lang andauern mit einer anschließenden zweijährigen Retentionsphase. Eine besonders *lange Retentionsphase* ist nach der Behandlung der Klasse II/2-Anomalie und der Klasse III-Anomalien *notwendig*.

Voraussetzungen für eine *erfolgreiche Therapie* sind einwandfreier Abdruck, einwandfreie Konstruktion und sorgfältige Handhabung der Apparatur.

Weiterhin sind entscheidend:

1. die richtige Indikation für die Behandlung,
2. die richtige psychologische Führung der Patienten,
3. die Mitarbeit der Patienten und Eltern.

Im Hinblick auf die ununterbrochene Tragedauer sind ausreichende *Motivation* und einwandfreie *Mitarbeit der Patienten* die Schlüssel zum Erfolg.

Über gute Erfahrungen mit der Funktionsreglertherapie haben in den letzten Jahren viele Orthodonten berichtet (*McNamara* und Mitarb., *Graber* und Mitarb.). Diese Autoren haben über eine erhebliche transversale und sagittale Verbesserung berichtet und mit dem Funktionsregler in sog. „Extraktionsfällen" Dehnungen vorgenommen, so daß auf Extraktionen verzichtet werden konnte. Die sagittale Verbesserung scheint durch kondyläres Wachstum zustande gekommen zu sein. Dies wurde nicht nur von klinischer, sondern auch von experimenteller Seite (*Petrovic* u. Mitarb.) bestätigt. Trotz der Erfolge mit dem Funktionsregler haben diese Autoren auf die präfunktionelle festsitzende Therapie wie auch auf die Endkorrekturen mit festsitzenden Apparaturen in den meisten Fällen nicht verzichtet.

Dieser Überblick erlaubt es nicht, Einzelheiten mit Fallbesprechungen zu vermitteln. Es sei noch einmal auf die Veröffentlichungen von *Fränkel* hingewiesen. Andererseits wäre es ein Versäumnis gewesen, in einem Buch über die Funktionskieferorthopädie die Arbeiten von *Fränkel* nicht zu berücksichtigen.

8 Klasse II-Anomalien

8.1 Einleitung

Eine einheitliche Beschreibung von Klasse II-Anomalien ist nicht möglich, weil sich unter diesem Begriff eine ganze Reihe von verschiedenen Dysgnathien verbirgt. Die Bezeichnung „Klasse II" bezieht sich, nach der ursprünglichen Klassifikation von *Angle,* nur auf ein gemeinsames Symptom verschiedener Dysgnathien: auf die Klasse II-Beziehungen der Molaren. Die Einführung der *Fernröntgen-* und *Funktionsanalyse* in die Kieferorthopädie ermöglichte es, die ursprüngliche *Angle*sche Klassifikation zu erweitern, und zwar zu unterscheiden zwischen einer skelettalen Klasse II-Beziehung mit großem ANB-Winkel und einer funktionellen Klasse II-Beziehung mit einer dorsalen Lage des Unterkiefers in der Ruhelage. Jede von ihnen erfordert eine andere Art der Behandlung, und die Voraussetzung einer erfolgreichen Therapie ist die genaue Differentialdiagnostik.

In der Vergangenheit wurden immer wieder Versuche unternommen, »*das* Gerät« für die Behandlung der Klasse II-Anomalien zu konstruieren, eines davon war auch der Aktivator. Alle diese Versuche blieben erfolglos, weil es undenkbar ist, ganz verschiedene Anomalien mit einem einzigen Gerätetyp behandeln zu können.

Bei der Behandlung von Klasse II-Anomalien wurden – je nach Behandlungskonzept – *verschiedene Geräte* benutzt, und die Behandlung wurde in *unterschiedlichem Alter* durchgeführt:

1. Laut einer dieser Theorien ist die Knochenmorphologie vorwiegend *hereditär* bestimmt, und das funktionelle Milieu paßt sich dieser Form an. Wachstum und Entwicklung sind unbeeinflußbare Vorgänge. Die Behandlung kann nur nach Durchbruch der bleibenden Zähne durchgeführt werden mit Hilfe von Zahnbewegungen und auf das dento-alveoläre Gebiet beschränkten Korrekturen; das genetisch gesteuerte skelettale Muster ist nicht beeinflußbar. Die einzige therapeutische Möglichkeit sei die dento-alveoläre Kompensation von skelettalen Beziehungen der Klasse II (Abb. 8.1). Eine *kausale Therapie* sei nur bei dento-alveolären Anomalien möglich. Das bedeutet, daß eine kieferorthopädische Therapie nur in den Grenzen des ursprünglichen Rahmens der Dysgnathie durchführbar ist. Diese Art von Behandlung wird im bleibenden Gebiß, besonders bei Erwachsenen, bevorzugt. Die skelettale Diskrepanz wird kompensiert oder durch chirurgische Maßnahmen verändert.

2. Vertreter eines zweiten Konzeptes sind der Meinung, daß jedes Individuum die Fähigkeit besitzt, eugnath zu werden, weil die *Abweichungen* von der idealen Okklusion *umweltbedingt* seien. Der erste Vertreter dieser Ansicht war *Angle.* Die Form paßt sich – laut dieser Theorie – der Funktion an, und die muskulären Einflüsse werden als kausale Umweltfaktoren betrachtet. Mittels Veränderung der Umweltfaktoren bestehe die

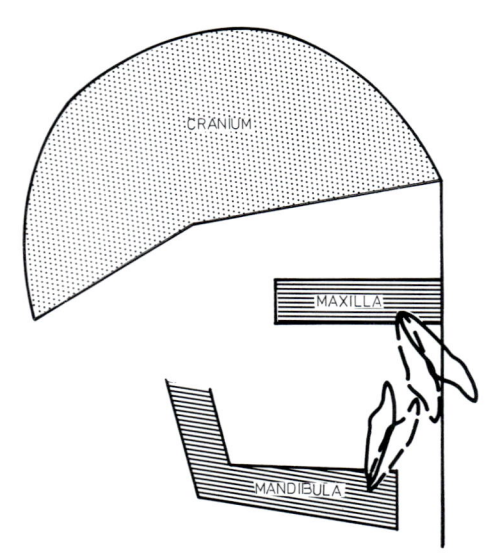

Abb. 8.1 Dento-alveoläre Kompensation der skelettalen Klasse II-Beziehungen. Die unteren Schneidezähne werden nach labial, die oberen nach lingual gekippt

Möglichkeit, das mandibuläre Wachstum anzuregen, das maxilläre Wachstum zu hemmen und die Wachstumsrichtung zu ändern. Viele Konstrukteure universaler Geräte waren Anhänger dieser Theorie; sie waren überzeugt, daß man z. B. mit dem Aktivator bei jeder Klasse II-Anomalie das Unterkieferwachstum fördern und den Unterkiefer nach vorn verlagern könne.

3. In neuerer Zeit wurde bewiesen, daß funktionelle Störungen nicht nur umweltbedingt sind, sie können auch erbbedingt sein, insbesondere durch die Morphologie und Lage der Muskeln und Weichteile. Hereditär bedingte funktionelle Einflüsse wurden als *epigenetische Faktoren* bezeichnet (*Limbourg*).

Laut dieser Theorie besteht die Möglichkeit, ein optimales Wachstumspotential im Rahmen der individuellen genetischen Muster zu erreichen, ein Grundprinzip der funktionellen Klasse II-Therapie während der Wachstumsphase. Die Aufgabe der Differentialdiagnostik ist die Bestimmung der *Grenzen dieser genetischen Muster* im Einzelfall.

8.2 Behandlungsgrundsätze

Für die Behandlungsmöglichkeiten ist die *Lokalisation der Dysplasie* ausschlaggebend und – neben der Unterscheidung zwischen dento-alveolärer und skelettaler Anomalie – eine genaue Lokalisation der skelettalen Unstimmigkeit. Die skelettale Klasse II-Beziehung kann durch eine posteriore Lage des Unterkiefers und/oder anteriore Lage des Oberkiefers verursacht sein (Abb. 8.2). Im ersten Fall ist eine Wachstumsförde-

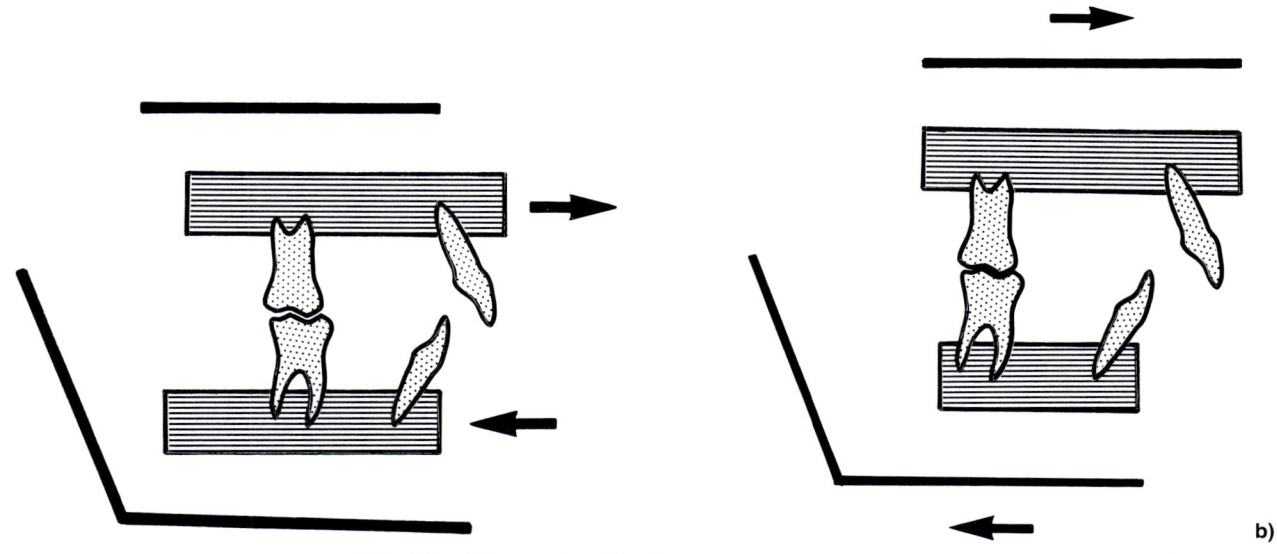

Abb. 8.2 a) Dento-alveoläre Klasse II-Beziehung. Die obere Zahnreihe einschließlich der Alveolarfortsätze ist nach vorn, die untere nach hinten verlagert, b) skelettale Klasse II-Beziehung. Die obere Kieferbasis ist nach vorn, die untere nach hinten verlagert

rung im kondylären Bereich, im zweiten eine Wachstumshemmung im Bereich der Oberkiefersuturen notwendig. Diese zwei verschiedenen Behandlungsmaßnahmen erfordern nicht nur unterschiedliche Behandlungsmethoden; auch die *altersbedingten Einschränkungen* der Behandlung sind verschieden.

Die therapeutische *Wachstumsförderung* bereitet im knorpeligen *kondylären Bereich* Schwierigkeiten, weil es die Aufgabe dieser Strukturen ist, dem Druck zu widerstehen; deshalb sind sie nicht vaskularisiert. Infolge dieser Eigenschaften ist ihre Reaktion auf mechanische Reizsetzung gering, und ihre therapeutische Beeinflussung kann nur während der aktiven Wachstumsphasen erzielt werden (Abb. 8.3).

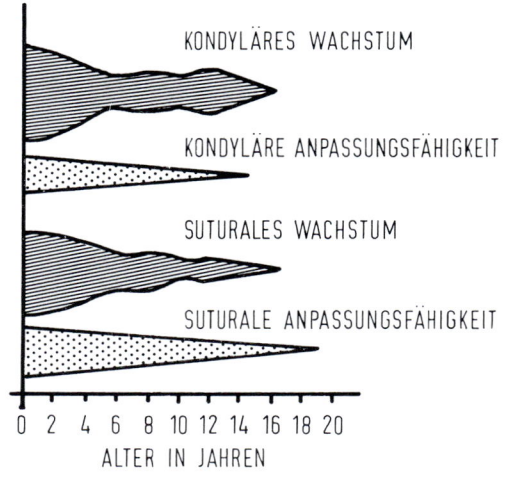

Abb. 8.3 Kondyläres und suturales Wachstum bzw. Adaptabilität, auf das Lebensalter der Patienten bezogen (nach van der Linden)

320 Klasse II-Anomalien

I. Ch.
1964
17.3.73

68,7 %

SNA 80°
SNB 77,5°
ANB 2,5°
SN - Pog 80,0°

28°

132° 62° 117°
64 mm
127°
9°
14°
43 mm
89°
61°
129°
68°
64 mm
97,5°

N - Pog

$\overline{1}$ +3,5 mm
$\underline{1}$ -2,5 mm

a)

I. Ch.
1964
9.7.76

66,3 %

SNA 79,5°
SNB 75,0°
ANB 4,5°
SN - Pog 78,0°

28°
133° 63° 113°
67 mm
131°
5°
16°
44 mm
86°
59°
124°
65°
71 mm 91°

N - Pog

$\overline{1}$ +6 mm
$\underline{1}$ -5,5 mm

b)

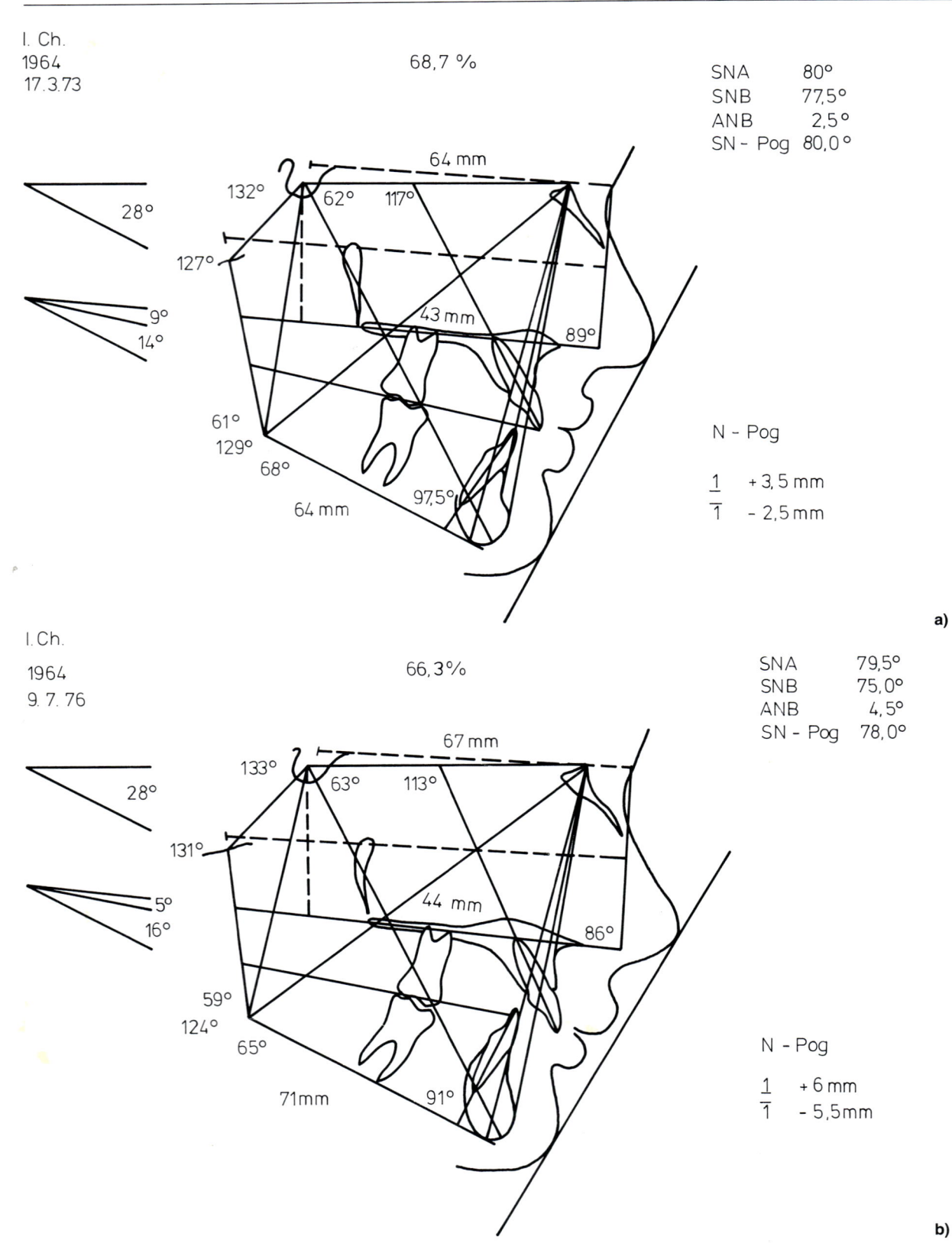

Abb. 8.4 Patientin E. Ch. mit 9 (a) und mit 12 (b) Jahren. Trotz der hohen mandibulären Zuwachsraten haben sich die skelettalen Beziehungen verschlimmert

Im *maxillären Bereich* dagegen befindet sich in den Suturen Bindegewebe mit guter Vaskularisation und undifferenzierten Geweben. Folglich ist hier die Reaktivität auf mechanische Reize günstig. Eine therapeutische *Wachstumshemmung* ist hier nicht an die aktiven Wachstumsschübe gebunden und auch zu einem späteren Zeitpunkt durchführbar, wenn eine wachstumsfördernde Therapie im mandibulären Bereich nicht mehr möglich ist.

Das mandibuläre Wachstum allein kann das Problem des Distalbisses nicht lösen.

Als Beispiel für diese Behauptung diene die 9jährige Patientin I. Ch. mit einer Klasse II-Verzahnung und Zungendyskinesie. Die skelettalen Beziehungen waren orthognath, die Wachstumsrichtung horizontal (Abb. 8.4). Die Kieferbasen waren kurz, der aufsteigende Ast lang, die oberen Schneidezähne nach labial, die unteren nach lingual gekippt. Eine kieferorthopädische Behandlung wurde nicht eingeleitet, die Dyskinesie persistierte. – Drei Jahre später konnte man bereits eine skelettale Unstimmigkeit beobachten mit einer Verkleinerung des SNB-Winkels, obwohl die Wachstumsrate der Unterkieferbasis hoch war. Eine weitere Lingualkippung der unteren Schneidezähne konnte mit einer Veränderung der Dyskinesiemuster erklärt werden. Die Patientin hatte sich das Unterlippensaugen angewöhnt.

Mit einer kieferorthopädischen Behandlung während der Wachstumsschübe hätte man gute und stabile Ergebnisse erreichen können. Ohne Ausschaltung der Dyskinesie und Behandlung haben sich sogar die skelettalen Beziehungen verschlimmert.

8.3 Therapieplanung

Vor der Behandlung einer Klasse II-Anomalie sollten die folgenden Fragen beantwortet werden:

1. Hat die Anomalie *skelettale* oder *dento-alveoläre Ursachen?* – Eine kausale Therapie skelettaler Anomalien ist nur während der Wachstumsperiode möglich.
2. Ist die Anomalie eine *funktionell echte,* oder liegt ein *Zwangsbiß* nach hinten vor? In Fällen mit posteriorem Zwangsbiß ist es nicht erforderlich die Ruhelage, die eine anteriore ist, zu verändern: ideale Voraussetzung für eine therapeutische Vorverlagerung des Unterkiefers nach Ausschaltung der Störfaktoren. Bei funktionell echten Anomalien muß während der Vorverlagerung des Unterkiefers die Okklusion gemeinsam mit der Ruhelage verändert werden. Dies ist manchmal eine schwierige Maßnahme und, falls die Ruhelage in ihrer ursprünglichen Position persistiert, kann eine funktionelle Störung entstehen.
3. Die *Abklärung der Wachstumsrichtung* ist wichtig für die Art der Behandlung. Beim horizontalen Wachstumstyp ist die therapeutische

322 Klasse II-Anomalien

Kontrolle der vertikalen Beziehungen meist schwierig, beim vertikalen dagegen die Beeinflussung von sagittalen Beziehungen.

4. Wie bereits erwähnt, sind die Fragen, wie hoch das *Wachstumspotential* ist und ob die Wachstumsperiode noch im Gang oder beendet ist, von Bedeutung für die Wahl der Behandlungsmethode.
5. Zur Bestimmung der Möglichkeiten und Grenzen der funktionellen Behandlungsmethoden sind die *ätiologischen Erwägungen* ausschlaggebend, eine Differenzierung zwischen hereditären Anomalien und Folgen von Dyskinesien ist notwendig.

Zur Beurteilung weiterer Einzelheiten sind die Ergebnisse funktioneller und fernröntgenologischer Untersuchungen von besonderer Bedeutung.

8.3.1 Funktionelle Kriterien

Die wichtigsten funktionellen Kriterien für die Therapieplanung der Klasse II-Anomalien sind folgende:

1. Die Bestimmung der Beziehungen *Ruhelage–Schlußbißstellung* für die schon erwähnte Differenzierung zwischen funktionell echter Anomalie und Zwangsbiß.
2. Die Untersuchung der Beziehungen zwischen *Schneidezahnstufe* und *Lippenfunktion.* Bei Pressen der Unterlippe zwischen die Schneidezahnreihen sollte diese Dyskinesie auch tagsüber ausgeschaltet werden, falls die Behandlung mit einem Aktivator z. B. durchgeführt wird.
3. Die Bestimmung von *Lage und Funktion der Zunge,* da bei bestimmten Anomalien eine Kontrolle mit verschiedenen zusätzlichen Elementen oder Geräten erforderlich ist.

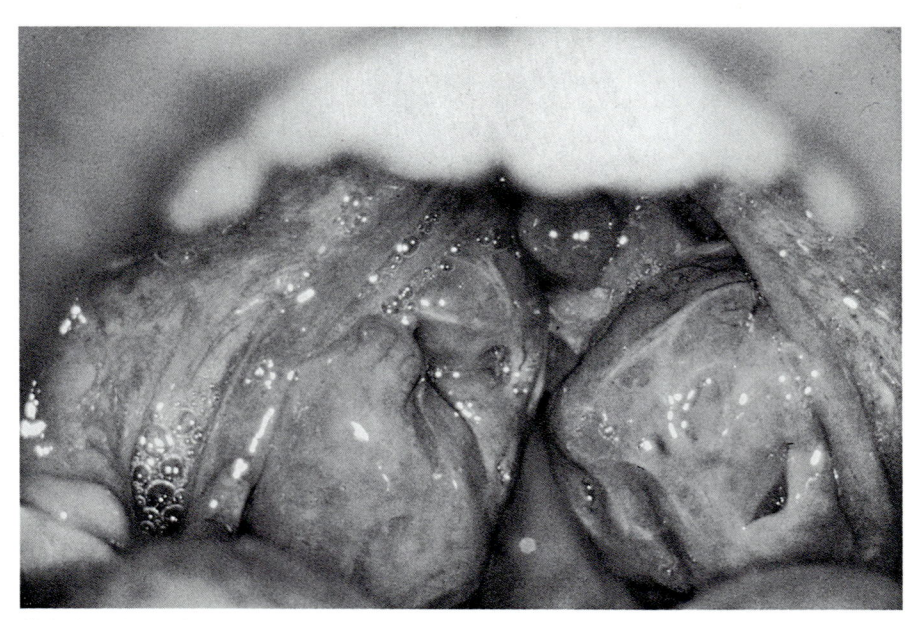

Abb. 8.5 Vergrößerte Tonsillen erschweren das Tragen eines Aktivators

4. Die *Art der Atmung,* weil Patienten mit gestörter Nasenatmung oder vergrößerten Tonsillen nachts den Aktivator verlieren können (Abb. 8.5).

8.3.2 Fernröntgenologische Kriterien

Vor jeder kieferorthopädischen Behandlung mit funktionellen Geräten ist eine Fernröntgenanalyse erforderlich. Für die Therapieplanung sind folgende Beziehungen von Interesse:

1. Die Beziehung der *Maxilla* zur *Schädelbasis.* Bei einer maxillären Prognathie ist meistens eine Distalisation im Oberkiefer – zur Korrektur der Klasse II-Beziehungen – indiziert.
2. *Lage und Größe des Unterkiefers.* Bei einer mandibulären Retrognathie gibt es verschiedene Behandlungsmöglichkeiten, deren Indikation auch von der Größe des Unterkiefers abhängig ist.
3. Die Bestimmung der *Achse und Stellung der Schneidezähne* ermöglicht es, über Art und Ausmaß der Zahnbewegungen zu entscheiden.
4. Das *Wachstumsmuster* ist von entscheidender Bedeutung für die Konstruktion der Apparatur.

Die Fernröntgenanalyse bei den Klasse II-Anomalien ermöglicht es weiterhin zu unterscheiden, ob sie durch einen prognathen und/oder großen Oberkiefer oder durch einen retrognathen und/oder kleinen Unterkiefer verursacht sind.

8.4 Klassifizierung der Klasse II-Anomalien

8.4.1 Morphologische Klassifizierung

Von den verschiedensten Klassifizierungen der Klasse II-Anomalien ist die einfachste die Differenzierung zwischen den folgenden 4 Gruppen:

1. Klasse II-Beziehungen, verursacht nur durch Zahnwanderungen: *dento-alveoläre Klasse II-Anomalie.*
2. Klasse II-Anomalie mit „Schuld" im Unterkiefer: der *Unterkiefer ist retrognath,* der Oberkiefer orthognath.
3. Klasse II-Anomalie mit „Schuld" im Oberkiefer: der *Oberkiefer ist prognath,* der Unterkiefer orthognath.
4. Eine *Kombination* von 1 bis 3.

8.4.2 Fernröntgenologische Klassifizierung

Sie ermöglicht uns die Anwendung genauer fernröntgenologischer Kriterien. Man kann zwischen 5 Grundformen der Klasse II-Beziehungen unterscheiden:

324 Klasse II-Anomalien

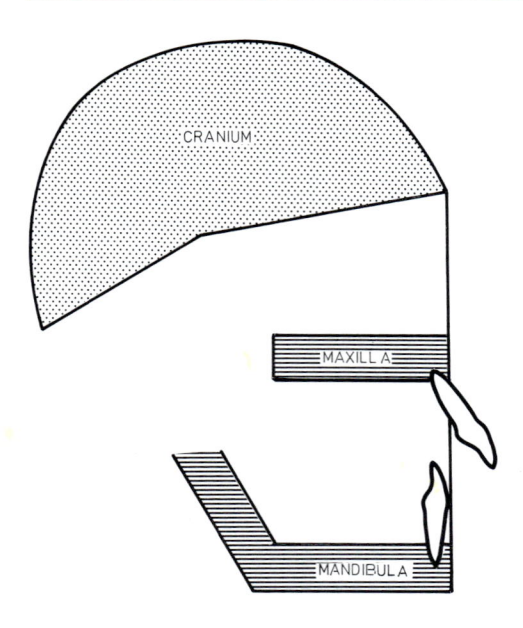

Abb. 8.6 Dento-alveoläre Beziehung mit Labialkippung der oberen und Lingualkippung der unteren Schneidezähne

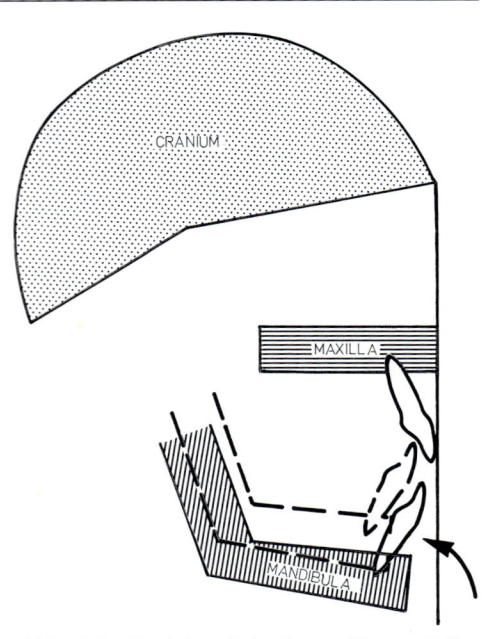

Abb. 8.7 Funktionell bedingte Klasse II-Beziehung mit distalem Zwangsbiß. Aus der anterioren Ruhelage gleitet der Unterkiefer in eine posteriore Zwangslage

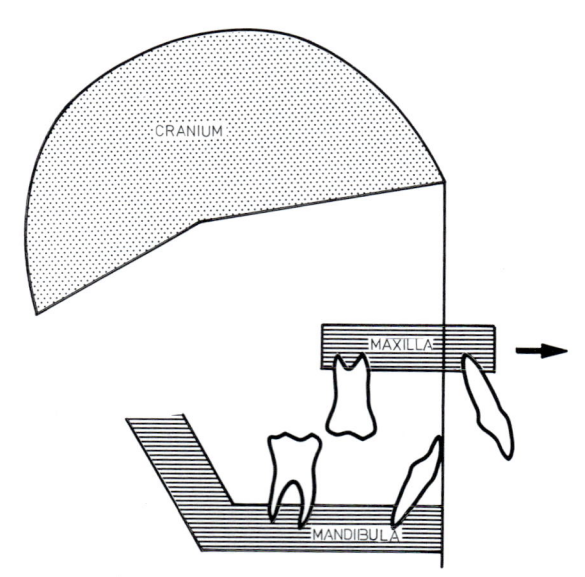

Abb. 8.8 Skelettale Klasse II-Beziehung mit Schuld im Oberkiefer. Die Oberkieferbasis ist prognath, die Unterkieferbasis orthognath eingebaut

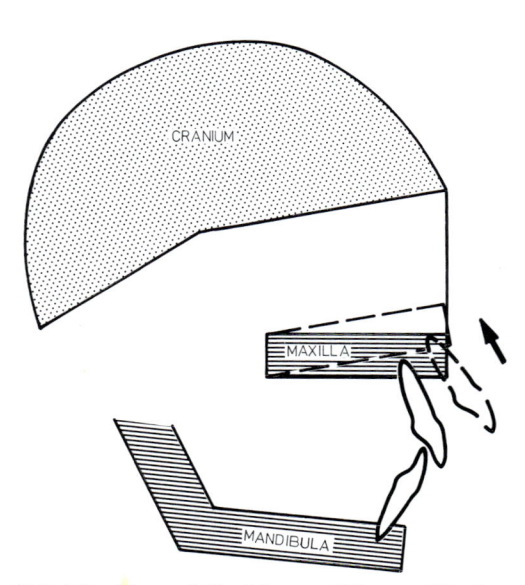

Abb. 8.9 Klasse II-Beziehung mit Prognathie des Oberkiefers und Anteinklination der Oberkieferbasis

1. *Klasse II-Beziehung ohne skelettale Beteiligung.* Der ANB-Winkel ist normal. Die Kieferbasen sind meistens retrognath eingebaut, die SNA- und SNB-Winkel klein. Die oberen Schneidezähne sind nach labial gekippt, die unteren manchmal nach labial, in anderen Fällen nach lingual. Bei einer Labialkippung der unteren Schneidezähne ist die

Schneidezahnstufe verkleinert, aber die Behandlung erfordert oft mit relativ großem therapeutischen Aufwand eine Aufrichtung der gekippten Zähne (Abb. 8.6).

2. *Funktionell bedingte Klasse II-Beziehungen mit distalem Zwangsbiß in Okklusion und normalem Biß* in der Ruhelage. Während der Okklusion ist der ANB-Winkel vergrößert, aber der Unterkiefer bewegt sich nach vorn in die Ruhelage. Die Unterkieferbasis ist von normaler Größe. Für die Anomalien dieser Gruppe ist die funktionelle Therapie die Methode der Wahl (Abb. 8.7).

3. *Klasse II-Beziehung mit „Schuld" im Oberkiefer.* Die Prognathie bzw. Konvexität *des nasomaxillären Komplexes* kann basal sein (mit großem SNA-Winkel), *dento-alveolär* (mit großem SNPr-Winkel) oder *dental* (mit großem 1–SN-Winkel; Abb. 8.8).

Die Behandlungsmöglichkeiten sind von der *Achsenstellung der Schneidezähne* und vom Wesen der Prognathie abhängig. Das Aufrichten labial gekippter Schneidezähne ist mit abnehmbaren Behandlungsmitteln durchführbar, für körperliche oder Wurzelbewegungen dagegen die Anwendung festsitzender Geräte erforderlich.

Die dentale und dento-alveoläre Prognathie sind auf diese Weise beeinflußbar. Für die Korrektur der basalen Prognathie ist der Einsatz starker orthopädischer Kräfte notwendig (siehe orthopädische Wirkung des *Headgear*).

Die *prognathe Oberkieferbasis* kann von normaler Größe und nach vorn verlagert, oder zu lang sein; bei ihrer Beurteilung muß die *Inklination* berücksichtigt werden. Eine *Anteinklination* verstärkt die maxilläre Protrusion (Pseudoprotrusion nach *A. M. Schwarz*), eine *Retroinklination* schwächt sie ab. Die Möglichkeit einer therapeutischen Kontrolle der vertikalen Dimension ist bei dieser Anomalie (im Falle der Kombination mit einem tiefen oder offenen Biß) oft von der Inklination der Oberkieferbasis abhängig.

Die Klasse II-Dysgnathien dieser Gruppe kann man nicht ausschließlich mit Aktivatoren behandeln. Zur Beeinflussung der maxillären Prognathie sollte vielmehr die Behandlung mit einem Headgear eingeleitet werden. Anschließend sind zur Feineinstellung des Unterkiefers und Steuerung des Zahndurchbruchs im Seitenzahnbereich Aktivatoren indiziert (Abb. 8.9).

4. *Klasse II-Beziehung mit „Schuld" im Unterkiefer.* Der SNB-Winkel ist klein, der *Unterkiefer retrognath,* letzterer kann zu klein oder von normaler Größe, aber rückverlagert sein. Im Falle einer Rückverlagerung bei normaler Größe der Unterkieferbasis ist der Sella-Winkel vergrößert mit einer posterioren Lage der Gelenkgrube (Abb. 8.10). Die Behandlungsmöglichkeiten sind von der *Wachstumsrichtung* abhängig. Beim *horizontalen* oder durchschnittlichen Wachstumstyp ist eine konventionelle Aktivatortherapie indiziert; bei *vertikaler* Wachstumsrichtung ist eine therapeutische Vorverlagerung des Unterkiefers nicht vorbehaltlos möglich. Die Behandlung im Wechselgebißalter ist oft mit

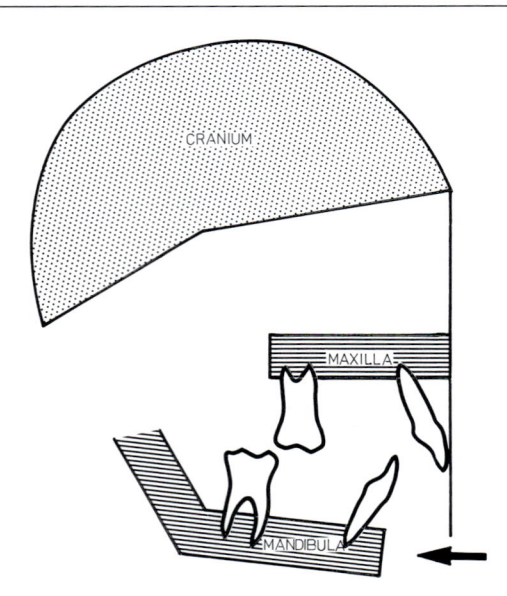

Abb. 8.10 Klasse II-Beziehung mit Schuld im Unterkiefer. Der Oberkiefer ist orthognath eingebaut, der Unterkiefer befindet sich in einer posterioren Lage

einem vertikalen Aktivator denkbar, später bestehen in schwierigen Fällen nur noch Kompensationsmöglichkeiten.

5. Oft *kombinieren* sich die einzelnen Formen, insbesondere Typ 3 mit Typ 4, d.h. eine Klasse II-Beziehung mit „Schuld" im Ober- und Unterkiefer. Die Behandlung ist immer kombiniert und von der Wachstumsrichtung abhängig.

8.5 Das Wachstumspotential

Außer der Wachstumsrichtung ist auch die Bestimmung des Wachstumspotentials erforderlich. Die *Länge der Kieferbasen* können in Korrelation zur Se–N-Länge nach *A. M. Schwarz,* die *Wachstumsraten* für die einzelnen Wachstumstypen mit Hilfe der Tabelle 3.2 (siehe Kapitel: Fernröntgenanalyse) bestimmt werden. Wenn eine der Basen (Ober-, Unterkieferbasis, Ramus) in Beziehung zu den anderen zwei Dimensionen zu kurz ist, kann man im betroffenen Bereich mit überdurchschnittlich hohen Wachstumsraten in den kommenden Jahren rechnen. Die einzige Ausnahme ist ein kurzer Ramus bei einem extrem vertikalen Wachstumstyp.

8.6 Behandlungsmöglichkeiten

Je nach Wesen der Klasse II-Anomalie kann das Behandlungsziel im Wechselgebißalter verschieden sein:

1. *Ausschaltung der Dyskinesien* mit Hemmungstherapie. – In der ersten Behandlungsphase soll die Dyskinesie eliminiert werden, entweder in Form einer Vorbehandlung, z. B. mit einer Vorhofplatte, oder im Sinne einer Simultanbehandlung, d. h. neben einer Aktivator- oder Headgeartherapie wird eine Schildapparatur angewendet.

2. *Vorverlagerung des Unterkiefers* mit Wachstumsförderung oder durch Ausschaltung der Zwangsführung. Die Apparatur der Wahl ist der Aktivator oder dessen Modifikation.

3. *Wachstumshemmung* im maxillären Bereich mit der orthopädischen Wirkung des Headgears. Auch eine Distalisierung der Sechser mit Headgear oder Platten ist oft notwendig.

Meistens ist eine *kombinierte* Behandlung erforderlich.

8.6.1 Mittel zur Behandlung der Klasse II-Beziehungen

In Abhängigkeit von den Besonderheiten der Anomalie und dem Alter des Patienten sind verschiedene Apparate indiziert.

Apparate zur *Vorverlagerung des retrognathen Unterkiefers* während der Wachstumsphase:

- Schildapparaturen bei Zwangsbißfällen und zur Ausschaltung der *Dyskinesien*.
- *Aktivatoren* und deren Modifikationen.
- Ausnahmsweise *Vorbißplatten*.

  Die Vorbißplatte ist kein typisches funktionskieferorthopädisches Gerät, hat jedoch eine dem Aktivator ähnliche Wirkungsweise. Im Kapitel „Aktivator" wurde das Gerät nicht beschrieben, weil dessen Konstruktion, Indikation und Wirkungsweise sich von den Geräten der Aktivator-Gruppe unterscheidet.

  Ausnahmsweise ist dieses Gerät indiziert, wenn mit der Aktivatorbehandlung Schwierigkeiten entstehen, z. B. in Fällen einer organisch bedingten gestörten Nasenatmung. Das Gerät besteht aus einer Gaumenplatte mit Labialdraht, verankert mit Pfeil- oder Adams-Klammern. Seine Besonderheit ist eine frontale schiefe Ebene, entlang welcher der Unterkiefer nach vorn gleiten kann (Abb. 8.11). Besonders bei Zwangsbißfällen ist es zur Vorverlagerung des Unterkiefers geeignet. Primär wirkt es im Sinne eines „jumping", seine wachstumsfördernde Wirkung ist im Vergleich mit dem Aktivator gering.

Die Apparatur kann in den oben erwähnten Fällen unter *folgenden Voraussetzungen angewandt werden:*

- Mindestens die ersten Prämolaren sind bereits durchgebrochen, damit genügend Ankerzähne zur Verfügung stehen. Die Verankerung erfolgt mit Adams-Klammern an die 4er und 6er. Nach Durchbruch der zweiten Prämolaren kann man Pfeilklammern benutzen.

328 Klasse II-Anomalien

- Die Zahnbögen sind gut ausgeformt. Wegen Verankerungsschwierigkeiten ist es nicht möglich, mit der Vorbißplatte zusätzliche Zahnbewegungen durchzuführen.
- Es besteht keine starke Labialkippung der oberen Schneidezähne. Man kann mit einer intramaxillär verankerten Apparatur nur entweder die Unterkieferlage beeinflussen oder die Schneidezähne aufrichten.
- Die Achsenstellung der unteren Schneidezähne soll aufrecht sein. Die schiefe Ebene der Apparatur kippt ohnehin die unteren Schneidezähne nach labial, und bereits nach labial gekippte Schneidezähne würden im Verlauf der Therapie extrem nach labial kippen. Wenn die unteren Schneidezähne nach lingual gekippt sind, bereitet die Anfertigung der Vorbißplatte Schwierigkeiten, da der Patient auf sie nicht richtig zubeißen kann (Abb. 8.12). Die Neigung der Plattenebene beträgt etwa 45°. Eine Rille verhindert eine zu starkes Gleiten nach vorn, sonst käme es zu einer Labialkippung der oberen Schneidezähne.

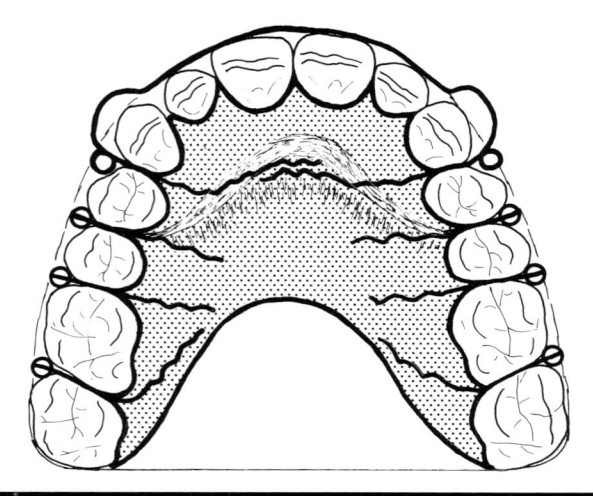

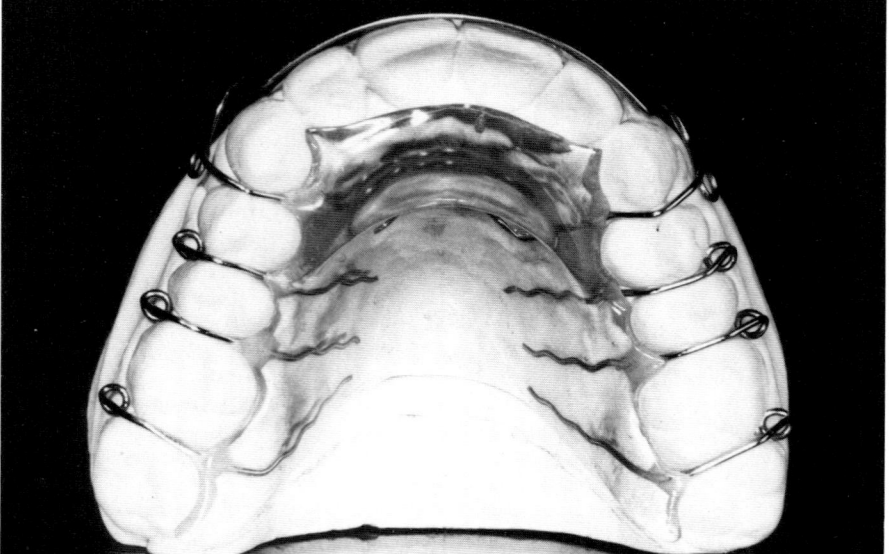

Abb. 8.11 a) Schematische Darstellung der Vorbißplatte, b) Vorbißplatte am Modell

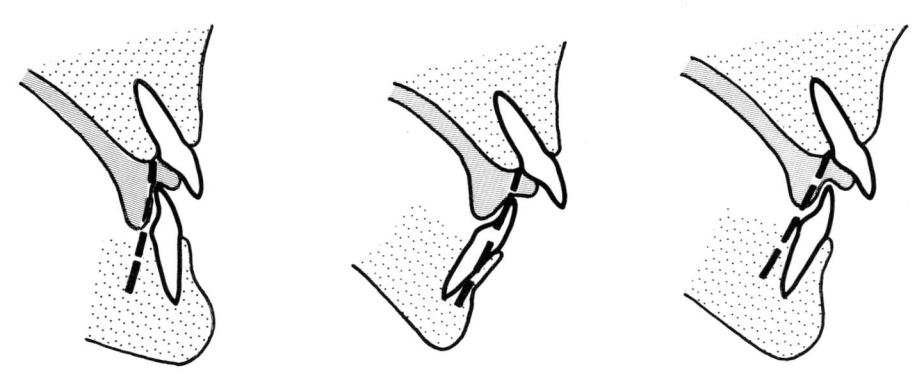

Abb. 8.12 Links: bei Steilstand der unteren Schneidezähne ist die Gestaltung des Vorbißfalles schwierig; Mitte: die Vorbißplatte kippt die unteren Schneidezähne nach vorn; rechts: die Vorbißplatte führt den Unterkiefer in eine anteriore Lage (modifiziert nach Hotz)

8.6.2 Geräte zur Distalisierung der Zähne im Oberkiefer

Zur Distalisierung der Zähne im Oberkiefer kann man folgende Geräte anwenden:

- Headgear mit dentaler und/oder skelettaler Wirkungsweise.
- Nach Durchbruch bleibender Zähne Multiband-Apparaturen.
- Im Wechselgebißalter, nach Durchbruch der ersten Prämolaren, Y-Platten.

Die Y-Platte (Abb. 8.13) ist ein aktiv-mechanisches Gerät und kann für die Lösung von Teilaufgaben im Rahmen einer kieferorthopädischen Therapie benutzt werden. Ähnlich wie die Vorbißplatte ist sie mit Adams- oder Pfeilklammern verankert. Der Labialdraht verläuft nur entlang der Schneidezähne und ist zwischen den seitlichen Schneidezähnen und Eckzähnen verankert. Im Bereich der Eckzähne ist je eine Schraube eingebaut, um die lateralen Segmente der Platte nach distal bewegen zu können.

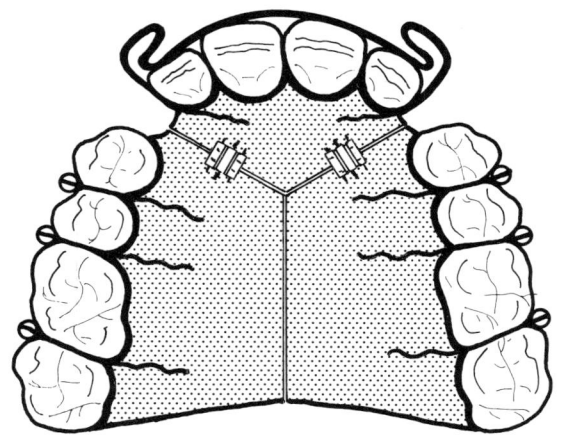

Abb. 8.13 Die Y-Platte

Beim Aktivieren der Schrauben entstehen reziproke Kräfte, welche die Schneidezähne nach labial kippen. Bei Öffnung der Lücken für die Eckzähne darf man beide Schrauben nicht gleichzeitig aktivieren, lediglich abwechselnd, um die mesialen Kraftkomponenten auf die Schneidezähne zu verringern. Die Platte ist unter *folgenden Voraussetzungen* zur Distalisierung der Seitenzähne *indiziert:*

- Die ersten Prämolaren sind bereits durchgebrochen; eine wichtige Voraussetzung für die Verankerung der Platte.
- Eine geringe Labialkippung der oberen Schneidezähne ist keine Kontraindikation, weil man sie im Verlaufe der Behandlung nicht verhindern kann.
- Umfangreiche körperliche Bewegungen sind nicht erforderlich.
- Die zweiten Molaren sind noch nicht durchgebrochen.

8.7 Indikation verschiedener Behandlungsmethoden

Je nach Besonderheiten der Anomalie sind verschiedene Behandlungsmethoden anzuwenden. Die Bevorzugung einer bestimmten Methode bei der Behandlung der Klasse II-Beziehungen bedeutet zwangsläufig den Verzicht auf andere Methoden.

Die Anwendung *ausschließlich funktionskieferorthopädischer Methoden* würde bedeuten, daß jede Klasse II-Beziehung mittels Vorverlagerung des Unterkiefers zu behandeln wäre; eine Beeinflussung des prognathen Oberkiefers wäre aber kaum zu erreichen.

Die Behandlung mit *ausschließlich festsitzenden Methoden* und Headgear bedeutet Distalisierung oder orthopädische Beeinflussung der maxillären Prognathie, ohne die Möglichkeit einer Vorverlagerung des Unterkiefers oder kausaler Ausschaltung von Dyskinesien.

8.7.1 Dento-alveoläre Behandlungsmaßnahmen

Die Hauptaufgabe funktionskieferorthopädischer Methoden ist zwar die Vorverlagerung des Unterkiefers, dennoch sind sie auch zur Lösung bestimmter dento-alveolärer Aufgaben geeignet. Außer der Steuerung des Zahndurchbruchs können mit ihr auch andere Zahnbewegungen vorgenommen werden.

Die mit Aktivatoren ausführbaren Zahnbewegungen sind bukkale Bewegungen bei transversaler Dehnung, Labial- und Lingualkippungen, Extrusion, Aufrichten gekippter Zähne, Korrektur exzentrischer Rotationen. Andere Bewegungen sind nur in bescheidenem Ausmaß möglich, z. B. Intrusion, Mesial- oder Distalbewegung. Bestimmte Bewegungen kann man weder mit Aktivatoren noch mit anderen abnehmbaren Geräten ausführen: körperliche Bewegungen, zentrische Rotationen und alle

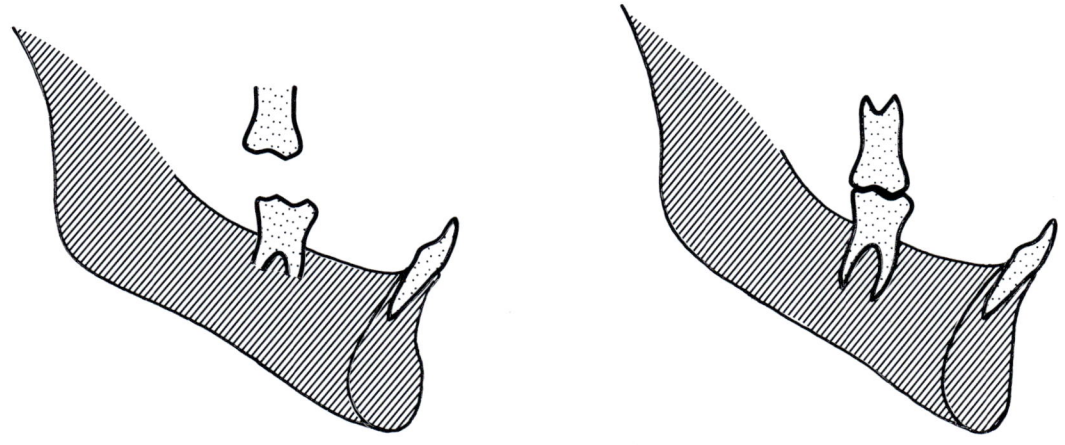

Abb. 8.14 Zwei Stufen der intraoralen Durchbruchsphase. Links: intraoraler Durchbruch ohne Zahnkontakt, rechts: okklusale Phase, Kontakt mit den Antagonisten

Arten von Wurzelbewegungen; hierfür sind festsitzende Apparaturen erforderlich.

Festsitzende Geräte gestatten eine Distalisierung im Oberkiefer mit wachstumshemmender Wirkung. Diese Art der Therapie ist außer beim Distalbiß mit „Schuld" im Oberkiefer auch oft bei Klasse II-Anomalien mit vertikaler Wachstumsrichtung und bei funktionell echten Klasse II-Dysgnathien indiziert.

Zahnbewegungen mit Hilfe von Aktivatoren sind nicht nur von der Art der Zahnbewegung, sondern auch vom *Durchbruchstand* des Zahnes abhängig. Die intraorale Durchbruchphase besteht aus zwei Stufen (Abb. 8.14):

1. Die Phase des Treibens (*Drift*), wobei der Zahn in die Mundhöhle durchbricht und die Zahnbewegung vom Einfluß der umgebenden Muskelkräfte abhängig ist. In dieser Phase kann der Durchbruch auch mittels Führungsflächen des Aktivators gesteuert werden.
2. Der durchbrechende Zahn erreicht seinen Antagonisten, und ein Gleichgewicht ist durch die okklusale Kraft hergestellt. Die Wirksamkeit der Führungsflächen ist in dieser Phase beschränkt.

Die dento-alveolären Klasse II-Beziehungen können mit verschiedenen Geräten behandelt werden. Man kann Schildapparaturen benutzen, bei Aktivatoren wird die dento-alveoläre Wirkungsweise mittels Einschleifen erreicht, mit dem Headgear kann man die 6er distalisieren. Auch rein aktiv-mechanische Methoden, ohne skelettale Wirkung, wie Platten oder festsitzende Apparate, sind indiziert.

8.7.2 Skelettale Behandlungsmaßnahmen

Die Behandlungsmöglichkeiten skelettaler Dysgnathien sind von der Wachstumsrichtung und Entwicklungsstufe abhängig.

Im Wechselgebißalter ist bei *horizontaler Wachstumsrichtung* und *mandibulärer Retrognathie* der konventionelle „H"-Aktivator indiziert. Wenn die Ursache der Klasse II-Beziehung eine maxilläre Prognathie ist, kann man den Unterkiefer nicht nach vorn verlagern; eine wachstumshemmende Therapie im Bereich des Mittelgesichtes ist indiziert. In solchen Fällen ist die Behandlung mit einem Headgear die Methode der Wahl.

Bei kombinierten Klasse II-Beziehungen („Schuld" im Ober- und Unterkiefer) ist eine *kombinierte Therapie* angebracht; im Falle einer Lippendyskinesie kann man sie im Sinne einer Simultanbehandlung mit Unterlippenschild eliminieren. In Extraktionsfällen soll man bei diesem Wachstumstyp die zweiten Molaren extrahieren und die gesamte obere Zahnreihe distalisieren. Nur unter diesen Voraussetzungen ist eine Bißöffnung zu erzielen. Nach Prämolarenextraktionen persistiert oder rezidiviert der Tiefbiß. 7er-Extraktionen sind jedoch nur bei gut angelegten Weisheitszähnen zulässig, andernfalls sind Kompromißlösungen zu suchen, oder es ist eine operative Korrektur des Tiefbisses erforderlich.

Bei Klasse II-Beziehungen mit *vertikaler Wachstumsrichtung* und *mandibulärer Retrognathie* ist ein Aktivator spezieller Konstruktion („V"-Aktivator) indiziert. Die *maxilläre Prognathie* kann man mit einem high-pull-Headgear oder durch Prämolarenextraktionen beeinflussen. Die Klasse II-Anomalie mit vertikaler Wachstumsrichtung und maxillärer Prognathie ist die einzige, bei welcher *Extraktionen nur der oberen ersten Prämolaren* ohne Ausgleichsextraktionen im Unterkiefer zulässig sind. Die Wachstumsrichtung begünstigt die Therapie des Tiefbisses. Nach Extraktionen der ersten oberen Prämolaren ist eine Multibandbehandlung, zumindest im Oberkiefer, notwendig. Eine Lippendyskinesie kann auch bei dieser Dysgnathie mit einem Unterlippenschild eliminiert werden.

8.7.3 Funktionelle Kriterien für die Indikation

Zur Bestimmung der Behandlungsmethode sind die funktionellen Kriterien ebenfalls hilfreich.

Bei funktionell unechten Zwangsbißfällen ist es nicht notwendig, die Ruhelage zu ändern; die Klasse II-Beziehung ist oft dentaler Genese, verursacht durch Störungen in der Interkuspidation. Schildapparaturen oder Aktivatoren kann man anwenden, später kann die Korrektur oft auch mittels Equilibrieren durchgeführt werden.

In funktionell echten Klasse II-Beziehungen muß nicht nur die okklusale, sondern auch die Ruhelage vorverlagert werden. Die Behandlung ist schwieriger. Eine Vorverlagerung des Unterkiefers mit funktionskieferorthopädischen Methoden ist nur während der Wachstumsphase möglich.

Manchmal sind die Klasse II-Beziehungen in der Ruhelage ausgeprägter als in der Okklusion: der Unterkiefer gleitet aus der Ruhelage nach vorn in die Schlußbißstellung. In solchen Fällen ist eine therapeutische Vorverlagerung des Unterkiefers schwierig. Nach Abschluß der Behandlung persistiert meistens eine anteriore Gleitbewegung, und viele dieser Patienten beklagen sich in den folgenden Jahren über Kiefergelenkprobleme. Deshalb soll die Anomalie zumindest teilweise im Oberkiefer behandelt werden. Die Therapie ist selbstverständlich auch von anderen Symptomen wie Wachstumsrichtung und Prognathie des Oberkiefers abhängig.

8.8 Die Behandlung der verschiedenen Formen von Klasse II-Anomalien

Das oben beschriebene Behandlungskonzept ist lediglich bei typischen Fällen möglich. Es gibt aber auch viele *Grenzfälle,* welche eine Kombination verschiedener Behandlungsmethoden erfordern. Auch Zwischenergebnisse während der Behandlung sollten systematisch kontrolliert werden, weil die Reaktion der einzelnen Patienten bei ähnlich gelagerten Anomalien verschieden ist. Jede Anomalie und jede Therapie hat ihre eigenen Probleme, und es ist nicht möglich, nach genauen Vorschriften zu behandeln. Aber die Therapie muß der Anomalie und den während der Behandlung entstehenden Problemen angepaßt werden.

8.8.1 Behandlung mit dem konventionellen Aktivator

Die 8½jährige Patientin M. K. hatte eine Klasse II-Anomalie, ihre Mutter eine schwere Klasse II-Dysgnathie. Das Kind war Daumenlutscher mit viszeralem Schluckakt und Zungenpressen (Abb. 8.15).

a)

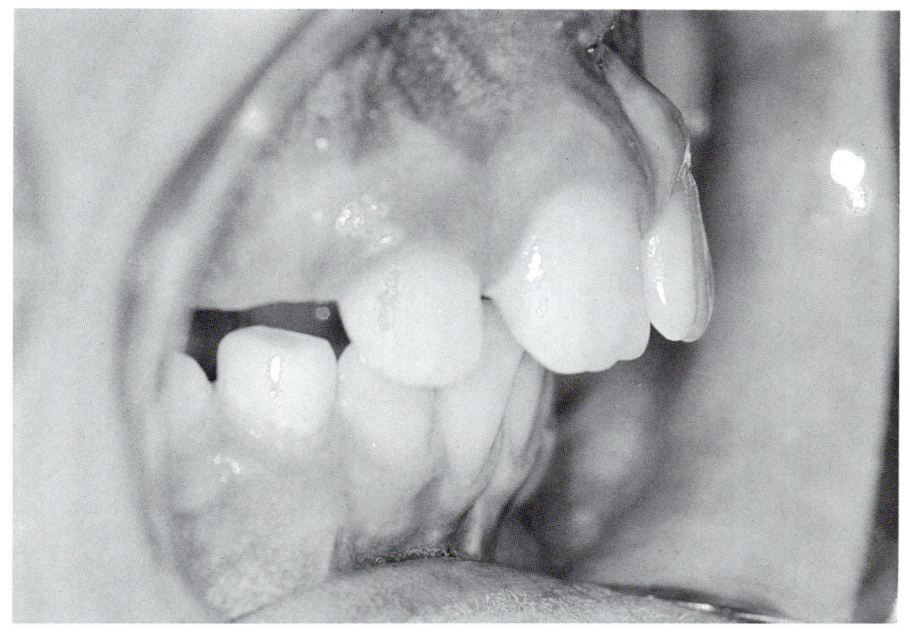

Abb. 8.15 Patient M. K. vor der Behandlung. a) Seitenansicht, b) Vorderansicht, c) Fernröntgendurchzeichnung ▶

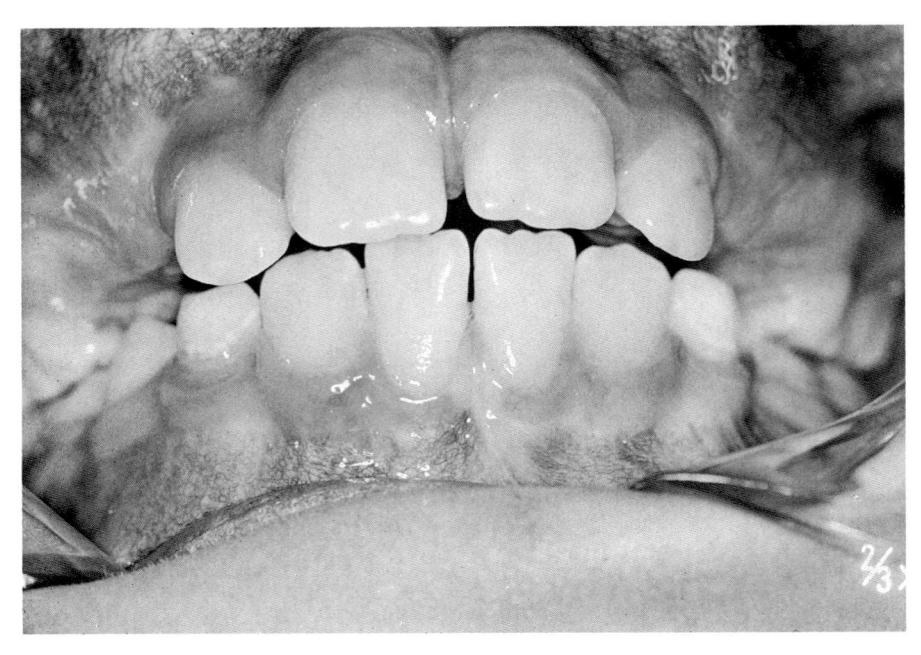

Abb. 8.15 b)

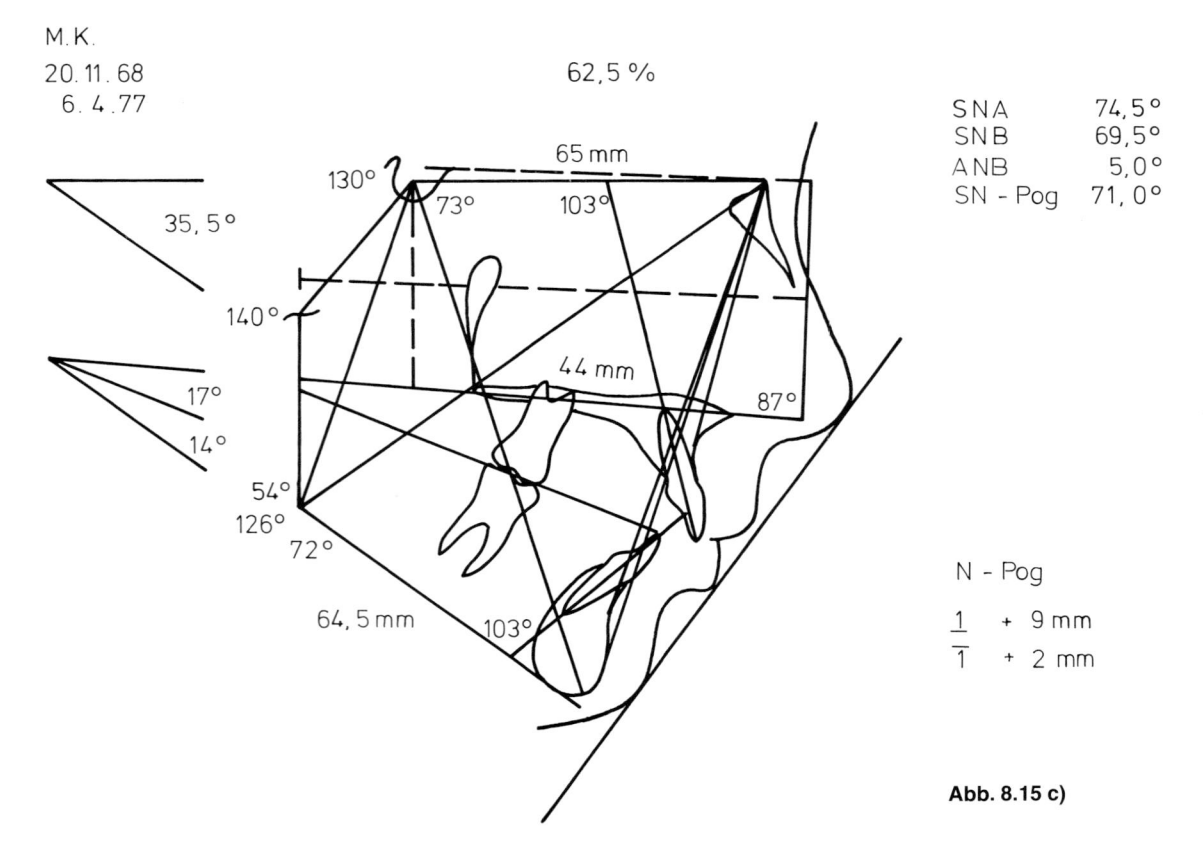

M.K.
20.11.68
6. 4.77

62,5 %

130°
73°   65 mm   103°
35,5°
140°
17°
14°   44 mm   87°
54°
126°
72°
64,5 mm   103°

SNA	74,5°
SNB	69,5°
ANB	5,0°
SN - Pog	71,0°

N - Pog

$\frac{1}{1}$ + 9 mm

$\frac{}{1}$ + 2 mm

Abb. 8.15 c)

Die Wachstumsrichtung war durchschnittlich, der Gesichtstyp retrognath. Die Klasse II-Beziehung war durch einen zu kurzen Unterkiefer (− 3,5 mm), kurzen Ramus (− 3 mm) und großen Sella-Winkel (+ 7°), d. h. eine posteriore Lage der Gelenkgrube, verursacht. Die Oberkieferbasis hatte durchschnittliche Länge mit einer geringen Anteinklination. Der ANB-Winkel betrug 5°. Die unteren Schneidezähne waren nach labial gekippt, die Schneidezahnstufe daher etwas verkleinert.

Es handelte sich um eine echte funktionelle Klasse II-Beziehung mit einer Rotationsbewegung aus der Ruhelage in die Schlußbißstellung.

Wegen der ausgeprägten Dysgnathie der Mutter war die Patientin für eine kieferorthopädische Therapie gut motiviert. Die Behandlung wurde nach Durchbruch der Schneidezähne aus folgenden Gründen eingeleitet: Die hereditäre Anlage, die skelettale Klasse II-Beziehung und die schädlichen funktionellen Umwelteinflüsse können durch Summation zu einer Progredienz der Anomalie führen, so daß mit Schwierigkeiten bei einer Behandlung in späteren Jahren gerechnet werden muß.

Die *Ausschaltung der Dyskinesie* und die therapeutische *Wachstumsförderung des Unterkiefers* haben in diesem frühen Alter eine gute Prognose, weil die Klasse II-Beziehung durch den retrognathen und kleinen Unterkiefer verursacht ist. Da die morphologischen Besonderheiten des Unterkiefers günstig sind, kann man eine hohe Wachstumsrate und, nach Ausschaltung der Dyskinesie, ein gutes sagittales Wachstum erwarten; mittels einer frühen und einfachen Behandlung kann also das individuelle Optimum erreicht werden. In diesem Fall waren alle skelettalen Beziehungen günstig für die Behandlung mit einem konventionellen Aktivator, nur die ungünstige Achsenstellung der unteren Schneidezähne mußte bei der Konstruktion der Apparatur besonders berücksichtigt werden.

Um die Dyskinesie zu eliminieren, wurde die Behandlung mit einer *Vorhofplatte* eingeleitet. Vier Monate später wurde ein *Aktivator* konstruiert; der Unterkiefer wurde mit dem Konstruktionsbiß um 7 mm nach vorn verlagert – bis in die Kopfbißrelation – und um 3 mm geöffnet. Beide Labialbögen berührten die Labialflächen der Schneidezähne im inzisalen Drittel aktiv, die Schneidekanten wurden mit Kunststoffrillen gehalten. Hinter den unteren Schneidezähnen wurde der Kunststoff im dentalen und alveolären Bereich freigeschliffen, um die Zähne nach lingual kippen zu können, und hinter den oberen erfolgte das Freischleifen nur im koronalen Bereich, weil diese Zähne geringfügig nach lingual gekippt werden sollten, um die Aufrichtung der unteren Schneidezähne teilweise zu kompensieren. Im Seitenzahnbereich wurde das Gerät für eine Distalisierung der oberen Zähne eingeschliffen. Für die oberen Sechsjahrmolaren wurden Haltedorne angebracht, um deren Distalisierung mit größeren Kräften durchführen zu können. Im unteren Seitenzahnbereich mußte zur Extrusion eingeschliffen werden, um eine Klasse I-Beziehung zu erzielen. Die oberen Molaren wurden ohne Extrusion distalisiert.

Nach vierjähriger Therapie und Retention (ebenfalls mit einem Aktivator) haben sich die Klasse II-Beziehungen durch Vorverlagerung und Wachstum des Unterkiefers gebessert. Der retrognathe Gesichtstyp persistierte, aber der ANB-Winkel konnte auf 2,5° verkleinert werden. Die Zuwachsrate der Unterkieferbasis betrug 7,5 mm, d. h. 3,5 mm über die Durchschnittswerte, die Zuwachsraten der Oberkieferbasis und des aufsteigenden Astes entsprachen den Durchschnittswerten. Der basale Unterschied ar–Pog zu ar–A-Punkt verbesserte sich von 11 auf 18 mm, die Wachstumsrichtung wurde mehr horizontal. Während der Vorverlagerung des Unterkiefers wurden die unteren Schneidezähne aufgerichtet (Abb. 8.16).

In diesem Fall konnte durch Frühbehandlung die Normalisierung der Funktion und ein ungestörter Wachstumsprozeß erreicht werden; die mandibulären Zuwachsraten waren hoch. Die Frage, wie hoch diese Wachstumsraten ohne Behandlung gewesen wären, ist schwer zu beantworten. Die Frühbehandlung ermöglichte jedoch nach Ausschaltung der Störfaktoren eine Synchronisation des Wachstumsprozesses, was zu einer harmonischen Okklusion ohne skelettale Unstimmigkeiten führte. Ohne Behandlung hätte die skelettale Diskrepanz wahrscheinlich persistiert oder sich sogar verschlimmert und – trotz des Wachstums – hätte man mit Schwierigkeiten bei einer kausalen Therapie im späteren Alter rechnen müssen.

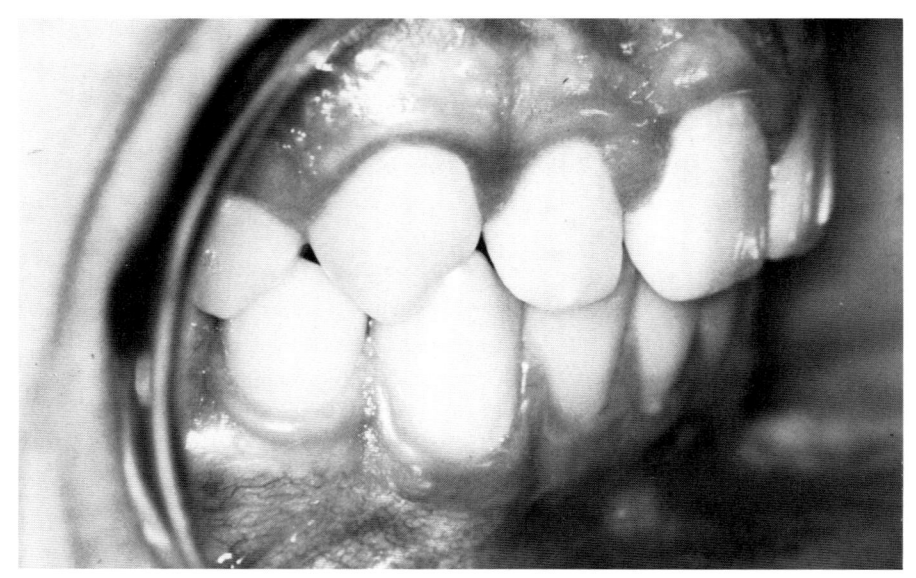

Abb. 8.16 a)

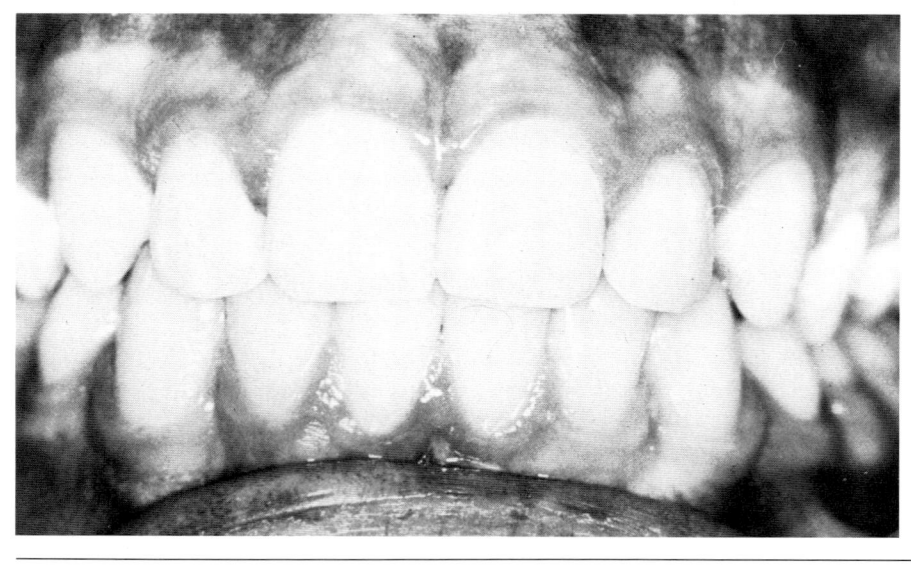

Abb. 8.16 b)

Die Behandlung der verschiedenen Formen von Klasse II-Anomalien 337

M.K.
20.11.68
2.2.81

66,0 %

SNA 74,5°
SNB 72,0°
ANB 2,5°
SN-Pog 74,0°

31°

129° 71° 69 mm
99°

141°
10°
13°

46 mm
85°

53°
121°
68°

N – Pog

$\frac{1}{1}$ + 4,5 mm
$\frac{1}{1}$ + 2,0 mm

72 mm
91°

c)

M.K.
6.4.77
2.2.81

d)

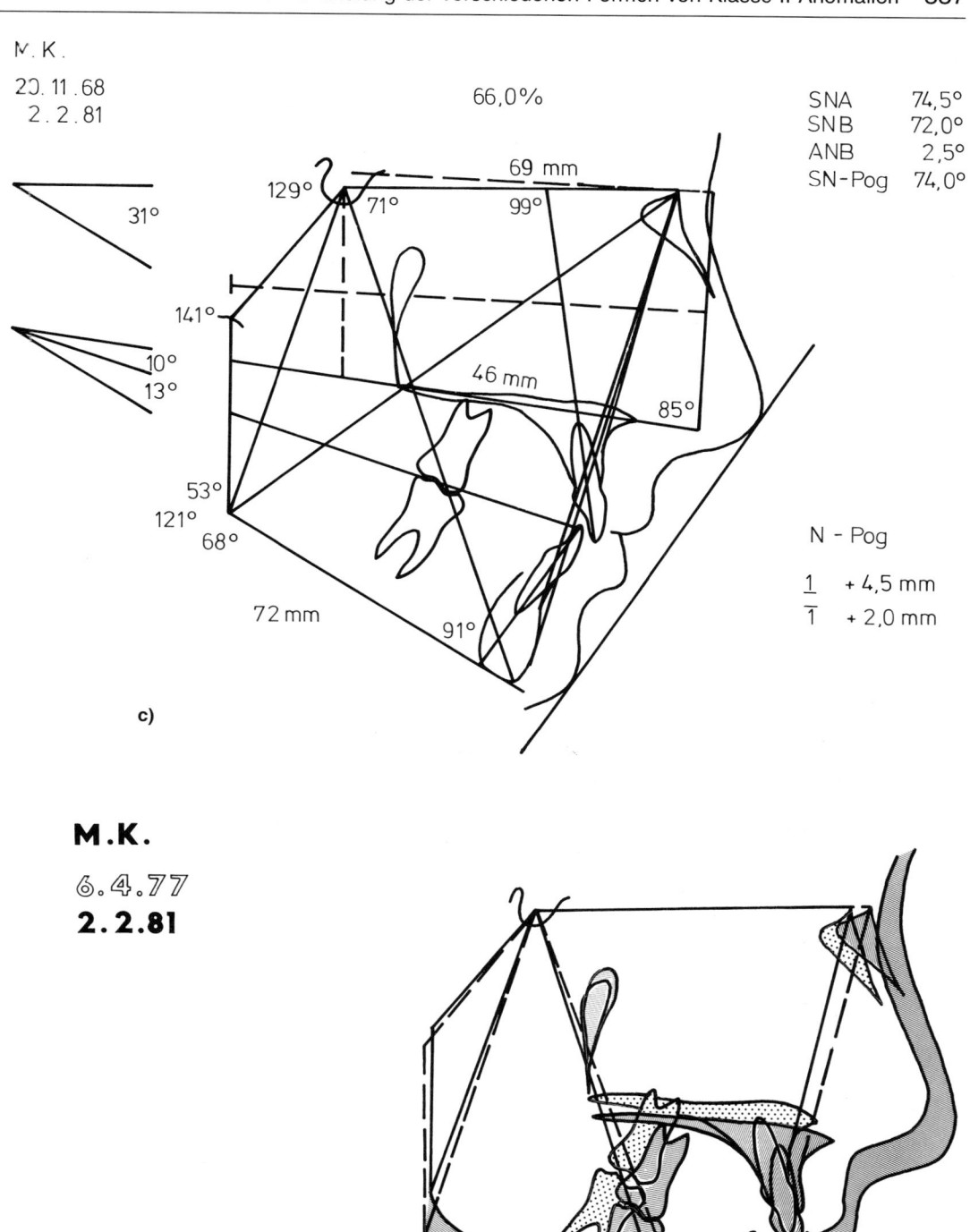

Abb. 8.16 Patient M. K. nach der Behandlung. a) Seitenansicht, b) Vorderansicht, c) Fernröntgendurchzeichnung, d) Überlagerung der Fernröntgenaufnahmen vor und nach der Therapie

8.8.2 Kompensation der Klasse II-Beziehungen mittels Labialkippung der unteren Schneidezähne

Der 9,5jährige Patient K. M. hatte eine skelettale Klasse II-Beziehung mit mandibulärer Retrognathie (Abb. 8.17). Die Kieferbasen hatten durchschnittliche Länge, der Ramus war kurz (− 7 mm), die Wachstumsrichtung durchschnittlich. Die oberen Schneidezähne hatten eine normale Achsenstellung, standen jedoch 9 mm vor der N–Pog-Linie. Die unteren Schneidezähne waren nach labial gekippt, dadurch verkleinerte sich die Schneidezahnstufe. Die Klasse II-Beziehung war in der Ruhelage mehr ausgeprägt, der Unterkiefer glitt nach vorn in die Okklusion. Der Patient hatte eine Unterlippendyskinesie.

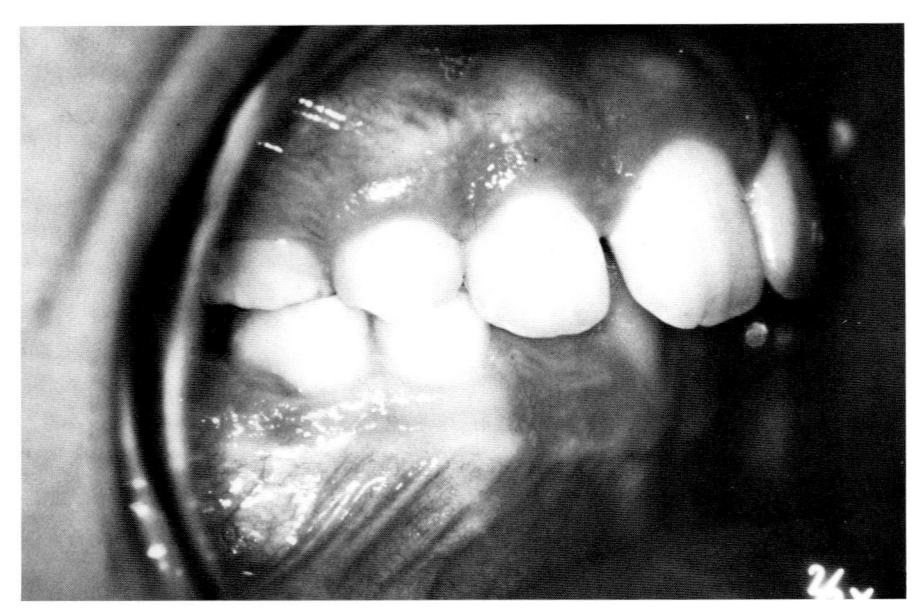

Abb. 8.17 a)

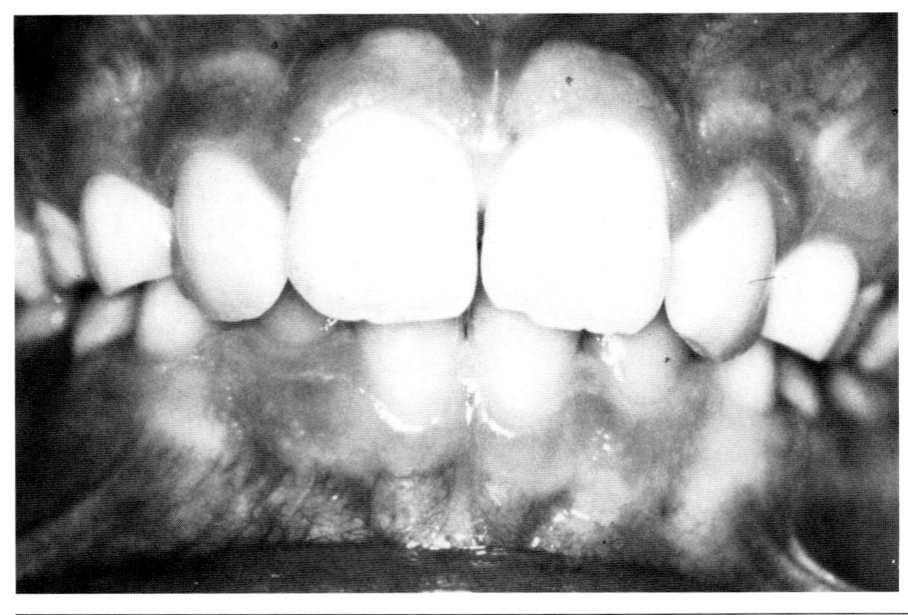

Abb. 8.17 b)

K.M.
4.2.65
24.6.74

63,5 %

SNA 80°
SNB 75°
A̱NB 5°
SN - Pog 75,5°

N - Pog
$\frac{1}{1}$ + 9 mm
$\frac{1}{1}$ + 1 mm

c)

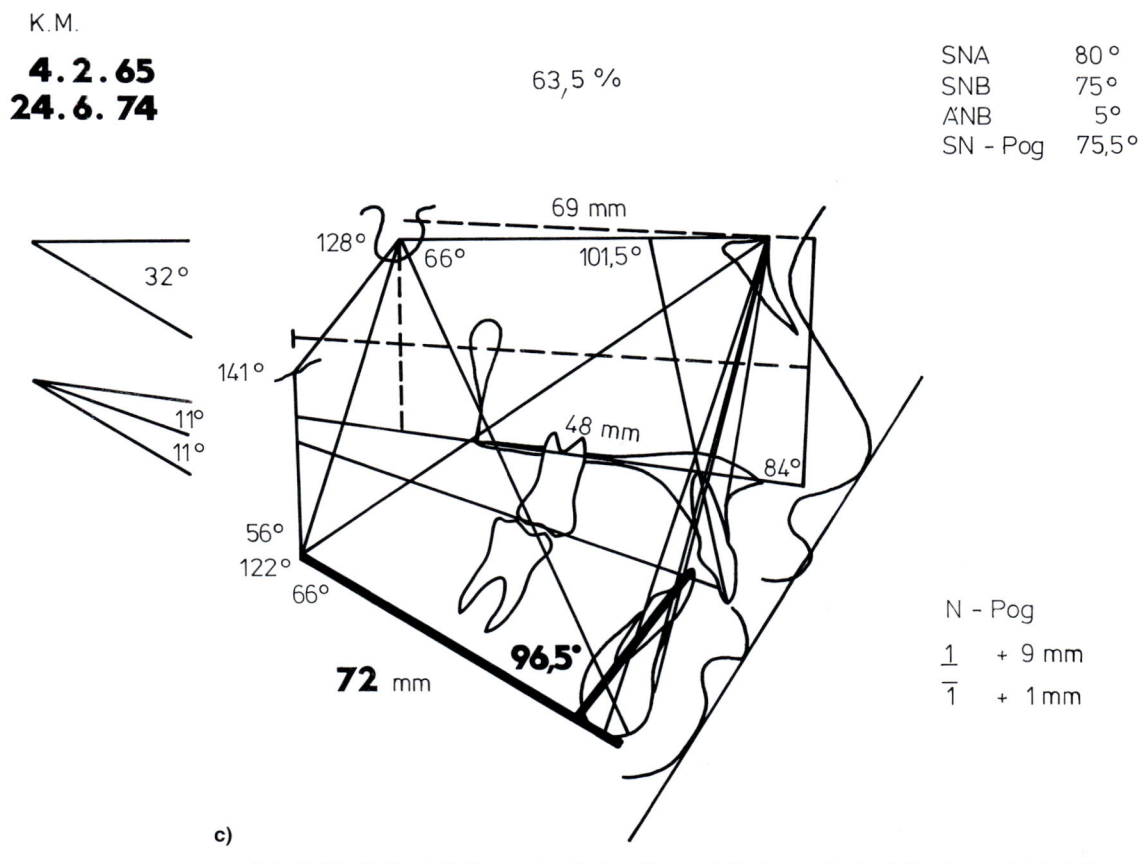

Abb. 8.17 Patient K. M. vor der Behandlung. a) Seitenansicht, b) Vorderansicht, c) Fernröntgendurchzeichnung

Ziel der Behandlung war es, die Lippendyskinesie zu eliminieren und den Unterkiefer nach vorn zu verlagern. Ein *Unterlippenschild* wurde tagsüber getragen, nachts ein *Aktivator*. Mit dem Konstruktionsbiß wurde der Unterkiefer bis auf Kopfbißrelation um 6 mm nach vorn verlagert und 5 mm geöffnet. Die oberen Schneidezähne wurden mit dem Labialdraht gehalten, der Kunststoff war in Kontakt mit den lingualen und inzisalen Zahnoberflächen. Zur Distalisierung der oberen Schneidezähne wurde das Gerät eingeschliffen, die 6er mit Haltedornen versehen. Die Vorverlagerung des Unterkiefers bereitete wegen der ungünstigen funktionellen Beziehungen gewisse Schwierigkeiten. Um die Vorverlagerung zu unterstützen, wurde das Gerät ausnahmsweise auch zur Mesialisierung der unteren Schneidezähne eingeschliffen. Der untere Labialdraht war ebenfalls aktiv. Der Kunststoff wurde lingual freigeschliffen, die Schneidekanten belastet.

Nach dreijähriger Behandlung konnten wir trotz basaler Zuwachsraten keine Vorverlagerung des Unterkiefers feststellen. Die Zuwachsraten des aufsteigenden Astes waren bescheiden, die durchschnittliche Wachstumsrichtung persistierte. Die Anomalie wurde durch die starke Labialkippung der unteren Schneidezähne kompensiert. Ursachen dieser Labialkippung waren das Einschleifen zur Mesialbewegung der unteren Seitenzähne, wie auch die Nebenwirkungen des Unterlippenschildes. Es ist sehr schwierig, bei einer funktionell echten Anomalie einen retrognathen Unterkiefer durchschnittlicher Länge (zu Se–N) mit Gleitbewegung nach vorn in die Okklusion nach vorn zu verlagern. Eine Kompensation der Klasse II-Beziehungen mittels Labialkippung der unteren Schneidezähne hat immer ein unzulängliches Behandlungsergebnis im Wechselgebiß zur Folge, außer bei Fällen mit einer vertikalen Wachstumsrichtung (Abb. 8.18).

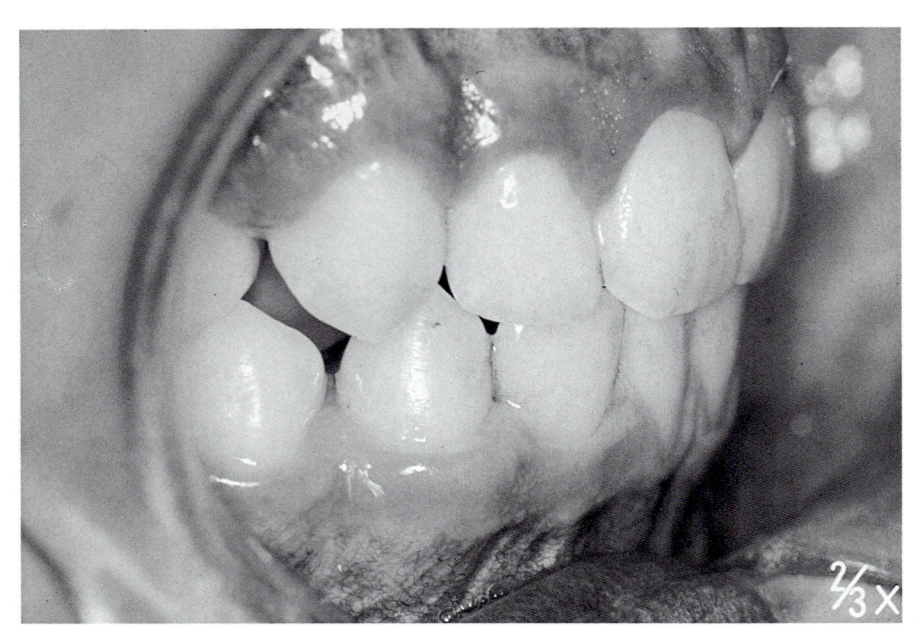

Abb. 8.18 a)

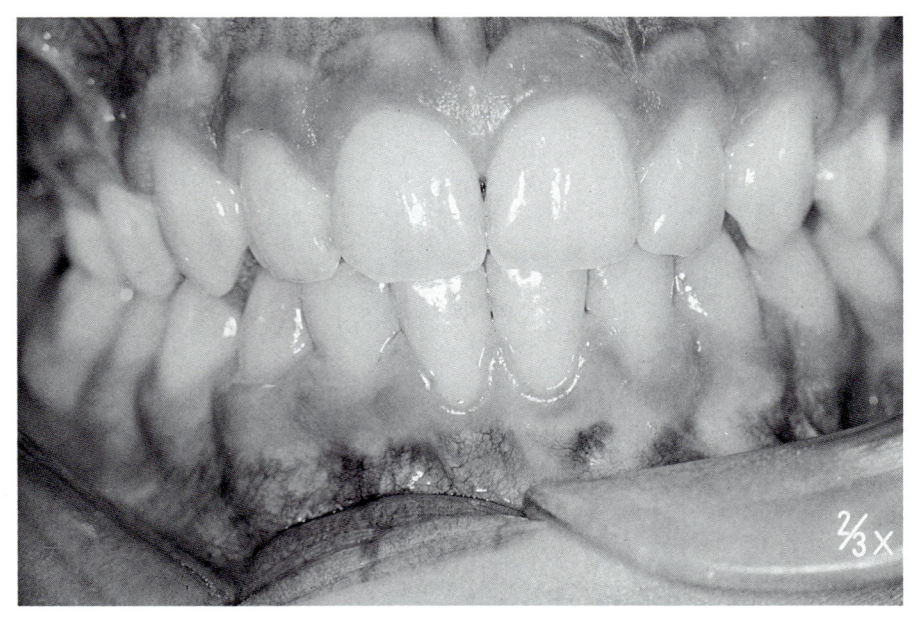

Abb. 8.18 b)

Die Behandlung der verschiedenen Formen von Klasse II-Anomalien 341

K.M.
4. 2. 65
11. 8.77

63,0 %

SNA 79°
SNB 75°
ANB 4°
SN - Pog 76°

71 mm
127,5°
34°
69°
96°
144,5°
12,5°
11°
50 mm
83°
53°
122°
69°
75 mm
102°

N - Pog
$\frac{1}{1}$ + 6 mm
$\frac{1}{1}$ + 4 mm

c)

K.M.
24.6.74
11.8.77

d)

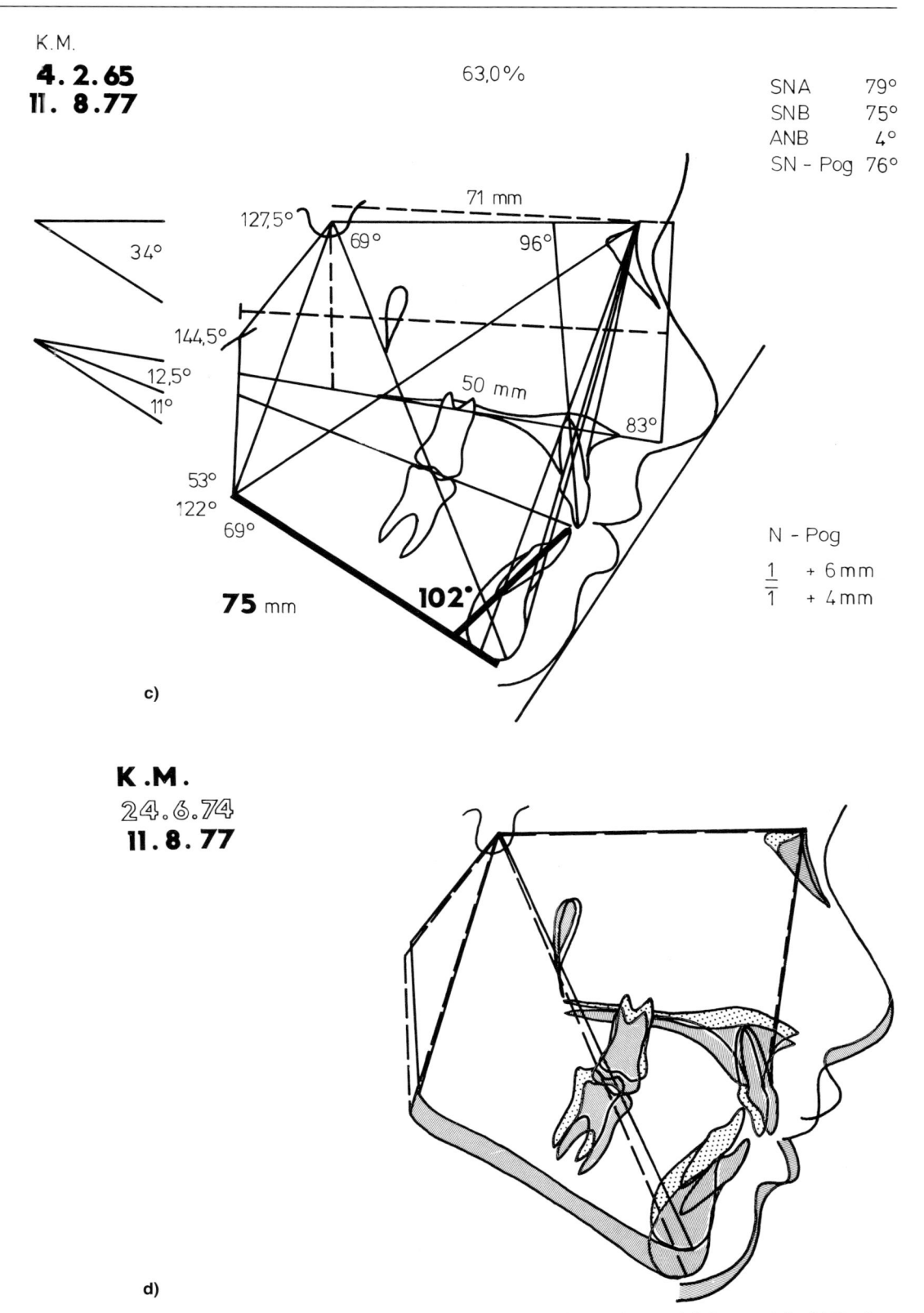

Abb. 8.18 Patient K. M. nach der ersten Behandlungsphase. a) Seitenansicht, b) Vorderansicht, c) Fernröntgendurchzeichnung, d) Überlagerung der Fernröntgenaufnahmen vor und nach der Behandlung

342 Klasse II-Anomalien

Der SNB-Winkel blieb mit 75°, der SNA-Winkel mit 79° mit einer ANB-Differenz von 4° unverändert. Wegen des unbefriedigenden Ergebnisses wurde ein neuer *Retentionsaktivator* konstruiert. Der Konstruktionsbiß wurde nahe der Ruhelage bestimmt mit einer Vorverlagerung von 2 mm und einer Öffnung von 3 mm. Das Gerät hatte einen oberen und unteren aktiven Labialdraht. Im oberen Seitenzahnbereich wurde es zur Distalisierung eingeschliffen, und die oberen Schneidezähne wurden inzisal mit Kunststoff gehalten. Die unteren Seitenzähne wurden ebenfalls mit Kunststoff gehalten und okklusal belastet, der untere Schneidezahnbereich lingual und inzisal entlastet.

Der Patient hat dieses Gerät 18 Monate lang getragen. Eine *Nachuntersuchung,* zwei Jahre nach Abschluß der Retention, zeigte nur eine geringe Verbesserung der mandibulären Retrognathie, obwohl die mandibuläre basale Zuwachsrate hoch war. Die Wachstumsrichtung ist horizontal geworden, die Labialkippung der unteren Schneidezähne hatte sich wieder gebessert und war die gleiche wie vor der Behandlung.

Nach unseren Beobachtungen ist es ohnehin schwierig, den retrognathen Unterkiefer nach vorn zu verlagern, wenn die basale Länge bei 8–10jährigen Patienten bereits den durchschnittlichen oder überdurchschnittlichen Werten (bezogen auf die Se–N-Länge) entspricht. Die einzige Ausnahme sind Zwangsbißfälle mit einer anterioren Ruhelage.

In Fällen mit langer Unterkieferbasis bereitet eine wachstumsfördernde Therapie wegen des niedrigen Wachstumspotentials Schwierigkeiten; vielleicht hat in diesen Fällen die Unterkieferbasis ihre altersbezogene optimale Länge bereits erreicht (Abb. 8.19).

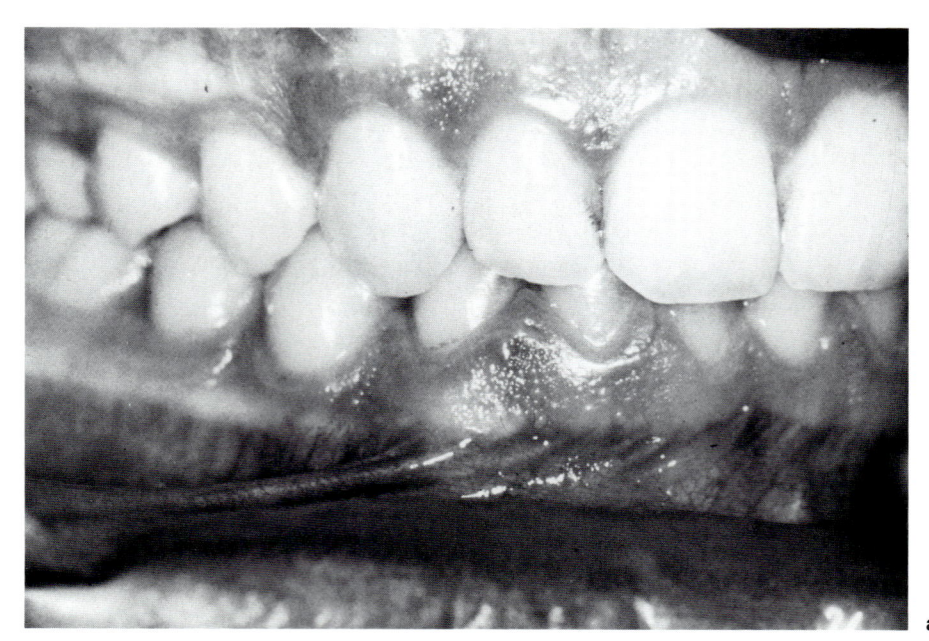

Abb. 8.19 Patient K. M. zwei Jahre nach Abschluß der Retention. a) Seitenansicht, b) Vorderansicht, c) Seitenansicht, d) Fernröntgendurchzeichnung, e) Überlagerung der Fernröntgenaufnahmen von Zwischenergebnis und Abschlußbefund

Die Behandlung der verschiedenen Formen von Klasse II-Anomalien 343

In der zweiten Behandlungsphase wurden hohe Zuwachsraten und eine Änderung in der Wachstumsrichtung zur Horizontalen beobachtet. Diese Änderung kann teilweise behandlungsbedingt sein, weil die Molaren belastet und die unteren Schneidezähne entlastet wurden. Die Apparatur hat offensichtlich die endogene Entwicklungstendenz unterstützt. Die mandibulären Zuwachsraten dagegen waren nicht behandlungsbedingt, weil die Apparatur weder die Muskulatur noch die Weichteile aktiviert hat; der Einbiß war niedrig mit einer geringen Vorverlagerung des Unterkiefers.

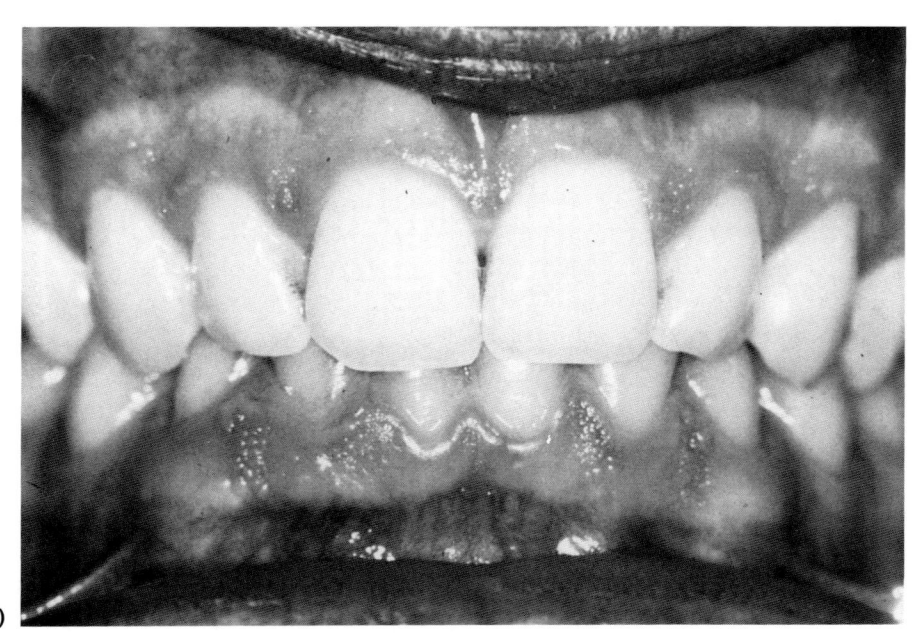

Abb. 8.19 b)

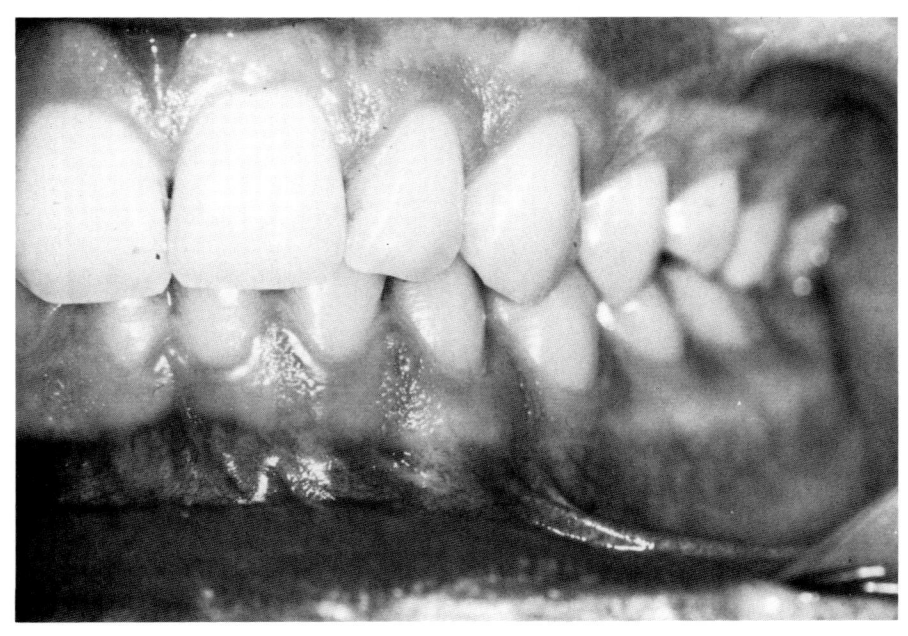

Abb. 8.19 c) ▶

344 Klasse II-Anomalien

K. M.
4.2.65
24.2.81

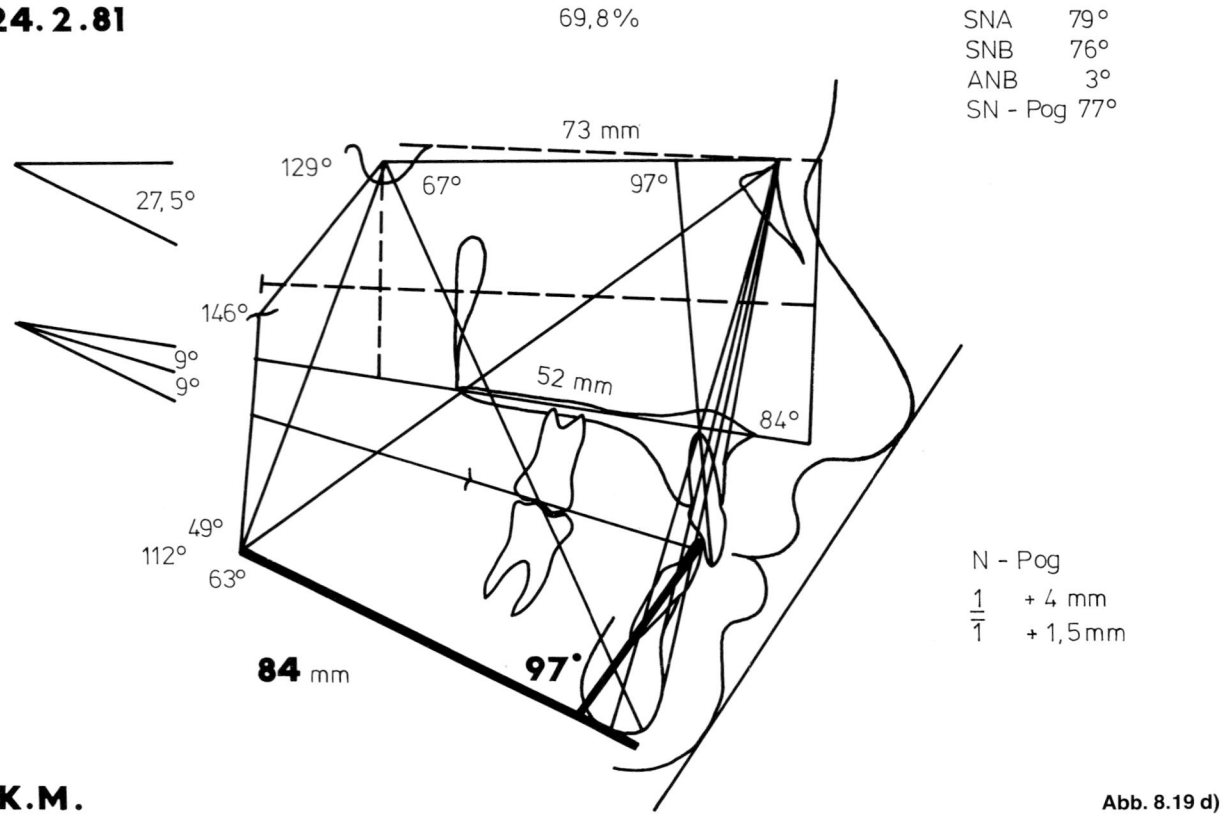

69,8 %

SNA 79°
SNB 76°
ANB 3°
SN - Pog 77°

73 mm
129° 67° 97°
27,5°
146°
9°
9°
52 mm
84°
49°
112° 63°
84 mm **97°**

N - Pog
$\frac{1}{1}$ + 4 mm
$\frac{1}{1}$ + 1,5 mm

Abb. 8.19 d)

K.M.
11.8.77
24.2.81

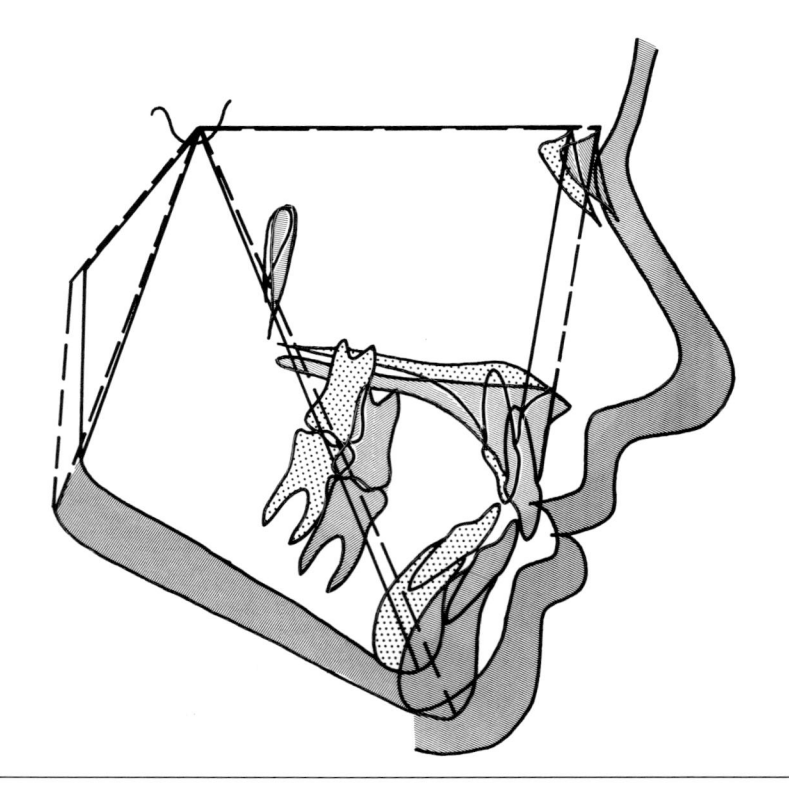

Abb. 8.19 e)

Die Unterscheidung zwischen wachstumsbedingten und durch die Behandlung erzielten Änderungen ist schwierig. Unter bestimmten Voraussetzungen kann man das *Wachstum des Unterkiefers* fördern, aber man kann nicht allgemein behaupten, daß eine Wachstumsförderung mittels Aktivator bei jeder Klasse II-Anomalie möglich ist. Andererseits kann man die schädlichen Umweltfaktoren mit der Therapie eliminieren und harmonische okklusale Beziehungen erreichen; günstige Bedingungen für die optimale und synchrone Weiterentwicklung des orofazialen Systems.

8.8.3 Behandlung von Nebenwirkungen des Headgears

Bei der 9jährigen Patientin F. K. war die skelettale Klasse II-Beziehung durch eine geringe Prognathie des Oberkiefers und Retrognathie des Unterkiefers bedingt (Abb. 8.20). Oberkieferbasis und Ramus waren lang, die Unterkieferbasis um 2 mm zu kurz. In solchen Fällen sind höhere mandibuläre Zuwachsraten zu erwarten mit einer günstigen Wachstumsrichtung für eine Korrektur der Klasse II-Beziehungen im Hinblick auf die horizontale Wachstumsrichtung. Andererseits kann die Korrektur des Tiefbisses Schwierigkeiten bereiten.

Die oberen Schneidezähne waren nach labial gekippt und standen 9 mm vor der N–Pog-Linie, die unteren standen 1,5 mm vor dieser Linie in guter Position. Die Patientin hatte eine Lippendyskinesie.

Die Behandlung sollte mit einem *zervikalen Headgear* aus folgenden Gründen eingeleitet werden:

- die Oberkieferbasis war geringfügig prognath,
- eine Distalisierung und Verlängerung der Sechsjahrmolaren könnte sich auf die vertikale Dimension günstig auswirken,
- wenn eine Klasse II-Interkuspidation mit einem Headgear aufgelockert werden könnte, wären die Haltedorne des Aktivators in der zweiten Behandlungsphase wirksamer.

Für die Ausschaltung der Dyskinesie wurde bereits in der ersten Behandlungsphase ein Unterlippenschild angewendet.

Nach einjähriger Behandlung haben sich die skelettalen Beziehungen verbessert. Die Zuwachsrate der Unterkieferbasis betrug 3 mm, im Bereich von Oberkieferbasis und Ramus wurden keine meßbaren Veränderungen beobachtet. Der SNA-Winkel verkleinerte sich, der SNB-Winkel wurde größer, der ANB-Winkel betrug 2,5°. Ein unerwarteter Befund war die *Labialkippung der Schneidezähne,* besonders der oberen. Ihre Achsenstellung betrug ursprünglich 110°, nach einem Jahr 121°. Die einzige Erklärung für diese Veränderung ist die Nebenwirkung des Headgears; der Innenbogen des Headgears wirkt im Sinne einer Abschirmung der perioralen Muskulatur, auf die der Patient mit einer Vorverlagerung und Pressen der Zunge reagieren kann, was wiederum zur Kippung der oberen Schneidezähne nach labial führt.

346 Klasse II-Anomalien

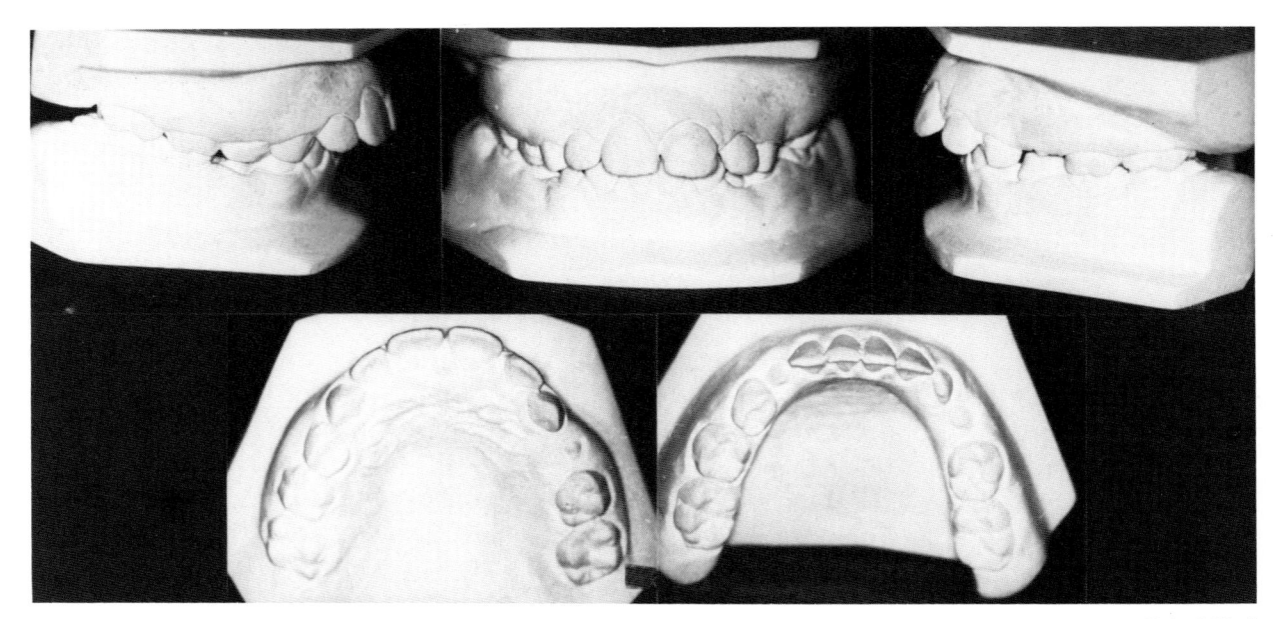

Abb. 8.20 a)

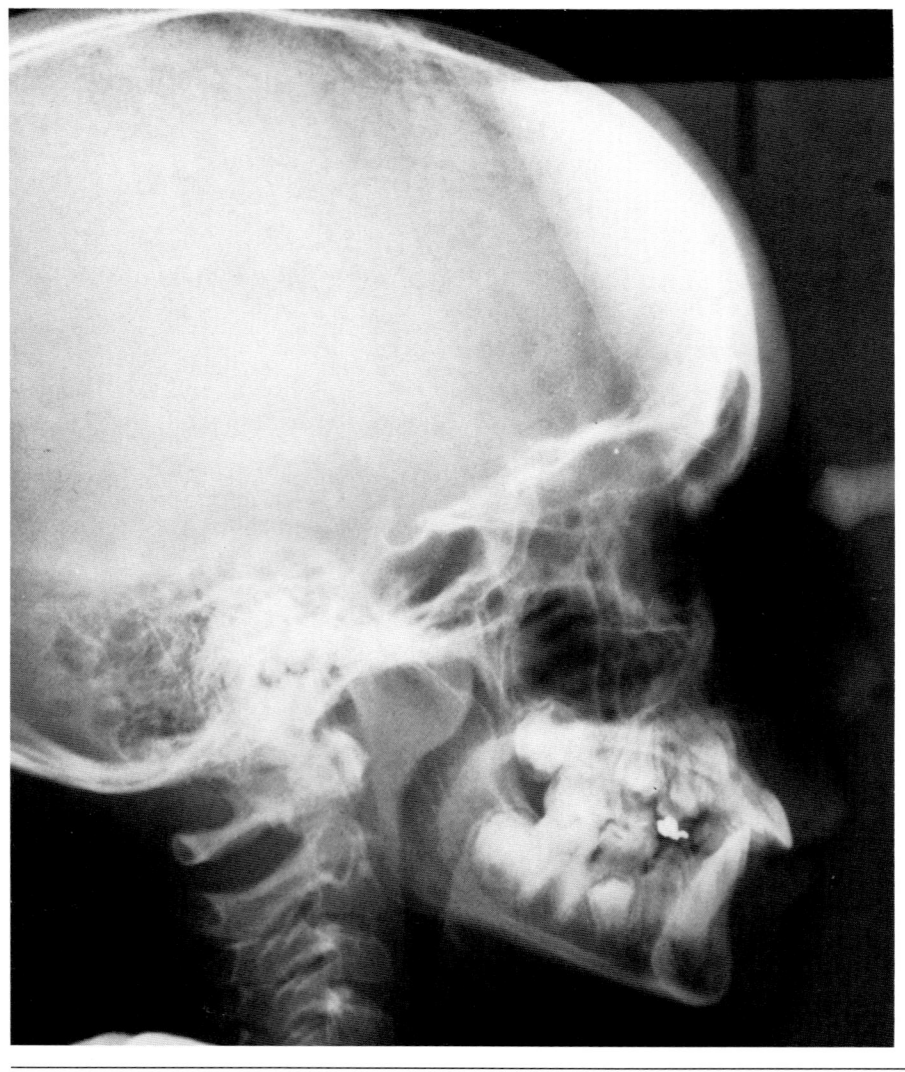

Abb. 8.20 b)

F.K.

27.11.66
14.8.75

67,1 %

SNA 82°
SNB 76°
ANB 6°
SN - Pog 77°

30°

120°
67°
110°
62 mm

150°

7°
16°

45 mm
85°

49°
120°
71°

63 mm
94°

N - Pog

$\frac{1}{1}$ + 9 mm
$\frac{1}{\overline{1}}$ + 1,5 mm

c)

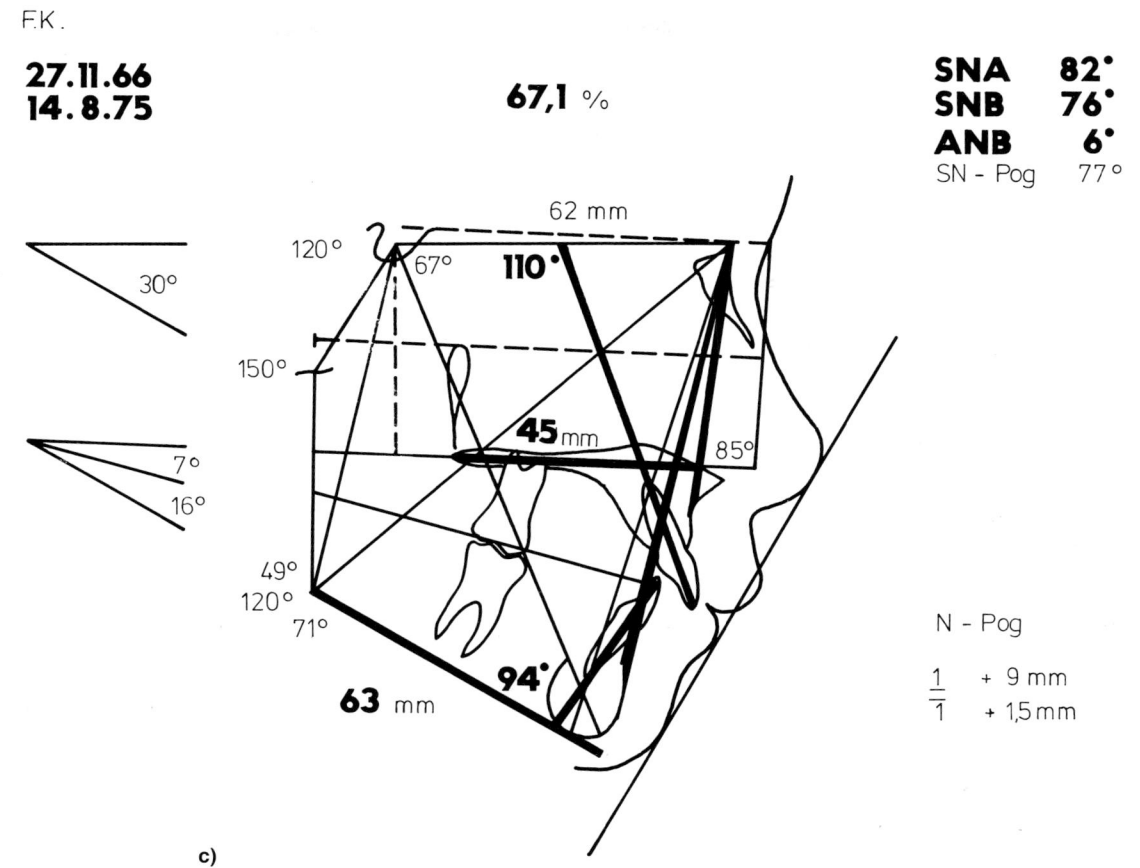

Abb. 8.20 Patient F. K. vor der Behandlung. a) Modelle, b) Fernröntgenaufnahme, c) Fernröntgendurchzeichnung

Dann wurde die Behandlung mit Headgear und Unterlippenschild abgebrochen und ein *Aktivator* konstruiert. Ziel der Aktivator-Therapie war es, primär die Schneidezähne aufzurichten, den Durchbruch der Seitenzähne zu steuern und das Zungenpressen auszuschalten (Abb. 8.21). Im Konstruktionsbiß wurde der Unterkiefer nur um 2 mm nach vorn verlagert und um 3 mm geöffnet, was zur Aufrichtung der Schneidezähne notwendig war. Beide Labialbögen waren aktiv. Die Gestaltung des oberen Schneidezahnbereiches ermöglichte ein Gleiten der Zähne entlang der schiefen Ebenen in lingualer Richtung, indem der Kunststoff die labio-inzisalen Zahnoberflächen belastete und lingual dento-alveolär freigeschliffen wurde. Hinter den unteren Schneidezähnen wurde der Kunststoff ebenfalls freigeschliffen, nur die Schneidekanten belastend.

Nach zweieinhalb Jahren wurde eine gute Schneidezahnachsenstellung erreicht. Die Unterkieferbasis wies befriedigende Zuwachsraten auf, der Unterkiefer war nach vorn verlagert, was eine Vergrößerung des SNB-Winkels und eine Verkleinerung des Gelenkwinkels zur Folge hatte (Abb. 8.22).

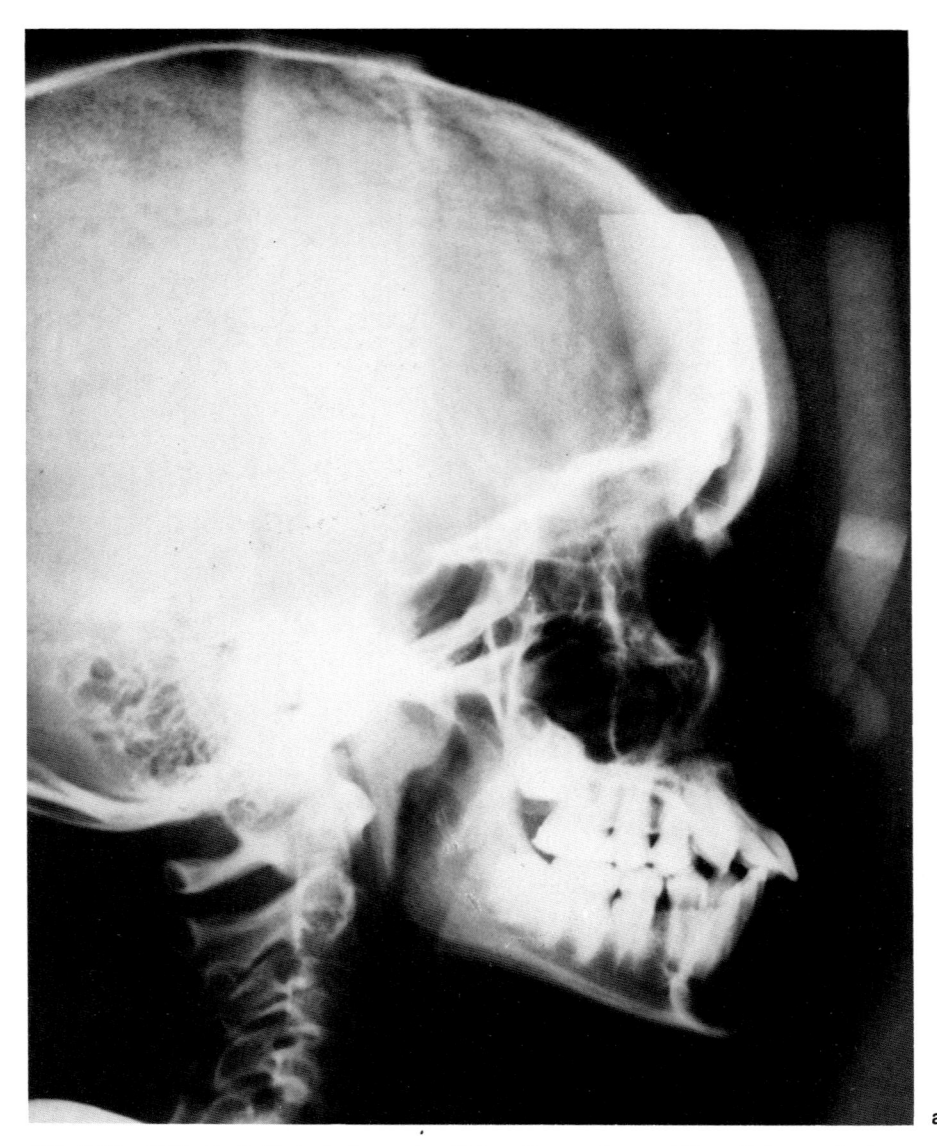

Abb. 8.21 Patientin F. K. nach der ersten Behandlungsphase. a) Fernröntgenaufnahme, b) Fernröntgendurchzeichnungen, c) Überlagerung der Fernröntgenbilder von Anfangsbefund und Zwischenbefund

Dieser Fall war deswegen von Interesse, weil die skelettale Diskrepanz dank der günstigen Voraussetzungen im ersten Jahr ausgeglichen wurde. Wegen der Nebenwirkungen des Headgears entstanden jedoch zwischenzeitlich neue dento-alveoläre Probleme, deren Beseitigung eine wesentliche Verlängerung der Therapie erforderte.

F.K.
27. 11. 66
15. 9. 76

67,8 %

SNA 80°
SNB 77,5°
ANB 2,5°
SN - Pog 79°

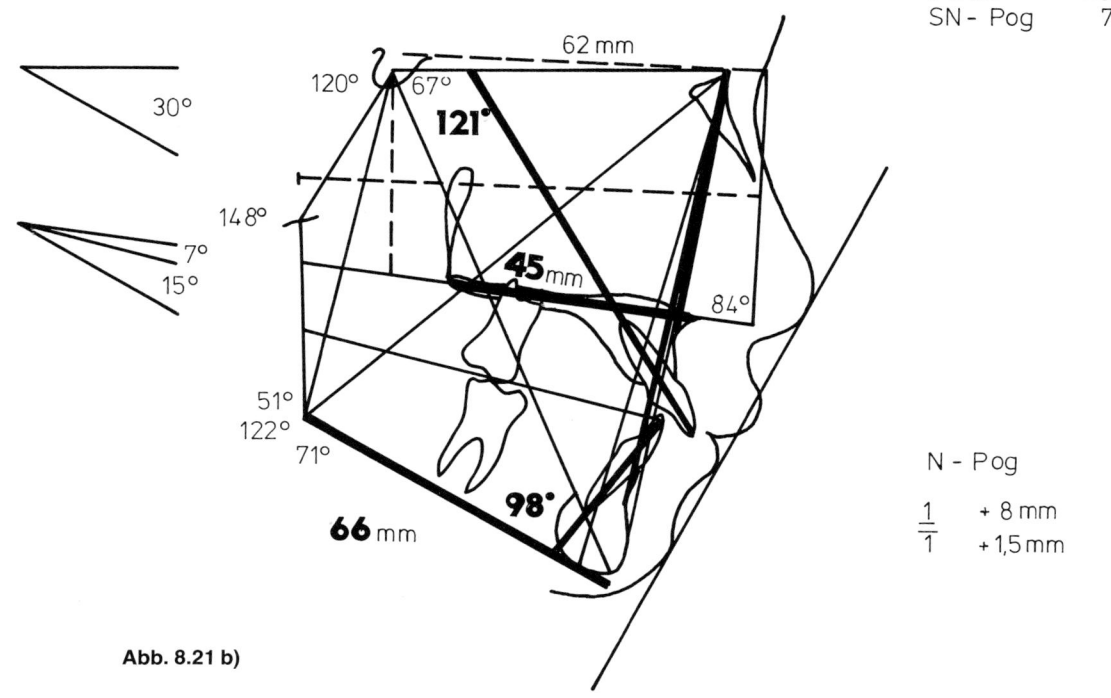

62 mm
120° 67°
121°
30°
14.8°
7°
15°
45 mm
84°
51°
122°
71°
98°
66 mm

N - Pog

$\frac{1}{1}$ + 8 mm
  + 1,5 mm

Abb. 8.21 b)

F.K.
14. 8. 75
15. 9. 76

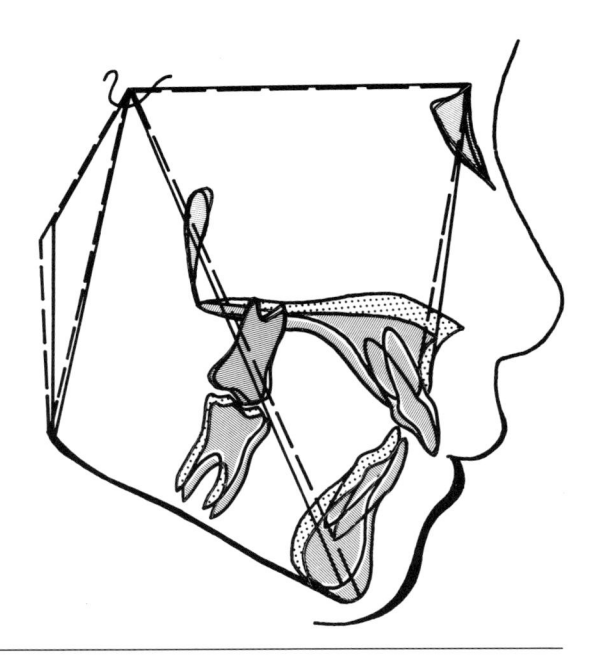

Abb. 8.21 c)

350 Klasse II-Anomalien

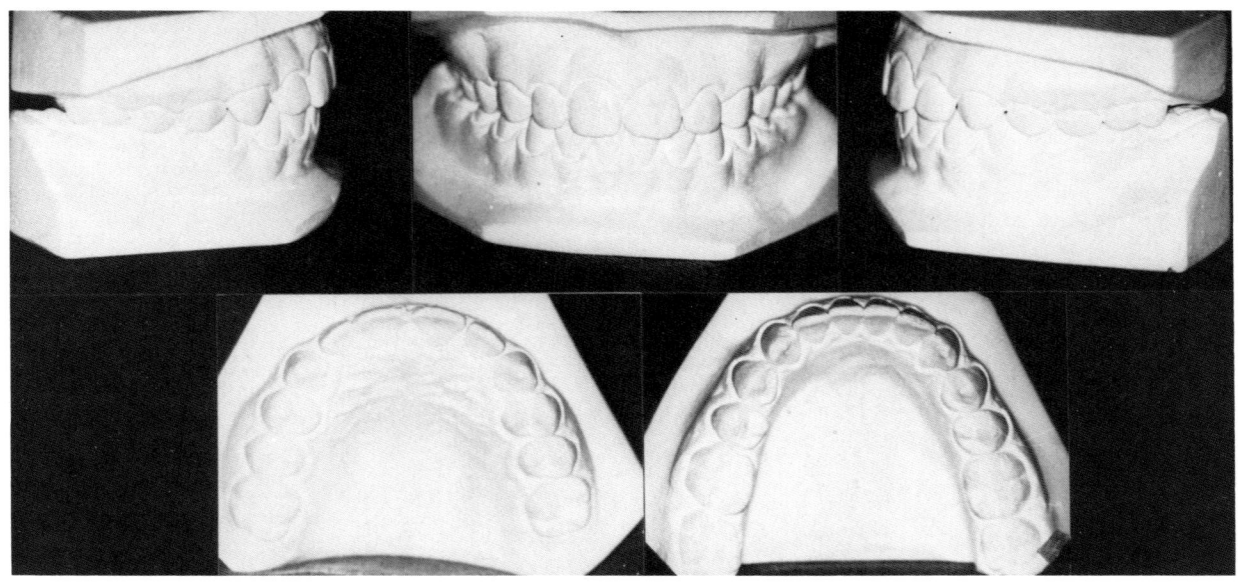

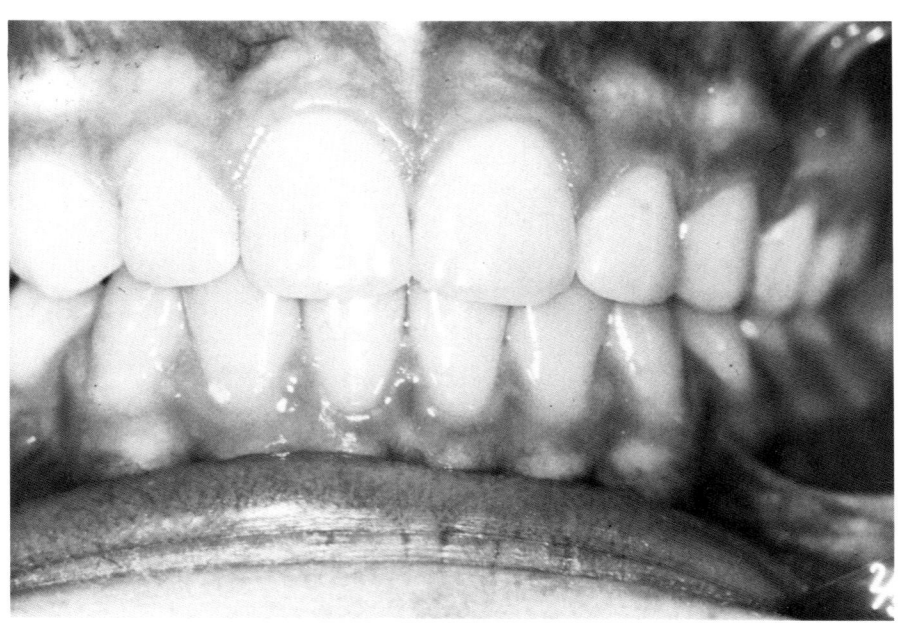

Abb. 8.22 Patientin F. K. nach Abschluß der Therapie: a) Modelle, b) Mundaufnahme, c) Fernröntgenaufnahme, d) Fernröntgendurchzeichnung, e) Überlagerung der Fernröntgenaufnahmen von Zwischenbefund und Schlußbefund

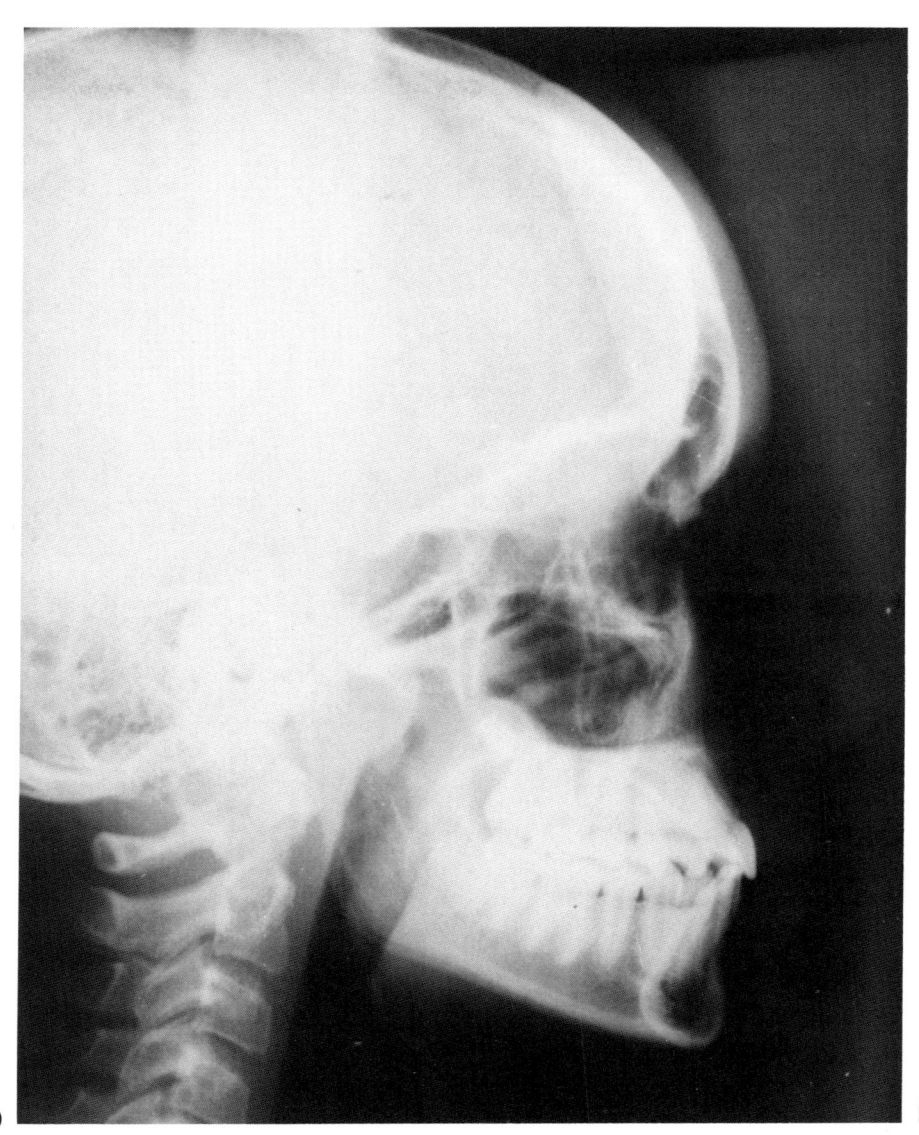

Abb. 8.22 c)

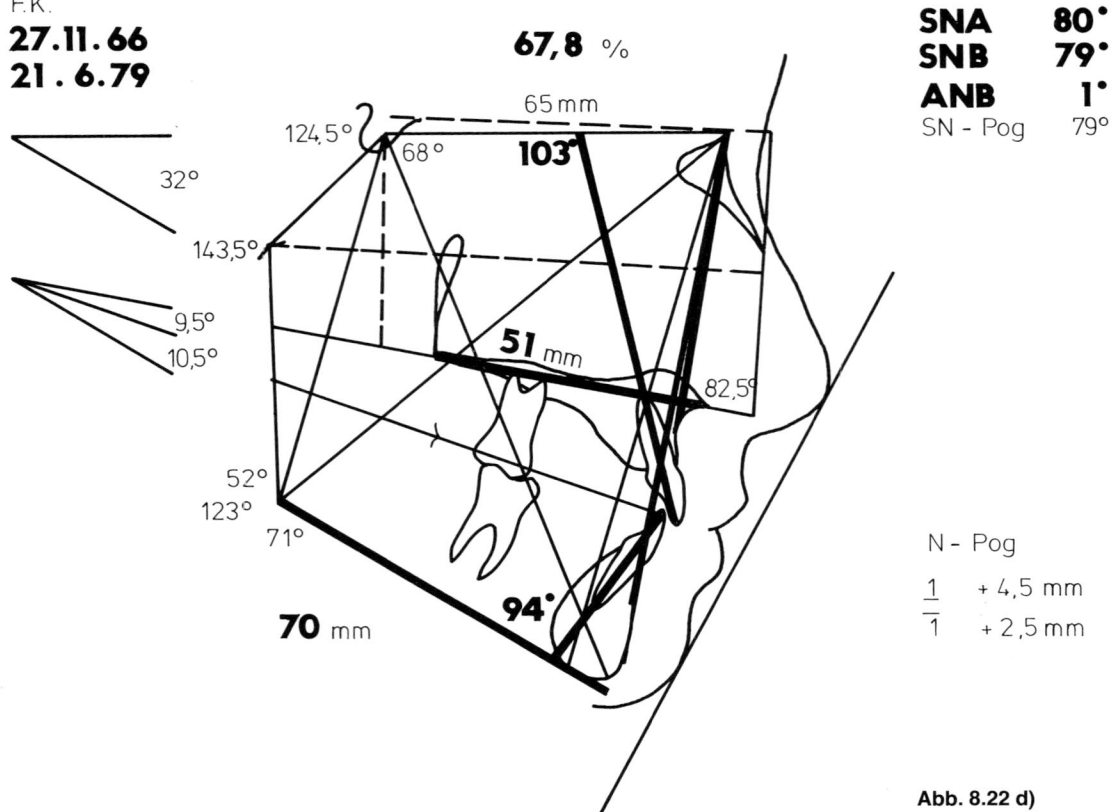

352 Klasse II-Anomalien

F.K.
27.11.66
21.6.79

67,8 %
65 mm
124,5°
68° **103°**
32°
143,5°
9,5°
10,5°
51 mm
82,5°
52°
123°
71°
70 mm
94°

SNA 80°
SNB 79°
ANB   1°
SN - Pog   79°

N - Pog
1/ +4,5 mm
/1 +2,5 mm

Abb. 8.22 d)

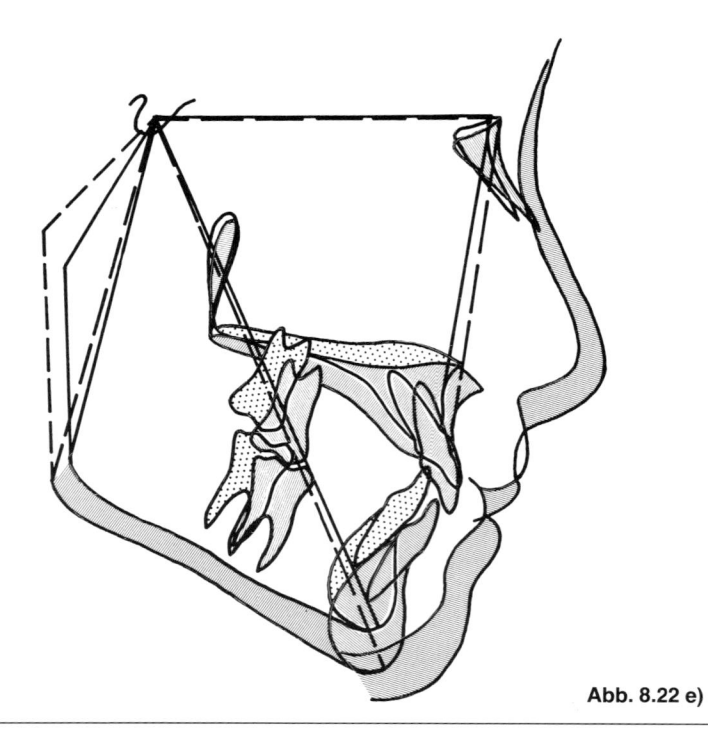

F.K.
15.9.76
21.6.79

Abb. 8.22 e)

8.8.4 Kombinierte Behandlung einer Biprotrusion

Der 6 Jahre alte Patient B. R. mit einer skelettalen Klasse II-Beziehung hatte eine maxilläre Prognathie und eine mandibuläre Retrognathie (Abb. 8.23). Die Oberkieferbasis war von durchschnittlicher Länge, befand sich aber in einer anterioren Lage. Ihre Entfernung zur Fossa pterygopalatina war mit 18 mm vergrößert. Die Unterkieferbasis war kurz (− 4 mm), der Ramus lang (+ 2,5 mm). Die Wachstumsrichtung war horizontal, aber der Biß infolge einer Anteinklination etwas geöffnet. Die oberen und unteren Schneidezähne waren nach labial gekippt. Der Patient hatte eine Zungen-Lippen-Dyskinesie. Nach Anfertigung der Befundunterlagen wurde der Behandlungsbeginn verschoben. 15 Monate später wurden neue Unterlagen angefertigt. In der Zwischenzeit hatten sich die skelettalen Beziehungen nicht verändert. Die Zuwachsraten im Bereich der Kieferbasen waren gering, im Ramusbereich hoch, die Wachstumsrichtung war mehr horizontal. Die Dyskinesie persistierte, die Labialkippung der Schneidezähne verschlimmerte sich, zudem lag eine potentielle Lippeninkompetenz vor (Abb. 8.24).

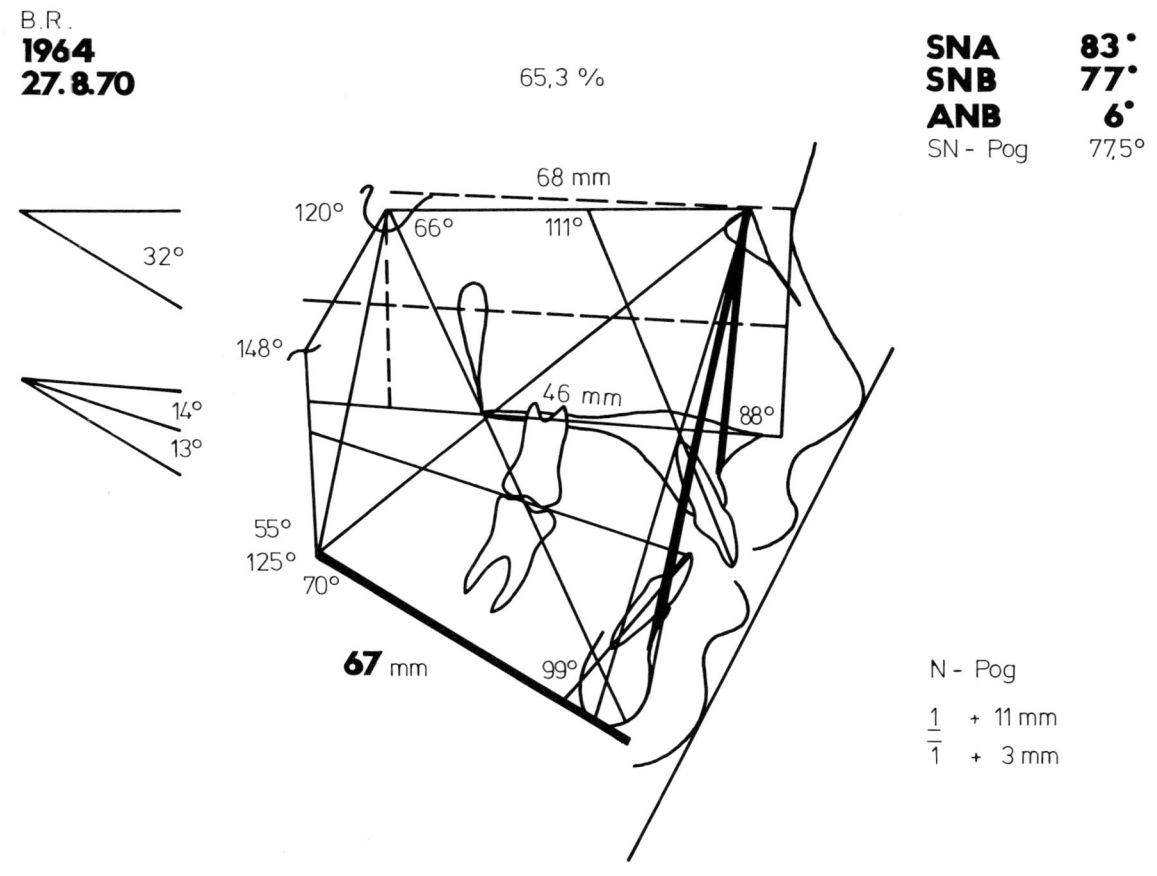

Abb. 8.23 Fernröntgendurchzeichnung des Patienten B. R. nach der Voruntersuchung

354 Klasse II-Anomalien

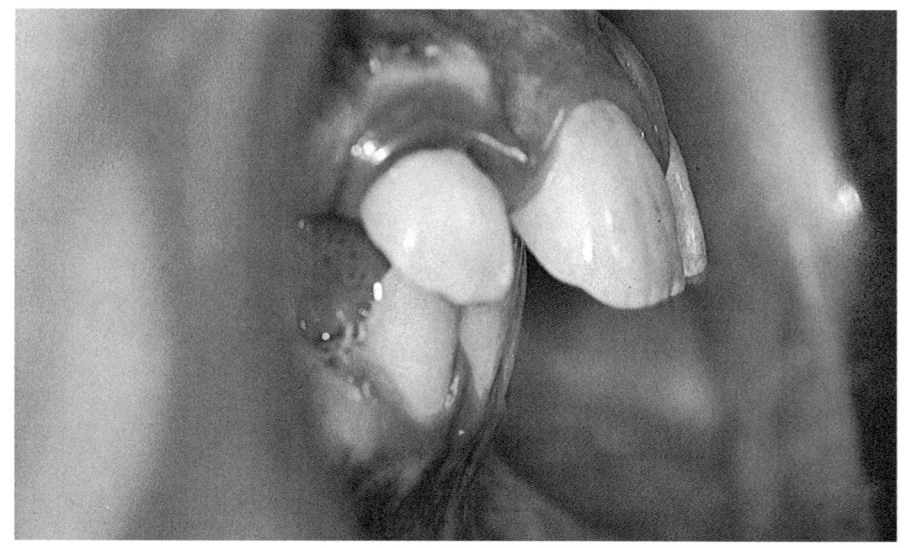

Abb. 8.24 a)

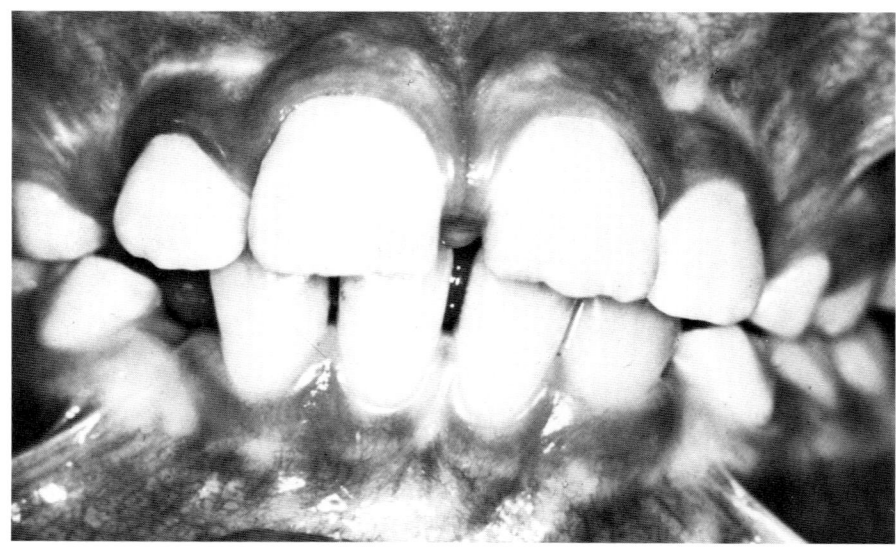

Abb. 8.24 b)

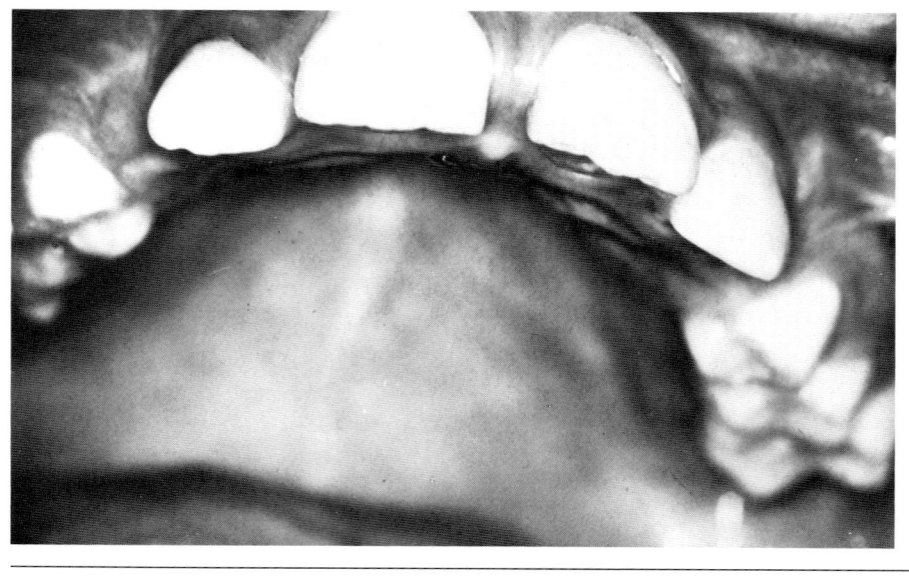

Abb. 8.24 c)

Die Behandlung der verschiedenen Formen von Klasse II-Anomalien 355

d)

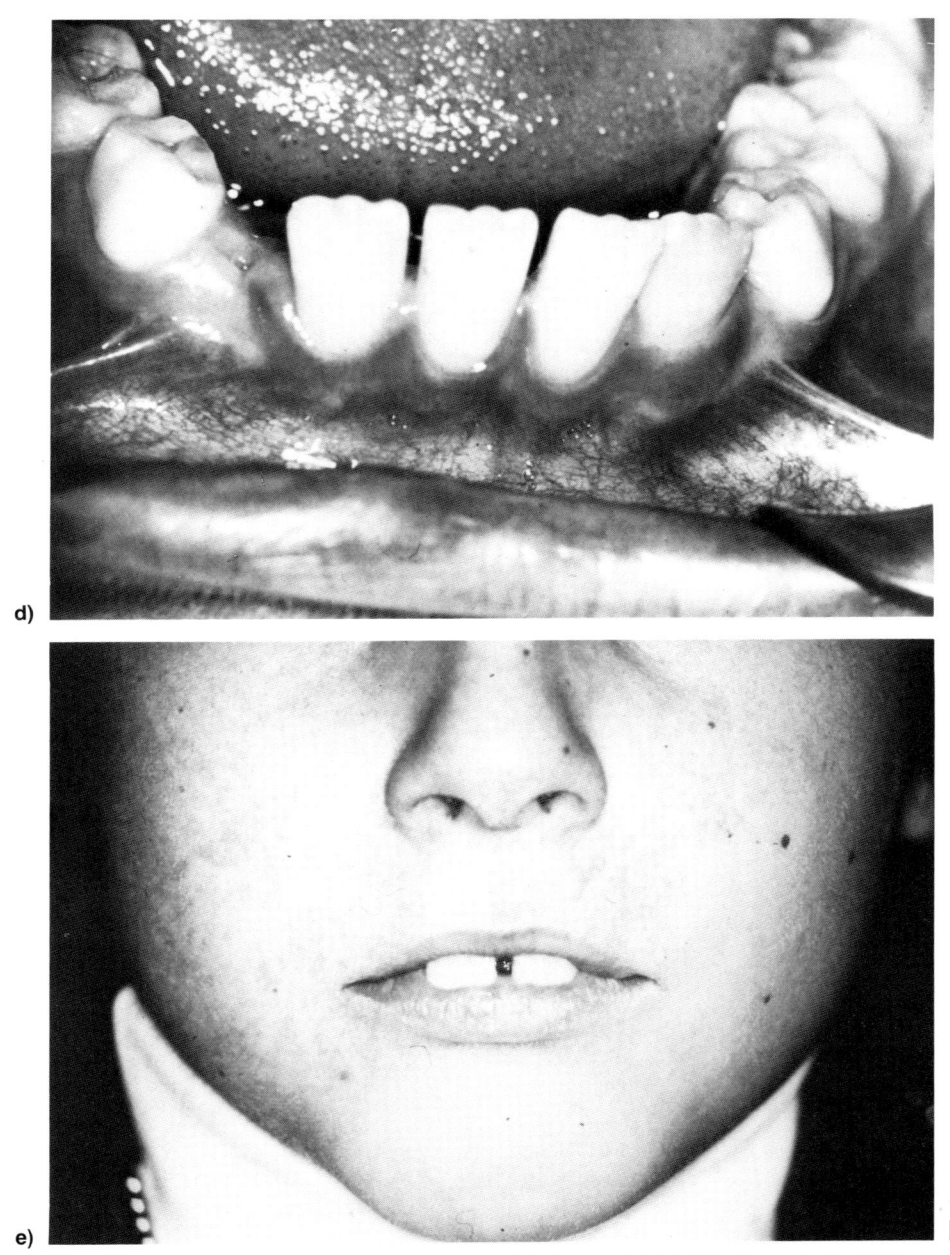

e) ▶

Abb. 8.24 Patient B. R. vor der Behandlung. a) Seitenansicht, b) Vorderansicht, c) Oberkiefer, d) Unterkiefer, e) gestörter Lippenschluß, f) Fernröntgenaufnahme, g) Fernröntgendurchzeichnung, h) Überlagerung der Fernröntgenaufnahmen der Voruntersuchung (1970) und vor Einleitung der Therapie (1971)

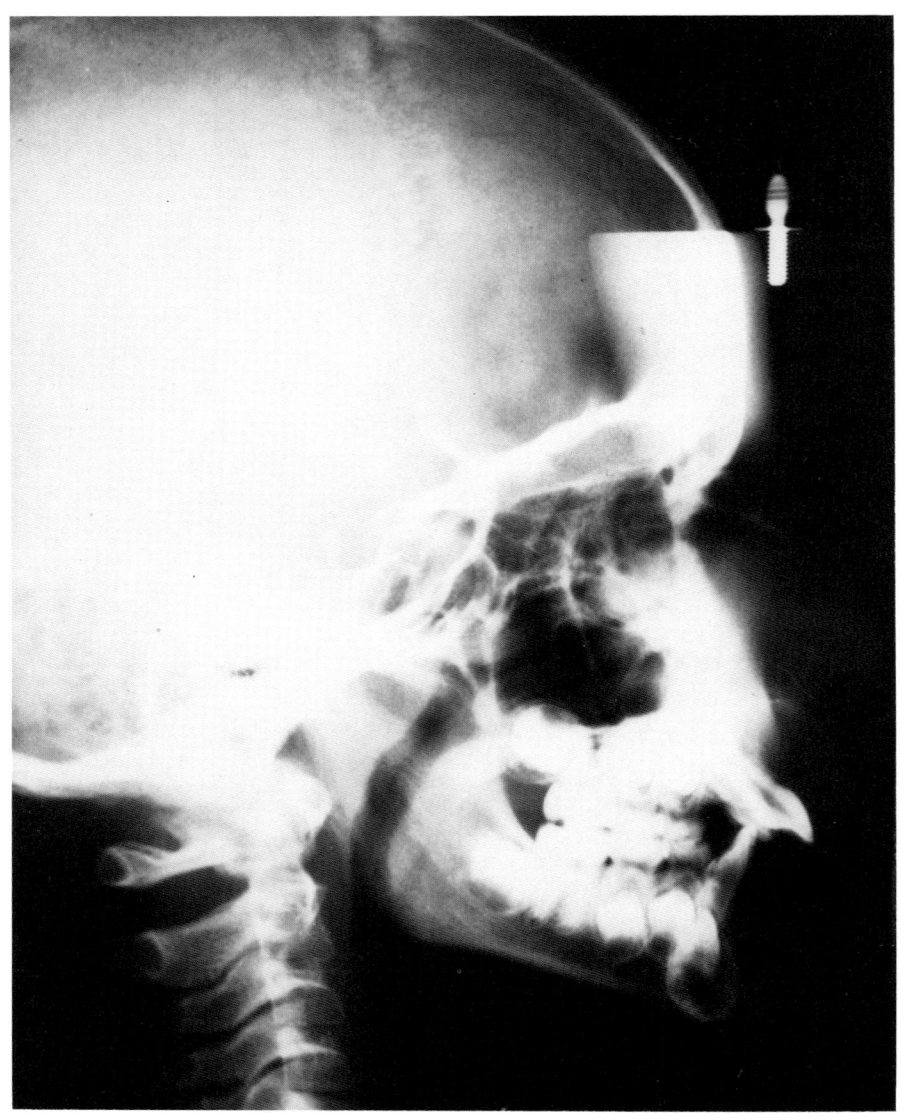

Abb. 8.24 f)

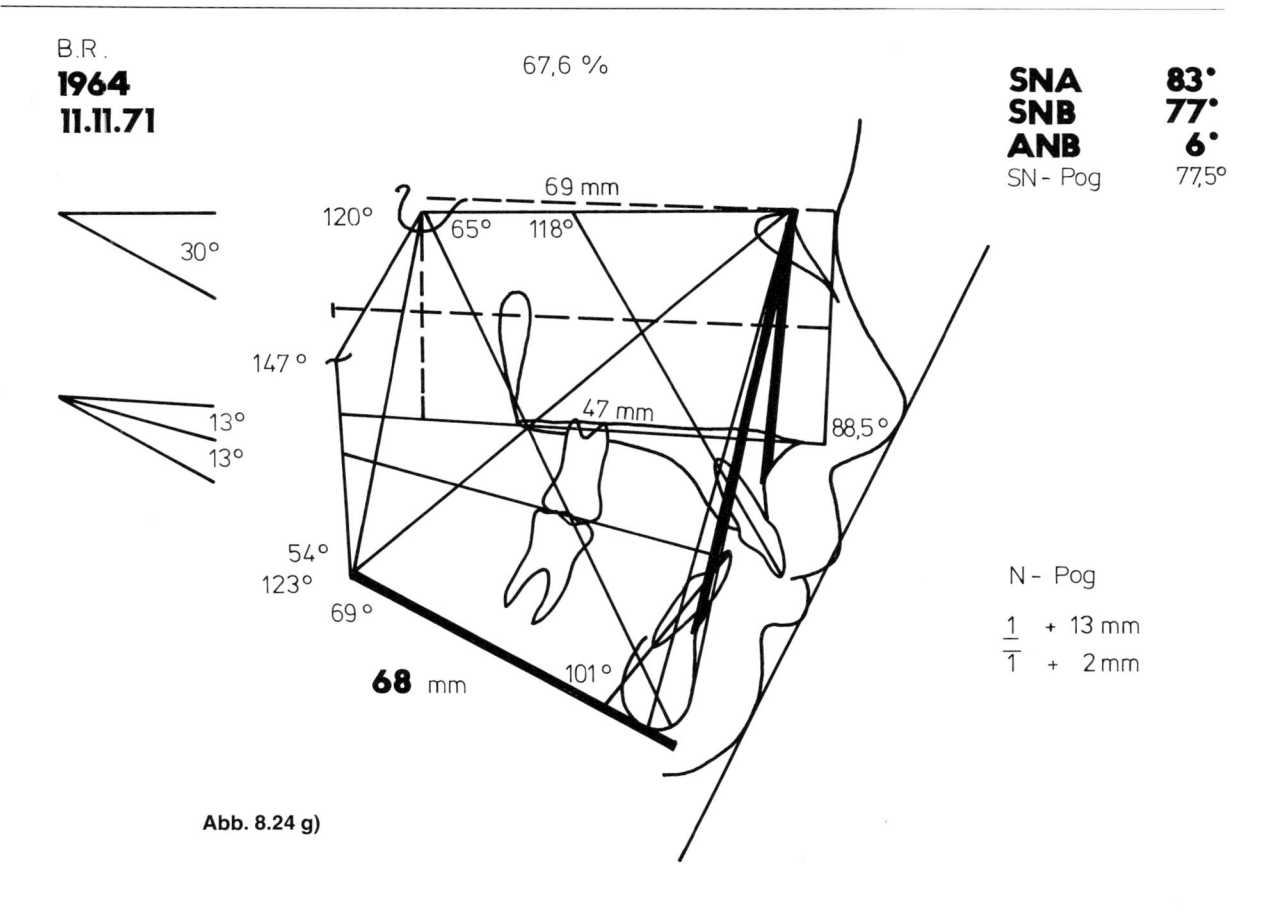

B.R.
1964
11.11.71

67,6 %

SNA 83°
SNB 77°
ANB 6°
SN-Pog 77,5°

69 mm
120° 65° 118°
30°
147°
13°
13°
47 mm
88,5°
54°
123°
69°
68 mm
101°

N-Pog

$\dfrac{1}{1}$ +13 mm
  +2 mm

Abb. 8.24 g)

B.R.
27.8.70
11.11.71

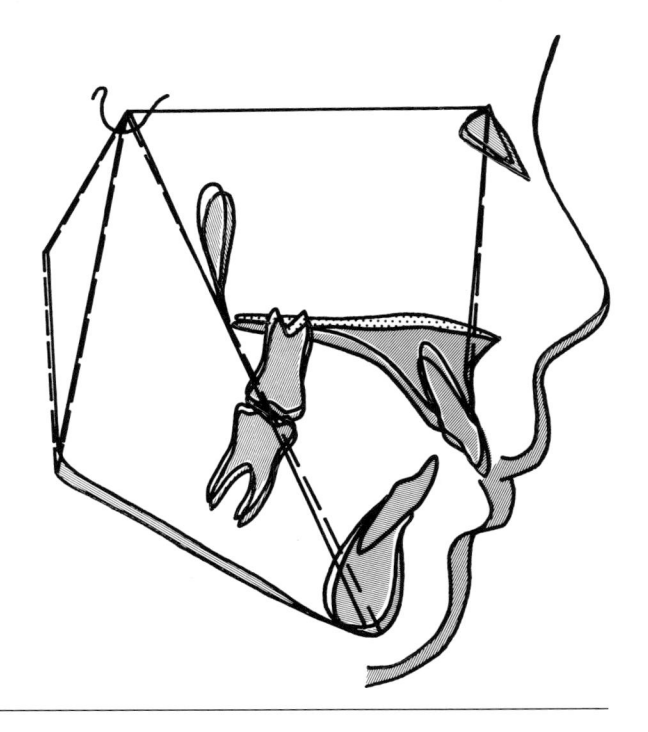

Abb. 8.24 h)

Zur Korrektur der *Biprotrusion* wäre eine Extraktion der vier ersten Prämolaren und eine festsitzende Apparatur erforderlich gewesen. Auf die Extraktion wurde jedoch verzichtet und der Patient mit abnehmbarem Gerät, und zwar aus folgenden Gründen, behandelt:

- Die Anomalie war wegen anhaltender Dysfunktion progredient; eine Frühbehandlung wäre vorteilhaft.
- Nach der Prämolarenextraktion hätte sich ein konkaves Profil ergeben.
- Die dentale Diskrepanz war nur gering dank den Lücken zwischen den Schneidezähnen. Andererseits bestand eine gute Beziehung der unteren Schneidezähne zur N–Pog-Linie. Fälle dieser Art sind keine typischen Extraktionsfälle.

Das Behandlungsziel war

- die Dyskinesie zu eliminieren,
- die oberen Seitenzähne zu distalisieren und die oberen Schneidezähne aufzurichten,
- eine geringe Vorverlagerung des Unterkiefers.

Mit diesen Maßnahmen können zwar die intermaxillären Beziehungen ausgeglichen werden, eine völlige Korrektur der Biprotrusion ist jedoch nicht möglich.

Die Behandlung wurde zur Hemmung der Dyskinesie mit einer *Vorhofplatte* eingeleitet. Wegen des Zungenpressens wurde sie mit einem Zungenschild kombiniert. Nach Ausschaltung der potentiellen Lippeninkompetenz wurde die Weiterbehandlung mit einem *Headgear* durchgeführt, anschließend die Feineinstellung der Okklusion mit einem *Aktivator* erreicht. Der Unterkiefer wurde durch den Konstruktionsbiß um 5 mm nach vorn verlagert und um 3 mm geöffnet, die oberen Schneidezähne nach lingual gekippt, die unteren an ihrer Stelle gehalten und ihre Schneidekanten belastet. Beide Labialbögen waren aktiv.

Nach einer vierjährigen Therapie einschließlich Retention war die Klasse II-Beziehung mit einem ANB-Winkel von 3° besser, aber beide Kieferbasen waren prognath geworden und der Ramus lang (+ 7 mm). Das Profil hatte sich gebessert, aber die Biprotrusion persistierte (Abb. 8.25).

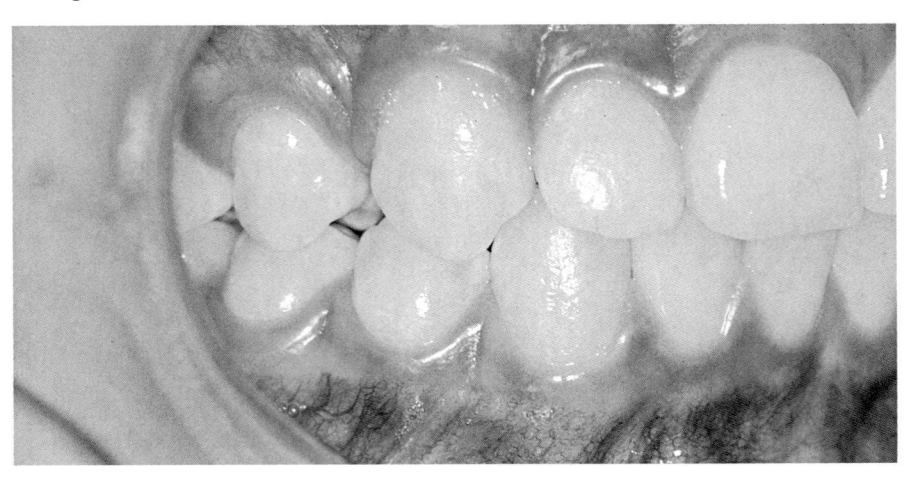

Abb. 8.25 a)

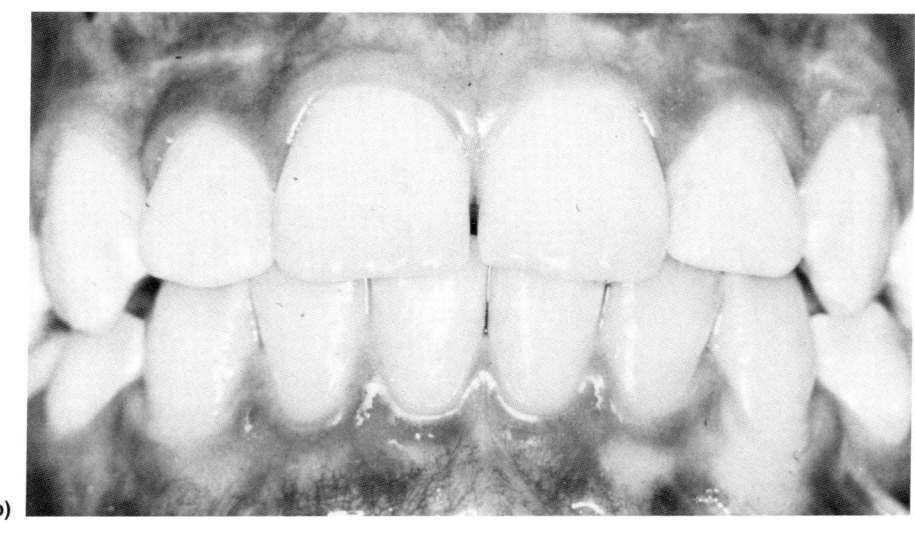

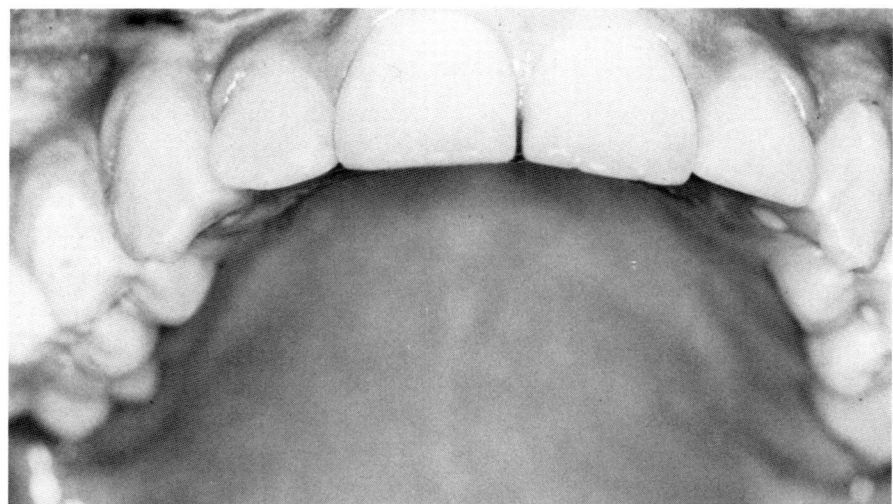

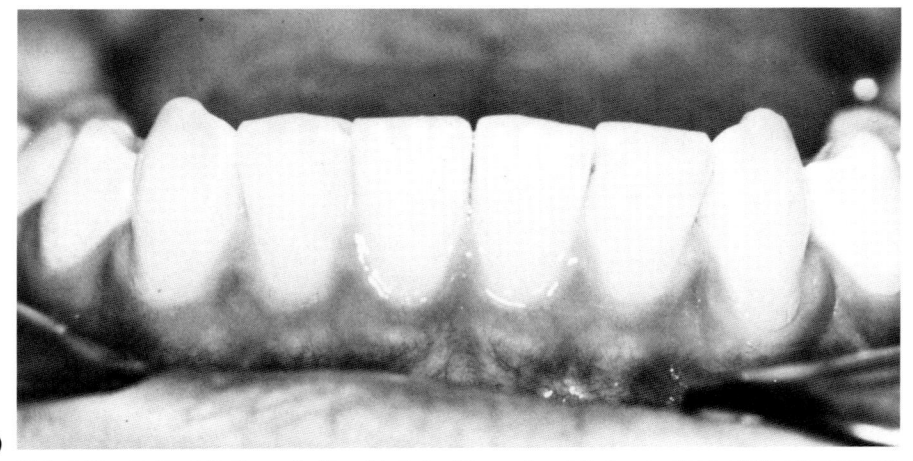

Die Behandlung der verschiedenen Formen von Klasse II-Anomalien 359

Abb. 8.25 Patient B. R. nach Abschluß der Therapie. a) Seitenansicht, b) Vorderansicht, c) Oberkiefer, d) Unterkiefer, e) Lippenschluß, f) Fernröntgenaufnahme, g) Fernröntgendurchzeichnung, h) Überlagerung der Fernröntgenaufnahmen von Anfangs- und Schlußbefund

360 Klasse II-Anomalien

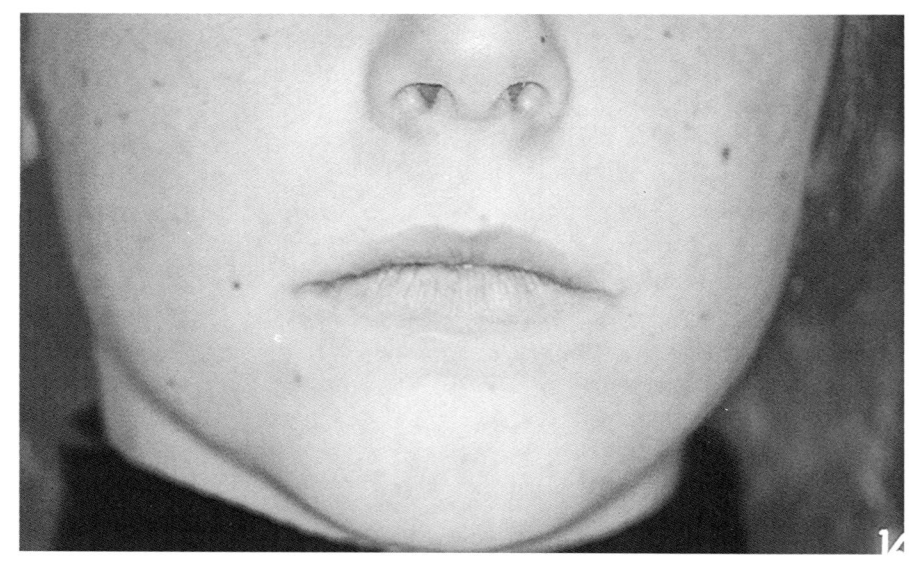

Abb. 8.25 e)

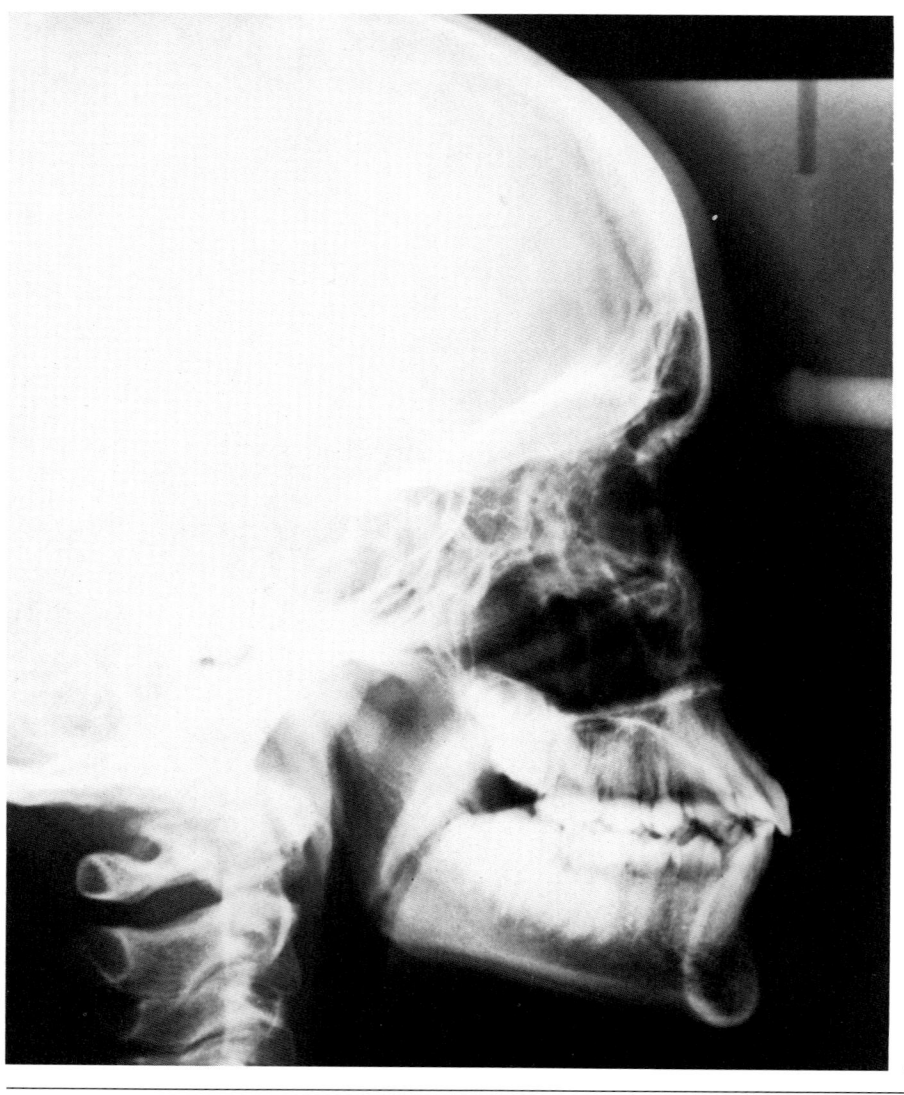

Abb. 8.25 f)

B.R.
1964
17.9.75

67,2 %

70 mm
120° 66° 108°
147°
15°
13°
31°
48 mm
89°
54°
126° 72°
73 mm 100°

SNA 85°
SNB 82°
ANB 3°
SN - Pog 83°

N - Pog

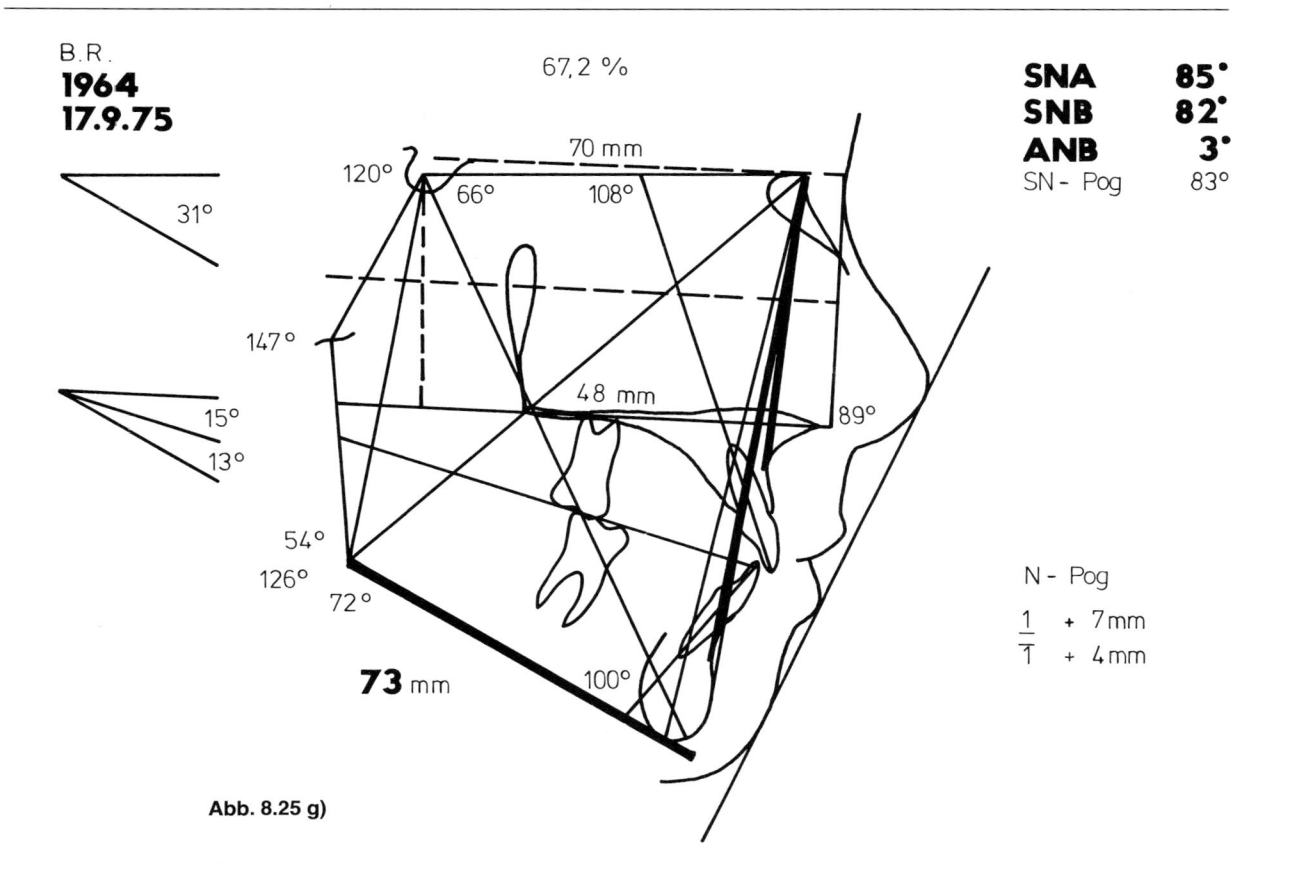

$\dfrac{1}{1}$ + 7mm

$\dfrac{}{1}$ + 4mm

Abb. 8.25 g)

B.R.
11.11.71
17.9.75

Abb. 8.25 h)

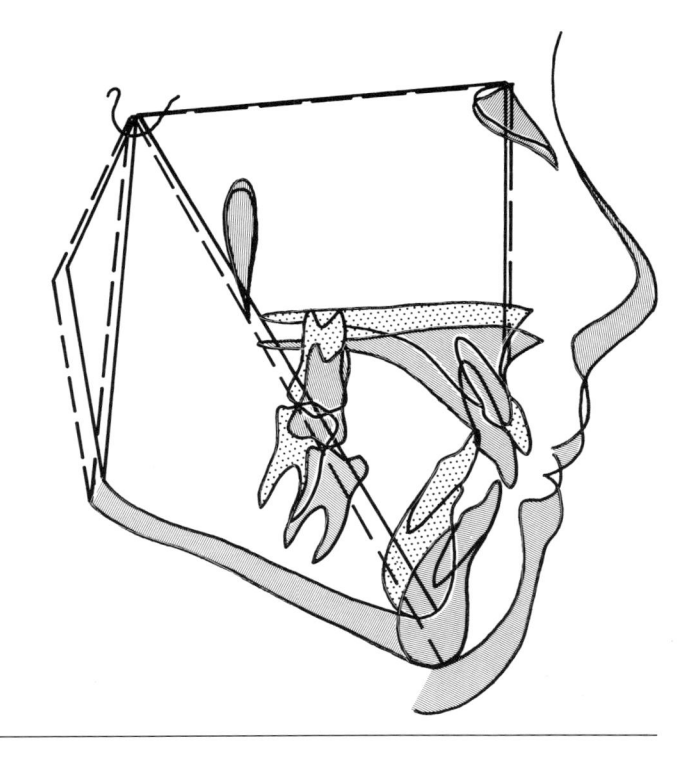

Im vorliegenden Fall wäre eine Behandlung auch mit Extraktion und festsitzender Apparatur möglich gewesen. Der frühe Behandlungsbeginn in diesem Fall ermöglichte es jedoch, mit *einfachen Mitteln* ein zufriedenstellendes Ergebnis zu erreichen. Eine solche Frühbehandlung ist nur unter diesen Voraussetzungen gerechtfertigt, eine Frühbehandlung mit anschließender Multiband-Therapie nach Prämolaren-Extraktion dagegen zu aufwendig und teilweise überflüssig.

8.8.5 Behandlung mit einem vertikalen Aktivator

Der 9jährige Patient G. F. hatte eine Klasse II-Beziehung mit einer extrem vertikalen Wachstumsrichtung (Abb. 8.26). Der untere Kieferwinkel war groß, die Kieferbasen retrognath mit einem ANB-Winkel von 6°, die mandibuläre Retrognathie durch den großen Gelenkwinkel verstärkt. Die Kieferbasen hatten durchschnittliche Länge, aber der Ramus war sehr kurz (− 11 mm). Die Inklination der Oberkieferbasis war durchschnittlich, d. h. die vertikale Wachstumsrichtung durch den Einbau des Oberkiefers nicht verstärkt. Eine Anteinklination wäre ein sehr ungünstiges Symptom für die Prognose gewesen. Die Achsenstellung der Schneidezähne war durchschnittlich, sie standen aber vor der N–Pog-Linie. Im Oberkiefer lag Engstand vor.

Die ungünstige Wachstumsrichtung stellt eine *Kontraindikation der konventionellen Aktivator-Therapie* dar. Eine Vorverlagerung des Unterkiefers ist bei der vorliegenden Wachstumsrichtung nicht möglich, und eine Distalisierung der Molaren würde die Retrognathie verstärken. *Folgende Behandlungsmöglichkeiten* sind angezeigt:

1. *Extraktion* der oberen ersten Prämolaren und Retrusion der Frontzähne. Diese Therapie würde die Retrognathie verstärken und die oberen Schneidezähne zu stark verlängern.

2. Eine geringe Vorverlagerung des Unterkiefers und *Retroinklination* der Oberkieferbasis. Dadurch könnte die Schneidezahnstufe zum Teil ausgeglichen werden. Zusätzlich wäre eine dento-alveoläre Kompensation notwendig mittels Lingualkippung der oberen und Labialkippung der unteren Schneidezähne.

Der zweite Behandlungsplan wurde gewählt. Vor der Aktivator-Therapie wurde der obere Engstand mit einer *Fächerplatte* aufgelockert (Abb. 8.27). Dann verlagerte ein *vertikaler Aktivator* den Unterkiefer im Konstruktionsbiß um 2 mm nach vorn und um 8 mm nach unten (mittels Öffnung). Im Bereich der oberen Frontzähne berührte der Kunststoff die Labialflächen bis zu deren größter Zirkumferenz, die lingualen Flächen waren freigeschliffen. Der Labialdraht war aktiv und berührte die Schneidezähne im mittleren Drittel. Im unteren Frontzahnbereich berührte der Kunststoff die Zähne, und auch dieser Labialdraht war aktiv, um sie zu halten. Im Seitenzahnbereich erfolgte das Einschleifen nur im Oberkiefer, um die Distalisierung zu erreichen.

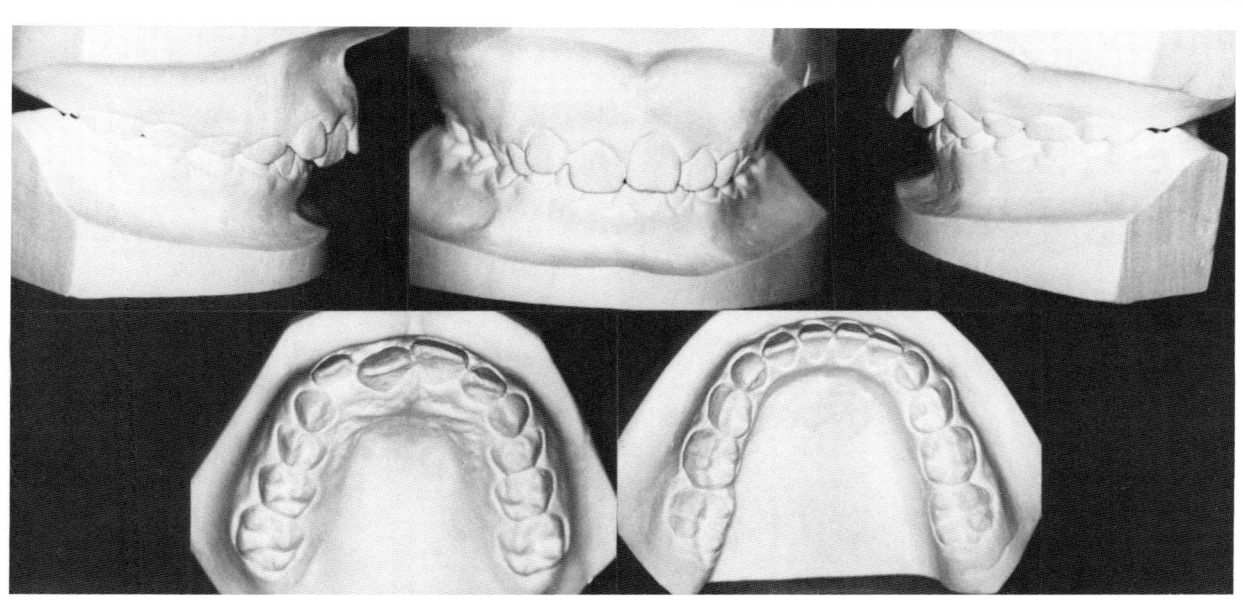

Die Behandlung der verschiedenen Formen von Klasse II-Anomalien 363

Abb. 8.26 a)

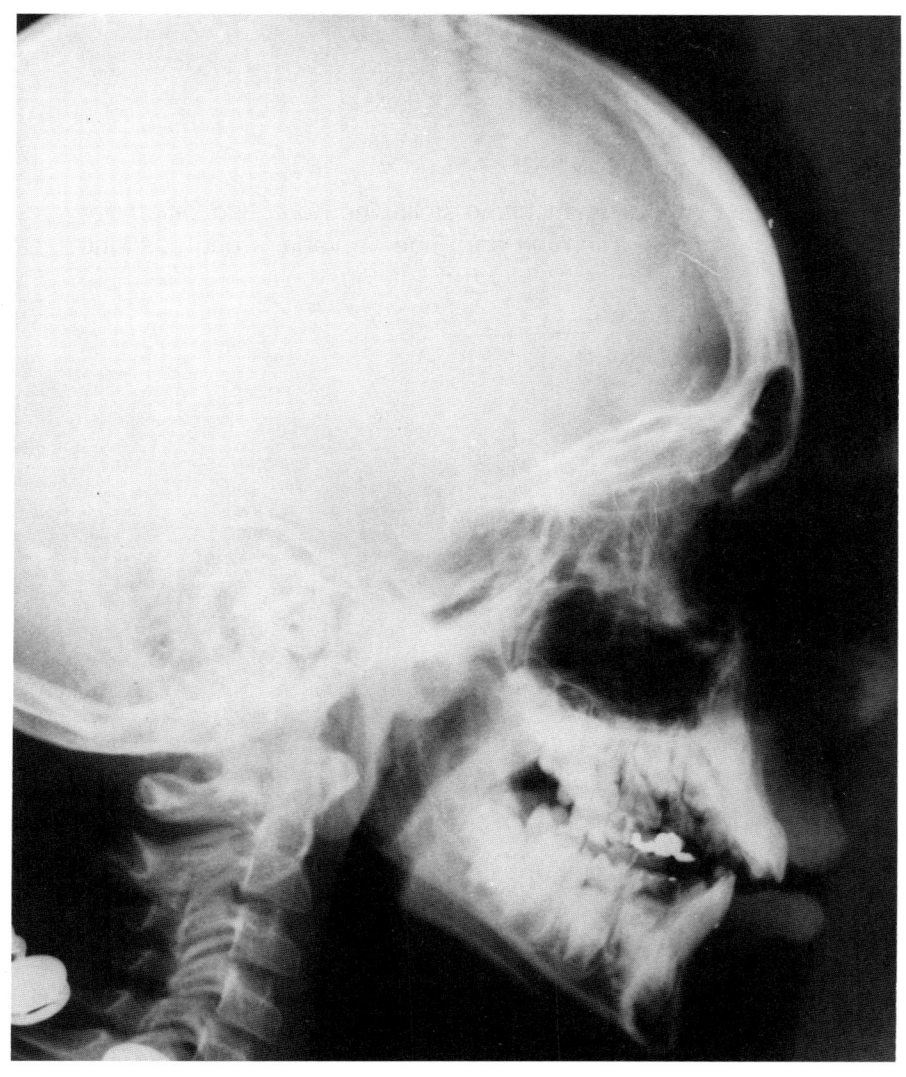

Abb. 8.26 b) ▶

364 Klasse II-Anomalien

G.F.
28.5.65
17.4.74

55,4 %

SNA 77°
SNB 71°
ANB 6°
SN - Pog 71,5°

N - Pog
$\frac{1}{1}$ + 12 mm
$\frac{1}{1}$ + 4 mm

c)

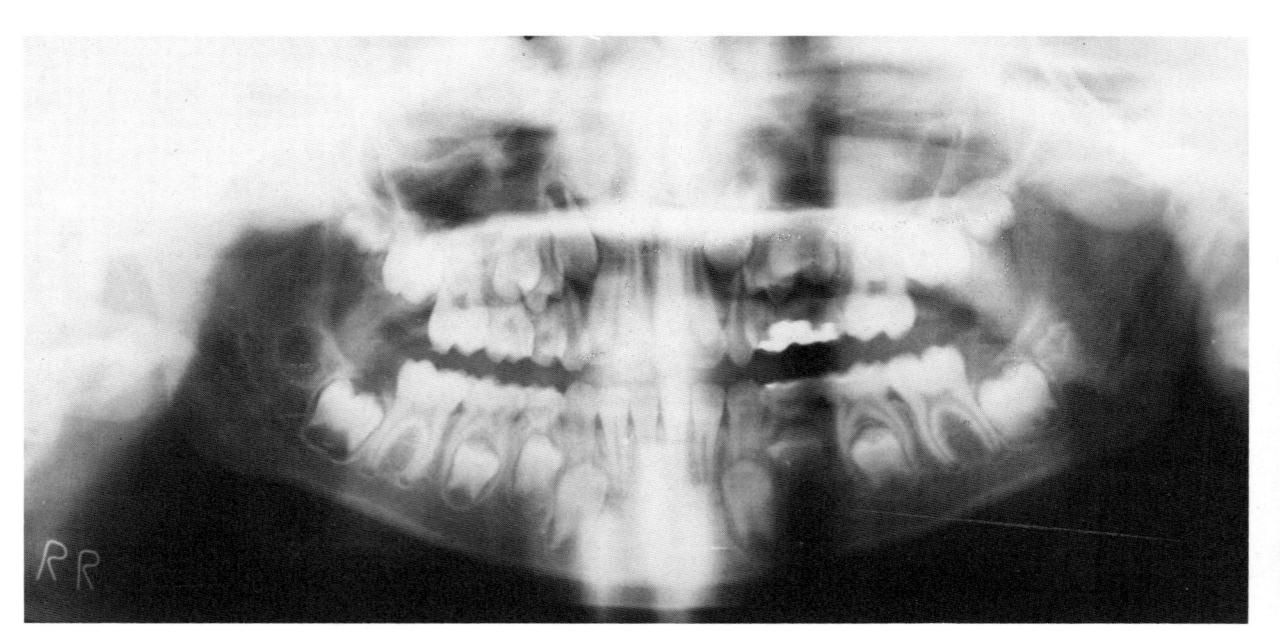

Abb. 8.26 Patient G. F. vor der Therapie. a) Modelle, b) Fernröntgenaufnahme, c) Fernröntgendurchzeichnung, d) Orthopantomogramm

d)

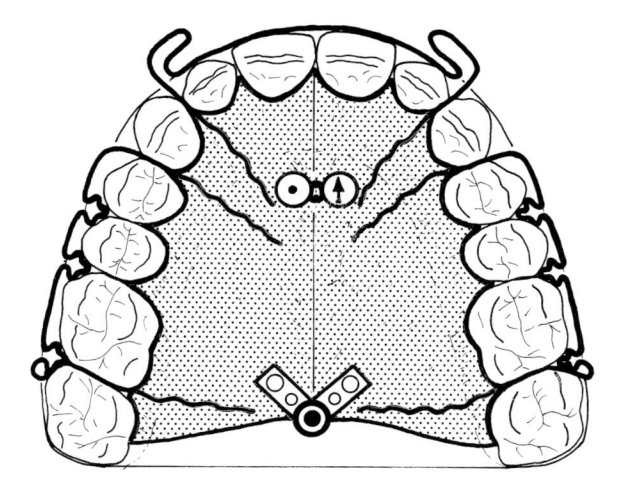

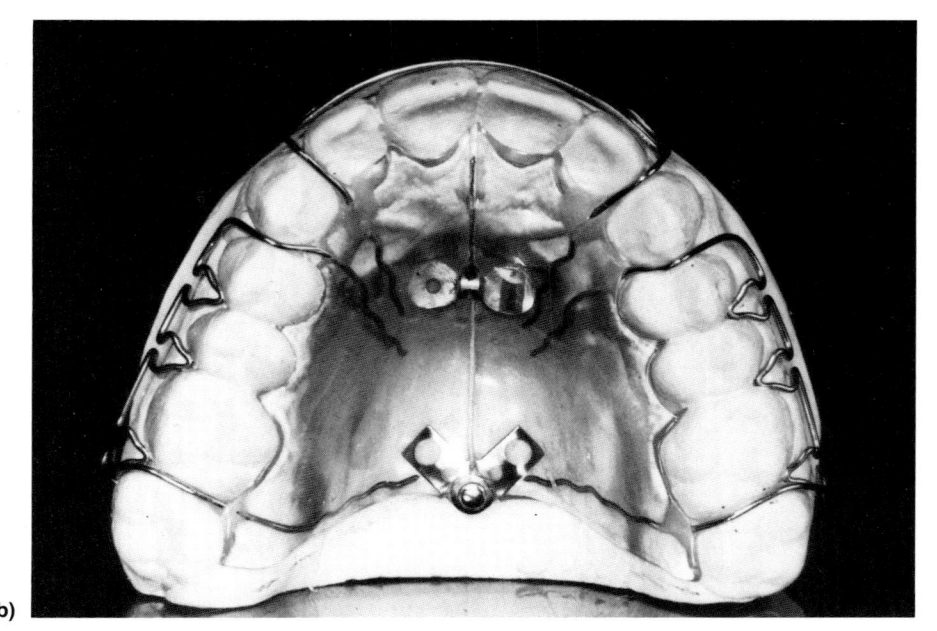

Abb. 8.27 Platte mit Fächerschraube. a) schematisch dargestellt, b) am Modell

Nach dreijähriger Behandlung hatte sich die Klasse II-Beziehung gebessert. Der Unterkiefer wurde geringfügig nach vorn verlagert dank der hohen Wachstumsraten (+ 7 mm) und der Verkleinerung des Gelenkwinkels. Der SNB-Winkel war vergrößert, der ANB-Winkel betrug 3°. Die Retroinklination der Oberkieferbasis (um 3,5°) ist Ausdruck einer *Anpassung des Oberkiefers* an das vertikale Wachstum des Unterkiefers. Die oberen Schneidezähne waren nach lingual gekippt und verkleinerten die Schneidezahnstufe (Abb. 8.28).

Im vorliegenden Fall war die Aktivator-Behandlung der vertikalen Beziehungen der Klasse II nur dank der günstigen *Schwenkung der Oberkieferbasis* möglich (d. h. es lag zumindest keine Anteinklination vor), und die Zuwachsraten der Unterkieferbasis waren während der Therapie hoch.

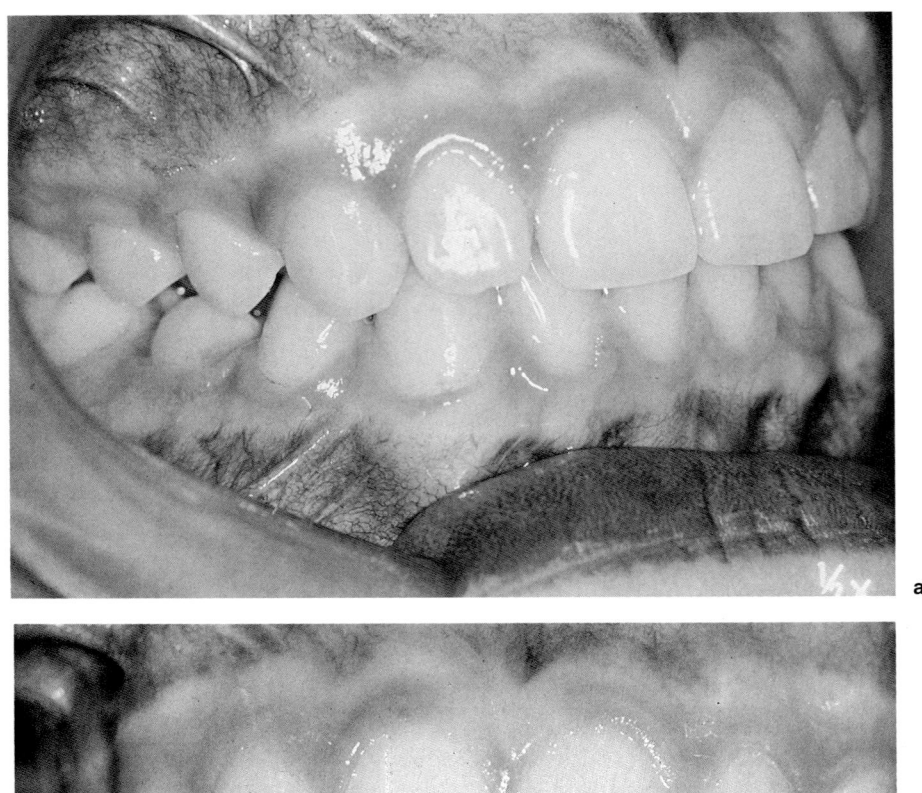

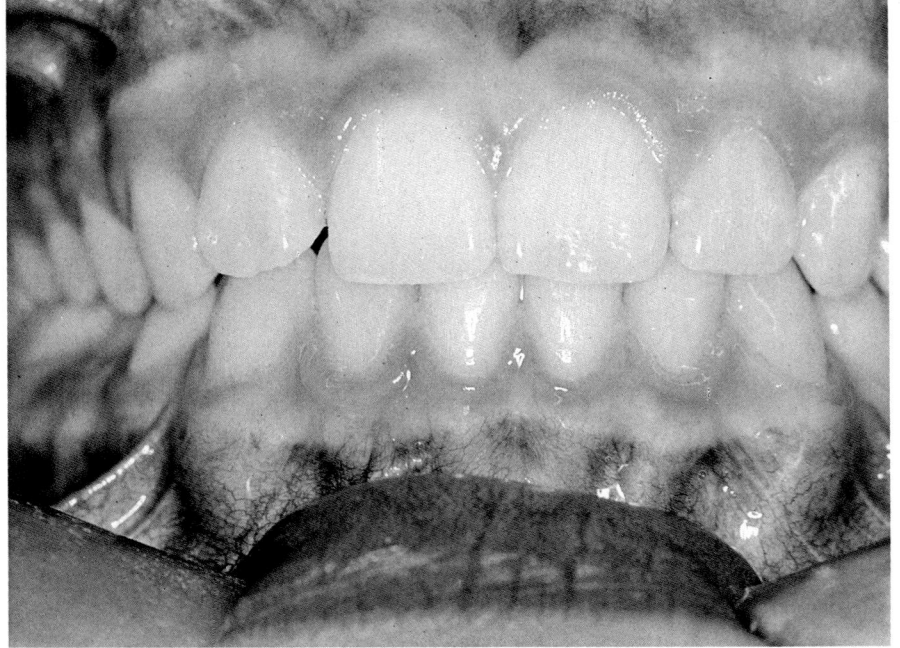

Abb. 8.28 Patient G. F. nach der Therapie. a) Seitenansicht, b) Vorderansicht, c) Fernröntgendurchzeichnung, d) Überlagerung der Fernröntgenaufnahmen vor und nach der Behandlung

Die Behandlung der verschiedenen Formen von Klasse II-Anomalien 367

G.F.
28.5.65
16.8.77

58,0 %

67 mm
123° 72° 97°
41°
149°
13°
17°
46,5 mm
81°
53°
129°
76°
75 mm
90°

SNA 76°
SNB 73°
ANB 3°
SN-Pog 74°

N - Pog

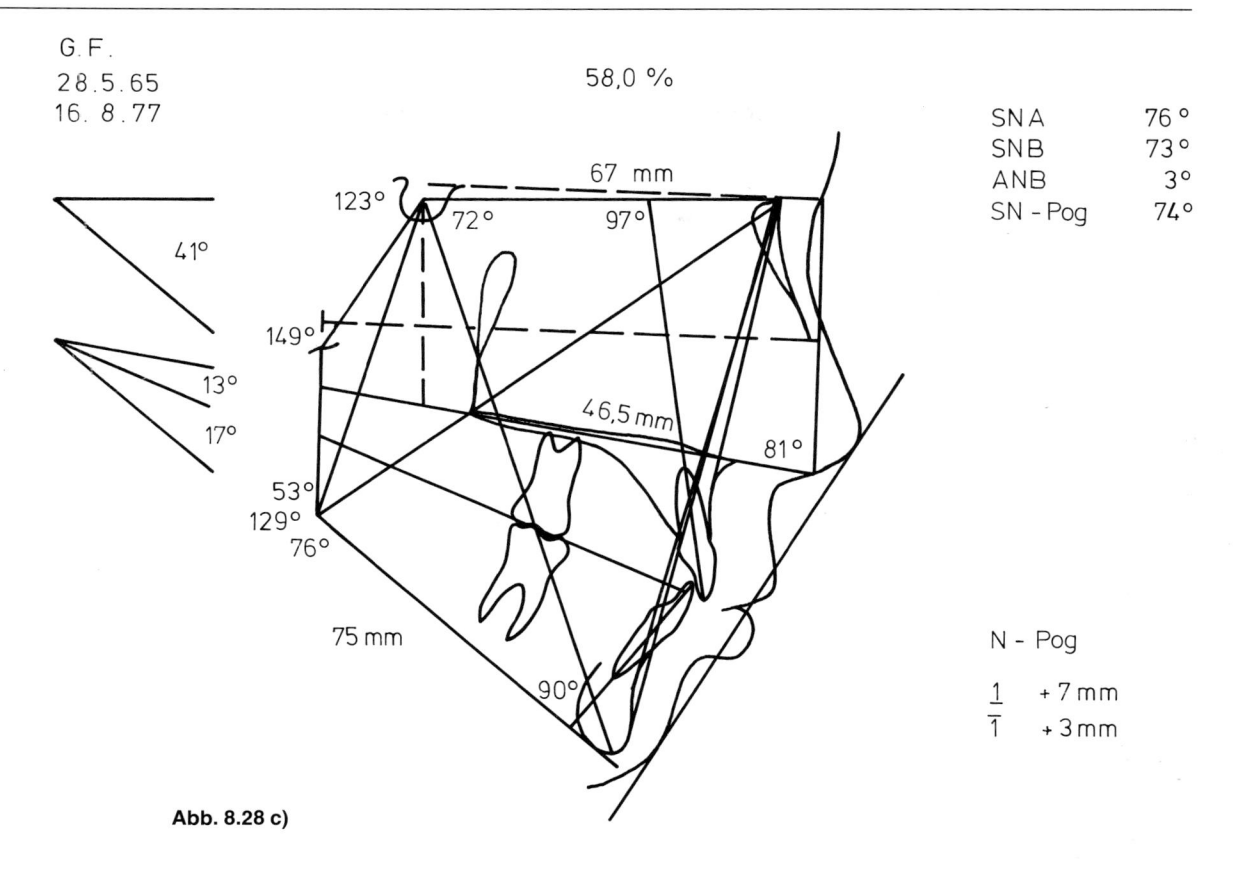

$\frac{1}{1}$ +7 mm
$\frac{1}{1}$ +3 mm

Abb. 8.28 c)

G.F.
17.4.74
16.8.77

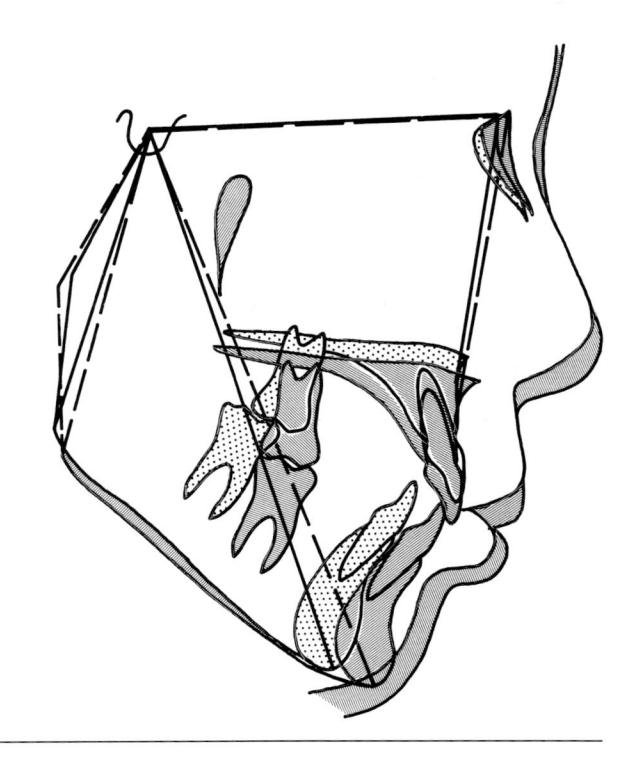

Abb. 8.28 d)

368 Klasse II-Anomalien

Der Patient wurde 3 Jahre nach der Retention nachuntersucht, und man konnte die Wachstumsänderungen im Bereich der Ober- und Unterkieferbasis feststellen. Die Unterkieferbasis war nun von durchschnittlicher Länge, die Oberkieferbasis lang (+ 3 mm), der Ramus kurz (− 6,5 mm), die Kieferbasen retrognath und wegen der hohen Zuwachsraten der Oberkieferbasis vergrößerten sich auch die SNA- und ANB-Winkel.

Zur Kompensation der Schneidezahnstufe kippten die unteren Schneidezähne nach labial; die vertikale Wachstumsrichtung persistierte (Abb. 8.29).

Diese Wachstumsvorgänge sind außergewöhnlich. Meistens sind nach Abschluß des Zahnwechsels die Zuwachsraten im Bereich des Unterkiefers größer und die mandibuläre Retrognathie wird abgeschwächt. Solche atypischen Veränderungen kann man nur mit der vertikalen Wachstumsrichtung und der vorhergegangenen Therapie (Wachstumshemmung im Bereich des Mittelgesichtes) spekulativ erklären.

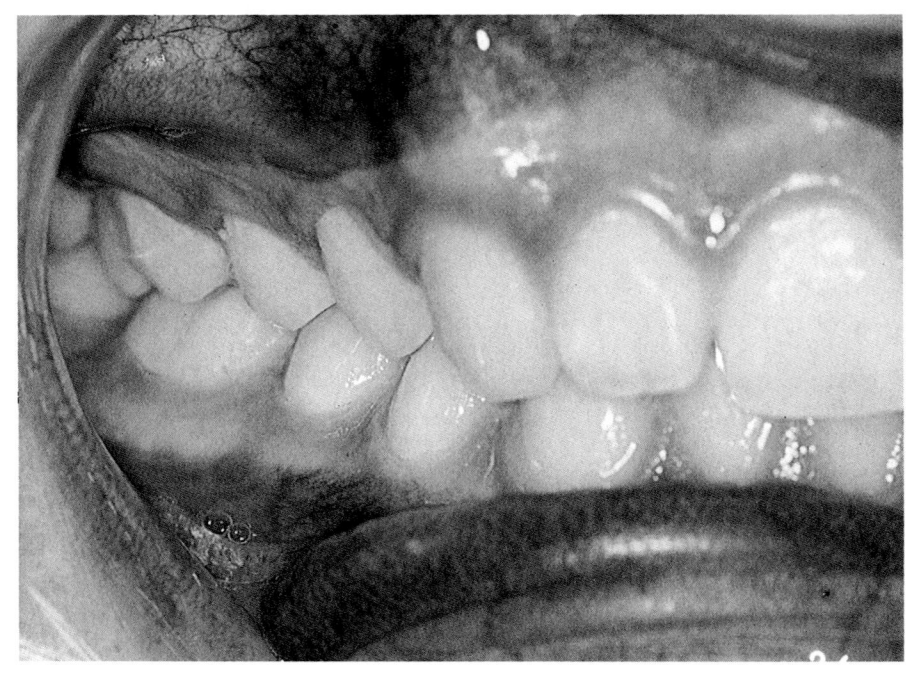

Abb. 8.29 Patient G. F., drei Jahre nach der Retention. a) Interkuspidation rechts, b) Interkuspidation links, c) Fernröntgenaufnahme, d) Fernröntgendurchzeichnung, e) Überlagerung der Fernröntgenaufnahmen nach Abschluß der Therapie und bei der Nachuntersuchung, f) Orthopantomogramm

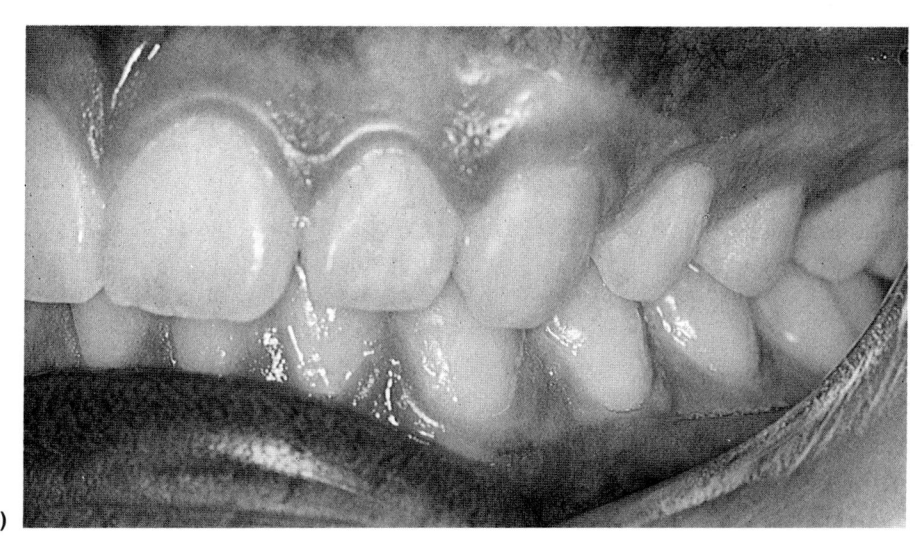

Abb. 8.29 b)

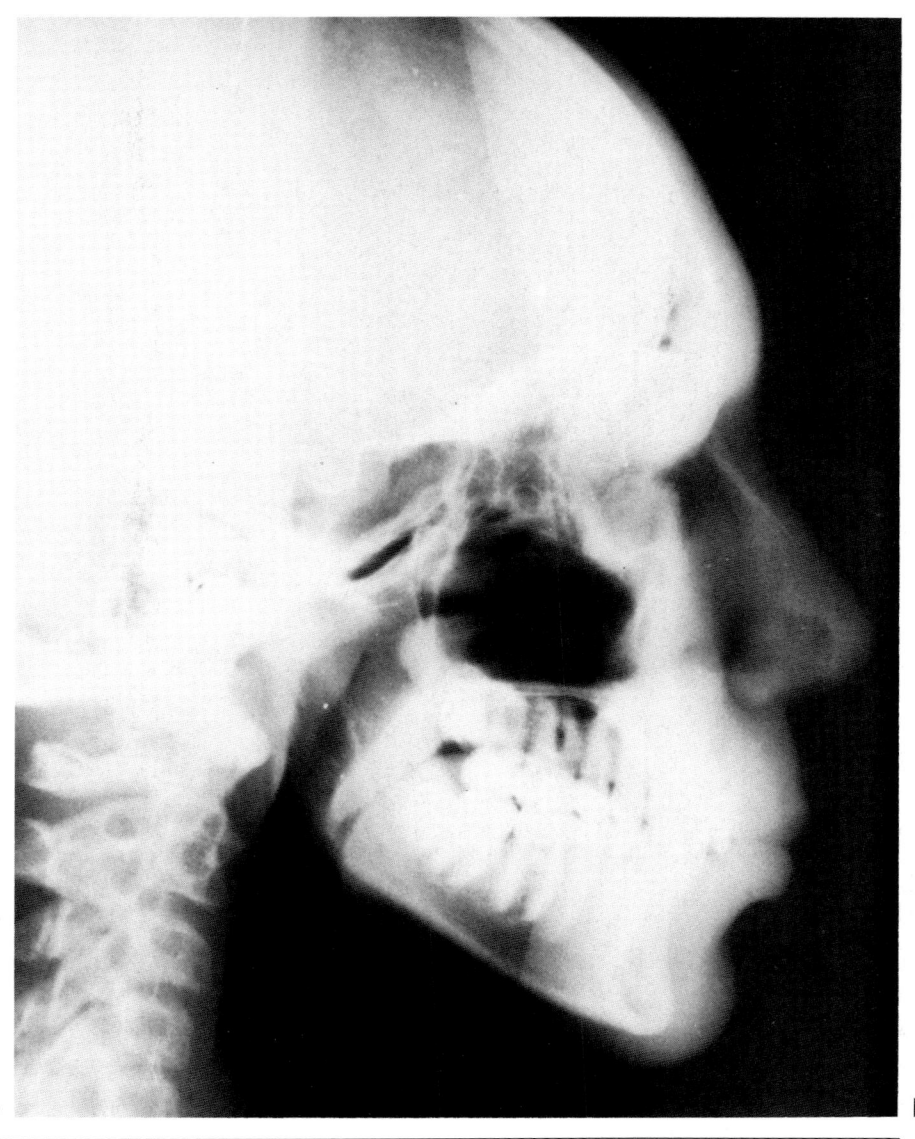

Abb. 8.29 c) ▶

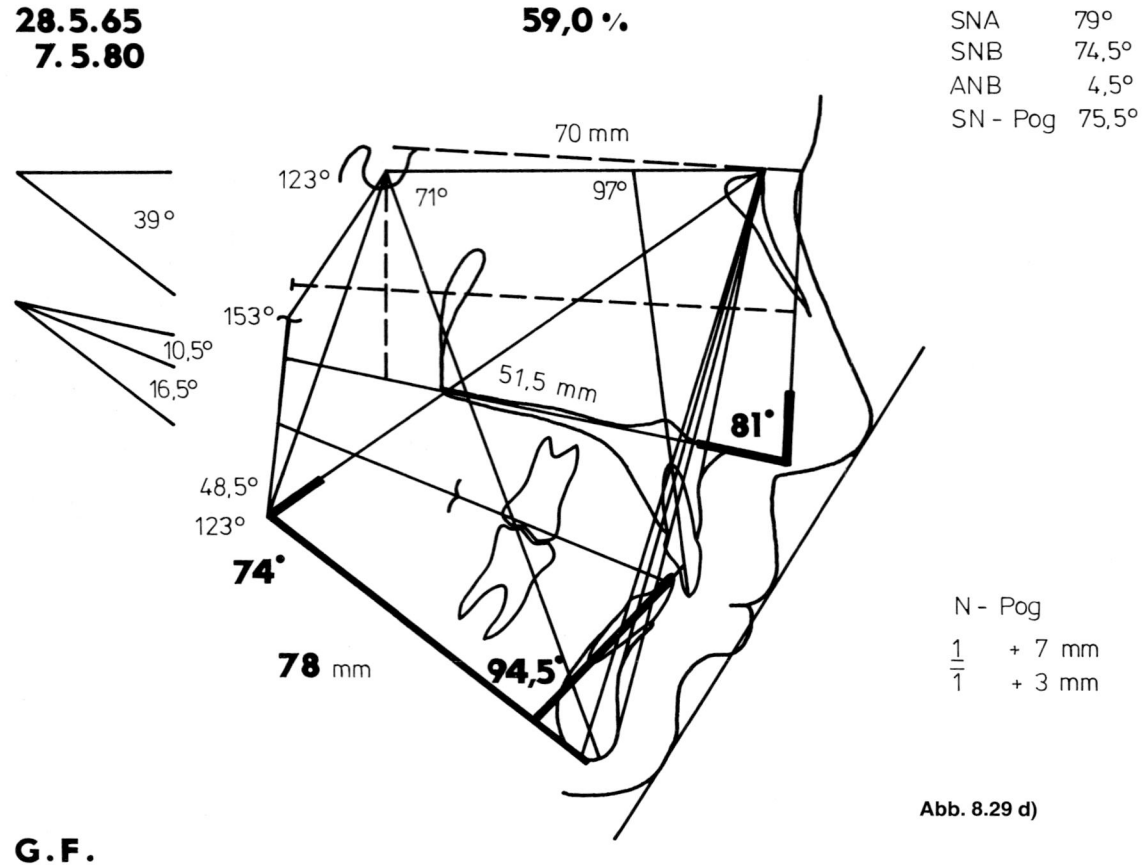

370 Klasse II-Anomalien

G.F.
28.5.65
7.5.80

59,0 %

SNA 79°
SNB 74,5°
ANB 4,5°
SN - Pog 75,5°

70 mm
123° 71° 97°
39°
153°
10,5°
16,5°
51,5 mm
81°
48,5°
123°
74°
78 mm **94,5°**

N - Pog
$\frac{1}{1}$ + 7 mm
$\frac{1}{1}$ + 3 mm

Abb. 8.29 d)

G.F.
16.8.77
7.5.80

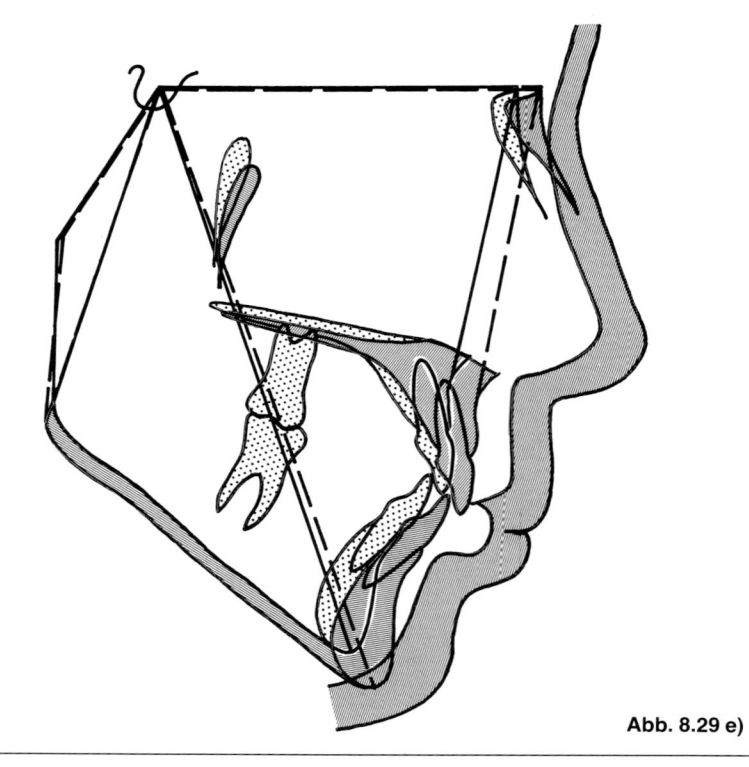

Abb. 8.29 e)

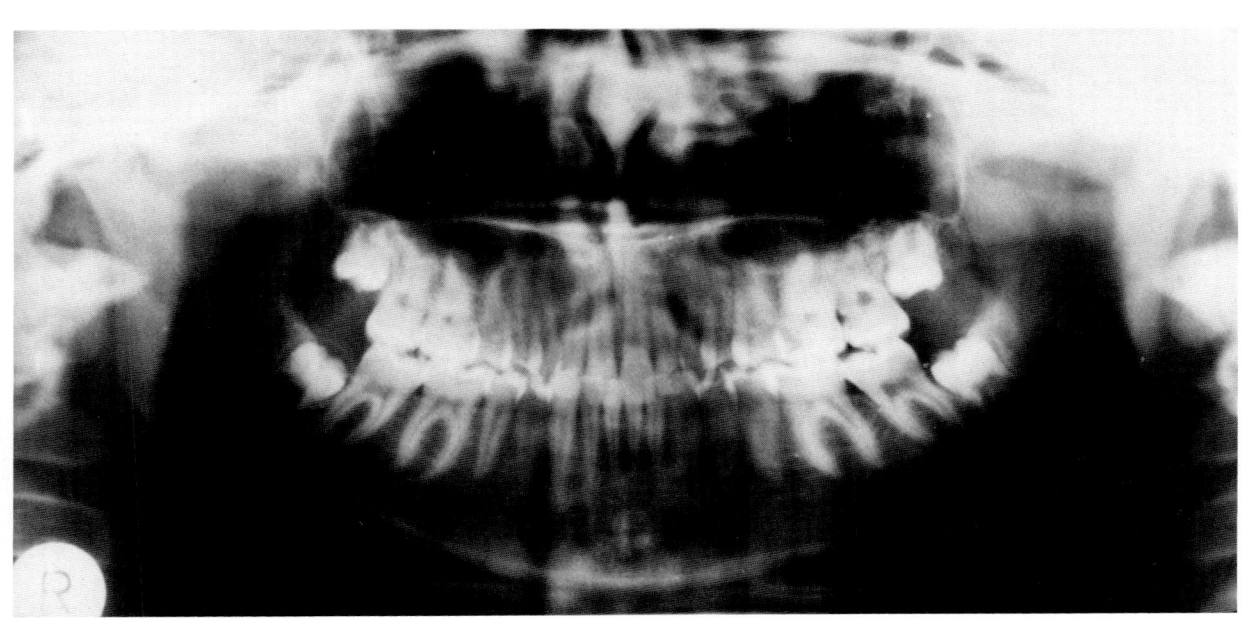

Abb. 8.29 f)

8.8.6 Therapeutische Beeinflussung der maxillären Anteinklination

Die 8,4 Jahre alte Patientin K. C. hatte eine Klasse II-Beziehung, verursacht durch eine maxilläre Prognathie, d. h. es lag eine Klasse II-Anomalie mit „Schuld" im Oberkiefer vor (Abb. 8.30). Der SNA-Winkel war groß, der SNB-Winkel durchschnittlich, der ANB-Winkel betrug 6°. Die Wachstumsrichtung war durchschnittlich, der Sella- und Kieferwinkel klein, der

a)

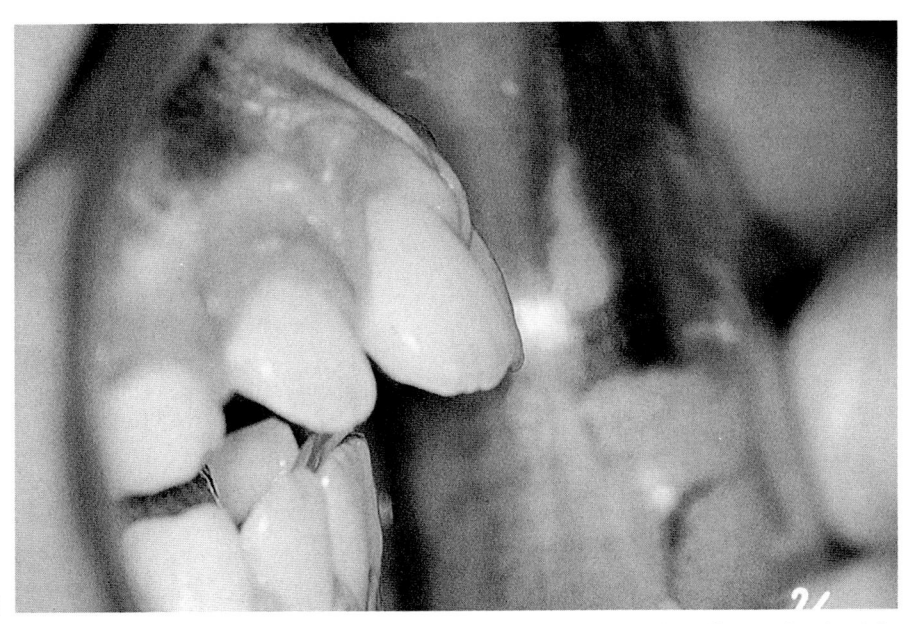

Abb. 8.30 Patientin K. C. a) Seitenansicht, b) Vorderansicht, c) Fernröntgendurchzeichnung ▶

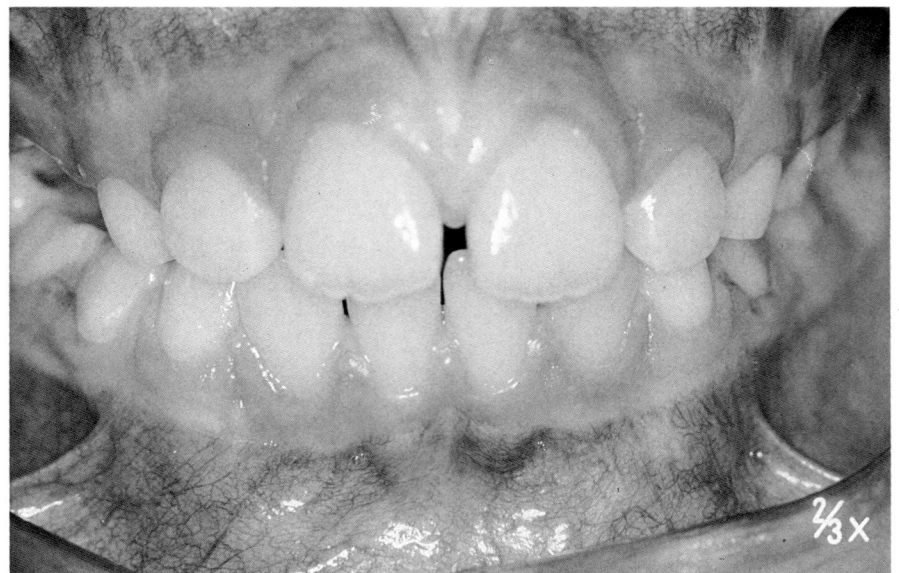

Abb. 8.30 b)

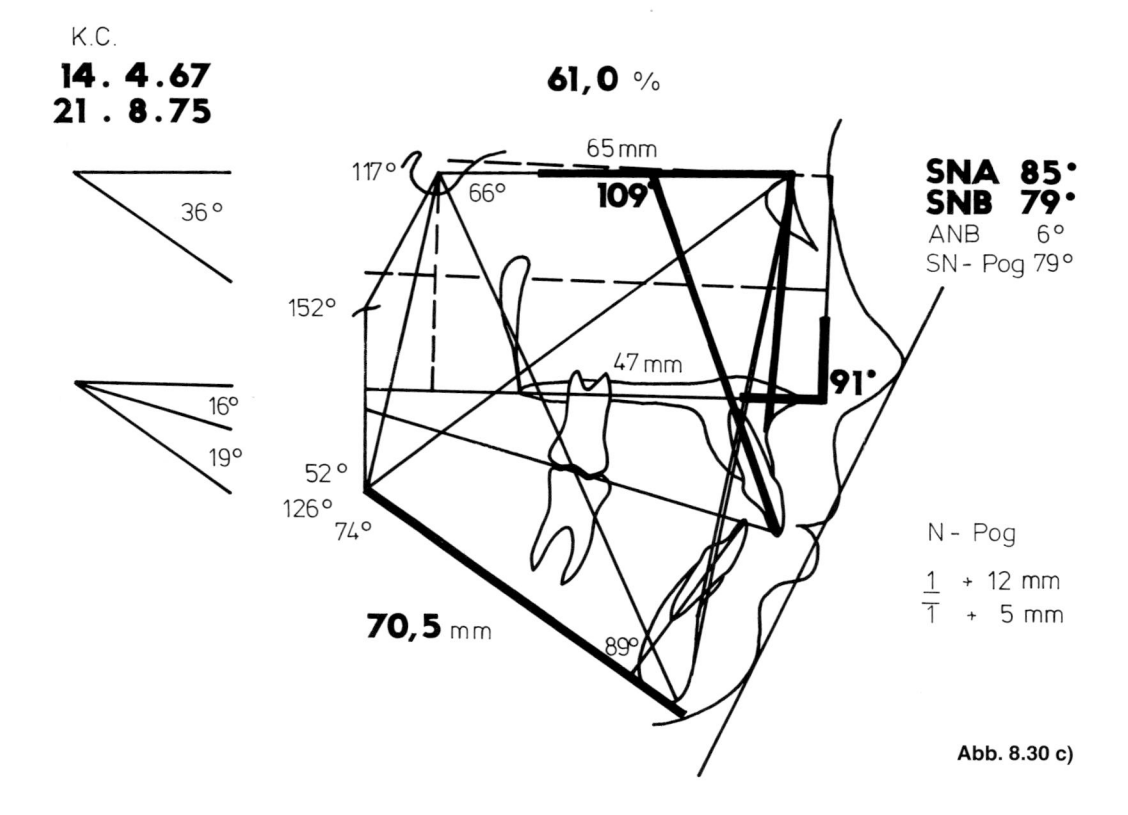

K.C.
14.4.67
21.8.75

61,0 %

36°

117° 65 mm
66° **109°**

152°

47 mm **91°**

16°
19°

52°
126°
74°

70,5 mm 89°

SNA 85°
SNB 79°
ANB 6°
SN-Pog 79°

N-Pog
$\frac{1}{1}$ + 12 mm
$\frac{1}{1}$ + 5 mm

Abb. 8.30 c)

Gelenkwinkel groß. Die Kieferbasen waren lang, der Ramus kurz (− 5 mm). Die *Oberkieferbasis* lag mit 6° in einer *Anteinklination,* die einen offenen Biß zur Folge hatte. Die oberen Schneidezähne waren nach labial gekippt.

Bis zum 6. Lebensjahr hatte die Patientin Daumen gelutscht und eine Zungendyskinesie persistierte.

Für die Behandlung wurde folgendes berücksichtigt:

Es liegt eine Klasse II-Beziehung mit prognathem Oberkiefer und orthognathem Unterkiefer vor, typische *Kontraindikation* für eine konventionelle Aktivator-Therapie. Eine Distalisierung im Oberkiefer wäre indiziert, sie würde jedoch die vertikale Dimension ungünstig beeinflussen. Man könnte auch die vier ersten Prämolaren extrahieren und die Lücken mit einer maximalen Verankerung im Ober- und einer reziproken Verankerung im Unterkiefer schließen. Für diese Behandlung war die Patientin zu jung.

Eine weitere Möglichkeit ist die *funktionelle Betrachtungsweise:* Die Patientin hat eine Dyskinesie; eine Verzögerung des Behandlungsbeginns hätte die Persistenz der Dyskinesie mit Progredienz der Anomalie zur Folge. Mindestens die Dyskinesie mit ihren Folgen sollte aber frühzeitig eliminiert werden, denn sowohl die Labialkippung der Schneidezähne, wie auch die Anteinklination gehören teilweise zu diesen Folgen.

Das Behandlungsziel war, den prognathen Oberkiefer mittels Retroinklination und Retroposition dem orthognathen Unterkiefer anzupassen.

Ein *vertikaler Aktivator* wurde konstruiert, ohne Vorverlagerung, aber mit einer Öffnung von 8 mm in der Konstruktionsbißlage. Für die unteren Zähne wurde das Gerät nicht eingeschliffen, aber mit tiefgreifenden Flügeln im Molarenbereich versehen. Im oberen Frontzahnbereich wurde der Kunststoff labial verlängert und palato-inzisal auch im alveolären Bereich freigeschliffen. Um die Zungendyskinesie auch tagsüber zu eliminieren, wurde eine Platte mit Zungengitter angefertigt.

a)

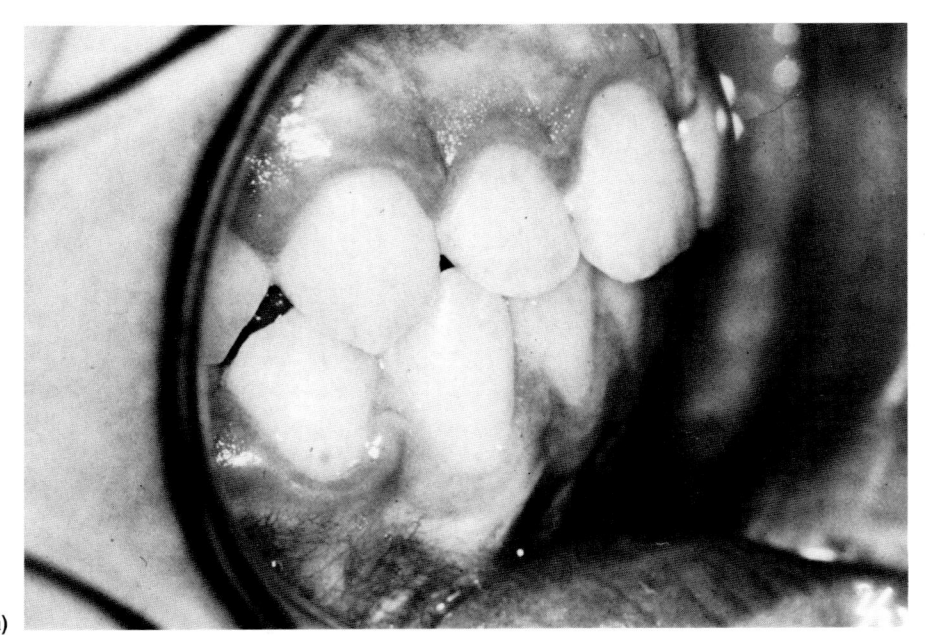

Abb. 8.31 Patientin K. C. nach der Therapie. a) Seitenansicht, b) Vorderansicht, c) Fernröntgendurchzeichnung ▶

374 Klasse II-Anomalien

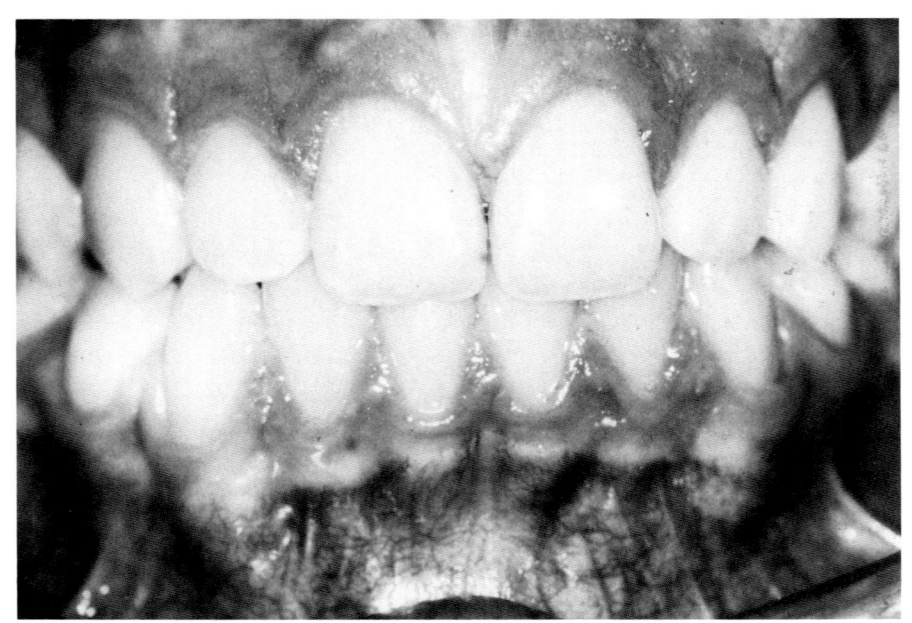

Abb. 8.31 b)

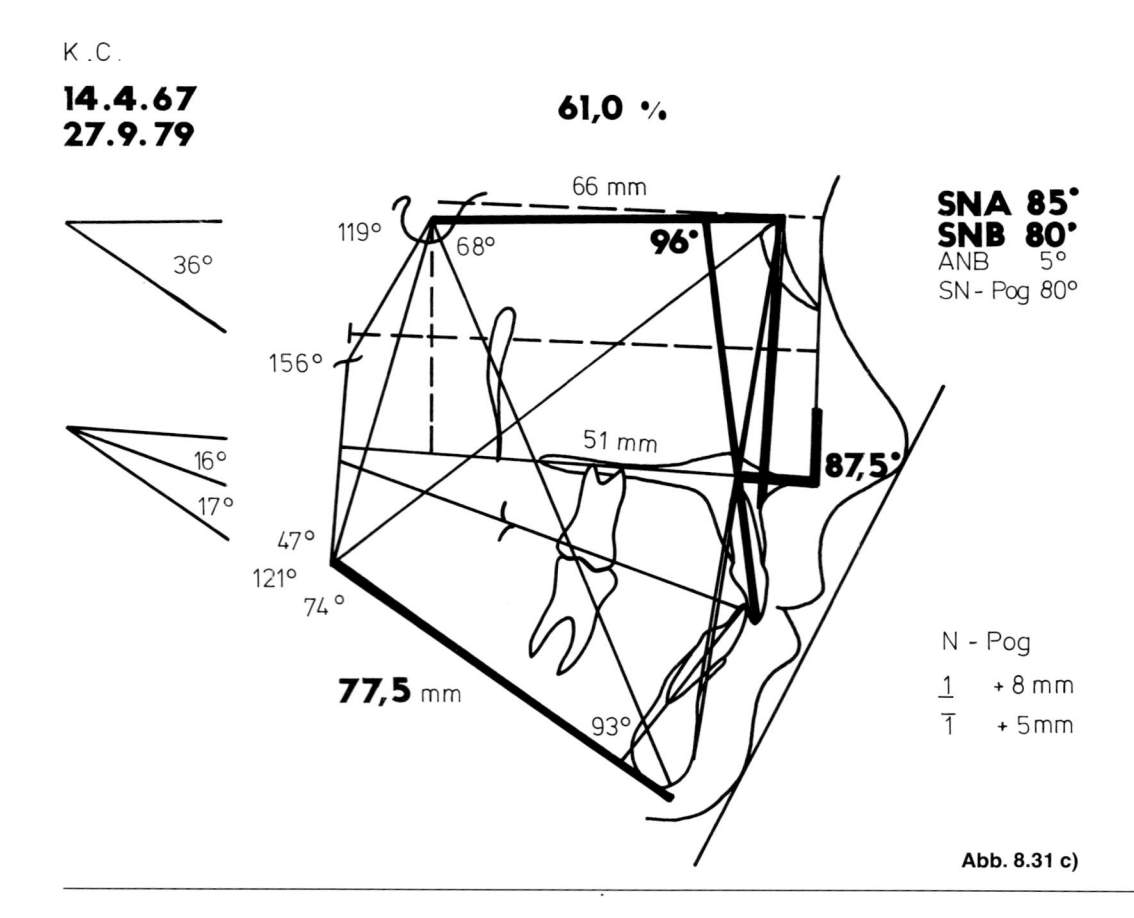

K.C.
14.4.67
27.9.79

61,0 %

66 mm

119° 68° **96°**

36°

156°

16°
17°

51 mm

87,5°

47°
121°
74°

SNA 85°
SNB 80°
ANB 5°
SN-Pog 80°

77,5 mm

93°

N - Pog

$\underline{1}$ +8 mm

$\overline{1}$ +5 mm

Abb. 8.31 c)

Die Behandlung der verschiedenen Formen von Klasse II-Anomalien 375

Nach vierjähriger Behandlung haben sich die vertikalen Beziehungen gebessert, aber die maxilläre Prognathie dauerte an. Die *Oberkieferbasis retroinklinierte* um 3° ohne eine posteriore Verlagerung. Die oberen Schneidezähne kippten nach lingual (um 13°); zum Teil wurde eine skelettale, zum Teil eine dento-alveoläre Kompensation erreicht. Die Zuwachsraten beider Kieferbasen waren hoch, der Ramus blieb kurz, die durchschnittliche Wachstumsrichtung persistierte.

Die maxilläre Prognathie blieb unbeeinflußt (Abb. 8.31). Mit einem Headgear wäre es möglich gewesen, den SNA-Winkel zu verkleinern, jedoch mit allen ungünstigen Nebenwirkungen der Headgear-Therapie. Nach Abschluß der Behandlung war der Überbiß ohnehin gering; nach Anwendung eines Headgears wäre der Biß offen gewesen.

Die therapeutische Beeinflussung der maxillären Inklination ermöglichte eine *Kompensation* der Anomalie. Eine Anteinklination kann man nach lang andauernder Lutschgewohnheit oft beobachten. In solchen Fällen ist die Prognose einer therapeutischen Korrektur gut. – Anomalien mit einer durchschnittlichen Wachstumsrichtung, aber mit Anteinklination der Oberkieferbasis muß man in ähnlicher Weise behandeln wie Anomalien mit einer vertikalen Wachstumsrichtung, weil das Hauptgewicht der Therapie in der Beeinflussung der vertikalen Dimension liegt.

8.8.7 Klasse II-Anomalie mit divergenter Rotation der Kieferbasen

Bei der 9jährigen Patientin G. A. lag die typische Kontraindikation einer Aktivator-Therapie vor (Abb. 8.32). Sie lutschte noch Daumen und hatte einen offenen Biß. Die Anomalie war auch durch die divergente Rotation

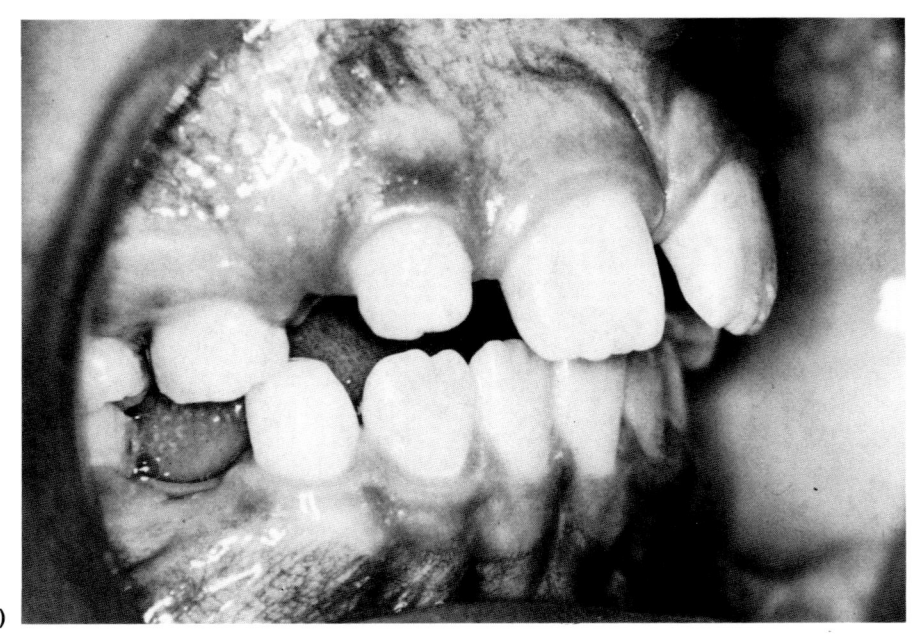

Abb. 8.32 Patientin G. A. vor der Behandlung. a) Seitenansicht, b) Vorderansicht, c) Fernröntgendurchzeichnung ▶

376 Klasse II-Anomalien

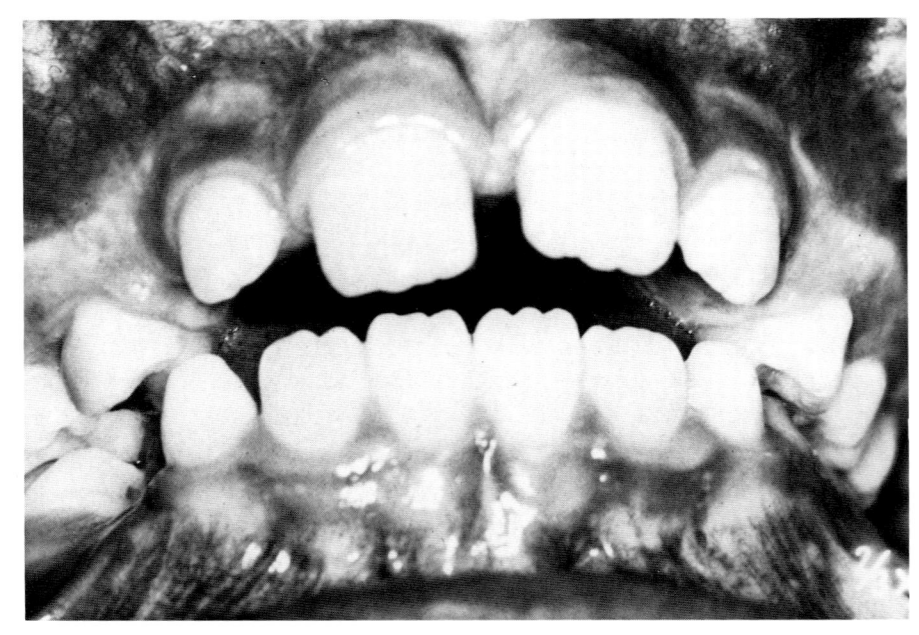

Abb. 8.32 b)

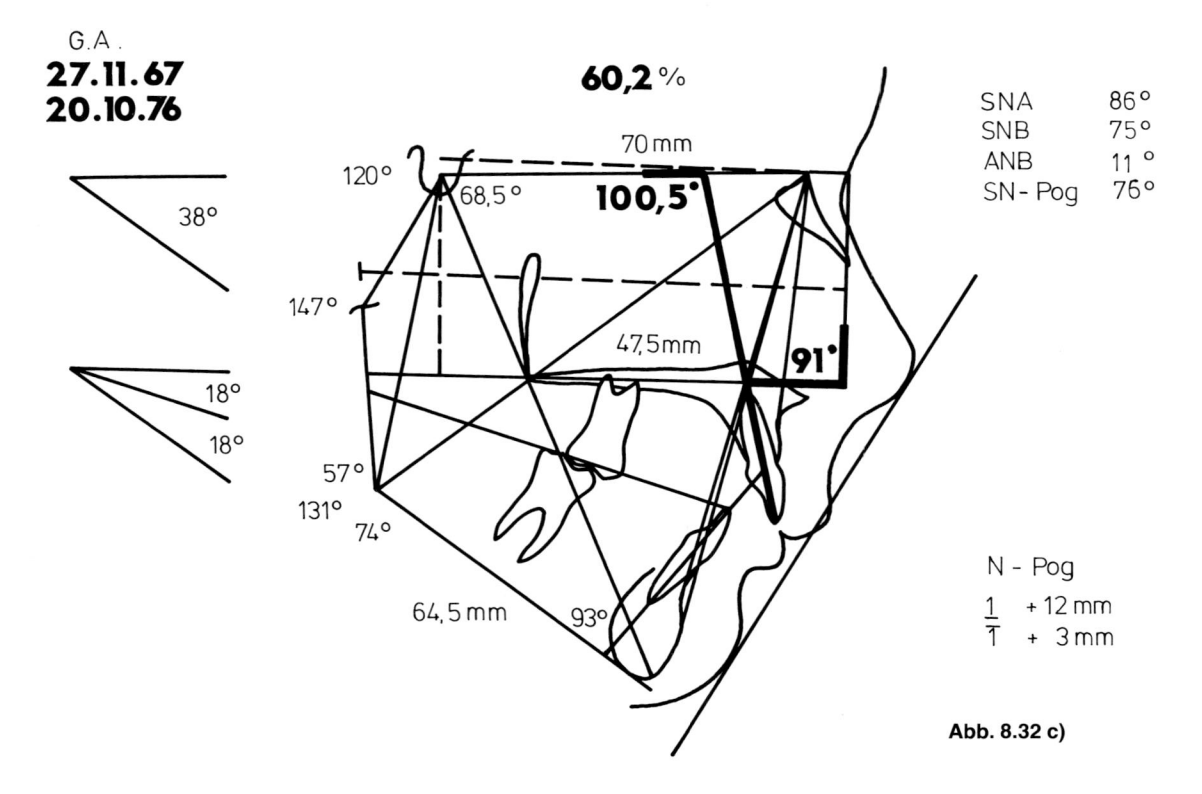

G.A.
27.11.67
20.10.76

60,2 %

70 mm
120°
68,5° **100,5°**
147°
47,5 mm **91°**
57°
131°
74°
64,5 mm 93°

38°

18°
18°

SNA   86°
SNB   75°
ANB   11 °
SN-Pog 76°

N - Pog
$\frac{1}{1}$ + 12 mm
$\frac{1}{1}$ + 3 mm

Abb. 8.32 c)

der Kieferbasen skelettal bedingt. Diese Form des offenen Bisses konnte wegen der ungünstigen Wachstumsrichtung nicht mit Schildapparaturen behandelt werden; außerdem lag neben dem offenen Biß auch eine maxilläre Prognathie mit einem SNA-Winkel von 86° vor. Die totale Diskrepanz im Oberkieferbogen betrug 11 mm.

Die Behandlung der verschiedenen Formen von Klasse II-Anomalien 377

- Die sagittale Diskrepanz betrug 8 mm. Die oberen Schneidezähne befanden sich 12 mm vor der N–Pog-Linie und sollten etwa bis auf 4 mm zu dieser Linie hin bewegt werden. Eine wachstumsbedingte Vorverlagerung des Pogonions würde auch die N–Pog-Linie nach vorn verlagern und die sagittale Diskrepanz verringern; im Hinblick auf die ungünstige Wachstumsrichtung aber sind solche Veränderungen nur gering.
- Die dentale Diskrepanz betrug 3 mm pro Seite. Zwischen den Schneidezähnen bestanden zwar Lücken, die aber approximal der Eckzähne eingeengt waren. Platz zu gewinnen mittels Distalisierung war wegen des offenen Bisses nicht möglich. Die vertikale Wachstumsrichtung ermöglichte keine Vorverlagerung des Unterkiefers, und eine Anpassung an den prognathen Oberkiefer war ohnehin nicht angebracht.

Der Unterkiefer lag geringfügig retrognath, aber ohne dentale Diskrepanz, und mit einer guten Stellung der unteren Schneidezähne.

Die Oberkieferbasis war im Vergleich zum kurzen Unterkiefer und aufsteigenden Ast relativ lang.

Die *Therapie* wurde aufgrund folgender Überlegungen *geplant:*

Die Behandlung der Anomalie sollte später durchgeführt werden, weil eine Retrusion der oberen Frontzähne – samt Eckzähnen – notwendig ist. Diese Behandlungsmaßnahme erfordert die Extraktion der oberen ersten Prämolaren und eine festsitzende Therapie mindestens im Oberkiefer. Wegen der Lutschgewohnheit wurde eine *Vorbehandlung* mit einer *Vorhofplatte* eingeleitet.

a)

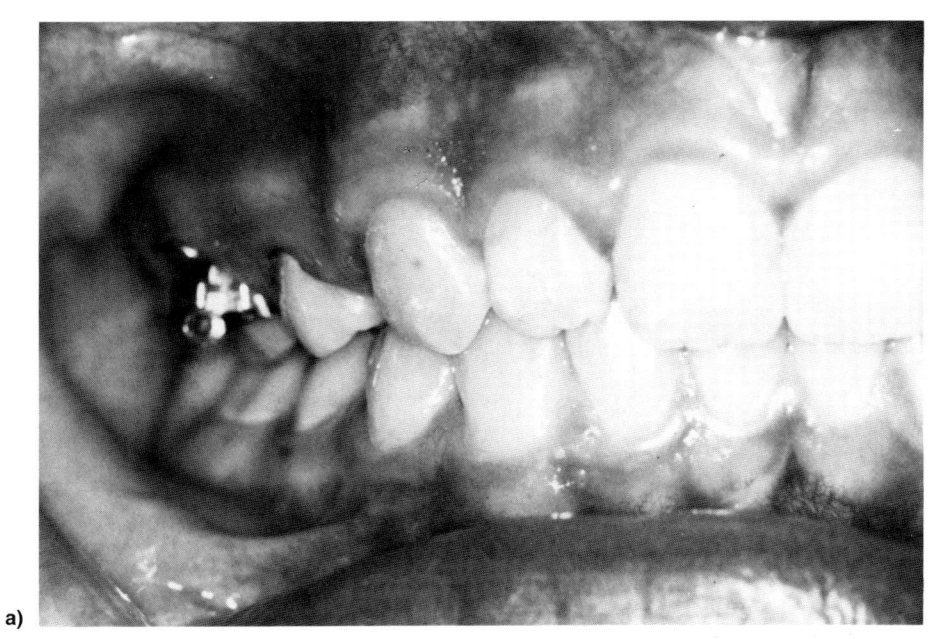

Abb. 8.33 Patientin G. A. nach der aktiven Behandlung. a) Seitenansicht, b) Vorderansicht, c) Fernröntgendurchzeichnung, d) Überlagerung der Fernröntgenaufnahmen vor und nach der Therapie ▶

378 Klasse II-Anomalien

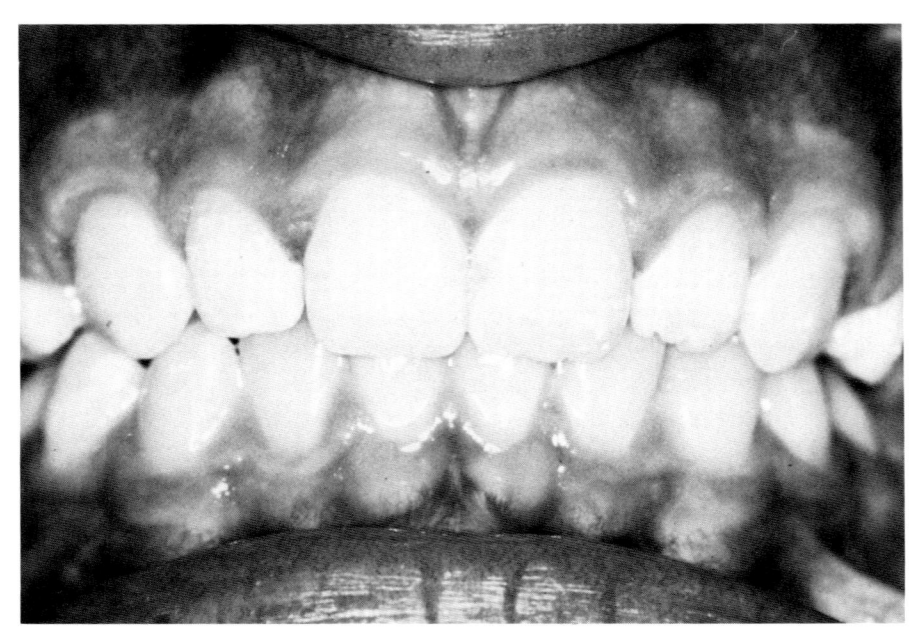

Abb. 8.33 b)

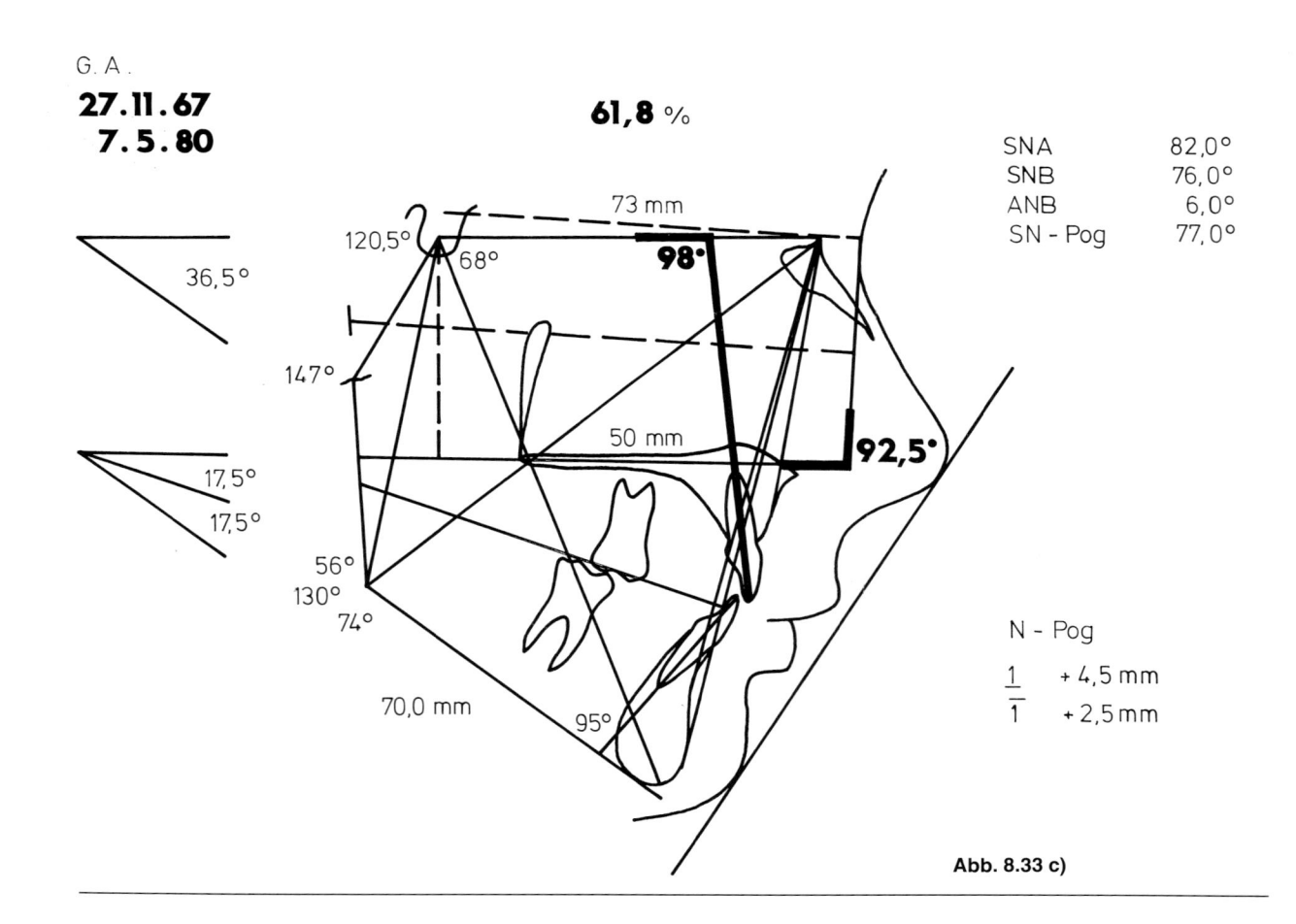

G.A.
27.11.67
7.5.80

61,8 %

73 mm
120,5° 68° **98°**
36,5°
147°
50 mm **92,5°**
17,5°
17,5°
56°
130°
74°
70,0 mm 95°

SNA 82,0°
SNB 76,0°
ANB 6,0°
SN - Pog 77,0°

N - Pog
$\frac{1}{\ }$ + 4,5 mm
$\frac{\ }{1}$ + 2,5 mm

Abb. 8.33 c)

G.A.
20.10.76
7. 5.80

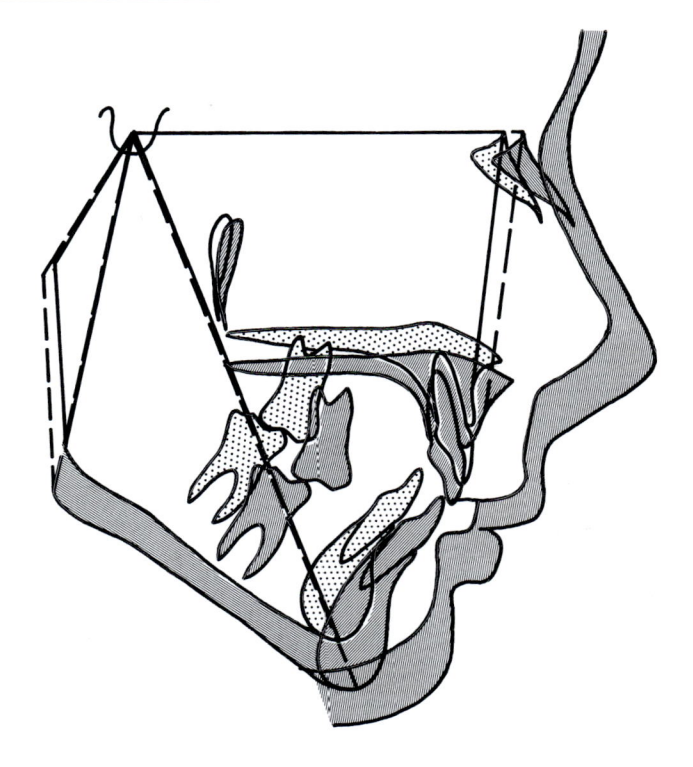

Abb. 8.33 d)

In einer *zweiten Behandlungsphase* wurden die zwei ersten oberen Prämolaren extrahiert und die oberen Frontzähne nach Bebänderung mit einer maximalen Verankerung retrudiert. Für diese Verankerung wurden ein High-Pull-Headgear und ein Gaumenbügel angewendet. Die Retrusion der oberen Frontzähne erfolgte mit Klasse I-Gummizügen, die Zähne im Unterkiefer wurden nicht bebändert.

Dreieinhalb Jahre später, nach zweistufiger Therapie und Retention, wurde die Schneidezahnstufe verkleinert, die Klasse II-Beziehung persistierte jedoch.

Oberkieferbasis und Astlänge waren durchschnittlich, der Unterkiefer kurz und retrognath. Die maxilläre Prognathie verringerte sich, aber die Anteinklination hatte sich verstärkt. Die oberen Schneidezähne wurden mittels Torque nach lingual, die unteren nach labial gekippt, die divergenten Wachstumsmuster und die maxilläre Prognathie durch dento-alveoläre Maßnahmen kompensiert.

Eine Klasse II-Beziehung mit maxillärer Prognathie und divergenter oder mindestens vertikaler Wachstumsrichtung, wie auch mit normal stehenden unteren Schneidezähnen stellt die *einzige Indikation* für Extraktionen ausschließlich der oberen Prämolaren dar (Abb. 8.33).

Eine skelettale Diskrepanz dieser Art kann mit funktionellen Methoden nicht beeinflußt werden. In der ersten Behandlungsphase wurde nur eine Vorhofplatte angewendet, um die Lutschgewohnheit abzustellen, und der Progredienz, bis zur Einleitung der aktiv-mechanischen Therapie, vorzubeugen.

8.8.8 Festsitzende Therapie nach Mißerfolg einer Aktivator-Behandlung

Der 11jährige Patient V. F. hatte eine Klasse II-Beziehung mit horizontaler Wachstumsrichtung und Tiefbiß. Das biologische Alter betrug 12 Jahre, aber die zweiten Molaren waren noch nicht durchgebrochen (Abb. 8.34). Der Patient hatte zudem eine Unterlippendyskinesie und eine tiefe Mento-Labialfalte. Die Ruhelage war posterior und der Unterkiefer glitt in die Okklusion nach vorn; der interokklusale Raum war klein.

Die Klasse II-Beziehung war durch die maxilläre Prognathie verursacht, die mandibuläre Retrognathie nur gering ausgeprägt. Die Wachstumsrichtung war extrem horizontal und Kieferbasen und Ramus von durchschnittlicher Länge. Die Schneidezähne waren nach labial gekippt, die unteren standen in guter Beziehung zur N–Pog-Linie, die oberen 12 mm vor dieser Linie.

Die Labialkippung der unteren Schneidezähne kann, obwohl Lippensaugen (ohne Zungenpressen) vorlag, anamnestisch erklärt werden: der Patient wurde anderenorts mit einem Aktivator behandelt. Die ursprünglichen Befundunterlagen der Aktivator-Therapie standen aber nicht zur Verfügung. Der Patient war gut motiviert, aber enttäuscht vom bisherigen Mißerfolg.

Warum war die Aktivator-Behandlung erfolglos geblieben, obwohl die Wachstumsrichtung horizontal war? Die morphologischen und funktionellen Bedingungen waren für eine Aktivator-Behandlung ungünstig:

1. In Fällen mit *maxillärer Prognathie* sollte die Behandlung mit einem Headgear eingeleitet werden. Nicht einmal bei extrem horizontaler Wachstumsrichtung kann man den Unterkiefer einem prognathen Oberkiefer anpassen. – Unsere Nachuntersuchungen haben auch gezeigt, daß Patienten mit erfolgloser Aktivator-Behandlung größtenteils eine maxilläre Prognathie, eine Klasse II-Beziehung mit „Schuld" im Oberkiefer gehabt haben. In Fällen mit einer vollen Klasse II-Verzahnung, wie bei unserem Patienten, ist es ohnehin vorteilhaft, die Therapie mit einem Headgear einzuleiten.

2. Die *funktionellen Beziehungen* waren in diesem Fall auch ungünstig für eine Vorverlagerung des Unterkiefers (posteriore Ruhelage) und für die Bißöffnung (kleiner interokklusaler Raum) mit Hilfe der Aktivator-Therapie.

Die Behandlung wurde mit einem Headgear und einer Unterkieferplatte mit Pelotten eingeleitet. Der Labialbogen der Platte kann die Schneidezähne dadurch aufrichten, daß die Platte hinter den Frontzähnen freigeschliffen wird. Die Pelotten eliminieren die Dyskinesie und unterstützen die Wiederherstellung des Lippenschlusses.

Nach anderthalbjähriger Behandlung wurden die oberen Molaren distalisiert, die unteren Schneidezähne aufgerichtet und der Biß geringfügig geöffnet. Die Schneidezahnstufe und der SNA-Winkel wurden verkleinert (Abb. 8.35).

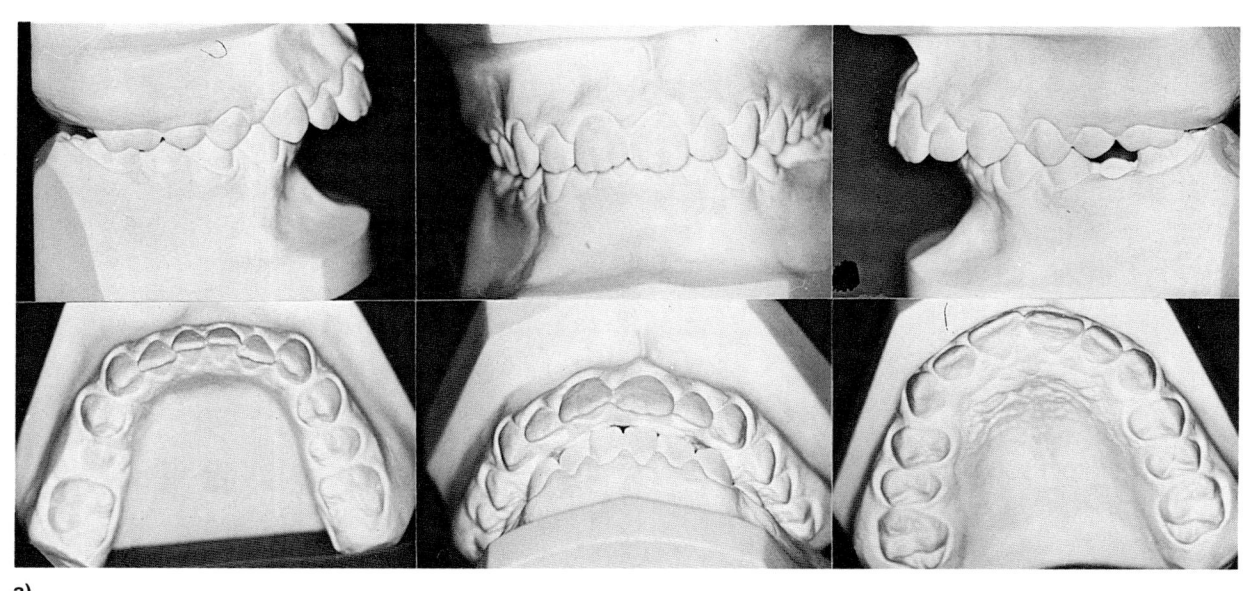

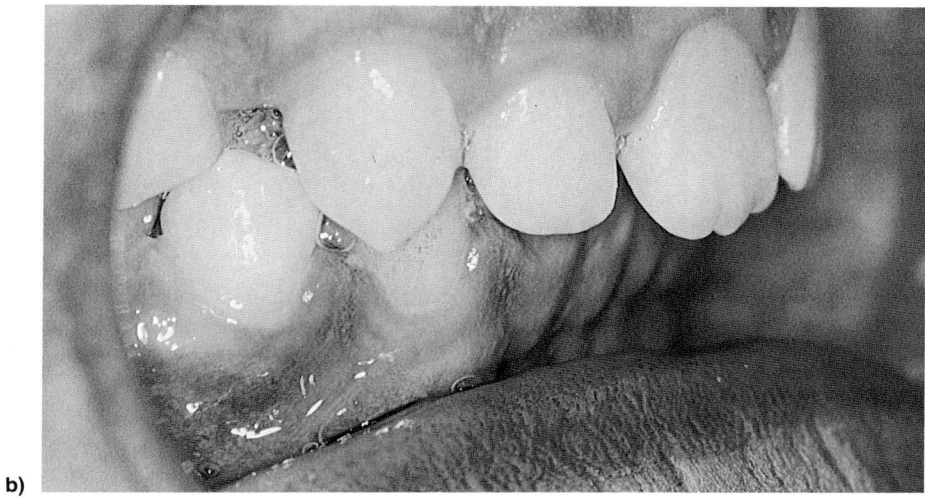

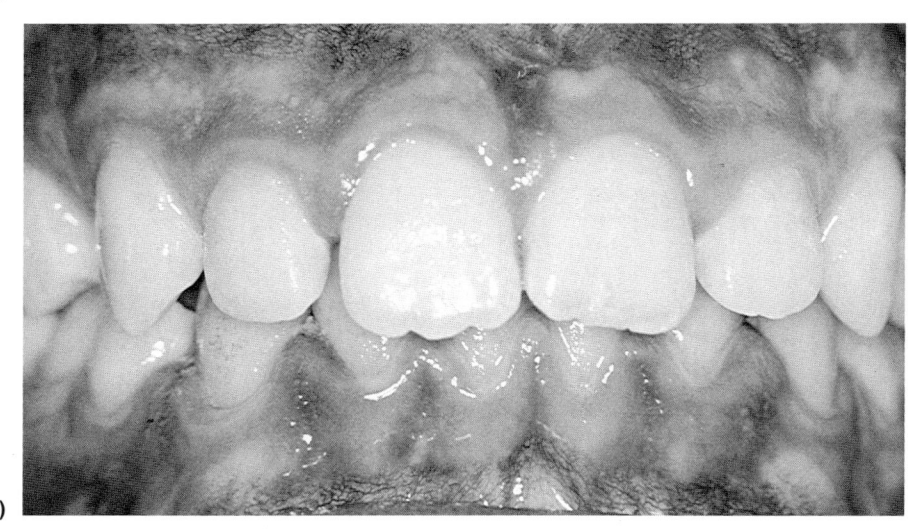

Die Behandlung der verschiedenen Formen von Klasse II-Anomalien 381

Abb. 8.34 Patient V. F. vor der Behandlung. a) Modelle, b) Seitenansicht, c) Vorderansicht, d) Fernröntgendurchzeichnung ▶

382 Klasse II-Anomalien

V.F.
20.5.64
19.6.75

68,8 %

66 mm
120° 67° 108°
30°
151°
10°
13°
47 mm
86°
48°
119° 71°
69 mm 94°

SNA 84°
SNB 77°
ANB 7°
SN-Pog 79°

N - Pog
$\underline{1}$ + **12** mm
$\overline{1}$ 1,5 mm

Abb. 8.34 d)

a)

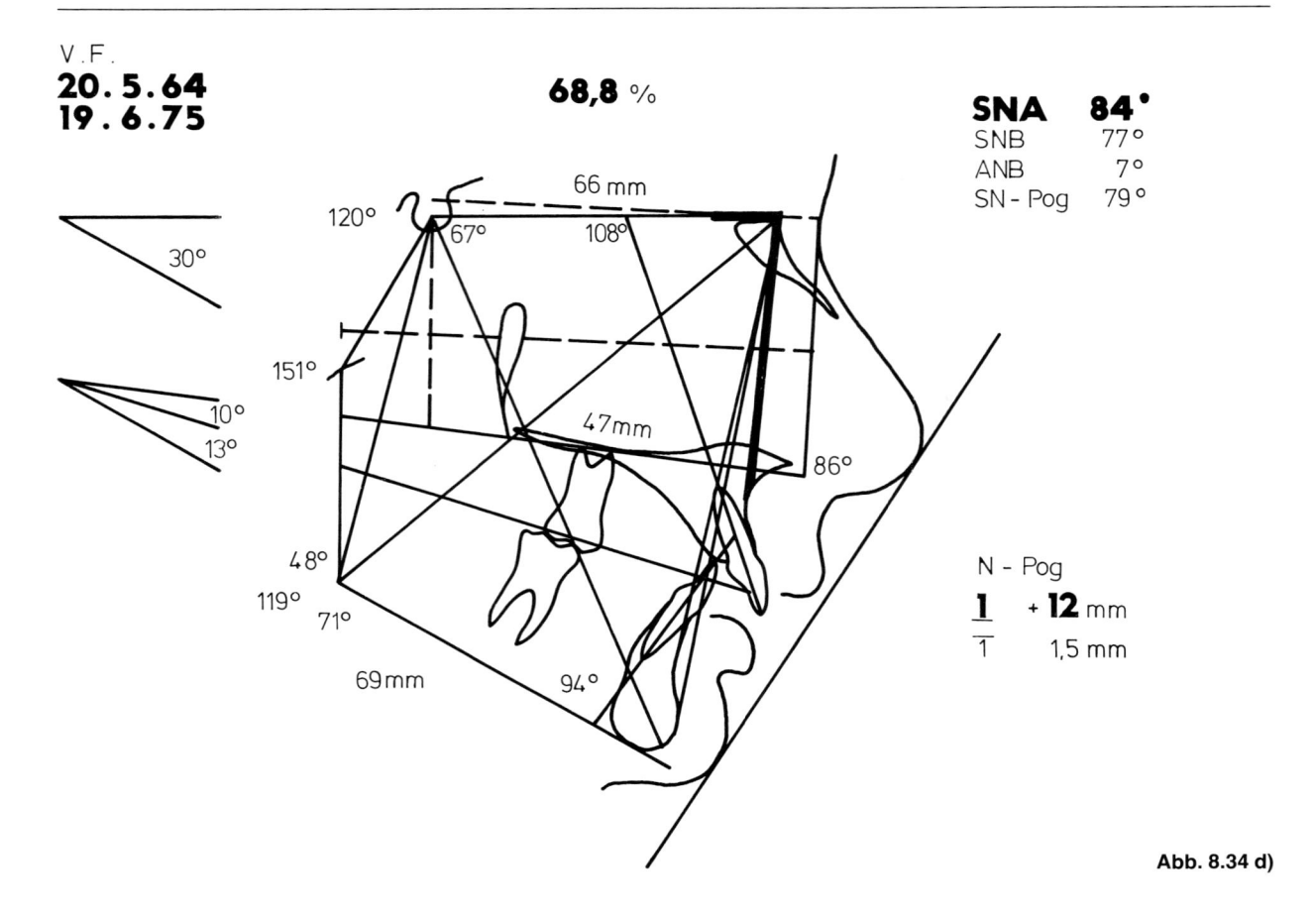

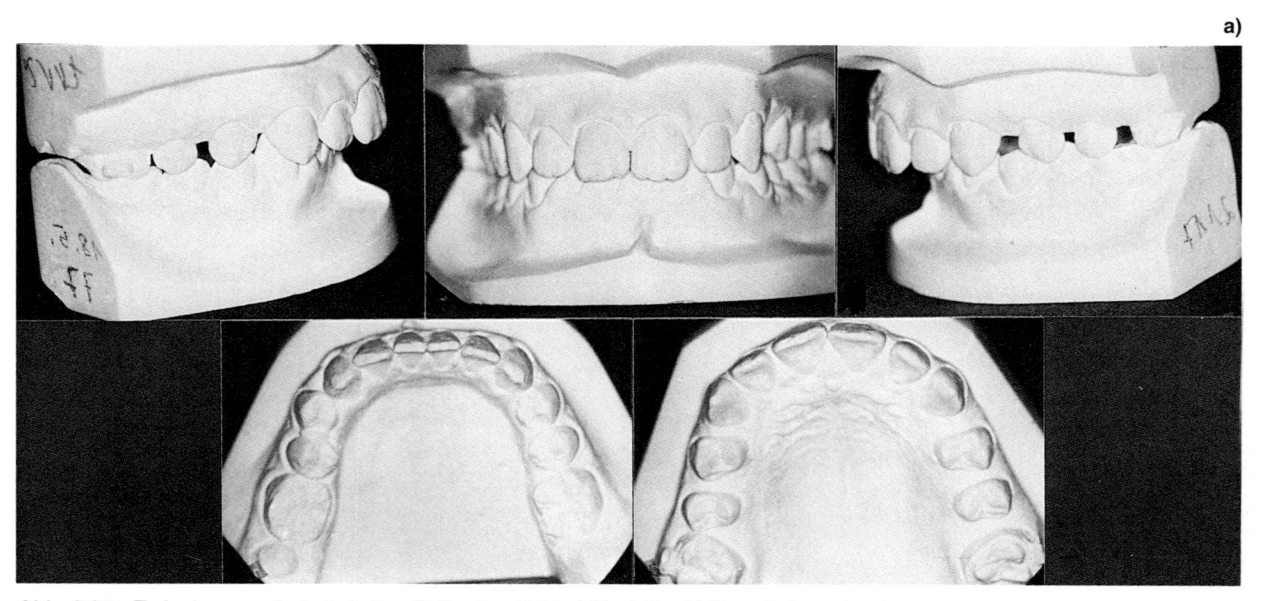

Abb. 8.35 Zwischenergebnis bei dem Patienten V. F. a) Modelle, b) Fernröntgendurchzeichnung, c) Überlagerung der Fernröntgenaufnahmen von Anfangs- und Zwischenbefund

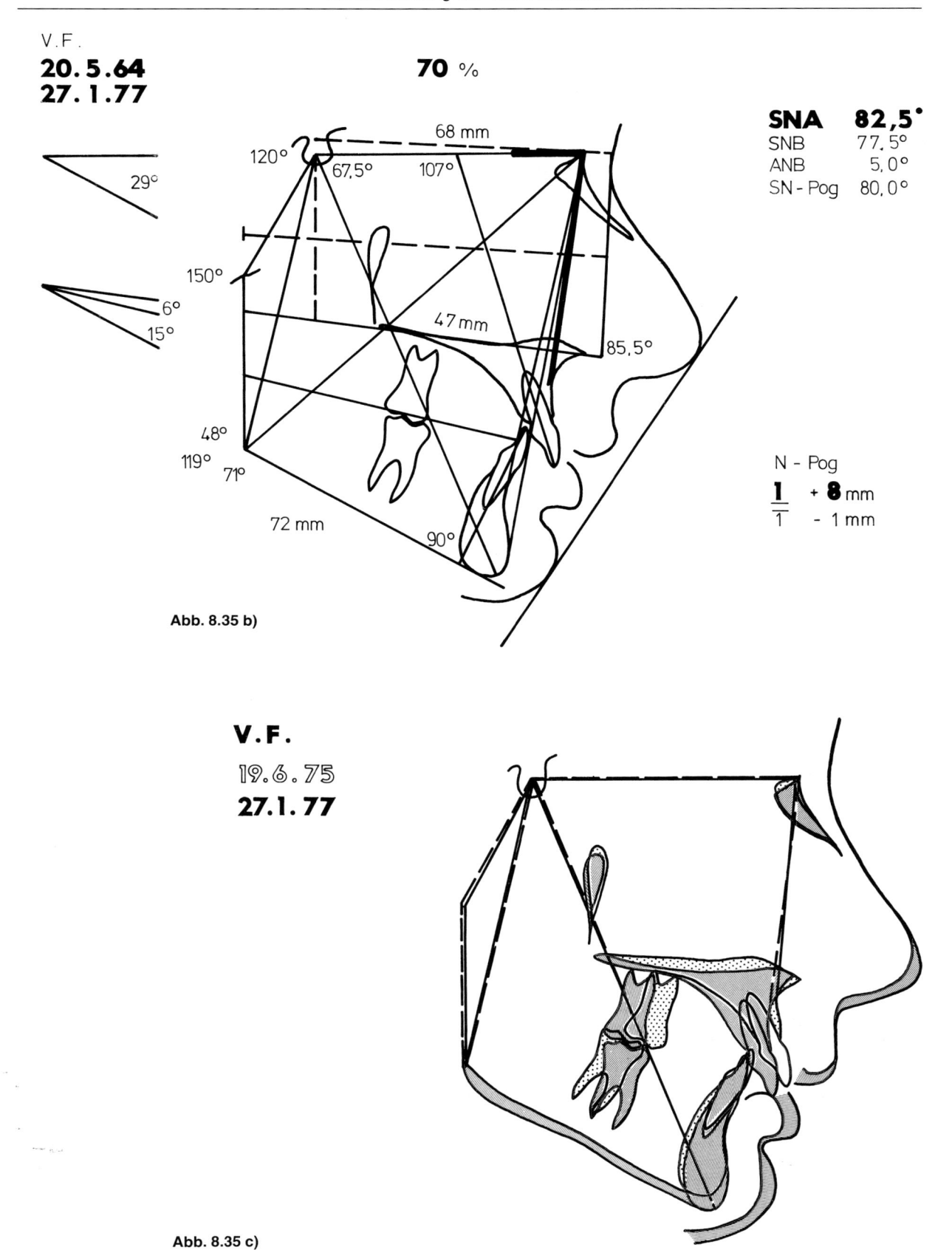

Die Behandlung der verschiedenen Formen von Klasse II-Anomalien 383

V.F.
20.5.64
27.1.77

70 %

68 mm
120° 67,5° 107°
29°
150°
6°
15°
47 mm
85,5°
48°
119° 71°
72 mm
90°

SNA 82,5°
SNB 77,5°
ANB 5,0°
SN - Pog 80,0°

N - Pog
$\dfrac{1}{\overline{1}}$ +**8** mm
   − 1 mm

Abb. 8.35 b)

V.F.
19.6.75
27.1.77

Abb. 8.35 c)

In der *zweiten Behandlungsphase* wäre es möglich gewesen, für die Bißumstellung einen Aktivator anzuwenden. Wegen des Tiefbisses war aber die Apparatur nicht indiziert. *Ohne Nivellierung der unteren Kompensationskurve* kann nämlich der Tiefbiß nicht beseitigt, und nach dem Zahnwechsel kann diese Nivellierung mit funktionellen Methoden nicht mehr erreicht werden, weil im unteren Zahnbogen eine umfangreiche Extrusion der Seitenzähne und Intrusion der Frontzähne mit gleichzeitigem Strecken des gesamten Zahnbogens erforderlich ist.

Nach Distalisierung der oberen Sechsjahrmolaren entstanden Lücken zwischen den Seitenzähnen. Diese Lücken mußte man mit maximaler Verankerung durch Distalisierung schließen und die Schneidezähne zusätzlich mittels Torque intrudieren.

Alle diese Anforderungen können nur mit einer *festsitzenden Therapie* erfüllt werden.

Nach Nivellierung des unteren Zahnbogens wurde der obere ausgeformt, außer dem Headgear wurden Klasse II- und Klasse I-Gummizüge benutzt.

Nach anderthalbjähriger aktiver Behandlung wurde die Klasse II-Beziehung korrigiert und die große Schneidezahnstufe einschließlich des Tiefbisses beseitigt. Der Unterkiefer wies durchschnittliche Zuwachsraten auf und wurde nach vorn verlagert. Der SNA-Winkel betrug 81°, die Zuwachsraten der Oberkieferbasis waren gering. Die inzisalen Beziehungen wurden teilweise durch Labialkippung der unteren Schneidezähne kompensiert, die Kompensationskurve nivelliert (Abb. 8.36).

Diese Anomalie hätte man in der Wechselgebißperiode mit abnehmbaren Geräten behandeln können. Die Voraussetzung dafür wäre die *Einleitung der Therapie* mit einem *Headgear* gewesen. Nach einer Frühkorrektur der Klasse II-Verzahnung wandern die Seitenzähne während des Zahnwechsels meistens nach distal; diese Distalwanderung kann mit dem Aktivator gesteuert werden. Es war ein Fehler, die Behandlung mit einem Aktivator einzuleiten.

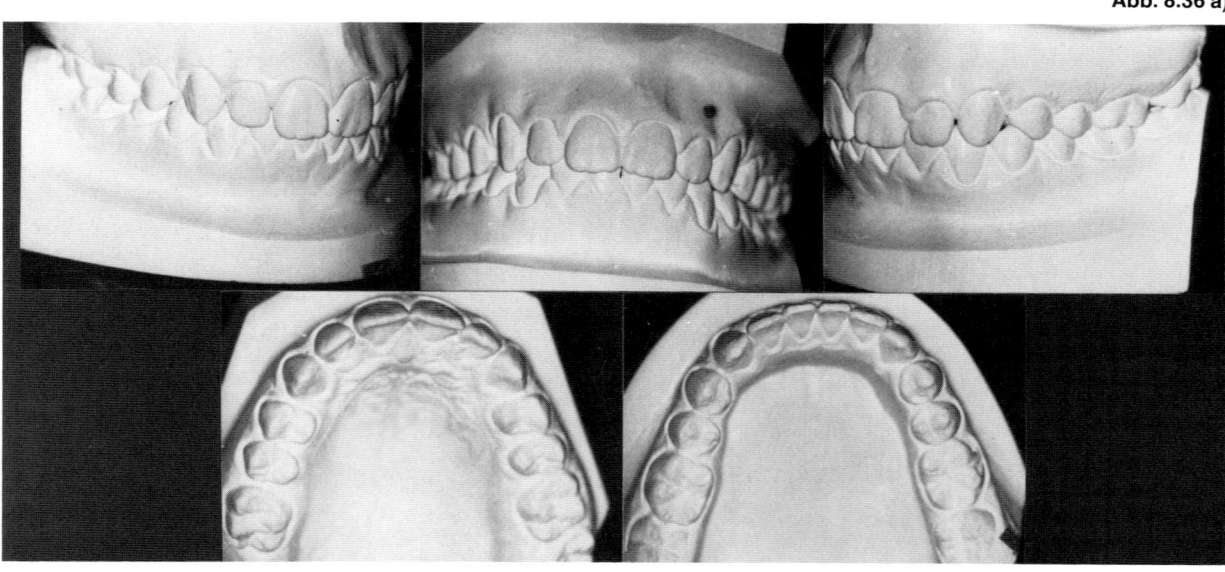

Abb. 8.36 a)

Die Behandlung der verschiedenen Formen von Klasse II-Anomalien

b)

c)

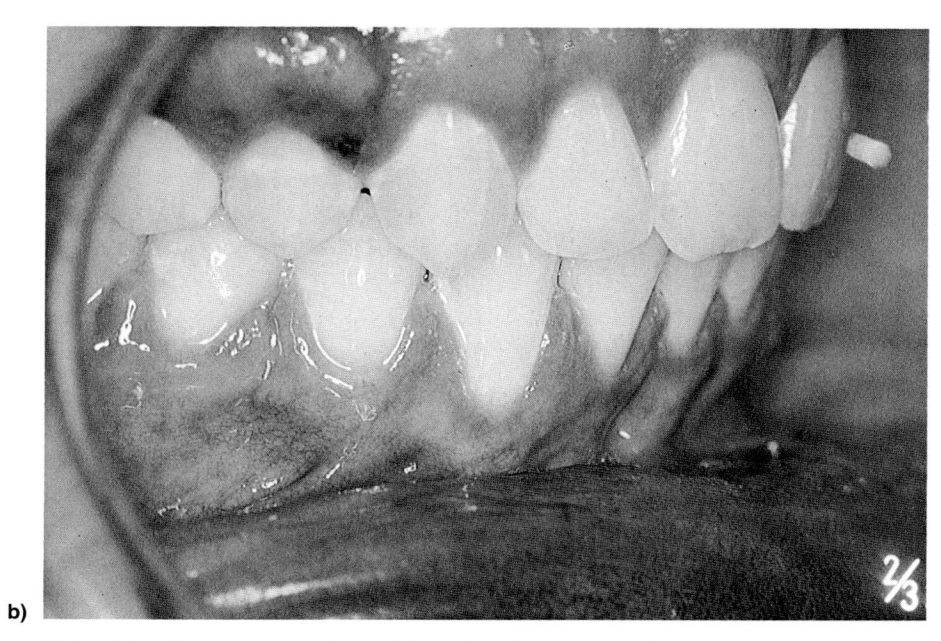

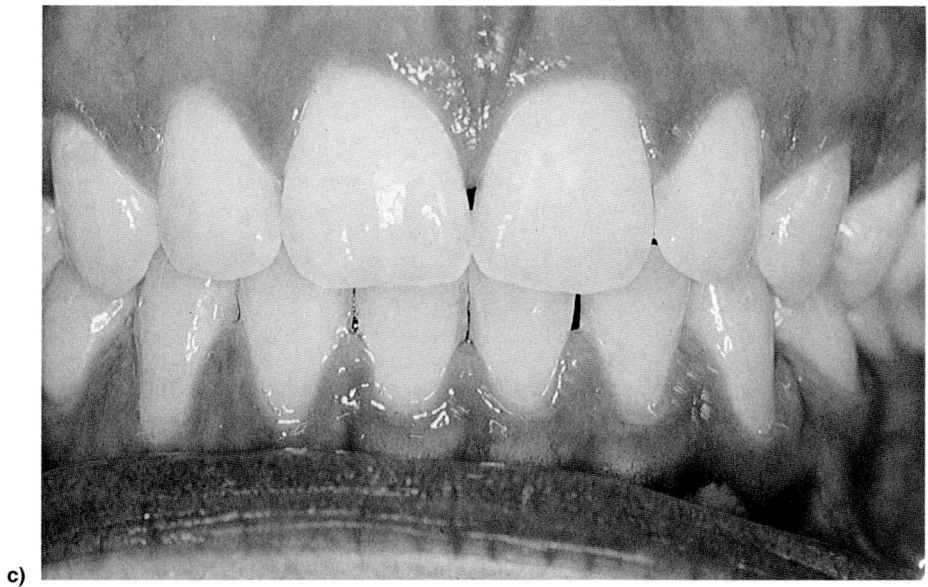

Abb. 8.36 Patient V. F. nach Abschluß der Therapie. a) Modelle, b) Seitenansicht, ▶
c) Vorderansicht, d) Fernröntgendurchzeichnung, e) Überlagerung der Fernröntgenaufnahmen von Zwischen- und Schlußbefund

386 Klasse II-Anomalien

V.F.
20.3.64
28.6.78

71,0 %

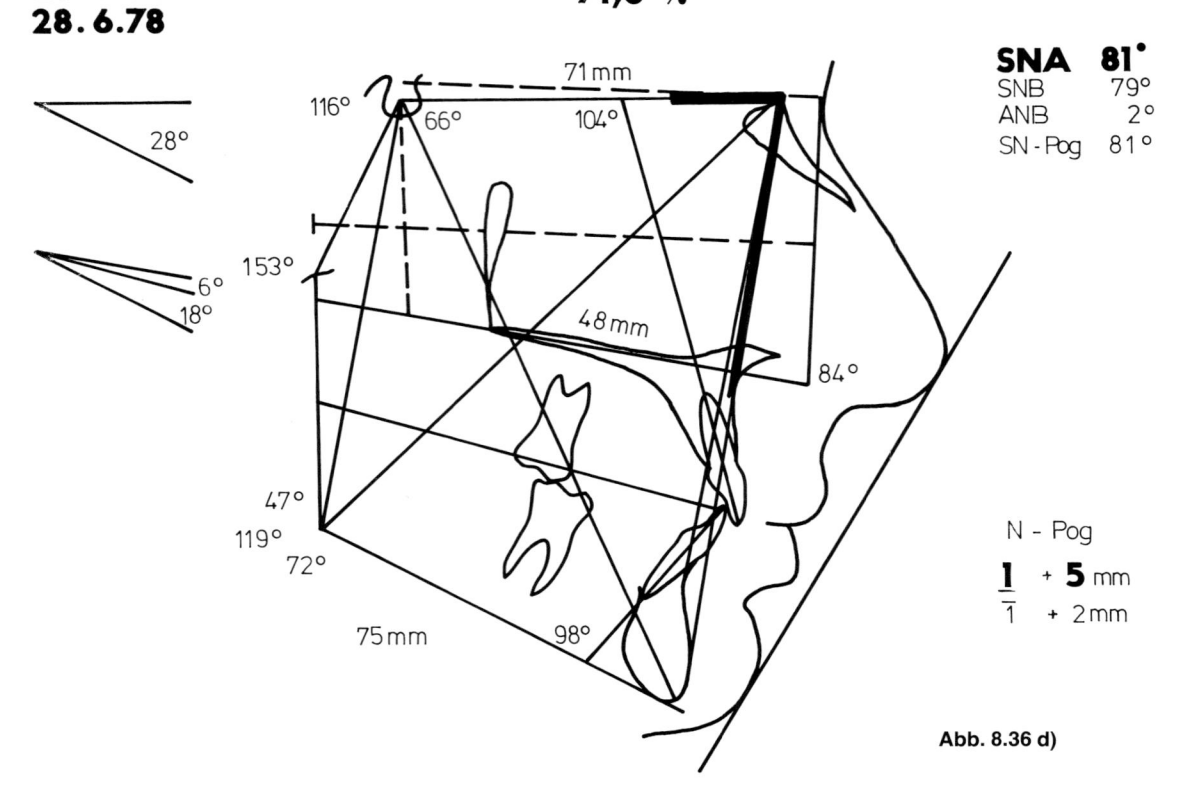

28°

6°
18°

116° 66° 71mm 104°

153°

48mm

84°

47°
119°
72°

75mm 98°

SNA 81°
SNB 79°
ANB 2°
SN-Pog 81°

N - Pog

$\dfrac{1}{1}$ + **5** mm
    + 2 mm

Abb. 8.36 d)

V.F.

27.1.77
28.6.78

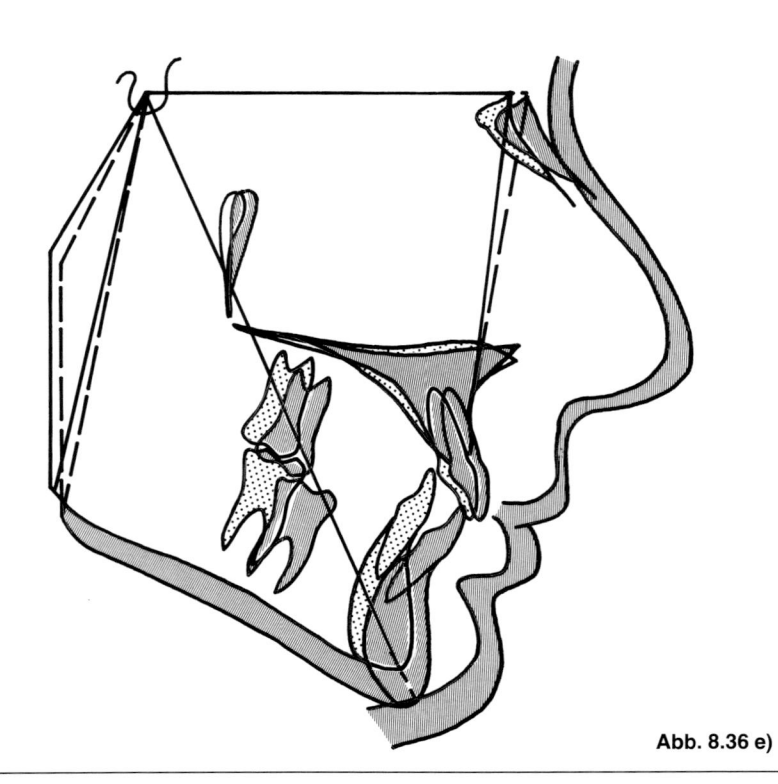

Abb. 8.36 e)

8.8.9 Festsitzende Therapie mit Extraktion der zweiten Molaren nach Mißerfolg einer Aktivator-Frühbehandlung

Die 15jährige Patientin B. A. mit einem biologischen Alter von 17 Jahren hatte eine Klasse II-Beziehung mit horizontaler Wachstumsrichtung (Abb. 8.37). Die Kieferbasen waren lang und prognath mit einem ANB-Winkel von 4°. Die Schneidezähne waren nach labial gekippt, die unteren standen in guter Beziehung zur N–Pog-Linie, die oberen 9 mm vor der Linie. Der untere Zahnbogen war regelmäßig geformt, der obere wies einen leichten Engstand auf. Die Beziehungen Ruhelage–Schlußbißstellung waren ausgeglichen mit einer Rotationsbewegung des Unterkiefers in die Okklusion; der interokklusale Raum betrug 3 mm.

Die Patientin war zwischen dem neunten und zwölften Lebensjahr mit einem *Aktivator* behandelt worden. Wegen der *maxillären Prognathie* war diese Behandlung erfolglos. Man hätte den Oberkiefer mit der orthopädischen und orthodontischen Wirkungsweise des Headgears an den Unterkiefer anpassen sollen.

Bei unserer Patientin im biologischen Alter von 17 Jahren bestand nur noch die Möglichkeit einer *dentalen Kompensation* der skelettalen Diskrepanz. Eine umfangreiche Distalisierung der oberen Zahnreihe war erforderlich, unter Berücksichtigung der sagittalen und dentalen Diskrepanz von 6 mm je Seite. Diese Behandlungsaufgabe war ohne Extraktion nicht durchführbar. Wegen der horizontalen Wachstumsrichtung waren jedoch Prämolarenextraktionen kontraindiziert, weil die Beseitigung des Tiefbisses Schwierigkeiten bereitet. Die einzige Möglichkeit einer Bißöffnung bestand in einer Distalisierung des gesamten Zahnbogens. Den erforderlichen Platz zu gewinnen, ohne die Kontinuität des Zahnbogens zu unterbrechen, konnte nur nach *Extraktion der zweiten Molaren* erreicht werden. Voraussetzung für solche Extraktionen sind gut angelegte Weisheitszähne.

In Fällen, wo 7er extrahiert werden, distalisieren wir in der ersten Behandlungsphase die Sechsjahrmolaren mit einem Headgear. In der zweiten Phase wird die Behandlung mit festsitzender Apparatur weitergeführt. Durch diese Vorbehandlung mit dem Headgear wird die Behandlungsdauer mit der festsitzenden Apparatur kürzer. Die Distalisierung der Seitenzähne erfolgt anschließend an die Headgear-Behandlung mit Klasse I-Gummizügen. Die Schneidezähne werden retrudiert und getorquet, es werden auch Klasse II-Gummizüge angewandt. Während der Behandlung mit den Klasse II-Gummizügen verstärken wir die Verankerung im Unterkiefer durch einen Headgear.

Nach zweijähriger aktiver Behandlung sahen wir keine Änderung der skelettalen Beziehungen. Die dentalen Beziehungen haben sich gebessert, der Tiefbiß wurde korrigiert (Abb. 8.38).

Bei dieser Patientin wurde mit der Aktivator-„Vorbehandlung" kein Ergebnis erreicht. Mit einer Frühbehandlung hätte man die Lippendyskinesie eliminieren können, um der Progredienz der Anomalie vorzubeugen. Die

388 Klasse II-Anomalien

B.A.   67,4 %

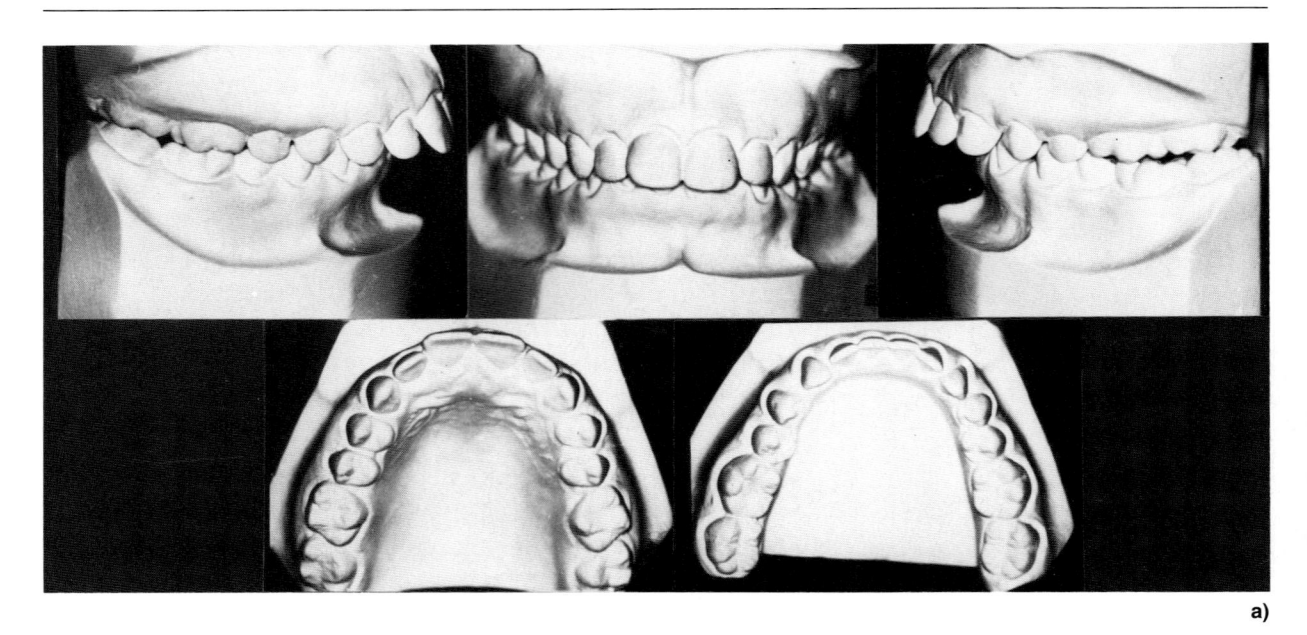

9. 2. 59
18. 4. 74

31°

128° 66 mm
65° 114°

131°
5°
17°

51 mm

84°

59°
132°
73°

78 mm 98°

SNA 86°
SNB 82°
ANB   4°
SN-Pog 84°

N - Pog
$\underline{1}$ **+ 9** mm
$\overline{1}$ **+ 2** mm

Abb. 8.37 Patientin B. A. vor der Behandlung. a) Modelle, b) Fernröntgendurchzeichnung

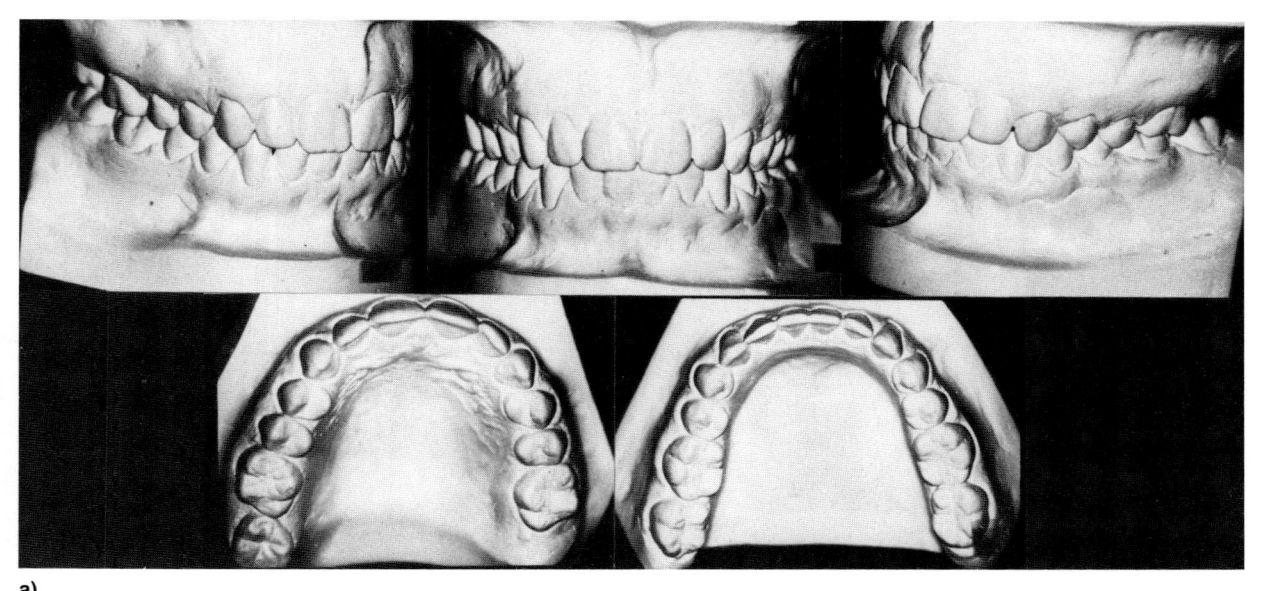

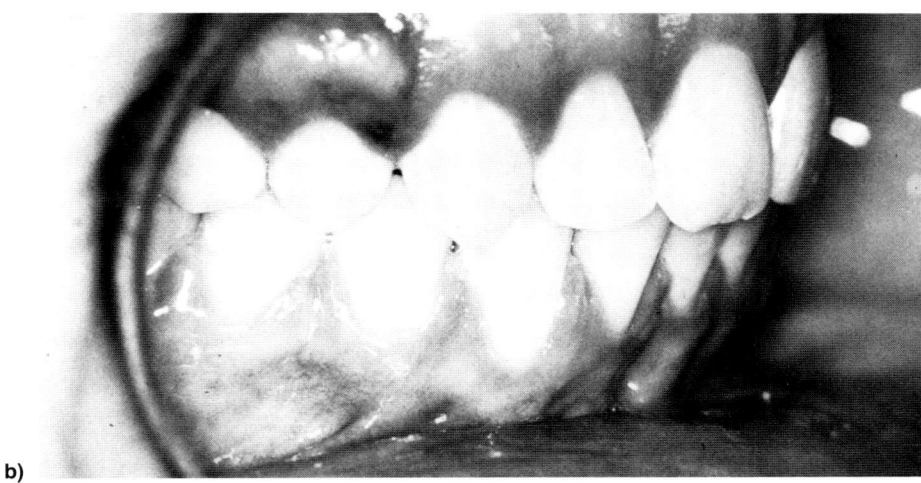

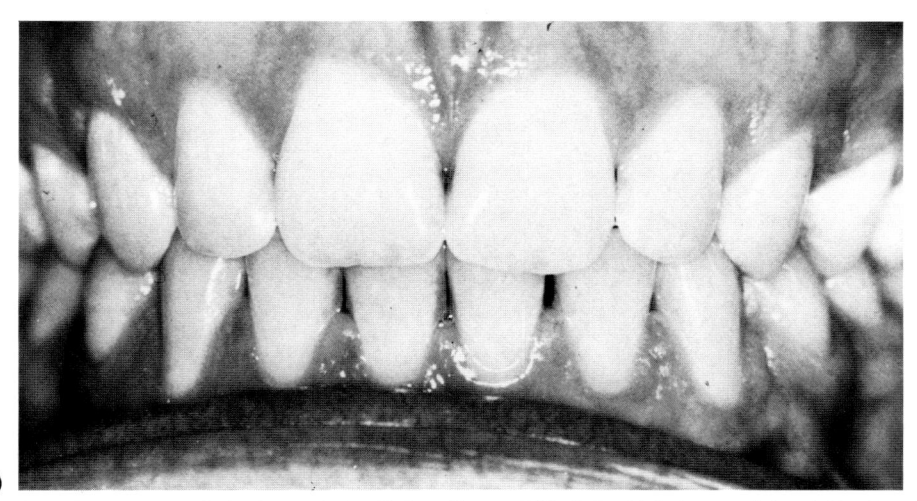

Die Behandlung der verschiedenen Formen von Klasse II-Anomalien 389

Abb. 8.38 Patientin B. A. nach der Behandlung. a) Modelle, b) Seitenansicht, c) Vorderansicht, d) Beziehung der 6-Jahr-Molaren, e) Fernröntgendurchzeichnung, f) Überlagerung der Fernröntgenaufnahmen vor und nach Abschluß der Therapie

390 Klasse II-Anomalien

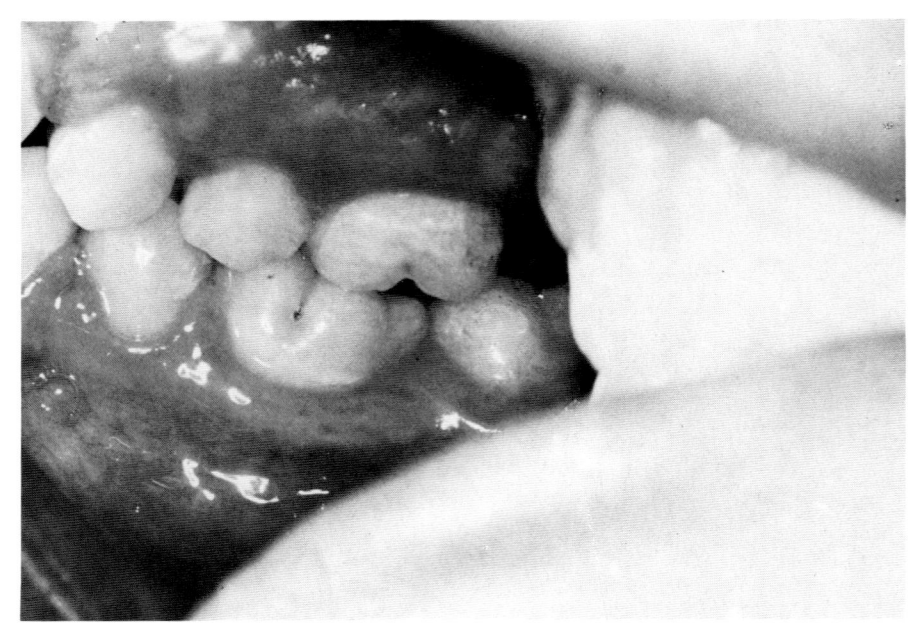

Abb. 8.38 d)

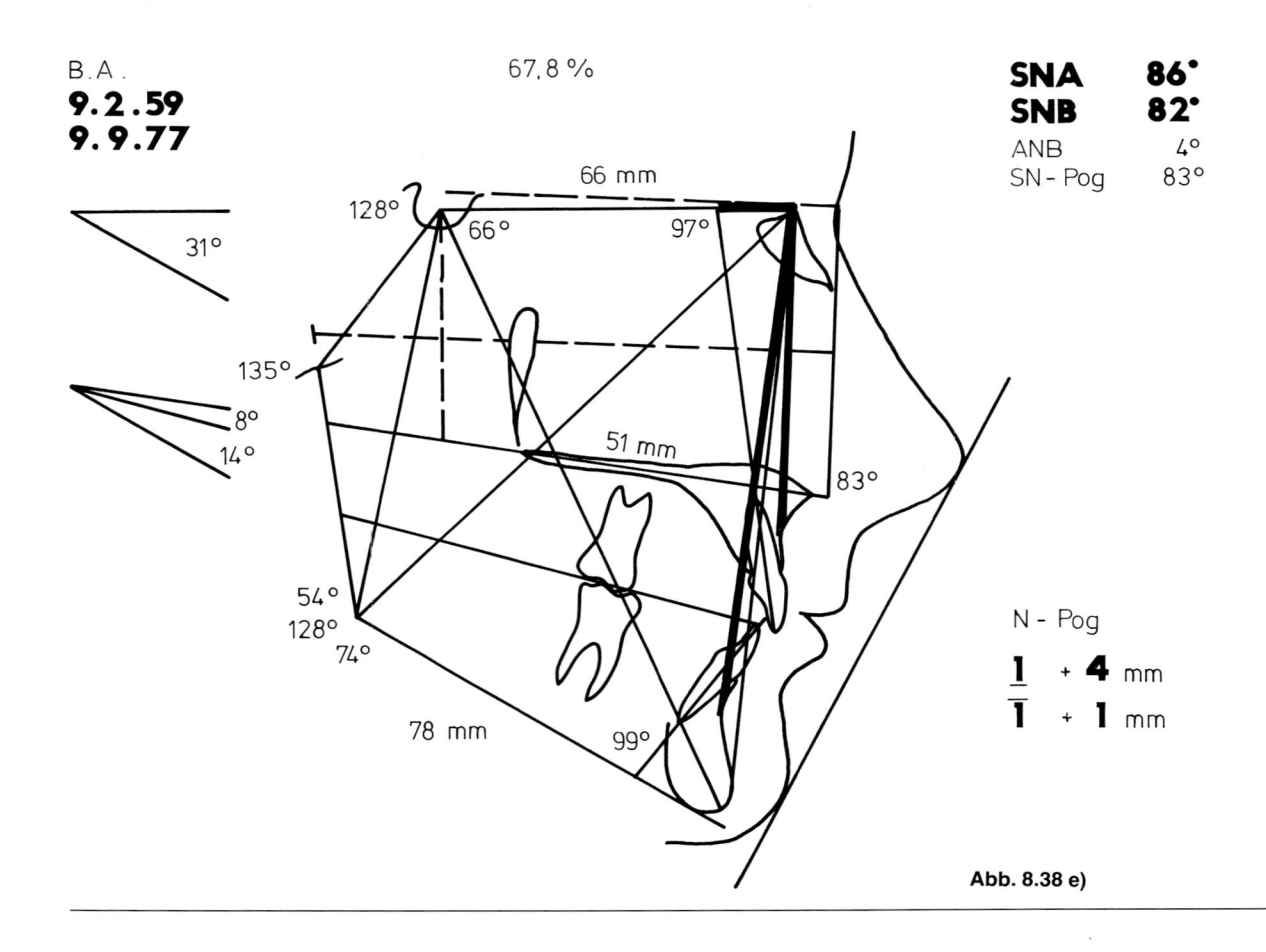

B.A.
9.2.59
9.9.77

67,8 %

SNA 86°
SNB 82°
ANB 4°
SN-Pog 83°

31°

128° 66° 97°
66 mm

135°
8°
14°

51 mm
83°

54°
128°
74°

78 mm 99°

N - Pog

$\dfrac{1}{\overline{1}}$ + **4** mm
+ **1** mm

Abb. 8.38 e)

B.A.
14.4.74
9.9.78

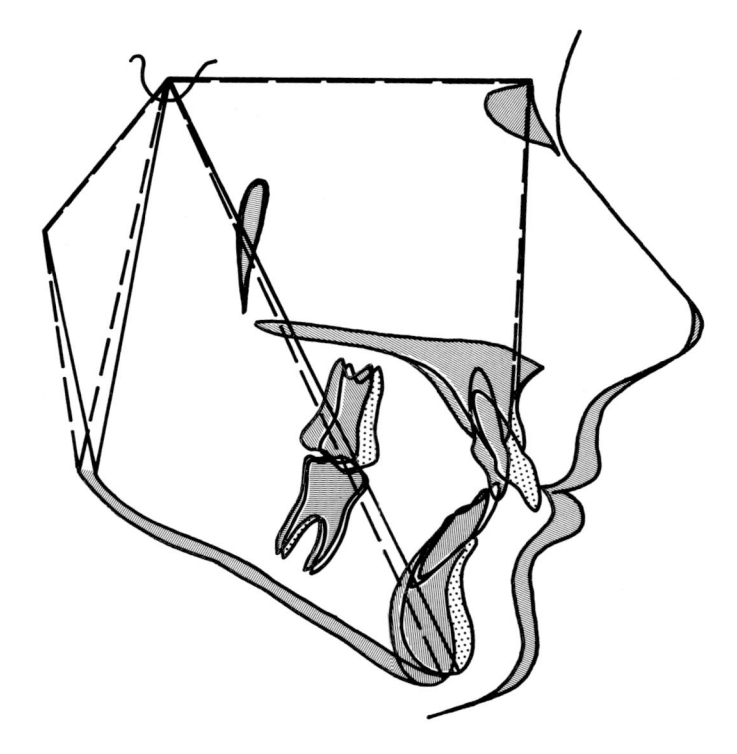

Abb. 8.38 f)

skelettalen Beziehungen hätte man mit der orthopädischen Wirkung des Headgears korrigieren können. Wegen des Alters der Patientin haben wir nur noch die dento-alveoläre Wirkung des Headgears ausnützen können.

Es gibt *verschiedene Möglichkeiten,* die Klasse II-Beziehungen zu beeinflussen. Sie sind insbesondere *abhängig* von

- dem biologischen Alter der Patienten,
- Lokalisation und Ätiologie der Anomalie,
- funktionellen Beziehungen,
- morphologischen Besonderheiten im skelettalen und dento-alveolären Bereich,
- Motivation und Kooperation der Patienten.

Ein universales Gerät oder eine Formel für die Klasse II-Therapie gibt es nicht. Nur eine gute Diagnose, die systematische Überprüfung der Teilergebnisse und Anwendung verschiedener Behandlungsmittel – einzeln oder in Kombination – ermöglichen eine erfolgreiche Therapie.

9 Klasse III-Anomalien

Bei Klasse III-Anomalien sind die Behandlungsmöglichkeiten ganz andere als bei jenen der Klasse II.

Diese Anomalien sind genetisch bedingt, d. h. daß die endogenen Entwicklungsmuster dysplastisch sind und die Progressivität der Anomalie autonom ist. Eine Differenzierung zwischen den verschiedenen Formen der Klasse III-Anomalien ist wichtig, weil man einige von ihnen in den frühen Entwicklungsstadien erfolgreich mit funktionskieferorthopädischen Mitteln behandeln, andere dagegen nur chirurgisch korrigieren kann. Die Möglichkeiten einer funktionskieferorthopädischen Therapie bei Klasse III-Anomalien sind aber wesentlich geringer als bei Klasse II-Anomalien.

9.1 Ätiologische Besonderheiten

In der Ätiologie der Anomalie sind die Umweltfaktoren nur von geringer Bedeutung. Bei Klasse III-Anomalien kann man die *genetisch vorbestimmte* Progredienz des mandibulären Wachstums gut beobachten. Wir haben die Länge der Unterkieferbasis mit der Entfernung Se–N bei diesen Patienten zwischen dem 6. und 19. Lebensjahr korreliert (Abb. 9.1).

Bei Patienten unter 7½ Jahren war die Unterkieferbasislänge relativ kurz. Ab diesem Alter wurde sie schrittweise, in Beziehung zu den Durchschnittswerten, relativ länger. Die Kurve drückt die genetisch bestimmte Entwicklung der Klasse III-Dysgnathien aus.

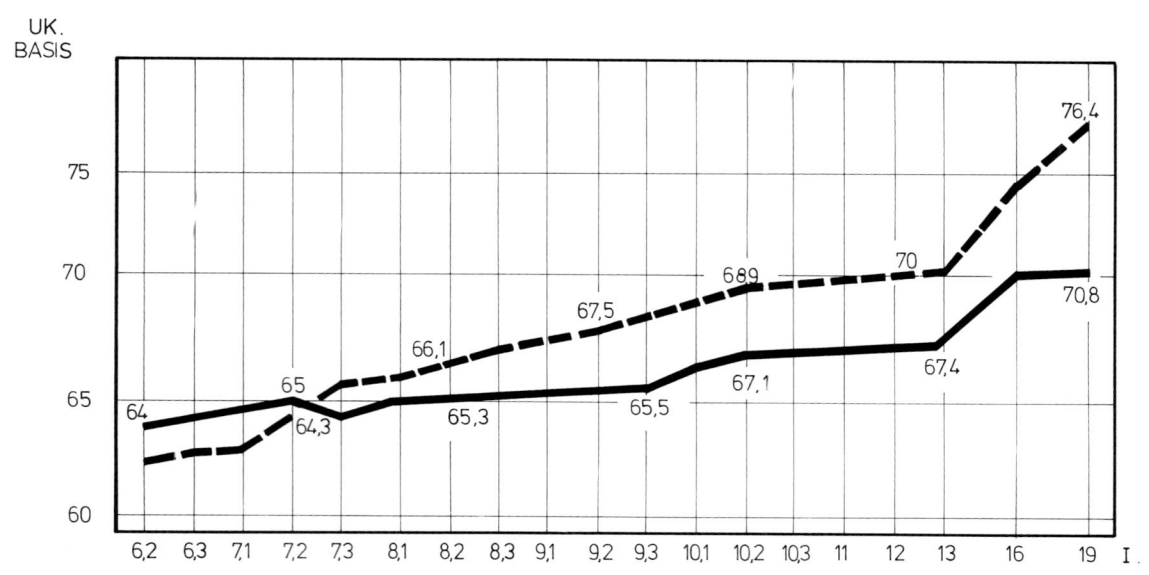

Abb. 9.1 Änderungen der Unterkieferbasislänge bei Progenie zwischen dem 6. und 19. Lebensjahr im Vergleich zu den Sollwerten. —— Sollwerte, – – – Länge ohne Behandlung

Auch die *funktionellen Faktoren* und die *Weichgewebe* haben einen bestimmenden Einfluß auf die Anomalie. Eine flache, nach vorn verlagerte *Zunge* bei der Klasse III-Anomalie kann als lokaler, epigenetischer Faktor (*Limbourg*) betrachtet werden, welcher während der Behandlung eliminiert werden sollte. Einige Patienten haben die schlechte Gewohnheit, den Unterkiefer habituell in eine anteriore Lage zu bewegen und damit die Entwicklung der mandibulären Prognathie zu beschleunigen. Vergrößerte *Tonsillen* und gestörte *Nasenatmung* können ebenfalls eine flache und nach vorn verlagerte Zunge zur Folge haben, welche den Unterkiefer in eine anteriore Lage gleiten läßt.

Ebenso fördert die *okklusale Kraft* mit ungünstiger inzisaler Führung die Entwicklung der Klasse III-Dysgnathien; sie kann eine Gleitbewegung nach vorn verursachen. Der progene Zwangsbiß kann in späteren Entwicklungsstadien zu einer echten Klasse III-Anomalie führen.

Desgleichen kann *vorzeitiger Milchzahnverlust,* besonders der unteren Milchmolaren, das Gleiten des Unterkiefers in eine anteriore Position fördern. Wenn der Unterkiefer im lateralen Abschnitt die dentale Abstützung verliert, gleitet er nach vorn, um die Kaufunktion wiederherstellen zu können. Während dieser Gleitbewegung nach vorn kann ein frontaler Kreuzbiß entstehen, und nach Durchbruch der bleibenden Zähne kann der Unterkiefer in dieser Lage fixiert bleiben (Abb. 9.2).

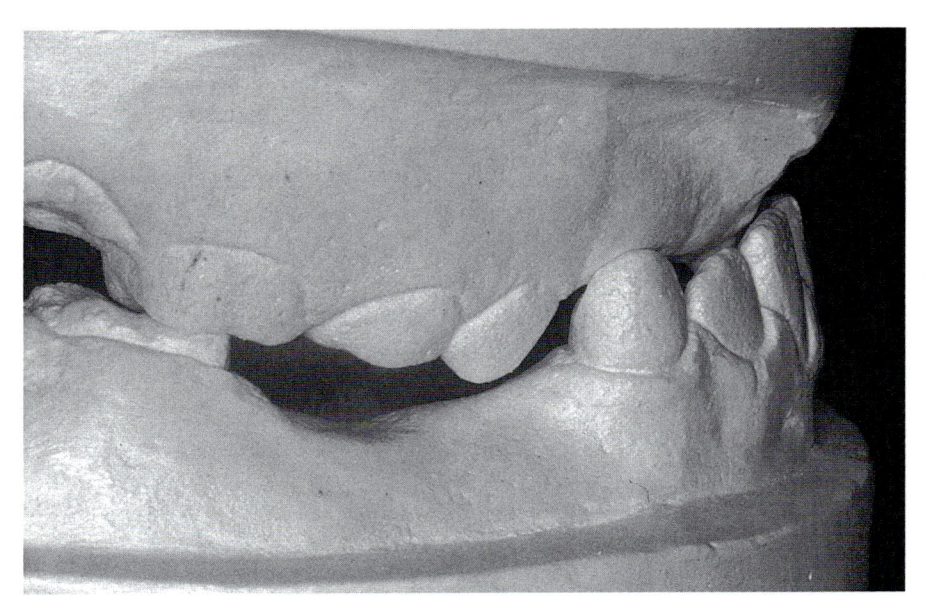

Abb. 9.2 Frontaler Kreuzbiß nach vorzeitigem Verlust der Milchmolaren

9.2 Häufigkeit

Die Häufigkeit der Klasse III-Anomalien mit 1–3% ist relativ niedrig im Vergleich zur Häufigkeit der Klasse II-Anomalien, sie ist aber auch von alters- und geographisch-bedingten Besonderheiten abhängig.

Eine *altersbedingte* Klasse III-Anomalie z. B. ist die Neugeborenenprogenie. Sie entsteht im zweiten intrauterinen Monat und verschwindet meistens nach dem 5. intrauterinen Monat. Im Einzelfall, besonders bei Frühgeburt, kann sie persistieren (Abb. 9.3).

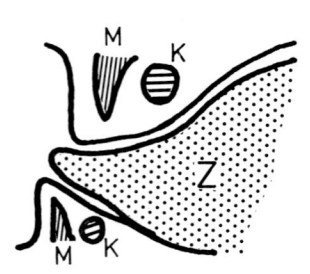

Abb. 9.3 Persistenz der embryonalen Progenie beim Neugeborenen (nach A. M. Schwarz)

Eine weitere altersbedingte Besonderheit ist die Zunahme der Klasse III-Anomalien zwischen dem 2. und 6. Lebensjahr, die meisten von ihnen werden während oder nach Durchbruch der Milchzähne manifest. Vor dem 6. Lebensjahr kann man eine Häufigkeitszunahme der Anomalie beobachten, besonders im abradierten Gebiß bei Vorverlagerung des Unterkiefers. Unmittelbar vor dem Schneidezahnwechsel haben wir bei einer Gruppe von 2000 vorschulpflichtigen Kindern in 18% aller Anomalien eine dentale Beziehung der Klasse III beobachten können. In der ersten Phase des Wechselgebisses verringert sich diese Zahl auf 3%. Ein Drittel dieser Fälle entwickelt sich später zu ausgeprägten Klasse III-Dysgnathien, welche meistens nur in Kombination mit kieferchirurgischen Eingriffen korrigiert werden können.

Die Häufigkeit hängt auch von *geographischen* Besonderheiten ab. In isolierten Tälern mit Inzucht z. B. kann man eine hohe Anzahl von Progenien beobachten, oft bis zu 40% aller Anomalien.

9.3 Morphologische und funktionelle Folgeerscheinungen

Sie sind unterschiedlich:
- falsche Belastung der Zähne,
- Störung des funktionellen Gleichgewichts,
- Beeinträchtigung des Kauens und der Artikulation,
- später Schwierigkeiten bei der prothetischen Rekonstruktion.

9.4 Initiale Symptome der Progenie

Die initialen Symptome einer progredienten mandibulären Prognathie kann man gelegentlich bereits beim Säugling beobachten, während man einen prognathen Unterkiefer mit vorverlagerter Zunge nur in sehr seltenen, schweren Fällen der Dysgnathie, vor Durchbruch der Schneidezähne, feststellt. In den ersten Lebensmonaten kann sich eine Klasse III-Anomalie *schrittweise* entwickeln (Abb. 9.4):

1. Durchbruch der mittleren Schneidezähne mit einem sehr geringen Überbiß.
2. Ein Kreuzbiß bei den mittleren Schneidezähnen bildet sich, während die seitlichen normal durchbrechen.
3. Einige Wochen später findet man einen Kreuzbiß aller Schneidezähne.
4. Die Zunge ist flach, die Zungenspitze nach vorn verlagert; sie stützt sich gegen die unteren Schneidezähne ab.
5. Das Kind bewegt den Unterkiefer habituell in eine anteriore Lage.

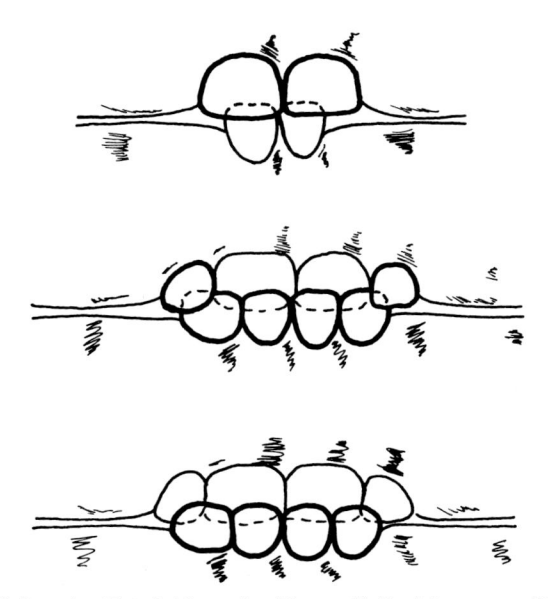

Abb. 9.4 Die schrittweise Entwicklung der Klasse-III-Beziehungen während des Durchbruchs der Milchschneidezähne. Oben: Durchbruch der mittleren Schneidezähne; Mitte: Kreuzbiß der mittleren Schneidezähne; unten: Kreuzbiß aller Schneidezähne

Etwa 10 % aller Klasse III-Anomalien haben bereits während des Schneidezahndurchbruchs initiale Symptome.

Diese Art der *Progenie-Entstehung* ist aus verschiedenen Aspekten gesehen interessant: die Ätiologie der Anomalie bestimmt nämlich die Behandlungsmöglichkeit. Nicht nur das skelettale Wachstumsmuster mit den sog. Wachstumszentren ist von Bedeutung, sondern auch das *funktionelle Milieu*. Die meisten Klasse III-Anomalien manifestieren sich während oder nach dem Durchbruch der Milchzähne, oder während des Durchbruchs der bleibenden Zähne.

Bei der Beurteilung der *Klasse III-Anomalie im Milchgebißalter* stellt sich die Frage, ob man einen *Selbstausgleich* erwarten kann oder mit einer Progredienz rechnen muß. Ein Selbstausgleich kann nur in einigen seltenen Fällen beobachtet werden, meistens nach Veränderungen im funktionellen Milieu, man kann ihn besonders nach Adenotomien oder chirurgischer Korrektur von isolierten Gaumenspalten feststellen. Der chirurgische Eingriff verändert die pathologische Situation und stellt eine normale Funktion her, die ihrerseits harmonische Beziehungen in den frühen Entwicklungsstadien einleiten kann.

Anhand der *Frühsymptome* der Klasse III-Anomalie kann man oft die Progredienz der Dysgnathie beurteilen. Im *Milchgebiß* sind solche Symptome folgende: Scherenbiß oder Kopfbiß mit Abrasionen, Lücken zwischen den Zahnkeimen im Unterkiefer und unterentwickelter Oberkiefer.

Im *Wechselgebißalter* sind diese Symptome: Kreuzbiß von Einzelzähnen und einige skelettale Symptome (siehe S. 92).

9.5 Befunderhebung

Die Befunderhebung besteht aus klinischer Untersuchung, Funktionsanalyse, Röntgenuntersuchung, Fernröntgenanalyse, Modellanalyse und Untersuchung der Weichteile. Nur die für die Therapieplanung der Klasse III-Anomalien wichtigsten Untersuchungen werden erwähnt.

9.5.1 Klinische Untersuchung

Sie besteht aus *allgemeiner* und *spezieller klinischer Untersuchung*. Es gibt allgemeine Erkrankungen wie schwere Blutdyskrasien, welche eine Kontraindikation für die chirurgische Korrektur bedeuten. Andere Erkrankungen wie der juvenile Diabetes, verlängern die Vorbereitungszeit und vergrößern das allgemeine Risiko für die Operation der Patienten.

Die *allgemeine klinische Untersuchung* besteht aus:

1. Beurteilung der Konstitution.
2. Vergleich des chronologischen Alters mit dem Höhen- und Gewichtssomatogramm des Patienten.
3. Untersuchung der Schädel- und Gesichtsform.
4. Beurteilung des biologischen Alters.
5. Beurteilung des Wachstumspotentials.

Die Beurteilung der *Schädel-* und *Gesichtsform* ist wesentlich für die Vorhersage der zukünftigen Dysplasie (Abb. 9.5). Der Schädel kann dolichozephal, brachyzephal oder mesozephal sein, das Gesicht lepto-

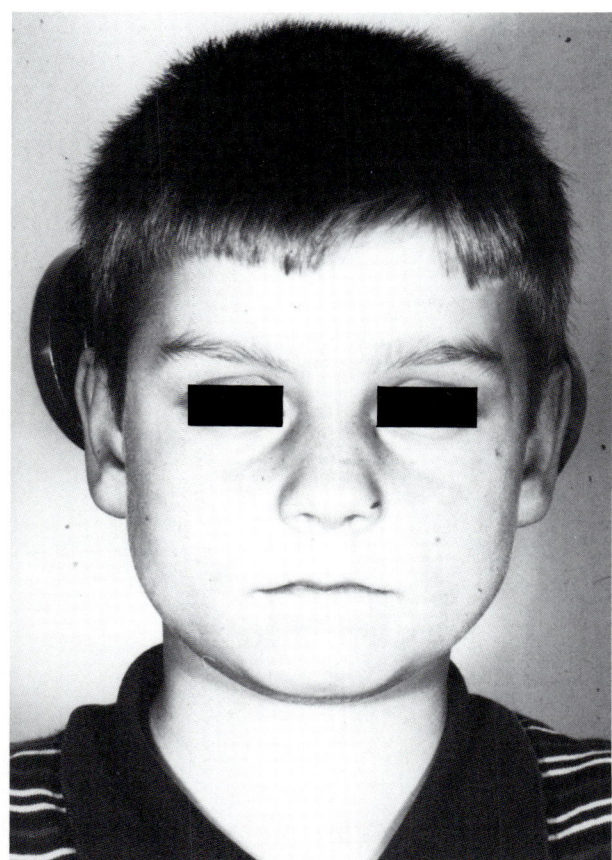

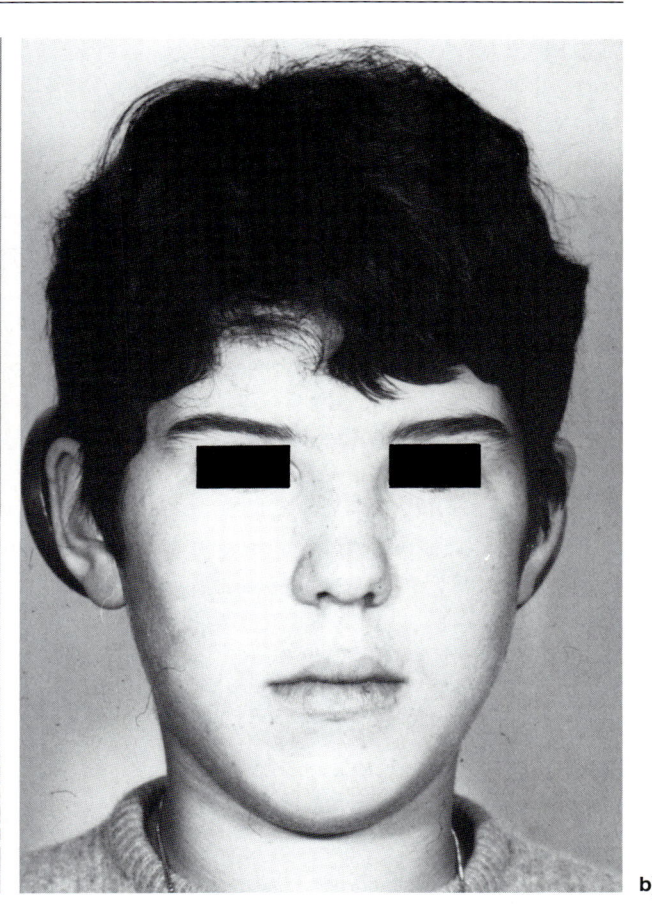

Abb. 9.5 Vor einer Dehnungstherapie soll die Gesichtsform berücksichtigt werden. a) mesoprosopes Gesicht, b) leptoprosopes Gesicht (vor einer Extraktionstherapie zu berücksichtigen)

prosopt, euryprosopt oder mesoprosopt. Die dolichozephale und leptoprosopte Form ist mit einem ovalen Gesicht und vertikalem Wachstumsmuster gekoppelt. Oft sind in diesen Fällen kieferorthopädische Extraktionen indiziert und, falls notwendig, eine Dehnungstherapie nur mit Gaumennahtsprengung möglich. Beim brachyzephalen und euryprosopten Typ ist das Gesicht kurz, die Wachstumsrichtung horizontal. Eine Dehnungstherapie ist möglich, Extraktionen sind nur selten indiziert.

Zur Beurteilung des *Alters* und des *Wachstumspotentials* muß man nicht nur das chronologische und dentale, sondern auch das biologische Alter berücksichtigen. Letzteres hängt vom Reifezustand der Knochenstruktur und von der Beurteilung der Pubertät ab. Die präpubertären und pubertären *Wachstumsschübe* sind ebenfalls zu berücksichtigen. Das Wachstumspotential stellt oft hohe Ansprüche an die *Retention* von Klasse III-Anomalien. Die Bestimmung des biologischen Alters ist aber auch bei der Beurteilung hilfreich, ob die Wachstumsphase abgeschlossen ist. Falls der Patient skelettal jünger ist als chronologisch, muß man hohe Wachstumsraten erwarten; die *chirurgischen* Eingriffe am Unterkiefer sind zu verschieben. Ist der Patient *skelettal älter,* dann sind die noch zu erwartenden Wachstumsraten niedrig und man kann mit der Behandlung eher fortfahren. Für die Beurteilung des skelettalen Alters gibt es bestimmte Reifezeichen, welche in einer bestimmten Reihenfolge auftreten. Man kann sie mit Handaufnahmen erfassen. Zur Beurteilung der Klasse III-Anomalien ist eine sehr wichtige Frage die Bestimmung, ob die Wachstumsphase bereits abgeschlossen ist oder nicht.

Das *dentale Alter* des Patienten kann ebenfalls beurteilt werden. In Abhängigkeit von der Zahl der durchgebrochenen bleibenden Zähne kann er dental jünger sein als chronologisch. Dann kann man ein höheres Wachstumspotential im dento-alveolären Bereich erwarten; falls er älter ist, trifft das Gegenteil zu (Abb. 9.6).

Neben der klinischen Untersuchung ist auch die Fernröntgenanalyse für die Vorhersage des Wachstumspotentials von Nutzen.

Die *klinische Vorhersage* besteht aus der Beurteilung des Alters (chronologisch, biologisch und dental) und der Beurteilung der Familienanamnese. Uns interessieren die Größe der Eltern und Geschwister und die Frage, ob eine Wachstumsakzeleration oder Retardierung familiär vorhanden ist.

Spezielle klinische Untersuchung. Sie besteht aus der Untersuchung der Weichteile und des Gebisses.

	Der durchschnittliche Durchbruchstermin des							
	1.	2.	3.	4.	1.	2.	3.	4.
	Individuums derselben Zahngattung							
	nach Matiegka und Lukášová				nach rezenten Ermittlungen			
Knaben								
Inc. centr.	6:08	6:10	7:00	7:11	*)	*)	6:08	7:04
Inc. lat.	7:04	8:04	8:10	9:00	6:11	7:03	7:11	8:06
Caninus	10:08	11:06	12:02	12:06	10:00	10:07	11:02	11:10
Praemolaris I	10:05	10:08	11:10	12:00	9:01	9:08	10:04	11:01
Praemolaris II	10:10	11:11	12:05	13:00	10:01	10:07	11:02	11:10
Molaris I	6:00	6:04	6:08	6:10	*)	*)	*)	*)
Molaris II	12:09	12:10	13:06	14:00	10:09	11:02	11:09	12:05
Mädchen								
Inc. centr.	6:06	6:10	7:04	7:08	*)	*)	*)	7:01
Inc. lat.	7:05	7:08	8:06	8:07	6:07	7:00	7:05	8:00
Caninus	9:10	10:02	11:03	11:08	9:02	9:10	10:05	11:02
Praemolaris I	9:02	10:02	10:05	11:03	8:11	9:04	9:11	10:05
Praemolaris II	10:05	11:01	11:05	12:02	9:10	10:02	10:09	11:03
Molaris I	6:03	6:03	6:08	6:10	*)	*)	*)	*)
Molaris II	11:11	11:11	12:10	13:05	10:05	10:10	11:04	12:00
Daten in Jahren und (nach dem Doppelpunkt) Monaten								

*) Die Eruption erfolgte früher als anhand unseres Probandengutes feststellbar.

Abb. 9.6 Die Bestimmung des dentalen Alters (nach Matiegka, modifiziert durch Adler)

Form und Konfiguration von *Stirn* und *Nase* in Beziehung zu den Proportionen des Untergesichtes sind für die ästhetische Prognose von Bedeutung. Ein gut geformter *naso-labialer Winkel* z. B. ist für die Ästhetik entscheidend: wenn er scharf ist, kann das vordere dento-skelettale maxilläre Segment retrahiert werden, bei einem stumpfen Winkel hingegen bietet sich die Protraktion an (Abb. 9.7). Das *Weichteilkinn* kann, in Abhängigkeit von seiner Dicke, die Profil-Beziehungen der Klasse III kompensieren oder verstärken. *Gingivale Schäden* mit Retraktionen sieht man sehr oft bei Klasse III-Anomalien im frühen Wechselgebiß, welche bei rechtzeitiger Behandlung hätten verhindert werden können (Abb. 9.8).

Der nächste Schritt ist die *Untersuchung des Gebisses.* Nichtanlage im Oberkiefer, z. B. *fehlende Eckzähne,* komplizieren die Therapie wesentlich (Abb. 9.9). Bei der Beurteilung der Achsenstellung der Zähne findet man Unregelmäßigkeiten, welche für die Korrektur der Anomalie unvorteilhaft sind: Labialkippung der oberen und Lingualkippung der unteren Schneidezähne mit einer Konkavität der lingualen Fläche des Unterkiefers (Abb. 9.10).

Engstand im Oberkiefer kompliziert ebenfalls die Therapie. Bei Extraktionen im Oberkiefer sind auch Ausgleichsextraktionen im Unterkiefer notwendig. Die Extraktionen im Unterkiefer werden *vor* den Extraktionen im Oberkiefer durchgeführt. In Abhängigkeit von der Reihenfolge des Zahndurchbruchs kann im Unterkiefer auch eine *Zahnkeimentfernung* indiziert sein, z. B. kann man bei einem frühen Durchbruch der Eckzähne die ersten Prämolarenkeime entfernen.

Die *okklusalen Molarenbeziehungen* sind meistens Klasse III-Beziehungen. Die okklusale Ebene und die Spee-Kurve müssen ebenfalls beurteilt werden, ihre Korrektur muß vor dem kieferchirurgischen Eingriff durchgeführt werden.

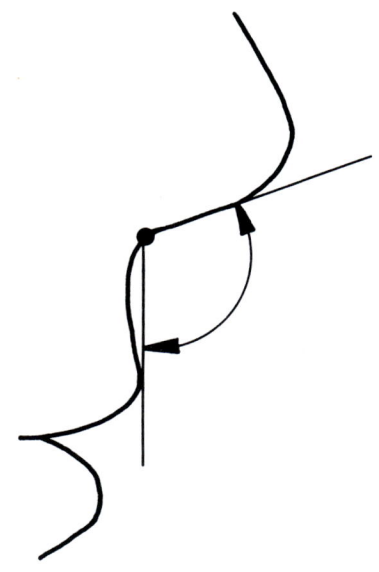

Abb. 9.7 Naso-labialer Winkel

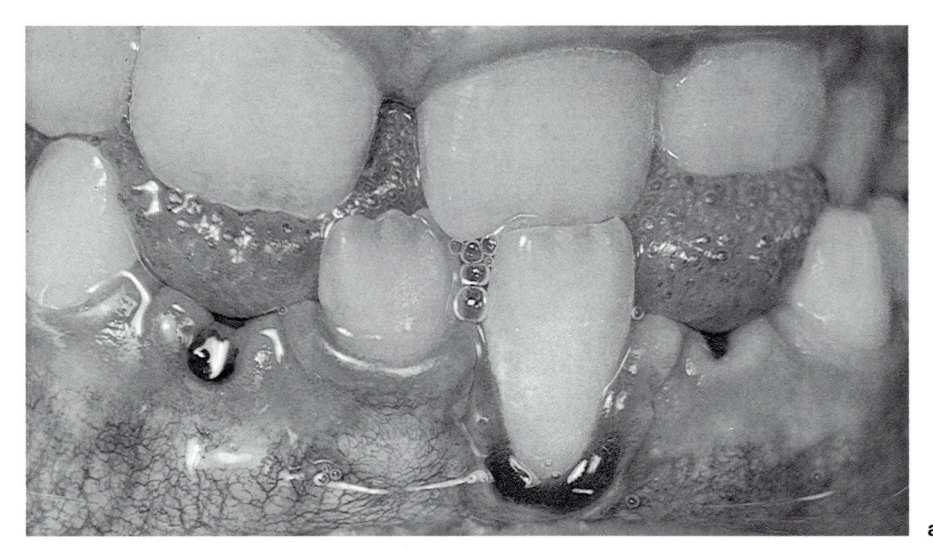

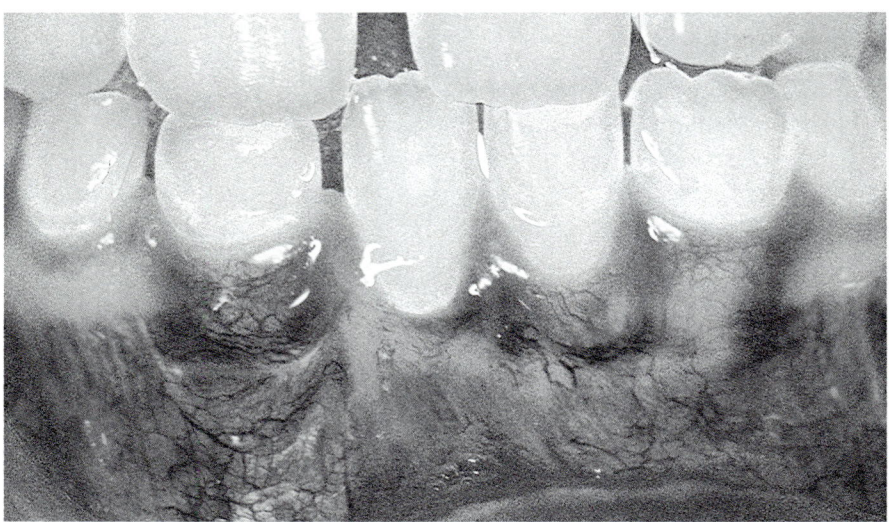

Abb. 9.8 a) Gingivaschäden nach Durchbruch der mittleren Schneidezähne in einer Kreuzbißbeziehung, b) auch nach Korrektur des Kreuzbisses sind die gingivalen Schäden irreversibel

Die Funktionsanalyse ist eine wichtige Untersuchung, insbesondere die Erfassung der Beziehungen Ruhelage zu Schlußbißstellung. Manchmal gleitet der Unterkiefer aus seiner posterioren Lage in eine anteriore okklusale Position. Derartige Zwangsbißfälle haben eine gute Prognose. Eine anteriore Ruhelage dagegen weist auf eine schwierige Therapie hin, und oft wird eine chirurgische Korrektur notwendig sein (Abb. 9.11).

Neben der echten Anomalie mit schlechter Prognose und der funktionellen mit guter Prognose gibt es auch den *Pseudozwangsbiß*. Hier handelt es sich um eine skelettale Klasse III-Anomalie mit einer partiellen dentalen Kompensation sowie Labialkippung der oberen und Lingualkippung der unteren Schneidezähne. In solchen Fällen ist eine *orthodontische*

Befunderhebung 401

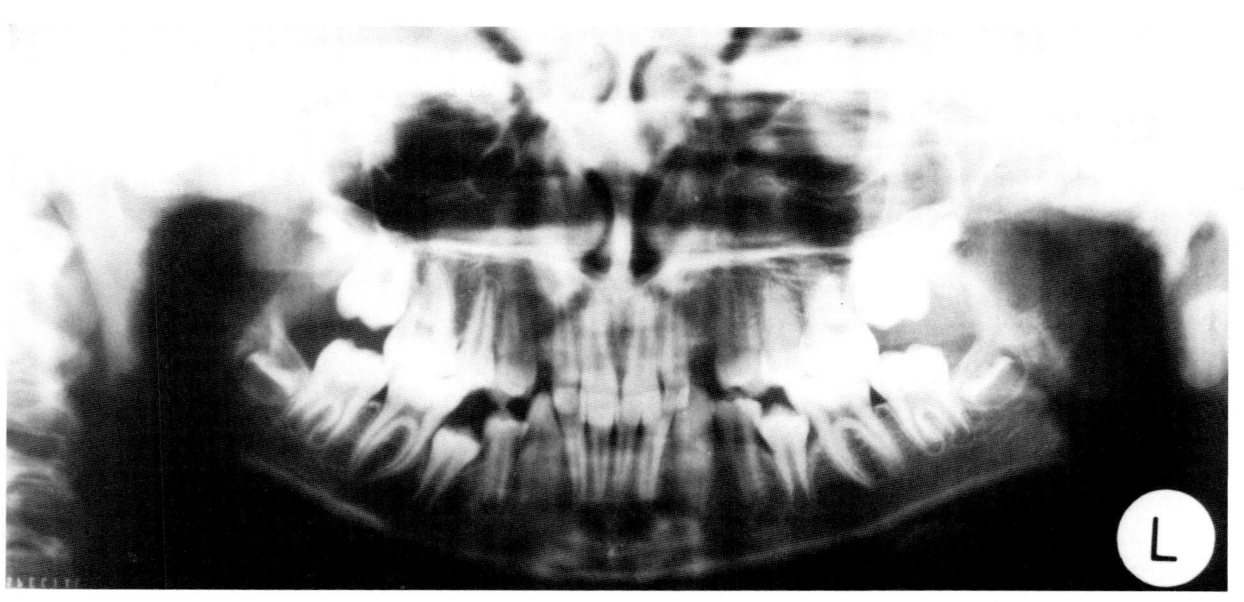

Abb. 9.9 Nichtanlage der oberen Eckzähne bedeutet eine erhebliche Komplikation bei der Behandlung der Klasse-III-Beziehungen

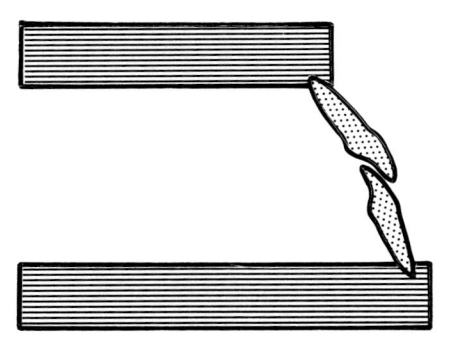

Abb. 9.10 Labialkippung der oberen und Lingualkippung der unteren Schneidezähne bei einer skelettalen Klasse-III-Beziehung bedeuten eine dentale Kompensation; eine kieferorthopädische Therapie dieser Beziehungen ist schwierig und mit abnehmbaren Geräten nicht durchführbar

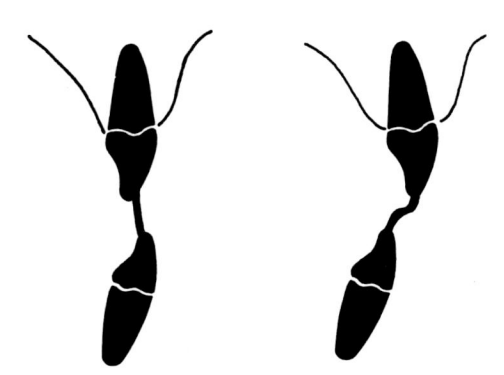

Abb. 9.11 Funktionelle Beziehungen bei der Klasse III-Anomalie. Rechts: Funktionell echte Anomalie; links: Zwangsbiß

Dekompensation durch Aufrichten der Schneidezähne vor einem kieferchirurgischen Eingriff erforderlich.

Bestimmte Klasse III-Symptome prädisponieren *Kiefergelenkprobleme,* z. B. eine anteriore Gleitkomponente, Kreuzbiß oder Zungendyskinesie. Es ist sehr schwierig, das Kiefergelenkproblem bei Progeniepatienten statistisch zu definieren. Die Altersverteilung der Kiefergelenkpatienten mit einer Klasse III-Anomalie ist dieselbe wie die der anderen Patienten; viele von ihnen wurden kieferorthopädisch jahrelang behandelt und haben bestimmte Kaugewohnheiten erworben.

Dyskinesien der *Zunge* wie auch die Zungenlage müssen in jedem Alter berücksichtigt werden. Die Zunge kann flach und nach vorn verlagert sein, besonders in Fällen mit gestörter Nasenatmung; sie kann auch zu groß sein: bei einer Makroglossie. Eine zu große Zunge zeigt Impressionen; Zahnlücken und permanentes Zungenpressen sind bei solchen Patienten zu beobachten. Neben der klinischen Untersuchung ist oft eine *fernröntgenologische Beurteilung* von Zungengröße und -lage notwendig, man kann sie palatographisch vor und *nach* der Therapie untersuchen, um die Stabilität der Ergebnisse beurteilen zu können.

Die *häufigsten Dyskinesien* bei der Klasse III-Anomalie sind folgende:

- inkompetente Lippen,
- nach vorn verlagerte Zunge mit Pressen oder Beißen,
- ein viszeraler Schluckakt.

9.6 Fernröntgenologische Untersuchungen

Sinn der Fernröntgenanalyse ist, ähnlich wie bei der Klasse II-Anomalie, die Untersuchung des fazialen Typs, der Beziehungen der Kieferbasen zueinander, der Wachstumsmuster und der dento-alveolären Beziehungen, der Lokalisation der Anomalie, der Weichteile sowie die ätiologische und prognostische Beurteilung. Der *Gesichtstyp* bei Klasse III-Patienten unterscheidet sich ganz wesentlich von Patienten mit Klasse I- oder Klasse II-Anomalien. Wir haben zwei Gruppen von Patienten mit Klasse II- und Klasse III-Anomalien miteinander verglichen (Abb. 9.12, 9.13). Bei den Klasse III-Anomalien beginnt der prognathe Aufbau bereits im Bereich der Schädelbasis. Die skelettalen Klasse III-Beziehungen kann man nicht nur in einem Bereich lokalisieren; der Sella-Winkel und der Gelenkwinkel sind klein, wodurch der Unterkiefer nach vorn verlagert wird. Der Kieferwinkel ist nicht bei jeder Klasse III-Anomalie vergrößert. Die linearen Messungen zeigen, daß beide Gruppen eine große Unterkieferbasis haben. Ihre Vergrößerung bei der Klasse II-Anomalie beträgt 3 mm, bei der Klasse III-Anomalie 9 mm, aber die große Unterkieferbasis bei der Klasse III-Anomalie ist auch nach vorn verlagert.

Wir haben auch *Weichteilveränderungen* nach chirurgischen Eingriffen klinisch und fernröntgenologisch beobachtet.

Es ist überraschend, in welchem Ausmaß relativ kleine Veränderungen im skelettalen Bereich entscheidende Weichteilveränderungen zur Folge haben, die den gesamten Gesichtsausdruck verändern. Das Gesicht von Patienten, bei welchen ein solcher Eingriff am aufsteigenden Ast vorgenommen wurde, scheint größer zu sein; Messungen haben jedoch gezeigt, daß dies nicht zutrifft. Nach Klasse III-Operationen ist das Gesicht nicht größer, sondern in der Höhe verkleinert. Diese Verkleinerung beträgt etwa 2% und ist meistens im unteren Drittel lokalisierbar. Nach einer mentalen Osteotomie vergrößert sich die Entfernung zwischen Subnasale und Mundspalte, wahrscheinlich infolge einer Verlängerung der Oberlippe und einer kranialen Rotation des Unterkiefers.

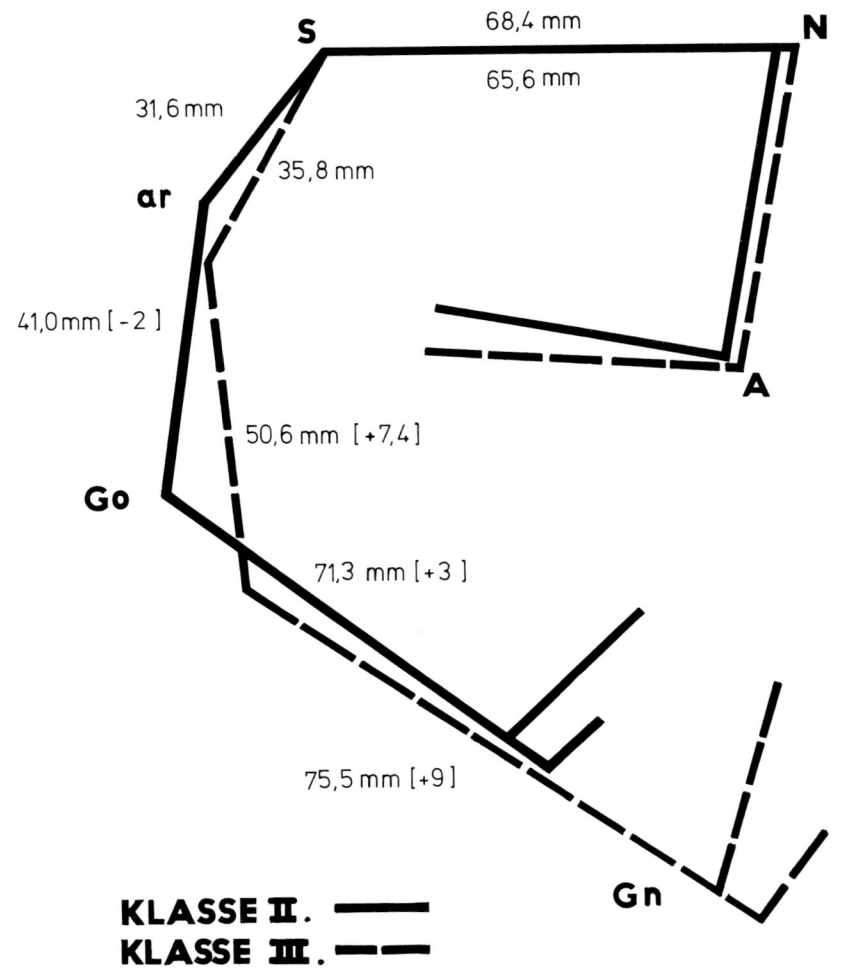

Abb. 9.12 Durchschnittswerte von je 50 Patienten bei Klasse-II- und Klasse-III-Dysgnathien, am Diagramm dargestellt und an der SN-Linie überlagert: die linearen Beziehungen

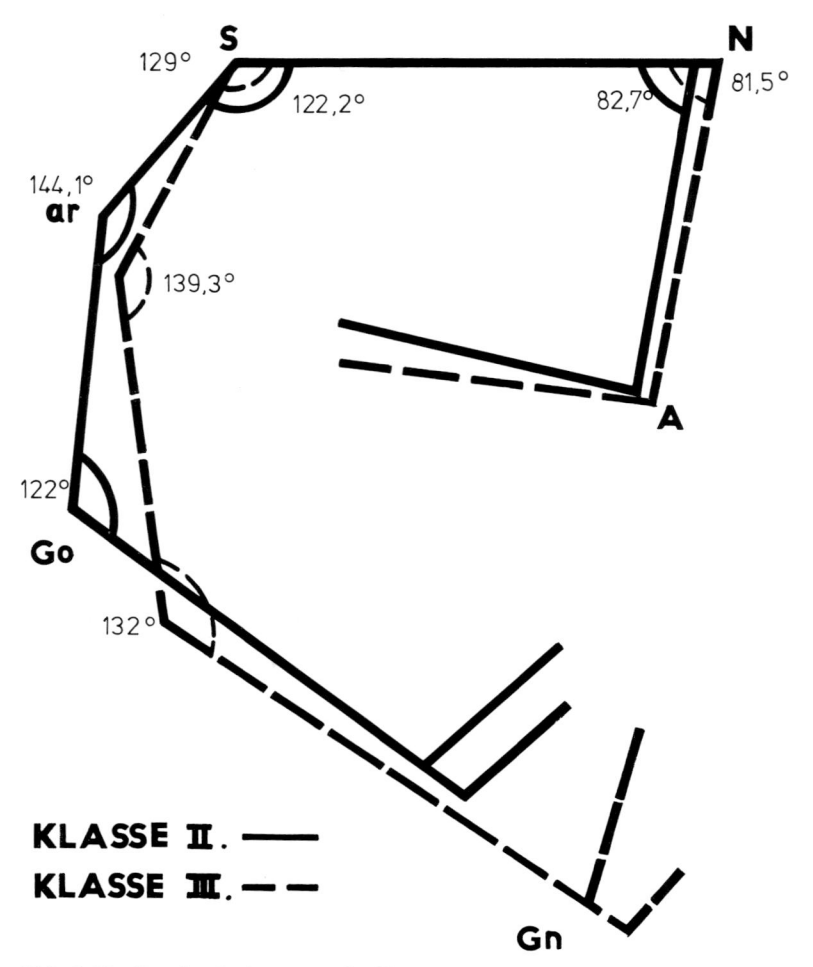

Abb. 9.13 Durchschnittswerte der Klasse-II- und Klasse-III-Dysgnathien: die angulären Werte

9.6.1 Fernröntgenologische Klassifikation der Klasse III-Anomalien

Die Lokalisation der Anomalie im skelettalen oder dento-alveolären Bereich bestimmt die Grenzen und Möglichkeiten der Therapie. Man kann folgende *skelettalen* und *dento-alveolären Unstimmigkeiten* beobachten:

1. dento-alveoläre Klasse III-Anomalie,
2. Klasse III-Anomalie mit großer Unterkieferbasis,
3. Klasse III-Anomalie mit unterentwickeltem Oberkiefer und großem Unterkiefer (die Wachstumsrichtung kann horizontal oder vertikal sein),
4. unterentwickelter Oberkiefer,
5. Pseudozwangsbiß.

ad 1. **Dento-alveoläre Klasse III-Anomalie** *(Abb. 9.14).* Eine basale Diskrepanz liegt nicht vor, **der ANB-Winkel hat einen Normwert. Die** Klasse III-Anomalie ist durch Kippungen der Schneidezähne verursacht; die oberen Schneidezähne sind nach lingual gekippt und/oder die unteren nach labial. Nur die Achsenstellung der Schneidezähne muß korrigiert werden, eine einfache Behandlungsmaßnahme. Die meisten Klasse III-Anomalien sind dento-alveoläre Anomalien in den initialen Phasen ihrer Entwicklung. Während des Durchbruchs der bleibenden Zähne kann sich die Anomalie verschlimmern. Das ist ein Grund für die Behandlung der Klasse III-Anomalien während des Schneidezahndurchbruchs.

Manchmal persistiert die dento-alveoläre Anomalie in Form eines Zwangsbisses, ihre Therapie kann man dann auch bei Erwachsenen erfolgreich durchführen. Die prognostische Beurteilung der Progredienz der Anomalie und die Beantwortung der Frage, welche Fälle in ihrer Zwangsbißform persistieren, ist schwierig. Manchmal kann ein sehr gut entwickelter Unterkiefer mit langer Basis und Lücken zwischen den Zahnkeimen als *Frühsymptom einer Progredienz* betrachtet werden. Für den Behandlungserfolg ist aber auch die Reaktion der Oberkieferbasis von Bedeutung. Oft paßt sich der Oberkiefer dem prognathen Unterkiefer an, und die Entwicklung des Gesichtsschädels kann harmonisch bleiben.

ad 2. **Skelettale Klasse III-Anomalie mit großer Unterkieferbasis** *(Abb. 9.15).* Die *Unterkieferbasis* und der aufsteigende Ast sind lang. **Der SNA-Winkel ist normal, der SNB-Winkel vergrößert, der ANB-Winkel hat negative Werte.** Der Kieferwinkel ist meistens groß, der Gelenkwinkel klein. Der Unterkiefer ist nicht nur groß, sondern auch nach vorn verlagert, wie auch die *Zunge* flach und nach vorn verlagert ist.

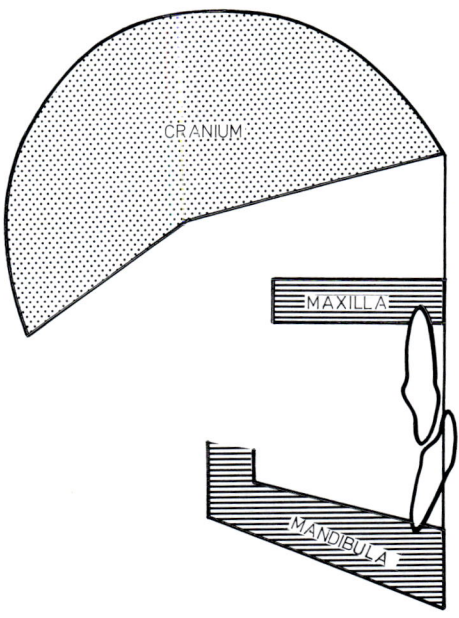

Abb. 9.14 Dento-alveoläre Anomalie Klasse III

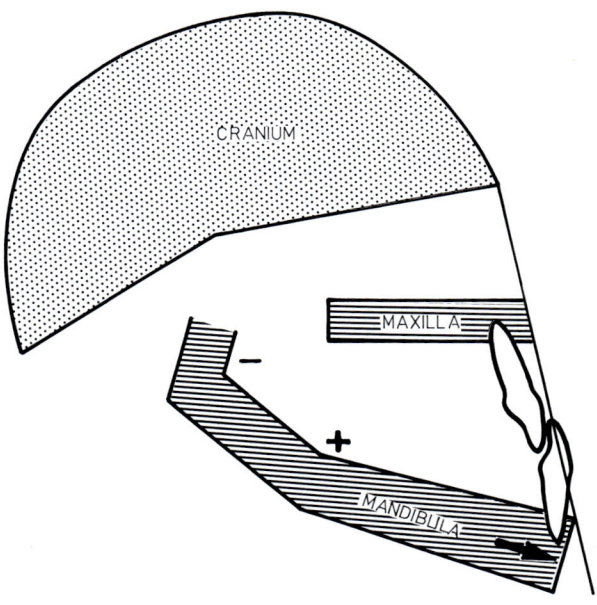

Abb. 9.15 Skelettale Klasse III mit großer Unterkieferbasis

Die *Achsenstellung der Schneidezähne* ist im Unterschied zu den dento-alveolären Anomalien ungünstig, weil die oberen Schneidezähne nach labial und die unteren nach lingual gekippt sind. Diese Achsenstellung ist das Symptom einer partiellen dento-alveolären Kompensation der Anomalie und hat zur Folge, daß die Behandlungsmöglichkeiten eingeschränkt sind. Im Seitenzahnbereich sieht man oft einen Kreuzbiß. Viele Anomalien dieser Gruppe kann man kieferorthopädisch nur im frühen Wechselgebißalter erfolgreich behandeln. Bei älteren Patienten oder in Fällen mit ausgeprägter Diskrepanz ist die Kombination mit einem kieferchirurgischen Eingriff erforderlich.

Diese Form der Anomalie kann als Klasse III-Beziehung mit „Schuld" im Unterkiefer bezeichnet werden.

ad 3. Skelettale Klasse III-Anomalie mit unterentwickeltem Oberkiefer und prognathem Unterkiefer (Abb. 9.16). Bei dieser Form der Anomalie ist die Oberkieferbasis retrognath und die Unterkieferbasis prognath eingebaut. Der SNA-Winkel ist klein und die Oberkieferbasis kurz; der SNB-Winkel ist vergrößert und die Unterkieferbasis lang. Der aufsteigende Ast kann kurz oder lang sein, und in Abhängigkeit von der Länge des aufsteigenden Astes können wir *zwei Varianten* unterscheiden:

- in Fällen mit kurzem aufsteigenden Ast ist das Wachstumsmuster vertikal, der Kieferwinkel vergrößert, und oft ist die Klasse III-Anomalie mit einem offenen Biß kombiniert. Manchmal besteht Engstand im Oberkiefer und Extraktionen sind notwendig.

  Die Anomalie kann oft nur durch Extraktion aller vier ersten Prämolaren und mit einer festsitzenden Apparatur behandelt werden. In schwierigen Fällen ist eine chirurgische Korrektur erforderlich.

- In Fällen mit einem langen aufsteigenden Ast ist die Wachstumsrichtung *horizontal,* der Kieferwinkel klein; es liegt ein umgekehrter Tiefbiß vor. Im Rahmen einer Frühbehandlung besteht die Möglichkeit, einen normalen Überbiß herzustellen und auf diese Weise die Weiterentwicklung des Unterkiefers mit Hilfe der okklusalen Kraft zu kontrollieren. Wenn die Behandlung während des Durchbruchs der oberen Schneidezähne durchgeführt wird, paßt sich die Oberkieferbasis mit einer Prognathie dem Unterkiefer an. In anderen Fällen bleibt der Überbiß bestehen, aber die Unterkieferbasis entwickelt sich prognath mit einem vorspringenden Kinn.

Diese Fälle kann man als Klasse III-Anomalien mit „Schuld" im Ober- und Unterkiefer bezeichnen.

ad 4. Skelettale Klasse III-Anomalie mit Unterentwicklung des Oberkiefers (Abb. 9.17). Die Oberkieferbasis ist klein und retrognath, der SNA-Winkel verkleinert, der Unterkiefer normal entwickelt mit normaler Größe und normalem SNB-Winkel. Die Anomalie kann oft bei *Spaltpatienten* beobachtet werden. Im Rahmen einer Frühbehandlung kann man erfolgreich während des Durchbruchs der oberen Schneidezähne wachstums-

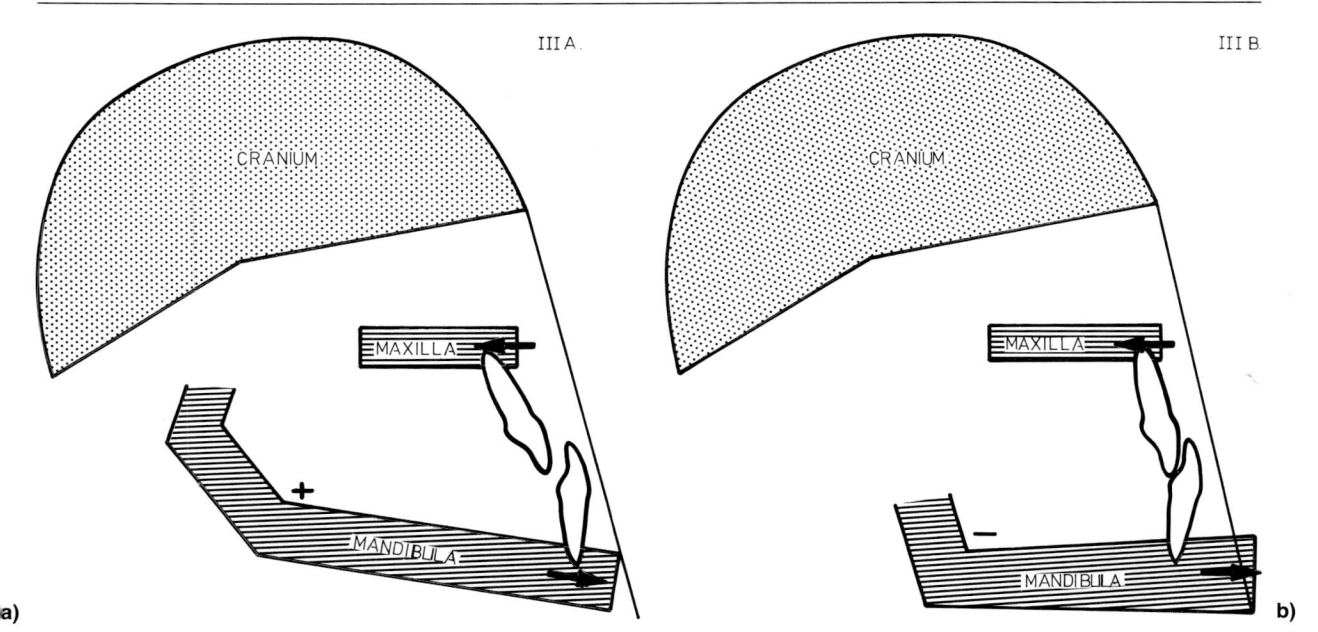

Abb. 9.16 Skelettale Klasse III mit unterentwickeltem Oberkiefer und stark entwickeltem Unterkiefer. a) mit vertikaler Wachstumsrichtung, b) mit horizontaler Wachstumsrichtung

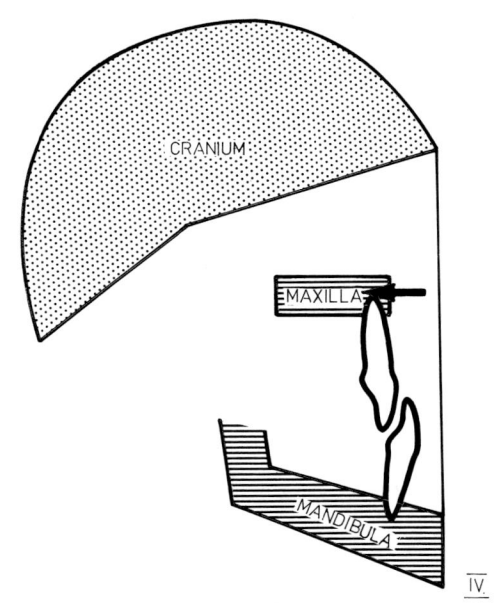

9.17 Skelettale Klasse III mit unterentwickeltem Oberkiefer

fördernd behandeln, oder – in Fällen mit einer günstigen Achsenstellung der oberen Schneidezähne – diese nach labial kippen. Das Wachstum des Mittelgesichts kann auch mit einer Delaire-Maske stimuliert werden (Abb. 9.18).

408 Klasse III-Anomalien

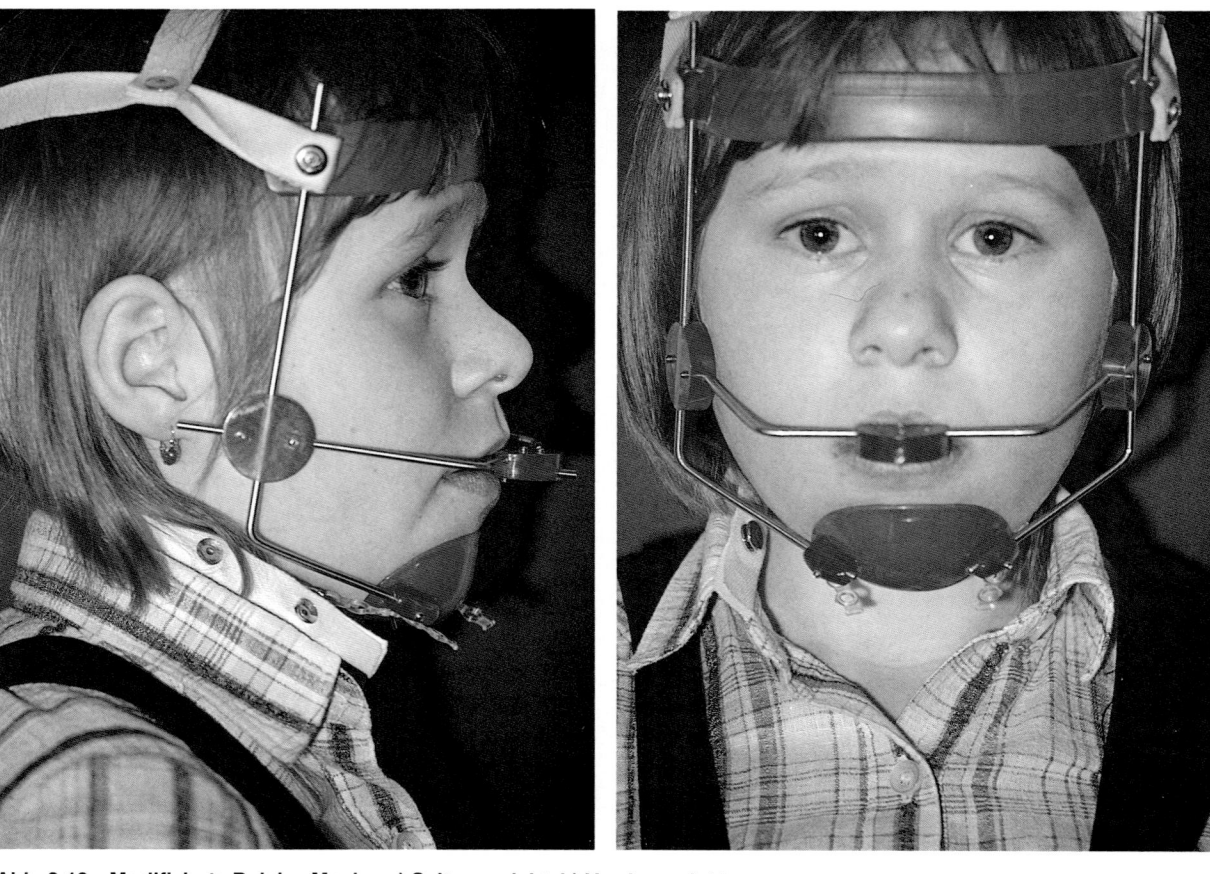

Abb. 9.18 Modifizierte Delaire-Maske. a) Seitenansicht, b) Vorderansicht

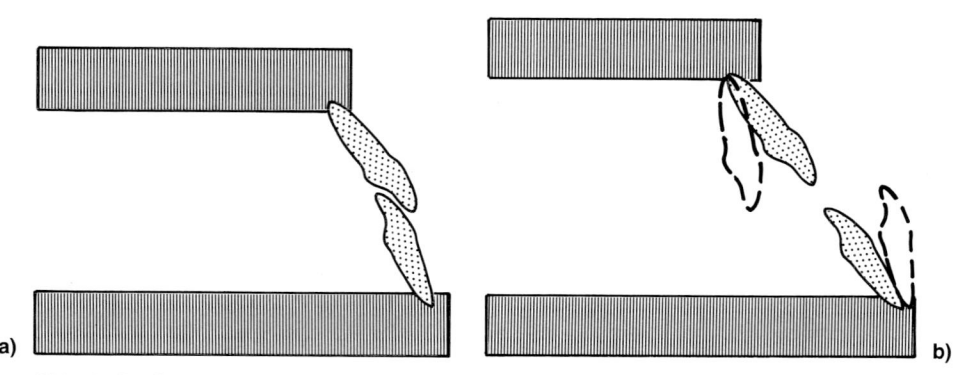

Abb. 9.19 Skelettale Klasse III mit Pseudozwangsbiß. a) Überkompensation der Progenie, b) nach Aufrichten gekippter Schneidezähne entsteht eine große, negative Schneidezahnstufe

ad 5. Skelettale Klasse III-Anomalie mit Pseudozwangsbiß (Abb. 9.19).
Die Anomalie wurde bereits im Kapitel Funktionsanalyse (S. 15) beschrieben. Die skelettale Diskrepanz der Klasse III ist teilweise durch Labialkippung der oberen und Lingualkippung der unteren Schneidezähne kom-

pensiert. Die ungünstige Achsenstellung der Schneidezähne bewirkt eine weitere Gleitbewegung des Unterkiefers nach vorn, und deshalb ist die Behandlung dieser Anomalie sehr schwierig. Meistens ist nach Aufrichtung der Schneidezähne eine chirurgische Korrektur notwendig.

9.7 Therapieplanung bei Klasse III-Anomalien

Die Behandlungsmöglichkeiten sind vom *Entwicklungsalter* des Patienten und vom Wesen der Anomalie abhängig. Die Korrekturen dento-alveolärer Anomalien der Klasse III, d. h. der Zwangsbißfälle ohne skelettale Beteiligung, sind unabhängig vom Alter des Patienten jederzeit möglich. Die Behandlung besteht aus einer Aufrichtung der nach labial gekippten unteren und der nach lingual gekippten oberen Schneidezähne. Manchmal ist eine Dehnung des oberen Zahnbogens notwendig. Die Behandlung kann mit Platten, schiefen Ebenen, Aktivatoren oder, im bleibenden Gebiß, mit einer festsitzenden Apparatur durchgeführt werden.

Bei einem 31jährigen Patienten wurde im Rahmen einer präprothetischen Maßnahme der frontale Kreuzbiß mit einer schiefen Ebene korrigiert. Die Anomalie war eine dento-alveoläre (Abb. 9.20).

Die *skelettalen Anomalien* kann man, im Hinblick auf die Behandlungsmöglichkeiten, in 3 Gruppen einteilen:

1. *Anomalien mit „Schuld" im Unterkiefer:* Der Unterkiefer ist prognath, die Basis lang. Die Behandlung ist primär auf die Kieferbasis ausgerichtet. Eine Rückverlagerung des Unterkiefers ist während der Wachstumsphasen möglich, eine wachstumshemmende Therapie dagegen kann nur im Milchgebiß durchgeführt werden.

2. *Anomalien mit „Schuld" im Oberkiefer:* Die Oberkieferbasis ist retrognath und kurz. Eine Wachstumsförderung des Oberkiefers ist möglich, besonders während des Durchbruchs der oberen Schneidezähne. Während der Wachstumsphase kann auch die Wachstumsrichtung des Oberkiefers beeinflußt werden.

3. Eine Mischform mit „Schuld" in der *Ober- und Unterkieferbasis:* Diese Gruppe erfordert eine kombinierte Therapie.

Unsere Untersuchungen haben gezeigt, daß Unterschiede in der Länge der Kieferbasen zwischen den zwei Grundformen („Schuld" in Ober- oder Unterkieferbasis) nicht mehr so hochsignifikant im bleibenden Gebiß als im Milch- und Wechselgebiß sind. In der Gruppe „Schuld im Unterkiefer" wird die Oberkieferbasis normaler Länge im Laufe der Weiterentwicklung etwas retardiert, wogegen bei einer Anomalie mit „Schuld im Oberkiefer" die durchschnittliche Länge der Unterkieferbasis mit der Zeit relativ zu lang wird (Abb. 9.21).

Die Länge der Oberkieferbasis sollte während der Behandlung schrittweise vergrößert werden; je jünger der Patient, desto eher kann man

410 Klasse III-Anomalien

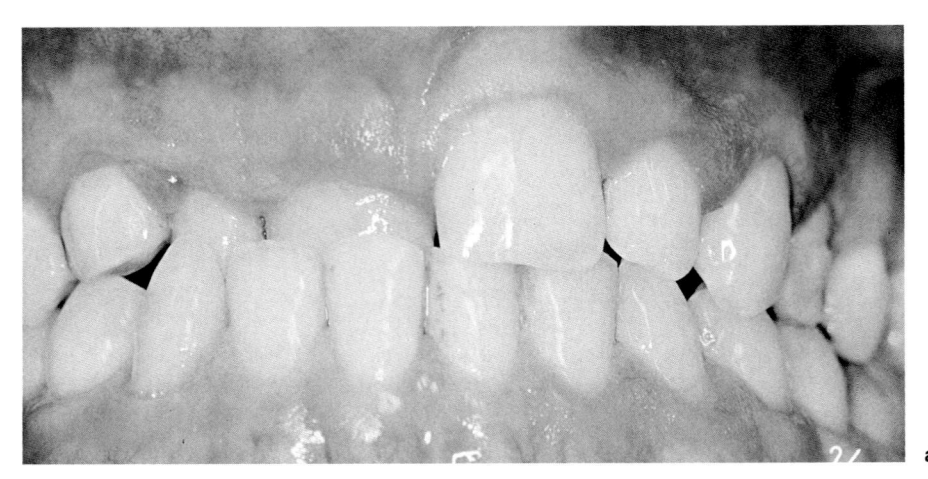

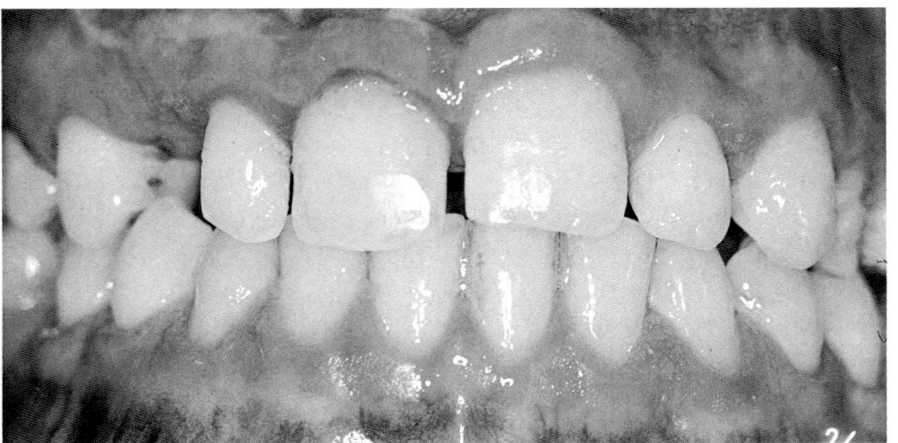

Abb. 9.20 31 jähriger Patient mit Zwangsbiß der Schneidezähne. a) vor der Behandlung, b) nach der Behandlung

Gebiß	Behandlungs-dauer durchschnittlich in Monaten	Unterkieferlänge in mm			Ramus ascendens in mm		Oberkieferlänge in mm	
		Soll	Ist vor der Behandlung*	Ist nach der Behandlung**	Ist vor der Behandlung*	Ist nach der Behandlung**	Ist vor der Behandlung*	Ist nach der Behandlung**
Milchgebiß								
Schuld im Unterkiefer	7	61,6±1,1	+2,0±1,0	+0,9±1,8	0 ±2,3	+2,6	+0,2±1,0	+0,5
Schuld im Oberkiefer	18	65,7±1,9	−4,2±2,4	+1,5±1,2	−2,7±1,3	+2,0	−5,0±1,0	+4,2!±1,2
Zusammen	13	64,0±1,7	−1,4±2,1	−0,9±2,0	−1,5±1,8	+2,2	−2,8±1,2	+2,8±1,4
Wechselgebiß								
Schuld im Unterkiefer	6,2	64,0±2,2	+4,9±2,3	+0,6±1,0	−0,4±1,5	+1,4	−0,3±1,4	+0,7
Schuld im Oberkiefer	10	67,6±2,6	−2,1±2,2	+1,0±1,0	0,0±1,6	+0,7	−3,0±2,4	+0,7
Zusammen	9	65,7±2,1	+1,4±2,4	+0,6±1,0	−0,4±1,5	+1,4	−1,4±2,0	+0,7 ±2,3
Bleibendes Gebiß								
	15	66,2±1,2	+6,4±3,4	∅	+6,5±3,2	+0,6	0,0±1,0	∅
Schuld im Oberkiefer	8	70,5±3,1	+0,5±3,0	∅	+4,6±3,6	∅	−2,0±2,2	∅
Zusammen	14	68,5±3,5	+0,5±3,0	∅	+6,0±2,5	∅	−1,5±1,5	∅

* In Beziehung zu den „Soll"-Werten.
** In Beziehung zu den „Ist"-Werten vor der Behandlung.

Abb. 9.21 Länge der Unterkieferbasis, der Oberkieferbasis und des Ramus ascendens bei Progenie-Fällen

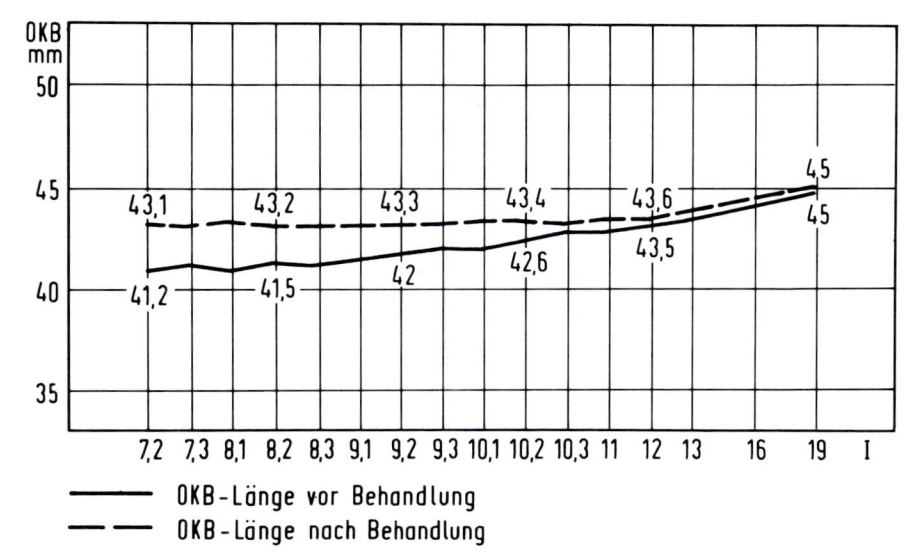

Abb. 9.22 Änderung der Oberkieferlänge zwischen dem 6. und 19. Lebensjahr bei Progenie-Patienten im Vergleich mit den Sollwerten. —— Oberkieferbasis-Sollänge, – – – Oberkieferbasis-Istlänge

dieses Ziel erreichen; bis zum 10. Lebensjahr ist eine therapeutische Beeinflussung möglich. Bei späterem Behandlungsbeginn haben wir keinen Unterschied in der Länge der Oberkieferbasis zwischen behandelten und nicht behandelten Patienten beobachten können (Abb. 9.22).

9.8 Möglichkeiten und Grenzen der Behandlung in den einzelnen Entwicklungsphasen

Mit zunehmendem Alter des Patienten verringern sich die noch zu erwartenden Wachstumsschübe, und die skelettale Beziehung der Klasse III wird stabilisiert. Es ist vorteilhaft, wenn Wachstumsprozeß und Zahndurchbruch in frühen Stadien der Dysplasie beeinflußt werden können. Während der einzelnen Phasen der Dentition gibt es verschiedene Behandlungsmöglichkeiten; eine Frühbehandlung ist bei dieser Anomalie immer vorteilhaft.

9.8.1 Behandlung im Milchgebißalter

Im Milchgebiß sind oft bestimmte *Frühsymptome* der Anomalie bereits vorhanden. Der Patient bewegt den Unterkiefer habituell in eine anteriore Lage, die Zunge ist flach und nach vorn verlagert. Sind diese Symptome schon während des Durchbruchs der Milchzähne festzustellen, kann eine *Kinnkappe* benutzt werden, um den Unterkiefer in seiner posterioren Lage zu halten. Diese Behandlung kann bereits im ersten Jahr eingeleitet werden, und bis zum vierten Jahr besteht die Möglichkeit, eine Korrektur mit dieser Behandlungsmaßnahme allein zu erreichen. Später ist eine Kombination mit intraoralen Geräten notwendig.

Nur eine Therapie, welche im Milchgebiß oder während des Durchbruchs der Schneidezähne eingeleitet wurde, kann erfolgreich sein. Behandlungen, welche später begonnen werden, können zwar auch erfolgreich sein, aber bestimmte Symptome der mandibulären Prognathie oder maxillären Retrognathie persistieren.

Nach Durchbruch aller Milchzähne können wir drei Formen der Klasse III-Anomalie unterscheiden:

1. Funktionelle Klasse III-Beziehung. Symptome skelettaler Dysplasie sind nicht vorhanden. Der Unterkiefer gleitet nach vorn in eine Kopfbißrelation, eine Gleitbewegung, die entlang der Eckzahnkanten stattfindet. Manchmal genügt das Einschleifen der Eckzähne für eine Korrektur. In anderen Fällen ist oft eine Verkleinerung der Eckzahndistanz im Oberkiefer – meistens eine Folgeerscheinung von gestörter Nasenatmung und Abflachung der Zunge – die Ursache der Gleitbewegung. In solchen Fällen ist die *Dehnung im Oberkiefer ohne Einschleifen der Eckzähne* indiziert. Eingeschliffene Eckzähne dagegen hätten nach der Dehnungstherapie Schwierigkeiten in der Retentionsphase zur Folge.

Eine funktionelle Klasse III-Beziehung kann auch das Frühsymptom einer echten Klasse III-Anomalie sein.

2. Klasse III-Anomalie mit „Schuld" im Unterkiefer. Die Unterkieferbasis ist lang und nach vorn verlagert, der SNB-Winkel vergrößert, manchmal ist auch die Basislänge durchschnittlich oder sogar zu kurz, aber prognath. Der Oberkiefer ist normal entwickelt. Eine *Wachstumshemmung* und/oder *posteriore Verlagerung* des Unterkiefers kann erreicht werden, wie auch eine *Kinnkappe* oder ein *Progenieaktivator* eingesetzt werden können, um den Unterkiefer in einer retrudierten Lage zu halten.

3. Klasse III-Anomalie mit „Schuld" im Oberkiefer. Der Oberkiefer ist retrognath, der Unterkiefer orthognath eingebaut. Die Keime der oberen Schneidezähne sind meistens rotiert und engstehend. Die Behandlung mit einem *Aktivator* oder, in schwierigen Fällen, mit einer *Gesichtsmaske* kann durchgeführt werden. Es ist vorteilhaft, diese Anomalie während des Durchbruchs der bleibenden Schneidezähne zu behandeln, und zwar durch Belastung des oberen Schneidezahnbereichs palatinal und Entlastung vestibulär mittels Pelotten.

Eine *Kombination* beider Formen erfordert eine kombinierte Therapie.

Bei dem 6jährigen Knaben W. M. im Entwicklungsalter von 5 Jahren war der Unterkiefer prognath (Abb. 9.23). Die Mutter hatte eine starke Progenie. Sie wünschte eine prognostische Beurteilung der Milchgebißentwicklung des Kindes. Klinisch waren Kopfbißrelation und prominentes Kinn auffällig. Die Fernröntgenanalyse hatte eine Prognathie beider Kieferbasen gezeigt, mehr im Oberkiefer als im Unterkiefer. Die Wachstumsrichtung war horizontal, und eine Anteinklination der Oberkieferbasis hatte den Biß geöffnet. Die Oberkieferbasis war 1,5 mm länger als die Durchschnittswerte, der Ramus 3 mm kürzer. Die Unterkieferbasislänge lag 4 mm über den Durchschnittswerten, was eine extreme Vergrößerung in diesem Alter darstellt und Symptom einer genetisch bestimmten mandibulären Prognathie ist. Die Bestimmung der Achsenstellung der Schneidezähne war schwierig, weil Milchschneidezähne aufrechter stehen als die bleibenden.

Der Behandlungsbeginn wurde um 1½ Jahre verschoben und während des Durchbruchs der Schneidezähne eingeleitet. In der Zwischenzeit hatte sich die Prognathie verstärkt, besonders des Unterkiefers mit einem ANB-Winkel von $-3°$. Unterkieferbasis und Ramuslänge wurden größer, die Oberkieferbasis hatte durchschnittliche Länge. Die horizontale Wachstumsrichtung und die Anteinklination der Oberkieferbasis persistierten. Der Vergleich beider Fernröntgenaufnahmen zeigte eine *Progredienz der Anomalie*. Die funktionellen Beziehungen waren echt und ohne eine Gleitbewegung.

Die Therapie wurde mit einem Aktivator eingeleitet. Der *Konstruktionsbiß* wurde um 4 mm geöffnet, um eine Kopfbißrelation nach posteriorer Verlagerung des Unterkiefers zu erreichen. Im unteren Frontzahnbereich wurde statt Kunststoff ein Zungengitter eingebaut. Die unteren Schneidezähne wurden mit dem Labialdraht nach lingual geführt. In der oberen Umschlagfalte wurden Pelotten angebracht und im oberen Schneidezahnbereich die Zähne durch Unterfütterung mit schnellhärtendem Kunststoff nach labial geführt.

Die Behandlung wurde in dieser Form bis zum Durchbruch aller Schneidezähne weitergeführt.

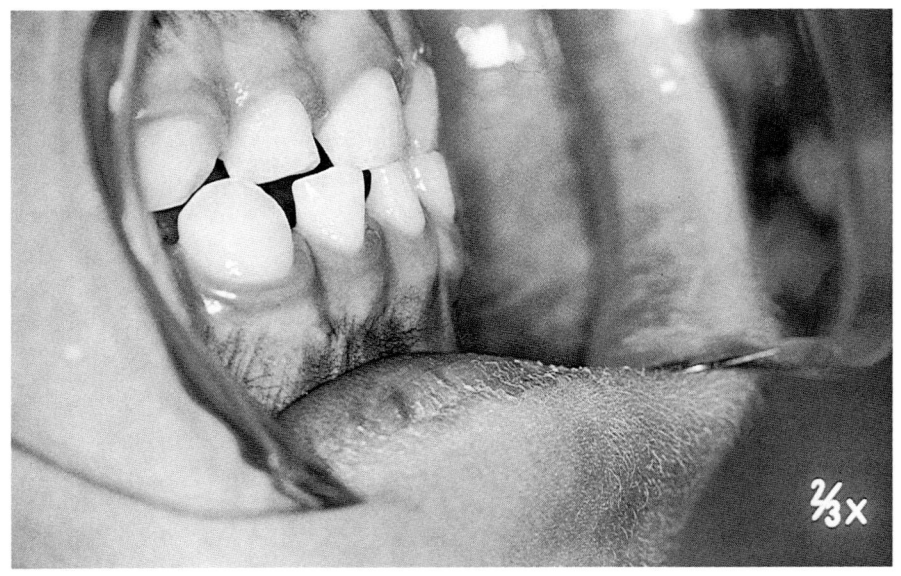

Abb. 9.23 Patient W. M. vor der Behandlung. a) Seitenansicht, b) Vorderansicht, c) Fernröntgenaufnahme, d) Fernröntgendurchzeichnung, e) Fernröntgendurchzeichnung 1,5 Jahre später

414 Klasse III-Anomalien

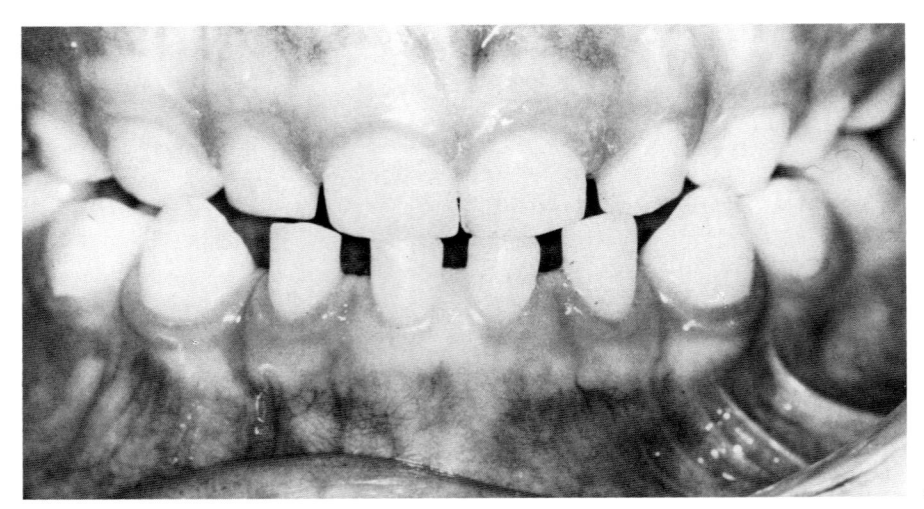

Abb. 9.23 b)

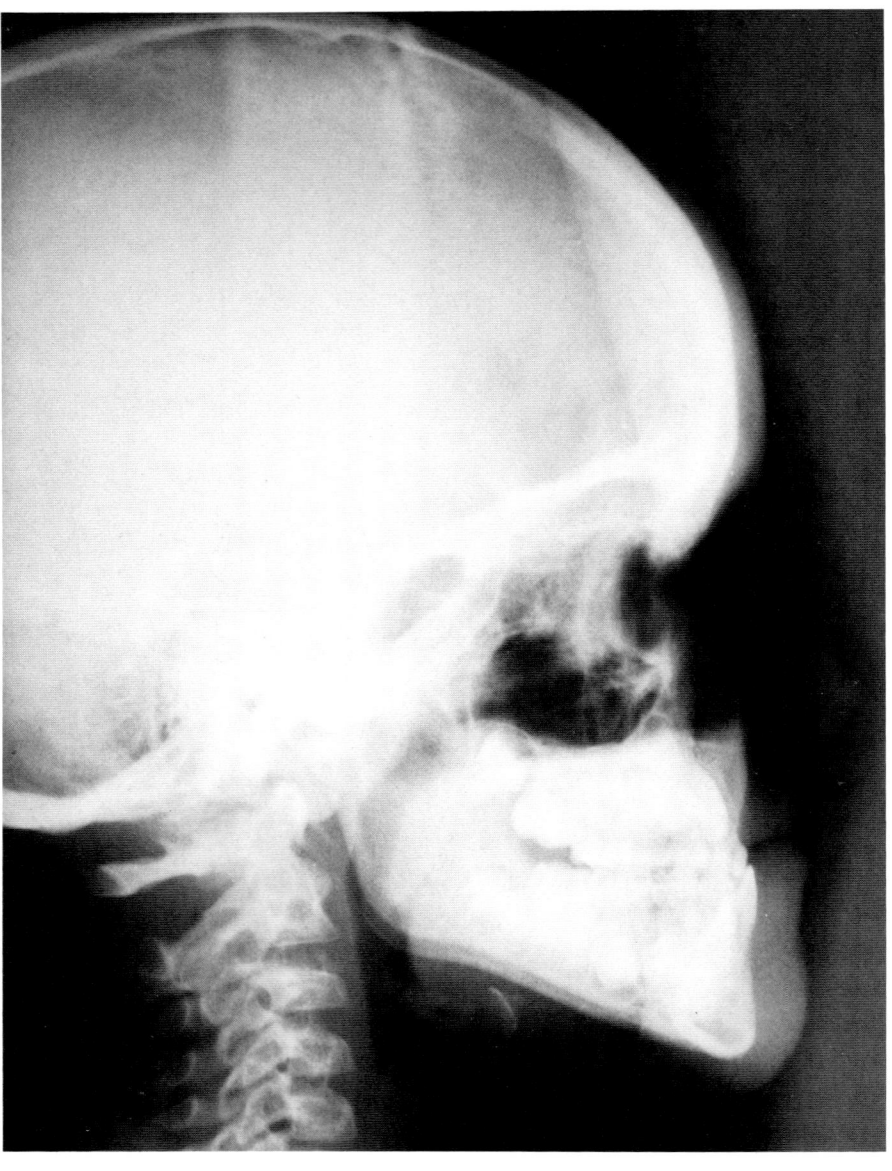

Abb. 9.23 c)

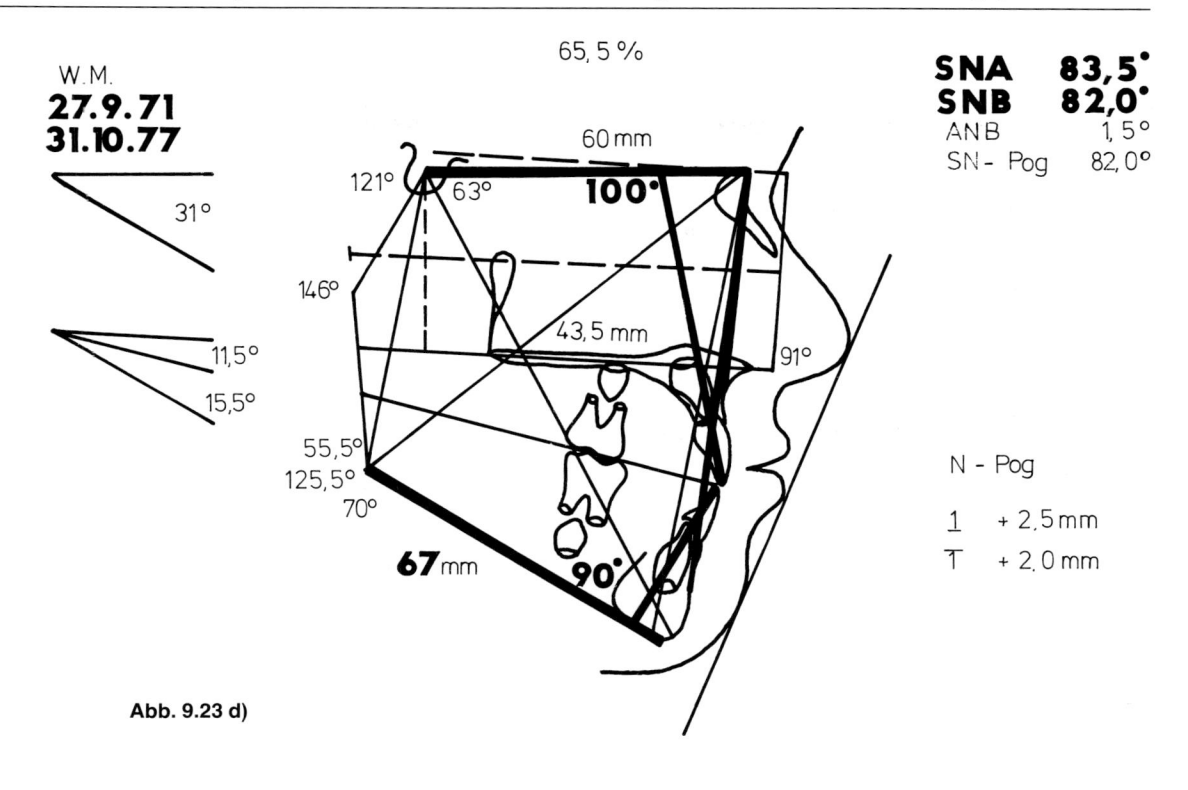

Möglichkeiten und Grenzen der Behandlung in den einzelnen Entwicklungsphasen 415

W.M.
27.9.71
31.10.77

31°

11,5°
15,5°

65,5 %
60 mm
121° 63° **100°**
146°
43,5 mm
91°
55,5°
125,5°
70°
67 mm **90°**

SNA 83,5°
SNB 82,0°
ANB 1,5°
SN-Pog 82,0°

N - Pog

1 + 2,5 mm

T + 2,0 mm

Abb. 9.23 d)

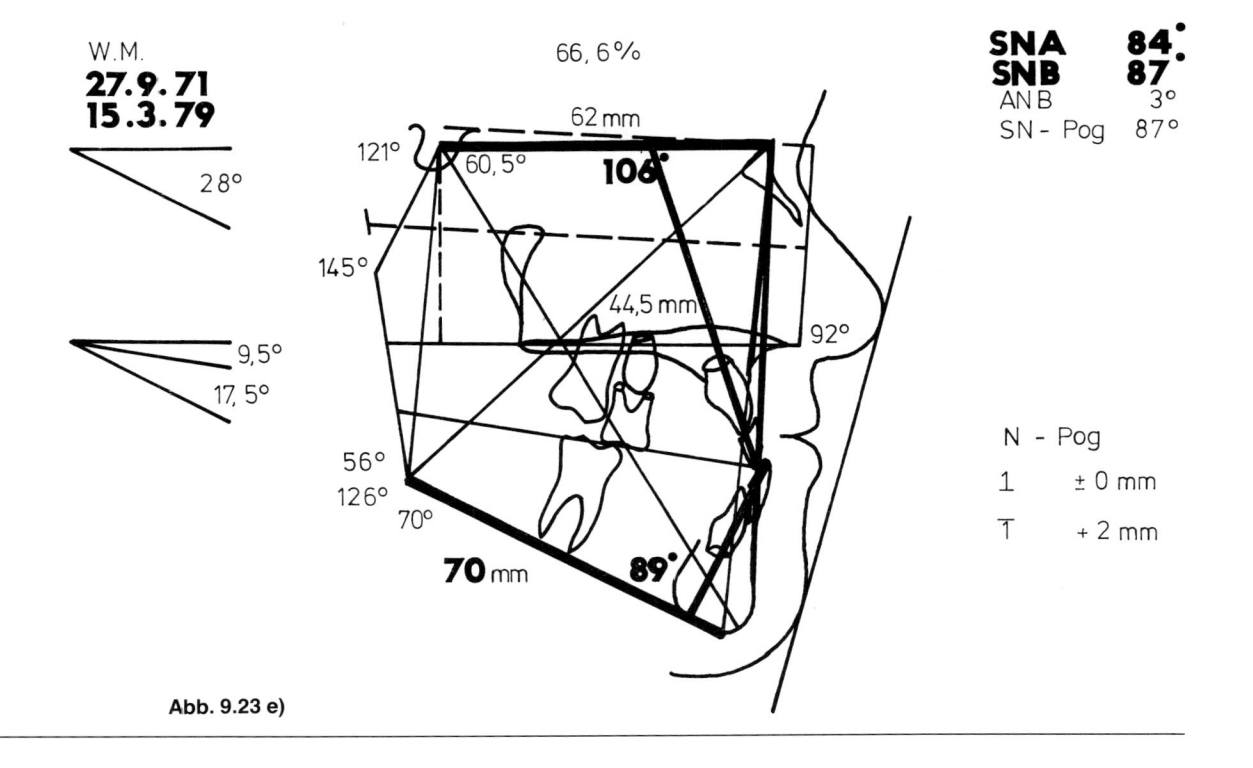

W.M.
27.9.71
15.3.79

28°

9,5°
17,5°

66,6 %
62 mm
121° 60,5° **106°**
145°
44,5 mm
92°
56°
126°
70°
70 mm **89°**

SNA 84°
SNB 87°
ANB 3°
SN-Pog 87°

N - Pog

1 ± 0 mm

T + 2 mm

Abb. 9.23 e)

416 Klasse III-Anomalien

Nach 1½jähriger Behandlung wurde ein guter frontaler Überbiß erreicht (Abb. 9.24). Die Prognathie der Oberkieferbasis vergrößerte sich, die des Unterkiefers verkleinerte sich trotz der hohen Zuwachsraten dank einer Rückverlagerung des Unterkiefers. Die *skelettale Diskrepanz* wurde teilweise kompensiert durch Labialkippung der oberen und Lingualkippung der unteren Schneidezähne. Im Laufe der Weiterentwicklung blieben die intermaxillären Beziehungen stabil, weil das Mittelgesicht sich an die Prognathie des Unterkiefers anpaßte.

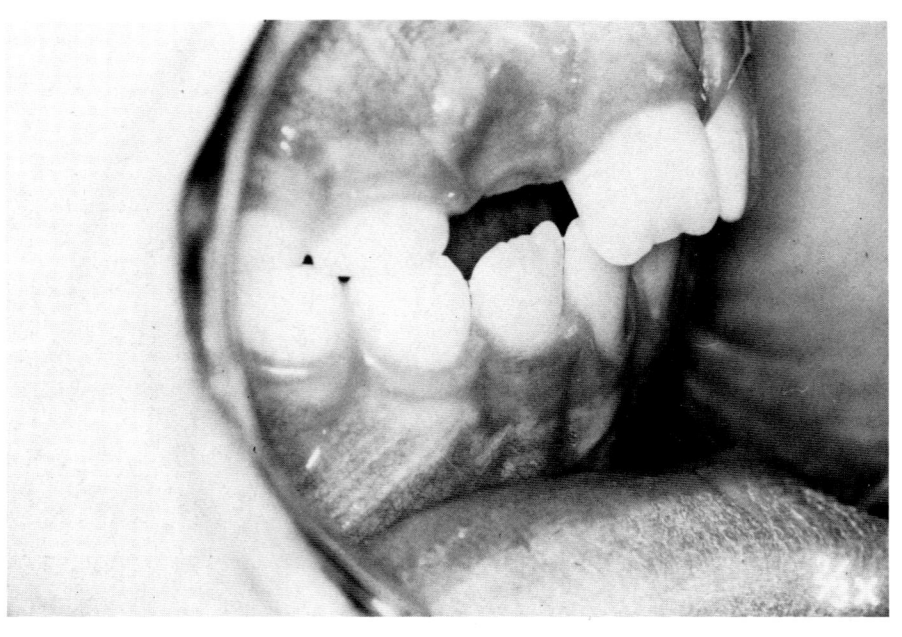

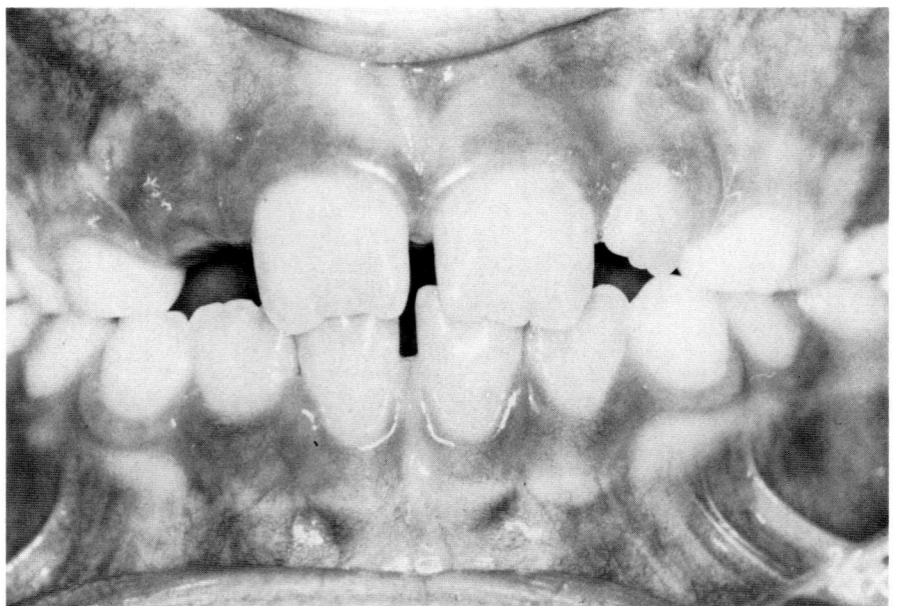

Abb. 9.24 Patient W. M. nach Durchbruch der Schneidezähne. a) Seitenansicht, b) Vorderansicht, c) Fernröntgenaufnahme, d) Durchzeichnung

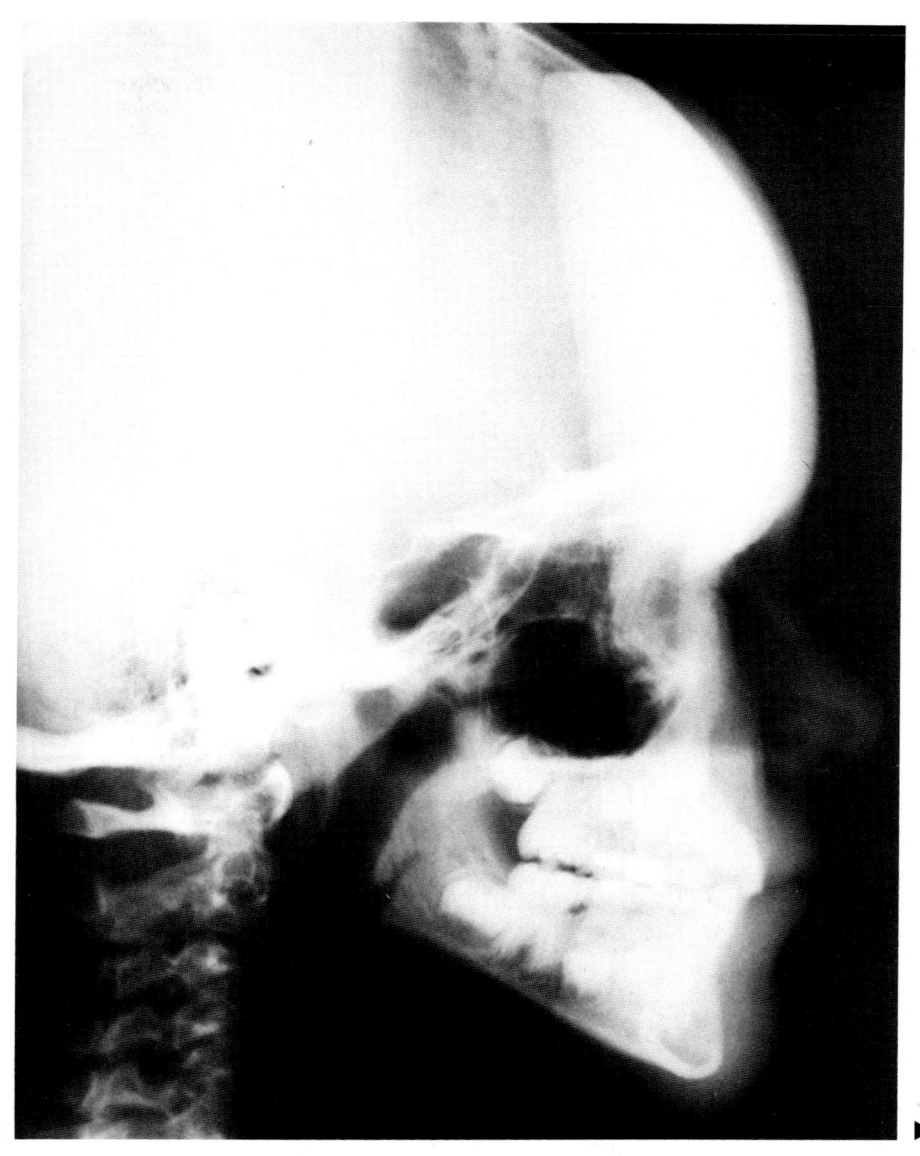

Abb. 9.24 c)

418 Klasse III-Anomalien

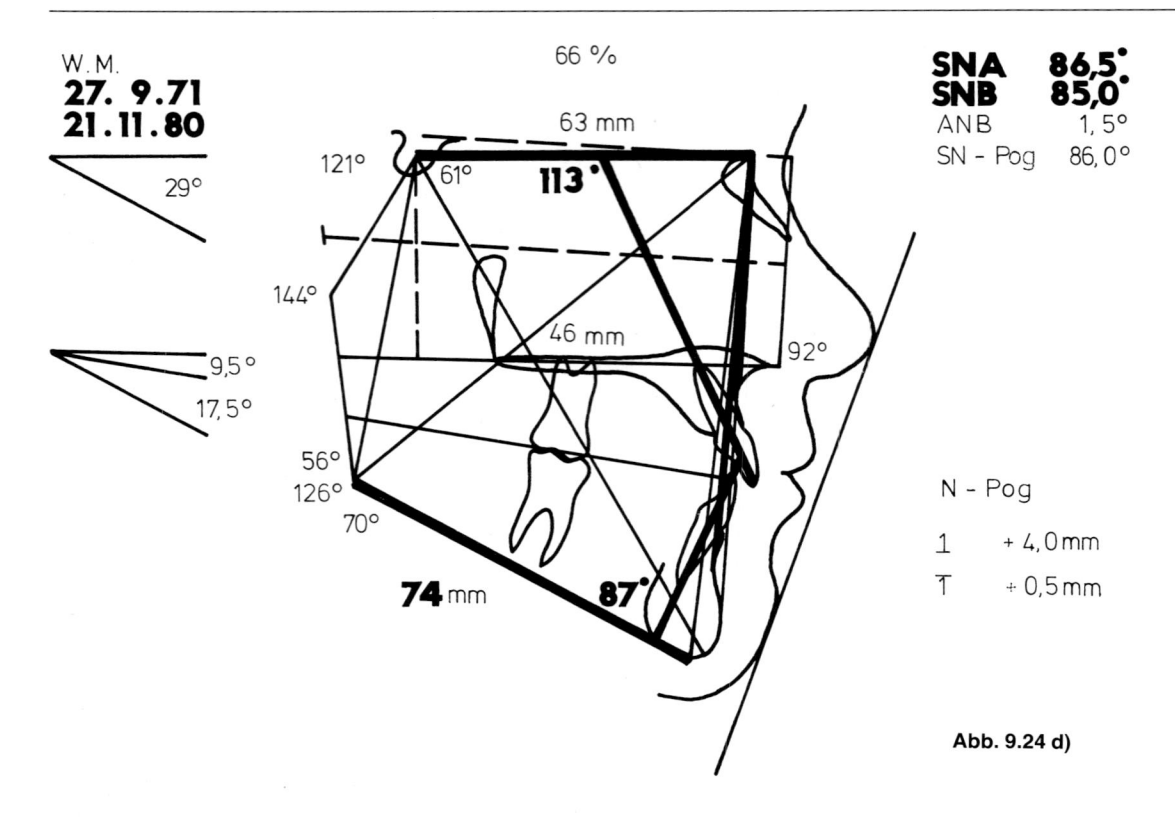

Abb. 9.24 d)

9.8.2 Behandlung im Wechselgebißalter

Im Wechselgebiß ist eine Rückverlagerung des Unterkiefers noch möglich. *Ziel der Behandlung* ist es, eine *gute Schneidezahnführung* so früh wie möglich zu erreichen, welche zum harmonischen Wachstum der Kieferbasen führen kann. Die Behandlung im frühen Wechselgebiß ist erfolgreich, solange noch Mikrosymptome oder dento-alveoläre Symptome der Anomalie manifest sind.

9.8.2.1 Bei *dento-alveolären* Klasse III-Anomalien sind die oberen Schneidezähne nach lingual und/oder die unteren nach labial gekippt. In der ersten Behandlungsphase werden die gekippten Schneidezähne aufgerichtet. Diese Aufgabe kann mit verschiedenen Geräten vorgenommen werden, z. B. mit schiefen Ebenen, Platten oder Aktivatoren.

Während der Behandlung können *skelettale Symptome* entstehen wie eine lange und/oder prognathe Unterkieferbasis. Zur Retention kann ein Aktivator oder eine Kinnkappe benutzt werden.

Die Behandlung oder zumindest die Überwachung soll bis zum Durchbruch der bleibenden Zähne fortgesetzt werden.

9.8.2.2 Bei Klasse III-Anomalien mit „*Schuld im Unterkiefer*" sind die Ziele der Behandlung eine *Rückverlagerung* und *Wachstumshemmung* des *Unterkiefers*. Zur Rückverlagerung wie auch zur Änderung der

Schneidezahnführung ist ein Aktivator von Nutzen. Extraktionen der unteren Milcheckzähne und ersten Prämolaren im frühen Wechselgebißalter können die Korrektur der Schneidezahnführung erleichtern. In einigen Fällen kann eine *Germektomie* der unteren ersten Prämolaren durchgeführt werden, um den unteren Zahnbogen zu verkleinern; das würde sich auch im Sinne einer Wachstumshemmung, zumindest im dentoalveolären Bereich, auswirken. ==Die Behandlung der Klasse III-Anomalie mit *vertikaler Wachstumsrichtung* ist schwieriger als die Behandlung bei horizontalem Wachstumsmuster,== und beim vertikalen Wachstumstyp ist es schwieriger, einen guten Überbiß zu erreichen; in solchen Fällen kann eine Kinnkappe mit hoher Zugrichtung benutzt werden.

9.8.2.3 Bei Klasse III-Anomalien mit „*Schuld im Oberkiefer*" soll das Wachstum im Bereich des Oberkiefers gefördert werden. Eine Verbesserung der Mittelgesichtskonvexität kann man bei frühzeitigen Behandlungen beobachten. Der *Durchbruch* oberer Schneidezähne kann mittels Führungsflächen des Aktivators *gesteuert* und durch obere Pelotten gefördert werden, gleichzeitig wird der Unterkiefer in einer *posterioren Lage gehalten*. Der obere Zahnbogen kann auch mit Platten ausgeformt oder das Mittelgesicht mit einer modifizierten Delaire-Maske beeinflußt werden.

Bei dieser Form der Klasse III-Anomalien wird häufig ein *Engstand im Oberkiefer* beobachtet. Falls Extraktionen der oberen Molaren notwendig sind, sollten auch Extraktionen im unteren Zahnbogen vorgenommen werden. In solchen Fällen ist meistens die Behandlung mit einer festsitzenden Apparatur oder eine kieferchirurgische Korrektur notwendig.

Bei der 6½jährigen Patientin H. B. lag ein frontaler Kreuzbiß vor (Abb. 9.25). Die Wachstumsrichtung war durchschnittlich, die Kieferbasen von

a) ▶

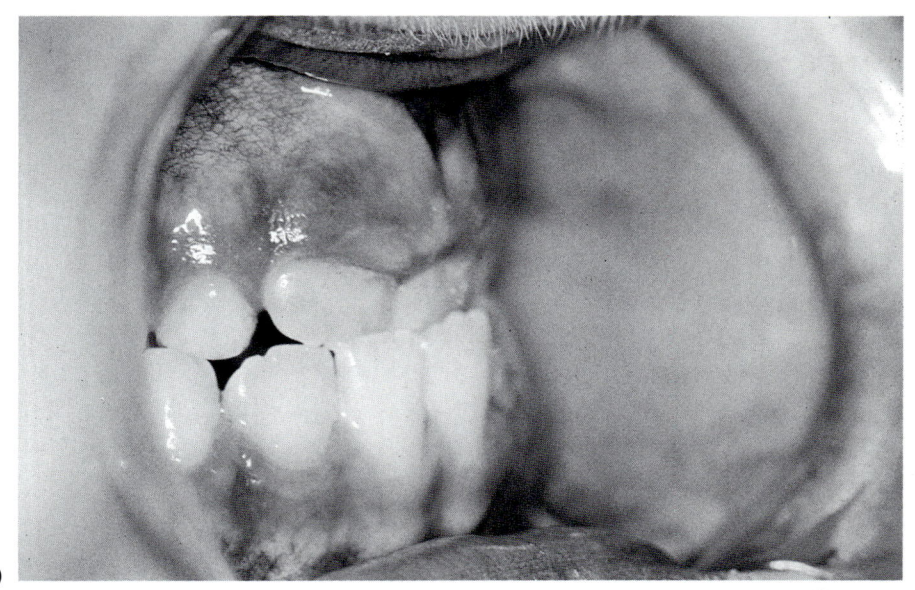

Abb. 9.25 Patient H. B. vor der Behandlung. a) Seitenansicht, b) Vorderansicht, c) Durchzeichnung

420 Klasse III-Anomalien

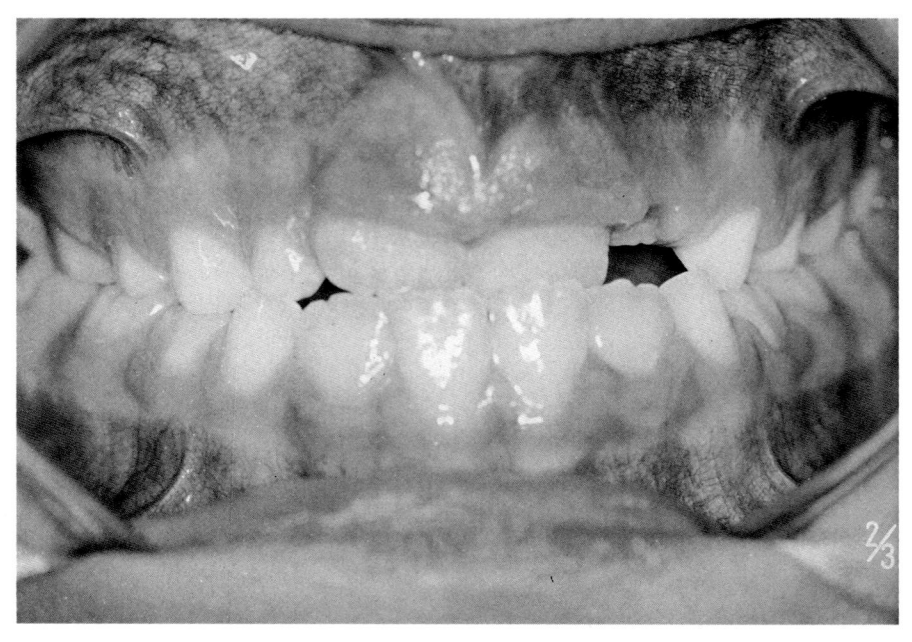

Abb. 9.25 b)

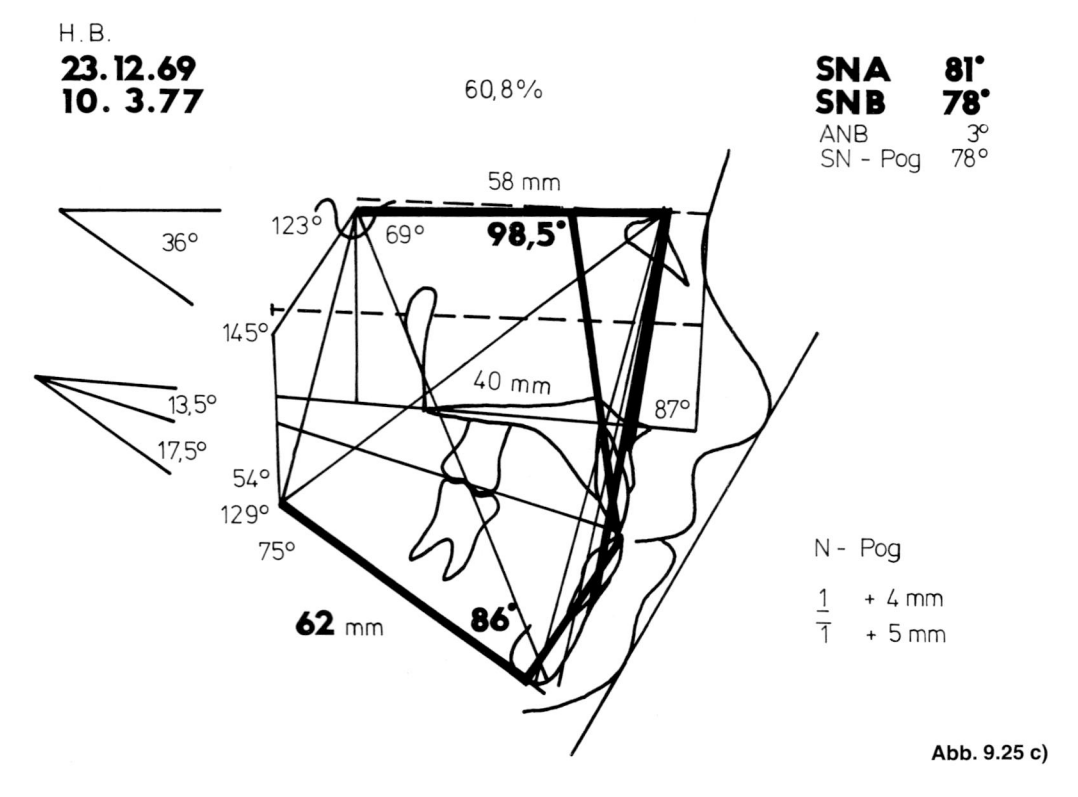

H.B.
23.12.69
10. 3.77

60,8%

58 mm
36° 123° 69° **98,5°**
145°
13,5°
17,5° 40 mm 87°
54°
129°
75°
62 mm **86°**

SNA 81°
SNB 78°
ANB 3°
SN - Pog 78°

N - Pog
$\frac{1}{1}$ + 4 mm
$\frac{1}{1}$ + 5 mm

Abb. 9.25 c)

durchschnittlicher Länge, der aufsteigende Ast kurz, die basalen Beziehungen normal mit einem ANB-Winkel von 3°. Der obere Zahnbogen war eng, der untere gut ausgeformt und weit.

Die Behandlung wurde mit einem Aktivator eingeleitet, um die oberen Schneidezähne nach vorn zu führen und die unteren nach lingual zu

Möglichkeiten und Grenzen der Behandlung in den einzelnen Entwicklungsphasen 421

kippen; so sollte eine gute Schneidezahnführung erreicht werden. Die unteren Eckzähne wurden extrahiert. Nach Durchbruch aller Schneidezähne und ersten Prämolaren wurde der Oberkiefer mit einer Platte gedehnt und anschließend der Unterkiefer ausgeformt. Eine Behandlungsdauer von 1 Jahr und 3 Monaten mit dem Aktivator erbrachte einen guten Überbiß, obwohl die unteren Schneidezähne nach lingual gekippt wurden (Abb. 9.26). Die basalen Beziehungen haben sich nicht verändert; trotz der großen Wachstumsraten im Bereich der Unterkieferbasis von 3,5 mm blieben Oberkieferbasis und Ramushöhe kurz. Die Wachstumsraten der Unterkieferbasis waren charakteristisch für eine genetisch bestimmte Klasse III-Anomalie. Dank der Schneidezahnkontrolle, welche in den frühen Stadien des Zahnwechsels vorgenommen worden war, hat sich der Unterkiefer nicht in eine prognathe Beziehung verlagert.

a)

b)

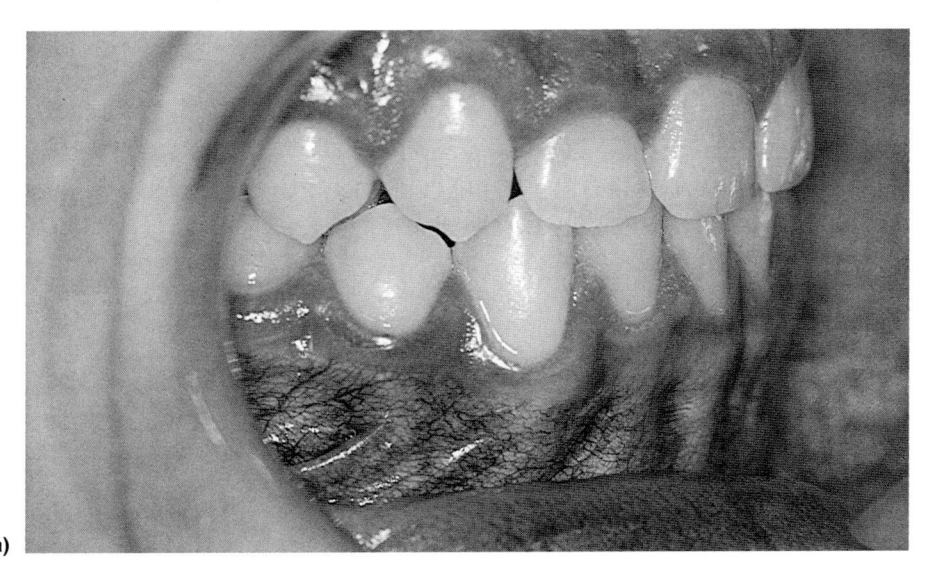

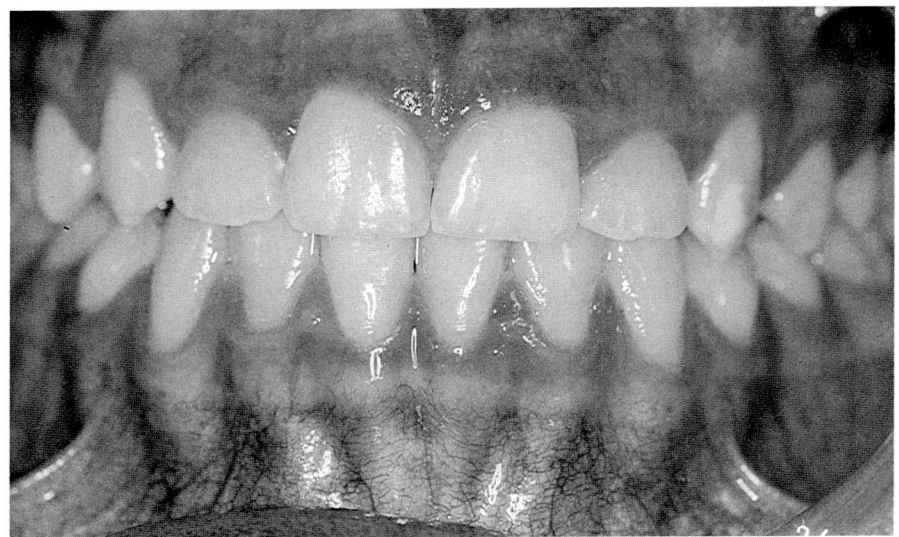

Abb. 9.26 Patient H. B. nach der Behandlung. a) Seitenansicht, b) Vorderansicht, c) ▶ Durchzeichnung, d) Überlagerung der Durchzeichnungen vor und nach der Behandlung

422 Klasse III-Anomalien

H.B.
23.12.69
30. 5.78

61 ‰

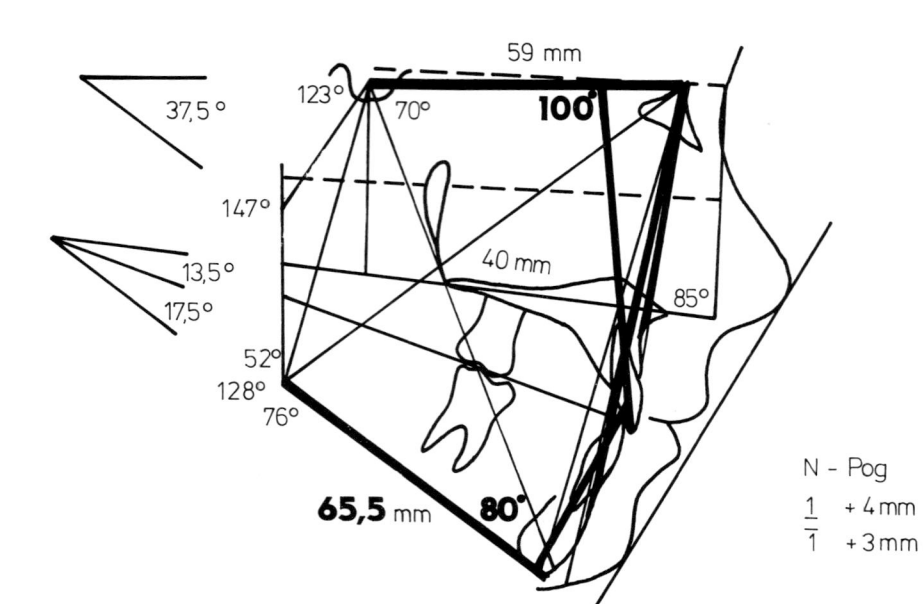

SNA 81°
SNB 78°
ANB 3°
SN-Pog 77°

59 mm
37,5°
123° 70° **100°**
147°
13,5°
17,5°
40 mm
85°
52°
128°
76°
65,5 mm **80°**

N - Pog
$\frac{1}{1}$ +4 mm
+3 mm

Abb. 9.26 c)

H.B.
10.3.77
30.5.78

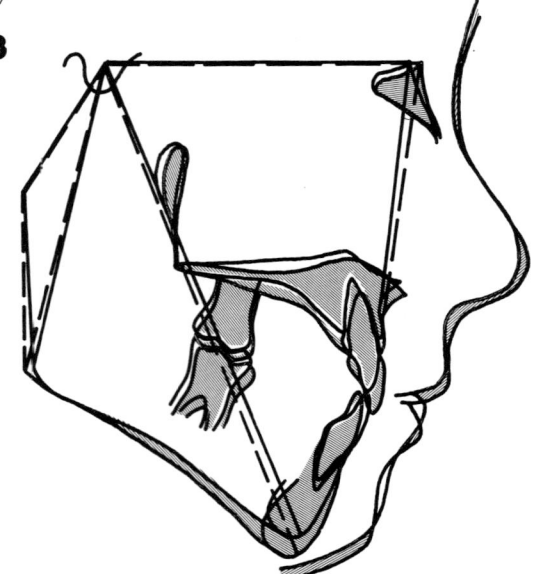

Abb. 9.26 d)

Möglichkeiten und Grenzen der Behandlung in den einzelnen Entwicklungsphasen 423

Bei der 7½jährigen Patientin K. A. lag ein frontaler Kreuzbiß mit Engstand im Unterkiefer vor (Abb. 9.27). Die obere dentale Diskrepanz war groß, der Platz für die seitlichen Schneidezähne fehlte. Ober- und Unterkieferbasen waren retrognath eingebaut mit einem ANB-Unterschied von 0,5°. Die Länge der Kieferbasen war durchschnittlich, die Wachstumsrichtung horizontal.

Die Korrektur des frontalen Kreuzbisses gestaltete sich unproblematisch dank der Lingualkippung der oberen Schneidezähne, welche aufgerichtet werden konnten; zum Ausformen des oberen Zahnbogens war die Extraktion der ersten Prämolaren notwendig. Im frühen Wechselgebißalter ist es möglich, eine systematische Extraktionstherapie mit gleichzeitiger Kor-

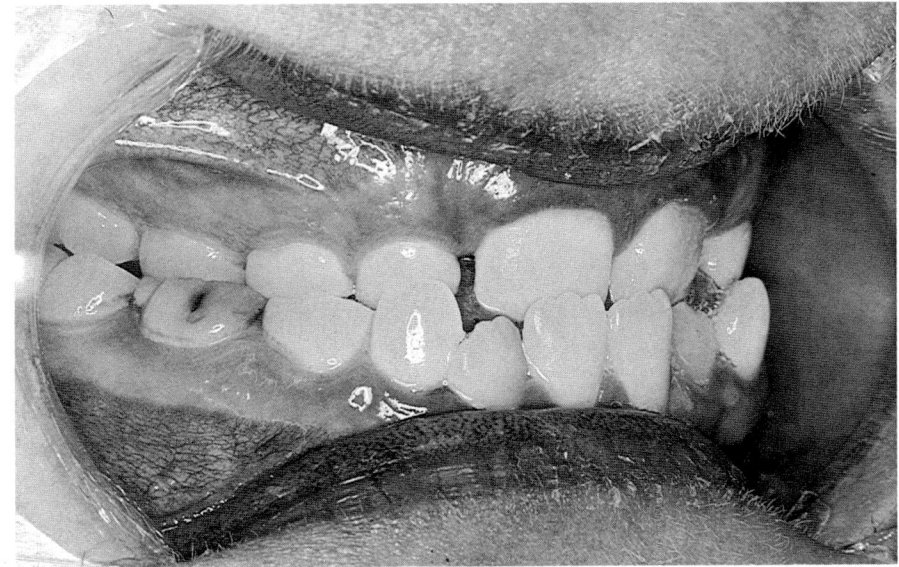

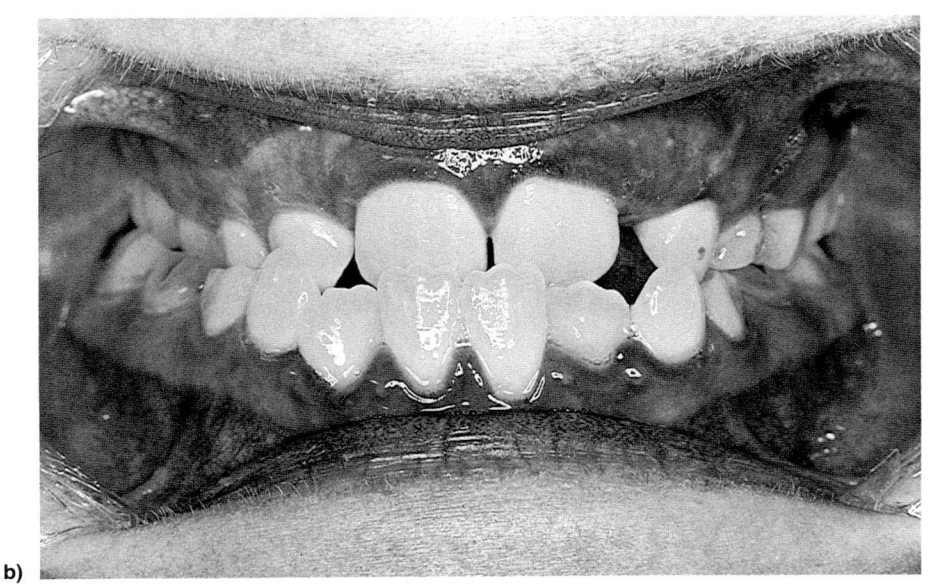

Abb. 9.27 Patient K. A. vor der Behandlung. a) Seitenansicht, b) Vorderansicht, c) Durchzeichnung ▶

K.A.
22.12.67
19. 7.75

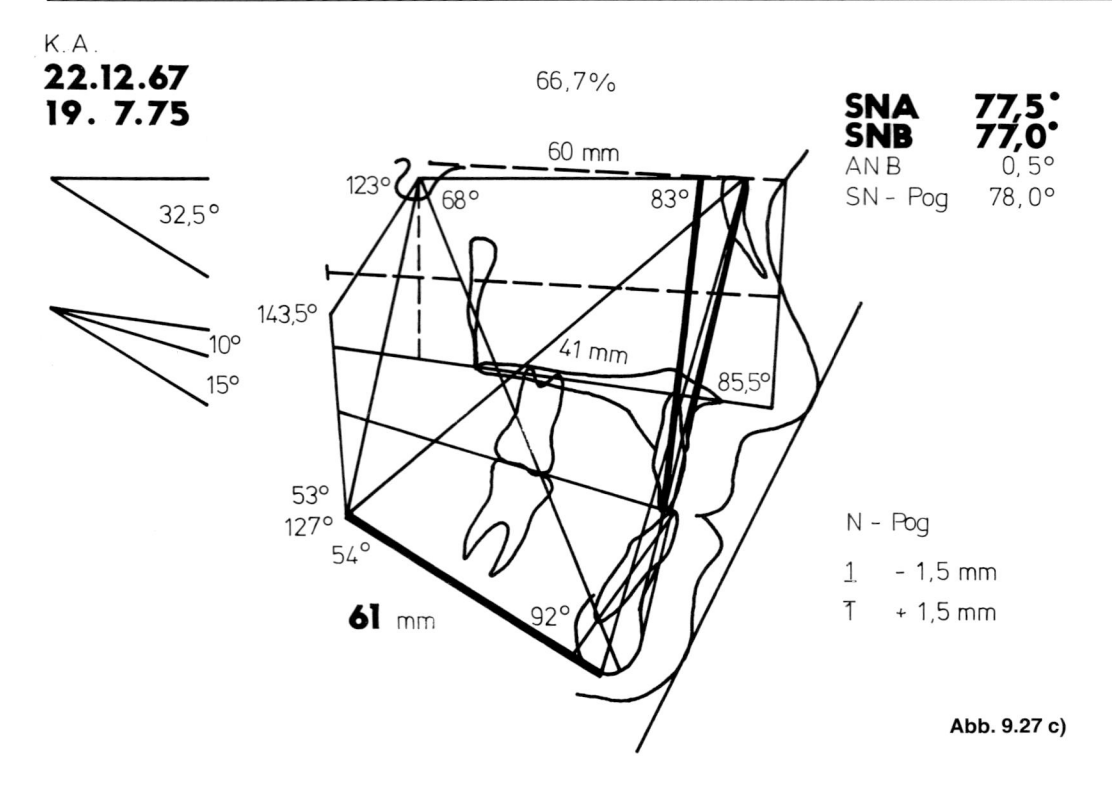

66,7%
60 mm
123° 68° 83°
32,5°
143,5°
10°
15°
41 mm
85,5°
53°
127°
54°
61 mm 92°

SNA 77,5°
SNB 77,0°
AN B 0,5°
SN - Pog 78,0°

N - Pog
1 - 1,5 mm
T + 1,5 mm

Abb. 9.27 c)

rektur des Kreuzbisses einzuleiten. Die Behandlung wurde mit Hilfe von zwei Aktivatoren vorgenommen. Mit dem ersten wurden die oberen Schneidezähne nach labial gekippt und der Unterkiefer in einer retrudierten Lage gehalten. Die oberen Schneidezähne wurden lingual belastet, die unteren mit einer Kunststoffrille gehalten. Der Durchbruch der bleibenden Zähne wurde überwacht und die ersten Prämolaren im Unter- und später im Oberkiefer extrahiert.

a)

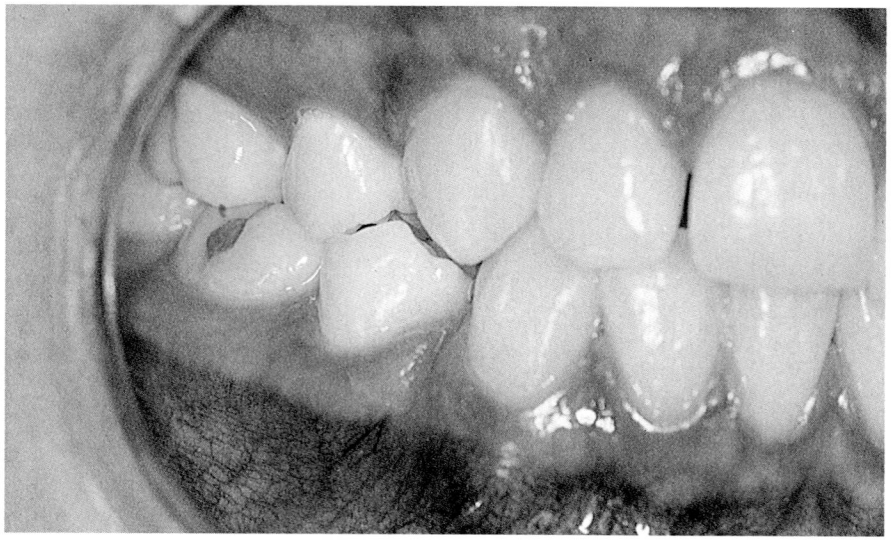

Abb. 9.28 Patient K. A. nach der Behandlung. a) Seitenansicht, b) Vorderansicht, c) Durchzeichnung

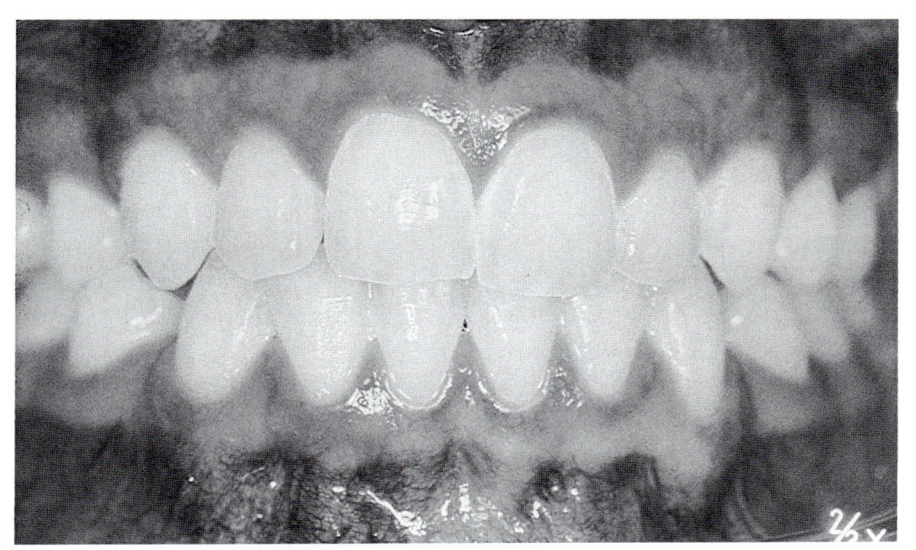

Möglichkeiten und Grenzen der Behandlung in den einzelnen Entwicklungsphasen

Abb. 9.28 b)

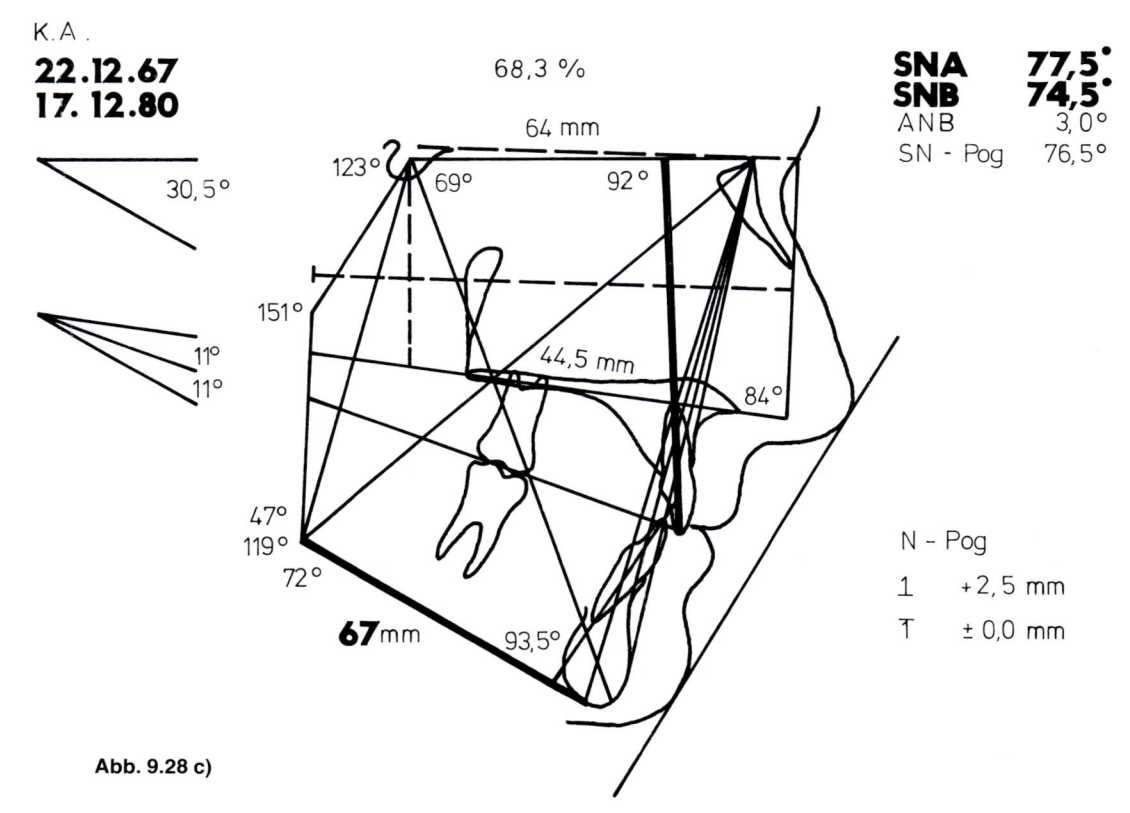

K.A.
22.12.67
17.12.80

SNA 77,5°
SNB 74,5°
ANB 3,0°
SN - Pog 76,5°

N - Pog
1 +2,5 mm
T ±0,0 mm

Abb. 9.28 c)

==Wenn eine systematische Extraktionstherapie eingeleitet wurde, ist es bei Klasse III-Anomalien von Vorteil, die Extraktionen im Unterkiefer jeweils *vor* der Extraktion im Oberkiefer durchzuführen.==

Der zweite Aktivator wurde für Retention und Korrektur der Okklusion benützt.

Nach 4½jähriger Behandlungszeit und Retention wurde eine gute inzisale und skelettale Beziehung mit einem ANB-Winkel von 3° (Abb. 9.28) erreicht.

Die Zuwachsraten waren durchschnittlich. Die Frühbehandlung ermöglichte die Therapie mit funktionellen Mitteln; bei späterem Behandlungsbeginn wäre die Behandlung mit einer festsitzenden Apparatur erforderlich gewesen.

Bei der 9jährigen Patientin S. G. lag eine Klasse III-Anomalie vor mit „Schuld" im Oberkiefer, einem ANB-Unterschied von − 2° und vertikaler Wachstumsrichtung (Abb. 9.29). Die Oberkieferbasis war kurz und retrognath, der obere Zahnbogen eng, die Zähne rotiert. Dieser Fall wurde mit einer festsitzenden Apparatur nach Extraktion aller 4 ersten Prämolaren behandelt. Die skelettale Relation der Klasse III wurde mittels dentoalveolärer Maßnahmen kompensiert (Abb. 9.30).

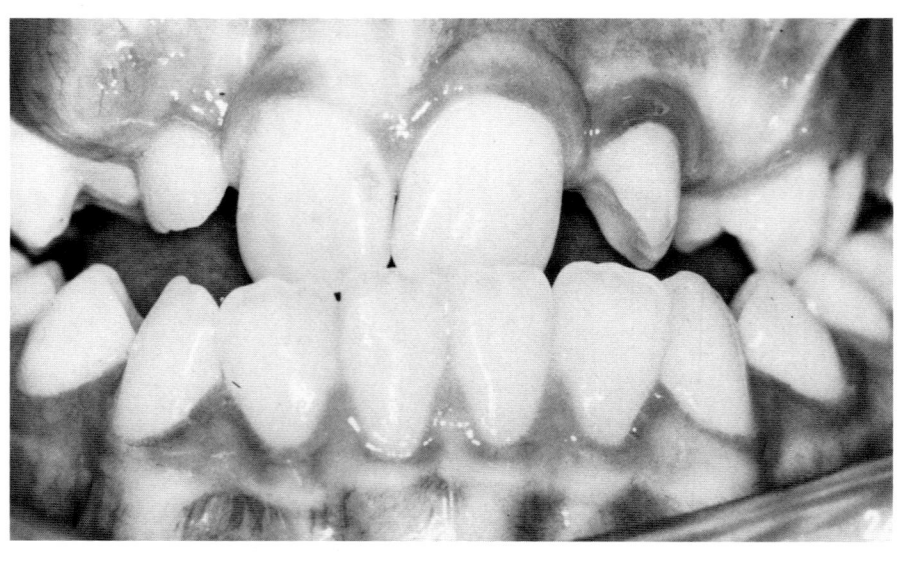

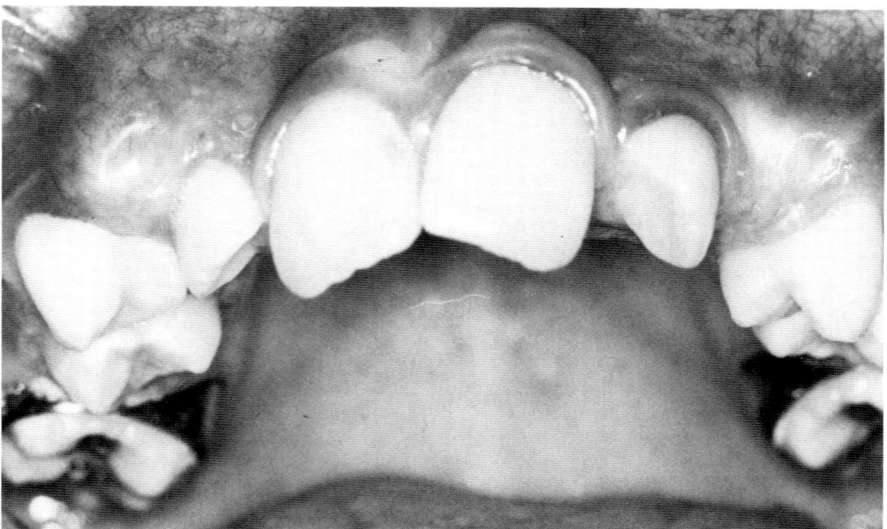

Abb. 9.29 Patient S. G. vor der Behandlung. a) Vorderansicht, b) Oberer Zahnbogen, c) Orthopantomogramm, d) Durchzeichnung

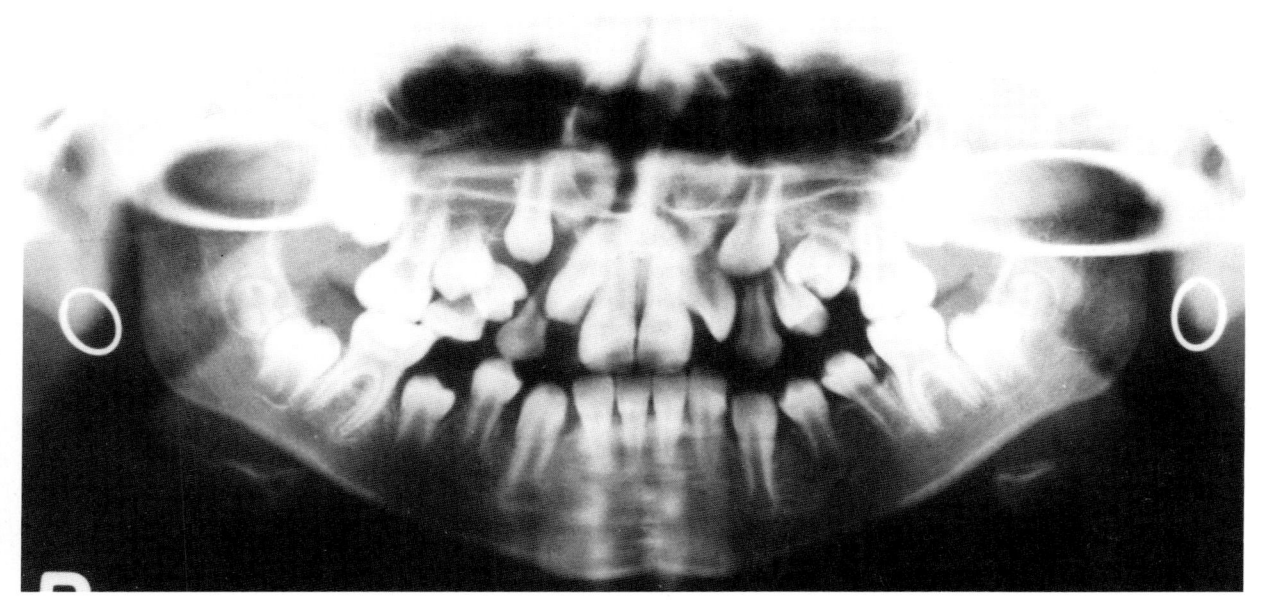

Möglichkeiten und Grenzen der Behandlung in den einzelnen Entwicklungsphasen 427

Abb. 9.29 c)

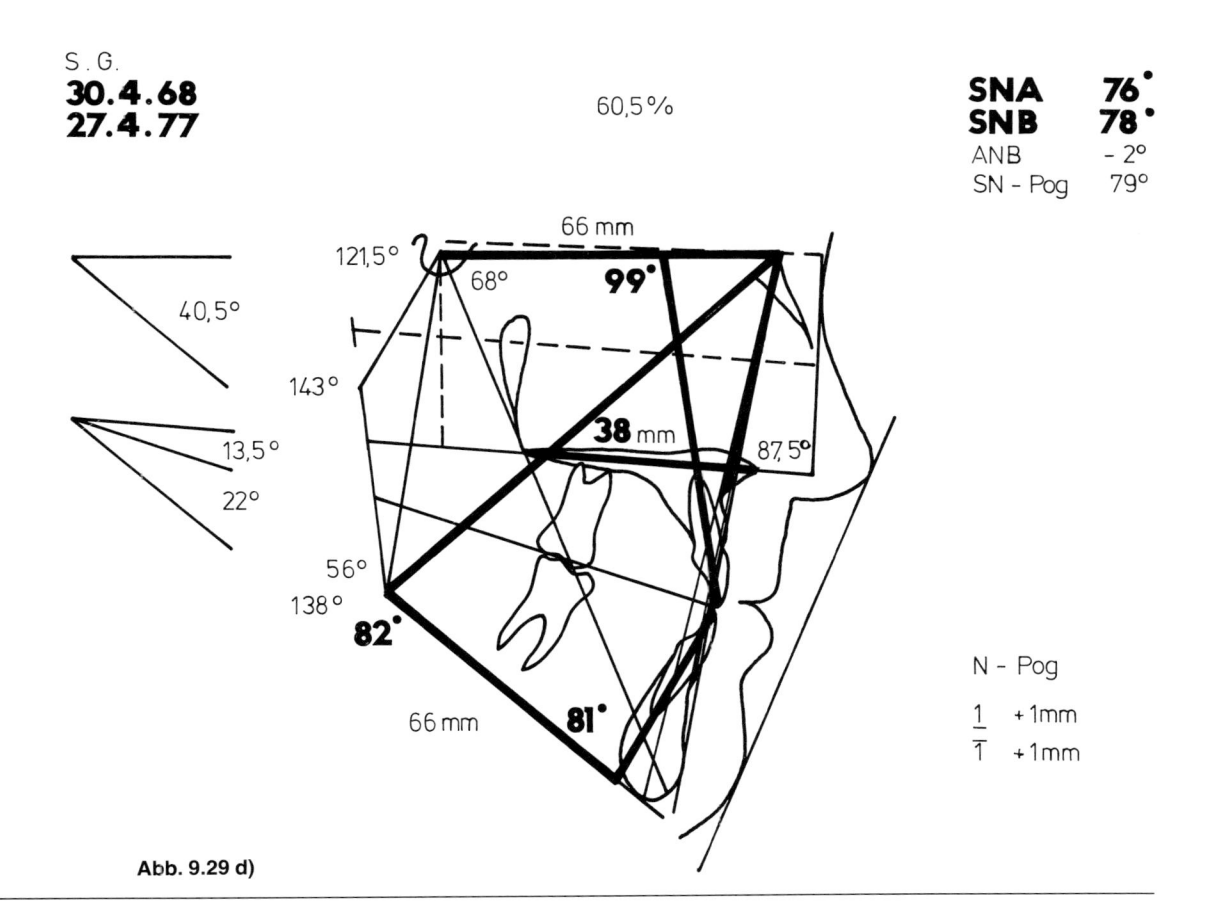

S.G.
30.4.68
27.4.77

60,5 %

SNA 76°
SNB 78°
ANB −2°
SN − Pog 79°

40,5°

121,5°   66 mm
68°   **99°**
143°
13,5°   **38** mm   87,5°
22°
56°
138°   **82°**
66 mm   **81°**

N − Pog

$\dfrac{1}{1}$ +1 mm

$\dfrac{1}{1}$ +1 mm

Abb. 9.29 d)

428 Klasse III-Anomalien

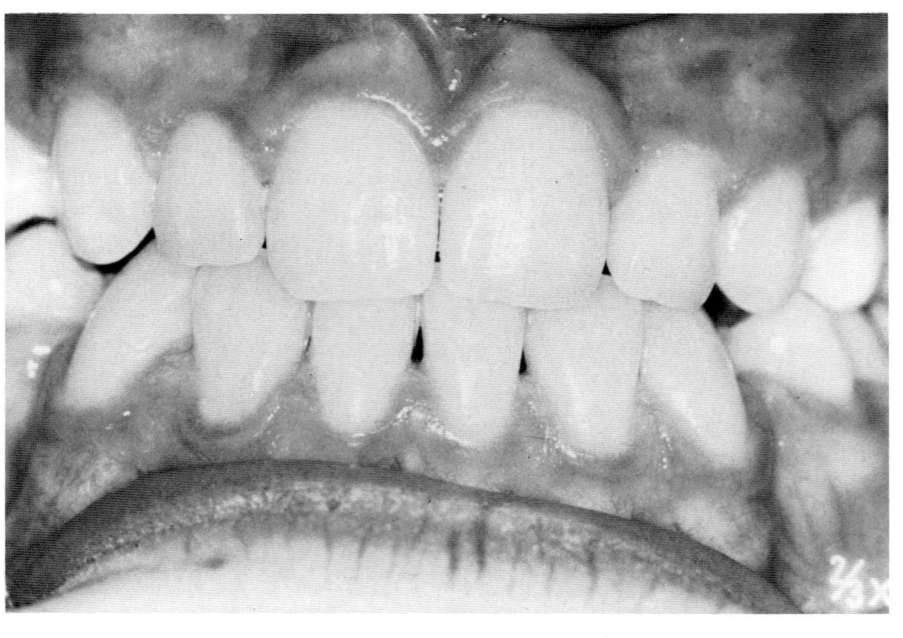

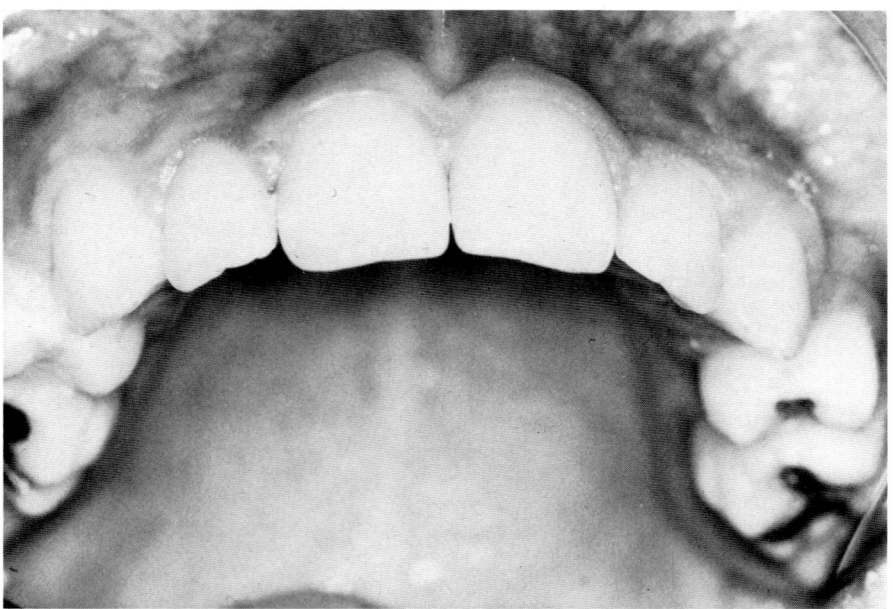

Abb. 9.30 Patient S. G. nach der Behandlung. a) Vorderansicht, b) Oberer Zahnbogen, c) Orthopantomogramm

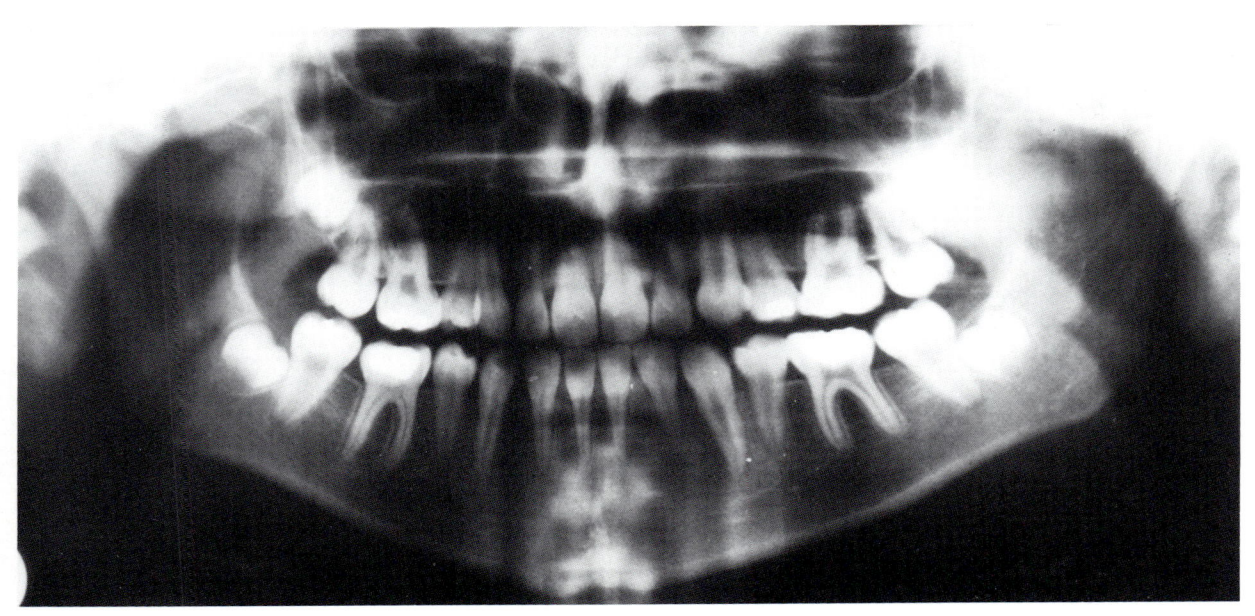

Abb. 9.30 c)

9.8.3 Behandlung im bleibenden Gebiß

Im bleibenden Gebiß kann nur noch die *dento-alveoläre Klasse III-Anomalie* erfolgreich behandelt werden. Die skelettale *Klasse III-Anomalie* wird entweder mittels dento-alveolärer *Kompensation* oder *kieferchirurgisch* angegangen. Sehr wichtig ist es, die Grenzen dieser Kompensation rechtzeitig zu erkennen, um dann mit den *Vorbereitungen für den chirurgischen Eingriff* zu beginnen. Vor einem chirurgischen Eingriff ist das Ausformen der Zahnbögen erforderlich, was eine *Dekompensation* bedeutet. Der Patient wird in die frontale Kreuzbißbeziehung, die ursprüngliche Progenie, zurückbehandelt, die intermaxillären Beziehungen werden dekompensiert. Alle diese Maßnahmen, ob Kompensation oder Dekompensation, erfordern eine Behandlung mit festsitzender Apparatur (Abb. 9.31, 9.32).

Der Aktivator kann zur *Retention* nach chirurgischen Eingriffen benutzt werden. Dauer der funktionellen Adaptation und Ausmaß der Störungen sind oft unbekannte Faktoren, besonders wenn die Topographie der Muskelansätze durch Verschiebung der Knochensegmente verändert wurde. Dies ist der Grund, warum vor Abschluß auch chirurgischer Therapie eine Retention erforderlich ist. Die Muskelanpassung kann mit dem Aktivator gefördert werden; er wird in der retrudierten Unterkieferlage mit einer geringen Öffnung angefertigt, die unteren Schneidezähne werden mit Kunststoffrillen gehalten, im Molarenbereich wird der Kunststoff nicht freigeschliffen, die Zähne werden nur gehalten.

Zusammenfassend kann festgestellt werden, daß die Behandlung der Klasse III-Anomalien mit funktionellen abnehmbaren Geräten erfolgreich sein kann, wenn sie in den frühen Stadien des Wechselgebißalters

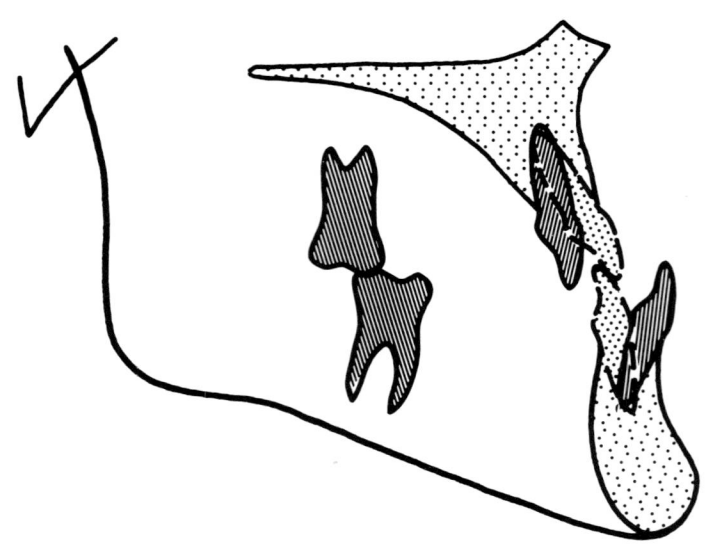

Abb. 9.31 Dentale Kompensation der skelettalen Klasse III durch Labialkippung der oberen und Lingualkippung der unteren Schneidezähne

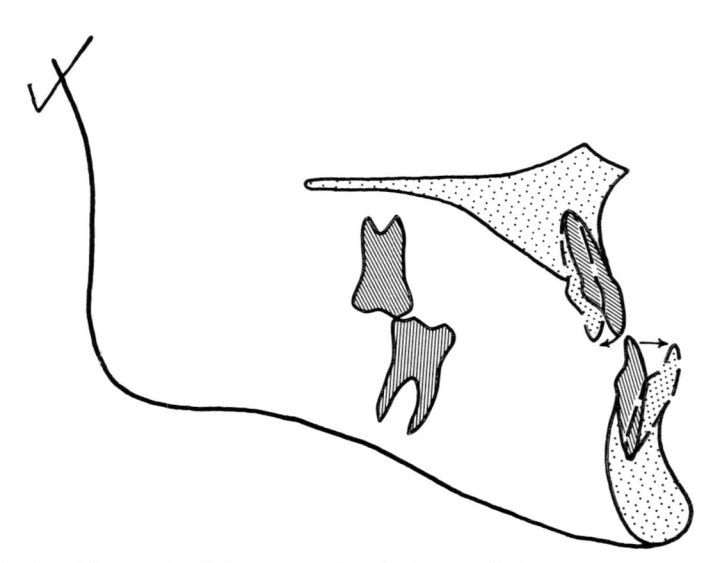

Abb. 9.32 Prächirurgische Dekompensation der Klasse III durch Aufrichten der gekippten Schneidezähne

eingeleitet wurde und die skelettalen Klasse III-Symptome noch nicht voll entwickelt sind. Bei allen anderen Formen der Klasse III-Anomalien sind die Möglichkeiten der funktionellen Therapie eingeschränkt und können nur manchmal, meistens in Kombination mit anderen Methoden, angewendet werden.

10 Der offene Biß

Die Behandlung des offenen Bisses wurde bereits im Kapitel Abschirmtherapie besprochen (S. 125). Im folgenden wird nur unser *Grundkonzept* für die Behandlung des offenen Bisses diskutiert.

10.1 Ätiologische Kriterien

In der Ätiologie des offenen Bisses sind neben Umweltfaktoren auch epigenetische und genetische Faktoren von Bedeutung.

Dyskinesien und gestörte Nasenatmung sind die wichtigsten *Umweltfaktoren*. Die meisten Kinder (in unseren Untersuchungen 91%) mit einem offenen Biß haben eine positive Lutschanamnese. Die Bedeutung der Zungendyskinesie für die Ätiologie des offenen Bisses wurde im Kapitel Funktionsanalyse (S. 47) dargestellt. Die gestörte Nasenatmung hat oft eine Störung der Zungenlage zur Folge, die wiederum zu einem offenen Biß führt.

Von den *epigenetischen Faktoren* sind Lage, Morphologie und Größe der Zunge von Bedeutung.

Das *skelettale Wachstumsmuster,* die Morphologie, insbesondere des Unterkiefers, und die vertikalen Beziehungen der Kieferbasen sind genetisch vorbestimmt. Beim basalen und alveolären Knochenwachstum können wir eine vertikale Wachstumsunzulänglichkeit beobachten.

10.2 Ästhetische Beurteilung

Bereits der dento-alveolär offene Biß stört in ästhetischer Hinsicht, besonders weil der Patient bei der Sprachlautbildung die Zunge zwischen die Zahnreihen preßt.

Bei der ästhetischen Beurteilung sind die folgenden Beziehungen von besonderem Interesse (Abb. 10.1):

1. Das Gleichgewicht zwischen *Nase, Lippen* und *Profil.*
2. Die Nase und der *nasolabiale Winkel.* Ist dieser Winkel klein, verbessert eine Retrusion der oberen Schneidezähne nach Prämolarenextraktion die Ästhetik; in Fällen mit großem Winkel dagegen würde sie durch die Protrusion der oberen Frontzähne verbessert.
3. Die *Konfiguration der Lippen,* die Größe der Mundspalte bei entspannter Lippenmuskulatur und die Beziehungen des oberen Randes der Oberlippe zu Zähnen und Gingiva.
4. Die Länge des *unteren Drittels des Gesichtes,* die Prominenz oder Retroposition des Kinns. Die Entfernung Subnasale–Mundspalt ist oft kurz und verlängert das untere Drittel des Gesichtes.

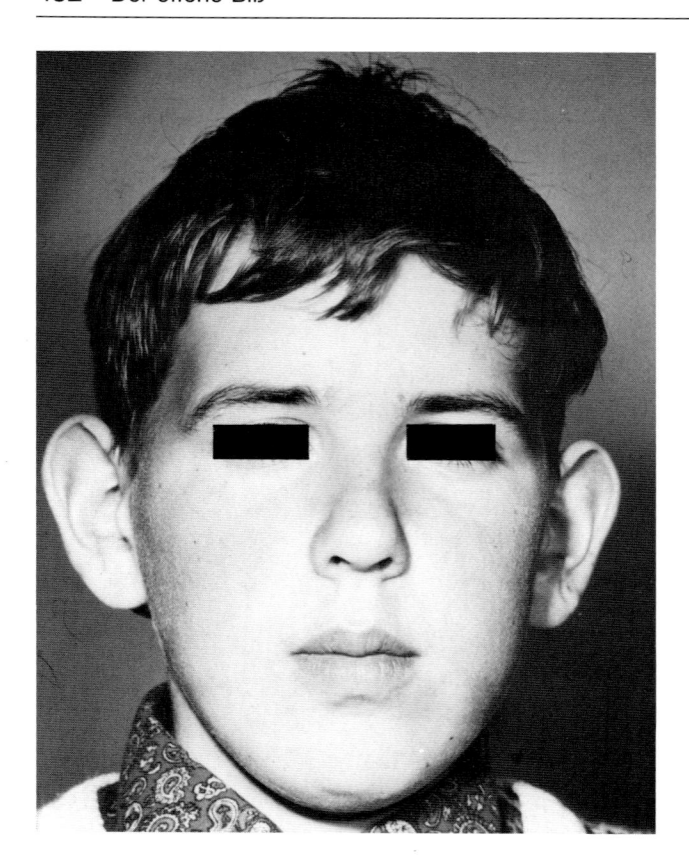

Abb. 10.1 Das Vordergesicht, besonders das untere Drittel, ist beim skelettal offenen Biß verlängert

10.3 Funktionelle Beurteilung

Zungendyskinesien, insbesondere *Zungenpressen,* sollen beurteilt werden. Die Unterscheidung zwischen einfachem Pressen und dem Zungenpressensyndrom ist erforderlich, ähnlich wie die Differenzierung zwischen primärer kausaler und sekundärer adaptiver Zungendyskinesie. Die Folgen einer Dyskinesie kann man im dento-alveolären Bereich lokalisieren, und deswegen ist ihre *Korrelation* mit der *Fernröntgenanalyse* notwendig.

Unter Berücksichtigung der Folgen von Dyskinesien ist es möglich, nach *Brauer* und *Holt,* zwischen *vier* verschiedenen *Varianten des Zungenpressens* zu unterscheiden:

1. nicht deformierendes Zungenpressen; trotz der Dyskinesie entsteht keine Anomalie;

2. frontal deformierendes Zungenpressen mit frontal offenem Biß, kombiniert manchmal mit einem lateralen Kreuzbiß;

3. lateral deformierendes Zungenpressen mit lateral offenem Biß. Laterales Zungenpressen kann aber auch einen funktionellen Tiefbiß verursachen – eine Variante des lateral offenen Bisses;

4. das Zungenpressen kann frontal und lateral deformieren und verursacht einen frontal und lateral offenen Biß.

10.4 Klinische Beurteilung

In Abhängigkeit von der Schwere der Anomalie gibt es verschiedene Formen des frontal offenen Bisses:

1. Fälle mit einer Schneidezahnstufe, kombiniert mit einem offenen Biß von weniger als 1 mm, können als *pseudo-offener Biß* bezeichnet werden.
2. *Einfacher* offener Biß von mehr als 1 mm, im Schneidezahnbereich lokalisiert.
3. *Komplizierter* offener Biß, der von den Prämolaren der einen bis zu den Prämolaren der kontralateralen Seite reicht.
4. *Infantiler* offener Biß; er ist völlig offen, auch im Bereich der Molaren.
5. Eine spezielle Form ist der *iatrogen* offene Biß.

Im Wechselgebißalter können verschiedene Behandlungsmaßnahmen einen *iatrogen offenen Biß* verursachen:

1. Ein *offener Aktivator* mit einem zu hohen Konstruktionsbiß kann Zungenpressen mit offenem Biß verursachen. Während der Intrusion der Seitenzähne mit dem Aktivator kann auch ein lateral offener Biß, besonders im Bereich der Milchmolaren, entstehen (Abb. 10.2).
2. Während einer *Dehnungstherapie* kippen die Seitenzähne oft nach bukkal (bukkale Kroneninklination) mit Verlängerung ihrer palatinalen Höcker. Während dieser Dehnungstherapie kann ein offener Biß entstehen.
3. Während der *Distalisierung* mit einem Headgear verlängert man die Molaren; ein Molaren-Hypomochlion kann entstehen, und das kann den Biß öffnen.

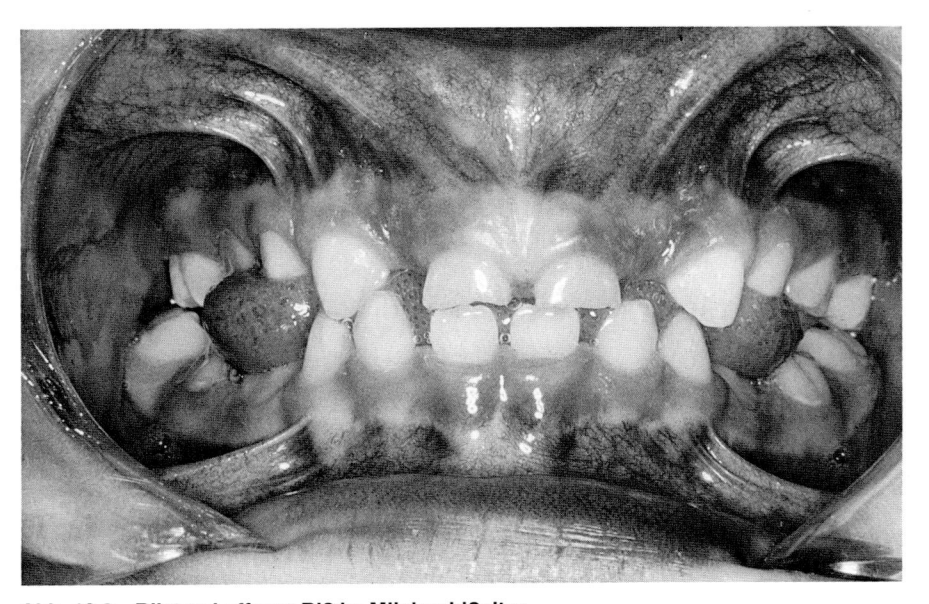

Abb. 10.2 Bilateral offener Biß im Milchgebißalter

434 Der offene Biß

10.5 Fernröntgenologische Beurteilung

Die Fernröntgenanalyse ermöglicht eine morphologische Klassifizierung des offenen Bisses.

10.5.1 Dento-alveolär offener Biß

Das Ausmaß des offenen Bisses hängt vom Durchbruchsstand der Zähne ab. Eine Supraokklusion der Molaren und/oder eine Infraokklusion der Schneidezähne können der kausale Faktor sein. Die dento-alveolären Symptome einer vertikalen Wachstumsrichtung sind eine Protrusion der oberen und eine linguale Kippung der unteren Schneidezähne. Bei Fällen mit horizontaler Wachstumsrichtung verursacht das Zungenpressen neben dem offenen Biß eine Biprotrusion.

Beim lateralen dento-alveolär offenen Biß mit Infraokklusion der Molaren kann es sich ätiologisch um eine Dyskinesie mit Lippensaugen und Zungenpressen handeln.

Eine Unterbrechung dieser Dyskinesie kann zum Ausgleich der Anomalie führen.

Bei einem 14jährigen Knaben lag eine schwere Zungen-Lippen-Dyskinesie mit lateral offenem Biß vor (Abb. 10.3). Die Dyskinesie wurde eliminiert, der offene Biß hat sich gebessert.

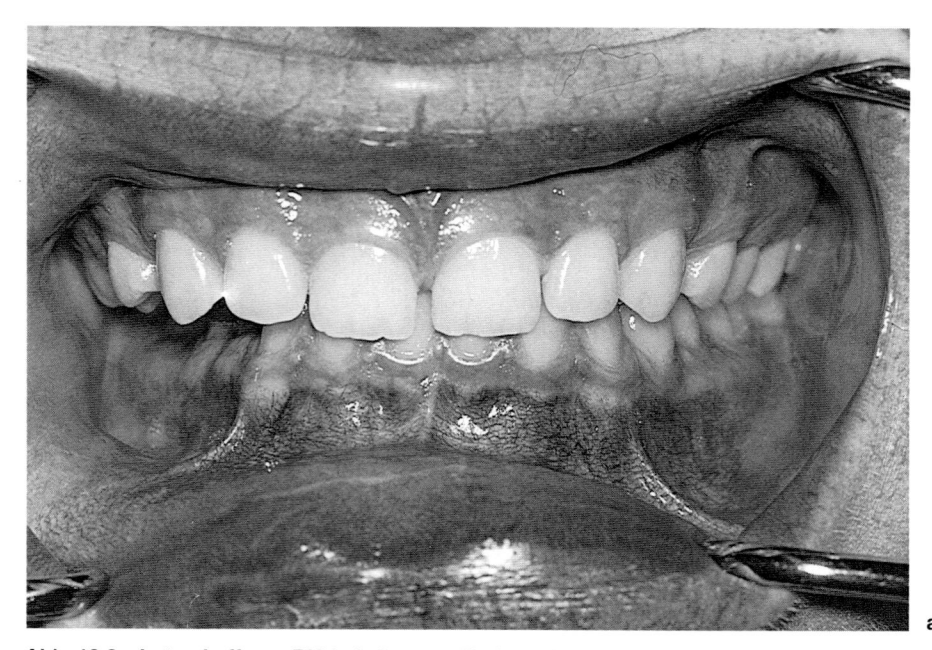

Abb. 10.3 Lateral offener Biß bei einem 14jährigen Patienten mit Nonokklusion der Prämolaren auf der rechten Seite. a) vor der Behandlung, b) nach Ausschaltung der Dyskinesien

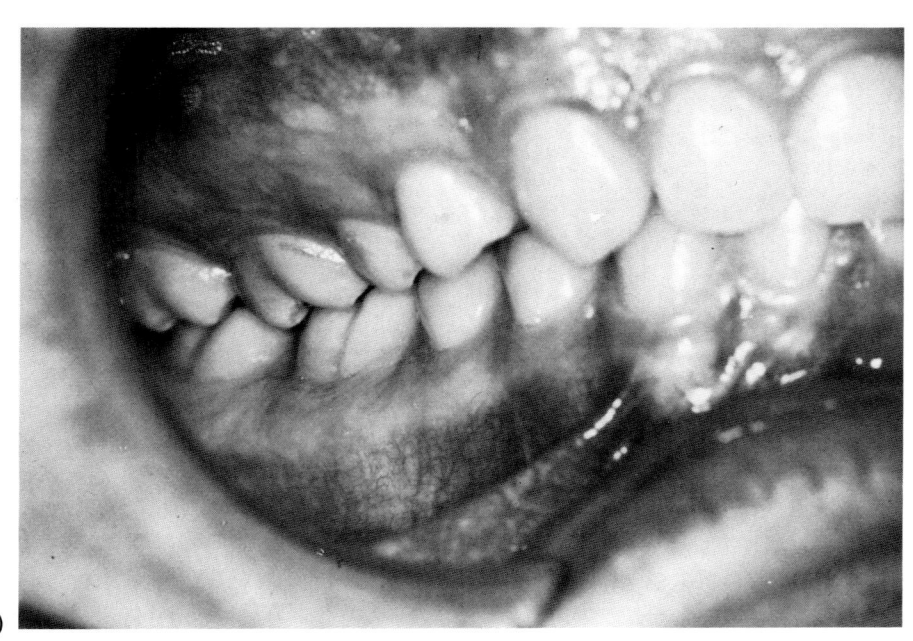

Abb. 10.3 b)

10.5.2 Skelettal offener Biß

Bei einem skelettal offenen Biß ist die vordere Gesichtshöhe lang, besonders im unteren Drittel, und die hintere Gesichtshöhe kurz. Die Unterkieferbasis ist schmal, oft mit einer Incisura praemasseterica vergesellschaftet. Die Symphyse ist schmal und lang, der aufsteigende Ast kurz. Der Kieferwinkel, besonders der untere, ist groß, das Wachstumsmuster vertikal. In Abhängigkeit von der *Inklination der Oberkieferbasis* gibt es folgende Variationen:

1. *Vertikale Wachstumsrichtung,* kombiniert mit einer *Anteinklination* der Oberkieferbasis, bedeutet eine Summierung von zwei ungünstigen Komponenten mit der Folge eines schweren, skelettal offenen Bisses (Abb. 10.4).

2. Die vertikale Wachstumsrichtung kann mit einer *Retroinklination* der Oberkieferbasis kombiniert sein, was eine partielle Kompensation des offenen Bisses bedeutet (Abb. 10.5).

3. Bei einigen Fällen von offenem Biß ist die *Wachstumsrichtung horizontal,* der offene Biß ist durch eine *Anteinklination* der Oberkieferbasis verursacht. Diese Form kann als dekompensierter Tiefbiß bezeichnet werden (Abb. 10.6).

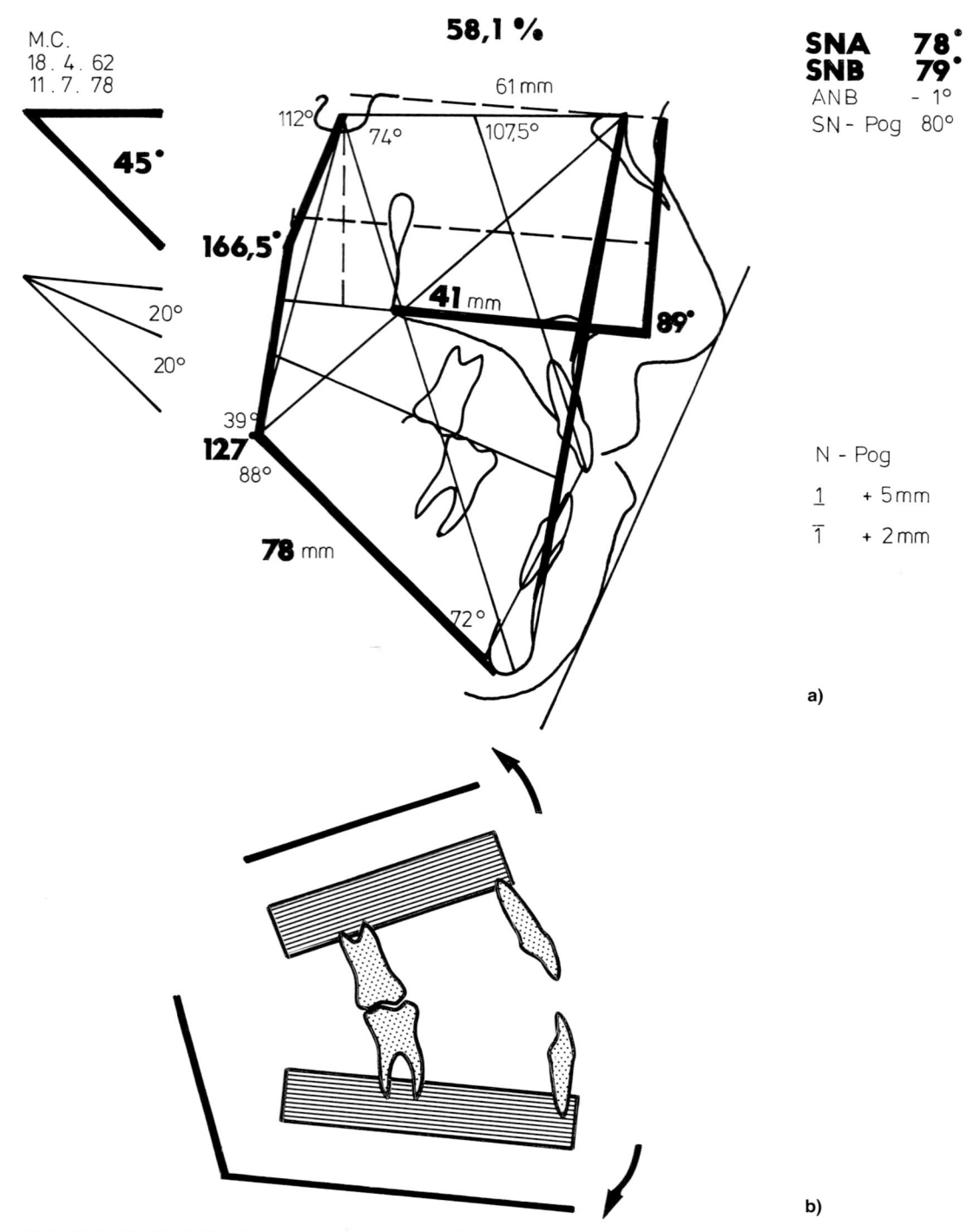

Abb. 10.4 Vertikale Wachstumsrichtung, kombiniert mit Anteinklination der Oberkieferbasis. a) im Fernröntgenbild, b) schematisch dargestellt

Abb. 10.5 Vertikale Wachstumsrichtung, partiell kompensiert durch geringfügige Retroinklination der Oberkieferbasis ▶

Abb. 10.6 Horizontale Wachstumsrichtung, dekompensiert durch Anteinklination der Oberkieferbasis ▶

Fernröntgenologische Beurteilung 437

54,9 %

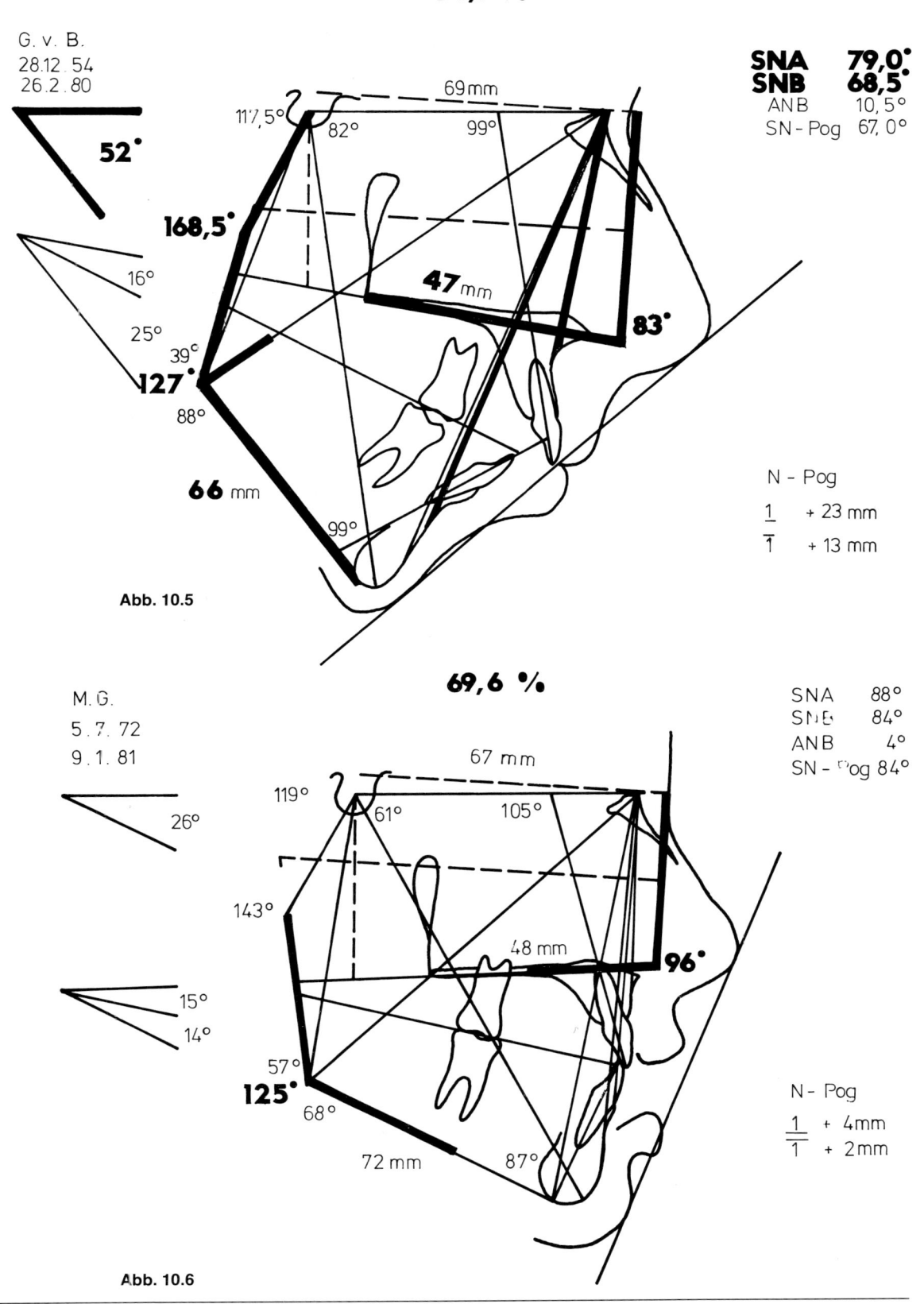

G. v. B.
28.12.54
26.2.80

52°

168,5°

16°
25°
39°
127°
88°

66 mm

117,5°
82°
99°
69mm
47 mm
83°
99°

SNA 79,0°
SNB 68,5°
ANB 10,5°
SN-Pog 67,0°

N - Pog
$\underline{1}$ + 23 mm
$\overline{1}$ + 13 mm

Abb. 10.5

69,6 %

M. G.
5.7.72
9.1.81

26°

15°
14°

143°
57°
125°
68°

119°
61°
105°
67 mm
48 mm
96°
87°
72 mm

SNA 88°
SNB 84°
ANB 4°
SN-Pog 84°

N - Pog
$\underline{1}$ + 4mm
$\overline{1}$ + 2mm

Abb. 10.6

10.6 Therapeutische Gesichtspunkte

In Abhängigkeit von Lokalisation und Ätiologie der Anomalie gibt es verschiedene Behandlungsmöglichkeiten. Schlechte Gewohnheiten kann man mit *Eliminierung der Dyskinesie* kausal beim *dento-alveolär* offenen Biß behandeln. Bei den *skelettalen* Anomalien sind eine *Veränderung der Wachstumsrichtung* während der aktiven Wachstumsphase, später kompensatorische Maßnahmen durch Zahnbewegungen möglich.

Neben dem dento-alveolär und skelettal offenen Biß finden wir auch einen *kombinierten dento-skelettalen Typ,* welcher eine *kombinierte Therapie* erforderlich macht. Auch bei dento-alveolären Behandlungsmaßnahmen muß, wegen der *unterschiedlichen Reaktion* einzelner Wachstumstypen auf die Dyskinesie, die Wachstumsrichtung berücksichtigt werden: Biprotrusion bei der horizontalen und Lingualkippung der unteren Schneidezähne bei der vertikalen Wachstumsrichtung.

Der richtige Zeitpunkt für die Einleitung der Therapie hängt von der Ätiologie der Anomalie ab. Wenn der *Ursachenfaktor* eliminiert werden kann, ist eine Frühbehandlung zur Eliminierung der Dyskinesie indiziert. Andererseits kann man die *skelettalen Probleme* meist auch später lösen oder zumindest kompensieren.

In den einzelnen Entwicklungsphasen des Gebisses verfügen wir über verschiedene Behandlungsmöglichkeiten. Viele dieser Probleme wurden bereits im Kapitel Abschirmtherapie (S. 125) besprochen. Hier wird nur eine Zusammenfassung geboten.

10.6.1 Behandlungsmöglichkeiten des offenen Bisses im Milchgebiß

Im Milchgebiß soll die Kontrolle der schlechten Gewohnheiten und die Eliminierung der Dyskinesien vorgenommen werden. Bei vielen Kindern verbessert sich der offene Biß, wenn die schlechten Gewohnheiten ausgeschaltet werden; Voraussetzung für einen Selbstausgleich ist jedoch, daß keine *Dyskinesie* persistiert und der offene Biß nicht durch einen *Engstand* des oberen Zahnbogens mit Kreuzbiß kompliziert wird. Zur Behandlung des offenen Bisses sind *Vorhofplatten* oder *Aktivatoren* angezeigt.

Im Milchgebiß kann ein skelettal offener Biß selten beobachtet werden. Um die Progredienz der Anomalie zu bremsen, ist eine Kontrolle der schlechten Gewohnheiten in solchen Fällen nur von sekundärer Bedeutung. Zur Veränderung der Wachstumsrichtung kann man *extraorale orthopädische Behandlungsmittel,* z. B. Kinnkappen, benutzen.

10.6.2 Behandlungsmöglichkeiten des offenen Bisses im Wechselgebiß

Im Wechselgebiß können wir drei Formen des offenen Bisses unterscheiden:

1. Der *dento-alveolär offene* Biß als Folge verschiedener Dyskinesien. Im frühen Wechselgebißalter sind *Abschirmgeräte* – wie bereits auf Seite 126 beschrieben – indiziert. Im späten Wechselgebißalter, bei ausgeprägten Zungendyskinesien, führt die Abschirmtherapie manchmal zu keinem Erfolg. In solchen Fällen soll die Anomalie mit einer *festsitzenden* Apparatur korrigiert werden; anschließend ist eine lange Retentionsphase erforderlich. Während der *Retentionsphase* können Schluckübungen – d. h. Schlucken ohne Zungenpressen – ausgeführt werden.

Bei der 8jährigen Patientin J. S. lag ein offener Biß mit Zungendyskinesie vor (Abb. 10.7). Die Ober- und Unterkieferbasen waren prognath eingebaut, die Oberkieferbasis durchschnittlicher Länge, die Unterkieferbasis und der aufsteigende Ast lang. Die Wachstumsrichtung war extrem horizontal und das Zungenpressen verursachte eine Biprotrusion. Infolge dieser Dyskinesie und zu schmaler Schneidezähne war das Gebiß lückig. Die Bißöffnung wurde durch die Anteinklination der Oberkieferbasis gefördert.

Eine Abschirmtherapie mit einer kombinierten Vorhofplatte (mit Zungengitter) wurde eingeleitet, allerdings ohne Erfolg. Wegen der intensiven Zungendyskinesie war es nicht möglich, die Schneidezähne aufzurichten und den Biß zu schließen.

a)

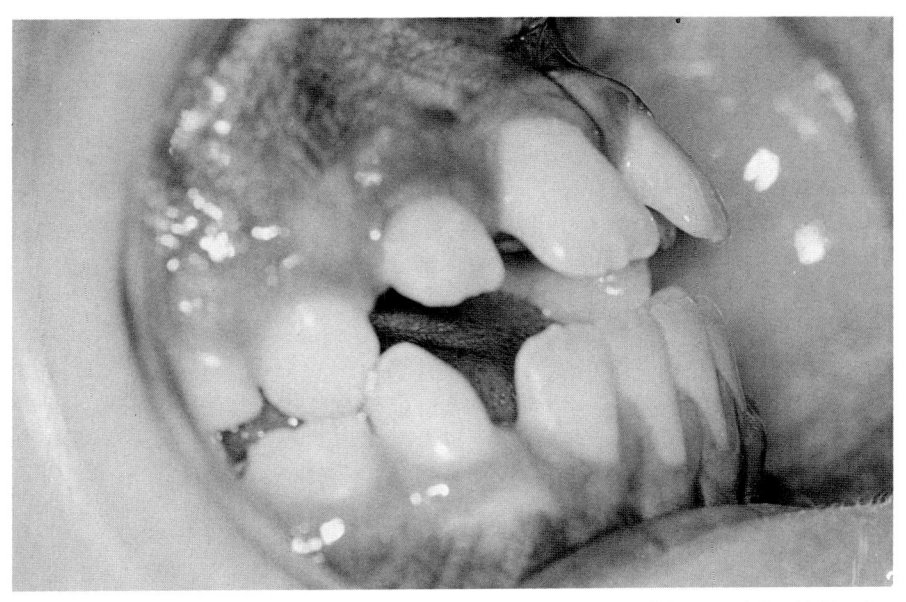

Abb. 10.7 Die 8jährige Patientin J. S. vor der Behandlung. a) Seitenansicht, b) Vorderansicht, c) Fernröntgendurchzeichnung

440 Der offene Biß

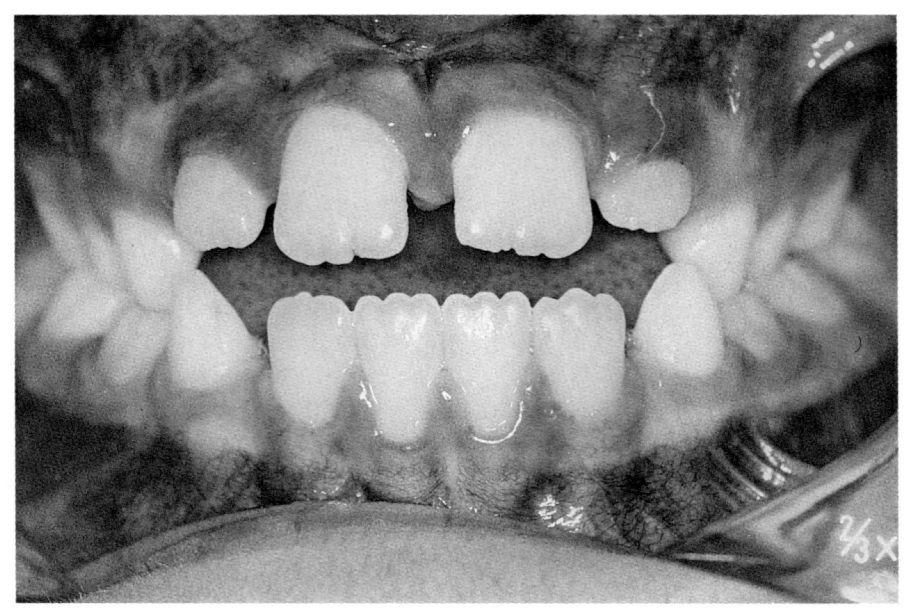

Abb. 10.7 b)

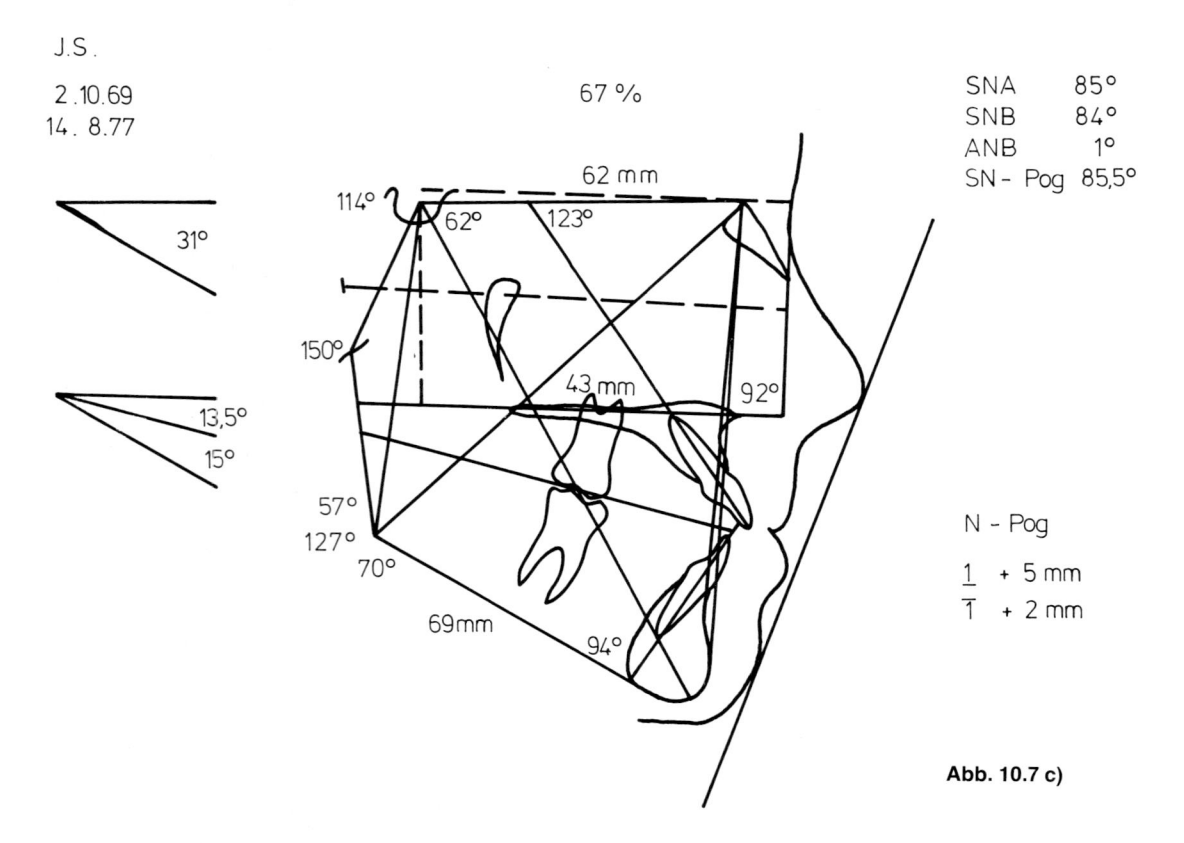

J.S.
2.10.69
14. 8.77

67 %

114° 62° 123° 62 mm
31°
150°
13,5°
15°
43 mm 92°
57°
127°
70°
69 mm
94°

SNA 85°
SNB 84°
ANB 1°
SN - Pog 85,5°

N - Pog

$\frac{1}{}$ + 5 mm
$\frac{}{1}$ + 2 mm

Abb. 10.7 c)

Nach Durchbruch der Eckzähne und Prämolaren wurde der offene Biß mit einer festsitzenden Apparatur korrigiert. Anschließend wurde er geschlossen, aber eine geringe Protrusion der oberen Schneidezähne persistierte. Diese Protrusion stellte eine Kompensation der Klasse III-Basalbeziehungen mit einem ANB-Winkel von 0° dar. Die Zuwachsraten der Unterkieferbasis und des Ramus waren hoch, die der Oberkieferbasis durchschnittlich (Abb. 10.8).

Bei solchen Patienten führt die Abschirmtherapie zu keinem Erfolg, weil es sehr schwierig ist, eine Biprotrusion mit Abschirmgeräten zu korrigieren: Das Zungenpressen kann nicht völlig ausgeschaltet werden, das Aufrichten der Schneidezähne erfordert eine zusätzliche aktive Kraftappli-

a)

b)

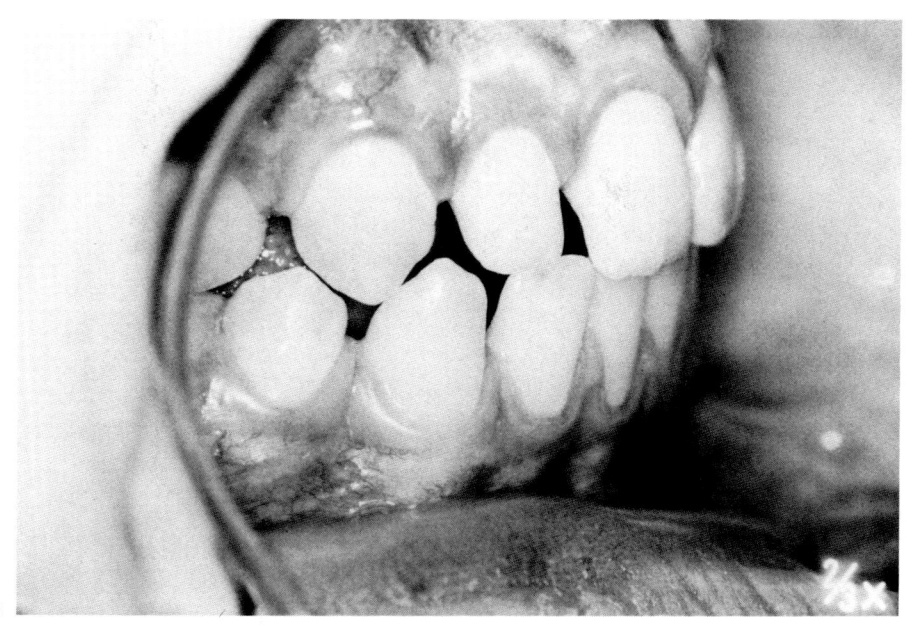

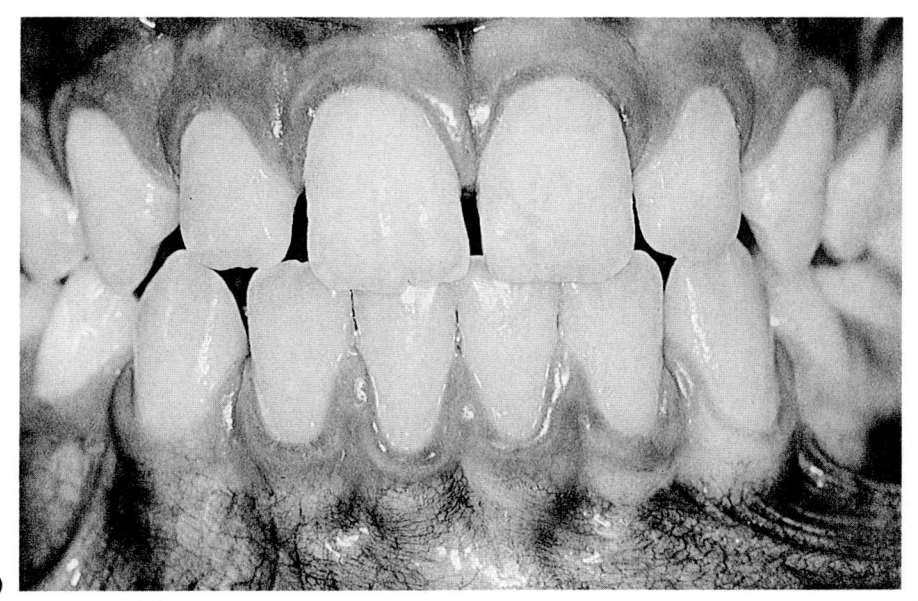

Abb. 10.8 Die Patientin J. S. nach der Behandlung. a) Seitenansicht, b) Vorderansicht, ▶ c) Fernröntgendurchzeichnung, d) Überlagerung der Fernröntgendurchzeichnungen vor und nach der Behandlung

442 Der offene Biß

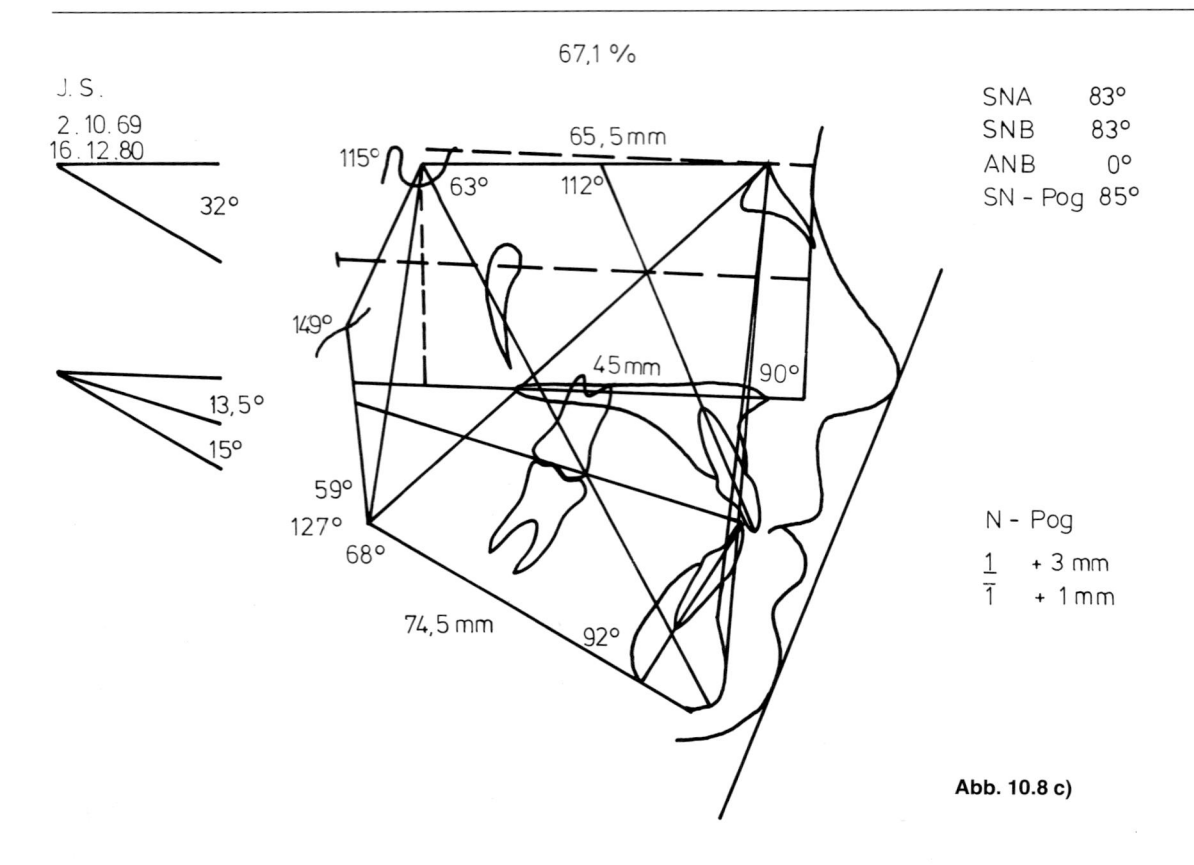

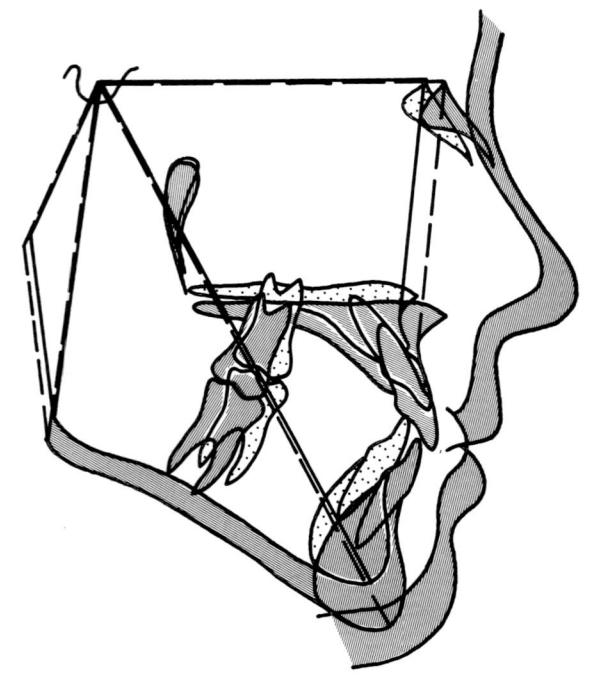

J.S.
2.10.69
16.12.80

32°

13,5°
15°

67,1 %
65,5 mm
115° 63° 112°
149°
45 mm 90°
59°
127°
68°
74,5 mm 92°

SNA   83°
SNB   83°
ANB   0°
SN – Pog 85°

N – Pog
1̄   + 3 mm
1̱   + 1 mm

Abb. 10.8 c)

J.S.
14.8.77
16.12.80

Abb. 10.8 d)

kation; obwohl die Wachstumsrichtung horizontal ist, wird die Bißöffnung durch die Anteinklination der Oberkieferbasis gefördert.

2. Die Behandlungsmöglichkeiten des *skelettal offenen Bisses* sind von der Schwere der Anomalie abhängig.

Die Schwere der Anomalie. Die Wachstumsrichtung ist bei dieser Form des offenen Bisses immer eine vertikale. Nicht nur das Ausmaß des vertikalen Wachstumsmusters, sondern auch die Inklination der Oberkieferbasis ist entscheidend für die Behandlungsmöglichkeiten. Bei einer divergenten *Rotation der Kieferbasen* ist die Prognose schlecht; wenn die Oberkieferbasis retroinkliniert ist, kann die funktionelle Therapie in bestimmten Fällen erfolgreich sein.

Die *Möglichkeiten der Kompensation* durch dento-alveoläre Maßnahmen. Neben der Intrusion der Molaren und der Extrusion der Schneide-

a)

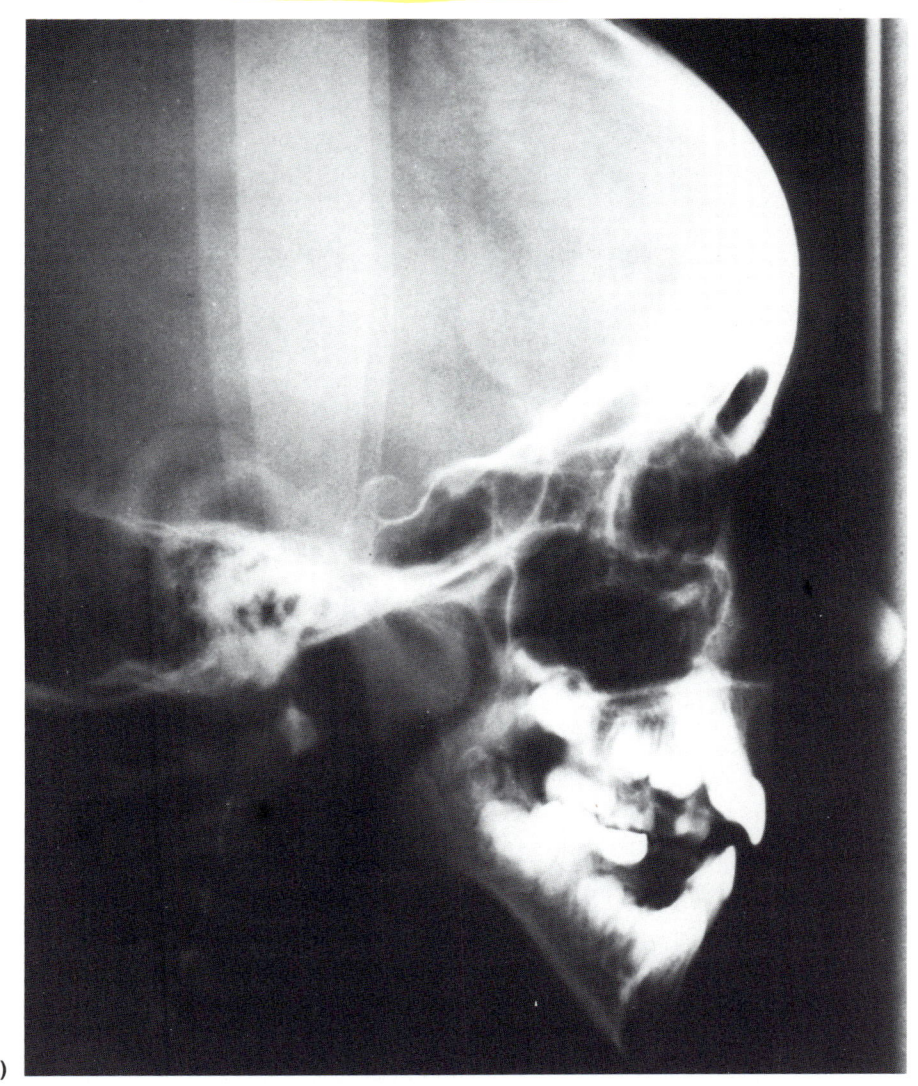

Abb. 10.9 Die Patientin N. B. a) Fernröntgenaufnahme bei der Erstuntersuchung, b) Fernröntgendurchzeichnung bei der Erstuntersuchung, c) Mundaufnahme vor Einleitung der Therapie, d) Fernröntgendurchzeichnung vor Einleitung der Therapie ▶

444 Der offene Biß

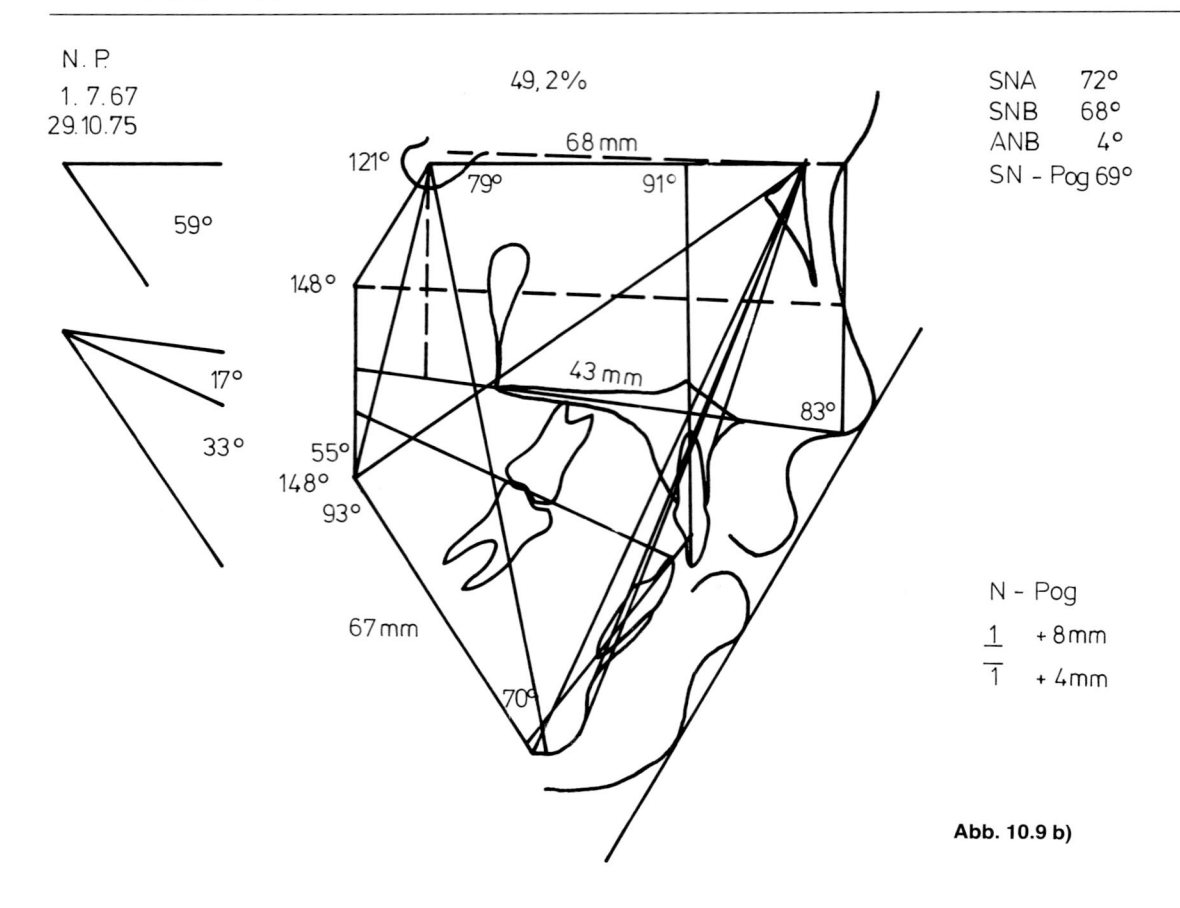

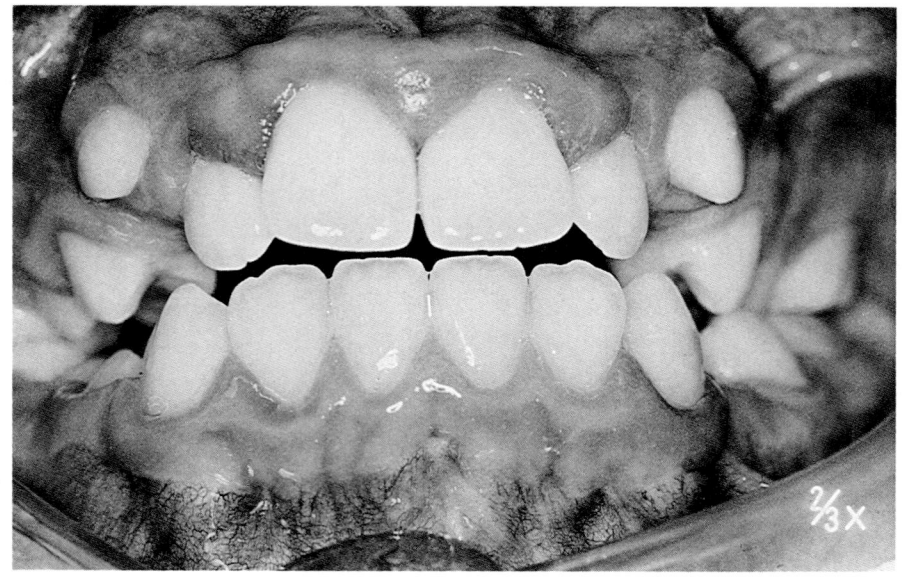

N. P.
1. 7. 67
29.10.75

59°

17°

33°

49,2%

121° 68 mm
79°   91°

148°

43 mm

83°

55°
148°
93°

67 mm

70°

SNA   72°
SNB   68°
ANB   4°
SN – Pog 69°

N – Pog
1̱   + 8 mm
1̄   + 4 mm

Abb. 10.9 b)

Abb. 10.9 c)

Therapeutische Gesichtspunkte 445

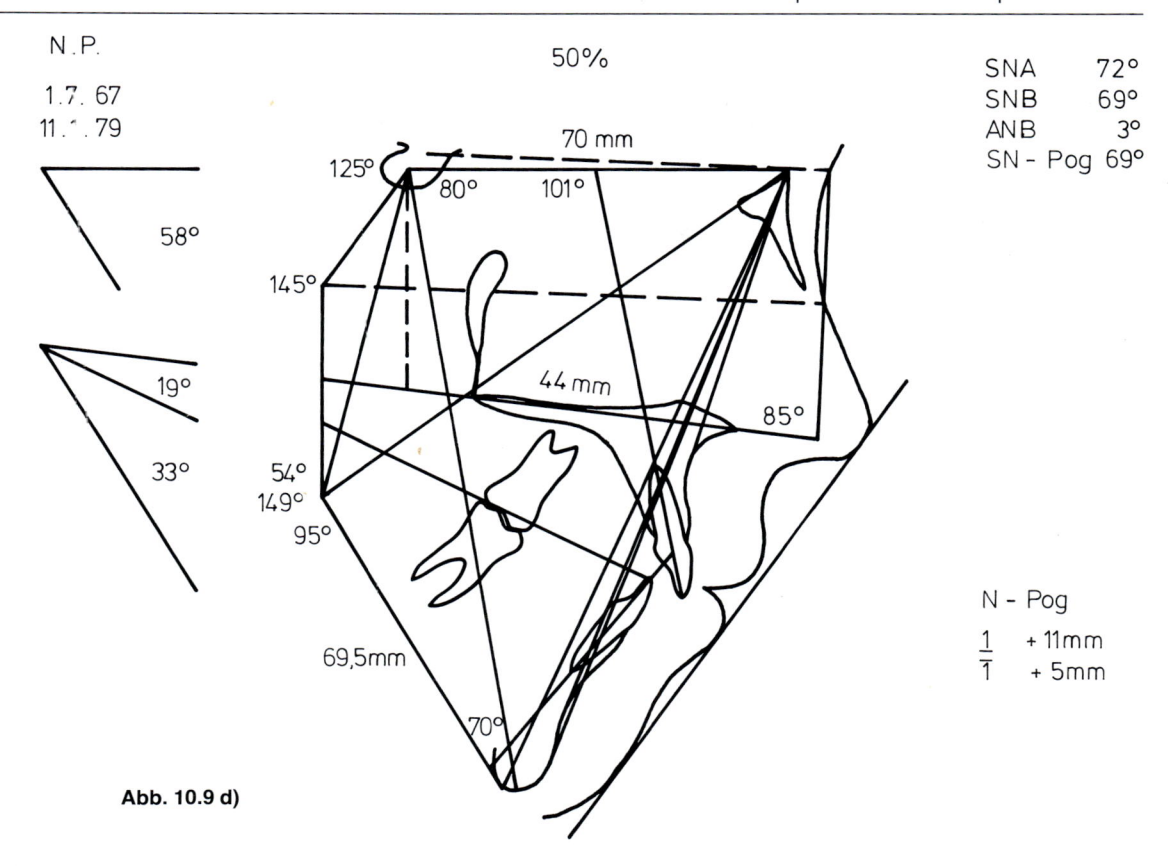

N.P.
1.7.67
11.1.79

SNA 72°
SNB 69°
ANB 3°
SN - Pog 69°

58°
19°
33°

50%
70 mm
125° 80° 101°
145°
44 mm
85°
54°
149°
95°
69,5 mm
70°

N - Pog
$\frac{1}{1}$ +11 mm
$\frac{1}{1}$ + 5 mm

Abb. 10.9 d)

<mark>zähne ist die Mesialbewegung der Seitenzähne eine wirksame dentoalveoläre Maßnahme für eine Bißsenkung.</mark> In Fällen, wo die *vier ersten Prämolaren extrahiert* werden können, kann eine Bißsenkung den skelettal offenen Biß abschwächen.

Die Behandlung des skelettal offenen Bisses kann mittels Aktivatoren, kombiniert mit Extraktion, und/oder einer extraoralen Kraftapplikation erfolgen. In extrem schwierigen Fällen mit einer divergenten Rotation der Kieferbasen ist meistens nur eine festsitzende Behandlung nach Extraktion der vier ersten Prämolaren möglich. Manchmal oder in einem späteren Alter ist eine kieferchirurgische Korrektur erforderlich.

Bei der 8jährigen Patientin N. P. lag eine extrem vertikale Wachstumsrichtung vor mit einem „Long face-syndrom", aber klinisch mit nur einem geringen frontal offenen Biß (Abb. 10.9).

Die Kieferbasen waren retrognath eingebaut mit einem ANB-Unterschied von 4°; sie und besonders der aufsteigende Ast (− 13,5 mm) waren kurz. Die Wachstumsrichtung war extrem vertikal, die Relation hintere zu vorderer Gesichtshöhe betrug 49%, der untere Kieferwinkel war extrem groß mit 93°. Im oberen Zahnbogen lag Engstand vor.

<mark>Die Inklination der Oberkieferbasis betrug 83°, eine vorteilhafte Inklination für die Korrektur des offenen Bisses.</mark> Dank dieser Inklination war es

446 Der offene Biß

möglich, die Therapie nach Extraktion der vier ersten Prämolaren – ohne zusätzlichen kieferchirurgischen Eingriff – zu beendigen. Die Einleitung der Therapie im Alter von 8 Jahren schien uns jedoch nicht sinnvoll zu sein, weil die Dyskinesie nur eine untergeordnete Rolle in der Ätiologie dieser Anomalie gespielt hat.

Die Behandlung wurde mit 11½ Jahren eingeleitet. In der Zwischenzeit hatten sich die oberen Schneidezähne aufgerichtet, wahrscheinlich weil sich die Patientin an ein Lippensaugen gewöhnt hatte. Die vertikale Wachstumsrichtung persistierte, der aufsteigende Ast blieb kurz (− 10 mm).

Eine festsitzende Therapie mit Extraktion der ersten Prämolaren wurde eingeleitet.

Nach 2½jähriger Therapie waren die Zahnbögen ausgeformt und der offene Biß geschlossen; eine Verbesserung der skelettalen Beziehungen gelang jedoch nicht.

Diese Anomalie war hereditär bedingt, mit einer extrem vertikalen Wachstumsrichtung. Alle drei Geschwister der Patientin hatten ein „Long face-syndrom". Die Anomalie war nicht einmal teilweise funktionell bedingt; aus diesem Grund war eine funktionelle Therapie nicht zu verantworten (Abb. 10.10).

Der *Lippenschluß* ist bei einer extrem vertikalen Wachstumsrichtung immer gestört. Um ihn zu erreichen, kann man die muskulären Verhältnisse mit einer chirurgischen Transposition der Ansätze verbessern, z. B. die Ansätze des M. mentalis höher setzen. Diese Operation ist im Wechselgebißalter nach Durchbruch der unteren Eckzähne (*Schilli*) indiziert (Abb. 10.11 und 10.12) und kann die Stabilität der Behandlungsergebnisse verbessern. Nach Abschluß der Wachstumsphase wird in solchen Fällen oft eine Kinnplastik erforderlich.

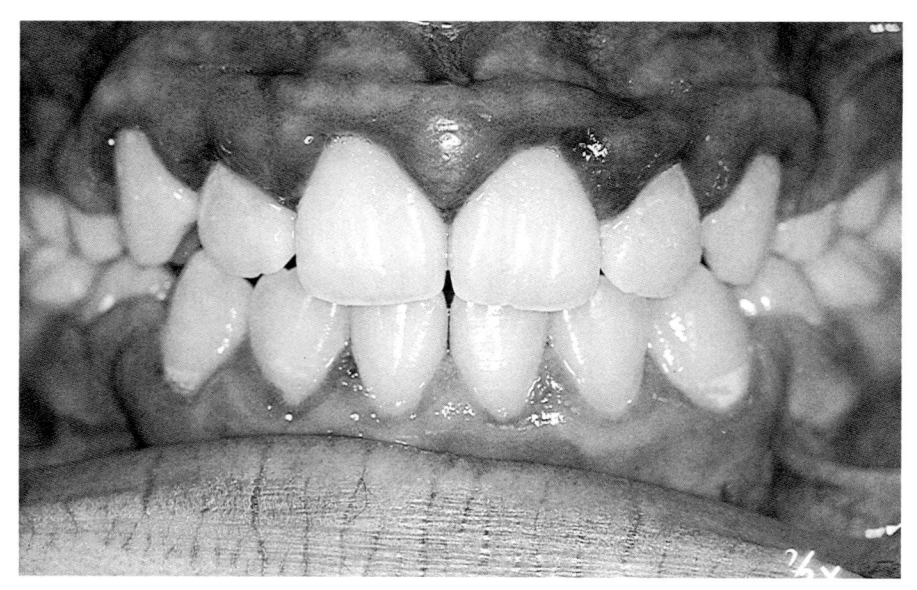

Abb. 10.10 Die Patientin N. B. nach Abschluß der Therapie. a) Mundaufnahme, b) Fernröntgenaufnahme, c) Fernröntgendurchzeichnung

Therapeutische Gesichtspunkte 447

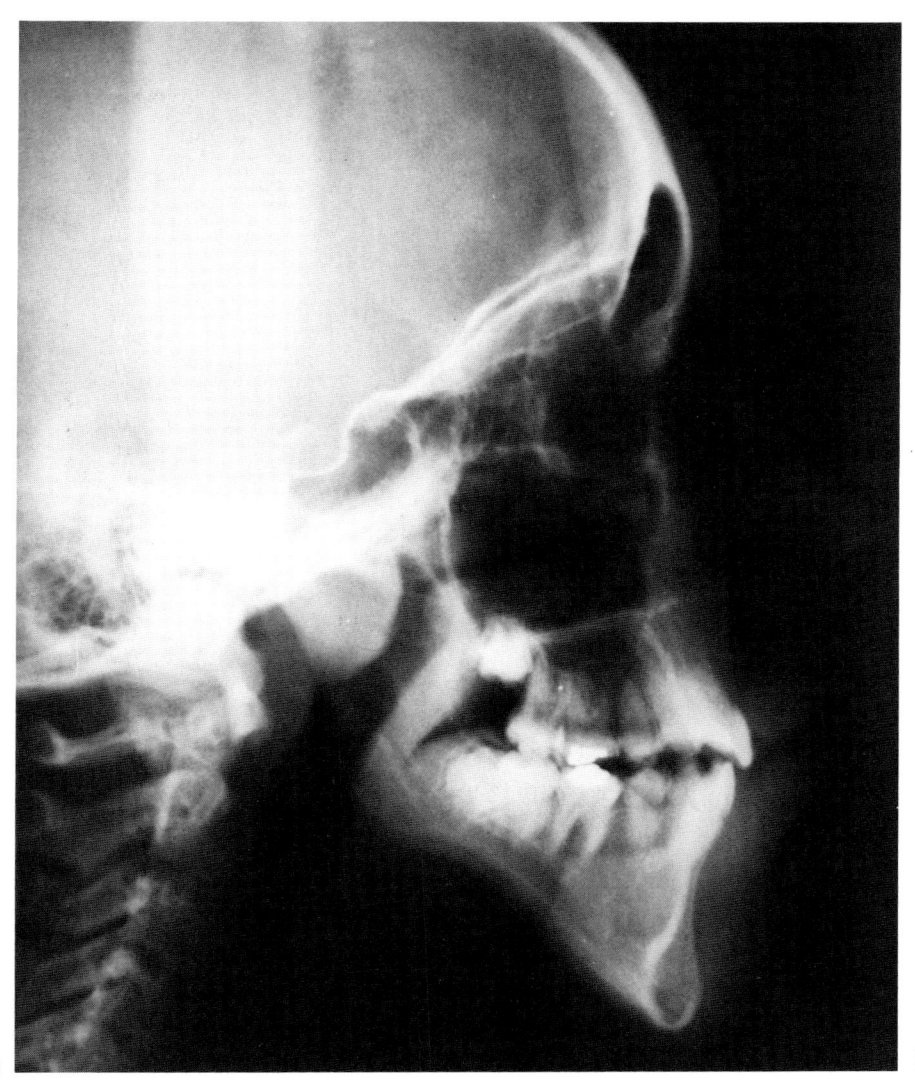

Abb. 10.10 b)

448 Der offene Biß

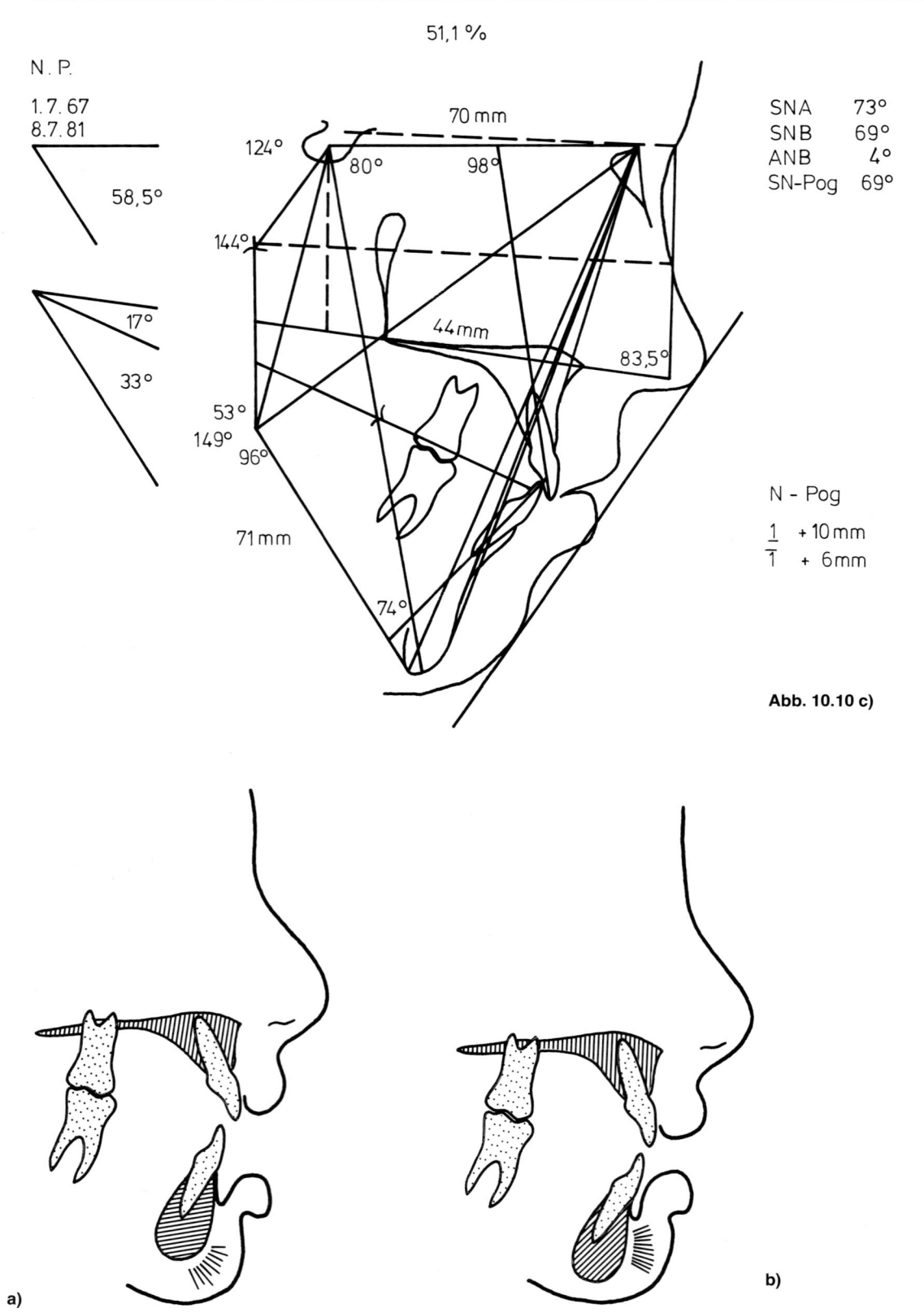

N. P.
1.7.67
8.7.81

58,5°

17°
33°

51,1 %

70 mm
124°   80°   98°
144°
44 mm
83,5°
53°
149°   96°
71 mm
74°

SNA 73°
SNB 69°
ANB 4°
SN-Pog 69°

N - Pog
$\frac{1}{1}$ +10 mm
$\overline{1}$ + 6 mm

Abb. 10.10 c)

Abb. 10.11 Operative Transposition der Unterlippenmuskulatur nach Schilli. a) vor der Transposition, b) nach der Transposition

Therapeutische Gesichtspunkte 449

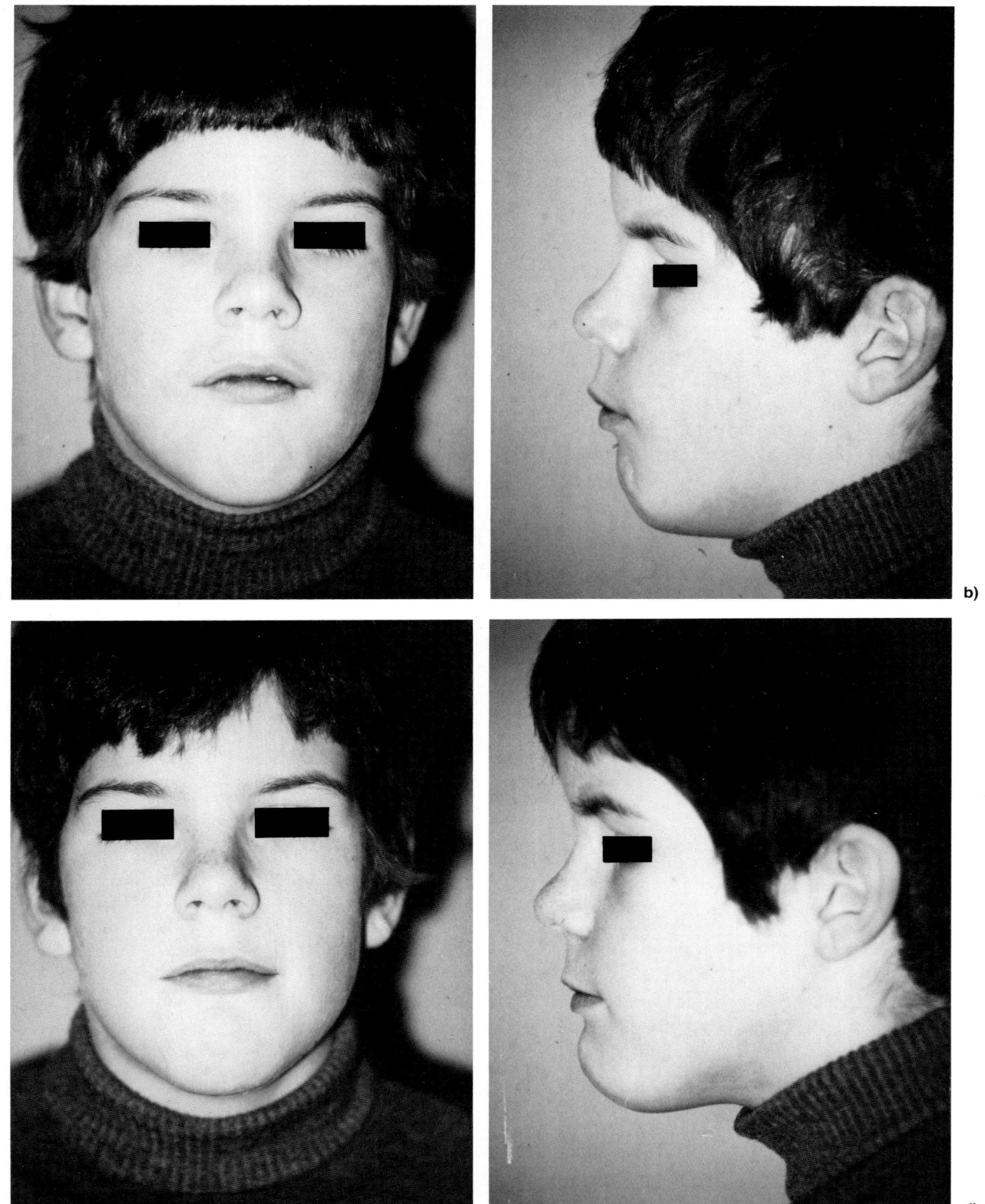

Abb. 10.12 10 jähriger Patient a) und b) vor der operativen Lippentransposition, c) und d) nach der operativen Lippentransposition

3. Der *kombinierte offene Biß*. Die meisten skelettal offenen Bisse sind mindestens teilweise auch durch Dyskinesien mitverursacht, dann ist eine kombinierte Behandlung angezeigt. Zwei Möglichkeiten seien genannt:

a) Im frühen Wechselgebißalter kann man die *Dyskinesien eliminieren* und, falls indiziert, eine *systematische Extraktionstherapie* einleiten. Der Zahndurchbruch kann gesteuert und die Dyskinesien können mit dem Aktivator kontrolliert werden. Nach Durchbruch der bleibenden Zähne kann die noch persistierende Anomalie mittels Zahnbewegungen kompensiert werden; das erfordert oft eine festsitzende Therapie.

Bei der 7½jährigen Patientin A. M. lag ein offener Biß mit einer schweren vertikalen Wachstumsrichtung vor (Abb. 10.13). Die Geschwister und die Mutter hatten die gleiche Gesichtskonfiguration. Die Kieferbasen waren retrognath, die Oberkieferbasis, besonders der Ramus (− 15 mm), war kurz, die vertikale Wachstumsrichtung teilweise durch die Retroinklination der Oberkieferbasis kompensiert. Die Achsenstellung der Schneidezähne war durchschnittlich, im oberen und unteren Zahnbogen lagen Engstände vor. Die Patientin hatte eine Zungendyskinesie und war Daumenlutscher bis zum 6. Lebensjahr.

Eine systematische Extraktionstherapie mit gleichzeitiger Aktivatorbehandlung wurde eingeleitet. Der Konstruktionsbiß wurde um 5 mm geöffnet, der Unterkiefer nur um 2 mm nach vorn verlagert. Ziel der Therapie war die Kontrolle der Dyskinesie, die Belastung der Seitenzähne und Entlastung der Schneidezähne. Gleichzeitig wurde der Zahndurchbruch gesteuert. Nach Durchbruch der Eckzähne und der Prämolaren wurden die Lücken wie auch der noch persistierende offene Biß mit einer festsitzenden Apparatur geschlossen.

3½ Jahre später, nach Abschluß der Therapie, war nur eine geringe Besserung der skelettalen Beziehungen festzustellen. Die Wachstumsraten der Unterkieferbasis waren hoch, diejenigen der Oberkieferbasis durchschnittlich, der Ramus blieb kurz (− 13,5 mm). Die Retroinklination der Oberkieferbasis persistierte, die Anomalie wurde im dento-alveolären Bereich kompensiert (Abb. 10.14).

Die Behandlung dieser Anomalie war wegen der Retroinklination der Oberkieferbasis und der Möglichkeit zur systematischen Extraktion in dieser Form durchführbar. Durch die frühe Kontrolle der Dyskinesie wurde eine Progredienz der Anomalie verhindert. Nach Ausschaltung der Dyskinesie kann man eine günstigere Entwicklung erwarten.

b) Eine zweite Möglichkeit der Therapie des skelettal offenen Bisses ist, in der ersten Phase die *skelettalen* und in der zweiten die *dentalen Beziehungen* zu verbessern.

Bei der 11jährigen Patientin R. K. lag ein offener Biß mit schwerer Zungendyskinesie und Biprotrusion der Schneidezähne vor (Abb. 10.15). Der Oberkiefer war prognath, der Unterkiefer orthognath eingebaut. Obwohl die Wachstumsrichtung horizontal war, verschlimmerte die Anteinklination der Oberkieferbasis die vertikalen Beziehungen und för-

Therapeutische Gesichtspunkte 451

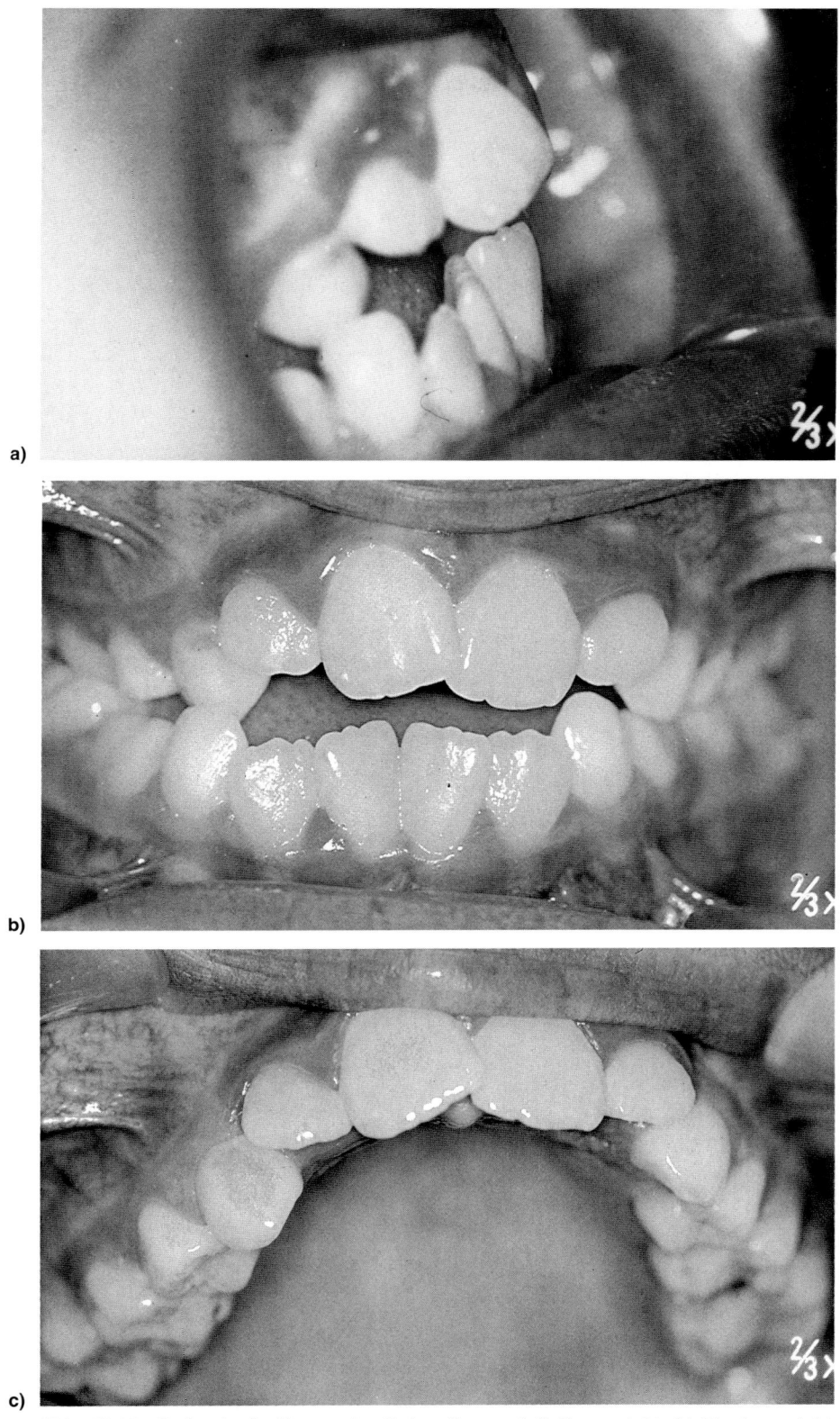

Abb. 10.13 Patientin A. M. vor der Behandlung. a) Seitenansicht, b) Vorderansicht, ▶
c) oberer Zahnbogen, d) unterer Zahnbogen, e) Fernröntgenaufnahme, f) Fernröntgendurchzeichnung

452 Der offene Biß

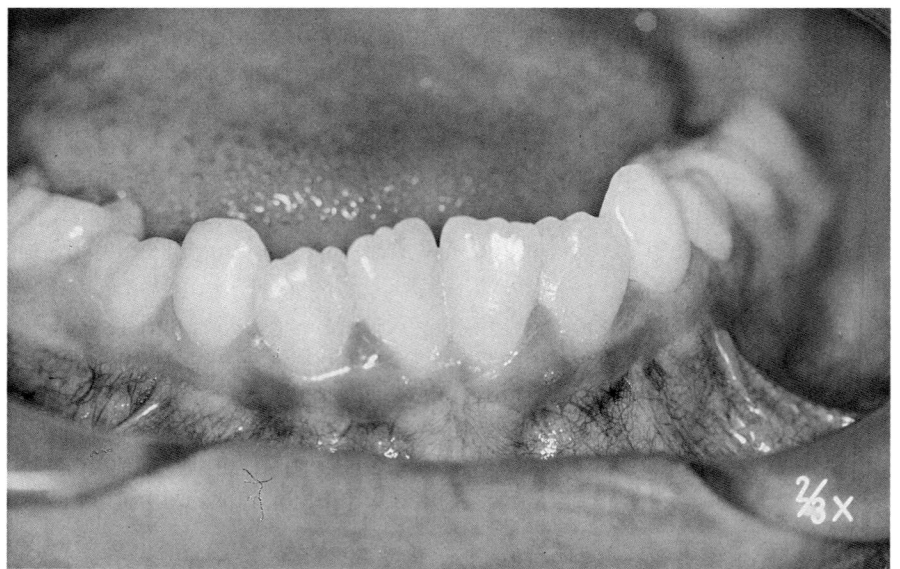

Abb. 10.13 d)

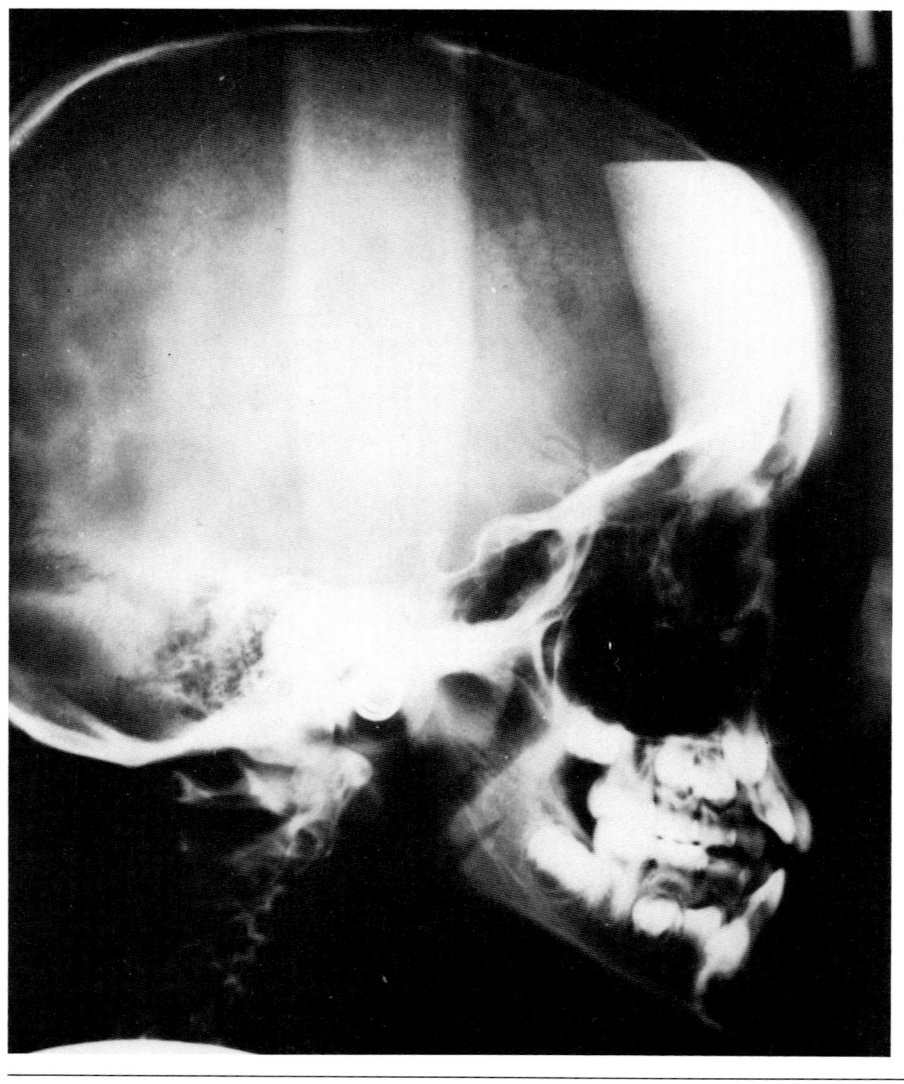

Abb. 10.13 e)

Therapeutische Gesichtspunkte 453

56,7 %

A. M.
16.7.68
22.1.76

42°
11°
13°

125° 72° **102°**
67 mm
152°
4,2 mm
75°
50°
125°
75°
67 mm **93°**

SNA 75°
SNB 72°
ANB 3°
SN - Pog 73°

N - Pog
$\frac{1}{1}$ + 5 mm
$\frac{1}{1}$ + 1,5 mm

Abb. 10.13 f)

a)

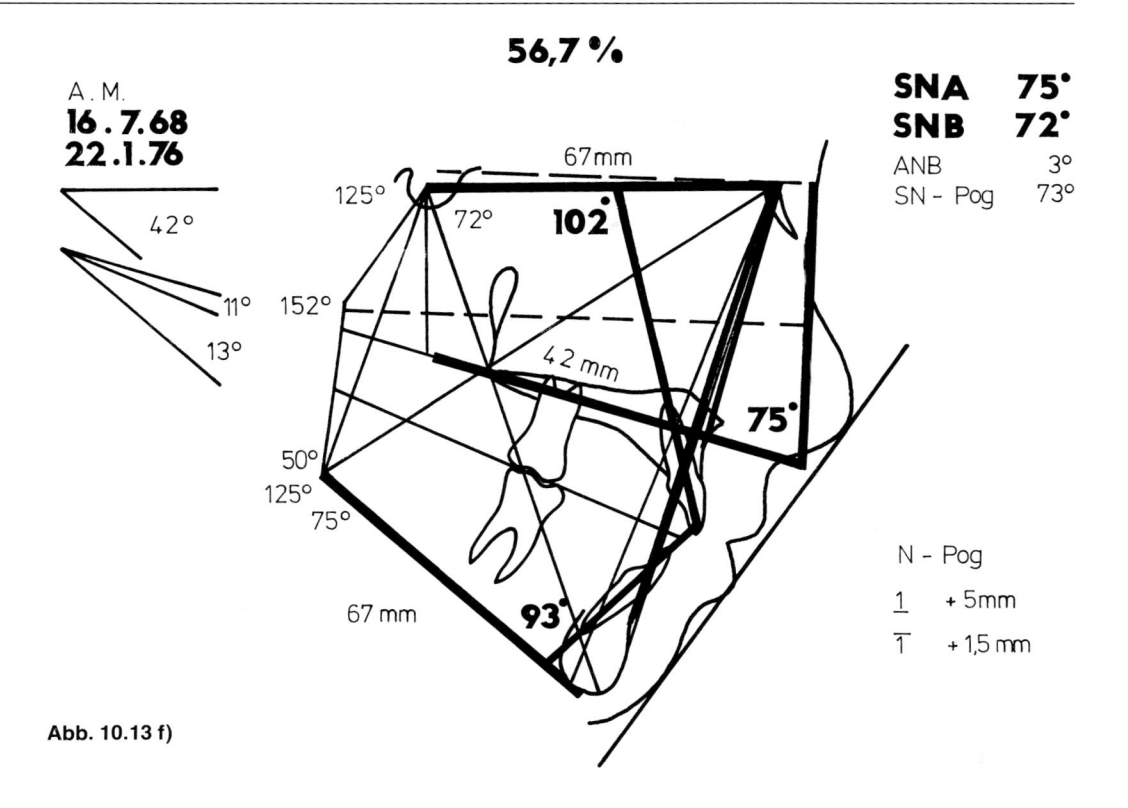

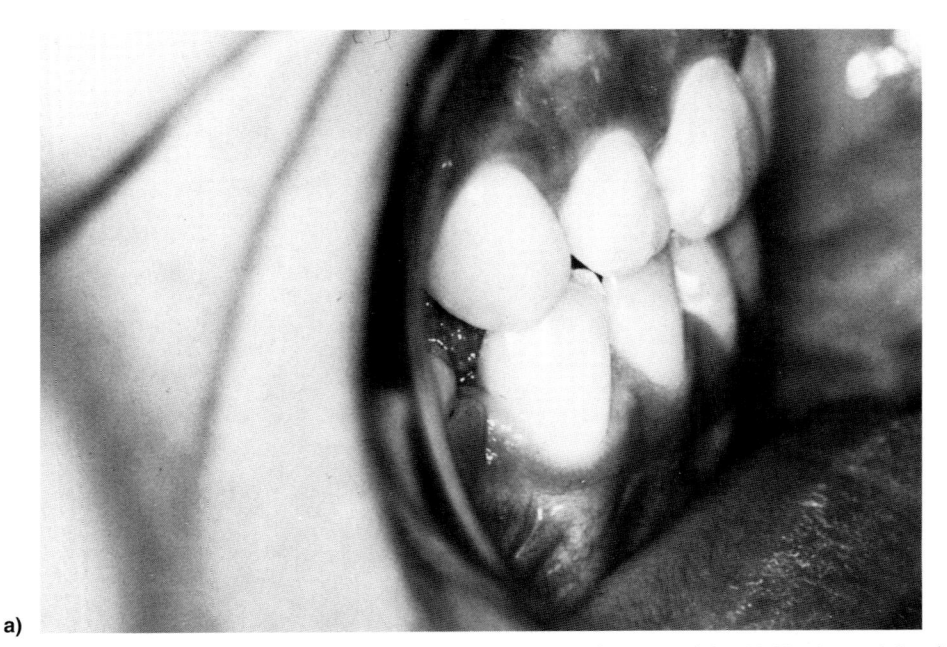

Abb. 10.14 Patientin A. M. nach der Behandlung. a) Seitenansicht, b) Vorderansicht, ▶
c) oberer Zahnbogen, d) unterer Zahnbogen, e) Fernröntgenaufnahme, f) Fernröntgendurchzeichnung, g) Überlagerung der Fernröntgendurchzeichnungen vor und nach der Behandlung

454 Der offene Biß

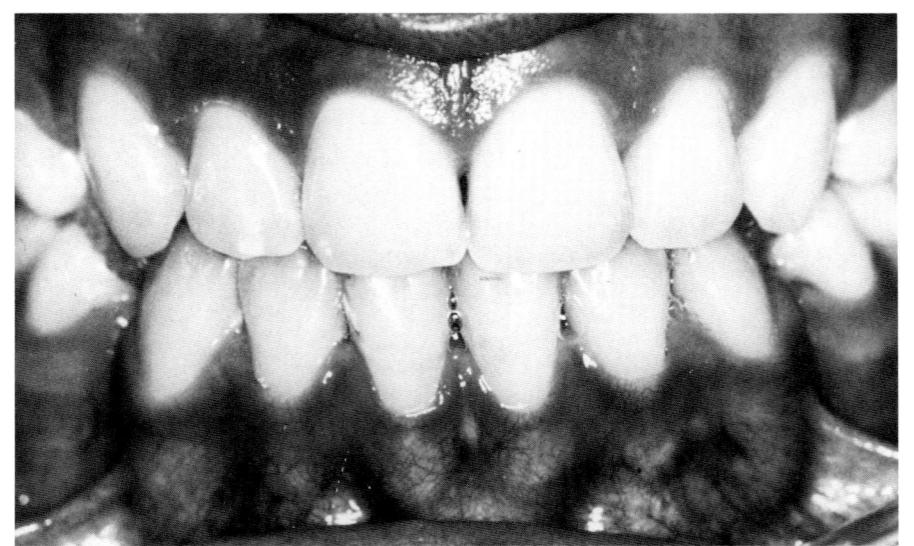

Abb. 10.14 b)

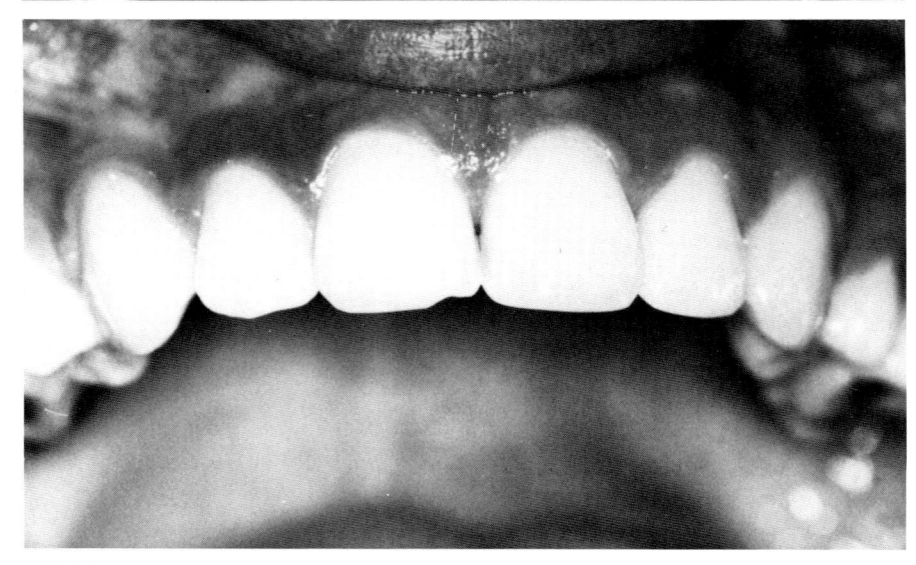

Abb. 10.14 c)

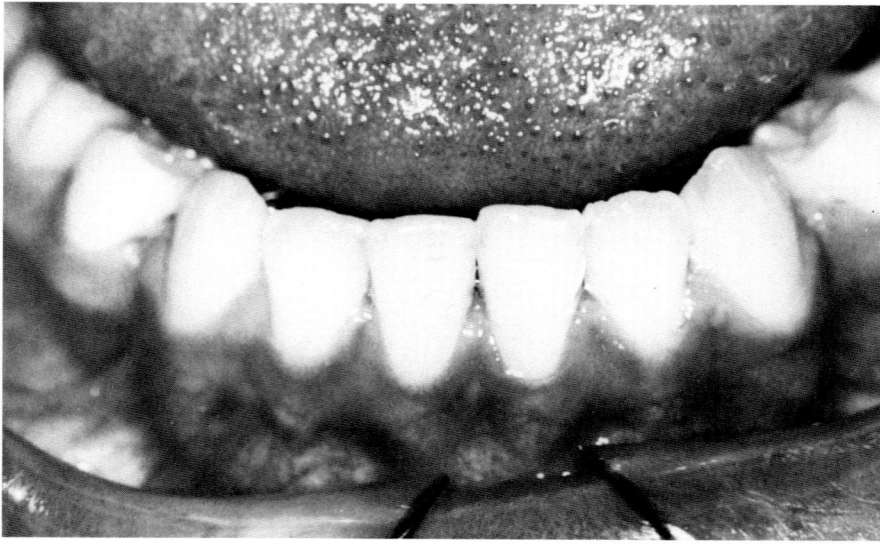

Abb. 10.14 d)

Therapeutische Gesichtspunkte 455

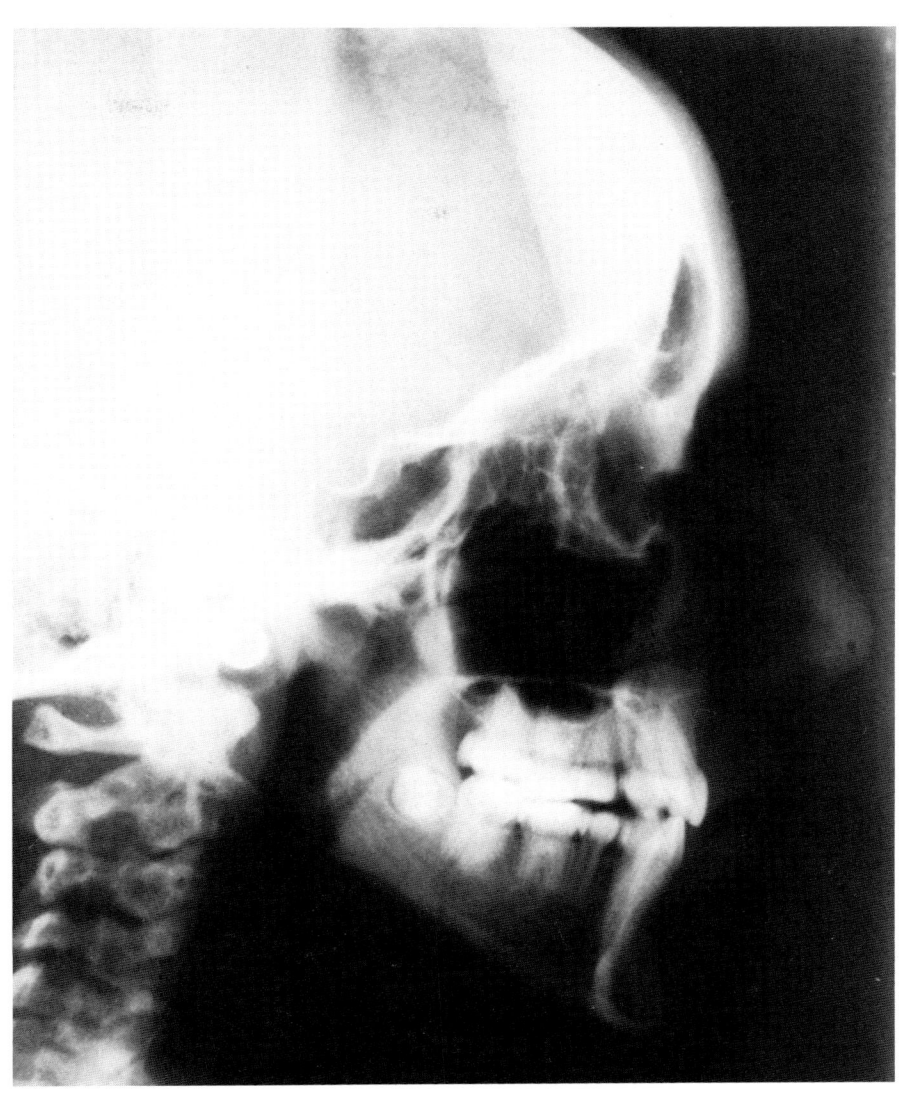

Abb. 10.14 e)

456 Der offene Biß

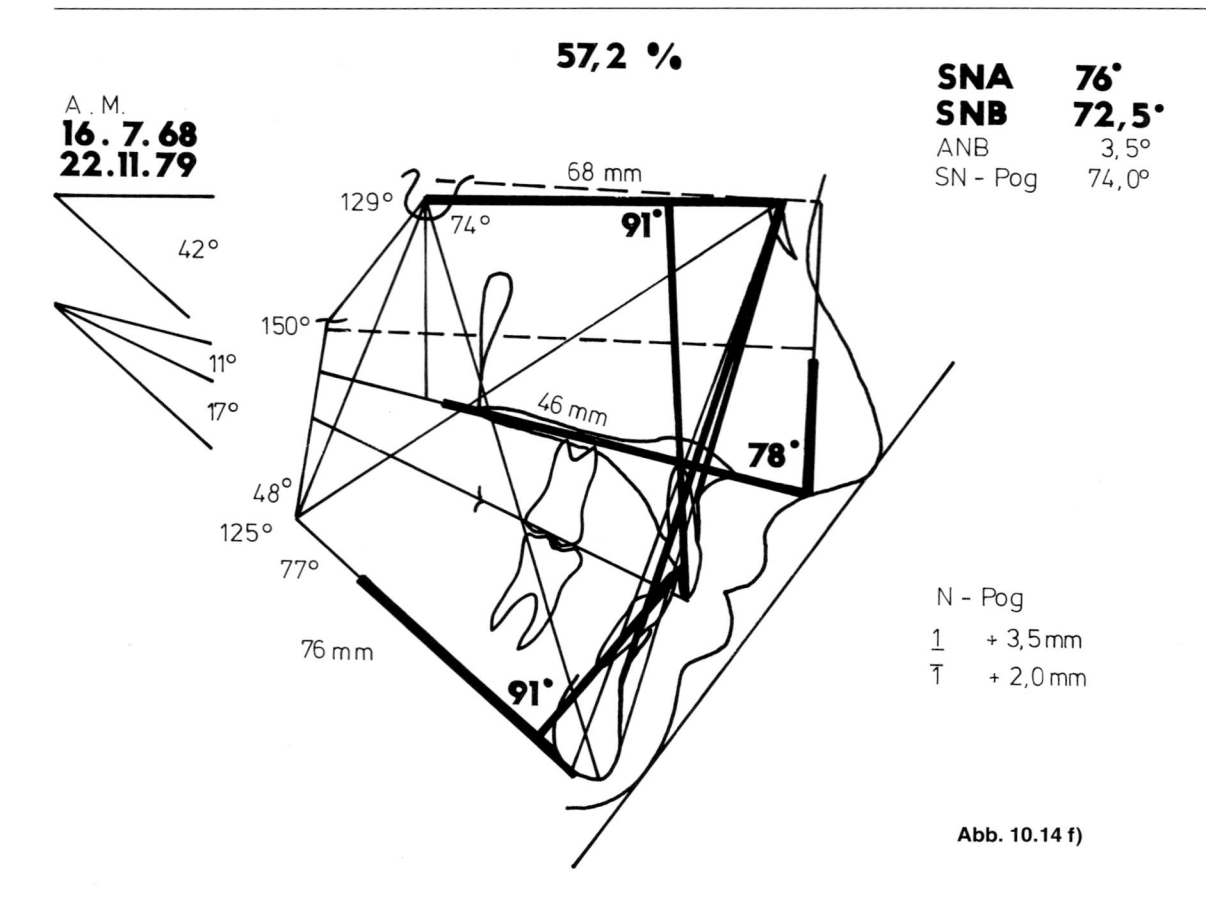

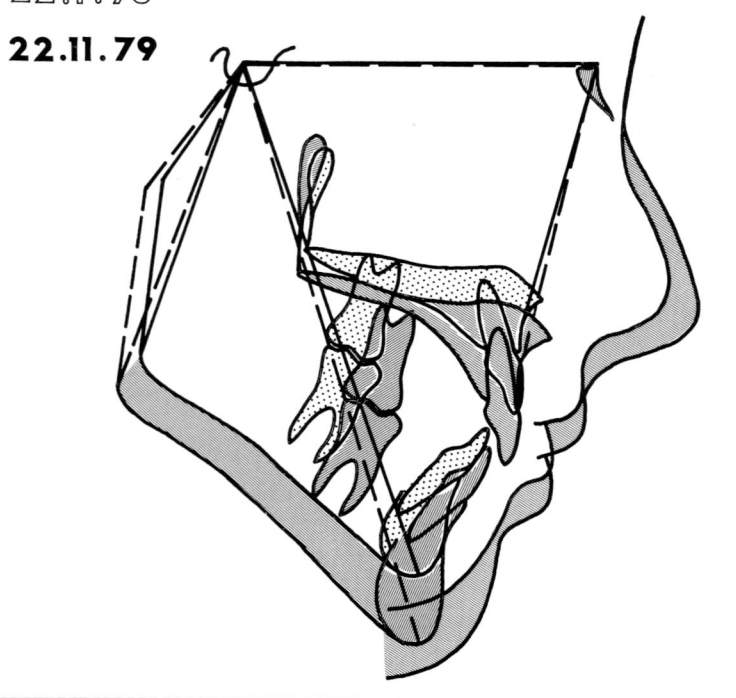

57,2 %

A.M.
16.7.68
22.11.79

42°
11°
17°

129° 74° 68 mm **91°**
150°
46 mm **78°**
48°
125°
77°
76 mm
91°

SNA 76°
SNB 72,5°
ANB   3,5°
SN - Pog   74,0°

N - Pog
1̄ + 3,5 mm
1̱ + 2,0 mm

Abb. 10.14 f)

A.M.
22.1.76
22.11.79

Abb. 10.14 g)

Therapeutische Gesichtspunkte

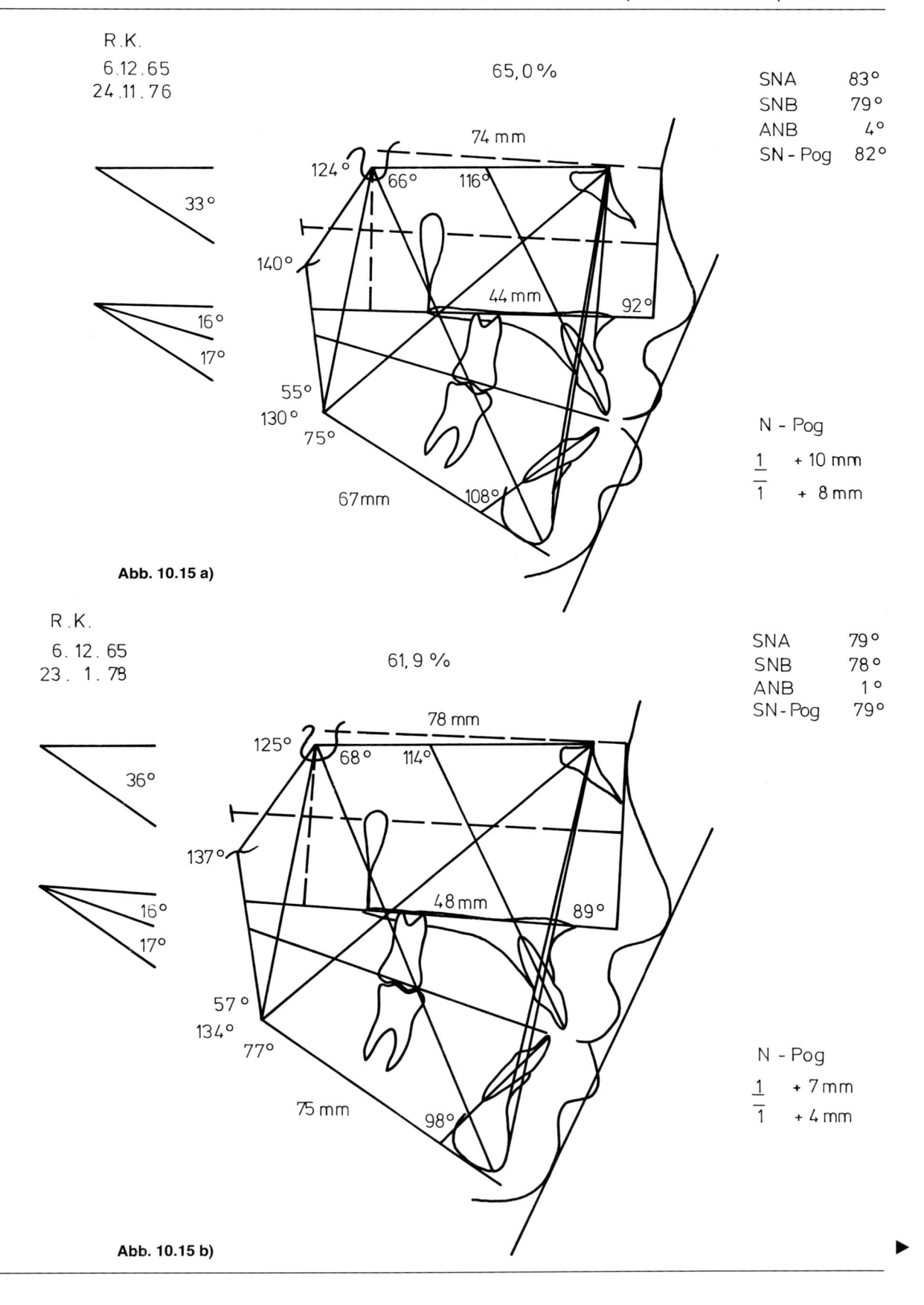

R.K.
6.12.65
24.11.76

65,0 %

SNA	83°
SNB	79°
ANB	4°
SN-Pog	82°

33°

124° 74 mm
66° 116°

140°

44 mm 92°

16°
17°

55°
130°
75°

67 mm 108°

N - Pog

$\frac{1}{1}$ + 10 mm

$\frac{1}{1}$ + 8 mm

Abb. 10.15 a)

R.K.
6.12.65
23. 1.78

61,9 %

SNA	79°
SNB	78°
ANB	1°
SN-Pog	79°

36°

125° 78 mm
68° 114°

137°

48 mm 89°

16°
17°

57°
134°
77°

75 mm 98°

N - Pog

$\frac{1}{1}$ + 7 mm

$\frac{1}{1}$ + 4 mm

Abb. 10.15 b)

458 Der offene Biß

R.K.

24.11.76
16.8.78

c)

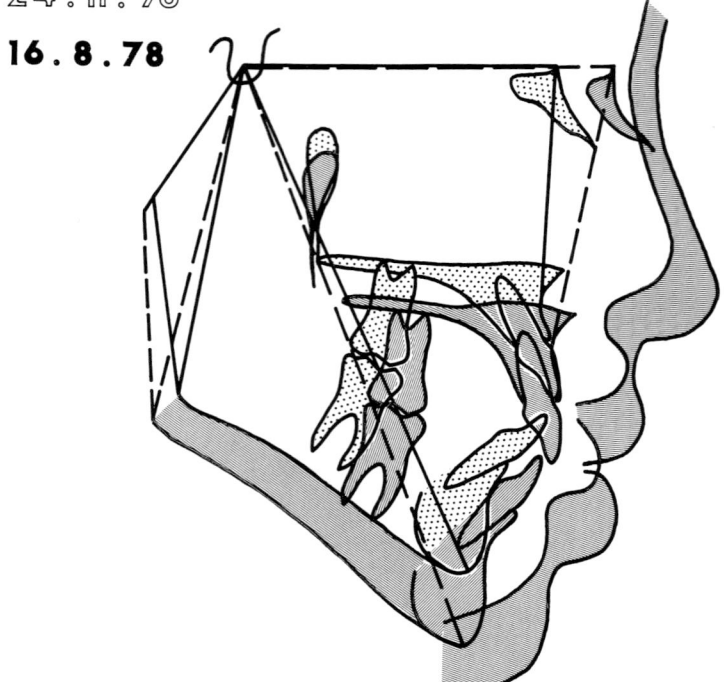

d)

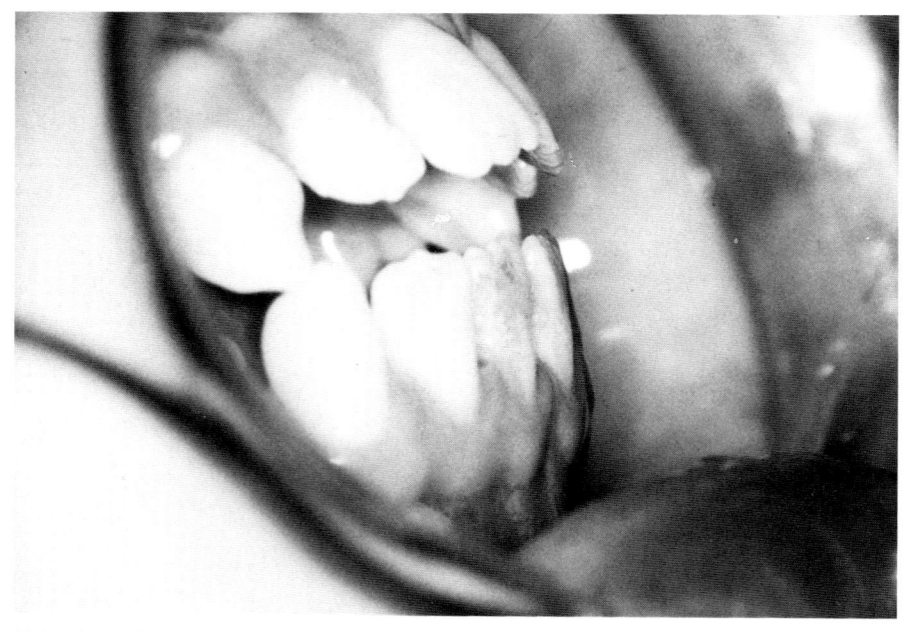

Abb. 10.15 Patientin R. K. a) Fernröntgendurchzeichnung vor Einleitung der Therapie, b) Fernröntgendurchzeichnung nach der funktionellen Therapie, c) Überlagerung beider Fernröntgenaufnahmen, d) Mundaufnahme vor Einleitung der festsitzenden Therapie (Seitenansicht), e) Vorderansicht

Therapeutische Gesichtspunkte 459

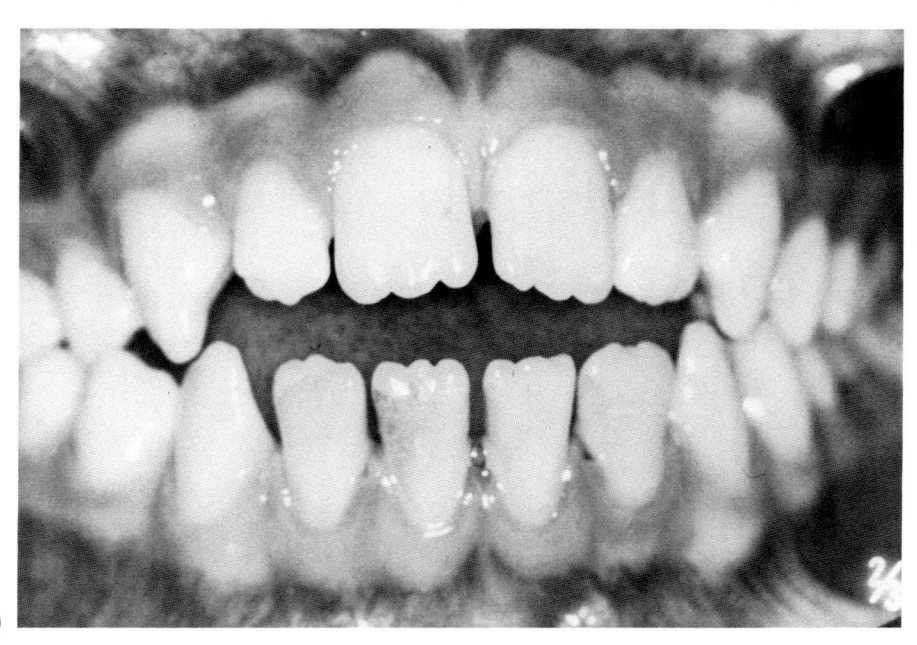

Abb. 10.15 e)

a)

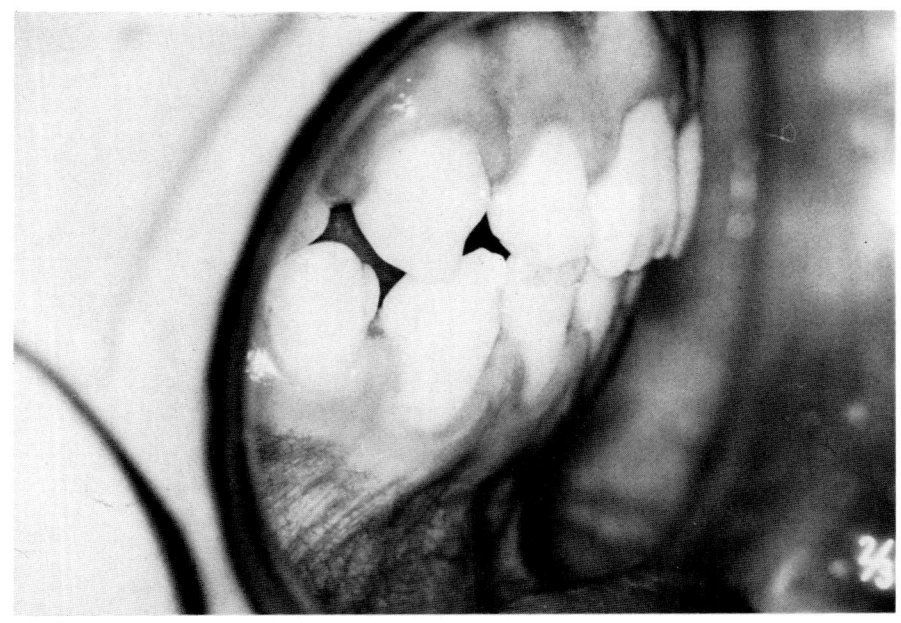

Abb. 10.16 Patientin R. K. nach festsitzender Therapie. a) Seitenansicht, b) Vorderansicht, c) Fernröntgendurchzeichnung

460 Der offene Biß

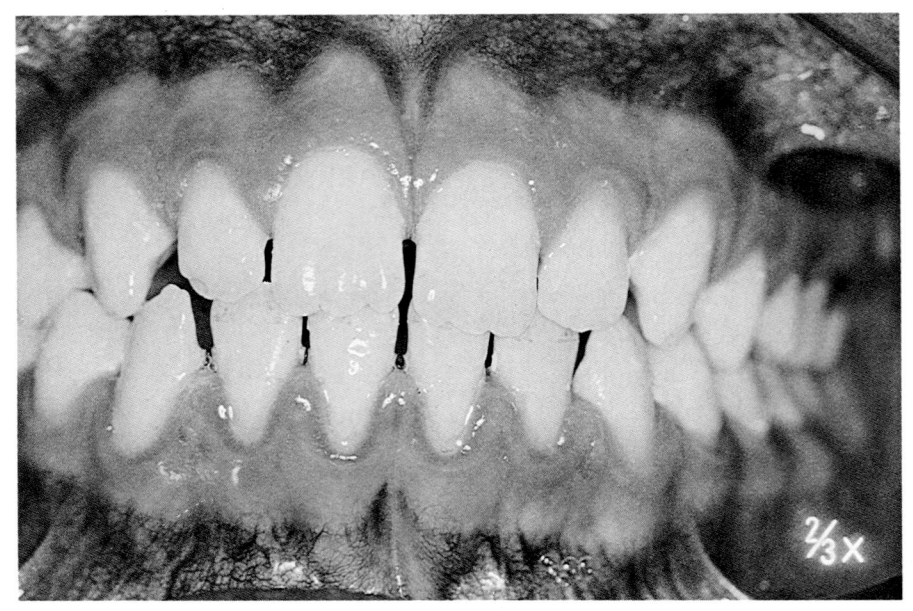

Abb. 10.16 b)

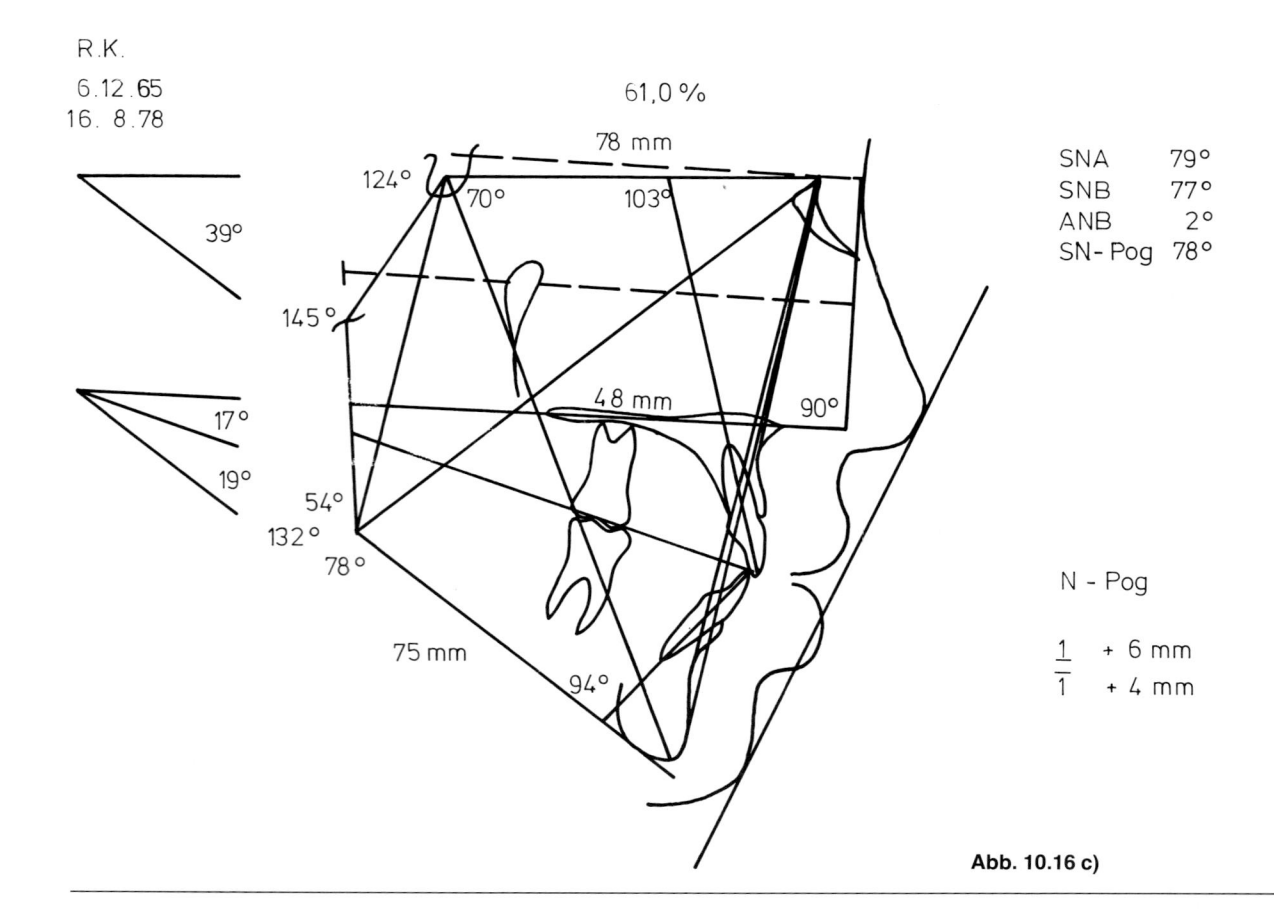

R.K.
6.12.65
16. 8.78

61,0 %
78 mm
124° 70° 103°
39°
145°
17°
19°
4,8 mm 90°
54°
132°
78°
75 mm 94°

SNA 79°
SNB 77°
ANB 2°
SN-Pog 78°

N - Pog

$\frac{1}{1}$ + 6 mm
+ 4 mm

Abb. 10.16 c)

derte die Entstehung des offenen Bisses. Eine Aktivatorbehandlung mit folgender Zielsetzung wurde eingeleitet:

- die Dyskinesien zu eliminieren,
- die Anteinklination und Prognathie der Oberkieferbasis zu beeinflussen.

Die Behandlung der Biprotrusion mit endgültiger Korrektur des offenen Bisses sollte in einer zweiten Behandlungsphase erfolgen.

Ein vertikaler Aktivator wurde konstruiert mit Verlängerung des Kunststoffs entlang der labialen Oberflächen der oberen und unteren Schneidezähne und Freischleifen der Apparatur im inziso-lingualen Bereich. Die Seitenzähne wurden belastet.

Nach 14monatiger Therapie wurden die Prognathie und Anteinklination der Oberkieferbasis reduziert und die Labialkippung der Schneidezähne, besonders der unteren, gebessert.

In einer zweiten, 7 Monate dauernden Behandlungsphase wurde der Zahnfalschstand mit einer festsitzenden Apparatur behoben (Abb. 10.16).

10.6.3 Die Behandlungsmöglichkeiten des offenen Bisses im bleibenden Gebiß

Die Möglichkeiten einer funktionellen Therapie im bleibenden Gebiß sind wesentlich beeinträchtigt. Meistens ist eine *festsitzende Therapie mit Extraktionen* indiziert, um die dento-alveolären Beziehungen zu korrigieren und/oder die skelettalen Unstimmigkeiten zu kompensieren. Persistiert die Dyskinesie, spielt die *funktionelle Therapie* eine untergeordnete Rolle; sie kann benutzt werden:

1. In der *Retentionsphase,* um ein Rezidiv zu verhindern, bis die Dyskinesie eliminiert ist.
2. Für bestimmte Behandlungsmaßnahmen im *dento-alveolären Bereich,* z. B. zur Korrektur eines lateral offenen Bisses beim lateralen Zungenpressen.
3. In einigen Fällen von *leichtem, frontal offenen Biß* kann dieser mit funktionellen Behandlungsmitteln geschlossen werden, vorausgesetzt daß kein Engstand vorliegt. Im bleibenden Gebiß kann man diese Behandlungsmaßnahme mittels einer Oberkieferplatte mit seitlichem Aufbiß, Zungengitter und aktivem Labialdraht durchführen.

Zusammenfassend kann man feststellen, daß bei der Behandlung des offenen Bisses die *richtige Indikation* von Bedeutung ist. Die Behandlung ist in einigen Fällen einfach, da es nach Ausschaltung der Dyskinesie zum *Selbstausgleich* kommt. Bei anderen Anomalien mit ungünstiger Wachstumsrichtung kann sich der offene Biß zur Enttäuschung des Patienten und des Behandelnden trotz funktioneller Therapie schrittweise verschlimmern. In solchen Fällen war nicht die Apparatur, sondern die Indikation schlecht; eine progrediente, vertikale Wachstumsrichtung war nicht erkannt worden.

11 Der Tiefbiß

Bei der Behandlung des Tiefbisses müssen neben der Wachstumsrichtung auch die vertikalen Beziehungen berücksichtigt werden (siehe auch Kapitel „Klasse II-Anomalien", S. 333).

Es gibt Klasse II-Beziehungen mit einer horizontalen Wachstumsrichtung, wobei die Behandlung des Tiefbisses wesentlich schwieriger ist als die Beeinflussung der sagittalen Beziehungen. Mit dieser Problematik sind wir besonders bei der Behandlung von Erwachsenen konfrontiert, wo die kieferorthopädische mit einer chirurgischen Therapie kombiniert werden muß, nicht um die Klasse II-Beziehungen zu korrigieren, sondern um den Tiefbiß zu beheben. Eine Schneidezahnstufe kann zwar jederzeit mittels Prämolaren-Extraktion und Retrusion der oberen Front korrigiert werden, nach einer solchen Retrusion verschlimmert sich jedoch der Tiefbiß und die Schneidezähne werden überlastet.

Bei jeder kieferorthopädischen Therapie müssen die vertikale Dimension und der Überbiß berücksichtigt werden. Die vertikale Dimension hat die höchsten Wachstumsraten und die längste Wachstumsperiode. Da das Wachstum die vertikale Entfernung zwischen den Kieferbasen vergrößert, ist es vorteilhaft, die Therapie während dieser Periode durchzuführen. Die vertikale Dimension ist nicht stabil, sogar bei Erwachsenen kann man Veränderungen beobachten; Abrasion oder Zahnverlust verkleinern sie.

Andererseits ist eine Verlängerung der Zähne jederzeit möglich. Die *Stabilität der Zahnstellung* ist von der Durchbruchs- oder Verlängerungstendenz der Zähne und von ihnen entgegengerichteten Kräften abhängig. Das heißt: mit Änderung der okklusalen Kraft entsteht eine Gleichgewichtsstörung und die Zähne wandern in Richtung der okklusalen Ebene.

11.1 Die ätiologische Beurteilung

Vom ätiologischen Standpunkt aus gesehen unterscheiden wir einen entwicklungsbedingten (hereditären) und erworbenen Tiefbiß. Es gibt zwei Formen des *entwicklungsbedingten Tiefbisses*:

1. Der *skelettale Tiefbiß* mit einer horizontalen Wachstumsrichtung.
2. Der *dento-alveoläre Tiefbiß*, verursacht durch eine Supraokklusion der Schneidezähne. In diesen Fällen ist der interokklusale Raum kurz, das heißt, der Tiefbiß ist, funktionell betrachtet, ein Pseudotiefbiß.

Die Behandlung des entwicklungsbedingten Tiefbisses ist schwierig und kann meist nur mit aktiven mechanischen Mitteln vorgenommen werden.

Der *erworbene Tiefbiß* kann durch verschiedene Faktoren verursacht sein:

1. Meistens durch *laterales Zungenpressen*. Diese Dyskinesie hat eine Infraokklusion der Seitenzähne zur Folge, welche zum Tiefbiß führt, wenn der interokklusale Raum groß ist; sie kann mit funktionellen Methoden behandelt werden.

2. Er kann nach *frühzeitigem Milchmolarenverlust* oder frühem Verlust der Seitenzähne entstehen, besonders wenn die Nachbarzähne in Richtung der Extraktionslücken kippen; man bezeichnet ihn als „erworbenen sekundären Tiefbiß".

3. Nach *Abrasion der Zähne* kann ebenfalls ein sekundärer Tiefbiß entstehen.

11.2 Die morphologischen Besonderheiten des Tiefbisses

Für die Behandlung ist die *Lokalisation* des Tiefbisses von entscheidender Bedeutung, er kann im dento-alveolären oder skelettalen Bereich lokalisiert sein.

11.2.1 Der dento-alveoläre Tiefbiß (Abb. 11.1)

Er ist durch eine *Infraokklusion* der Molaren und/oder Supraokklusion der Schneidezähne charakterisiert. Die Wachstumsrichtung ist durchschnittlich, sie kann aber auch vertikal sein.

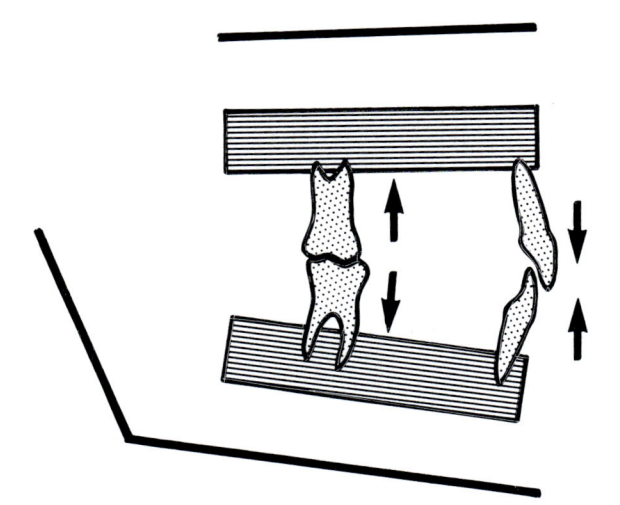

Abb. 11.1 Schematische Darstellung des dento-alveolären Tiefbisses, verursacht durch eine Infraokklusion der Molaren und/oder Supraokklusion der Schneidezähne

1. Der Tiefbiß, verursacht durch eine *Infraokklusion der Molaren,* hat die folgenden Symptome:

a) die Molaren sind niedrig,

b) der interokklusale Raum ist groß,

c) laterales Zungenpressen liegt vor,

d) die Entfernung zwischen den Ebenen der Kieferbasen (Spina-Ebene und Mandibular-Ebene zur okklusalen Ebene) sind im Molarenbereich kurz.

2. Der Tiefbiß, verursacht durch eine *Supraokklusion der Schneidezähne,* hat folgende Charakteristika:

a) die Schneidekanten überragen die funktionelle okklusale Ebene,

b) die Molaren sind voll durchgebrochen,

c) die Spee'sche Kurve ist steil,

d) der interokklusale Raum ist klein.

11.2.2 Der skelettale Tiefbiß

Für ihn ist die horizontale Wachstumsrichtung charakteristisch. Die vordere, besonders die untere Gesichtshöhe ist kurz, die hintere Gesichts-

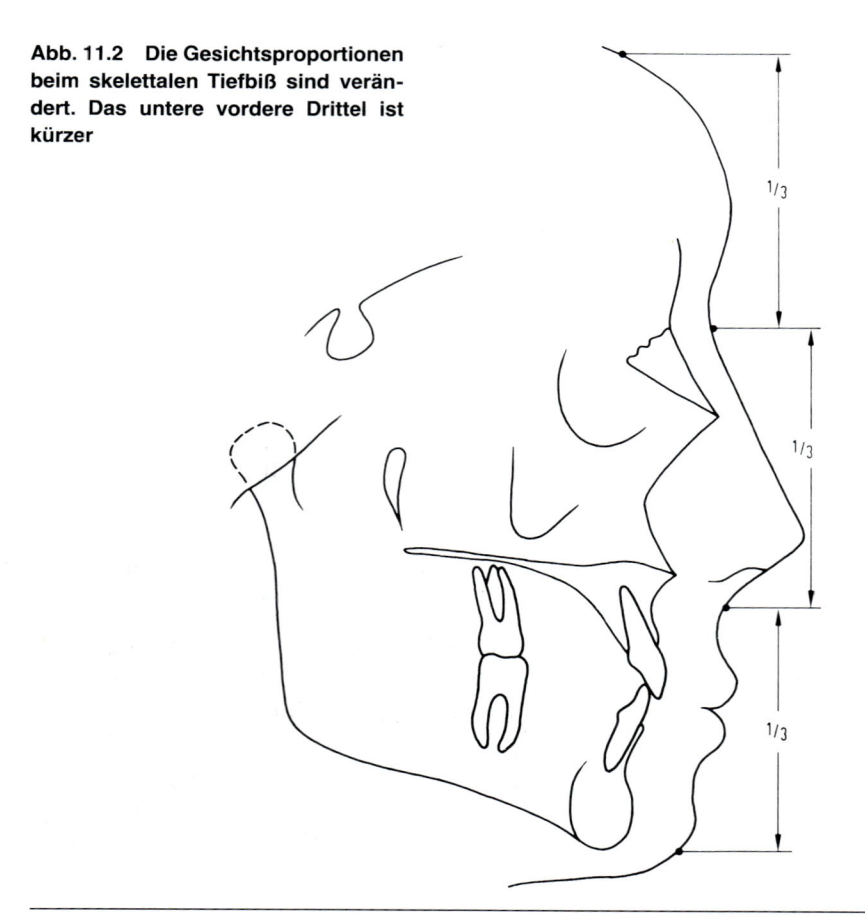

Abb. 11.2 Die Gesichtsproportionen beim skelettalen Tiefbiß sind verändert. Das untere vordere Drittel ist kürzer

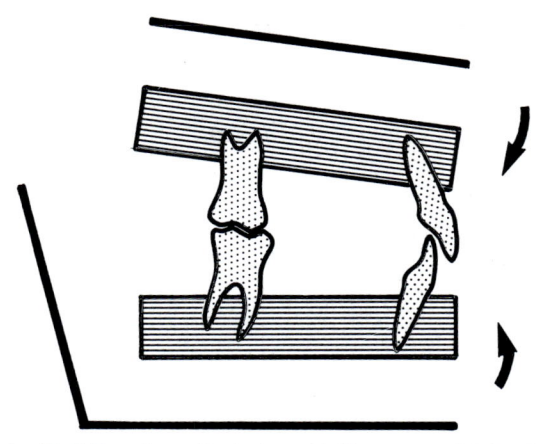

Abb. 11.3 Skelettaler Tiefbiß, schematisch dargestellt, verursacht durch eine divergente Rotation der Kieferbasen

höhe lang. Die normale Relation obere vordere Gesichtshöhe zu unterer vorderer Gesichtshöhe beträgt 2:3 und ist im unteren Bereich mit einer durchschnittlichen Beziehung von 2:2,5–2,8 verkleinert (Abb. 11.2). Die horizontalen Ebenen im Fernröntgenbild (Sella, Spina, okklusale und mandibuläre Ebene) stehen fast parallel zueinander. Die Winkelmaße sind klein, ebenso der interokklusale Raum.

Für die Schwere der Anomalie und ihre Behandlungsmöglichkeiten ist der Einbau des Oberkiefers ebenfalls von Bedeutung. Eine extrem horizontale Wachstumsrichtung kann durch eine Anteinklination abgeschwächt sein, die mit einer Retroinklination gekoppelte horizontale Wachstumsrichtung stellt einen ausgeprägten skelettalen Tiefbiß dar (Abb. 11.3).

11.3 Die Behandlungsmöglichkeiten

Für die Behandlung des Tiefbisses gibt es dento-alveoläre und skelettale Möglichkeiten:

- die *dento-alveoläre:* Intrusion und Labialkippung der unteren Schneidezähne, die Extrusion der Molaren und eine Nivellierung der Zahnbögen (Abb. 11.4);
- die *skelettale:* Beeinflussung der Kieferbasen im Sinne ihrer divergenten Rotation, welche zu einer Bißöffnung führt.

Zur Behandlung ganz entscheidend ist die Frage, ob sie während des Wachstums oder nach Abschluß der Wachstumsphase durchgeführt wird. Während der Wachstumsphase kann der Zahndurchbruch im Seitenzahnbereich gefördert, im Schneidezahnbereich gehemmt werden. Auch die vertikale Wachstumskomponente im kondylären und suturalen Bereich kann beeinflußt werden. Durch *Extrusion der Molaren* wird auch das skelettale Wachstum beeinflußt; eine vertikale Rotation des Unterkiefers ist die Folge.

466 Der Tiefbiß

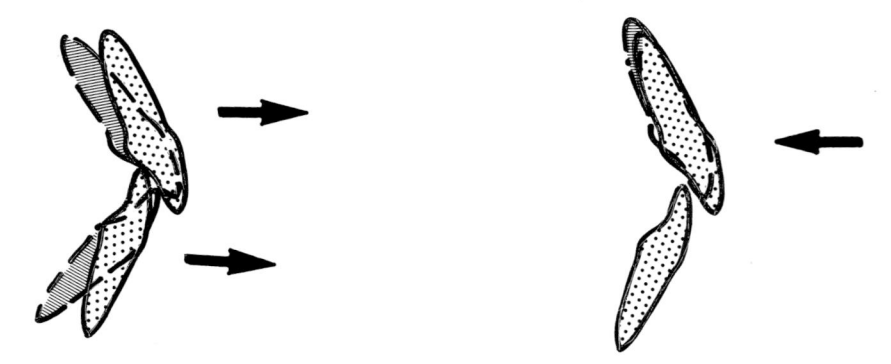

Abb. 11.4 Ein Tiefbiß im Frontzahnbereich kann durch Labialkippung der Schneidezähne (links) oder Distalisierung und Intrusion der oberen Schneidezähne (rechts) korrigiert werden

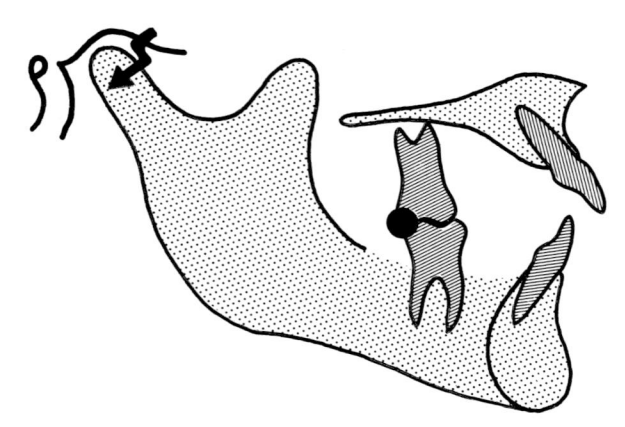

Abb. 11.5 Durch Verlängerung der Molaren kann ein Molarenhypomochlion entstehen

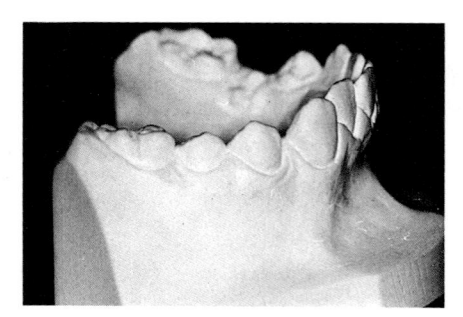

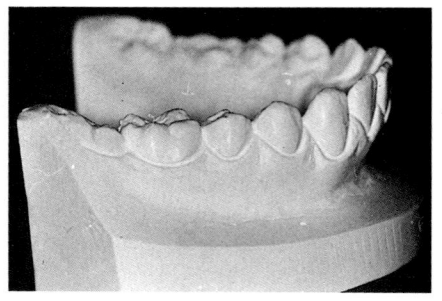

Abb. 11.6 Die Nivellierung der Spee'schen Kurve ist die Voraussetzung für den Ausgleich eines Tiefbisses. Links: vor der Behandlung; rechts: nach der Behandlung

Falls die Behandlung später, nach der Wachstumsphase, durchgeführt wird, können die extrudierten Molaren ein *Molarenhypomochlion* ohne zusätzliche Wachstumsanpassung bilden (Abb. 11.5): die verlängerten Molaren wirken im Sinne eines Hypomochlions bei der Rotation des Unterkiefers. Diese Rotation kann in eine anteriore oder posteriore Richtung erfolgen:

a) bei der *anterioren* Rotation können die kondylären Strukturen im Sinne einer Dyskrasie durch Zug auf die kondylären Weichteilstrukturen geschädigt werden;

b) bei der *posterioren* Rotation kann sich der Biß öffnen, es entsteht eine okklusale Störung und Retrognathie des Unterkiefers.

In Abhängigkeit vom Alter des Patienten sowie von Ursache und Lokalisation der Anomalie kann man verschiedene Behandlungsmethoden anwenden, z. B. einen Behandlungserfolg mit dem Ziel der *Wachstumsförderung* durch funktionelle Geräte erreichen. Den Tiefbiß mit großem interokklusalen Raum (echter Tiefbiß) und die Folgen von lateralem Zungenpressen kann man ebenfalls mit funktionellen Methoden behandeln. Alle weiteren Formen des Tiefbisses nach Abschluß der Wachstumsperiode kann man dagegen nur mit *aktiven mechanischen Mitteln* behandeln. Eine kausale Therapie ist aber nur im dento-alveolären Bereich möglich, z. B. durch Intrusion der Schneidezähne und Nivellierung der Kompensationskurve (Abb. 11.6). Die skelettale Diskrepanz kann nur durch dento-alveoläre kieferorthopädische oder chirurgische Maßnahmen kompensiert werden.

11.4 Die Behandlung des dento-alveolären Tiefbisses

Die Indikation für die Behandlung ist vom Wesen der Anomalie abhängig.

11.4.1 Der echte Tiefbiß

Das *Behandlungsziel* ist die *Extrusion der Molaren.* Während des Zahnwechsels ist die Aktivatortherapie indiziert, um den Zahndurchbruch zu steuern. In Fällen mit extremem lateralen Zungenpressen kann man eine *Oberkieferplatte* mit lateralem Zungengitter eingliedern. Neben dem Zungenpressen kann man auch das Einsaugen der Wangen durch einen modifizierten Labialdraht verhindern. Ähnlich wie beim Bionator wird dieser Labialdraht mit Bukzinator-Schlaufen angefertigt (Abb. 11.7). Die Platte kann in Abwechslung mit dem Aktivator getragen werden: tagsüber die Platte, nachts der Aktivator.

468 Der Tiefbiß

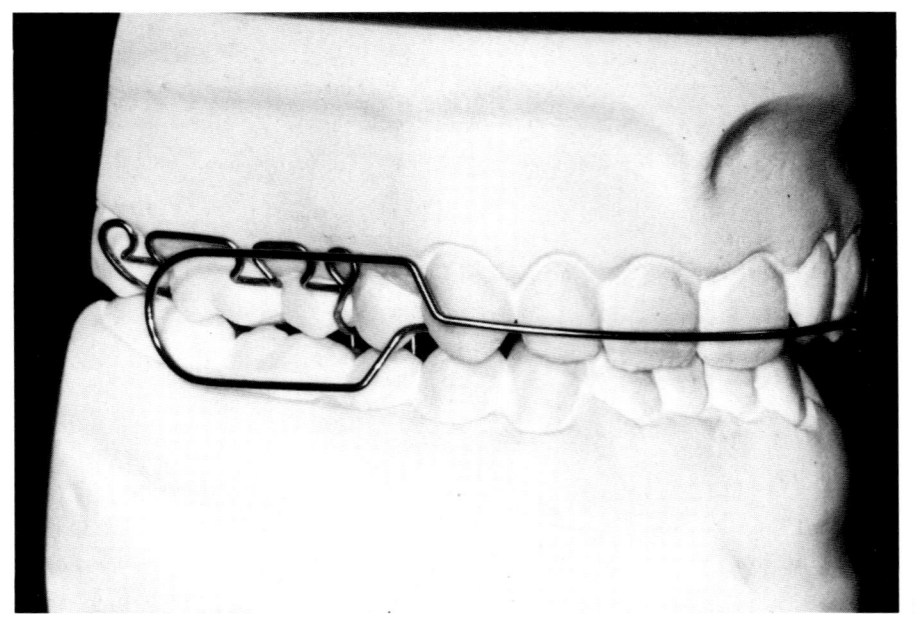

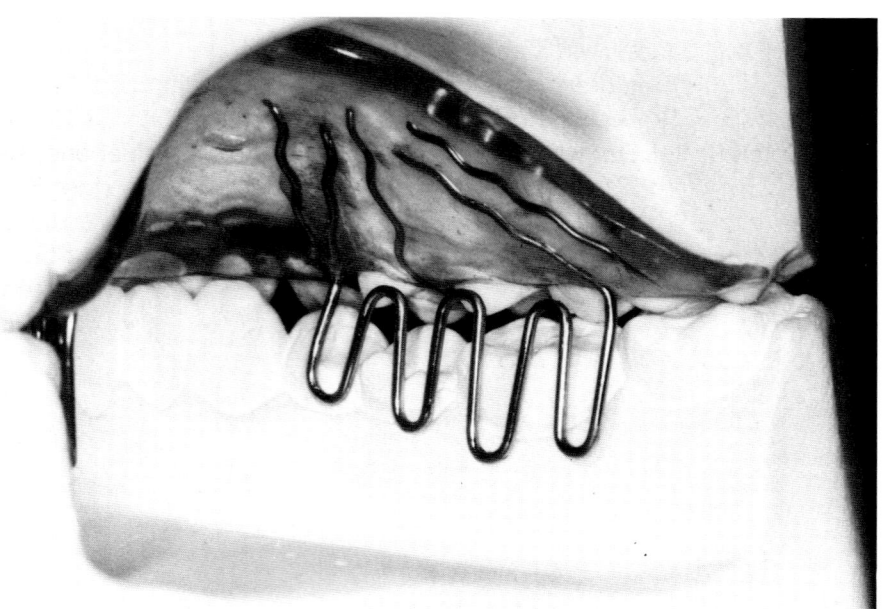

Abb. 11.7 Platte zur Abschirmung des lateralen Zungenpressens und des Einsaugens der Wangen. a) Labialdraht mit Bukkal-Schlaufen, b) ein Zungengitter im Seitenzahnbereich ermöglicht die Verlängerung der Seitenzähne

11.4.1.1 Die Aufbißplatte (Abb. 11.8)

Eine Verlängerung der Molaren kann auch mittels einer *Aufbißplatte* erzielt werden. Mit ihr können die Schneidezähne für eine Intrusion belastet und die Molaren entlastet werden, um deren Extrusion zu ermöglichen.

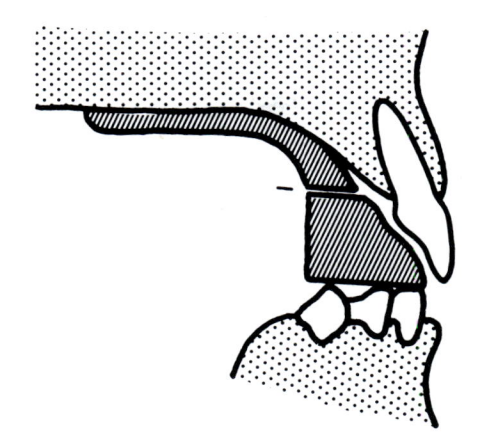

Abb. 11.8 Aufbißplatte für die Intrusion der unteren Schneidezähne

Die Aufbißplatte für die Behandlung des Tiefbisses kann im späten Wechselgebißalter oder im frühen bleibenden Gebiß benutzt und je nach Zahnbestand mit Adams-Klammern oder mit Pfeilklammern verankert werden. Die Pfeilklammern haben den Vorteil, daß sie die Zähne in ihrem gingivalen Drittel berühren und dadurch ihre Extrusion fördern. Der Labialdraht ist bei der Stabilisierung der Platte behilflich und berührt die Zähne im inzisalen Drittel. Der wichtigste Teil der Platte ist die Aufbißebene, sie befindet sich hinter den Schneidezähnen und wirkt im Sinne einer Bißsperre, welche die Verlängerung der Molaren ermöglicht. Um die Unterkieferlage zu stabilisieren und die unteren Schneidezähne genau belasten zu können, kann man die Ebene mit einer Kunststoffrille versehen. Die Platte wirkt nicht im Sinne einer Vorverlagerung des Unterkiefers; aus diesem Grund ist die *Aufbißebene flach.*

Nach endgültigem Durchbruch der bleibenden Zähne kann die Behandlung meistens nur mit festsitzenden Apparaturen durchgeführt werden mit Ausnahme jener Anomalien, welche durch Dyskinesien verursacht sind.

11.4.2 Der Pseudotiefbiß

Die Behandlung ist schwierig, Ziel der Therapie ist eine Intrusion der Schneidezähne, eine Maßnahme, welche mit Aktivatoren oder Platten nur in bescheidenem Ausmaß durchführbar ist. Im Wechselgebiß kann mit Aktivatoren eine geringe Intrusion und Labialkippung der unteren Schneidezähne erreicht werden, was eine Reduktion des Tiefbisses zur Folge hat. In schwierigeren Fällen ist eine festsitzende Therapie erforderlich.

11.4.3 Der erworbene Tiefbiß

Er wird verursacht durch *Kippung der Molaren* in die Extraktionslücken, die Therapie kann mit Platten und Zugfedern oder mit einer festsitzenden Apparatur zur Aufrichtung der gekippten Molaren vorgenommen werden.

11.4.4 Eine steile Kompensationskurve

Sie muß nivelliert werden. Während des Durchbruchs der Seitenzähne kann die Nivellierung durch Steuerung des Zahndurchbruchs mit Hilfe des Aktivators durchgeführt werden. Für die Nivellierung im bleibenden Gebiß ist meistens eine festsitzende Therapie erforderlich.

11.5 Der skelettale Tiefbiß

Bei der Behandlungsplanung muß die sagittale Dimension berücksichtigt werden, meistens aber liegt eine Kombination mit Klasse II-Beziehungen vor.

Bei einem Tiefbiß, *kombiniert mit einer Klasse II-Beziehung,* bestehen folgende Behandlungsmöglichkeiten:

Eine Wachstums*hemmung* im Oberkiefer und eine Wachstums*förderung* im Unterkiefer, kombiniert mit dento-alveolären Maßnahmen, ermöglicht auch eine Korrektur des Tiefbisses. Die Behandlung kann kombiniert mit Headgear und Aktivator durchgeführt werden und wird eingeleitet mit:

a) *Distalisierung* und Verlängerung der Sechsjahrmolaren. Der Durchbruch der Seitenzähne kann anschließend mit einem Aktivator gesteuert werden.

b) Bei einer *konvergenten Rotation* der Kieferbasen ist die Beeinflussung der Inklination erforderlich. Dies kann mit speziell konstruierten Aktivatoren oder durch eine extraorale Kraftapplikation erfolgen.

c) Nach Abschluß der Wachstumsperiode ist nur eine *dento-alveoläre Kompensation* des skelettalen Tiefbisses möglich. Sie kann durch Extrusion und Distalisierung der Molaren (oft nach Extraktion der oberen zweiten Molaren), Intrusion und Labialkippung der Schneidezähne und Nivellierung der Zahnbögen erfolgen.

Frühbehandlung eines Tiefbisses. Falls die Behandlung im frühen Wechselgebiß eingeleitet wird, kann man auch die skelettalen Besonderheiten der Dysplasie beeinflussen.

Bei dem 6,9jährigen Patienten K. J. lag ein ausgeprägter, gingival abgestützter Tiefbiß vor (Abb. 11.9). In solchen Fällen besteht eine permanente traumatische Irritation des Gingivalrandes. Zielsetzung der Frühbehandlung ist eine baldmögliche Erreichung eines zumindest dental abgestützten Tiefbisses. Die Behandlung des gingival abgestützten Tiefbisses ist immer indiziert, auch bei Erwachsenen, und oft kombiniert mit kieferchirurgischen Eingriffen, um einem frühen Verlust der oberen Schneidezähne vorzubeugen.

Die Wachstumsrichtung bei unserem Patienten war horizontal, die Unterkieferbasis kurz und retrognath. Die Retrognathie wurde auch durch eine posteriore Lage der Gelenkgrube verstärkt (großer Sella-Winkel). Die Oberkieferbasis und der Ramus waren lang. Die funktionellen Beziehun-

gen zeigten einen ==großen interokklusalen Raum mit lateralem Zungenpressen, prognostisch günstige Symptome für eine funktionelle Therapie.==
Die *Therapie* hatte *folgendes Ziel:*

1. Distalisierung der oberen Sechsjahrmolaren; das wurde mit einem Headgear erreicht.

2. In einer zweiten Behandlungsphase wurden die Seitenzähne extrudiert. Ein Aktivator, im Seitenzahnbereich zur Extrusion, im Frontzahnbereich zur Intrusion eingeschliffen, wurde eingegliedert.

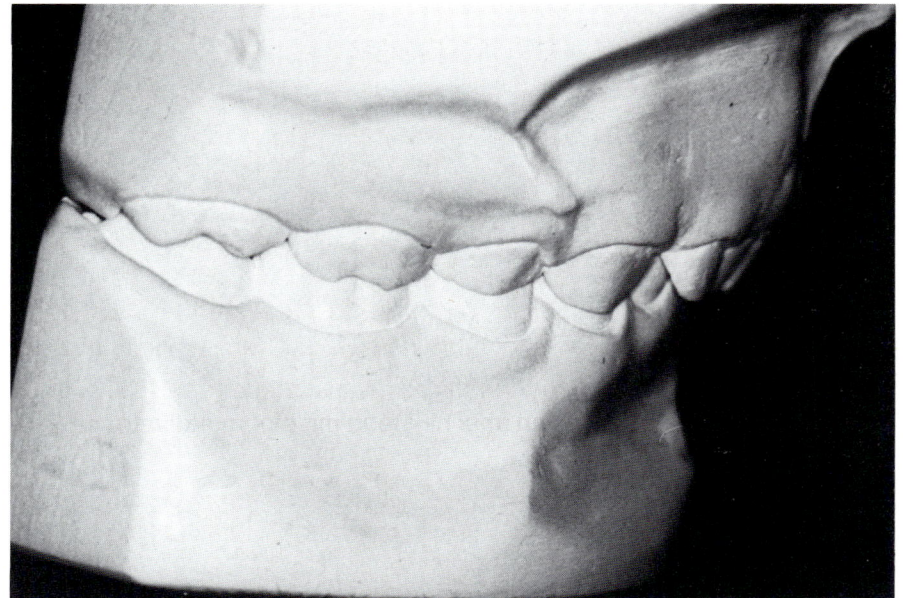

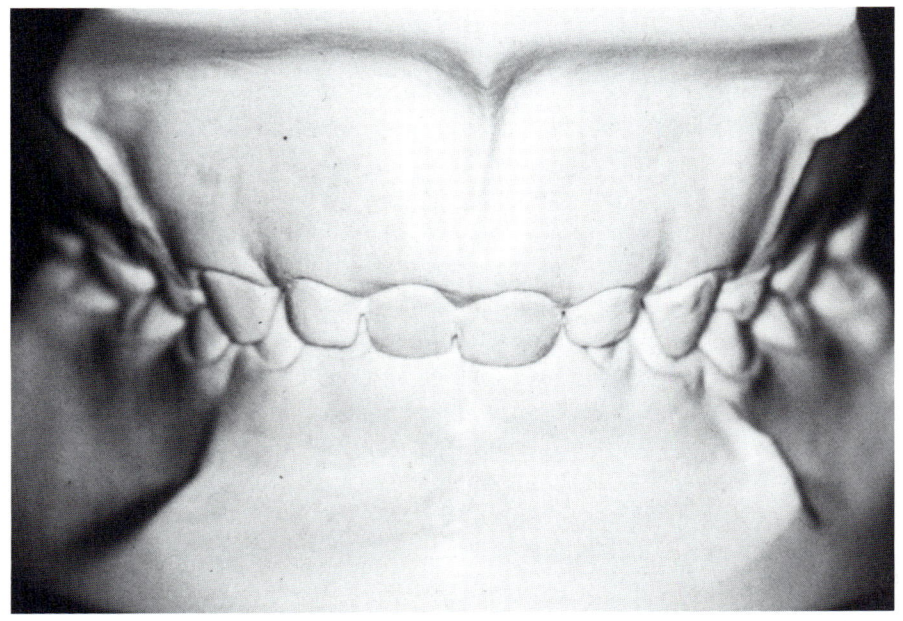

Abb. 11.9 Patient K. J. vor der Behandlung. a) Seitenansicht, b) Vorderansicht, c) Fernröntgenaufnahme, d) Fernröntgendurchzeichnung

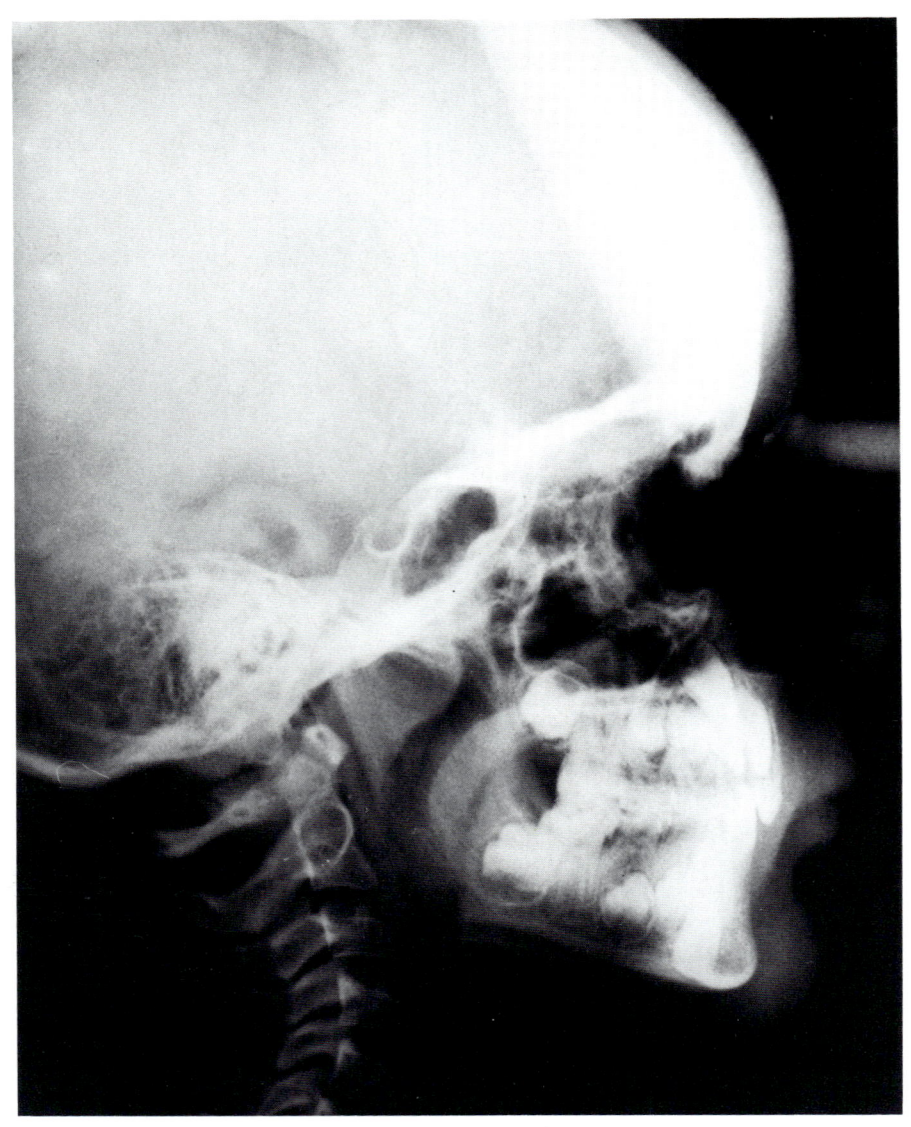

Abb. 11.9 c)

3. Im Hinblick auf die Retrognathie des Unterkiefers war eine Einstellung in Neutralbißlage erforderlich. Sie wurde ebenfalls mit Hilfe eines Aktivators erreicht.

4. Das laterale Zungenpressen verursachte eine Infraokklusion der Seitenzähne. Um diese Dyskinesie auch tagsüber zu eliminieren, wurde eine Platte mit lateralem Zungengitter eingegliedert. Die Behandlung samt Retention wurde bis zum Durchbruch der Prämolaren fortgesetzt und nach einer Dauer von 4½ Jahren abgeschlossen. Eine Nachkontrolle 2 Jahre nach Abschluß der Retention zeigte die Behebung der Retrognathie des Unterkiefers und des Tiefbisses. Die Molaren waren extrudiert, die Schneidezähne intrudiert worden (Abb. 11.10).

Die Beziehungen zwischen den Schneidezahn- und Molarenhöhen hatten sich auch entsprechend verändert. Laut *Schwarz* beträgt die Relation der

Der skelettale Tiefbiß 473

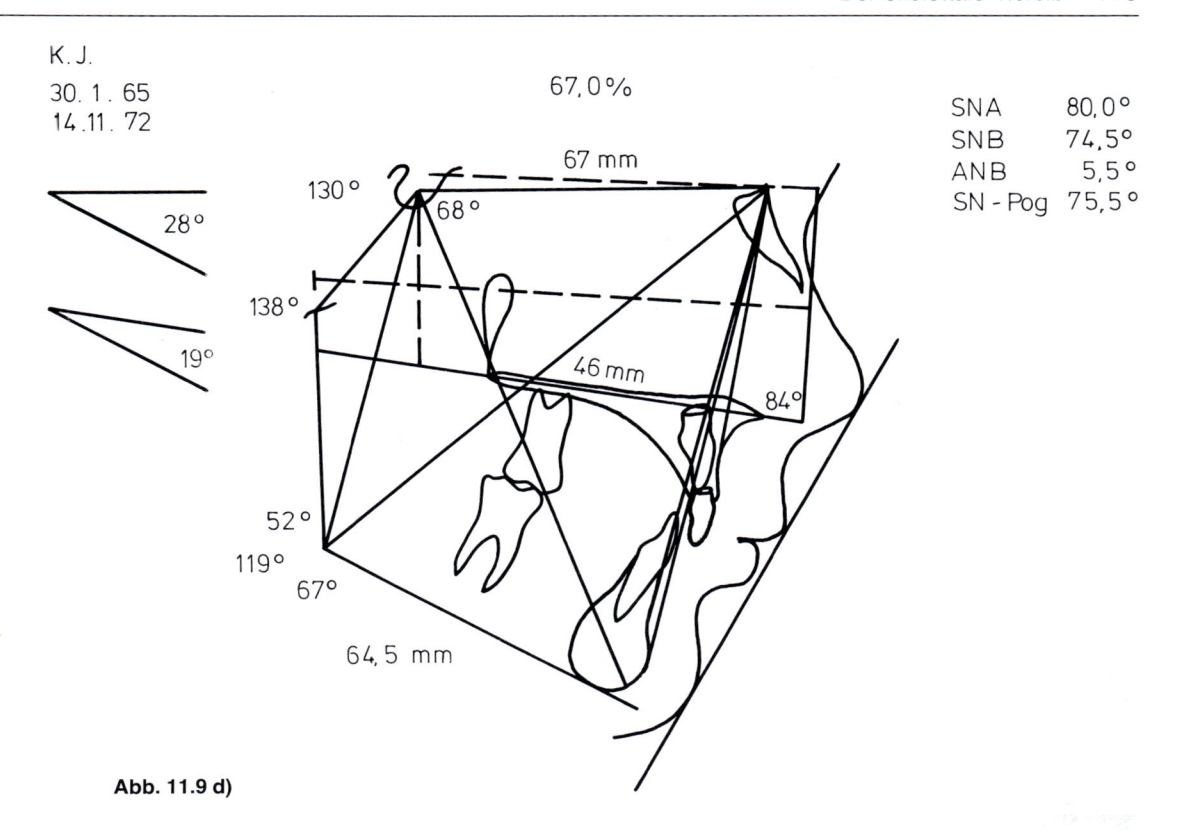

K. J.
30. 1. 65
14. 11. 72

SNA 80,0°
SNB 74,5°
ANB 5,5°
SN-Pog 75,5°

Abb. 11.9 d)

Schneidezahnhöhe zur Molarenhöhe 5:4 (Abb. 11.11). Vor der Behandlung war diese Beziehung entsprechend der Infraokklusion der Molaren 5:3,7 im Oberkiefer, bzw. 5:3,8 im Unterkiefer. Nach der Behandlung ergab sich eine für die Verlängerung – besonders der oberen Molaren – charakteristische Relation von 5:4,3 im Oberkiefer und 5:4,1 im Unterkiefer.

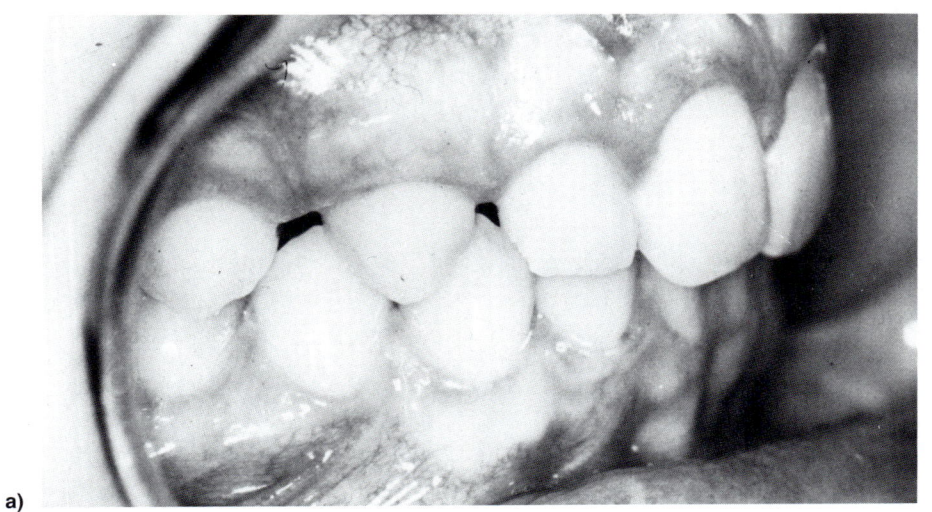

Abb. 11.10 Patient K. J. nach der Behandlung. a) Seitenansicht, b) Vorderansicht, c) Fernröntgenaufnahme, d) Fernröntgendurchzeichnung, e) Überlagerung der Fernröntgendurchzeichnungen

474 Der Tiefbiß

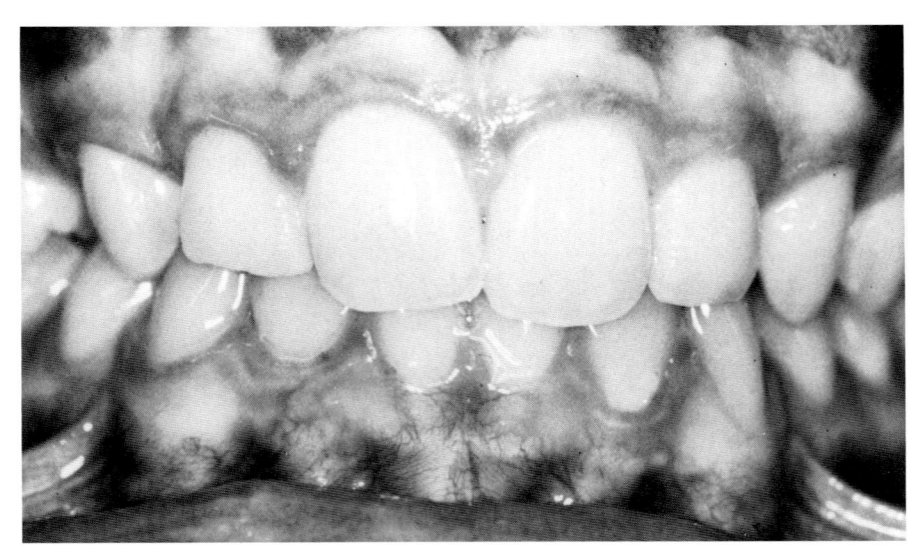

Abb. 11.10 b)

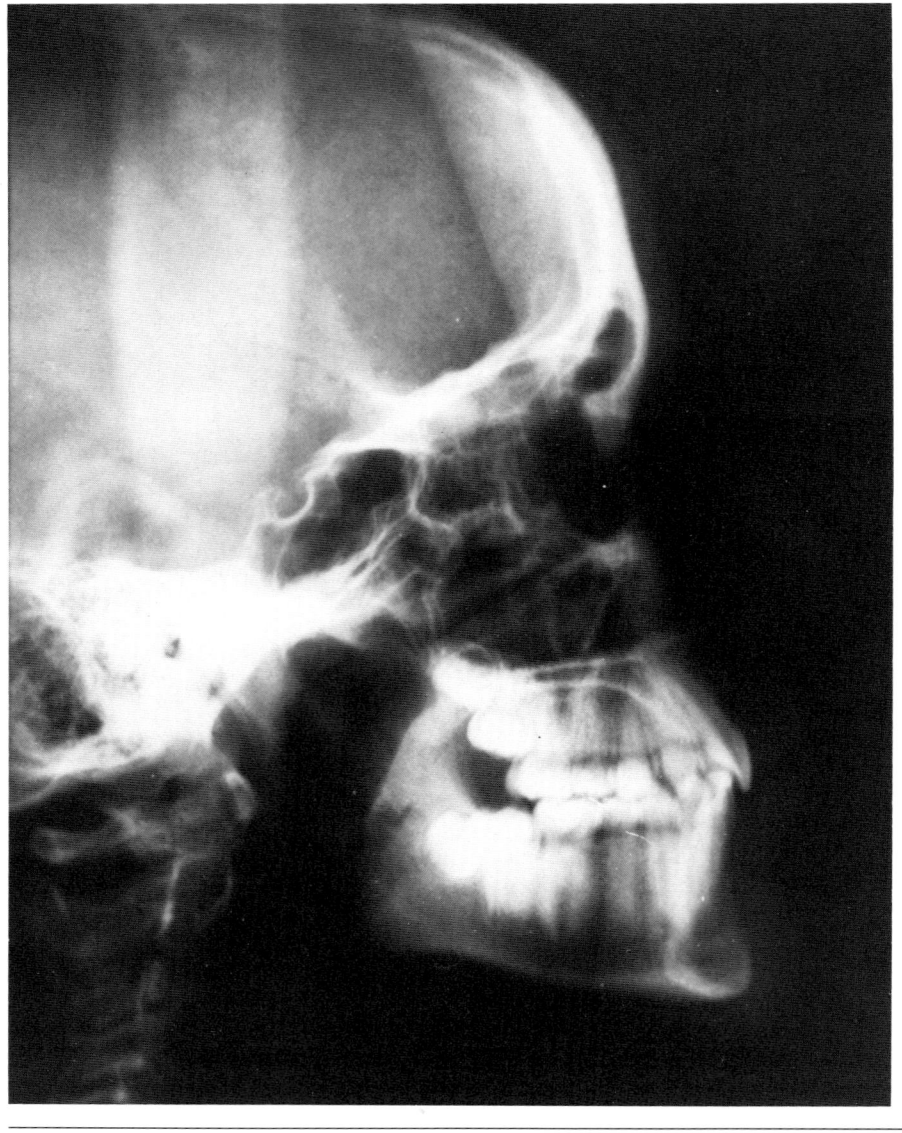

Abb. 11.10 c)

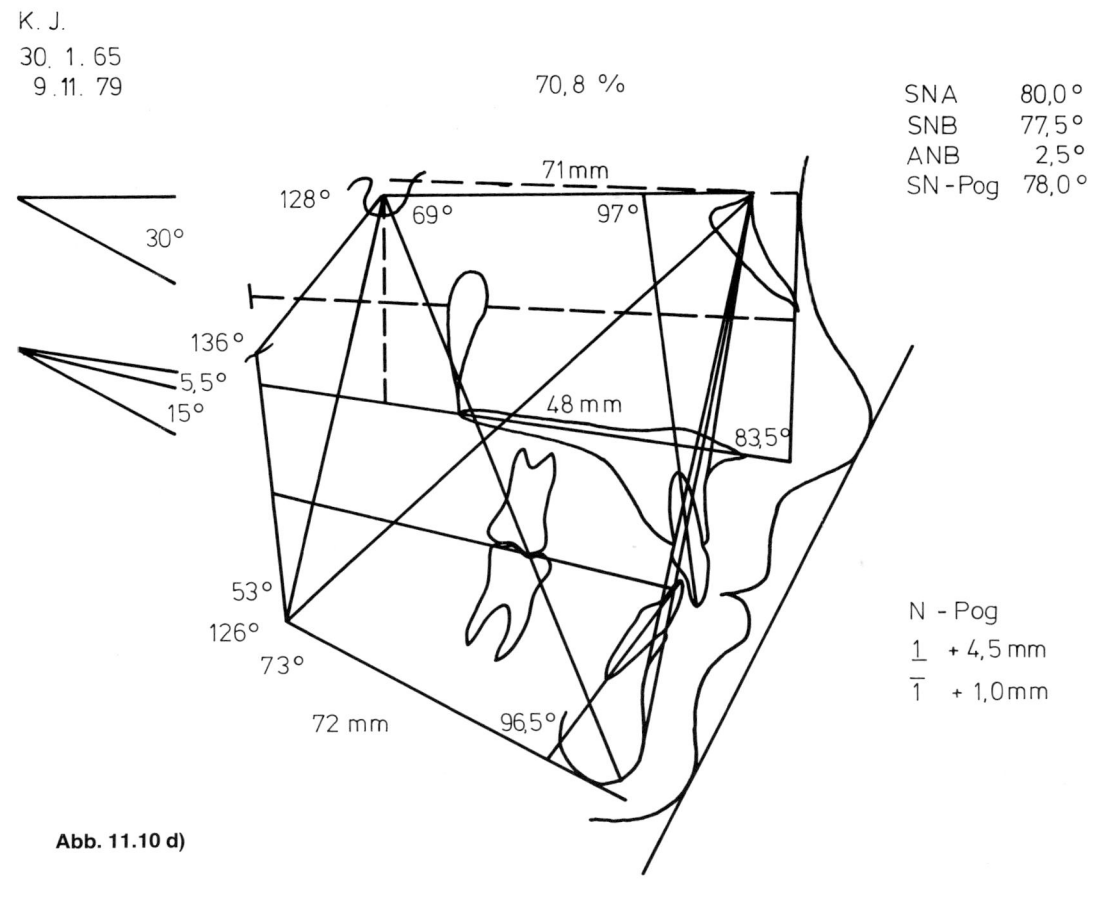

Der skelettale Tiefbiß   475

K. J.
30. 1. 65
9. 11. 79

70,8 %

SNA   80,0°
SNB   77,5°
ANB   2,5°
SN-Pog 78,0°

128° 69° 71 mm 97°

30°

136°
5,5°
15°

48 mm

83,5°

53°
126°
73°

72 mm   96,5°

N - Pog
$\underline{1}$ + 4,5 mm
$\overline{1}$ + 1,0 mm

Abb. 11.10 d)

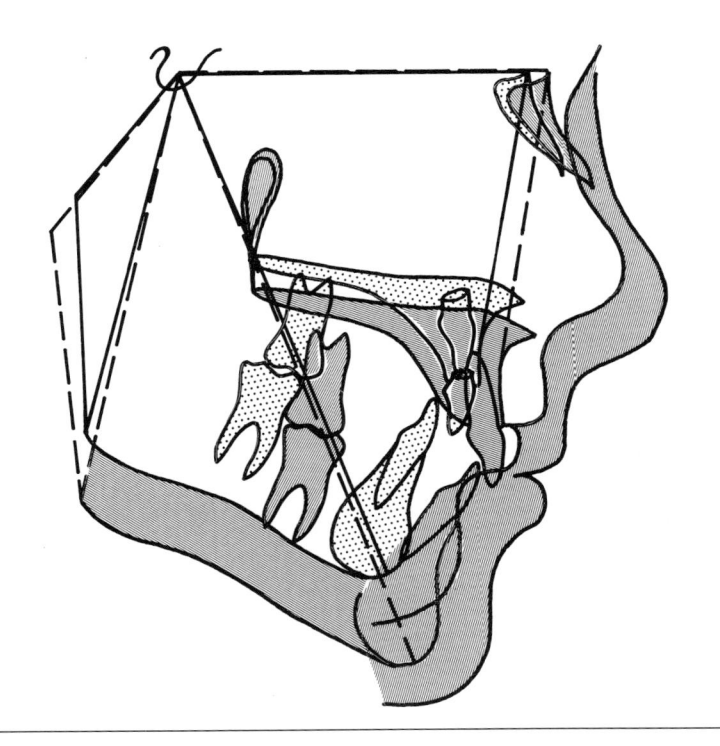

K.J.
14.11.72
9. 11. 79

Abb. 11.10 e)

476 Der Tiefbiß

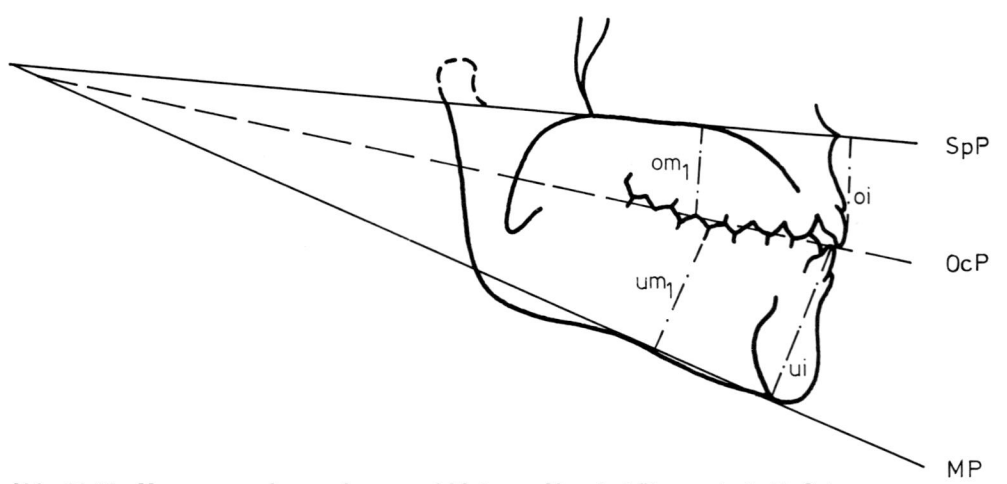

Abb. 11.11 Messungen der vorderen und hinteren Alveolarhöhe nach A. M. Schwarz, o.i.: der oberen Schneidezähne, o.m.: der oberen Molaren, u.i.: der unteren Schneidezähne, u.m.: der unteren Molaren

Frühbehandlung einer Klasse II/2-Anomalie. Der 8jährige Knabe W. B. hatte eine Klasse II/2-Anomalie mit gingival abgestütztem Tiefbiß (Abb. 11.12). Der interokklusale Raum war nicht vergrößert und es lag keine Zungendyskinesie vor. Die Wachstumsrichtung war extrem horizontal, die Unterkieferbasis war kurz und retrognath, die Oberkieferbasis und der Ramus normal entwickelt. Die mittleren oberen Schneidezähne standen steil, die seitlichen nach labial gekippt, die oberen Sechsjahrmolaren waren nach mesial gewandert. Die erste dringende Behandlungsmaßnahme war die Distalisierung der Sechsjahrmolaren mit einem Headgear.

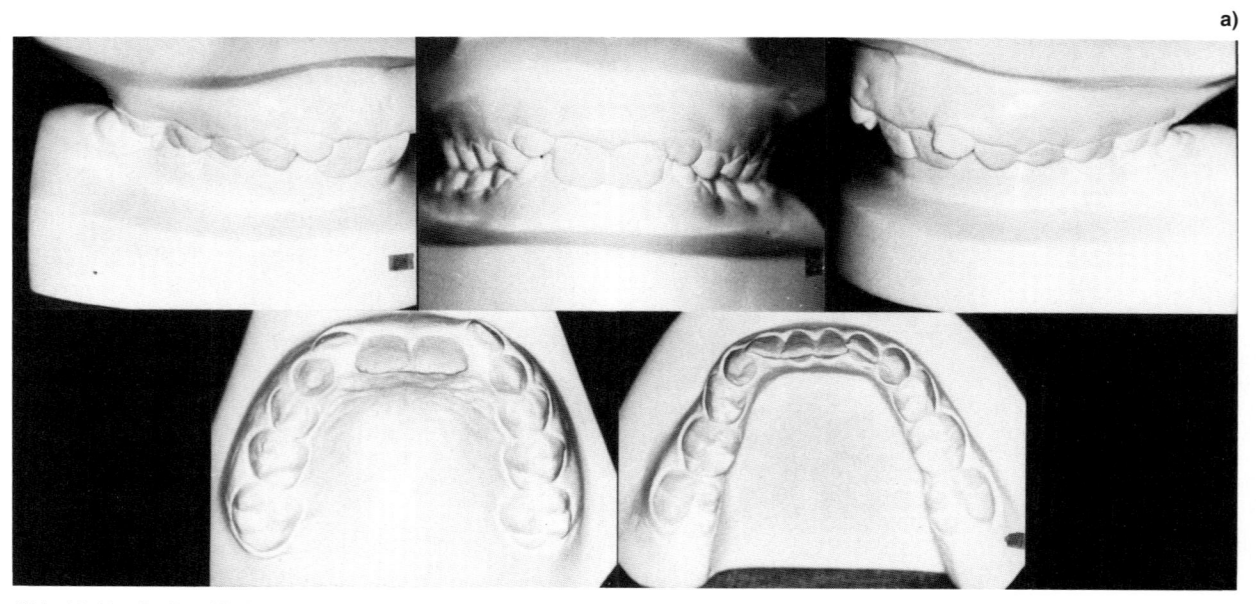

Abb. 11.12 Patient W. B. vor der Behandlung. a) Modelle, b) Fernröntgendurchzeichnung

Der skelettale Tiefbiß 477

B.W.
30. 7. 64
26.10. 72

67%

64 mm

128° 68°   83°

30°

136°

14°
10°

43 mm
87°

57°
125°
68°

61 mm   90°

SNA   81°
SNB   72°
ANB   9°
SN-Pog 74°

N - Pog

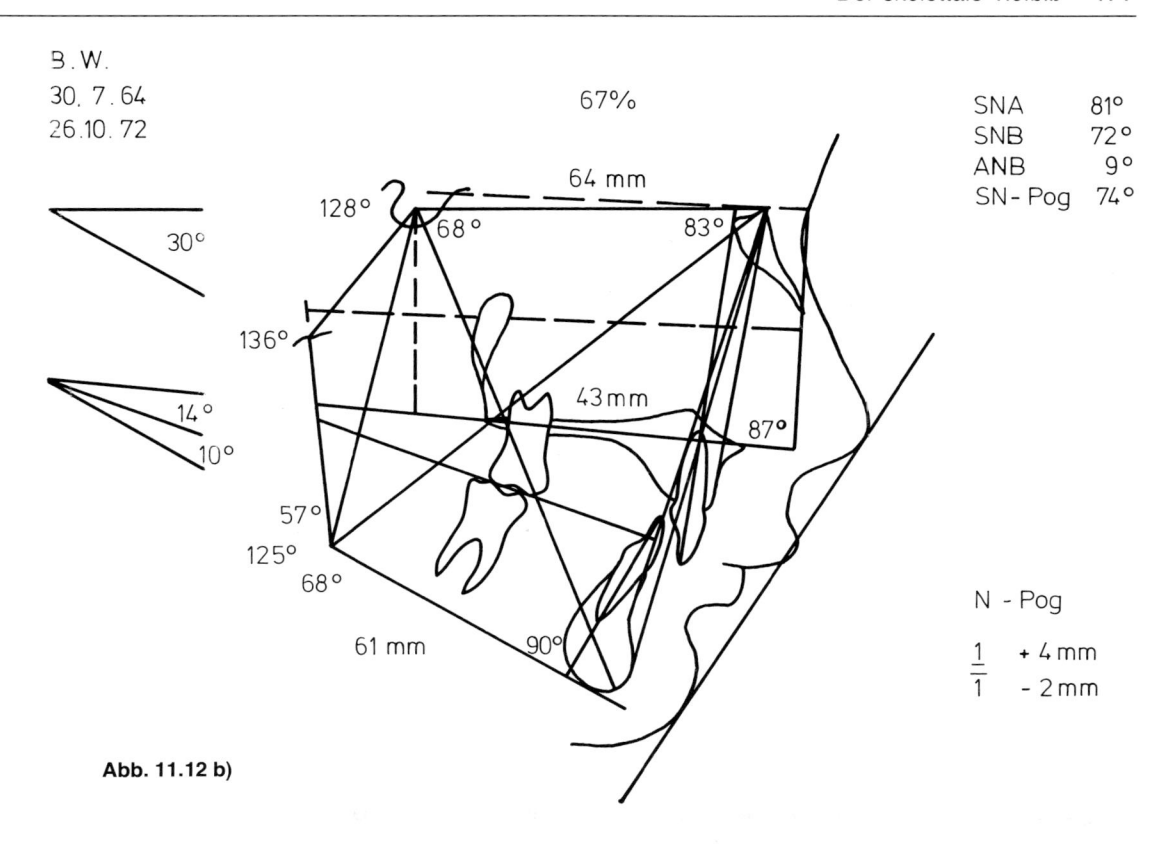

$\frac{1}{1}$ + 4 mm

$\frac{1}{1}$ - 2 mm

Abb. 11.12 b)

Die zweite Behandlungsphase wurde mit Hilfe eines Aktivators weitergeführt. Dieses Gerät hat folgende Erwartungen erfüllt:

- Vorverlagerung des Unterkiefers,
- Intrusion der Frontzähne und Extrusion der Seitenzähne,
- die Frontzähne wurden protrudiert, die reziproke Kraft auf die Haltedorne übertragen, was eine weitere Distalisierung der Molaren ermöglichte.

Fünf Jahre später, nach Abschluß der Retention, waren Deckbiß wie auch Distalbiß behoben. Eine leichte Anteinklination der Oberkieferbasis und eine Öffnung der Y-Achse sind wichtige Veränderungen für die Stabilität des Ergebnisses. Der dento-alveoläre Ausgleich war bei diesem Patienten nicht so umfangreich wie bei dem vorherigen. Die Relation Schneidezahnhöhe zu Molarenhöhe hat sich im Oberkiefer von 5:3 auf 5:3,6 verändert und im Unterkiefer von 5:3,8 auf 5:3,9. Der knappe frontale Überbiß wurde dank der skelettalen Veränderungen erzielt (Abb. 11.13).

Die meisten Tiefbißfälle sind mit Klasse II-Beziehungen und horizontaler Wachstumsrichtung kombiniert. Die Behandlung dieser Anomaliengruppe wurde bereits im Kapitel 8 beschrieben. Meistens ist eine kombinierte Therapie mit dem Headgear erforderlich oder, bei älteren Patienten, die Extraktion der zweiten Molaren. Alle diese Behandlungsmöglichkeiten liegen jedoch jenseits der Grenzen der funktionellen Behandlung.

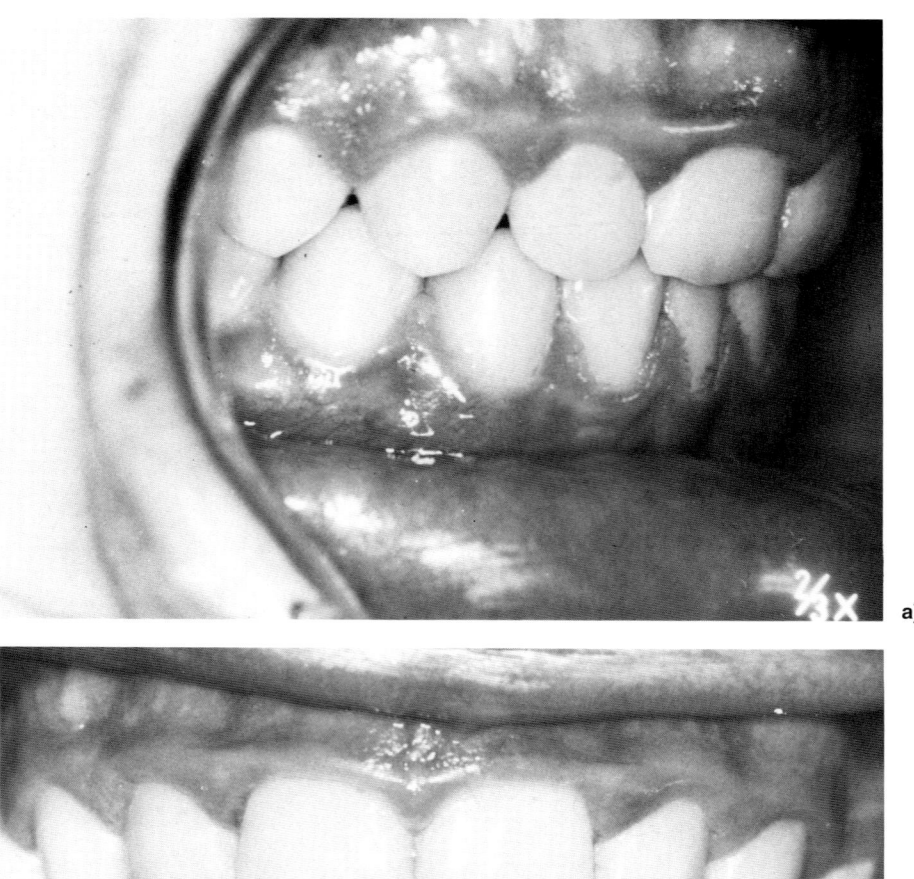

Abb. 11.13 Patient W. B. nach der Behandlung. a) Seitenansicht, b) Vorderansicht, c) Fernröntgendurchzeichnung, d) Überlagerung der Fernröntgenaufnahmen

Der skelettale Tiefbiß 479

W.B.
30.7.64
28.6.78

66.7 %

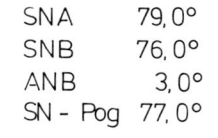

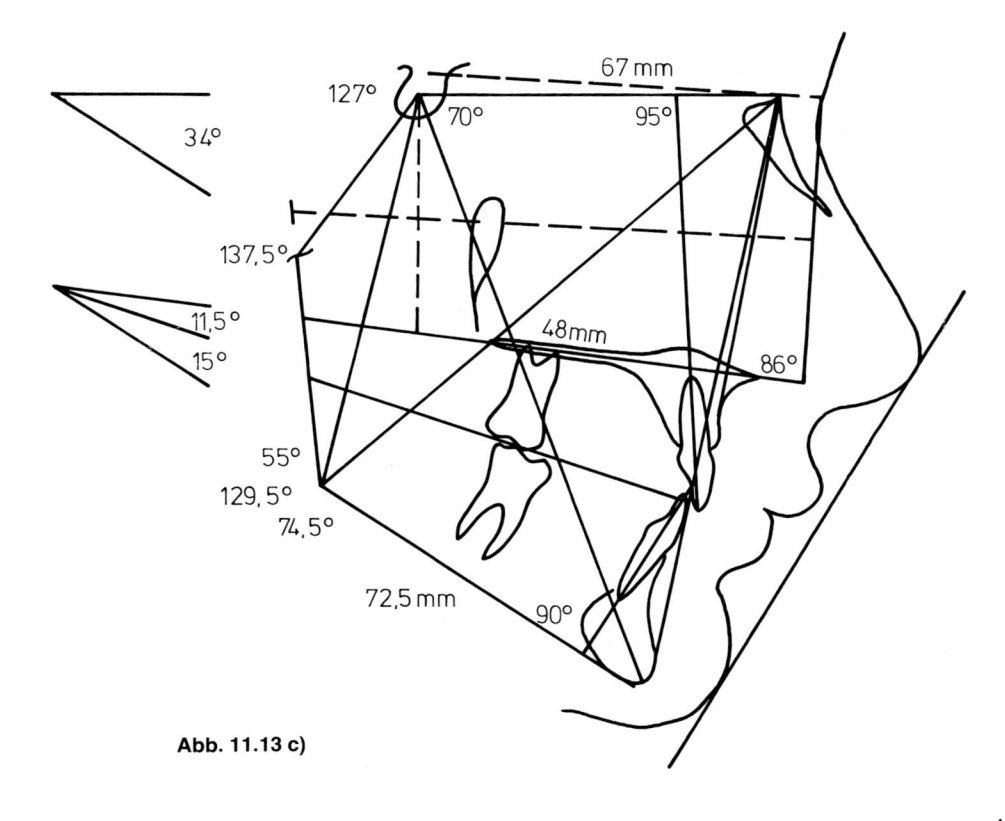

127°   67 mm
70°   95°
34°
137,5°
11,5°
15°
48 mm   86°
55°
129,5°
74,5°
72,5 mm   90°

SNA   79,0°
SNB   76,0°
ANB   3,0°
SN - Pog 77,0°

N - Pog
$\frac{1}{\overline{1}}$ + 2,5 mm
    + 1,0 mm

Abb. 11.13 c)

W. B.
26.10.72
28. 6.78

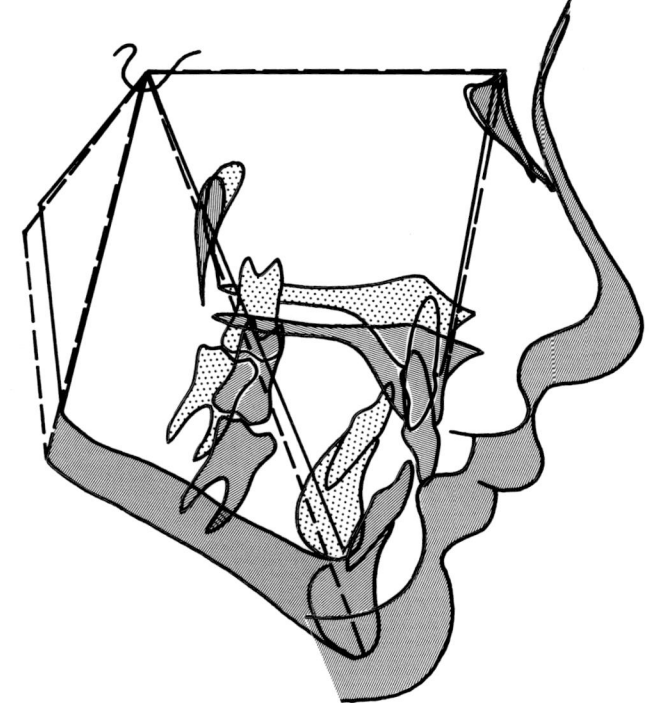

Abb. 11.13 d)

12 Schlußwort

In diesem Buch wurden die Prinzipien und Anwendungsmöglichkeiten von funktionellen Methoden beschrieben. Die Wirkungsweise der beschriebenen Geräte ist z. T. nur funktionell, teilweise funktionskieferorthopädisch.

Die *funktionelle Wirkungsweise* umfaßt die Beeinflussung der Funktion (meistens Lippen-, Wangen- oder Zungenfunktion) mittels Druckelimination und die Steuerung des Zahndurchbruchs, d. h. Behandlungsmaßnahmen, die sich primär auf den dento-alveolären Bereich beschränken. Die Schildapparaturen wirken vorwiegend auf diese Weise. Die Wirkungsweise des Aktivators, die durch das Einschleifen und die Kraftübertragung mittels Führungsflächen zustandekommt, beschränkt sich ebenfalls auf den dento-alveolären Bereich. Eine Behandlung dieser Art ist dann indiziert, wenn die skelettalen Beziehungen harmonisch verlaufen, d. h. wenn das durch die Kieferbasen gebildete Gerüst keine Abweichungen von der Norm aufweist; im Rahmen dieser durch die Kieferbasen gebildeten Schablone wird dento-alveolär therapiert. Eine Behandlung in diesem Bereich kann auch später mit aktiv-mechanischen Mitteln durchgeführt werden. Die funktionellen Methoden dagegen ermöglichen einen frühen kausalen und einfachen Eingriff mit geringer Belastung des Parodontalgewebes.

Die Domäne der Aktivator-Therapie ist jedoch die *funktionskieferorthopädische,* d. h. eine Beeinflussung der skelettalen Beziehungen bzw. eine Veränderung des Knochengerüstes. Die Väter der Funktionskieferorthopädie gingen von dem Konzept aus, daß die Dysgnathien durch Fehllagen des Unterkiefers verursacht sind und deren Korrektur mit funktionskieferorthopädischen Mitteln möglich sei.

Die Behebung des Distalbisses erfordert eine Vorverlagerung, der Mesialbiß eine Rückverlagerung des Unterkiefers, vorausgesetzt, daß das kondyläre Wachstum noch gesteuert werden kann. Die klassische Funktionskieferorthopädie beschränkt sich auf die Beeinflussung der Unterkieferlage während der Wachstumsperiode. Nach Abschluß des Wachstums ist eine Lageveränderung nur bei Zwangsbißfällen möglich. Bestimmte Modifikationen in der Konstruktion der Aktivatoren ermöglichen eine bescheidene Beeinflussung der Oberkieferbasis und der vertikalen Dimension.

Die heutigen Anforderungen an die Kieferorthopädie sind anspruchsvoll geworden. Wir bemühen uns, allerdings nicht stereotyp, im betroffenen Bereich zu behandeln und müssen verschiedene Methoden simultan oder konsekutiv kombinieren. Die Kieferorthopäden haben nicht mehr den Ehrgeiz, mit *einem* Gerätetyp verschiedene Dysgnathien von Anfang bis zum Ende zu behandeln. Selten werden einzelne Dysgnathien ausschließlich funktionskieferorthopädisch, sondern meistens in Kombination mit anderen Methoden und Geräten behandelt.

Skelettale Klasse II-Dysgnathien sind oft durch Retrognathie des Unterkiefers und gleichzeitig durch Prognathie des Oberkiefers verursacht. Die Methode der Wahl in diesen Fällen ist eine kombinierte, was eine Beeinflussung des Oberkiefers mittels Headgear und anschließend eine Vorverlagerung des Unterkiefers mit dem Aktivator bedeutet. Außerdem besteht die Möglichkeit, beide Maßnahmen mit einem kombinierten Gerät durchzuführen, indem auf dem Aktivator ein Gesichtsbogen befestigt wird. Es gibt verschiedene Kombinationen dieser Art (nach *Pfeiffer-Grobetti, Täuscher, Witt* usw.); alle zu beschreiben, würde jedoch den Rahmen des Buches sprengen.

Die Funktionskieferorthopädie wird neuerdings in den Vereinigten Staaten nicht nur anerkannt, die Möglichkeiten ihrer Methoden werden oft überbewertet. Das Behandlungskonzept der Amerikaner unterscheidet sich wesentlich von unserem klassischen. Es wird zweiphasig behandelt; in der ersten Phase wird mit dem Aktivator die skelettale Diskrepanz behoben und in der zweiten die dento-alveoläre mit festsitzenden Apparaturen korrigiert. Nur die skelettale Wirkungsweise des Aktivators wird ausgenutzt; das Gerät wird nicht eingeschliffen, nur die Lage des Unterkiefers soll beeinflußt werden.

Es gibt verschiedene Kombinationsmöglichkeiten, aber selten wird eine Dysgnathie – wie bereits erwähnt – mit *einem* Gerätetyp behandelt. Wenn man sich an die Virtuosen der abnehmbaren Technik erinnert, wie es *A. M. Schwarz, Petrik* oder *Balters* waren, stellt sich die Frage, warum ist diese Wende, die Kombination einzelner Methoden, notwendig geworden? Verschiedene Gründe für diese Änderung im Behandlungskonzept sind zu nennen, die wichtigsten sind:

1. Die Kriterien für unsere Behandlungsziele haben sich geändert. Sie sind strenger und die Ansprüche an sie größer geworden. Die gnathologischen Kriterien, der Begriff der funktionellen Okklusion und das Zahnbewußtsein der sozialen Umwelt haben dazu beigetragen.

2. Die Erfolgsquote soll gesteigert werden, damit nicht nur die sogenannten „guten Fälle", sondern auch die problematischen erfolgreich behandelt werden können, evtl. durch die Kombination verschiedener Methoden.

3. Bestimmte Behandlungsmaßnahmen können mit gezielten Methoden oder Geräten genau und relativ sicher durchgeführt werden. Man verzichtet auf „Versuche" und greift statt dessen zu den wirksamsten und zuverlässigsten Methoden. Lücken kann man z. B. auch mit Führungssporen des Aktivators schließen, wie dies *Petrik* bewiesen hat. Für die körperliche Bewegung beim Lückenschluß bevorzugen wir vor allem die festsitzenden Geräte; sie arbeiten schneller und zuverlässiger.

Eine therapeutische Beeinflussung der Unterkieferlage ist dagegen nur mit funktionskieferorthopädischen Mitteln möglich. Jahrzehntelang wurde die Frage diskutiert, ob Aktivatoren eine wachstumsfördernde Wirkung ausüben können. Die Untersuchungen von *Petrovic* und Mitarbeitern haben zur Beantwortung dieser Frage und somit zur Renaissance der Funktionskieferorthopädie und deren Anerkennung in den USA entscheidend beigetragen.

Auf einen weiteren, zweifellos großen Vorteil der funktionellen Methoden soll zum Schluß noch hingewiesen werden: Bei jeder Therapie können neben positiven auch negative Wirkungen beobachtet werden. Im Laufe einer kieferorthopädischen Therapie sind es oft Wurzelresorptionen, Knochenabbau oder Entkalkungen. Die funktionellen Methoden arbeiten schonend. Meistens werden die natürlichen Kräfte gesteuert oder aktiviert. Die schädlichen Nebenwirkungen sind minimal, sie können praktisch vernachlässigt werden.

Die funktionellen Behandlungsmethoden haben ihren festen Platz und ihre volle Berechtigung in der modernen Kieferorthopädie. Die Voraussetzung für ihren wirkungsvollen Einsatz ist jedoch die genaue Indikationsstellung und eine individuelle Konstruktion der Behandlungsgeräte.

Literatur

Adran, B., F. Kemp: A radiographic Study of the movement of the tongue in swallowing. Dent. Practit. dent. Rec. 5, 252 (1955)

Ahlgreen, J., U. Posselt: Need of functional analysis and selective grinding in orthodontics. Acta odont. scand. 21, 187 (1963)

Ahlgreen, J.: An electromyographic analysis of the response to activator (Andresen-Häupl) therapy. Odontol. Revy 11, 125 (1960)

Ahlgreen, J.: The neurophysiologic principles of the Andresen method of functional jaw orthodontics. A critical analysis and new hypothesis. Sven. Tandlak. Tidskr. 63, 1 (1970)

Ahlgreen, J.: A longitudinal clinical and cephalometric study of 50 malocclusion cases treated with activator appliances. Trans. Eur. Orthod. Soc. 285 (1972)

Andresen, V.: Funktions-Kieferorthopädie. 2. Aufl. Meusser, Leipzig 1939

Andresen, V., K. Häupl: Funktionskieferorthopädie. Die Grundlagen des norwegischen Systems. 4. Aufl. Barth, Leipzig 1945

Andresen, V., K. Häupl, L. Petrik: Funktionskieferorthopädie. 6., umgearbeitete und erweiterte Auflage von K. Häupl und L. Petrik. Barth, München 1957

Andresen, V.: The Norwegian system of functional gnathoorthopedics. Acta Gnathol. 1, 5 (1936)

Andrew, R. J.: Evolution of facial expression. Science 142, 1034 (1963)

Andrews, L. F.: The six keys to normal occlusion. J. Orthodont. 62, 296 (1972)

Ascher, F.: Praktische Kieferorthopädie. Urban & Schwarzenberg, München 1968

Baker, J.: The tongue and the dental function. Amer. J. Orthodont. 40, 927 (1954)

Ballard, C. F.: A consideration of the physiological background of mandibular posture and movement. Dent. Pract. Dent. Rec. 6, 80 (1955)

Ballard, C. F.: Variations of posture and behavior of the lips and tongue which determine the position of the labial segments: The implications in orthodontics, prothetics and speech. Trans. Europ. Orthodont. Soc. 67, 93 (1965)

Ballard, C. F.: Some observations on variations of tongue posture as seen in lateral skull radiographs and their significance. Trans. Europ. Orthodont. Soc. 35, 69 (1959)

Balters, W.: Ergebnis der gesteuerten Selbstheilung von kieferorthopädischen Anomalien. Dtsch. zahnärztl. Z. 15, 241 (1960)

Balters, W.: Eine Einführung in die Bionatorheilmethode. Ausgewählte Schriften und Vorträge. C. Herrmann, Heidelberg 1973

Bay, R., Th. Rakosi: Fernröntgenologische Untersuchungen von zwei ethnischen Gruppen mit Distalbiß. Fortschr. Kieferorthop. 32, 161 (1971)

Benninghoff, A.: Architektur der Kiefer und ihre Weichteilbedeckung. Paradentium 6, 48 (1934)

Bimler, H. P.: Indikation der Gebißformer. Fortschr. Kieferorthop. 25, 121 (1964)

Björk, A.: Variations in the growth pattern of the human mandible: Radiographic study by the implantant method. J. dent. Res. 42, 2 (1963)

Björk, A.: Prediction of mandibular growth rotation. Amer. J. Orthodont. 55, 585 (1969)

Björk, A.: According to Graber: Orthodontics principles and practice. W. B. Saunders Company, Philadelphia, London, Toronto (1972)

Blume, D. G.: A study of occlusal equilibration as it relates to orthodontics. Amer. J. Orthodont. 44, 575 (1958)

Boman, V. R.: Research studies on the temporomandibular joint. Angle Orthodont. 22, 154 (1952)

Brauer, J. S., Holt, T. V.: Tongue thrust classification. Angle Orthodont. 35, 106 (1965)

Breitner, C.: Experimentelle Veränderung der mesiodistalen Beziehungen der oberen und unteren Zahnreihen. Z. Stomatol. 28, 134 u. 620 (1930)

Brodie, A. G.: Some recent observations of the growth of the face and their implications to the orthodontists. Amer. J. Orthodont. A. O. Surg. 26, 741 (1940)

Burstone, C. J.: Lipposture and its significance in treatment planning. Amer. J. Orthodont. 53, 262 (1967)

Celestin, L. A.: La Thérapeutic Bionator de Wilhelm Balters. Libraire Meloine, Paris 1967

Charlier, J. P., A. Petrovic, J. Herrmann-Stutzmann: Effect of mandibular hyperpropulsion on the prechondroblastic zone of young rat condyle. Amer. J. Orthodont. 55, 71 (1969)

Cleall, J. F.: Growth of the palate and maxillary dental arch. J. Dent. Res. 53, 226 (1974)

Cleall, J. F.: Deglutition. Amer. J. Orthodont. 51, 560 (1965)

Craig, C. E.: The skelettal patterns characteristics of Class I and Class II, division 1 malocclusion in norma lateralis. Angle Orthodont. 21, 44 (1951)

Dausch-Neumann, U.: Biomtgesicht und Kieferheilkunde. Fortschr. Kieferorthop. 32, 353 (1971)

Demisch, A.: Effects of activator therapy on the craniofacial skeleton in Class II, Division I malocclusion. Trans. Eur. Orthodont. Soc. 295 (1972)

Dickson, G. C., W. Grossmann, J. R. R. Mills, W. J. Tulley, R. E. Moyers: Symposium on functional therapy. Dent. Pract. Dent. Rec. 15, 255 (1965)

Downs, W. B.: The role of Cephalometrics in Orthodontic Case Analysis and Diagnosis. Amer. J. Orthodont. 38, 162 (1952)

Eschler, J.: Die funktionelle Orthopädie des Kausystems. Hanser, München 1952

Eschler, J.: Die muskuläre Wirkungsweise des Andresen-Häuplschen Apparates. Österr. Z. Stomatol. 49, 79 (1952)

Fox, J.: Natural history of the human teeth. Cox, London 1803

Fränkel, R.: Funktionskieferorthopädie und der Mundvorhof als apparative Basis. Volk und Gesundheit, Berlin 1967

Fränkel, R.: Technik und Handhabung der Funktionsregler. Volk und Gesundheit, Berlin 1967

Fränkel, R.: A functional approach to orofacial orthopaedics. Brit. J. Orthod. 7, 41 (1980)

Fränkel, R.: The treatment of Class II, Division I malocclusion with functional correctors. Amer. J. Orthodont. 55, 265 (1969)

Fränkel, R., Ch. Fränkel: A functional approach to treatment of skeletal open bite. Amer. J. Orthodont. 84, 54 (1983)

Fränkel, R.: Lip seal training in the treatment of the skeletal open bite. Eur. J. Orthodont. 2, 219 (1980)

Freunthaller, P.: Cephalometric observations in Class II, Division I malocclusions treated with the activator. Angle Orthodont. 37, 18 (1967)

Frislid, G., Th. Rakosi: Analysen und Ergebnisse nach Headgearbehandlung. Fortschr. Kieferorthop. 37, 184 (1976)

Gasson, N., J. Lavergne: Maxillary Rotation during human growth: Variations and correlations with mandibular rotation. Acta Odent. Scand. 35, 13 (1977)

Geering-Gaerny, M., Th. Rakosi: Initialsymptome von Kiefergelenkstörungen bei Kindern im Alter von 8–14 Jahren. Schweiz. Mschr. Zahnheilk. 81, 691 (1971)

Graber, T. M.: Orthodontics. Principles and Practice. Saunders, Philadelphia 1972

Graber, T. M., N. Neumann: Removable Orthontic Appliances. Saunders, Philadelphia 1977

Graber, T. M.: A critical review of clinical cephalometric radiography. Amer. J. Orthodont. 40, 1 (1954)

Grude, R.: Myofunctional therapy. A review of various cases some years after their treatment by the Norwegian system had been completed. Nor. Tannlaegeforen. Tid. 62, 1 (1952)

Gwynne-Evans, E.: An analysis of the orofacial structures with special reference to muscle behavior and dental alignment. Amer. J. Orthodont. 40, 715 (1954)

Häupl, K.: Gewebsumbau und Zahnveränderung in der Funktionskieferorthopädie. Barth, Leipzig 1938

Harvold, E.: The activator in Interceptive orthodontics. Mosby, St. Louis 1974

Harvold, E., K. Vargervik: Morphogenetic response to activator treatment. Amer. J. Orthodont. 60, 478 (1971)

Hausser, E.: Functional orthodontic treatment with the activator. Trans. Eur. Orthodont. Soc. 427 (1973)

Hausser, E.: Variationskombinationen im Aufbau des Gesichtsschädels. Fortschr. Kieferorthop. 32, 425 (1971)

Herren, P.: Die Wirkungsweise des Aktivators. Schweiz. Mschr. Zahnheilk. 63, 829 (1953)

Herren, P.: The activator's mode of action. Amer. J. Orthodont. 45, 512 (1959)

Hockenjos, C., G. Komposch, C. Schumann, Th. Rakosi: Fernröntgenologischer und klinischer Befund bei erschwerter Nasenatmung. Fortschr. Kieferorthop. 35, 391 (1974)

Holdaway, R. A.: The „V.T.O.". The University of Texas Press, Houston 1976

Holdaway, R. A.: Soft-tissue cephalometric analysis and its use in orthodontic treatment. Amer. J. Orthodont. 84, 1 (1983)

Hopkin, G. B.: Neonatal and adult tongue dimensions. Angle Orthodont. 37, 132 (1967)

Hotz, R.: Orthodontia in everday Practice. Huber, Bern 1961

Jacobsson, S. O.: Cephalometric evaluation of treatment effect on Class II, Division I malocclusions. Amer. J. Orthodont. 53, 446 (1967)

Jann, G. R., H. W. Jann: Orofacial muscle imbalance. J. Amer. dent. Ass. 65, 767 (1962)

Jarabak, J. R., J. A. Fizzel: Light-wire edgewise appliance. Mosby, St. Louis 1972

Jonas, I.: Die Auswirkungen des Übungseffektes auf die Genauigkeit röntgenkephalometrischer Durchzeichnungen in der Kieferorthopädie. Radiologie 16, 427 (1976)

Jonas, I.: Histomorphologische Untersuchungen über das destruktive und restitutive Verhalten des Ligamentum parodontale unter kieferorthopädischen Zahnbewegungen. Fortschr. Kieferorthop. 39, 398 (1978)

Jonas, I.: Die Reaktionsweise des Parodonts auf Kraftapplikation. Fortschr. Kieferorthop. 41, 228 (1980)

Jonas, I., M. Debrunner, Th. Rakosi: Wirkungsweise abnehmbarer Behandlungsmittel. Fortschr. Kieferorthop. 37, 277 (1976)

Jonas, I., W. Mann, G. Münker: Relationship between tubal function, cranofacial morphology and disorders of deglutition. Arch. Oto-Rhino-Laryng. 218, 151 (1978)

Jonas, I., W. Mann, W. Schlenter: Hals-Nasen-Ohren-ärztliche Befunde beim offenen Biß. Fortschr. Kieferorthop. 43, 127 (1982)

Jonas, I., W. Schlenter, W. Mann: The effect of the perforated vestibular screen on nasal respiration. Eur. J. Orthodont. 5, 59 (1983)

Kingsley, N. W.: Oral deformities. D. Appleton & Co, New York 1880

Klaauw, C. J. van der: Cerebral skull and facial skull. Arch. Neerl. Lool. 7, 16 (1946)

Klammt, G.: Der offene Aktivator. Stomatol. DDR 5, 332 (1955)

Komposch, G., C. Hockenjos: Die Reaktionsfähigkeit des temporomandibulären Knorpels. Fortschr. Kieferorthop. 38, 121 (1979)

Korkhaus, G.: Die Auswertung des Fernröntgenbildes in der Kieferorthopädie. Deutsche Zahn-, Mund- und Kieferheilk. 3, 714 (1936)

Kortsch, W. E.: The tongue and its implications in Class II malocclusions. J. Wisconsin Dent. Soc. 41, 261 (1965)

Koski, K.: Analysis of profil roentgenograms by means of a new „circle" method. Dent. Rec. 73, 704 (1953)

Koski, K.: Cranial growth centers: Facts of fallacies? Amer. J. Orthodont. 54, 566 (1968)

Kraus, F.: Prevence a naprava vyvojovych vad orofacialni soustavy. Verlag SZN, Praha 1956

Kühn, U., Th. Rakosi: Palatographische Untersuchungen der Beziehungen zwischen Zungenlage und Dysgnathien an 30 Patienten der Angle Klasse II,1. Fortschr. Kieferorthop. 36, 474 (1975)

Kühn, U., Th. Rakosi: Palatographische Untersuchungen über den Einfluß kieferorthopädischer Apparate auf die Zungenlage. Fortschr. Kieferorthop. 38, 36 (1977)

Kühne, K., I. Jonas, Th. Rakosi: Weichteilmorphologie bei der Progenie. Fortschr. Kieferorthop. 40, 275 (1979)

Lavergne, J., A. Petrovic: Discontinuities in occlusal relationship and the regulation of facial growth. A cybernetic view. Eur. J. Orthodont. 5, 269 (1983)

Limbourg, J. van: The regulation of the embryonic development and the skull. Acta Morphol. Neerl.-Scand. 7, 101 (1968)

Linder-Aronson, S.: Adenoids – their effects on mode of breathing and nasal airflow and their relationship to characteristics of the facial skeleton and the dentition. Acta Otolaryng. Suppl. 265 (1970)

Martin, J. R.: The stability of the anterior teeth after treatment. Amer. J. Orthodont. 48, 788 (1948)

Martin, R., K. Sauer: Lehrbuch der Anthropologie. Fischer, Stuttgart 1957

Mason, R. M., W. R. Proffit: Myofunctional therapy: Background and recommendations. J. Speech Hear Disord. 39, 115 (1974)

Auf der Maur, H. J.: Elektromyographische Befunde am Musculus pterygoideus externus während der Distalbißtherapie mit dem Aktivator. Schweiz. Mschr. Zahnheilk., 88, 1085, (1978)

McEwan, D. C.: Some illusory phenomena of importance in orthodontics. Amer. J. Orthodont. 44, 46 (1959)

McNamara, J. A.: Neuromuscular and skeletal adaptation to altered function in the orofacial region. Amer. J. Orthodont. 64, 578 (1973)

McNamara, J. A.: ICO interviews on the Fränkel appliance. Jour. Clin. Orthod. 320 u. 390 (1980)

McNamara, J. A., Huge, S. A.: The Fränkel appliance. Amer. J. Orthodont. 80, 478 (1981)

Meach, C. L.: A cephalometric comparison of bony profile changes in Class II, Division I patients treated with extraoral force and functional jaw orthopaedics. Amer. J. Orthodont. 52, 353 (1966)

Mills, J. R. E.: The long-term results of the proinclination of lower incisors. Br. Dent. J. 120, 355 (1966)

Milne, J. M., J. F. Cleall: Cinefluorographic study of functional adaptation of the oropharyngeal structures. Angle Orthodont. 40, 267 (1970)

Moffett, B. C.: A research perspective on craniofacial morphogenesis. Acta Morphol. Neerl.-Scand. 10, 91 (1972)

Moss, J. P.: Cephalometric changes during functional appliance therapy. Trans. Eur. Orthod. Soc. 327 (1962)

Moyers, R. E.: Handbook of Orthodontics. The Yearbook Publishers, Chicago 1973

Moyers, R. E.: The infantile swallow. Trans. Europ. Orthodont. Soc. 40, 180 (1964)

Neumann, B.: Funktionskieferorthopädie. Rückblick und Ausblick. Fortschr. Kieferorthop. 36, 73 (1975)

Oppenheim, A.: Die Krise in der Orthodontie. Urban & Schwarzenberg, Berlin 1933

Oudet, C., A. Petrovic: Tages- und Jahresperiodische Schwankungen der Reaktion des Kondylenknorpels bei der kieferorthopädischen Behandlung. Fortschr. Kieferorthop. 42, 1 (1981)

Petrovic, A.: Postnatal growth of bone: a perspective of current trends, new approaches, and innovations. In: Factors and Mechanisms Influencing Bone Growth. Progress in Clinical and Biological Research, Vol. 101, (Dixon, A. D. and Sarnat, B. G., Eds.), Liss, A., 1982

Petrovic, A., J. Stutzmann: Further investigations into the functioning of the „comparator" of the servosystem (respective positions of the upper and lower dental arches) in the control of the condylar cartilage growth rate and of the lengthening of the jaw. In: The Biology of Occlusal Development (McNamara, J. A. jr., Ed.) Monograph 6. Cranio-Facial Growth Series. Center for Human Growth and Development, University of Michigan, Ann Arbor, Michigan 1977

Petrovic, A., J. Stutzmann: Tierexperimentelle Untersuchungen über das Gesichts-Schädelwachstum und seine Beeinflussung. Eine biologische Erklärung der sogenannten Wachstumsrotation des Unterkiefers. Fortschr. Kieferorthop. 40, 1 (1979a)

Petrovic, A., J. Stutzmann: Die Progenie, experimentelle Untersuchungen über Pathogenese und Therapie. Fortschr. Kieferorthop. 40, 372 (1979b)

Petrovic, A. J. Stutzmann: Experimentelle Untersuchung der kieferorthopädischen Beeinflußbarkeit des Gesichtswachstums. Fortschr. Kieferorthop. 41, 212 (1980)

Petrovic, A., N. Gasson, C. Oudet: Wirkung der übertriebenen posturalen Vorschubstellung des Unterkiefers auf das Kondylenwachstum der normalen und der mit Wachstumshormon behandelten Ratte. Fortschr. Kieferorthop. 36, 86 (1975)

Petrovic, A., C. Oudet, N. Gasson: Unterkieferpropulsion durch eine im Oberkiefer fixierte Vorbißführung mit seitlicher Bißsperre von unterschiedlicher Höhe. Auswirkungen bei Ratten während der Wachstumsperiode und bei erwachsenen Tieren. Fortschr. Kieferorthop. 43, 329 (1982)

Petrovic, A., C. Oudet, R. Shaye: Unterkieferpropulsion durch eine im Oberkiefer fixierte Vorbißführung mit seitlicher Bißsperre von unterschiedlicher Höhe hinsichtlich der täglichen Dauer der Behandlung. Fortschr. Kieferorthop. 43, 243 (1982)

Petrovic, A., C. Oudet, J. Stutzmann: Behandlungsergebnisse in bezug zur Dauer der übertriebenen posturalen Vorschubstellung des Unterkiefers. Fortschr. Kieferorthop. 37, 40 (1976)

Petrovic, A., J. Stutzmann, C. Oudet: Control processes in postnatal growth of condylar cartilage of the mandible. In: Determinants of Mandibular Form and Growth (McNamara, J. A. jr., Ed.) Monograph 4. Cranio-facial Growth Series. Center for Human Growth and Development, University of Michigan, Ann Arbor, Michigan 1975

Petrovic, A., J. Stutzmann, C. Oudet: Experimentelle Untersuchungen zur Wirkung intraoraler Gummizüge auf den Unter- und Oberkiefer bei wachsenden und ausgewachsenen Ratten. Fortschr. Kieferorthop. 42, 209 (1981)

Petrovic, A., J. Stutzmann, C. Oudet, N. Gasson: Kontrollfaktoren des Kondylenwachstums: Wachstumshormon, Musculi pterygoidei laterales und Vor- und Rückschubgeräte des Unterkiefers. Fortschr. Kieferorthop. 35, 347 (1974)

Proffitt, W. R.: Equilibrium theory revisited: factors influencing position of the teeth. Angle Orthodont. 48, 175 (1978)

Rakosi, Th.: Die Ruhelage am Fernröntgenseiten- (FRS) Bild und ihre Bedeutung für die Kieferorthopädie. Fortschr. Kieferorthop. 22, 409 (1961)

Rakosi, Th.: Metrische Untersuchung der Lippen-Lagen bei verschiedenen Gebißanomalien. Fortschr. Kieferorthop. 27, 470 (1966)

Rakosi, Th.: Röntgenzephalometrische Untersuchungen über die Änderung der Zungenlage bei kieferorthopädischer Therapie. Fortschr. Kieferorthop. 27, 234 (1966)

Rakosi, Th.: Möglichkeiten und Grenzen der kieferorthopädischen Praevention im Milchgebiß. Deutsch. zahnärztl. Z. 21, 848 (1966)

Rakosi, Th.: Die Bewertung des Zeitfaktors bei der Progeniebehandlung. Fortschr. Kieferorthop. 27, 66 (1966)

Rakosi, Th.: Extraktion im Milchgebiß. Fortschr. Kieferorthop. 29, 16 (1968)

Rakosi, Th.: Über die Lippenmorphologie und Lippenfunktion. Zahnärztl. Welt 77, 671 (1968b)

Rakosi, Th.: Über die Funktionsanalyse in der Kieferorthopädie. Schweiz. Mschr. Zahnheilk. 78, 836 (1968a)

Rakosi, Th.: Die Wirkungsweise und Konstruktionselemente des Funktionsreglers. Zahnärztl. Prax. 23, 285 (1970)

Rakosi, Th.: Heredität, Weichteilmorphologie und Bewegungsablauf. Fortschr. Kieferorthop. 30, 46 (1969)

Rakosi, Th.: Indikation der Extraktion in der Kieferorthopädie. Zahnärztl. Prax. 21, 145 (1970)

Rakosi, Th.: Über die Möglichkeiten der Progenie-Behandlung. Schweiz. Mschr. Zahnheilk. 80, 1021 (1970)

Rakosi, Th.: Variationen des Schluckaktes. Fortschr. Kieferorthop. 31, 81 (1970)

Rakosi, Th.: The significance of roentgenographic cephalometrics in the diagnosis and treatment of Class III malocclusions. Trans. Euro. Orthod. Soc. 155 (1970)

Rakosi, Th.: Kieferorthopädische Apparate mit apparativer Basis im Mundvorhof. Zahntechnik 29, 125 (1971)

Rakosi, Th.: Funktionelle Kiefergelenkstörungen bei Kindern. Fortschr. Kieferorthop. 32, 37 (1971)

Rakosi, Th.: The scope of orthodontic treatment in adults maintained by oral surgery: Indications. Trans. Euro. Orthod. Soc. 333 (1971)

Rakosi, Th.: Über die Schädelbasis-bezüglichen Rotationen des Unterkiefers. Fortschr. Kieferorthop. 33, 177 (1972)

Rakosi, Th.: Bedeutung der Wachstumsachse des Unterkiefers für die Therapieplanung. Fortschr. Kieferorthop. 33, 31 (1972)

Rakosi, Th.: Bedeutung des Säuglings- und Kleinkindalters für die Entstehung von Bißanomalien. Zahnärztl. Prax. 23, 12 (1972)

Rakosi, Th.: Über die Problematik der Diagnostik und Behandlung des tiefen Bisses. Fortschr. Kieferorthop. 34, 94 (1973)

Rakosi, Th.: Das Problem der Zunge in der Kieferorthopädie. Fortschr. Kieferorthop. 36, (1975)

Rakosi, Th.: The scope of mechanotherapy and functional treatment in the mixed dentition. Trans. Euro. Orthodont. Soc. 209 (1975)

Rakosi, Th.: Einführung in die Problematik der Befunderhebung in der Kieferorthopädie. Fortschr. Kieferorthop. 38, 115 (1977)

Rakosi, Th.: Therapie der Klasse-II-Dysgnathien: Möglichkeiten und Grenzen. Österr. Z. Stomatol. 75, 171 (1978)

Rakosi, Th.: Progenie im Fernröntgenbild. Fortschr. Kieferorthop. 39, 486 (1978)

Rakosi, Th.: Atlas und Anleitung zur praktischen Fernröntgenanalyse. Hanser, München 1979

Rakosi, Th.: Grenzen und Möglichkeiten der kieferorthopädischen Spätbehandlung. Fortschr. Kieferorthop. 41, 590 (1980)

Rakosi, Th.: Cephalometric Radiography. Wolfe, London 1982

Rakosi, Th.: Ätiologie und diagnostische Beurteilung des offenen Bisses. Fortschr. Kieferorthop. 43, 68 (1982)

Rakosi, Th.: Therapie des offenen Bisses. Fortschr. Kieferorthop. 43, 171 (1982)

Rakosi, Th.: The principles of functional appliances. In: I. A. McNamara, K. A. Ribbens, R. P. Howe (Eds.): Clinical alteration of growing face. Craniofacial Growth Series, Monograph. Nr. 14. Center for Human Growth and Development, The University of Michigan, Ann Arbor, Michigan 1983

Rakosi, Th., E. Witt: Grundelemente der festsitzenden Apparaturen. Zahnärztl. Prax. 22, 19 (1971)

Rakosi, Th., H. Schmidt, M. Debrunner: Kriterien für die Beurteilung des Behandlungszieles. Fortschr. Kieferorthop. 37, 405 (1976)

Rakosi, Th., H. Bäuerle: Retrospektive Beurteilung der Wachstumsprognose nach Holdaway. Fortschr. Kieferorthop. 39, 133 (1978)

Rakosi, Th., B. A. Rahn: Metallimplantate und Knochenwachstum. Fortschr. Kieferorthop. 39, 196 (1978)

Rakosi, Th., I. Jonas, H. Keller, R. Burgert: Vereinfachte Anfertigung eines Positioners. Fortschr. Kieferorthop. 44, 71 (1981)

Rakosi, Th., I. Jonas, R. Burgert: Simplified Positioner Construction. J. Clinic. Orthodont. 15 (1981)

Rakosi, Th., W. Schilli: Class III anomalies: a coordinated approach to skeletal, dental, and soft tissue problems. Oral Surg. 39, 860 (1981)

Rakosi, Th., I. Jonas, R. Burgert: Vereinfachte Anfertigung von Gaumennaht-Sprengungsplatten. Fortschr. Kieferorthop. 44, 71 (1983)

Ramel, U.: Symptome sogenannter Kiefergelenksbeschwerden bei einer Gruppe Schweizer Rekruten. Thesis, University of Bern 1976

Randow, K., K. Carlsson, J. Edlund, T. Ödberg: The effect of an occlusal interference on the masticatory system. Odontol. Rev. 27,. 245 (1976)

Rebholz, K., Rakosi, Th.: Extraorale Kräfte und die Wirbelsäule. Fortschr. Kieferorthop. 38, 324 (1977)

Reitan, K.: The initial tissue reaction of orthodontic tooth movement. Acta odont. scand. Suppl. 6, 240 (1951)

Richardson, M. P.: Measurement of dental base relationship. Europ. J. Orthodont. 4, 151 (1982)

Richardson, M. P.: A classification of open bite. Europ. J. Orthodont. 3, 289 (1981)

Richardson, M. P.: Spontaneous changes in incisor relationship following extraction of lower first permanent molars. Br. J. Orthodont. 6, 85 (1979)

Ricketts, R. M.: The influence of orthodontic treatment of facial growth and development. Angle Orthodont. 30, 103 (1960)

Ricketts, R. M.: Respiratory obstructions and their relation to the tongue posture. Cleft Pal. Bull. 8, 4 (1958)

Ricketts, R. M.: Respiratory obstruction syndrome. Amer. J. Orthodont. 54, 495 (1968)

Rix, R. E.: Deglutition and the teeth. Dent. Rec. 66, 105 (1946)

Riolo, M. L., E. Moyers, J. A. McNamara, W. S. Hunter: An Atlas of Craniofacial Growth. Monograph Number 2. Center for Human Growth and Development, University of Michigan Press, Ann-Arbor, Michigan 1974

Robin, P.: Observation sur un nouvel appareil de redressement. Rev. Stomat. 9, 423 (1902)

Roux, W.: Gesammelte Abhandlungen über Entwicklungsmechanik der Organismen. W. Engelmann, Leipzig 1895

Sander, F. G., G. P. F. Schmuth: Der Einfluß verschiedener Bißsperren auf die Muskelaktivität bei Aktivatorträgern. Fortschr. Kieferorthop. 40, 107 (1979)

Sander, G.: Zur Frage der Biomechanik des Aktivators. Entwicklung und Erprobung neuer Untersuchungsmethoden. Westdeutscher Verlag, Opladen 1980

Sassouni, V.: A classification of skeletal facial types. Amer. J. Orthodont. 55, 109 (1969)

Schmuth, G. P. F.: Das Verhalten der Zunge bei verschiedenen Funktionsabläufen. Fortschr. Kieferorthop. 28, 271 (1967)

Schmuth, G. P. F.: Kieferorthopädie, Thieme, Stuttgart 1973

Schneider, E., H. Schmidt, Th. Rakosi: Die Korrelation zwischen dem Zungenpressen und dem Aufbau des Gesichtsschädels. Fortschr. Kieferorthop. 36, 379 (1975)

Schwarz, A. M.: Die Röntgendiagnostik. Urban & Schwarzenberg, Wien 1958

Schwarz, A. M.: Wirkungsweise des Aktivators. Fortschr. Kieferorthop. 13, 117 (1952)

Schwarz, A. M., M. Gratzinger: Removable Orthodontic Appliances. Saunders, Philadelphia 1966

Simon, P. W.: System einer biologisch-mechanischen Therapie der Gesichtsanomalien. Meusser, Berlin 1933

Straub, W.: Malfunction of the tongue. Amer. J. Orthodont. 48, 486 (1962)

Stutzmann, J., A. Petrovic: Tierexperimentelle Untersuchungen über Zusammenhänge zwischen Zunge, Musculus pterygoideus lateralis, mandibulärem Kondylenknorpel und Gaumennaht. Fortschr. Kieferorthop. 59, 523 (1975)

Stutzmann, J., A. Petrovic: Experimental analysis of general and local extrinsic mechanisms controlling upper jaw growth. In: Factors Affecting the Growth of the Midface (McNamara J. A. jr. Ed.) Monograph 6. Granio-Facial Growth Series. Center for Human Growth and Development, University of Michigan, Ann Arbor, Michigan 1976

Stutzmann, J., A. Petrovic: Einfluß von Testosteron auf die Wachstumsgeschwindigkeit des Kondylenknorpels der jungen Ratte. Rolle des „Vergleicher" des Servosystems, welches die Verlängerung des Unterkiefers kontrolliert. Fortschr. Kieferorthop. 39, 345 (1978)

Stutzmann, J., A. Petrovic: Intrinsic regulation of the condylar cartilage growth rate. Europ. J. Orthodont. 1, 41 (1979)

Stutzmann, J., A. Petrovic: Die Umbaugeschwindigkeit des Alveolarknochens beim Erwachsenen vor und nach orthodontischer Behandlung. Fortschr. Kieferorthop. 42, 386 (1981)

Stutzmann, J., A. Petrovic, R. Shaye: Analyse der Resorptionsbildungsgeschwindigkeit des menschlichen Alveolarknochens in organotypischer Kultur, entnommen vor und während der Durchführung einer Zahnbewegung. Ein neuer Einblick in der orthodontischen Forschung. Fortschr. Kieferorthop. 41, 236–250 (1980)

Subtelny, J. D.: The significance of adenoid tissue in orthodontia. Angle Orthodont. 24, 59 (1954)

Subtelny, J. D., S. Daniel: Examination of current philosophies associated with swallowing behavior. Amer. J. Orthodont. 51, 161 (1965)

Subtelny, J. D., M. Sakuda: Open-bite: diagnosis and treatment. Amer. J. Orthodont. 50, 337 (1964)

Thilander, B., R. Filipsson: Muscle activity related to activator and intermaxillary traction in Angle Class II, Division I malocclusions. An electromyographic study of the temporal, masseter and suprahyoid muscle. Acta Odontol. Scand. 24, 142 (1966)

Thomson, J. R.: The rest position of the mandible and its significance to dental science. J. Am. Dent. Assoc. 33, 151 (1946)

Tulley, W. J.: The scope and limitation of treatment with the activator. Amer. J. Orthodont. 61, 562 (1972)

Tulley, W. J.: A critical appraisal of tongue-thrusting. Amer. J. Orthodont. 55, 640 (1969)

Tulley, W. J.: Adverse muscle forces – their diagnostic significance. Amer. J. Orthodont. 42, 801 (1946)

Watt, D. D., C. H. Williams: The effects of the physical consistency of food on the growth and development of the mandible and the maxilla of the rat. Amer. J. Orthodont. 37, 895 (1951)

Weinmann, J. P., U. Sicher: Bone and bones. C. V. Mosby, St. Louis 1955

Wilson, G. H.: The anatomy and physis of the temporomandibular joint. J. Nat. Dent. Ass. 7, 414 (1920)

Winters, R. V.: Musculature forces exerted on the dentition by perioral and lingual musculature during swallowing. Angle Orthodont. 28, 226 (1958)

Witt, E.: Grundprinzipien der Aktivator- und Bionatortherapie. Zahnärztl. Prax. 22, 1 (1971)

Witt, E.: Investigations into orthodontic forces of different Appliances. Trans. Euro. Orthodont. Soc. 391 (1966)

Witt, E., U. Meyer: Indications for a working action of bimaxillary appliances. Trans. Euro. Orthodont. Soc. 321 (1972)

Witt, E., M. E. Gehrle: Leitfaden der kieferorthopädischen Technik. Quintessenz, Berlin 1981

Witt, E.: Investigations into orthodontic forces of different appliances. Trans. Euro. Orthodont. Soc. 391 (1966)

Witt, E., U. Meyer: Indications for a working action of bimaxillary appliances. Trans. Euro. Orthodont. Soc. 321 (1972)

Woodside, D. G.: Some effects of activator treatment on the mandible and the midface. Trans. Euro. Orthodont. Soc. 443 (1973)

Register

Abschirmgerät 46, 441
Abschirmtherapie 125, 126, 137, 439
–, Indikation 160
–, – im Milchgebißalter 141, 146
Achsenstellung, Schneidezähne 114, 115
Adenoide 74
Adenotomien 396
Aglossie 50
Aktivator 63, 76, 79, 152, 169, 172, 182, 184, 227, 335, 347, 358
–, Anfertigung 230
–, Anpassungsschwierigkeiten 236
–, Drahtelemente 232
–, Einschleifen 235, 362
–, –, selektives 240
–, Kunststoffteile 233
– mit Dehnschrauben 216
–, Modifikation 176
–, Neugestaltung Kunststoffflächen 274
–, offener 177
–, Schrauben 232
–, Unterfütterung 244, 269
–, – der Führungsflächen 274
–, vertikaler 266, 362, 373
–, Wirkungsweise 176
–, –, dento-alveoläre 188
–, –, skelettale 185
Aktivatorfrühbehandlung 387
Aktivatortherapie 107, 188
–, dynamische Kräfte 188
–, Fehler 174
–, intermittierende Kräfte 188
–, Kontraindikation 362, 373
–, Mißerfolge 380
–, rhythmische Kräfte 188
–, statische Kräfte 188
Alveolarfortsatz, Belastung 122
Andresen-Aktivator 172
Anguläre Messungen, Definition 90
Anomalien, dento-alveoläre, Behandlungsmöglichkeiten 83
–, Engstände 215
–, entwicklungsbedingte 42
–, funktionell echte 27
–, – unechte 27
–, Lokalisation 83
–, skelettale 409
–, – Behandlungsmöglichkeiten 83
–, vertikale, Einschleifplan 273

Anpassung, kondyläre 176
–, muskuläre 287
–, muskulär-skelettale 176
–, skelettale 209
Anteinklination 215, 325, 362, 372
–, maxilläre 371
–, Oberkieferbasis 105, 161, 164
Apparaturen, festsitzende 76, 331, 387, 469
Arbeitsretainer, biomechanischer 174
Artikulation, kraniofaziale 172
Ast, aufsteigender, Länge 111, 410
–, –, Zuwachsrate 112
Asymmetrie, echte des Gesichtsschädels 32
–, iatrogene 194
Atmung 72, 323
Atmungsstörung 75, 190
Aufbißebene 469
Aufbißplatte 468
Auskultation 38

Basiswinkel 102
Behandlung, kompensatorische 83
Bezugslinien, Definition 88
Bezugspunkte 83
–, Definition 84
Biomechanischer Arbeitsretainer 174
Bionator 179, 184, 276
–, Abschirmgerät 280
–, Befräsen 286
–, Bukzinator-Schlaufen 280, 287
–, Einschleifen 283
–, Indikation 288
–, Konstruktion 278
–, Kontraindikation 288
–, Leisten 284
–, Lippenbügel 279, 282
–, Umkehrgerät 281
–, unterfütterter 286
–, Verankerung 284
–, – nach Ascher 286
–, Zungenbügel 279, 280, 281
Bionator-Grundgerät 278
Biprotrusion 148, 438, 441, 450
–, kombinierte Behandlung 353
Bukkalschild 303
Bukzinator-Schlaufen 280, 287, 467

Chirurgische Therapie 32, 399, 429, 462

Daumenlutscher 450
Deckbiß 477
Dehnplatten 76, 215, 246, 269
Dehnschrauben 176, 269
Dehnungseffekt 185, 291
Dehnungsmethode, muskuläre 182
Dehnungstherapie 79, 145, 182, 217, 219, 236, 269, 274, 293, 397, 412, 433
Dekompensation, prächirurgische 430
Delaire-Maske 408, 419
Dentales Alter, Bestimmung 398
Dento-alveoläre Analyse 114
– Kompensation 215, 318
Distalbiß 293, 477
Distalisierung 387
Doppelbiß 173
Drahtelemente, Anfertigung 303
Druckelimination 123, 125, 130, 169, 177, 189, 225, 290, 291
Druckkräfte 121
Durchbruchspotential 189
Dysfunktionelle Schluckmuster 46
Dykinesien 41, 43, 190
–, Ausschaltung 126
–, Hemmung 292
–, Prädisposition 41
–, Untersuchung 40
–, Zunge 37, 50, 56

Eckzähne, fehlende 399
–, Nichtanlage 401
Eckzahnschlaufe 305
Einbißrille 209, 212
Einschleifen 78, 212, 286, 412
Elastische Konstruktion 178
Elektromyographische Methode 25
Endogenes Entwicklungsmuster 392
Engstände 215, 219, 269, 289, 290, 387
–, Oberkiefer 399, 419
Entwicklungsmuster, endogenes 392
Epigenetischer Faktor 393
Extraktion 157, 397, 399, 406, 419, 423, 450, 461
–, Molaren 387
–, Prämolaren 161, 163, 165

Fächerplatte 362
Federn, linguale 303
–, offene 267
Fehlende Eckzähne 399
Fernröntgenanalyse 82, 160, 191, 396, 402, 432

–, Zungenlage 53
Festsitzende Geräte 76, 331, 387, 469
–, Therapie 380, 387
Fixator 231
Flaschenernährung 43, 47
Fluchtmechanismus 42
Free-way-space 18
Frontal offener Biß 41, 135, 137, 147, 158, 461
Frühbehandlung, kieferorthopädische 36, 41
Führungssporne 268
Funktionsanalyse 15, 38, 75, 160, 190, 396, 400
Funktionsregler 290
–, Abdrucknahme 294
–, Anfertigung 294
–, Arbeitsmodell 295, 297
–, Behandlung, Zeitplan 315
–, Bukkalschilde 295
–, Eckzahnklammern 301
–, Gaumenbügel 301
–, Indikation 293
–, klinische Handhabung 314
–, Konstruktionsbiß 296, 310
–, Kunststoffteile 305
–, Labialdraht 301
–, Labialpelotten 295, 301
–, Lingualbögen 301
–, Lippenschilde 295
–, Schlaufen 301
–, Seitenschilde 295, 301
–, Separieren 296
–, Typen 298
–, Wachsfutter 297
–, Wangenschilde 301
–, Wirkungsweise 314
Funktionsregler I 299
– Ia 301
– Ib 302
– Ic 306
– II 306
– III 308
– IV 312

Gaumenbügel 233
Gaumennahtsprengung 397
Gaumenplatte 135
–, Zungengitter 139
Gaumenspalten 396
Gelenkwinkel 93, 347, 362, 365, 372
Germektomie 419
Gesichtsmaske 408, 412, 419
Gesichtsschädel, Analyse 92

–, Asymmetrie, echte 32
Gewebe, Verformung 121
–, Verzerrung 295
Gnathologische Gesichtspunkte 39, 76

„H"-Aktivator 197, 261, 332
Habituelle Mundatmung 18, 74, 126, 150
Haltedorne 219, 247, 261, 267, 272, 335, 339, 345, 477
Handaufnahme 398
Headgear 329, 332, 358, 380, 384, 387, 433, 471, 476, 477
–, Nebenwirkungen 345
–, zervikaler 345
Hypoglossie 49, 50, 52

Inklinationswinkel 103
Interkuspidationsstörungen 32, 78
Intermatrix-Rotation 105
Interokklusaler Raum, Untersuchung 17
Intraorale Untersuchung 20
Isometrische Kontraktion 178, 180, 184
Isotonische Muskelkontraktion 277

Jumping the bite 172, 199

Kaufunktion, Stabilität 183
Kieferbasen, Analyse 98, 99
–, Messungen, lineare 107
–, – proportionale 108
–, Rotation 105
–, – divergente 106, 161, 165
–, – kaudale 106
–, – konvergente 106
–, – kraniale 106
Kieferchirurgische Therapie 32, 399, 429, 462
Kieferdehnung 175
Kiefergelenk, Gelenkführung 15, 75, 79, 402
–, Knacken 36, 38, 41
–, Reibegeräusche 36
–, Untersuchung 35, 190
Kiefergelenkfraktur 15
Kiefergelenkstörungen, funktionelle 37
–, initiale 41
Kieferkompression 17
Kieferorthopädische Frühbehandlung 36, 41
Kieferprofilfeld nach A. M. Schwarz 67
Kinefluorographische Methode 25
Kinesiograph 25
Kinesiographische Registrierung 22

Kinetor nach Stockfisch 179
Kingsley-Platte 172
Kinnkappe 412, 418, 419, 438
Kinnplastik 446
Kinnprominenz 412
Klasse I-Anomalie 298
Klasse II-Anomalie 31, 37, 41, 75, 146, 169, 174, 241, 251, 254, 263, 269, 276, 317, 322, 325, 338, 353, 362, 373, 379, 391
–, Behandlung mit konventionellem Aktivator 333
–, Behandlungsgrundsätze 318
–, Behandlungsmaßnahmen, dento-alveoläre 330
–, –, skelettale 331
–, Behandlungsmethoden, Indikation 330
–, Behandlungsmöglichkeiten 326
–, Beziehungen, funktionelle 26, 27
–, Einschleifplan 271
–, Klassifizierung, fernröntgenologische 323
–, –, morphologische 323
–, Kriterien, fernröntgenologische 323
–, Rotation Kieferbasen 375
–, Therapieplanung 321
–, Wachstumspotential 326
Klasse II/1-Anomalie 132, 151, 199, 208, 209, 246, 288, 298, 301, 302, 306
Klasse II/2-Anomalie 218, 299, 306, 316
–, Frühbehandlung 476
Klasse III-Anomalie 28, 37, 75, 220, 225, 227, 241, 276, 289, 299, 310, 316, 392
–, Ätiologie 392
–, altersbedingte 394
–, Befunderhebung 396
–, Behandlung im bleibenden Gebiß 429
–, – Milchgebißalter 396, 411
–, – Wechselgebißalter 418
–, Beziehungen, funktionelle 28
–, dento-alveoläre 405
–, Einschleifplan 272
–, Frühsymptome 396
–, Klassifikation, fernröntgenologische 404
–, klinische Untersuchung 396
– mit Pseudozwangsbiß 408
–, Therapieplanung 409
Klinische Untersuchung 38
–, Analyse, funktionelle 38

–, Auskultation 39
–, Palpation 38
Knochenstruktur, Verformung 122
Knochen-turn-over-Rate 183
Knorpelwachstum, kondyläres, Wachstumsrichtung und -rate 183
Kompensation, dento-alveoläre 215, 318
Kompensationskurve, steile 470
Kondylen 17
–, Dislokation 37, 39
–, Druckempfindlichkeit 36
–, Druckschmerz 36
Kondyläre Anpassung 176
– Wachstumsstimulation 181
Kondyläres Wachstum 183, 187
Konstruktionsbiß 179, 181, 182, 185, 189, 208, 212, 215, 247, 250, 274, 277, 281, 286, 289
–, Asymmetrie der Zahnbögen 190
–, Ausführung 195
–, Bißnahme 195
–, hoher 208
–, mit Öffnung und posteriorer Verlagerung des Unterkiefers 192, 220
–, Mittellinienverschiebung 190
–, Modellanalyse 190
–, niedriger 197
–, ohne Vorverlagerung des Unterkiefers 214
–, Planung, Bißöffnung 193
–, Vorbereitung, diagnostische 190
Kontraktion, isometrische 178, 180, 184
Kraftaktivierung 120, 121, 123, 180
Kraftapplikation 125, 177, 189, 195, 217, 269
–, extraorale 121, 172
Kraftgröße 123
Krepitation 37, 38, 41
Kreuzbiß 32, 33, 37, 41, 61, 143, 145, 194, 246, 269, 271, 393, 395, 396, 400, 402, 409, 419, 423, 429, 438
Kroneninklination, bukkale 433
Kunststoffrille 225, 228, 255, 265

Labialdraht 136, 175, 176, 212, 219, 226, 228, 232, 238, 242, 243, 247, 255, 266, 267, 272, 274, 310, 339, 347, 362, 413, 467
Laterognathie 32, 35
Laterookklusion 32
Leitstruktur, osteogene 121
Limitation 36
Lineare Messungen, Definition 91

Lingualbogen 292
Lingualschild 303
–, Versteifungsbogen 303
Lippen, Unregelmäßigkeiten 17
–, Untersuchungen 65
Lippenanalyse nach Holdaway 69
– – Ricketts 68
– – Schwarz 67
– – Steiner 68
Lippenbeißen 71
Lippenbügel 277, 287
Lippendyskinesie 37, 70, 151, 169, 170, 246, 338, 387
Lippenfunktion 322
Lippenkonfiguration 431
Lippeninkompetenz 65, 72, 353, 402
Lippenmuskulatur 17
Lippenpelotten 290, 292, 303, 311
Lippenpressen 70
Lippensaugen 70, 152, 380, 446
Lippenschluß 72, 280, 355, 446
Lippenübungen 46
Lip-Bumper 132
„Long face-syndrom" 445
Lückenschluß 270
Lutschanamnese 431
Lutschgewohnheiten 42, 43, 61, 130, 142, 144, 277

Makroglossie 49, 402
Matrix-Rotation 105
Messungen, lineare 91
Mikroglossie 49, 50, 52
Milchgebiß 41, 396, 411
Milchmolarenverlust 463
Milchzahnverlust, vorzeitiger 393
Mischschlucktyp 43
Mittelgesicht, Wachstum 187
Modellanalyse 396
Molaren, Distalisierung 217, 287
–, Extrusion 239, 467
–, Infraokklusion 464
–, Intrusion 238
Molarenextraktion 387
Molarenhypomochlion 466
Monobloc (Robin) 174
Multibandapparaturen 161, 329
Mundatmung 43, 72, 141, 147
–, habituelle 74, 126, 150
–, organisch bedingte 74
Musculus pterygoideus externus, Druckempfindlichkeit 41
– – lateralis, Aktivität 183, 184

Muskelkontraktion 178, 189
–, isometrische 180, 184
–, isotonische 277
Muskelkräfte, Übertragung 120
Muskelreflexaktivität 197
Muskelstimulation 184, 195
Muskuläre Anpassung 287
–, Dehnungsmethode 182
Muskulär-skelettale Anpassung 176
Muskulatur, Entspannung 19
–, zirkumorale, Gleichgewicht 276
Myostatische Reflexaktivität 180, 182, 184
Myotherapeutische Übungen 47

Nasenatmung 47, 72, 141, 147, 323, 393, 402, 412, 431
Nasolabialwinkel 399, 431
Neugeborenenprogenie 394
Neuromuskuläre Reaktion 124
Neutralbißlage 472

Oberkiefer, Prognathie 333
–, Wachstumsrichtung 333
Oberkieferbasis, Anteinklination 105, 161, 164, 218, 375, 413, 439, 477
–, prognathe 325
–, Retroinklination 105, 209, 215, 362, 365, 450
–, Rotation 105
–, Schwenkung 365
–, Verlagerung 187
Oberkieferbasislänge 110, 113, 410
–, Inklination 194, 208, 266
–, Zuwachsrate 110, 335
Oberkieferdehnung 77, 412
Oberkieferengstand 419
Oberkieferlänge, Progenie-Patienten 411
Oberkieferplatte 467
Offener Biß 39, 50, 61, 63, 75, 106, 138, 139, 142, 143, 148, 149, 152, 157, 161, 166, 194, 239, 258, 265, 273, 280, 287, 289, 312, 372, 375, 406, 431
–, Behandlungsmöglichkeiten im bleibenden Gebiß 461
–, – im Milchgebiß 438
–, – im Wechselgebiß 439
–, Beurteilung, ästhetische 431
–, –, fernröntgenologische 434
–, –, funktionelle 432
–, –, klinische 433
–, bilateraler 433

–, dento-alveolärer 57, 215, 434, 439
–, frontaler 41, 135, 137, 147, 158, 461
–, kombinierter 450
–, Kriterien, ätiologische 431
–, lateraler 461
–, skelettaler 57, 61, 162, 164, 435, 443
Optimum, individuelles 175
Ossifikationsrate 183
Osteogene Leitstruktur 121

Palatinalbogen 304, 311
Palatographie 58
Palpation 38
Pelotten 169, 189, 228, 243, 272, 290, 380, 413, 419
Prämolarenextraktion 161, 163, 165, 332, 358, 363, 373, 379, 387, 406, 424, 445, 462
Pressen, beim Schluckakt 43, 402
Procheilie 65
Progenie 308
–, embryonale 394
–, Symptome 395
–, Unterkieferbasislänge 392
Progenieaktivator 221, 412
Progeniefälle, Oberkieferbasislänge 410
–, Ramus ascendens-Länge 410
–, Unterkieferbasislänge 410
Progredienz, Frühsymptome 405
Prognathie 325
–, Oberkiefer 161, 169, 332, 345, 379, 380, 387
–, Unterkiefer 161, 393
Prothetische Rekonstruktion 394
Protrusion, bimaxilläre 312
Protrusionsfedern 219, 244, 270
Pseudarthrosis 15
Pseudotiefbiß 29, 469
Pseudozwangsbiß 29, 400, 404, 408

Ramus ascendens, Länge 111, 410
–, Zuwachsrate 112
Reaktion, neuromuskuläre 124
Reflexe 41
Reflexaktivität, myostatische 180, 182, 184
Registrierplatte 80
Registrierung, fernröntgenologische 22
–, gnathologische 39
–, instrumentelle 76
–, kinesiographische 22
Reifezeichen 398
Reize, funktionelle 120
–, muskuläre 174

Rekonstruktion, prothetische 394
Remodellierung, adaptive 15
Retentionsaktivator 342
Retrognathie 219, 345
–, mandibuläre 332
Retroinklination, Oberkieferbasis 105, 209, 215, 325, 362, 365, 450
Robin-Monobloc 174
Röntgenkinomatographische Methode 25
Röntgenuntersuchung 396
Rotation, Kieferbasen 105, 106, 161, 165, 183
Rotationsbewegung 18
Ruhelage, Registrierung 17, 19, 20, 21, 22

Schädelbasislänge 98
Schädelform 396
Schädelwachstum, posterio-anteriores 183
Schattentest 236
Scherenbiß 396
Schildapparatur 61, 146, 327, 332
–, Vorbehandlung 147
Schluckakt 43, 44, 402
Schluckmuster, dysfunktionelles 46
Schneidezähne, Achse 323, 325
–, Aufrichtung 258
–, Extrusion 239
–, Intrusion 238, 294
–, Labialkippung 209, 258, 338, 339, 345, 353
–, Labialstand 202
–, Protrusion 244, 254
–, Retrusion 245, 265, 267
–, Supraokklusion 57, 214, 464
Schneidezahnführung 418
Schneidezahnstellung 82, 116, 323
Schneidezahnstufe 169
Schubkräfte 121
Sechsjahrmolaren 387
–, Distalisierung 384, 476
Seitenschilde 290, 311
Selbstausgleich 396, 461
Sigmatismus 59
Spee'sche Kurve, Variationen 78
Sprachlautbildung 48, 59, 431

Tiefbiß 36, 39, 57, 106, 138, 194, 238, 239, 247, 250, 258, 265, 273, 286, 288, 301, 302, 384, 387, 462
–, ätiologische Beurteilung 462
–, Behandlungsmöglichkeiten 465

–, dento-alveolärer 214, 462, 463
–, –, Behandlung 467
–, echter 29, 31, 467
–, erworbener 462, 469
–, extremer 41
–, Frühbehandlung 470
–, Gesichtsproportionen 464
–, morphologische Besonderheiten 463
–, Prognose 30
–, skelettaler 215, 462, 464, 470
Tonsillen, vergrößerte 73, 75, 323, 393
Totale Rotation 105

Unterkiefer, Ausgangsposition 17
–, Morphologie 113
–, Retroganthie 202, 325, 472
–, Rotation 105, 183
–, Umbau 105
–, Vorverlagerung 128, 173, 187, 208, 293, 394
–, Wachstumsförderung 335
–, Wachstumsunzulänglichkeit 202
Unterkieferbasislänge 108, 112, 392, 405, 410
–, Zuwachsrate 109
Unterkiefergröße 323
Unterkieferkörper 114
Unterkieferlage 323
Unterlippenschild 131, 151, 339

Viszeraler Schluckakt 402
Vorbißplatte 327
Vorhofplatte 126, 335, 338
–, kombinierte 130, 139
–, –, Zungengitter 140, 439
–, Konstruktion 127
–, Konstruktionsbiß 128
– mit Löchern 141

Wachstum, kondyläres 187
–, mandibuläres 182
Wachstumsförderung 319, 467
Wachstumsfreigabe 286
Wachstumshemmung, therapeutische 321, 412, 418
Wachstumsmuster, Variabilität 82
Wachstumspotential 189, 396, 398
Wachstumsrate 208, 219, 336, 365
Wachstumsrichtung 187, 325
–, vertikale 215
–, Vorhersage 82, 97
Wachstumsschub 397
Wachstumssperre 286
Wachstumsstimulation, kondyläre 181

Wachstumsstörung, signifikante 218
Wachstumsvektoren 185
Wangenmuskulatur 17
Wangensaugen 246
Wangenschild 290
Wechselgebiß 17, 339
Wechselgebißalter 79, 254, 289, 293, 329, 332, 418
Weichgewebe 393
Weichteile, Dehnung 180, 181, 182, 184, 402
Wilson-Kurve, transversale 76
Winkel 83

Y-Platte 329

Zähne, Abrasion 463
–, Achsenstellung 76, 114, 115, 462
–, Belastung 394
–, Durchbruch 76
–, Extrusion 138, 269
–, Mesialisierung 268
Zahnbewegungen, seitliche 291
Zahnbogen, Dehnung 61, 291
Zahnkeimentfernung 399
Zahnwanderungen 189
Zentralnervensystem 43
Zunge 53, 60, 395, 402, 405
–, flache 412
–, Hyperaktivität 277
–, Unregelmäßigkeit 17
–, Untersuchung 47
–, –, palatographische 58
Zungen-Lippen-Dyskinesie 353
Zungenbügel 277, 289
Zungendyskinesie 37, 50, 56, 75, 137, 147, 148, 152, 178, 402, 431, 439, 450
–, primäre 160
–, sekundäre 160, 277
–, –, mit offenem Biß 161
Zungenfunktion 58, 289, 296, 322
Zungengitter 151, 413, 439, 467
–, laterales 138
Zungengröße 49
Zungenlage 17, 49, 150, 276, 322, 402
–, Beurteilung, fernröntgenologische 53
Zungenmessungen 53
Zungenpressen 48, 56, 57, 134, 138, 139, 151, 178, 277, 289, 345, 402, 432, 441, 461, 463, 472
–, laterales 37
Zungenpressen-Syndrom 43
Zungenschild 134
Zungenspitze, Lageänderung 55
Zuwachsrate 117, 208, 384, 426
–, Höhe 82
–, mandibuläre 336
Zwangsbiß 28, 221, 325, 327, 332, 400, 405, 410
–, anteriorer 36, 37
–, posteriorer 174
–, progener 393

Thomas Rakosi
Atlas und Anleitung zur praktischen Fernröntgenanalyse

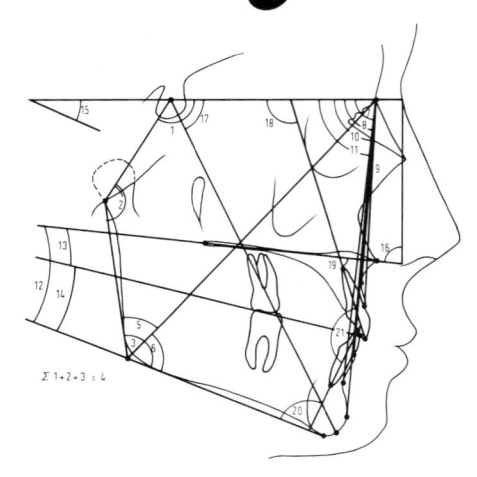

Von Prof. Dr. Thomas Rakosi, Freiburg. 240 Seiten, 192 Bilder, 290 Einzeldarstellungen, teils zweifarbig, 21 Tabellen. 1978. Gebunden im Schuber 186,– DM

In der kieferorthopädischen Therapie ist die Fernröntgenanalyse von erheblicher Bedeutung. Bei Einleitung der Behandlung ergänzt sie den Befund, im Verlauf der Therapie erleichtert sie die Kontrolle der Teilergebnisse und kann somit zur Änderung des Therapieplanes beitragen, bei Abschluß der Behandlung ist sie für die Beurteilung der Stabilität wie auch für die Bestimmung der Retentionsdauer oft die wichtigste Untersuchung.

Die vorliegende Fernröntgenanalyse ist eine praktische Analyse, und eine für die Praxis entwickelte Methode muß sinnvolle Messungen enthalten. Deshalb interpretiert der Verfasser nur jene Messungen, die für die Therapie Aussagekraft besitzen.

Ziel des Buches ist es, die Fernröntgenanalyse in die kieferorthopädische Befunderhebung und Behandlungsplanung soweit wie möglich zu integrieren, um die täglichen Entscheidungen in der Praxis zu erleichtern und die optimale Therapie für jeden Patienten bestimmen zu können.

Carl Hanser Verlag · Postfach 860420 · 8000 München 86